国家卫生健康委员会"十三五"规划教材

全国高等学历继续教育（专科）规划教材

供护理学类专业用

U0304125

外科护理学

第4版

主　　编　芦桂芝　韩斌如
副 主 编　崔丽君　郑思琳　于亚平

人民卫生出版社

图书在版编目（CIP）数据

外科护理学 / 芦桂芝，韩斌如主编. —4 版. —北京：人民卫生出版社，2018

全国高等学历继续教育"十三五"（护理专科）规划教材

ISBN 978-7-117-26839-4

Ⅰ．①外…　Ⅱ．①芦…②韩…　Ⅲ．①外科学－护理学－成人高等教育－教材　Ⅳ．①R473.6

中国版本图书馆 CIP 数据核字（2018）第 166048 号

人卫智网	www.ipmph.com	医学教育、学术、考试、健康，购书智慧智能综合服务平台
人卫官网	www.pmph.com	人卫官方资讯发布平台

外科护理学
第 4 版

主　　编：芦桂芝　韩斌如
出版发行：人民卫生出版社（中继线 010-59780011）
地　　址：北京市朝阳区潘家园南里 19 号
邮　　编：100021
E - mail：pmph @ pmph.com
购书热线：010-59787592　010-59787584　010-65264830
印　　刷：北京人卫印刷厂
经　　销：新华书店
开　　本：850×1168　1/16　印张：40
字　　数：1181 千字
版　　次：2000 年 6 月第 1 版　2018 年 8 月第 4 版
　　　　　2018 年 8 月第 4 版第 1 次印刷（总第 25 次印刷）
标准书号：ISBN 978-7-117-26839-4
定　　价：79.00 元

打击盗版举报电话：010-59787491　E-mail：WQ @ pmph.com
（凡属印装质量问题请与本社市场营销中心联系退换）

第四轮修订说明

随着我国医疗卫生体制改革和医学教育改革的深入推进,我国高等学历继续教育迎来了前所未有的发展和机遇。为了全面贯彻党的十九大报告中提到的"健康中国战略""人才强国战略"和中共中央、国务院发布的《"健康中国 2030"规划纲要》,深入实施《国家中长期教育改革和发展规划纲要(2010-2020 年)》《中共中央国务院关于深化医药卫生体制改革的意见》,贯彻教育部等六部门联合印发《关于医教协同深化临床医学人才培养改革的意见》等相关文件精神,推进高等学历继续教育的专业课程体系及教材体系的改革和创新,探索高等学历继续教育教材建设新模式,经全国高等学历继续教育规划教材评审委员会、人民卫生出版社共同决定,于 2017 年 3 月正式启动本套教材护理学专业(专科)第四轮修订工作,确定修订原则和要求。

为了深入解读《国家教育事业发展"十三五"规划》中"大力发展继续教育"的精神,创新教学课程、教材编写方法,并贯彻教育部印发《高等学历继续教育专业设置管理办法》文件,经评审委员会讨论决定,将"成人学历教育"的名称更替为"高等学历继续教育",并且就相关联盟的更新和定位、多渠道教学模式、融合教材的具体制作和实施等重要问题进行了探讨并达成共识。

本次修订和编写的特点如下:

1. 坚持国家级规划教材顶层设计、全程规划、全程质控和"三基、五性、三特定"的编写原则。

2. 教材体现了高等学历继续教育的专业培养目标和专业特点。坚持了高等学历继续教育的非零起点性、学历需求性、职业需求性、模式多样性的特点,教材的编写贴近了高等学历继续教育的教学实际,适应了高等学历继续教育的社会需要,满足了高等学历继续教育的岗位胜任力需求,达到了教师好教、学生好学、实践好用的"三好"教材目标。

3. 本轮教材从内容和形式上进行了创新。内容上增加案例及解析,突出临床思维及技能的培养。形式上采用纸数一体的融合编写模式,在传统纸质版教材的基础上配数字化内容,以一书一码的形式展现,包括PPT、同步练习、图片等。

4. **整体优化。**不仅优化教材品种,还注意不同教材内容的联系与衔接,避免遗漏、矛盾和不必要的重复。

本次修订全国高等学历继续教育"十三五"规划教材护理学专业专科教材13种,于2018年出版。

全国高等学历继续教育规划教材护理学专业（专科）

第四轮教材目录

序号	教材品种	主编	副主编
1	护理学导论（第3版）	张金华	夏立平　张涌静　沈海文
2	护理管理学（第4版）	郑翠红　张俊娥	韩　琳　马秀梅
3	护理心理学（第4版）	曹枫林	曹卫洁　张殿君
4	健康评估（第3版）	桂庆军	王丽敏　刘　蕾　李玉翠
5	内科护理学（第4版）	魏秀红　任华蓉	杨雪梅　李红梅　罗　玲
6	外科护理学（第4版）	芦桂芝　韩斌如	崔丽君　郑思琳　于亚平
7	妇产科护理学（第4版）	柳韦华　郭洪花	刘立新　吴筱婷
8	儿科护理学（第4版）	仰曙芬	高　凤　薛松梅
9	急危重症护理学（第3版）	刘雪松	王欣然　谭玲玲
10	临床营养学（第3版）	史琳娜	李永华　谭荣韶　葛　声　张片红
11*	基础护理学（第2版）	杨立群　高国贞	崔慧霞　龙　霖
12*	社区护理学（第3版）	涂　英　沈翠珍	张小燕　刘国莲
13*	临床护理技能实训	李　丹	李保刚　朱雪梅　谢培豪

注：1. ＊为护理学专业专科、专科起点升本科共用教材

2. ＊为配有在线课程，激活教材增值服务，通过内附的人卫慕课平台课程链接或二维码免费观看学习

007

评审委员会名单

顾　　问	郝　阳　秦怀金　闻德亮
主 任 委 员	赵　杰　胡　炜

副主任委员（按姓氏笔画排序）

龙大宏　史文海　刘文艳　刘金国　刘振华　杨　晋

佟　赤　余小惠　张雨生　段东印　黄建强

委　　员（按姓氏笔画排序）

王昆华　王爱敏　叶　政　田晓峰　刘　理　刘成玉

江　华　李　刚　李　期　李小寒　杨立勇　杨立群

杨克虎　肖　荣　肖纯凌　沈翠珍　张志远　张美芬

张彩虹　陈亚龙　金昌洙　郑翠红　郝春艳　姜志胜

贺　静　夏立平　夏会林　顾　平　钱士匀　倪少凯

高　东　陶仪声　曹德英　崔香淑　蒋振喜　韩　琳

焦东平　曾庆生　虞建荣　管茶香　漆洪波　翟晓梅

潘庆忠　魏敏杰

秘 书 长	苏　红　左　巍
秘　　书	穆建萍　刘冰冰

前　言

我国护理专业近年来得到了长足发展，国家卫生健康委员会对临床护理的改革，推进了我国护理事业的发展，护理学专业教材也亟须新一轮的编写和修订。全国高等学历继续教育（专科）教材《外科护理学》（第4版）在沿袭前三版教材精华的基础上，对教材结构和部分内容进行了调整。

本教材读者对象为经过中等护理专业教育并参加临床护理工作，具有一定护理经验的护理人员。针对读者对象，注重教学与实践相结合，强调以人为本，遵循护理程序，以整体护理为理念。在注重基本知识、基本理论和基本技能的基础上，更追求教材设计的科学性、实用性、先进性和启发性，引导读者在学习过程中逐渐形成批判性思维方式。

在结构上，本教材每章前设定了学习目标，便于读者明确学习要求，根据读者对象的范畴，本教材还设计了"案例"作为重点知识的启发性引导，体现了理论与实践相结合的思想，利于对知识的理解和掌握。为了启发读者阅读和提高临床分析思维能力，特将案例解析放置于融合部分，扫描二维码即可查看。内容上主要按照知识的普遍性及各个疾病的特殊性进行章节排序，整体上利于读者对外科护理学知识的连续性学习。为了拓展读者的知识面，第4版教材还增加了"相关链接"作为知识拓展，介绍相关领域的研究热点以及发展趋势等。此外，本教材增加了数字内容，包括PPT和习题集，方便读者学习及课后知识点复习、巩固。为了配合医学及护理学的发展，本教材还更新了相应知识，以适应临床护理的需求。

本教材的修订按照修订计划，先由编写人员完成修订的初稿，按分组、循环互审的方式进行审阅，再经集体讨论定稿，最终由主编全面整理完成。本教材编者为护理领域的专家，涵盖临床教学和理论教学，具有很强的实用性和代表性。为保证教材的科学性，主编及编者反复斟酌、修订完成，但由于时间和水平所限，教材中难免存在不足之处，在此恳请广大师生给予批评和指正。

本教材编写过程中得到了编者所在院校、临床医院的大力支持和帮助，书中部分医疗、护理内容及插图参考了国内各种版本的《外科学》和《外科护理学》等教材，谨在此深表谢意！

芦桂芝　韩斌如

2018年6月

目 录

第一章 绪 论

1

学习目标

掌握	外科护理学的概念；外科护理学的学习方法。
熟悉	外科护理学的发展史。
了解	外科护士应具备的素质。

第一节　外科护理学的发展进程与范畴

外科护理学是阐述和研究对外科病人进行整体护理的一门临床护理学科,它基于医学科学整体发展而形成,具有独立性、综合性等特点,是护理学的一个重要部分。外科护理学不仅综合了医学基础理论、外科学基础理论、专科护理学基础理论及护理技术,同时还将护理心理学、护理伦理学、社会学等人文科学知识贯彻始终。

一、外科护理学的发展进程

古代外科学的起源并不十分清楚,人们那时把疾病起因归咎于一种超自然的原因,因此疾病治疗经常运用迷信和巫术的方法。而在旧石器时代我们的祖先就已开始用人工制造的器具——砭石治疗伤病,此为古代外科的萌芽时期。据甲骨文记载,夏商时代已有外科病症名及单列专科,有疾目、疾耳、疾齿、疾身、疾足的区分,且有疾医、疡医、食医、兽医的划分。至商周时代,我国已有对人体解剖知识的描述,此后更有扁鹊、华佗用酒或麻沸散作麻醉进行外科手术的记载。自张仲景描述肠痈(阑尾炎)、阴吹(阴道直肠瘘)起,至清末高文晋著《外科图说》一书,显示我国古代对外科伤病的认识和治疗在不断提高,但期间的发展过程漫长且曲折。古代外科学以诊治伤病为主,多为浅表疮、疡和外伤,古代医学专著中几乎未提到"护理"一词。

16世纪欧洲文艺复兴时期,文化、科学、技术全面发展,医学基础研究和临床工作开始启动。17世纪以后,随着人类思想的进步与发展,将疾病的起因从迷信与宗教归于人体受内外环境因素影响的结果,西方外科学开始进入初级发展阶段。现代外科学奠基于19世纪40年代,科学技术和现代工业的崛起,相关基础学科如人体解剖学、病理解剖学以及实验外科学等学科的建立,为外科学的发展奠定了基础。加之麻醉镇痛、消毒灭菌、止血、输血技术的先后问世,解决了手术疼痛、伤口感染、出血和输血等阻碍外科学发展的问题,使外科学进入新的发展阶段。

同一时期,克里米亚战争中,南丁格尔为伤员清洁伤口,消毒用具,改善膳食,从各方面创造条件照顾伤员,使伤员们得到精神慰藉,心情舒畅,并能够安心养伤,从而促进了疾病康复和伤口愈合,使伤员的死亡率由42%下降到2.2%。南丁格尔在克里米亚的伟大功绩,向全世界充分证实了护理工作在外科疾病病人治疗过程中的独立地位和意义,由此创建了护理学,并延伸出外科护理学。

外科护理的发展与现代护理学和外科学的发展关系紧密。现代外科学在原有基础上拓展了新的领域,如心血管外科、显微外科(断肢再植,断指、趾再植,同体异肢移植)、器官移植(心脏移植、肾移植、肝移植等)、微创技术、机器人技术等。人工材料(如组织工程材料、纳米生物材料、人工关节、人工心脏瓣膜等)的应用为外科学的发展提供了新条件。目前,体外循环、心脏起搏器、纤维光束内镜、伽马刀、人造血管、人工心脏瓣膜、人工关节、微血管器械、数字减影、震波碎石等,已广泛应用于临床,与外科学共同发展的外科护理学,也随之发展起来。因为任何一个科室,任何一种外科检查,任何一次手术,任何一个外科病人的痊愈,都离不开外科护士,都需要通过护士与医生的共同努力来完成。外科护士在病人的术前准备、术中配合、术后病情监护、并发症的预防、病人的心理护理以及外科重症病人的抢救中都起到了重要的作用。由于术后的观察及护理得当,使许多大手术取得成功。因此,外科护理学的发展与外科学的发展相辅相成、密不可分。

许多现代护理学的概念和理论、外科医学研究和实践的进展都促进了外科护理的发展,不断地引导外科护理进入新的领域。同时提高了外科护士对护理这门学科的认识和实践水平。在护理学的理论研究和临床实践中,经历了以疾病护理为中心、以病人护理为中心和以人的健康护理为中心的三个发展阶段。在这三个发展阶段中，人们对人、护理、环境和健康的概念及其相互联系的认识不断加深，从而将护理理论和实践推向更深层次的发展。

在外科护理学广度和深度得到快速发展的同时，现代护理观也随之迅猛发展。如今护理方式是以护理程序为框架的整体护理。整体护理即是以现代护理观为指导，以护理程序为核心，将临床护理和护理管理的各个环节系统化的新兴护理工作模式。"以人的健康为中心"的护理理念使护理对象从病人扩展到健康者，工作场所从医院延伸至社区和家庭。这样的理念随着时代的进步和人类对新生事物认识的不断加深，以及各学科间学科内容的丰富和知识交叉，必然会使外科护理的内涵更加丰富。随之而来的，是对从事外科护理专业者的越来越高的要求，不仅要求外科护理专业者掌握本专业独特的知识、技术，还要求其熟悉和了解社会伦理学、社会经济法规、护理心理、人际关系与沟通等学科的知识。外科护士必须以"以人为本"的现代护理观来武装自己的头脑，对外科病人进行系统的护理评估，为其提供身心整体的护理和个体化的健康教育，真正体现"以人为本""人性化服务"的宗旨。

现代外科学的发展、新的医学模式和现代护理观的确定，使外科护理学在一定的理论基础上不断走向更专、更细、更深，发展日益完善。外科护理工作者应不断认清形势，立足自身，寻找与世界发达国家之间的差距和不足，加强与各国外科护理人员的专业交流，互通有无，遵照以人为本的原则，不断提高自身素质，努力承担历史重任，为外科护理的发展作出贡献。

二、外科护理学的范畴

我国古代医书中有"三分治，七分养"的记载，"七分养"就是我们今天所说的护理。这说明护理工作在疾病的整个治疗过程中起着极为重要的作用。伴随现代外科学的发展，外科护理学已经成为护理课程体系中的一门核心课程。外科护理学以创伤、感染、肿瘤、畸形、梗阻、功能障碍等外科疾病病人为研究对象；在现代医学模式和现代护理观的指导下，以人的健康为中心，根据病人身心健康与社会家庭文化需求为病人提供整体护理，以应用护理程序为病人去除病灶、预防残障、促进康复为最终目的，引导外科护理学的发展。

近代，我国的外科技术发展迅速，这些成绩和护理工作者的配合与协助是分不开的。随着人们对健康需求的日益重视，外科护理社会化的趋势越来越明显，并扩大了外科护士的工作范畴，护理的任务由治病向预防保健扩展，工作场所也由医院向社区、家庭延伸。具体来讲，外科护士的工作任务包括：向病人提供有关疾病的预防、治疗、护理和康复的咨询；指导并且协助病人接受各种诊断性检查、各项手术和非手术治疗；完成对疾病的护理评估和满足病人的基本需要；协助预防并发症，进行康复训练和预防残障。外科护理学的范畴基本依据外科学的发展现状和范畴而定，包括数类疾病和多个专科的病人护理。因外科疾病需要护理的病人包括感染病人、损伤病人、肿瘤病人、畸形病人、内分泌疾病病人、器官移植病人、寄生虫病病人及其他需要外科治疗的空腔器官的梗阻性疾病、部分血管疾病和门脉高压症等。随着外科学的专业细化，外科护理学的专业也可按人体系统、人体部位、疾病性质、年龄特点和手术方式等方法划分。

随着外科学的发展，外科护理学的内容也在不断调整和重新组合，目的是为更快地促进其发展。为了更加完善外科护理的研究范畴，外科护士还肩负着促进护理理论和实践共同发展的重任。

第二节　如何学习外科护理学

随着外科领域的不断拓展、计算机的广泛应用、有关生命科学新技术的不断引入、医学分子生物学和基因研究的不断深入，外科和外科护理学的发展迎来了新的机遇，也面临新的挑战。作为外科护士，不仅要热爱护理学专业，秉承全心全意为全人类健康服务的理念，更要努力提高自身素质，着眼本学科的发展趋势，与时俱进，加强国际交流与合作，学习先进的技术和理论，发展成功的专科护理模式，承担起时代赋予的重任，为外科护理学的发展作出应有的贡献。

一、明确学习目的与方法

随着外科学的发展，外科护理学也在不断发展。新的技术的引进，新仪器设备的不断增加，要求外科护理人员迅速跟上时代的步伐。想要将原来掌握的外科护理技术与实践结合起来，巩固原有知识，尽快掌握新开展手术的护理，并掌握新仪器设备的使用，学好外科护理学是关键。我们要充分认识到学好外科理论与护理技术，是为了提高自身为人民服务的本领，为人类健康作出贡献；我们还要认识到外科护理学在整个护理工作中，具有相当重要的位置。所以我们在学习中，要热爱护理专业，要努力学习，要刻苦钻研业务。

学习外科护理学是要运用扎实的外科护理学知识和理论，为病人提供良好的护理，要以"以病人为中心"为主线，随时对病人进行健康教育，鼓励病人主动接受护理，不断增加战胜疾病的信心，使其早日恢复健康。不可把注意力仅仅局限于外科学的科学性，而忽略了其他。在学习中，要从头学起，要学深学细，将理论与实践有机结合，在学习中塑造成具有外科护士素质的合格外科护士。

学习外科护理学的基本目的是为了掌握知识、更好地为人类健康服务。作为一个护理工作者，仅有知识远远不够，欲有效体现所学知识的价值并学以致用，关键在于树立正确和稳固的职业思想。如果一个学习者将学习过程仅看作是丰富自己知识的一次机会或人生旅途中的一次镀金，或将护理工作仅看作谋生的手段，就绝对成不了一个好护士。护理是人类的一项崇高事业，我们正处于社会事业飞速发展的时代，时代进步对医疗护理的要求越来越高，每一位白衣"天使"，应牢记自己的历史使命，为人民健康、祖国的繁荣昌盛、现代护理学的发展做贡献。只有学习目的明确、有学习欲望和乐于为护理事业无私奉献者，才能心甘情愿地付出精力并学好外科护理学。只有当一个人所学的知识为人所需、为人所用时，才能真正体现知识的价值。

二、掌握外科护理学的特点

外科病人的特点是急症多、重症多、病种多，且病情变化快，所以要求外科护士不仅要有敏锐的观察力，能及时发现问题，并当机立断，而且要有对病人的高度责任感，及时有效地挽救病人的生命。随着我国社会的进步，经济建设的快速发展，人民生活水平的不断提高，社会对医疗护理服务的要求越来越高。为满足人们日益增长的护理服务需求，护理人员还应掌握外科病人护理的发展趋势，重视综合能力的提高。护理职业活动仅具备一般意义的专业能力是不够的，还应该掌握一定的技巧方法和社会能力。护士应具备的综合能力包括：领导能力、团队合作能力、组织协调能力、社交能力、敬业精神、竞争力、创造能力、挫折承受能力、独立性、决策能力、社会责任感和良好的心理素质。

要做好外科护理工作，首先要掌握现代护理的整体观，领悟护理宗旨。在护理实践中，应严格要求自己，始终以人为本，以现代护理观为指导，以护理程序为框架的整体护理模式，收集资料，提出护理问题，采取有效的护理措施，并加以分析动态观察，随时发现病人现有的和潜在的护理问题，采取必要的护理措施。护理病人时要有整体观念，要透过现象看本质，要利用一切机会，用心观察，通过"蛛丝马迹"，发现问题。现代医学模式拓宽了护士的职能，她们不仅要帮助病人早日康复，而且还要在病人的术前、术后提供健康咨询和指导服务，如甲状腺手术者，术前一定要做给予肩部垫枕、头后仰的体位训练，以适应术中颈过伸的姿势。这样既可避免术中病人因心理准备不充分而造成的头疼等症状，也是护士与病人之间达到互动的过程。目的就是增强病人的应对和适应能力，使之早日康复。

了解外科病人的心理状态，做好病人的心理护理对于外科护士也非常重要。虽然大多数病人都是为了"手术"而来，但作为个体经历，通常是平生第一次，尤其是外伤后的病人，他们除了要承受疾病带来的痛苦之外，还要承受"手术"带给他们的身心压力，由于缺乏医学知识，常出现心理问题，这些心理问题存在于术前、术中及术后，经常随着病情变化有较大的起伏。大部分病人术后都有暂时的功能障碍，一些病人经康复治疗、功能训练在一定时期内恢复，但有少数病人可能长期乃至终生功能障碍。因此，要学会对外科病人察言观色，了解其心理状态和产生心理压力的原因，找出他们的心理需求。利用一切接触病人的机会，结合病情给予相应的心理护理，引导病人正视现实，提高战胜疾病的信心，从而积极配合治疗与护理，提高自我护理能力，争取早日康复。

三、整体护理理论指导学习

现代护理学理论包括四个基本性概念：人、环境、健康、护理。现代护理学强调以健康为中心的整体护理观念，把护理服务对象即人，看成生理、心理和社会、精神、文化等多种因素构成的统一体，护理的宗旨是帮助病人适应和改善内外环境的压力，达到最佳的健康状态。整体护理要求评估者要以现代护理观为指导，以护理程序为手段，针对被评估者不同的身心需要、社会文化需要提供最适合的照顾。

护理服务的对象既包括病人又包括健康人，不仅要帮助病人恢复健康，还要对健康人的疾病预防和保健工作给予指导，护理服务地点也从医院扩展到家庭和社区。护理服务的期限从胎儿、新生儿、儿童、青年、中年、老年直至生命结束，即生命的全过程。

1977 年，美国的恩格尔（G.L Engel）提出的生物 - 心理 - 社会医学模式。丰富了护理的内涵、拓宽了护士的职能，护士不仅要帮助和护理病人，还需提供健康教育和指导服务。因此，护士是护理的提供者、决策者、管理者、沟通者和研究者，也是教育者。护士具有这种特殊地位和职能，将病人看作生物、心理、社会、文化、发展的有机统一体，不仅为病人提供舒适的医疗护理环境，更为病人提供温馨的心理环境，有助于与病人建立良好的信任关系，调动病人的信心与积极性，主动地参与治疗护理过程，提高医疗护理质量。护理是护士与病人共同参与的互动过程，护理的目的是增强病人的应对和适应能力，提高其参与能力，满足病人的各种需要，使其达到最佳健康状态。如外科病人手术前会存在种种顾虑，外科护士通过观察、沟通交流与病人建立信任关系。了解其术前主要的需求，有针对性地讲解有关疾病与手术的相关知识，消除其焦虑情绪，增强其信心与力量，使其从被动接受护理转向主动参与和配合护理。手术后的护理重点转向病人的病情观察、伤口护理、营养支持、心理护理、疼痛管理和并发症的预防等；对即将出院的病人，则应积极对其健康问题进行指导和宣教，以促进病人康复。

总而言之，外科护士在护理实践中，应始终以人为本，以现代护理理念为指导，依据以护理程序为框架的整体护理模式，收集和分析资料，明确病人现有的和潜在的护理问题，采用有效的护理措施并评价其效果，最终达到帮助病人解决健康问题的目的。

四、理论联系实际

医学发展本身就体现了理论与实践相结合的成果，而护理学又是一门实践性很强、为人类健康服务的应用性学科。因此，学习外科护理学同样必须遵循理论与实践相结合的原则。一方面要认真学习书本上的理论知识，另一方面必须参加实践，将书本知识与临床护理实践灵活结合，使学习过程不仅仅停留在继承的水平，更使其成为吸收、总结、提高的过程。如对较大的胃肠道手术后病人，以往的认识是术后早期必须禁食，以免发生腹胀或吻合口瘘等；但近年的研究和实践表明如果病人胃肠道具有一定功能，术后早期给予肠内营养有助于减少肠黏膜屏障的损害和肠源性感染的发生，从而有利康复过程。

此外,学习外科护理学还应结合临床病例,使学习内容生动形象地展示,进一步印证、强化书本知识。只有这样,才能更加牢固地掌握所学知识,才能更有助于解决护理实践中的一系列问题。外科护士应审时度势,具体情况具体分析,根据病人病情的变化及时采取相应的护理措施。如外科病人手术后,局部解剖关系和生理功能发生了变化,术后的护理问题也相应发生改变,护理重点以及护理的首要问题自然也随之转变。又如同一疾病,由于病人身心的差异性,病人的护理问题也可能迥然不同。这些都提示我们必须综合运用所学的解剖、生理、病理、生化和外科学知识,结合病人年龄、性别、社会文化背景、性格心理特点、工作性质等,发现和分析病人的护理问题,有针对性地制订护理计划和实施护理措施,充分进行循证护理。

作为护士,还必须具备整体观念,将病人看作一个整体的人。在护理实践中,不能只看到局部问题,头痛医头,脚痛医脚,还要注意由局部问题导致的全身反应。严密观察,加强护理,及时评价护理效果。通过自己独立思考,将临床经验与理论知识、操作技能紧密结合,提高发现问题、分析问题和解决问题的能力,以不断拓展自己的知识,提高业务水平,更好地贯彻整体护理观念。只有这样,才能将自己塑造成一名合格的外科护士。

第三节　外科护士应具备的素质

随着现代医学科学的进步,医学模式与护理理念的转变,各种新理论、新技术、新设备不断应用于临床,各学科间的相互渗透和交叉,使护理工作的范畴不断扩大,外科护理学的内涵得到更广阔的延伸和发展,对外科护士也提出了更高的要求。外科护士必须与时俱进,不断拓展知识领域,努力使自己成为具有临床护理、护理教学和护理科研能力,又不断开拓进取、勇于探索、具有良好综合素质的专科护士。

一、身心素质

外科疾病具有突发性强、急诊和抢救较多、疾病复杂多变等特点,麻醉与手术又存在潜在并发症的危险。工作节奏快、突击性强,工作强度大是外科护理工作的特点,如果没有良好的身体素质,就不能胜任现代护理工作。只有具备良好的身体素质,才能保持精力充沛,全力地投入到紧张而又繁忙的护理工作中。离开了身体健康,一切都无济于事。

外科工作特点要求外科护士不仅要具有强健的体魄,还需具备良好的心理素质。在工作中,护士要时刻保持旺盛的精力和积极的工作热情,以快乐的白衣天使形象给病人以良好的心理感受,激发病人对美好生活的热爱和创造美好生活的愿望,取得病人主动积极的配合。良好的心理素质还要求我们心胸开阔,具有开朗的性格和坦诚豁达的气度,不因受到某些委屈和伤害而影响自己的情绪,影响工作。

因此,外科护士要有健康的体质、乐观的生活态度、开朗的性格,并以饱满的精神状态,有效适应外科护理工作的需求。加强自我修养、自我磨炼、自我体验是培养护士良好心理素质的重要方法和途径。还可通过情景模拟训练,培养沉着冷静、处变不惊的心理素质,以促进护理质量的提高,最大限度地服务于病人。

二、品德素质

护士是人们心目中的白衣天使,肩负救死扶伤、促进人类健康的神圣职责,这就要求护士具备崇高的道德素质和无私的奉献精神。作为外科护士,不仅要学习和掌握本学科相关的知识与技能,将其用于实践,还必须树立良好的职业思想。职业思想是护士社会价值和理想价值的具体体现,要与护士的职业劳动紧密结合。治病救人、维护生命、促进健康、全心全意为人民服务是护士的基本职责。在全心全意为护理对象服务思想的指导下,要学会在实践中运用知识和奉献爱心。作为外科护士,不仅要有正确的人生观、世界观,还要有高尚的护理职业风范,爱岗敬业,充分认识到外科护理工作的重要性。要有科学的精神和道德、高度的责任感,有严谨的工作作风,有爱心、同情心,尊重生命,尊重护理对象,用崇高的职业道德和高度的责任心完成护士的神圣使命。

三、文化素质

为适应医学模式的转变和护理学科的发展,现代护士应具备一定的文化知识素养,具备自然科学、社会科学、人文科学等多学科知识,掌握一门外语及计算机的应用技术。随着外科护理学的快速发展和新技术、新诊疗手段的不断引入,对外科护士的要求也越来越高。外科护士除了要重视基本知识、基础理论和基本技能外,还必须不断扩充、更新知识,才能适应时代发展的步伐和满足现代外科护理学发展的需求。如临床广泛使用的计算机,正在使护理工作日趋向网络化、数字化和智能化方向发展;ICU 病房的建立和专科化发展趋势要求护士能尽快熟悉和掌握不断更新的先进仪器的使用方法、确知各种仪表显示的数据和图形所代表的临床意义、正常值以及治疗时所允许的变化范围。外科护理学的学习除要求学习者掌握先进理论和先进技能外还必须具备一定的教学和科研能力,能投身于外科护理学相关的教学和科学研究活动中,以促进外科护理学的发展。

四、职业素质

随着时代的发展和社会文化的进步,护理对象对护理服务的要求越来越高,"以人为本、人文关怀"成为现代护理的主题,要全面提高护理质量,就必须在护理工作中坚持"以人为本"的核心理念,尊重病人、关心病人、理解病人,让病人感受到人文关怀和医学抚慰生命的善意,体会到医务人员全心全意为病人服务的诚意。因此要求外科护士仪表文雅大方,举止端庄稳重,服装整洁美观,待人彬彬有礼,对病人具有爱心、耐心、细心、诚心、责任心与同情心,在护理工作中关注病人在生理、心理、社会等各方面对健康问题的反映和对护理的需求,真正做到"以人为本",使护士成为病人心目中名副其实的白衣天使。

外科病人病情急且病情变化快,病人时常表现为恐惧、悲观、无助。此时护士在岗时一定要思想高度集中,要充满爱心地关心他们,完全熟悉每位病人的病情,认真按照操作规程执行各种治疗和护理措施,一丝不苟,保证病人得到及时、准确的治疗。护士必须要有认真负责的精神,切实保证病人的护理质量,疏导家属的情绪,全心全意地为病人服务,保证病人的生命安全。

护理人员除了首先要在思想上树立救死扶伤、维护人民健康的神圣道德规范意识,认清工作的严峻性之外,还应充实法律知识,提高服务意识和风险意识。护理人员应积极主动地运用法律手段,维护护患双方的合法权益和依靠法律维护医院正当权利,这就要求护士要认真学习有关法律知识。掌握法的尺与度,懂得在工作中如何应用法律条文保护病人和自我保护,对自己行为产生的结果能充分估计利弊得失。如果每一个护理人员都增强了法律意识,丰富了法律知识,增强了工作的责任心,提高运用法律手段保护自身合法权益的能力,那么就会减少或避免护患纠纷的发生。在护理工作中,最忌讳的就是工作中的生、冷、硬态度,护士应提供主动、优质服务,能切身体会病人就医的情况,自觉为病人供护理服务。护理人员应与病人建立良好的护患关系,及时沟通,防范护理纠纷。

五、专业素质

扎实的基础理论知识,是临床中病情观察、掌握动态变化及综合分析的首要条件。大多病情在变化前都有一定的先兆,如没有良好的理论基础,在工作中会力不从心,使病情得不到及时控制从而失去抢救良机。所以,外科护士必须具有良好的知识素质、娴熟的操作技能以及敏锐的观察能力和判断能力。外科护士要刻苦钻研业务,熟练地掌握外科的局部解剖知识、护理理论知识、各种技术操作,严格遵守无菌操作原则及消毒隔离原则。外科护士不仅要具备护理工作所需的基本理论、基本知识和基本技能,还需掌握一定的外科护理专业知识,如外科常见病的防治知识、外科护理知识以及外科急、危、重症救护知识等,还要学会将所学知识融会贯通。要想成为一名优秀的外科护士,丰富的临床经验是保证护理服务质量不可缺少的重要因素,在临床工作中必须善于发现问题和积累经验,学会建立评判性思维方式和应用护理程序为病人提供整体护理。善于运用语言及非语言表达方式,与病人及其家属进行有效沟通,通过对病人的正确评估,及时发现病人现存的、潜在的生理或心理问题,并协同医师进行有效处理,为病人提供个性化的护理。

护士的科研能力也是专业素质的一项重要内容。护理学的发展需要护理科研的支撑和推动。护理学理论的构建,护理技术、方法的改进,护理设备的更新,护理管理模式的建立等,都有赖于护理工作者去探索规律、总结经验,推动外科护理学的不断发展。因此,外科护士要认真钻研业务,不断开拓创新,善于在实践中发现问题、思考问题、解决问题,逐步培养和不断提高科研能力。

护士素质的提高是个终身学习的过程,也是一个自我修养、自我完善的过程。每个护士都须明确护士必备素质的内容、目标和要求,并自觉在实践中主动锻炼,努力使自己成为一个素质优良的合格护士。外科护理学的发展期待着涌现出一批愿为促进人类健康服务、具有良好自身素质和专业素质、德才兼备、具有不断开拓创新和勇于探索精神的外科专业护士。

(芦桂芝)

学习小结

本章介绍了外科护理学的发展进程。外科护理学是护理学的重要分支,以创伤、感染、肿瘤、畸形、梗阻、功能障碍等外科疾病病人作为研究对象,以现代医学模式及护理观念为指导,坚持以人类健康为中心,根据病人的身心、家庭、文化等需要,来提供整体护理。随着外科医学的发展,外科护理学的范畴逐渐扩大,护理的目的由治病向预防保健发展,工作场所由医院转向社区、家庭,同时,对外科护士所具备的素质提出新的要求。

本章重点掌握外科护理学的概念以及外科护理学的学习方法;熟悉外科护理学的发展史;了解外科护士应具备的素质。

复习参考题

1. 简述外科护理学的概念。

2. 简述外科护士应具备的素质。

第二章 水、电解质、酸碱平衡失调病人的护理

2

学习目标

掌握	低渗性缺水、等渗性缺水、高渗性缺水病人的护理；低钾血症、代谢性酸中毒病人的护理。
熟悉	高钾血症的病因、临床表现、处理原则及护理；代谢性碱中毒的病因、临床表现、处理原则及护理。
了解	正常体液代谢；钙、磷和镁代谢异常的护理。

第一节 概述

人体内环境的稳定主要由体液、电解质和渗透压所决定。正常的体液容量、渗透压、电解质含量及酸碱度是维系机体代谢和各器官系统生理功能的基本保证。疾病、禁食、创伤及手术等均可导致体内水、电解质和酸碱平衡失调，一旦发生失调，便可影响疾病的转归。如何评估及处理水、电解质及酸碱失调是外科病人治疗及护理中一个重要内容。

一、体液的组成与分布

（一）体液容量及分布

人体内体液总量因性别、年龄和胖瘦而异。成年男性体液量约占体重 60%；女性约占 50%；婴幼儿可高达 70%～80%。体液由细胞内液和细胞外液组成。细胞内液大部分位于骨骼肌内。细胞内液占体重的 40%；细胞外液占体重的 20%，其中血浆约占体重的 5%，组织间液占体重的 15%，第三间隙（如胸腔液、心包液、腹腔液、脑脊液、关节液、滑膜液和前房水等）占体重的 1%～2%。

（二）体液的组成

体液的主要成分是水、电解质。细胞外液中的主要阳离子为 Na^+，主要阴离子为 Cl^-、HCO_3^- 和蛋白质。细胞内液中的主要阳离子为 K^+ 和 Mg^{2+}，主要阴离子为 HPO_4^{2-} 和蛋白质。细胞内、外液的渗透压相似，正常为 290～310mmol/L。

二、体液的平衡和调节

（一）水平衡

机体内环境的稳定有赖于体内水分的恒定，人体每日摄入一定的水，同时也排出相应量的水，达到每天出入的水量相对恒定（表 2-1）。

表 2-1 正常人体每日水分摄入量和排出量的平衡

摄入量（ml）		排出量（ml）	
饮水	1600	尿	1500
食物含水	700	皮肤蒸发	500
代谢氧化生水	200	呼吸蒸发	300
		粪便	200
合计	2500	合计	2500

（二）电解质平衡

正常情况下，随着饮食摄入的电解质经消化道吸收并参与体内代谢。维持体液平衡的主要电解质是 Na^+ 和 K^+。钠是细胞外液中的主要阳离子（占阳离子总量的 91%），随饮食摄入经消化道吸收，正常成人对钠的日需量为 6～10g，其生理功能包括：参与水的代谢，保证体内水的平衡，调节体内水分与渗透压及神经肌肉的兴奋性。过剩的钠大部分经尿液、小部分经汗液排出体外。血清钠浓度正常为 135～150mmol/L。钾是细胞内的主要阳离子，细胞内钾含量占体内钾总量的 98%。钾随饮食摄入经消化道吸收，正常成人对钾的日需量为 3～4g，其生理功能包括：调节体液的电解质和酸碱平衡；维持神经肌肉的兴奋性，并参与调节心肌的收缩过程；参与体内糖和蛋白质的合成代谢。当葡萄糖由细胞外液向细胞内转移时需要钾参与，每合成 1g 糖原，需要 6mg 钾。细胞内合成蛋白质的过程需要钾参与，每合成 1g 蛋白质约需 18mg 钾。当糖原和蛋白质的合成代谢增强时，钾的供给量也应增多。多余的钾主要经肾脏排出体外。血清钾浓度正常为 $3.5 \sim 5.5mmol/L$。

（三）体液平衡的调节

体液在正常情况下有一定的容量、分布和各种电解质离子浓度。机体必须保持它们的稳定，才能进行正常的新陈代谢。机体主要通过肾来维持体液的平衡，保持内环境稳定。肾的调节功能受神经和内分泌反应的影响。一般先通过下丘脑 - 垂体后叶 - 抗利尿激素系统来恢复和维持体液的正常渗透压，然后通过肾素 - 醛固酮系统来恢复和维持血容量。但是，血容量锐减时，机体将以牺牲体液渗透压的维持为代价，优先保持和恢复血容量，使重要生命器官的灌流得到保证，维持生命。

当体内水分丧失时，细胞外液渗透压即有增高，刺激下丘脑 - 垂体后叶 - 抗利尿激素系统，产生口渴，增加饮水，以及促使抗利尿激素分泌增加。远曲肾小管和集合管上皮细胞在抗利尿激素的作用下，加强水分的再吸收，于是尿量减少，保留水分于体内，使细胞外液渗透压降低。反之，体内水分增多时，细胞外液渗透压即降低，抑制口渴反应，并使抗利尿激素分泌减少，远曲肾小管和集合管上皮细胞再吸收水分减少，排出体内多余的水分，使细胞外液渗透压增高。这种抗利尿激素分泌的反应十分敏感，血浆渗透压较正常增减不到 2% 时，即有抗利尿激素分泌的变化，使机体的水分保持动态的稳定。

另一方面，当细胞外液减少，特别是血容量减少时，血管内压力下降，肾入球小动脉的血压也相应下降，位于管壁的压力感受器受到压力下降的刺激，使肾小球旁细胞增加肾素的分泌；同时，随着血容量减少和血压下降，肾小球滤过率也相应下降，以致流经远曲肾小管的 Na^+ 量明显减少。钠的减少能刺激位于远曲肾小管致密斑的钠感受器，引起肾小球旁细胞增加肾素的分泌。此外，全身血压下降也可使交感神经兴奋，刺激肾小球旁细胞分泌肾素。肾素催化存在于血浆中的血管紧张素原，使其转变为血管紧张素 I，再转变为血管紧张素 II，引起小动脉收缩和刺激肾上腺皮质球状带，增加醛固酮的分泌，促进远曲肾小管对 Na^+ 的再吸收和促使 K^+、H^+ 的排泌。随着钠再吸收的增加，Cl^- 的再吸收也有增加，再吸收的水也就增多，细胞外液量增加。循环血量回升和血压逐渐回升后，即反过来抑制肾素的释放，醛固酮的产生减少，于是 Na^+ 的再吸收减少，从而使细胞外液量不再增加，保持稳定。近年研究证明，心房肽和水通道蛋白也是影响水钠代谢的重要体液因素。

相关链接

心房肽

心房肽或称心房利钠尿肽（atrial natriuretic peptide，ANP）是一组由心房肌细胞产生的多肽，约由 $21 \sim 33$ 个氨基酸组成。ANP 释放入血后，将主要从四个方面影响水钠代谢：①减少肾素的分泌；②抑制醛固酮的分泌；③对抗血管紧张素的缩血管效应；④拮抗醛固酮的滞钠离子作用。

第二节　水和钠代谢紊乱

案例 2-1

某男患儿，4岁，腹泻3天，排便 10 余次 / 天。

思考：

1. 可能会发生何种水、电解质代谢紊乱？为什么？

2. 对该患儿应采取哪些护理措施？

正常情况下水、钠的动态变化可维持渗透压的平衡，当水和钠的摄取或排出出现异常时则导致体液平衡失调。水和钠的平衡失调主要有：体液容量不足（等渗性缺水、低渗性缺水、高渗性缺水）和体液容量过多。

一、等渗性缺水

等渗性缺水（isotonic dehydration）是指水和钠成比例丧失，血清钠和细胞外液渗透压维持在正常范围；因细胞外液量迅速减少，故又称急性缺水或混合性缺水。为外科病人最常见的缺水类型。

【病因】

常见的病因：①消化液急性丧失，如肠瘘、腹泻、大量呕吐；②体液丧失于第三腔隙，如肠梗阻、急性腹膜炎、大面积烧伤早期。

【病理生理】

由于丧失的为等渗液，细胞外液渗透压基本不变，细胞内液并不会代偿性地向细胞外液转移，故细胞内液的量一般不发生变化。但如果这种体液失衡持续时间较久，细胞内液也将逐渐外移，随同细胞外液一起丧失，以致出现细胞内缺水。机体的代偿机制是：细胞外液的减少可刺激肾脏入球小动脉壁的压力感受器及远曲肾小管致密斑的钠感受器，引起肾素-血管紧张素-醛固酮系统兴奋，醛固酮分泌增加，促进远曲小管对 Na^+ 和水的重吸收，使细胞外液量得以恢复。

【临床表现】

病人出现恶心、呕吐、厌食、口唇干燥、眼窝凹陷、皮肤弹性降低和少尿等症状，但不口渴。当短期内体液丧失达体重的 5% 时，可表现为心率加快、脉搏减弱、血压不稳定或降低、肢端湿冷和组织灌注不良等血容量不足的症状；当体液继续丧失达体重的 6%～7% 时，休克表现明显，常伴代谢性酸中毒；因大量胃液丧失所致的等渗性缺水，可并发代谢性碱中毒。

【辅助检查】

实验室检查可见红细胞计数、血红蛋白和血细胞比容均明显增高的血液浓缩现象。血清 Na^+、Cl^- 等含量一般无明显降低。尿比重增高。动脉血气分析可判别是否同时伴有酸（碱）中毒。

【治疗原则】

一般可用等渗盐水或平衡盐溶液补充血容量，常用的有乳酸钠和复方氯化钠溶液。可静脉滴注平衡盐溶液或等渗盐水，使血容量得到尽快恢复。平衡盐溶液有两种：①碳酸氢钠和等渗盐水：即生理盐水 2 份 + 1.25% 碳酸氢钠溶液 1 份；②乳酸钠和复方氯化钠溶液：即复方氯化钠溶液 2 份 + 1.86% 乳酸钠 1 份。平衡盐溶液的电解质含量比等渗盐水更接近血浆，用来治疗等渗性缺水比较理想，大量使用也比较安全。此外，平衡盐溶液还含有碱性物质，有助于纠正酸中毒。

二、低渗性缺水

低渗性缺水（hypotonic dehydration）是指水和钠同时丢失，但失水少于失钠，血清钠低于 135mmol/L，细胞外液呈低渗状态，又称慢性或继发性缺水。

【病因】

常见原因有：①消化液呈持续性丧失，致大量钠盐丢失，如长期胃肠减压、反复呕吐或慢性肠瘘；②大面积创面的慢性渗液；③排钠过多，如使用排钠利尿剂依他尼酸、氯噻酮等；④钠补充不足，如治疗等渗性缺水时过多地补充水分而忽略钠的补充。

【病理生理】

由于体内失钠多于失水，细胞外液呈低渗状态，细胞外液可向细胞内转移引起细胞内水肿，出现以细胞外液减少为主的体液容量变化。细胞外液低渗时，机体出现如下代偿：①抗利尿激素（ADH）分泌减少，使肾小管重吸收减少，尿量增加，以提高细胞外液渗透压，但这种代偿会使细胞外液量进一步减少，于是细胞间液进入血液循环，以部分补偿血容量。②为避免循环血量的再减少，机体将不再顾及渗透压而着力保持和恢复血容量，此时肾素-醛固酮系统兴奋，使钠和水的重吸收增加；ADH由分泌减少转为增加，使水的重吸收增加。但若循环血量继续减少，超过机体的代偿能力时，将出现休克。

【临床表现】

根据缺钠程度，低渗性缺水可分为：

1. **轻度缺钠** 血清钠为130mmol/L左右，感疲乏、头晕、软弱无力；口渴不明显；尿中Na^+含量减少。

2. **中度缺钠** 血清钠为120mmol/L左右，除上述临床表现外，还伴恶心、呕吐、脉搏细速、视物模糊、血压不稳定或下降、脉压变小；浅静脉瘪陷，站立性晕厥，尿量减少，尿中几乎不含钠和氯。

3. **重度缺钠** 血清钠低于110mmol/L，常伴休克；病人神志不清，四肢发凉甚至意识模糊、木僵、惊厥或昏迷；肌痉挛性抽痛，腱反射减弱或消失，可出现阳性病理体征。

【辅助检查】

尿比重＜1.010，尿Na^+、Cl^-含量常明显减少。血清钠＜135mmol/L。红细胞计数、血红蛋白量、血细胞比容及血尿素氮值均有增高。

【治疗原则】

积极治疗原发病，静脉输注高渗盐水或含盐溶液。低渗性缺水：轻、中度缺钠者，可静脉滴注5%葡萄糖盐溶液，以纠正细胞外液的低渗状态和补充血容量。重度缺钠者，应先静脉滴注晶体溶液（如平衡盐溶液、等渗盐水）和胶体溶液（如羟乙基淀粉、右旋糖酐或血浆），以改善微循环和组织器官灌注；再静脉滴注高渗盐水（5%氯化钠）200～300ml，尽快纠正血钠过低，以进一步恢复细胞外液量和渗透压，使水从水肿的细胞中外移。

三、高渗性缺水

高渗性缺水（hypertonic dehydration）是指水和钠同时缺失，但失水多于失钠，血清钠高于正常范围，细胞外液呈高渗状态，又称原发性缺水。

【病因】

常见原因有：①摄入水分不足，如过分限制水入量、长期禁食、食管癌不能饮水、昏迷未能补水、高温环境作业得不到饮水等；②水分丧失过多，如高热、大量出汗、大面积烧伤暴露疗法、糖尿病病人的高渗性利尿或大量使用渗透性利尿剂等。

【病理生理】

由于失水量大于失钠量，细胞外液渗透压高于细胞内液，细胞内液向细胞外液转移，导致以细胞内液减少为主的体液容量变化。细胞外液高渗透压时，机体出现如下代偿：①刺激视丘下部的口渴中枢，病人感到口渴而饮水，使体内水分增加，以降低细胞外液渗透压；②引起ADH分泌增加，使肾小管对水的重吸收增加，尿量减少，细胞外液量和渗透压得以恢复。若缺水加重致循环血量显著减少又会引起醛固酮分泌增加，加强对钠和水的重吸收，以维持血容量。

【临床表现】

一般依缺水程度分为：①轻度：缺水量占体重的2%～4%。除口渴外，无其他临床症状。②中度：缺水量占体重的4%～6%，除极度口渴外，常伴烦躁、乏力、皮肤弹性差、眼窝凹陷、尿少和尿比重增高。③重度：缺水量大于体重的6%，除上述症状外，可出现躁狂、幻觉、谵妄甚至昏迷等脑功能障碍的表现。

【辅助检查】

尿比重增高,尿比重超过 1.020 等。可有血液浓缩表现,红细胞计数、血红蛋白量、血细胞比容轻度升高。血清钠超过 150mmol/L。

【治疗原则】

可静脉滴注 5% 葡萄糖溶液或 0.45% 氯化钠溶液,补充已丧失的液体。但因高渗性缺水体内实际也存在缺钠,只是因为缺水更多才使血钠浓度升高,故应动态观察血清钠浓度,必要时适量补钠。

四、水中毒

水中毒(water intoxication)是指总入水量超过排出量,水潴留体内致血浆渗透压下降和循环血量增多,又称水潴留性低钠血症或稀释性低钠血症。

【病因】

常见原因有:①肾衰竭,不能有效排出多余水分;②因休克、心功能不全等原因引起 ADH 分泌过多;③大量摄入不含电解质的液体或静脉补充水分过多。

【病理生理】

由于总入水量超过了排出量,导致水分在体内潴留,引起血浆渗透压下降和循环血量增加。血浆渗透压下降,使细胞外液向细胞内转移,造成细胞内液增加和细胞肿胀;水分潴留导致循环血量增加,可出现血液稀释现象。

【临床表现】

1. **急性水中毒**　起病急,因脑细胞肿胀可造成颅内压增高,引起头痛、嗜睡、躁动、精神紊乱、谵妄,甚至昏迷等神经系统症状;严重者可合并急性脑疝,表现出相应的症状和体征。

2. **慢性水中毒**　在原发病的基础上逐渐呈现体重增加、软弱无力、呕吐、嗜睡、唾液和泪液增多等症状,一般无凹陷性水肿。

【辅助检查】

血红细胞计数、血红蛋白量、血细胞比容、血浆蛋白量均降低。血浆渗透压降低,以及红细胞平均容积增加和平均血红蛋白浓度降低,提示细胞内、外液量均增加。

【治疗原则】

水中毒轻者只需限制水摄入,严重者除严禁水摄入外,需静脉输注高渗盐水,以缓解细胞肿胀和低渗状态。

第三节　其他电解质紊乱

案例 2-2

病人,男,52 岁,病前体重 70kg。阵发性腹痛、腹胀、呕吐、排气排便停止 3 天。3 天前因饱餐后出现阵发性腹痛、腹胀和呕吐,每日呕吐 3~4 次,每次呕吐量较大。3 天来未进食、未排气排便。体温 37.0℃,心率 96 次/分,脉搏较弱,血压 110/80mmHg,实验室检查:血红细胞计数、血红蛋白含量和血细胞比容均有增高,血 HCO_3^- 1mmol/L,血清 K^+ 3.0mmol/L、Na^+ 140mmol/L、Cl^- 102mmol/L,尿比重 1.025。

思考:该病人入院时存在哪几种水、电解质和酸碱代谢失衡?

一、钾代谢紊乱

（一）低钾血症

低钾血症（hypokalemia）为血清钾浓度低于 3.5mmol/L。

【病因】

常见原因有：①摄入不足，如长期禁食、少食或静脉补充钾盐不足；②丧失增加，如呕吐、腹泻、胃肠道引流、醛固酮增多症、急性肾衰竭多尿期、应用促使排钾的利尿剂及肾小管性酸中毒等；③K⁺ 向细胞内转移，如合成代谢增加或代谢性碱中毒等。

【临床表现】

常见的临床表现有：①肌无力：为最早的临床表现，一般先出现四肢肌软弱无力；后延及呼吸肌和躯干肌，可出现吞咽困难、甚至食物或饮水呛入呼吸道；累及呼吸肌时出现呼吸困难甚至窒息；严重者可有腱反射减弱、消失或软瘫。②消化道功能障碍：胃肠道蠕动缓慢，有恶心、呕吐、腹胀和肠麻痹等症状。③心脏功能异常：主要为传导阻滞和节律异常。④代谢性碱中毒。

【辅助检查】

1. 实验室检查　血清钾 < 3.5mmol/L。

2. 心电图检查　典型心电图改变为早期 T 波降低、变平或倒置，随后出现 ST 段降低、QT 延长和 U 波。

【治疗原则】

寻找和去除引起低钾血症的原因，减少或终止钾的继续丧失；根据缺钾的程度制订补钾计划。

（二）高钾血症

高钾血症（hyperkalemia）为血清钾浓度超过 5.5mmol/L。

【病因】

肾功能减退，如急性肾衰竭、间质性肾炎等和应用抑制排钾的利尿剂，如螺内酯（安体舒通）、氨苯蝶啶等。分解代谢增强，如严重挤压伤、大面积烧伤所致的大量细胞内 K⁺ 转移至细胞外、输入大量库血、代谢性酸中毒、洋地黄中毒等。静脉补钾过量和（或）过速，虽此类高钾血症罕见，但其常在人体尚未发挥代偿时已产生严重后果，故在治疗过程中尤需加强警惕。

【临床表现】

因神经、肌肉应激性改变，病人很快由兴奋转入抑制状态，表现为神志淡漠、感觉异常、乏力、四肢软瘫、腹胀和腹泻等；严重者有微循环障碍的表现，如皮肤苍白、湿冷、青紫，低血压等；亦可有心动过缓、心律不齐，甚至心搏骤停于舒张期。

【辅助检查】

1. 实验室检查　血清钾 > 5.5mmol/L。

2. 心电图检查　血清钾大于 7mmol/L 者，几乎都有异常心电图的表现。即早期 T 波高而尖和 QT 间期延长，随后出现 QRS 波增宽和 PR 间期延长。

【治疗原则】

高钾血症可致心搏骤停，除积极治疗原发疾病和改善肾功能外，还应采取如下措施：

1. 立即停止输注或口服含钾药物，避免进食含钾量高的食物。

2. 对抗心律失常　因 Ca²⁺ 有对抗 K⁺ 的作用，能缓解 K⁺ 对心肌的毒性作用，故可用 10% 葡萄糖酸钙加在等量 25% 葡萄糖溶液内静脉推注，但其作用持续时间短（< 1 小时），必要时可重复推注。

3. 降低血清钾浓度　①促使 K⁺ 转移入细胞内：如输注 5% 碳酸氢钠以促进 Na⁺-K⁺ 交换或输注 25% 葡萄糖 100 ~ 200ml（以每 5g 葡萄糖加入胰岛素 1 单位），促使 K⁺ 从细胞外转入细胞内，以暂时降低血清钾浓度；②促使 K⁺ 排泄：如阳离子交换树脂口服或保留灌肠等；③腹膜透析或血液透析。

二、钙、镁和磷代谢紊乱

（一）钙代谢异常

体内的钙 99% 以磷酸钙和碳酸钙形式存在于骨骼中，细胞外液中钙含量很少。体内的钙约 50% 为离子状态，起着维持神经、肌肉稳定性的作用；40% 与蛋白质结合；10% 与阴离子结合成碳酸盐、磷酸盐或枸橼酸盐。血清钙浓度受甲状旁腺素、降钙素及维生素 D 的调节和影响，正常为 2.25~2.75mmol/L。外科病人体内钙的异常以低钙血症为多见。

【病因】

1. **低钙血症**（hypocalcemia） 血清钙浓度低于 2.25mmol/L。病因有维生素 D 摄入不足、甲状旁腺功能减退或受损、慢性肾衰竭，急性重型胰腺炎，坏死性筋膜炎、消化道瘘患者也可发生。

2. **高钙血症**（hypercalcemia） 主要见于甲状旁腺功能亢进，其次是骨转移性癌，服用过量维生素 D、肾上腺功能不全、肢端肥大症和多发性骨髓瘤等病人。

【临床表现】

常见的临床表现有：①低钙血症：因神经和肌细胞的兴奋性增高，病人可表现为易激动、口周和指（趾）尖麻木及针刺感、手足抽搐、肌疼痛、腱反射亢进，以及 Chvostek 征和 Trousseau 征阳性；②高钙血症：主要表现为便秘和多尿。

【辅助检查】

主要检测血清钙水平和甲状旁腺功能：①低钙血症：血清钙水平降低，低于 2.0mmol/L 有诊断意义；部分病人可同时伴有血清甲状旁腺素低于正常。②高钙血症：血清钙多次超过 2.75mmol/L；血清甲状旁腺素明显增高；部分病人可常同时伴有尿钙增加。

【治疗原则】

1. **低钙血症** 以处理原发疾病和补钙为原则，如 10% 葡萄糖酸钙 10~20ml 或 5% 氯化钙 10ml 静脉注射，以缓解症状，必要时 8~12 小时后重复注射。

2. **高钙血症** 以处理原发病及促进肾排泄为原则。可通过低钙饮食、补液、应用乙二胺四乙酸（EDTA）、类固醇和硫酸钠等措施降低血清钙浓度。甲状旁腺功能亢进者经手术切除腺瘤或增生的腺组织可彻底治愈。

（二）镁代谢异常

体内的镁约 50% 存在于骨骼中，其余大部分存在于肌肉、肝和脑细胞内，仅 1%~4% 存在于细胞外液和结缔组织。血清镁的 2/3 以离子形式存在，1/3 与蛋白质结合。血清镁浓度正常为 0.70~1.10mmol/L。镁对神经活动的控制、神经肌肉兴奋性的传递、肌收缩及心脏激动性等方面均有重要作用。外科病人体内镁的异常以低镁血症为多见。

【病因】

1. **镁缺乏** 常见原因有长期禁食、摄入不足、吸收障碍、慢性腹泻、消化液丧失、应用利尿剂、醛固酮增多、甲状旁腺功能亢进及高钙血症等。

2. **镁过多** 主要原因为肾功能不全，偶见用硫酸镁治疗时，此外，也可见于烧伤、大面积损伤或应激反应、严重细胞外液不足和酸中毒等。

【临床表现】

1. **低镁血症** 表现为神经、肌肉系统功能亢进，如精神紧张、易激动、神志不清、烦躁不安、手足抽搐、眼球震颤、Chvostek 征阳性，还可伴有高血压、心动过速、记忆力减退、精神错乱和定向障碍等。

2. **高镁血症** 主要表现为中枢和周围神经传导障碍、肌软弱无力、腱反射减弱、神情迟钝，严重者可出现呼吸肌麻痹和心搏骤停等。

【辅助检查】

主要检测血清镁水平和心电图的变化。

1. **低镁血症** 血清镁水平低于正常，常同时伴有血清钾和钙的缺乏，心电图示 QT 间期延长。

2. **高镁血症** 血清镁水平高于正常，常同时伴有血清钾的升高，心电图的改变与高钾血症相似。

【治疗原则】

1. **低镁血症** 症状轻者可口服镁剂；严重者可静脉输注含硫酸镁制剂的溶液，但应避免过量和过速，以防急性镁中毒和心搏骤停。

2. **高镁血症** 一旦诊断为高镁血症，立即停用含镁制剂；静脉缓慢推注 2.5～5mmol 葡萄糖酸钙或氯化钙溶液；必要时采用透析疗法。

（三）磷代谢异常

磷参与核酸、磷脂、细胞膜、某些凝血因子的组成和高能磷酸键的合成及蛋白质的磷酸化过程，并维持体内钙、磷代谢和酸碱平衡。正常成人体内含磷约 700～800g，约 85% 存在于骨骼中；其余以有机磷酸酯形式存在于软组织中。依血清磷浓度不同，磷代谢异常可分为两类：低磷血症，血清无机磷浓度低于 0.96mmol/L；高磷血症，血清无机磷浓度高于 1.62mmol/L。

【病因】

1. **低磷血症** 低磷血症是指血清无机磷浓度低于 0.96mmol/L。常见原因如下：①摄入过少：长期经静脉或胃肠途径补充不含磷的营养物；②排泄增多：脂肪泻、慢性腹泻、吸收不良综合征、维生素 D 缺乏、肾小管性酸中毒及甲状旁腺功能亢进等；③转移入细胞内：大量葡萄糖及胰岛素输入使磷进入细胞内、呼吸性碱中毒等；④其他：严重烧伤、感染、酒精中毒等。

2. **高磷血症** 高磷血症是指血清无机磷浓度高于 1.62mmol/L。常见原因如下：①摄入或吸收过多，如使用维生素 D 过量等；②排泄减少，如甲状旁腺功能减退等；③磷从细胞内释出，如酸中毒、应用细胞毒性化疗药物等。

【临床表现】

1. **低磷血症** 可有神经肌肉症状，如头晕、厌食、肌无力等。重症者可伴抽搐、精神错乱、昏迷，甚至可因呼吸肌收缩无力而死亡。临床常因缺乏特异性的表现而易被忽略。实验室检查血清磷低于 0.96mmol/L，常伴血钙升高。

2. **高磷血症** 没有典型表现。高磷常导致继发性低钙，故可仅出现低钙血症表现。实验室检查血清磷浓度高于 1.62mmol/L，常伴血钙降低。

【治疗原则】

1. **低磷血症** 除积极治疗原发病外，应采取预防措施。对长期禁食和静脉输液者，应常规补磷 10mmol/d。对甲状旁腺功能亢进应手术治疗，术后低磷血症即可纠正。

2. **高磷血症** 除积极治疗原发病外，可针对低钙血症进行治疗。肾功能衰竭伴明显高磷者，必要时行透析治疗。

第四节　酸碱平衡及失调

案例 2-3

某糖尿病病人，化验结果显示：血 pH 7.30，PaCO$_2$ 4.13kPa（31mmHg），SB 16mmol/L，血 Na$^+$ 140mmol/L，血 Cl$^-$ 104mmol/L。

思考：请分析其酸碱平衡紊乱的类型并说明诊断的依据是什么？

一、酸碱平衡的维持

正常人体液内一定的 H^+ 浓度使动脉血浆 pH 保持于 7.35~7.45,以维持正常的生理活动和代谢功能。人体在代谢过程中不断产生酸性和碱性物质,但正常人可通过体内各种缓冲系统、肺及肾的调节功能保持酸碱平衡。

(一)血液缓冲系统

血液中的缓冲系统是由弱酸及其相对应的缓冲碱组成,亦称为缓冲对。血液中主要的缓冲对包括 HCO_3^-/H_2CO_3、$HPO4^{2-}/H_2PO_4^-$、Pr^-/HPr。HCO_3^-/H_2CO_3 是最重要和缓冲能力最强的开放性缓冲系统(含量最多)。两者的比值决定着 pH 值。正常为 20:1,此时 pH 为 7.4。

(二)器官调节

1. 肺通过调节二氧化碳的排出量调节血浆碳酸浓度,使血浆中的 HCO_3^-/H_2CO_3 比值接近正常。延髓中枢化学感受器对脑脊液中 pH、二氧化碳高度敏感。在缺氧状态下,中央化学感受器受抑制,而位于颈动脉体化学感受器兴奋,使呼吸加深加快,排除二氧化碳,从而降低动脉血二氧化碳分压($PaCO_2$),并调节血浆 H_2CO_3 浓度。

2. 肾脏主要通过排泄和重吸收调节体内酸碱平衡,Na^+-H^+ 交换、HCO_3^- 重吸收、分泌 NH_4^+ 和排泌有机酸调节体内酸碱平衡。

二、酸碱平衡失调

适宜的体液酸碱度是维持人体正常功能的重要保证。在正常情况下,体液的 pH 值维持在 7.35~7.45 之间,它有赖于体内的缓冲系统、肺和肾脏的调节。若体内酸或碱性物质过多或过少,超出了人体的代偿能力,或体内的调节功能发生了障碍,即可表现出不同类型的酸或碱代谢失调。通常分为代谢性酸中毒、代谢性碱中毒、呼吸性酸中毒、呼吸性碱中毒 4 种类型,这 4 种类型可以单独出现,也可合并存在,若有两种以上并存,则称为混合型酸碱失衡。临床最常见的是代谢性酸中毒。

(一)代谢性酸中毒

代谢性酸中毒(metabolic acidosis)指体内酸性物质积聚或产生过多,或由于 HCO_3^- 丢失过多而导致的血液 pH 值低于 7.35。

【病因】

是临床最常见的一种酸碱平衡失调,主要原因有:①酸性物质摄入过多,如过多进食酸性食物或输入酸性药物;②代谢产生的酸性物质过多,如严重损伤、腹膜炎、高热、休克、心搏骤停等原因引起的缺氧或组织低灌注使细胞内无氧酵解增加,产生过多的酸性物,如乳酸、酮酸等;③氢离子排出减少,肾功能不全或应用肾毒性药物可影响内源性 H^+ 排出;④碱性物质丢失过多,如腹泻、胆瘘、肠瘘或胰瘘等致大量碱性消化液丧失或肾小管上皮不能重吸收 HCO_3^- 等。

【临床表现】

轻者症状常被原发病掩盖,重者可有疲乏、眩晕、嗜睡、感觉迟钝或烦躁不安。较典型的症状为呼吸深而快,呼吸频率可增至 50 次/分,呼出气体有酮味;病人面色潮红、心率加快、血压偏低;严重者可昏迷、神志不清,伴对称性肌张力、腱反射减弱或消失;病人往往伴有不同程度的缺水症状。由于代谢性酸中毒可影响心肌收缩力和周围血管对儿茶酚胺的敏感性,故病人易发生休克、心律不齐和急性肾功能不全。尿液检查一般呈酸性反应。

【辅助检查】

1. 动脉血气分析 ①失代偿期血液 pH 和 HCO_3^- 明显下降,$PaCO_2$ 正常;②代偿期血液 pH、HCO_3^- 和

$PaCO_2$ 有一定程度降低。

2. 可伴有血清钾的升高。

【治疗原则】

积极处理原发病和消除诱因,逐步纠正代谢性酸中毒。血浆 HCO_3^- 为 16～18mmol/L 者,消除病因和补液纠正缺水后,基本无需碱剂治疗。血浆 HCO_3^- 低于 10mmol/L 者,需立即输液和用碱剂治疗。

(二)代谢性碱中毒

代谢性碱中毒(metabolic alkalosis)指体内 H^+ 丢失或 HCO_3^- 增多而导致的血液 pH 值高于 7.45。

【病因】

主要原因有:①H^+ 丢失过多;②碱性物质摄入过多;③低钾血症;④利尿剂的作用。

【临床表现】

轻者常无明显表现,且易被原发病的症状如呕吐等掩盖。有时可有呼吸变浅、变慢或有精神方面的异常,如谵妄、精神错乱或嗜睡等。严重者可因脑或其他器官代谢障碍而出现昏迷。

【辅助检查】

1. 动脉血气分析 ①失代偿期血液 pH 和 HCO_3^- 明显增高,$PaCO_2$ 正常;②代偿期血液 pH 可基本正常、HCO_3^- 有一定程度增高。

2. 可伴有血清钾和氯的降低。

【治疗原则】

碱中毒的纠正不宜过于迅速,一般不要求完全纠正,关键在于解除病因(如完全性幽门梗阻),才易彻底治愈碱中毒。

(三)呼吸性酸中毒

呼吸性酸中毒(respiratory acidosis)指肺泡通气及换气功能减弱,不能充分排出体内生成的 CO_2,致血液中 $PaCO_2$ 增高引起的高碳酸血症。

【病因】

全身麻醉过深、镇静剂过量、呼吸机管理不当、喉或支气管痉挛、急性肺气肿、严重气胸、胸腔积液和心搏骤停等可致急性、暂时性高碳酸血症。慢性阻塞性肺疾病,如肺组织广泛纤维化、重度肺气肿等可引起持续性高碳酸血症。

【临床表现】

主要表现为:①胸闷、气促和呼吸困难等,因缺氧病人可出现发绀和头痛。严重者可伴血压下降、谵妄、昏迷等。②持续性头痛,系 CO_2 潴留引起脑血管扩张、颅内压增高所致;严重脑缺氧可致脑水肿、脑疝,甚至呼吸骤停。③突发性心室纤颤,主要与严重酸中毒导致的高钾血症有关,血钾浓度的急剧升高有致心肌应激性改变、心律失常和心室颤动的危险。

【辅助检查】

动脉血气分析示血液 pH 降低、$PaCO_2$ 增高,血浆 HCO_3^- 正常。

【治疗原则】

积极治疗原发疾病和改善通气功能,必要时行气管插管或气管切开术。

(四)呼吸性碱中毒

呼吸性碱中毒是由于肺泡通气过度、体内 CO_2 排出过多,致 $PaCO_2$ 降低而引起的低碳酸血症。

【病因】

凡引起过度通气的因素均可导致呼吸性碱中毒。常见于癔症、高热、中枢神经系统疾病、疼痛、创伤、感染、低氧血症、呼吸机辅助通气过度等。

【临床表现】

病人多无明显症状,部分可有呼吸急促的表现。急性呼吸性碱中毒病人有眩晕、手足和口周麻木及针刺感、肌震颤、手足抽搐及 Trousseau 征阳性,常伴心率加快。

【辅助检查】

动脉血气分析示血液 pH 增高、$PaCO_2$ 和 HCO_3^- 下降。

【治疗原则】

为提高 $PaCO_2$,呼吸时可用纸袋罩住口鼻以减少 CO_2 的呼出,或吸入含 5% CO_2 的氧气,可望改善症状。同时应注意及时纠正电解质紊乱。

第五节　水、电解质、酸碱平衡失调病人的护理

水、电解质、酸碱平衡失调是外科常见且复杂的临床综合征,其预后除与原发病有关外,还与代谢失衡的持续时间、发展速度及人体的代偿能力密切相关。应积极采取预防措施。严密观察,正确评估与判断,采取有效的护理措施。

【护理评估】

1. 健康史

（1）年龄:老年病人常伴有多种慢性疾病和各类药物的服用史,而其器官功能逐渐衰退、新陈代谢较慢,对疾病所致内环境失衡代偿能力相对较弱,容易引发水、电解质和酸碱代谢失衡。

（2）体重:应评估体重变化,如若短期内体重迅速增加或减轻,提示可能发生水钠潴留或缺失。

（3）既往史:了解既往是否存在易导致液体失衡的相关因素:引起液体失衡的常见疾病,如长期禁食、腹泻、糖尿病、消化道梗阻、肠瘘或严重感染等,有无手术史、创伤史以及家族史等;诱发液体失衡的治疗,如快速输注高渗液体、持续胃肠减压、应用利尿剂或强效泻剂等。

2. 身体状况

（1）症状:评估病人的精神状态、意识情况;有无感觉异常如针刺感、麻木感、乏力或麻痹以及手足抽搐等症状,有无皮肤弹性差、眼窝凹陷、血压下降、肢端湿冷、少尿等血容量不足的症状;有无躁狂、幻觉、惊厥或谵妄甚至昏迷等脑功能障碍的表现。

（2）体征:评估病人是否有生命体征紊乱,有无水电解质及酸碱平衡失调的可能。

1）出入量:出入量记录是评估体液过多或不足的重要依据。入量应计算所有摄入的液体量,如:饮水、食物、管饲饮食和静脉输入的液体等。出量应包括尿量、呕吐量、腹泻量、排汗量、各种引流量、经呼吸和皮肤黏膜蒸发的不显性失水量等。

2）皮肤黏膜状况:注意皮肤黏膜是否干燥或潮湿,弹性变化及水肿情况。

3）生命体征:呼吸短促或困难提示可能有体液过多引起的肺水肿;脉搏快、弱提示血容量不足;脉搏不规律提示有电解质紊乱,如:低血钾等;血压低提示体液不足,血压升高提示体液过多。体温升高时经皮肤蒸发的水分增多。呼吸深而快且呼出气体有酮味可能为代谢性酸中毒,同时可出现心率加快、心律不齐、血压偏低;代谢性酸中毒较重时可出现呼吸变浅、变慢;呼吸性酸中毒病人多出现胸闷、呼吸困难、发绀;呼吸性碱中毒病人多出现过度呼吸的现象。

4）静脉充盈状况:观察浅静脉充盈速度可以判断有无体液不足。观察颈静脉充盈状况可以判断体液是否过多。

5）体重变化:有水、电解质平衡失调的病人应每天测量体重,体重改变是提示体液变化的较好指标。当病人表现出体内液体严重缺乏,而体重变化不明显时,应考虑可能由于腹水等导致体内水分分布的改变。

3. 神经、肌肉系统的检查 注意评估病人的意识状态、感知觉状况、情绪稳定度。酸中毒病人可出现肌张力减弱、腱反射减弱或消失；碱中毒病人可出现手足抽搐，腱反射亢进等；呼吸性碱中毒病人可出现手足和口周麻木及针刺感、肌肉震颤。

4. 辅助检查 中心静脉压、血气分析、血浆电解质浓度、尿 pH 值和尿比重、心电图等。

5. 心理 - 社会状况 心理社会评估可以帮助护士了解病人是否存在因心理社会问题而导致水、电解质平衡失调的因素。如有些自理能力受限的病人由于不能进行自主如厕等活动，怕给他人增加负担而减少饮水或饮食量而造成液体入量不足，有些人因肥胖盲目减肥导致的神经厌食而引起水、电解质平衡失调。评估病人和家属对疾病及其伴随症状的认识程度、心理反应和承受能力，以便采取针对性措施，促进适应性反应。

【主要护理诊断／问题】

1. 体液不足 与高热、呕吐、腹泻、胃肠减压、肠梗阻、大面积烧伤等导致的大量体液丢失有关。

2. 体液过多 与摄入量超过排出量相关。

3. 有受伤的危险 与感觉、意识障碍和低血压等有关。

4. 活动无耐力 与低钠、低钾以及有效循环血容量不足所致的低血压有关。

5. 低效性呼吸型态 与呼吸过快过深、不规则或呼吸困难，高热、颅脑疾病、呼吸道梗阻有关。

6. 急性意识障碍 与缺氧、酸中毒、碱中毒抑制脑组织的代谢活动有关。

【护理目标】

1. 病人体液量恢复平衡，无脱水症状和体征。

2. 病人体液量恢复平衡，无水中毒症状和体征。

3. 采取有效措施加以预防，病人未出现受伤现象。

4. 病人活动耐力增强。

5. 病人恢复正常的气体交换型态。

6. 病人意识清楚、认知力和定向力恢复。

【护理措施】

（一）维持充足的体液量

1. 去除病因 采取有效预防措施或遵医嘱积极处理原发疾病，以减少体液的丢失。

2. 实施液体疗法 补液时须严格遵循定量、定性和定时的原则。

（1）定量：包括生理需要量、已丧失量和继续丧失量。

1）生理需要量：即正常人静息状态下每日的基础需水量，成人为 2000～2500ml。其简单的计算方法是体重的第 1 个 10kg×100ml/（kg·d）+ 体重的第 2 个 10kg×50ml/（kg·d）+ 其余体重×20ml/（kg·d）。对于年龄超过 65 岁或患有心脏病者，实际补液量应少于上述计算所得量。

2）已丧失量：指在制订补液计划前已经丢失的体液量，可按脱水程度计算。第一个 24 小时补充计算量的 1/2，余下的 1/2 在第二个 24 小时补充。

3）继续丧失量：又称额外丧失量，指在补液治疗开始后继续丢失的体液量，如呕吐、高热、出汗、引流等损失的体液量。一般体温每升高 1℃，每公斤体重增加补水 3～5ml；中、重度出汗约需增加补水 500～1000ml；气管切开呼吸道蒸发的水分是正常的 2～3 倍，故成人气管切开者每日应增加补水 700～1000ml。

（2）定性：定性：补液的性质取决于水、钠代谢紊乱的类型。高渗性脱水以补充水分为主；低渗性脱水以补充钠盐为主，严重者可补充高渗盐溶液；等渗性脱水时补充等渗盐溶液。同样包括生理需要量、已丧失量和继续丧失量 3 个方面。

1）生理需要量：补给等渗盐水 500～1000ml，剩余用 5%～10% 葡萄糖溶液补充。

2）已丧失量：等渗性缺水一般补充平衡盐溶液或等渗盐水；高渗性缺水给予 5% 葡萄糖溶液或 0.45%

氯化钠溶液，并根据病情适量补充等渗盐水；低渗性缺水轻、中度者给予 5% 葡萄糖盐溶液，重度者还需补充适量的胶体液和高渗盐水，低渗性缺水的补钠量可按下列公式计算：

需补充钠量（mmol）=[142-病人血 Na^+（mmol/L）]× 体重（kg）× 0.6

计算女性补钠量时，将上述公式中 0.6 换为 0.5。以 1g 钠盐含 Na^+ 为 17mmol 计算，当天先补 1/2 量，其余的量可在第二天补给。

3）继续丧失量：原则上丧失什么补什么。如消化液丧失应根据消化道不同部位消化液中所含电解质的特点给予等质和等量补充；发热、气管切开主要丢失水分，给予 5% 葡萄糖溶液补充即可；中、重度出汗除丢失水分外，还有钠的丢失，故在补水的同时，还应补钠 1.25 ~ 2.5g。

（3）定时：单位时间内的补液量及输注速度，应根据缺水与缺钠的程度、补液总量及病人心、肺、肝、肾等重要器官功能状态而定。对各器官功能良好者，按照先快后慢的原则可在第一个 8 小时补充总量的 1/2，剩余的 1/2 在后 16 小时内均匀输入。

3. 准确记录液体出入量 对水、钠代谢紊乱者应准确记录各次饮食、饮水量和静脉补液量、大小便量、呕吐和引流液量等。准确记录 24 小时出入水量可供临床医师参考、及时调整补液方案。

4. 疗效观察 病人补液过程中，护士必须严密观察治疗效果和注意不良反应：①精神状态；②脱水征象；③生命体征：如血压、脉搏、呼吸的改善情况；④辅助检查：如尿量和尿比重等尿常规检查，血液常规检查，血清电解质和肝肾功能等血生化检查及中心静脉压等指标的变化趋势。

（二）纠正体液量过多

1. 严密观察病情变化，及时评估病人脑水肿或肺水肿的进展程度。

2. 去除病因和诱因的护理 包括停止可能继续增加体液的各种治疗，如大量低渗液或清水洗胃或灌肠；对可能引起 ADH 分泌过多的高危病人（如疼痛、失血、休克、创伤、大手术或急性肾功能不全等），应严格执行补液计划，切忌过量和过快。

3. 相应治疗的护理

（1）严格控制水的摄入量：每日限制摄入水量在 700 ~ 1000ml 以下。

（2）促进水排出：对重症水中毒者遵医嘱给予高渗溶液和利尿剂，如 3% ~ 5% 氯化钠溶液、呋塞米等，消除细胞内水肿，促进水分自肾脏排出。同时注意观察病情的动态变化和尿量。

（3）配合透析疗法：对严重水中毒病人，应配合实施透析疗法以排出体内过多水分的病人予以透析护理。

（三）体内钾代谢异常

1. 消除病因 寻找和去除导致钾代谢紊乱的根本原因。

2. 实施补钾措施 严格执行补钾原则如下：

（1）口服补钾：能口服者，遵医嘱给予钾制剂（常用 10% 氯化钾）分次口服，并指导病人摄取含钾丰富的食品，如绿豆、菠菜、黑木耳、香蕉、橘子、果汁等。

（2）静脉补钾：不能口服者，遵医嘱给予静脉补钾，实施中应注意以下几点：①掌握总量，一般每日补钾 40 ~ 80mmol，相当于氯化钾 3 ~ 6g；②控制浓度，每升液体含钾量不超过 40mmol（相当于氯化钾 3g）；③限定速度，输注含钾溶液每小时不超过 20mmol（相当于含 0.3% 氯化钾溶液 500ml）；④尿畅补钾，成人尿量超过每小时 40ml 后，才可输注含钾溶液。

3. 高钾血症 实施降钾措施，严格执行降钾医嘱。停止使用所有含钾的药物，并指导病人禁止食用一切含钾的食物。遵医嘱静脉滴注 5% 碳酸氢钠、高渗葡萄糖加胰岛素等促使钾转移至细胞内；给予阳离子交换树脂口服或灌肠，并配合导泻剂促使钾自消化道排出；对上述方法治疗无效者，配合腹膜透析或血液透析疗法。

4. 纠正心律失常 低钾血症引起的心律失常，在补钾后可得到纠正；高钾血症有导致心搏停止的危险，应遵医嘱给予 10% 葡萄糖酸钙溶液或 5% 氯化钙溶液 10 ~ 20ml 静脉推注，以对抗钾对心肌的毒性作用。

（四）维持血清钙水平

1. **监测血清钙** 了解血清钙的动态变化趋势，一旦发现血钙低于正常值，及时通知医师，并遵医嘱给予及时补充。

2. **防止窒息** 严重低钙血症会累及呼吸肌，对此类病人应加强观察呼吸频率和节律，并做好气管切开的术前准备、术中配合和术后护理。

3. **建立安全的活动模式和防护措施** 病人因低钙血症所致手足抽搐而易受伤，护士应与病人及家属共同制订活动的时间、量和形式；并加强安全防护。

（五）纠正血清镁异常

1. **加强监测**

（1）监测血清镁的动态变化趋势，一旦发现血清镁异常，及时通知医师，并遵医嘱积极对症治疗。

（2）因镁缺乏者常伴有钾和钙的缺乏，故对低镁血症者还需同时加强血清钾和钙水平的监测，发现异常及时与医师联系。

2. **补镁注意点**

（1）肌内注射硫酸镁时应作深部注射，且经常更换注射部位，以防局部形成硬结，既影响疗效，又影响病人的舒适。

（2）补镁过程中应密切观察有无呼吸抑制和血压下降及腱反射减弱等情况；以便早期发现镁中毒。

3. **心理护理** 因完全纠正镁缺乏需较长时间，再加之低镁血症所致的神经、肌肉系统功能亢进，病人易出现精神紧张和易激动。

（六）酸碱平衡失调病人的护理

1. **酸碱平衡监测** 监护呼吸状态，解除呼吸道梗阻，恢复与维持有效通气。治疗期间密切监测病人血液及尿液中电解质的变化。评估病人的改善情况，避免矫正过度。

2. **预防因治疗引起的并发症** 如用碳酸氢钠溶液纠正酸中毒后，可发生血钙降低导致的手足抽搐，应及时静脉注射葡萄糖酸钙予以控制。注意葡萄糖酸钙不能和碳酸氢钠溶液同时输入，以免产生钙盐沉淀。纠正酸中毒过快可引起大量 K^+ 转移至细胞内，引起低钾血症。长期使用高浓度的氧气纠正二氧化碳过高的病人，应注意其是否出现反弹性呼吸性碱中毒的临床征象，如呼吸频率增加、深度加深、肌肉抽搐、反射亢进等神经肌肉应激性增加的表现。长期二氧化碳滞留又伴有慢性阻塞性肺疾病者，警惕发生二氧化碳麻醉，因其呼吸中枢不能再对血浆中二氧化碳浓度发生反应，而以氧气不足刺激呼吸。若以碳酸氢钠来矫正呼吸性酸中毒，应注意是否存在给予过量而致病人发生代谢性碱中毒的征象。

3. **原发病治疗** 控制呕吐减少胃肠液的丧失，减少碱性物的摄取，矫正细胞外液的不足等诱发代谢性碱中毒的原因，呕吐时及时清理避免误吸。

（七）预防皮肤黏膜受损

1. **评估危险因素** 有无意识不清、长时间卧床、水肿、血液循环不良、身体虚弱等可引起皮肤黏膜受损的危险因素。

2. **皮肤护理** 对有危险因素的病人，采取相应的护理措施，以预防压疮。包括保持皮肤清洁、干燥；保证床单平整、干燥、无皱褶；应定时帮助病人翻身、按摩骨隆突部位，用气圈或海绵垫托垫肢体，防止局部皮肤长时间受压。一旦出现压疮，按压疮护理。

3. **口腔护理** 对有危险因素的病人，指导其定时漱口，以清洁口腔；若病人不能自行清洁口腔，应定时进行口腔擦洗，以预防口腔炎。一旦出现口腔炎，遵医嘱给予漱口液漱口，并实施局部或全身药物治疗。

（八）预防受伤

1. **评估危险因素** 有无意识障碍、血压降低或不稳、肌肉无力等容易导致损伤的危险因素。

2. **采取防范措施** 对有危险因素的病人，应采取防范措施。如意识障碍者，应加床栏保护、适当约束，并加强观察，以防坠床；对血压降低或不稳者，告知其改变体位尤其是起立时，动作宜缓慢，以免因直立性低血压造成眩晕而跌倒受伤；对轻度肌无力能自行活动者，移除环境中的障碍物和危险物，减少意外受伤的可能；对严重肌无力不能自行活动者，提供周到的生活照顾，防止病人强行取放用物而导致损伤。另外，病情许可时，应指导和协助病人进行功能锻炼，以增强肌力，恢复体力，减少受伤的可能性。

（九）观察病情

观察有无水钠代谢紊乱征象，如口渴、乏力、淡漠、皮肤弹性差、口唇黏膜干燥、浅静脉瘪陷、尿量减少、体重减轻等缺水与缺钠症状有无改善或加重；头痛、烦躁、谵妄、惊厥、昏迷及呕吐、嗜睡、唾液和泪液增多、体重增加等急、慢性水中毒症状有无好转或恶化。应严密监测生命体征变化、24小时出入量以及对并发症的观察监测。

【健康教育】

1. 高温环境作业者和进行高强度体育活动者出汗较多时，应及时补充水分且宜饮用含盐饮料。

2. 进食困难、呕吐、腹泻、高热者及时就诊和治疗。

3. 治疗进食困难、长时间禁食者、呕吐、腹泻和胃肠道引流者，应注意补充液体和钾盐，以防缺水和低钾血症。

4. 肾功能减退者和长期使用抑制排钾的利尿剂，应限制含钾食物和药物的摄入，并定期复诊，监测血钾水平，以防发生高钾血症。

5. 急性肾衰竭或慢性心功能不全者，应严格控制摄入水量。

6. 高度重视易导致水、电解质、酸碱代谢平衡失调的原发病和诱因的治疗。

【护理评价】

通过治疗和护理，病人是否：①体液量恢复平衡，脱水症状和体征得到改善；②体液量恢复平衡，无水中毒症状和体征；③受伤危险程度降低，并能采取有效预防措施，未出现受伤现象；④活动耐力增强；⑤恢复正常的气体交换型态；⑥意识清楚，认知力和定向力恢复。

（金先苹）

外科体液失调中最常见的是等渗性缺水、低钾血症和代谢性酸中毒。等渗性缺水既有缺水的表现，也有缺钠的表现，严重者可以出现低血容量性休克。缺水病人的主要护理措施是补液，其基本原则是先快后慢、先盐后糖、先晶体后胶体、尿畅补钾、交替输注、宁少勿多。补液的量包括生理需要量、已丧失量和继续丧失量3个方面。

低钾血症可因摄入不足、丢失过多及输入大量加胰岛素的葡萄糖溶液、碱中毒引起，最早出现的症状是肌肉软弱无力，还可出现消化道症状、心脏传导阻滞和节律异常、中枢神经症状及代谢性碱中毒等。主要护理措施是补钾，静脉补钾时应注意总量一般为3～6g/d；浓度不超过0.3%；速度不超过20mmol/h；尿量超过每小时40ml时才可以补钾。代谢性酸中毒主要是由于摄入酸过多、代谢产酸过多、肾排酸减少及碱丢失过多引起，突出表现为呼吸加深加快，呼出气体有酮味；轻者纠正缺水酸中毒即可纠正，重者需用碱性药物，最常见的碱性药物为5%碳酸氢钠溶液。代谢性碱中毒可由 H^+ 丢失过多、碱性物质摄入过多、低钾血症、利尿剂的使用等引起，最常见的是幽门梗阻呕吐引起的胃酸丧失；临床症状常被原发病掩盖，严重者可出现呼吸变浅变慢；胃酸丧失所致的代谢性碱中毒，输注等渗盐水、氯化钾即可纠正，偶有严重者需用稀释的盐酸溶液。

1. 试述低渗性脱水易导致休克的原因。

2. 静脉补钾时应注意哪些事项？

3. 代谢性酸中毒的主要原因有哪些？试列举3个。

第三章　外科休克病人的护理

3

学习目标

掌握　休克的概念；休克的临床表现及护理措施。

熟悉　休克的病理生理、病因和分类、治疗原则。

了解　休克的病人的护理评估；为休克的病人制订护理计划并实施。

张先生,49 岁,因呕血 4 小时入院。3 小时前因饮酒后突发大呕血 2 次,呈喷射状呕吐,出血量 1200ml,为新鲜血,既往有胃溃疡病史。病人现烦躁不安、面色苍白、出冷汗、四肢发冷、乏力。查体:T 36.9℃,P 118 次 / 分,R 30 次 / 分,BP 86/58mmHg。腹部略膨隆,剑突下轻压痛,未触及肝脏、脾脏,无反跳痛及肌紧张,尿量减少。

思考:

1. 该病人处于休克哪一期?为什么?

2. 该期休克机体的病理生理变化是什么?

3. 目前该病人首要的处理措施是什么?

第一节　概述

休克(shock)是机体受到强烈的致病因素侵袭后,导致有效循环血量锐减、组织血液灌流不足引起的以微循环障碍、代谢障碍和细胞功能受损为特征的病理性症候群,是严重的全身性应激反应。休克发病急骤,进展迅速,并发症严重,若未能及时发现及治疗,则可发展至不可逆阶段而引起死亡。

【病因和分类】

休克分类的方法很多,本章根据引起休克的原因,对休克进行如下的分类:低血容量性休克、感染性休克、神经源性休克、心源性休克和过敏性休克五类,因外科休克大多为失血性、创伤性和感染性原因引起,而失血和创伤都可以引起血容量降低,故低血容量性休克和感染性休克在外科最常见。

1. **低血容量性休克**　常因大量失血、失液或因体液积聚在组织间隙中,导致有效循环血量降低所致。如大血管破裂、脏器(肝、脾)破裂出血或各种损伤(骨折、挤压综合征)及大手术引起血液及血浆的同时丢失等。

2. **感染性休克**　主要由于细菌及其毒素作用所造成。常继发于以释放内毒素为主的革兰阴性菌感染,如急性化脓性腹膜炎、绞窄性肠梗阻、急性化脓性梗阻性胆管炎、泌尿系统感染及脓毒症等,又称内毒素性休克。

3. **心源性休克**　主要由于心功能不全引起,常见于急性大面积心肌梗死、急性心肌炎、心脏压塞等。

4. **神经源性休克**　常由剧烈疼痛、脊髓损伤、麻醉平面过高或创伤等引起。

5. **过敏性休克**　常由接触、进食或注射某些致敏物质,如花粉、油漆、药物(如青霉素)、血清制剂或疫苗、异体蛋白质等引起。

【病理生理】

各类休克的共同病理生理基础是有效循环血容量锐减和组织灌注不足,以及由此引起的微循环障碍、代谢改变、炎症介质释放和细胞损伤及内脏器官的继发性损伤。

(一)微循环障碍

根据休克发展不同阶段的病理生理特点,可将微循环障碍分为三期。

1. **微循环收缩期**　又称为缺血缺氧期。在休克早期,当机体有效循环血量锐减时,血压下降,组织灌注不足和细胞缺氧,刺激主动脉弓和颈动脉窦压力感受器,引起血管舒缩中枢加压反射,交感 - 肾上腺轴兴奋引起大量儿茶酚胺释放,以及肾素 - 血管紧张素分泌增加等反应,使心跳加快,心排血量增加;并选择性地使外周(如骨骼肌、皮肤)小血管、内脏(如肾和肠道)小血管、微血管平滑肌收缩,以保证心、脑等重要器官的供血。由于毛细血管前括约肌强烈收缩,动静脉短路和直接通道开放,增加了回心血量。且毛细血管前括约肌收缩,而后括约肌相对开放,使微循环内出现"只出不进",真毛细血管网内血量减少,毛细血管内静水压降低,组织液被回吸收入毛细血管,可在一定程度上补充循环血量,故此期又称为休克代偿期。在此期如采取积极复苏措施,去除病因,休克较容易纠正。

2. 微循环扩张期 又称为淤血缺氧期。若休克未及时纠正,病情发展,流经毛细血管的血流量继续减少,组织因严重缺氧而处于无氧代谢状态,产生大量酸性代谢产物,并释放舒张血管的组胺、缓激肽等介质,这些物质可使毛细血管前括约肌松弛,而后括约肌由于对酸性物质耐受力较强相对处于收缩状态,出现"只进不出",大量的血液淤滞于毛细血管内,致毛细血管内静水压升高及通透性增加。血浆外渗至第三间隙,血液浓缩,血黏稠度增加,回心血量进一步减少,血压下降,心、脑等重要器官灌注不足,休克进入抑制期。

3. 微循环衰竭期 又称弥散性血管内凝血期。随着病情的进一步发展,休克进入不可逆阶段。由于血液浓缩、黏稠度增加,加之酸性环境中的血液高凝状态,红细胞与血小板发生凝集而在血管内形成微血栓,甚至发生弥散性血管内凝血。随着各种凝血因子的大量消耗,纤维蛋白溶解系统被激活,可出现严重的出血倾向。由于组织缺少血液灌注、细胞严重缺氧、加之酸性代谢产物和内毒素的作用,使细胞内溶酶体膜破裂,释放多种水溶酶,造成组织细胞自溶、死亡,引起广泛的组织损害,甚至多器官功能受损。此期又称为休克失代偿期。

(二)代谢改变

1. 能量代谢障碍 在组织灌注不足和细胞缺氧的状态下,体内葡萄糖以无氧酵解为主,葡萄糖在无氧酵解下所获得的能量相对有氧酵解的少,所以,休克时机体能量极度缺乏。休克引起的应激状态使儿茶酚胺和肾上腺皮质激素升高明显,这些激素的变化可以引起以下反应:①促进糖异生、抑制糖降解,致血糖水平升高;②促进蛋白分解、抑制蛋白合成,为机体提供能量及合成急性期反应蛋白的原料;③由于脂肪分解代谢明显增加,故为机体提供了重要的能量来源。

2. 代谢性酸中毒 随着无氧代谢的加重,体内乳酸含量不断增加,同时因肝脏灌流量减少,处理乳酸的能力减弱,使乳酸在体内的清除减少而血液内含量增多,引起代谢性酸中毒。

(三)炎症介质释放和细胞损伤

严重损伤、感染、休克可刺激机体释放过量的炎症介质并且形成"瀑布样"连锁放大反应。炎症介质包括白介素、肿瘤坏死因子、集落刺激因子、干扰素和一氧化氮等。活性氧代谢产物可导致脂质过氧化和细胞膜破裂。

能量不足及代谢性酸中毒还影响各种膜的屏障功能。细胞膜受损后除通透性增加以外,还可出现细胞膜上离子泵功能障碍,如钠-钾泵。表现为细胞外钾离子无法进入细胞内,而细胞外液却随钠离子进入细胞,造成细胞外液减少及细胞过度肿胀而变性、死亡;另外,细胞膜、线粒体膜、溶酶体膜等细胞器受到破坏时,可释放出大量水解酶,引起细胞自溶和组织损伤,其中最重要的是组织蛋白酶,可使组织蛋白分解并生成多种活性肽,对机体造成不利影响,进一步加重休克。

相关链接

休克与炎症反应

失控的炎症反应是重症休克发展至多器官功能障碍综合征(multiple organ dysfunction syndrome, MODS)的关键环节。研究发现,在重症休克患者循环血液中炎性细胞因子大量增加,包括肿瘤坏死因子(TNF)-α、白细胞介素(IL)-1β、IL-6、IL-8及趋化因子单核细胞趋化蛋白(MCP)-1、巨噬细胞炎性蛋白(MIP)-1α,且这些炎性介质在心肌组织也大量表达。研究证实,炎性细胞因子(TNF-α、IL-1β、MCP-1等)可促进心肌肥大，激活基质金属蛋白酶，从而引起心肌收缩功能障碍，诱导细胞凋亡的发生。Toll 样受体（TLR）是细胞跨膜受体及病原模式识别受体，在介导炎性细胞因子活化的信号转导通路中扮演重要角色，与休克的发生、发展及转归有一定相关性。研究表明，失血性休克及脂多糖（LPS）刺激后 *TLR2* 和 *TLR4* 基因的表达水平均增加，并造成心功能受损。

（四）内脏器官的继发损伤

由于持续的缺血、缺氧，细胞可发生变性、坏死，导致内脏器官功能障碍甚至衰竭，造成多器官功能障碍综合征（MODS），即两个或两个以上器官或系统同时或序贯发生功能衰竭，是休克病人的主要死因。

1. **肺脏** 低灌注和缺氧可损伤肺毛细血管和肺泡上皮细胞。肺毛细血管内皮细胞损伤可致肺毛细血管通透性增加而引起肺间质水肿；肺泡上皮细胞损伤可使表面活性物质生成减少、肺泡表面张力升高，继发肺泡萎陷而引起肺不张，进而出现氧弥散障碍，通气／血流比例失调；病人出现进行性呼吸困难和缺氧，称为急性呼吸窘迫综合征（acute respiratory distress syndrome，ARDS）。

2. **肾脏** 休克时儿茶酚胺、血管升压素和醛固酮分泌增加，引起肾脏血管收缩、肾血流量减少，使肾滤过率降低，致水、钠潴留，尿量减少。此时，肾内血流重新分布并主要转向髓质，致肾皮质血流锐减，肾小管上皮细胞大量坏死，引起急性肾衰竭（acute renal failure，ARF）。

3. **心脏** 除心源性休克外，其他类型休克早期一般无心功能异常。但由于休克加重，心率加快使舒张期缩短，舒张压降低，冠状动脉灌流量减少，心肌因缺血缺氧而受损。一旦心肌微循环内血栓形成，可引起局灶性心肌坏死和心力衰竭。此外，休克时缺血缺氧、酸中毒以及高血钾等均可加重心肌功能的损害。

4. **脑** 休克晚期，由于持续性的血压下降，脑灌注压和血流量下降，可引起脑缺氧并丧失对脑血流的调节作用。缺氧、酸中毒可引起毛细血管周围胶质细胞肿胀、血管通透性升高，可引起继发性脑水肿和颅内压增高。病人可出现意识障碍，严重者可发生脑疝。

5. **肝脏** 休克时由于肝灌注障碍，使单核-吞噬细胞受损，导致肝解毒及代谢功能减弱并加重代谢紊乱及酸中毒。由于肝细胞缺血、缺氧，肝血窦及中央静脉内微血栓的形成，肝小叶中心区可发生坏死而引起肝功能障碍，病人可出现黄疸、转氨酶升高等，严重时可发生肝性脑病和肝衰竭。

6. **胃肠道** 缺血、缺氧可使胃肠道黏膜上皮细胞的屏障功能受损，并发急性胃黏膜糜烂、应激性溃疡或上消化道出血。由于肠的屏障结构和功能受损，肠道内细菌及毒素移位，病人可并发肠源性感染或毒血症。

【临床表现】

按照休克的发病过程，其临床表现可分为休克代偿期和休克抑制期两个阶段，或称休克早期和休克期。

1. **休克代偿期** 机体在休克早期，对有效循环血量锐减有相应的代偿能力。病人中枢神经系统兴奋性提高，交感-肾上腺轴兴奋。表现为精神紧张、烦躁不安、面色苍白、四肢湿冷、呼吸增快、脉搏增快；血压变化不大，但脉压缩小；尿量正常或减少。此时，若处理及时、得当，休克可很快得到纠正。否则，病情继续发展，很快进入休克抑制期。

2. **休克抑制期** 此期病人意识改变明显，表现为神志淡漠、反应迟钝、甚至可出现意识模糊或昏迷。可有出冷汗、口唇肢端发绀、四肢冰冷、脉搏细速、血压进行性下降；严重者全身皮肤、黏膜明显发绀，四肢厥冷，脉搏微弱或摸不清，血压测不出，尿少甚至无尿。若皮肤、黏膜出现瘀斑或牙龈、鼻腔、内脏等消化道出血时，则提示病情发展至弥散性血管内凝血阶段。若出现进行性呼吸困难、发绀、烦躁、脉速，虽给予吸氧仍不能改善呼吸状态时，提示并发急性呼吸窘迫综合征。此期病人常继发多系统器官功能衰竭而死亡。休克不同时期的临床表现（表 3-1）。

表3-1 休克不同时期的临床表现

| 分期 | 程度 | 神志 | 外周循环 | | | | 生命体征 | | 尿量 | 估计失血量* |
			口渴	皮肤黏膜色泽	体表温度	体表血管	脉搏	血压		
休克代偿期	轻度	神志清楚,伴有痛苦表情,精神紧张	口渴	开始苍白	正常或发凉	正常	100次/分以下,尚有力	收缩压正常或稍升高,舒张压升高,脉压缩小	正常	20%以下(800ml以下)
休克抑制期	中度	神志尚清楚,表情淡漠	很口渴	苍白	发冷	表浅静脉塌陷,毛细血管充盈迟缓	100~200次/分	收缩压为70~90mmHg,脉压小	尿少	20%~40%(800~1600ml)
	重度	意识模糊,甚至昏迷	非常口渴,但可能无主诉	显著苍白,肢端青紫	厥冷(肢端更明显)	毛细血管充盈非常迟缓,表浅静脉塌陷	速而细弱,或摸不清	收缩压在70mmHg以下或测不到	尿少或无尿	40%以上(1600ml以上)

* 按成人低血容量性休克估计的失血量

【辅助检查和监测】

血、尿、便常规,血生化,凝血功能和血气分析检查等可了解病人全身和各脏器功能状况。血流动力学的监测有助于判断循环容量和心功能。

（一）实验室检查

1. 血、尿、便常规检查 红细胞计数、血红蛋白量降低可提示失血,反之则提示失液;血细胞比容增高提示有血浆丢失。白细胞计数和中性粒细胞比例增高则提示感染。尿比重增高常表明血液浓缩或血容量不足。大便潜血阳性或呈黑便时提示消化系统出血。

2. 血生化检查 包括肝、肾功能检查、动脉血乳酸盐、血糖、血电解质等检查,可了解病人是否合并多器官功能衰竭及细胞缺氧、酸碱平衡失调的程度等。

3. 凝血功能 包括血小板、出凝血时间、血浆纤维蛋白原、凝血酶原时间及其他凝血因子。当血小板计数低于 $80 \times 10^9/L$、血浆纤维蛋白原少于 1.5g/L 或呈进行性下降,凝血酶原时间较正常延长 3 秒以上时,常提示弥散性血管内凝血(DIC)的发生。

4. 动脉血气分析 动脉血氧分压(PaO_2)反映血液携氧状态,$PaO_2 < 60mmHg$,吸入纯氧仍无改善者则提示有急性呼吸窘迫综合征。二氧化碳分压($PaCO_2$)是通气、换气功能的指标,可作为呼吸性酸中毒及呼吸性碱中毒的判断依据。过度换气可降低 $PaCO_2$,也可能是代谢性酸中毒的代偿结果。

（二）影像学检查

创伤病人应视受伤部位选择必要的影像检查方法,以排除骨骼、内脏或颅脑的损伤。感染病人通过 B 超检查,有助于发现部分病人的感染灶和引起感染的原因。

（三）血流动力学监测

1. 中心静脉压(central venous pressure,CVP) 代表右心房或者胸段腔静脉内的压力变化,其变化可反映全身血容量和右心功能之间的关系。CVP 正常值为 5~12cmH_2O。当 CVP < 5cmH_2O 时,提示血容量不足;> 15cmH_2O 时,提示心功能不全;> 20cmH_2O 时,则提示存在充血性心力衰竭。临床上,通常进行连续不断的动态监测 CVP 的变化趋势,以准确反映右心前负荷的情况。

2. 肺毛细血管楔压(pulmonary capillary wedge pressure,PCWP) 应用 Swan-Ganz 漂浮导管测量,可反映肺静脉、左心房和左心室的压力。PCWP 正常值为 6~15mmHg,与左心房的内压接近。PCWP 低于正常值,提示血容量不足(较 CVP 敏感),PCWP 增高,则提示肺循环阻力增加,如急性肺水肿。因此,当临床上发现 PCWP 增高时,即使 CVP 正常,也应限制输液量,以免发生肺水肿。

3. 心排出量(cardiac output,CO)和心脏指数(cardiac index,CI) CO 是心率和每搏排出量的乘积,可

通过 Swan-Ganz 漂浮导管应用热稀释法测出。正常成人 CO 值为 4~6L/min；单位体表面积上的每搏排出量为心脏指数（CI），正常值为 2.5~3.5L/(min·m²)。

（四）后穹窿穿刺

育龄期妇女如有月经过期史者做后穹窿穿刺，若抽得不凝血则疑为异位妊娠破裂出血。

【治疗原则】

尽早去除病因，迅速恢复有效循环血量，纠正微循环障碍，恢复组织灌注，增强心肌功能，恢复正常代谢和防止多器官功能障碍综合征（MODS）。

（一）一般急救处理

1. 处理原发伤、病 包括创伤处的包扎、固定、制动及控制大出血。如局部压迫或扎止血带等方法，必要时可使用抗休克裤（military antishock trousers，MAST）（图3-1）。

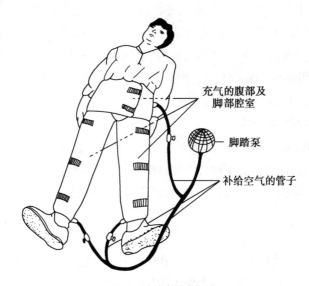

充气的腹部及脚部腔室

脚踏泵

补给空气的管子

图3-1　抗休克裤示意图

2. 保持呼吸道通畅 为病人松解领扣等，解除气道压迫；使头部仰伸，清除呼吸道异物或分泌物，保持气道通畅。早期经鼻导管或面罩给氧，增加动脉血氧含量，改善组织缺氧状态。严重呼吸困难者，可做气管插管或气管切开，予以呼吸机人工辅助呼吸。

3. 取休克体位 头和躯干抬高 20°~30°，下肢抬高 15°~20°，以增加回心血量。

4. 其他 注意保暖，及早建立静脉通路，必要时遵医嘱应用镇痛剂等。

（二）补充血容量

补充血容量是治疗休克最基本且首要的措施，也是纠正休克引起的组织低灌注和缺氧状态的关键。在连续监测血压、CVP 和尿量的基础上，结合病人皮肤温度、脉率、末梢循环及毛细血管充盈时间等计算补液量，原则是及时、快速、足量。输液种类主要有两类：晶体液和胶体液。通常先输入扩容作用迅速的晶体液（如平衡盐溶液），再输入扩容作用持久的胶体液（如羟乙基淀粉）。血细胞比容低于 25%~30% 时，给予浓缩红细胞；当大量出血时，可快速输注全血。近年来，也将 3%~7.5% 高渗盐溶液用于休克的复苏治疗，以减轻组织细胞肿胀并达到扩容作用。休克病人，争取在诊断最初的 6 小时这一黄金时间段内，进行积极的液体复苏治疗，以尽快恢复最佳心搏量、稳定循环功能及组织氧供为目标，这一治疗策略被称为早期目标导向治疗（early goal-directed therapy，EGDT）。

（三）积极处理原发病

外科疾病引起的休克，多存在需手术处理的原发病变，如内脏大出血的控制、消化道穿孔的修补、切除坏死肠袢等。此类病人，应在尽快恢复有效循环血量后，及时实施手术，处理原发病变，才能纠正休克。

有时甚至需要在积极抗休克的同时施行手术，以免延误抢救时机。故应在抗休克的同时，积极做好手术前准备。

（四）纠正酸碱平衡失调

酸性环境有利于氧与血红蛋白的解离，增加组织供氧，有利于休克复苏。处理酸中毒的根本措施应快速补充血容量，改善组织灌流，适时适量地给予补充碱性药物；因此，不是很严重的酸中毒无需积极纠正，在机体补充充足的血容量和微循环改善后，轻度酸中毒即可得到缓解。但对于酸中毒严重，在扩容治疗后仍不能纠正者，常需应用碱性药物，如5%碳酸氢钠溶液。

（五）应用血管活性药物

血管活性药物辅助扩容治疗，应用血管活性药物的首要目标是提高血压。理想的血管活性药物能迅速提高血压，既能改善心、脑的血液灌流，又能改善肾、肠道等内脏器官的血液灌流。

1. 血管收缩剂　临床上常用的血管收缩剂有多巴胺、去甲肾上腺素和间羟胺等。小剂量多巴胺能增强心肌收缩力、增加心排血量、扩张肾和胃肠道等内脏器官的血管；大剂量多巴胺能增加外周血管阻力、使血管收缩；抗休克时，主要取其强心、扩张内脏血管的作用，故采用小剂量。为提升血压，将小剂量多巴胺和其他收缩血管药物合用而不增加多巴胺的剂量。去甲肾上腺素能兴奋心肌，收缩血管，升高血压及增加冠状动脉血流量，作用时间短，是临床最常用的血管收缩剂之一。间羟胺（阿拉明）对心脏、血管的作用同去甲肾上腺素，作用弱，维持30分钟。

2. 血管扩张剂　常用的血管扩张剂有阿托品、酚妥拉明、山莨菪碱和东莨菪碱等。血管扩张剂只能在血容量已基本补足，而病人发绀、四肢厥冷、毛细血管充盈不良等循环障碍未见好转时才考虑使用。

3. 强心药　最常用的药物是强心苷，如毛花苷丙（西地兰）。强心药物可增强心肌收缩力，减慢心率，增加心排血量。

（六）DIC 的治疗

休克发展到 DIC 阶段，需应用肝素抗凝治疗。DIC 晚期，纤维蛋白溶解系统功能亢进，可使用抗纤溶药，如氨甲苯酸、氨基己酸，及抗血小板黏附和聚集的药物，如阿司匹林、双嘧达莫（潘生丁）和低分子右旋糖酐等。

（七）控制感染

包括处理原发感染灶和应用抗生素。原发感染灶的存在是引起休克的主要原因，故应尽早处理才能彻底纠正休克和巩固疗效。对病原菌尚未确定者，可根据临床判断应用抗生素；对已知致病菌种者，则应针对性选用敏感的抗生素，以提高抗菌效果和减少耐药性。

（八）应用皮质类固醇

对于严重休克及感染性休克的病人可使用皮质类固醇治疗。

相关链接

休克时应用皮质类固醇的作用

皮质类固醇可用于感染性休克和其他较严重的休克。其作用主要有：①阻断 α 受体兴奋作用，使血管扩张，降低外周血管阻力，改善微循环；②保护细胞内溶酶体，防止溶酶体破裂；③增强心肌收缩力，增加心排出量；④增强线粒体功能和防止白细胞凝集；⑤促进糖异生，使乳酸转化为葡萄糖，减轻酸中毒。

【护理评估】

（一）健康史

了解引起休克的各种原因，如有无腹痛和发热，有无因严重烧伤、损伤或感染等引起的大量失血和失液。病人受伤或发病后的救治情况。

（二）身体状况

评估病人全身和辅助检查结果、了解休克的严重程度和判断重要器官功能。

1. 全身

（1）意识和表情：意识是反映休克的敏感指标。若病人呈兴奋或烦躁不安，或表情淡漠、意识模糊、反应迟钝，甚至昏迷，对刺激无反应，常提示不同程度的休克。

（2）生命体征：①血压：是最常用的监测指标，当收缩压 < 90mmHg、脉压 < 20mmHg，是休克存在的表现；血压回升、脉压增大是休克好转的征象。②脉率：脉率的变化常出现在血压下降之前。休克早期脉率增快，是休克早期诊断指标；休克加重时则脉细弱。常用脉率 / 收缩压（mmHg）计算休克指数，判断休克的有无及轻重。休克指数的正常值约为 0.58；≥1.0 提示休克；> 2.0 为严重休克，估计失血量 > 50%。③呼吸：呼吸急促、变浅、不规则，常提示病情恶化；呼吸增至 30 次 / 分钟以上或 8 次 / 分钟以下，表示病情危重。④体温：多数病人体温偏低，感染性休克病人可有高热，若体温突升至 40℃以上或骤降至 36℃以下，常提示病情危重。

（3）皮肤色泽、温度：是体表灌流情况的标志。病人皮肤和口唇黏膜苍白、发绀、花斑状、四肢湿冷，常提示休克。补充血容量后，观察四肢有无转暖、皮肤干燥潮红。

（4）尿量：尿量可反映肾灌流情况，是反映组织灌流情况的最佳定量指标。尿少通常是休克早期、休克复苏不完全的表现。病人尿量少于 25ml/h、尿比重增加，表明肾血管收缩或血容量不足；若血压正常但尿少且比重低，提示急性肾衰竭；若尿量大于 30ml/h 时，表明休克有改善。

2. 局部状况 有无骨骼、肌肉和皮肤、软组织的损伤；有无局部出血及出血量；有无腹部、颅脑及其他脏器损伤。

3. 辅助检查 了解各项实验室相关检查和血流动力学的监测结果，以助于判断病情和制订护理计划。

（三）心理 - 社会状况

休克病人起病急、病情进展快、并发症多、加之抢救过程中使用的监护仪器较多，易使病人和家属紧张、焦虑和恐惧。护士应及时评估病人及家属的情绪变化、心理承受能力以及对治疗和预后的了解程度，并了解引起其不良情绪反应的原因。

【主要护理诊断 / 问题】

1. **体液不足** 与大量失血、失液有关。

2. **气体交换受损** 与微循环障碍、缺氧和呼吸型态改变有关。

3. **体温异常** 与感染、组织灌注不足有关。

4. **有感染的危险** 与免疫力降低、抵抗力下降、侵入性治疗有关。

5. **有受伤害的危险** 与微循环障碍、烦躁不安、意识不清、疲乏无力等有关。

【护理目标】

1. 病人体液维持平衡，表现为生命体征平稳，肢体温暖，面色红润，尿量正常。

2. 病人微循环改善，呼吸道通畅，呼吸平稳，血气分析结果维持在正常范围。

3. 病人体温维持正常。

4. 病人未并发感染或感染发生后被及时发现和处理。

5. 病人未发生意外损伤。

【护理措施】

1. 迅速补充血容量，维持体液平衡

（1）建立静脉通路：迅速建立两条以上静脉输液通道，大量快速补液（除心源性休克外）。周围血管萎陷及肥胖病人静脉穿刺困难时，应立即行中心静脉穿刺插管，并同时监测 CVP。

（2）合理补液：临床上根据血压及中心静脉压两个参数综合分析，判断异常原因，并作相应处理（表3-2）。血压及 CVP 均低时，提示血容量严重不足，予以快速大量补液；若血压降低而 CVP 升高，提示病人有心功能不全或血容量超负荷，应减慢输液速度，限制补液量，以防肺水肿及心功能衰竭。

表3-2　中心静脉压与补液的关系

中心静脉压	血压	原因	处理原则
低	低	血容量严重不足	充分补液
低	正常	血容量不足	适当补液
高	低	心功能不全或血容量相对过多	给强心药，纠正酸中毒，舒张血管
高	正常	容量血管过度收缩	舒张血管
正常	低	心功能不全或血容量不足	补液试验*

* 补液试验：取等渗盐水 250ml，于 5～10 分钟内经静脉滴入，若血压升高而 CVP 不变，提示血容量不足；若血压不变而 CVP 升高 3～5cmH_2O（0.29～0.49kPa），提示心功能不全

（3）观察病情变化：定时监测脉搏、呼吸、血压及中心静脉压的变化，并观察病人的意识、面唇色泽、肢端皮肤颜色、温度及尿量的变化。病人意识变化可反映脑组织灌流情况，皮肤温度、色泽可反映体表灌流情况。若病人从烦躁转为平静，淡漠迟钝转为对答自如，常提示病情好转；若病人唇色红润、肢体转暖，则提示休克好转。

（4）准确记录出入量：输液时，尤其是在抢救过程中、应有专人准确记录输入液体的种类、数量、速度、时间等，并详细记录 24 小时出入量，作为后续治疗的依据。

（5）动态监测尿量与尿比重：留置尿管，并及时测定每小时尿量和尿比重。若病人尿量 >30ml/h，则提示休克好转。尿比重还可以帮助鉴别少尿的原因，是由血容量不足或是肾衰竭导致，对指导临床治疗具有重要意义。

2. 改善组织灌注，促进气体正常交换

（1）取休克体位：仰卧中凹位有利于膈肌下移，促进肺扩张；增加肢体回心血量，改善重要内脏器官的供血。

（2）使用抗休克裤：抗休克裤充气后，通过对腿部和腹部的局部加压，对局部产生压迫作用，不仅可以控制腹部和下肢出血，还可以促进血液回流，改善重要脏器的血供。休克纠正后，为避免气囊放气过快而引起低血压，应由腹部开始缓慢放气，并每 15 分钟测量血压一次，若发现血压下降超过 5mmHg，应停止放气并重新注气。

（3）用药护理

1）浓度和速度：使用血管活性药物时应从低浓度、慢速度开始，并用心电监护仪每 5～10 分钟测一次血压，血压平稳后每 15～30 分钟测一次。根据血压调整药物浓度和速度，以防血压骤升或骤降引起不良反应。

2）严防药液外渗：若发现输液部位红肿、疼痛，应立即停止输液并更换输液部位，0.25% 普鲁卡因行局部封闭，避免皮下组织坏死。

3）停药护理：血压平稳后，应逐渐降低药物浓度、减慢速度直至可撤除，以防突然停药引起不良反应。

4）其他：对于有心功能不全的病人，遵医嘱给予增强心肌功能的药物，如毛花苷丙，用药过程中注意观察病人心率变化及药物的副作用。

（4）维持有效的气体交换

1）改善缺氧：经鼻导管吸氧，氧浓度 40%～50%，氧流量 6～8L/min，以提高血氧浓度。

2）监测呼吸功能：密切观察病人的呼吸频率、节律等状况，动态监测动脉血气分析，了解缺氧程度及

呼吸功能。

3）保持呼吸道通畅：对神志淡漠或昏迷病人，应将其头偏向一侧或置入通气管，以防舌后坠或呕吐物、气道分泌物等误吸引起窒息；在病情允许的情况下鼓励病人定时做深呼吸、有效咳嗽、排痰；气管插管或切开者及时吸痰；有气道分泌物或呕吐物者应予以及时清除，保持呼吸道通畅。

3. 维持正常体温

（1）监测体温：每4小时测一次，密切观察其变化。

（2）保暖：体温下降者可加盖衣物、棉被、毛毯、调节室内温度等措施进行保暖。切忌用热水袋、电热毯等方法提升病人体表温度，以免烫伤或皮肤血管扩张增加组织耗氧量使组织缺氧加重。

（3）降温：高热病人应予以物理降温，必要时按医嘱使用药物降温。病室内定时通风以调节室内温度；及时更换被汗液浸湿的衣、被等，保持床单位清洁、干燥。

4. 观察和防治感染

休克时机体处于应激状态，病人免疫功能下降，抵抗力减弱，容易继发感染。因此，有感染者应及时予以控制。预防感染的措施有：

（1）严格按照无菌技术原则执行各项护理操作。

（2）遵医嘱合理应用抗生素。

（3）避免误吸所致肺部感染，必要时遵医嘱每日3次雾化吸入，以利痰液稀释和排出。

（4）加强留置尿管的护理，预防泌尿系统感染。

（5）有创面或伤口者应注意观察，及时清理和更换敷料，保持创面清洁干燥。

5. 预防皮肤受损和意外受伤

（1）预防压疮：病情允许时，协助病人每2小时翻身、叩背一次，按摩受压部位皮肤以预防压疮发生。

（2）适当约束：对于躁动或神志不清的病人，应加床旁护栏以防坠床；输液肢体宜夹板固定。必要时四肢以约束带固定，避免将输液管或引流管等拔出体外。

6. 健康教育

（1）疾病预防：指导病人及家属加强自我保护，避免损伤或其他意外伤害。

（2）疾病知识：向病人及家属讲解各项治疗、护理的必要性及疾病的转归；使其了解和掌握意外损伤后的初步处理和自救知识。

（3）疾病指导：指导病人康复期应加强营养；发生高热或感染时应及时到医院就诊。

【护理评价】

通过治疗和护理，病人是否：①体液维持平衡、生命体征平稳、尿量正常；②微循环改善、呼吸平稳、血气分析正常；③体温维持正常；④未发生感染或感染发生后被及时发现和控制；⑤未发生压疮或意外受伤。

第二节　低血容量性休克病人的护理

问题与思考

大量失血引起的休克称为失血性休克。常见于外伤引起的出血、消化道溃疡出血、食管胃底曲张静脉破裂出血等。失血后是否发生休克不仅取决于失血的量，还取决于失血的速度，休克往往是在快速、大量（超过总血量的30%～35%）失血而又得不到及时补充的情况下发生的。

思考：如何及时对失血性休克作出有效判断并对其进行治疗？

低血容量性休克主要因短时间内大量出血或体液丢失，或体液积聚在第三间隙导致有效循环血量降低所致,包括失血性休克和创伤性休克。由于大血管破裂或脏器破裂出血引起的休克称失血性休克;由于各种损伤或大手术后使血液、血浆同时丢失引起的休克称创伤性休克。

一、失血性休克

失血性休克在外科休克中很常见。多见于大血管破裂,腹部损伤引起的实质性内脏器官(肝、脾)破裂,胃、十二指肠出血,门静脉高压所致的食管、胃底静脉曲张破裂出血等。通常在迅速失血超过总血量的20%时,即可发生休克。

【处理原则】

补充血容量和积极处理原发病、控制出血并重。

1. 补充血容量　根据血压和脉率的变化来估计失血量。先经静脉快速输注平衡盐溶液和人工胶体液,快速输入胶体液更容易使血管内容量得以恢复,维持血流动力学的稳定。若病人的血压恢复正常并维持,表明失血量较小并不再继续出血;若病人血红蛋白 >100g/L、血细胞比容 >30%,则表明能满足病人的生理需要,可不必输血;若低于此标准,可根据病人的血压、脉率、中心静脉压、血细胞比容等酌情输入血制品。

2. 止血　若病人存在活动性出血,难以保持血容量的稳定,应及时、迅速止血。可先采取一些临时止血措施(止血带止血、三腔二囊管压迫止血、纤维镜止血等),为手术治疗赢得时间。若肝脾破裂、大血管破裂等,应在快速补充血容量的同时积极进行手术准备,及早手术止血。

【护理措施】

纠正失血性休克的首要措施是补液护理,关键在于补液的种类、量和速度。迅速建立两条以上静脉通路,快速补充平衡盐溶液以改善组织灌流。目前认为对于有活动性出血的病人,过多补液会稀释血液影响机体内环境,破坏凝血机制,导致新形成的凝血块脱落不利于止血。因此出血未控制时,仅将平均动脉压维持在 50~60mmHg 即可。其他护理措施参见本章第一节。

二、创伤性休克

创伤性休克见于严重外伤,如大血管破裂、大面积撕脱伤、复杂性骨折、烧伤、挤压伤或大手术等,引起血液或血浆的丧失,损伤处有炎性肿胀及体液渗出。

【处理原则】

1. 补充血容量　是创伤性休克病人的首要措施。补液种类、补液量根据病人症状、体征、血流动力学指标及创伤情况等估计。

2. 止痛　创伤后剧烈疼痛可适当应用止痛剂。

3. 急救处理　骨折病人妥善固定;张力性气胸、连枷胸等危及生命的损伤应先紧急处理。

4. 手术　尽量在血压回升或稳定后进行手术。

5. 预防感染　因休克病人抵抗力降低,应早期应用抗生素预防感染。

【护理措施】

1. 心理支持　创伤性休克发病突然,由于病人缺乏心理准备,大多处于极度恐慌不安的状态。因此,在救护过程中,应以亲切和蔼、通俗易懂的语言鼓励并支持病人,理解并鼓励病人表达情绪。同时,沉着冷静、有条不紊地组织抢救工作,树立病人信心。

2. 妥善固定　为了缓解骨折病人疼痛,现场急救应简单而有效地固定骨折部位,避免血管、神经的进一步损伤。不可强行将开放性骨折的断端进行复位,以免感染。

3. 镇痛护理 创伤后的剧烈疼痛可加重休克,应及时止痛。休克病人外周循环较差,肌肉注射止痛药效果不理想,可考虑静脉注射。若病人存在呼吸障碍,禁用吗啡。

其余护理措施参见本章第一节。

第三节 感染性休克病人的护理

感染性休克常见于急性化脓性阑尾炎、胆道感染、急性腹膜炎、绞窄性肠梗阻及泌尿系统感染等,主要致病菌为革兰阴性菌,该类细菌释放内毒素引起休克的发生,故内毒素是导致休克的主要因素,因此又称内毒素性休克。内毒素可促使体内释放多种炎性介质,引起全身炎症反应综合征(systemic inflammatory response syndrome, SIRS):①体温 >38℃或 <36℃;②心率 >90 次 / 分钟;③呼吸急促 >20 次 / 分钟或过度换气,$PaCO_2$ <32mmHg;④白细胞计数 > 12×10^9/L 或 < 4×10^9/L,或未成熟白细胞 >10%。

【病理生理与分类】

从血流动力学的改变来看,感染性休克可分为低动力型和高动力型两种。

1. 低排高阻型休克 又称低动力型休克,是临床上最常见的类型。其血流动力学特点是外周血管收缩致血管阻力增高,微循环瘀滞,毛细血管通透性增高、渗出增加,致血容量、心排血量减少。病人皮肤温度降低,故又称为冷休克。

2. 高排低阻型休克 又称高动力型休克,临床较少见,由部分革兰阳性菌感染引起。其血流动力学特点是外周血管扩张致阻力降低,心排血量正常或增高。由于皮肤血管扩张、血流量增多,使皮肤温度升高,故又称暖休克。

【临床表现】

1. 冷休克 病人表现为烦躁不安、神志淡漠或嗜睡;面色苍白、发绀或呈花斑样;体温降低、皮肤湿冷;脉搏细速、血压降低、脉压缩小(<30mmHg)和尿量减少(<25ml/h)。

2. 暖休克 在临床较少见,病人表现为神志清醒、面色潮红、手足温暖;血压下降、脉压较大(>30mmHg),脉率慢而有力。休克加重时也可转变为冷休克。

【处理原则】

纠正休克与控制感染并重。

1. 补充血容量 感染性休克病人,在发生休克前往往因发热、进食少或呕吐等,已有血容量减少;发生休克时,更因体液的转移,血容量进一步下降。因此,补充血容量极为重要。应快速输入平衡盐溶液,再补充适量的胶体(血浆或全血)。补液期间应密切监测中心静脉压,以调节输液种类、速度和量等,以维持理想的血流动力学状态。

2. 控制感染 原发感染病灶的存在是发生休克的主要原因,应尽早处理,才能纠正休克和巩固疗效。对未确定病原菌者,可根据临床判断最可能的致病菌种选用抗生素,或用广谱抗生素;已知致病菌种时,应选用敏感而较窄谱的抗生素。

3. 纠正酸中毒 感染性休克时常伴有酸中毒,发生较早而且严重,需及时纠正。轻度酸中毒在补充血容量后即可缓解;重度酸中毒者在补充血容量的同时,经另一静脉滴注 5% 碳酸氢钠溶液 200ml,1 小时后复查动脉血气分析,根据结果调节用量。

4. 血管活性药物的应用 经补充血容量、纠正酸中毒,甚至已去除病因后休克仍未好转时,应采用血管扩张剂治疗。有时还可与以 α 受体兴奋为主、兼有轻度兴奋 β 受体的血管收缩剂和兼有 β 受体兴奋作用的 α 受体阻滞剂同时应用,如多巴胺、山莨菪碱等,或合用去甲肾上腺素、间羟胺等。心功能受损者可给予毛花苷丙、多巴酚丁胺等。

5. 皮质类固醇的应用 皮质类固醇能抑制多种炎症介质释放和稳定溶酶体,缓解 SIRS。应早期、大量、短程使用,维持不宜超过 48 小时,否则有发生急性胃黏膜损害、免疫抑制等并发症的危险。

6. 其他 包括营养支持、DIC 及重要器官功能障碍的处理等。

【护理措施】

1. 标本采集 对已知感染灶者,应采集局部分泌物或采用穿刺抽脓等方法进行细菌培养;对全身脓毒症者,应在病人寒战、高热发作时,采集血培养标本送检,提高检出率。

2. 给氧 感染性休克重要的措施是氧疗,可改善组织缺氧,减轻酸中毒。给氧期间应注意检测病人血氧饱和度及末梢血液循环情况等。

其余护理措施参见本章第一节。

(赵炳南)

学习小结

本章介绍了外科休克病人的护理相关知识,对休克进行了细致、全面的阐述。首先,介绍休克的概念及常见病因和分类方法,低血容量性休克和感染性休克在外科中最常见;详细说明休克的病理生理过程,有效循环血量锐减和组织灌注不足是各类休克共同的病理生理基础,是本章的难点内容;进而重点介绍了休克的临床表现,休克的分期为代偿期和抑制期,阐述了各期休克病人的临床特点,并根据临床表现确定检查、治疗及护理内容;本章的核心内容是休克的护理措施,包括迅速补充血容量,维持体液平衡等几方面护理重点。其次,在本章第二节中介绍了低血容量性休克的处理原则和护理措施。最后,在本章第三节中介绍了感染性休克的两种分型:低排高阻型休克和高排低阻型休克的临床表现及处理原则和护理措施。

复习参考题

1. 简述休克的病理生理过程。

2. 休克的临床表现及治疗原则有哪些?

3. 休克的护理措施有哪些?

第四章

多器官功能障碍综合征病人的护理

4

学习目标

掌握	多器官功能障碍综合征的概念；急性肾衰竭、急性呼吸窘迫综合征的临床表现、处理原则及护理措施。
熟悉	多器官功能障碍综合征的病因；多器官功能障碍综合征的护理措施。
了解	急性肾衰竭、急性呼吸窘迫综合征的病因及病理生理。

李某,男性,32 岁,因车祸挤压伤急诊入院。第 2 日病人主诉头疼、头晕、呼吸费力,24 小时尿量 300ml,PaO_2 55mmHg,$PaCO_2$ 50mmHg,入院第 4 日病人出现恶心、呕吐、嗜睡、昏迷、抽搐等症状。24 小时尿量 180ml,化验:血肌酐为 160μmol/L,尿素氮为 26mmol/L。X 线片显示双肺部分斑片状阴影,病人需要呼吸机维持。

思考:

1. 可能的诊断有哪些?指出病人处于该疾病的哪一期?

2. 该病人有哪些护理诊断?

3. 该病人的护理措施有哪些?

第一节 概述

多器官功能障碍综合征(multiple organ dysfunction syndrome,MODS),是急性疾病过程中,原器官无功能障碍的病人同时或序贯性继发两个或两个以上的重要器官系统功能障碍或衰竭。MODS 早期可发生肺功能衰竭,还可引起肾脏、胃肠道、肝脏、中枢神经、心血管和凝血功能障碍。其病情严重,进展快,如果未能及时发现和治疗,则可能导致组织器官的不可逆损害甚至引起死亡。随着对发病机制的研究进展,现在已经很清楚 MODS 的发病基础是全身炎症反应综合征(SIRS)。

【病因与分类】

(一)病因

1. 严重创伤、大面积烧伤、大手术等导致的严重组织损伤或大量出血。

2. 各种原因导致的休克、心跳、呼吸骤停以及不恰当的心肺脑复苏术后。

3. 大量输血、输液、药物或毒物中毒。

4. **严重感染** 为主要病因,尤以全身性感染、腹腔脓肿、急性坏死性胰腺炎、肠道功能紊乱、肠道感染和肺部及深静脉插管感染等。

5. 心脏、肝、肾的慢性疾病,糖尿病,免疫力低下者。

(二)分类

1. **速发型** 是指原发急症在发病 24 小时后有两个或更多的器官或系统同时发生功能障碍,如 ARDS 及 ARF,ARDS 及 ARF 和急性肝衰竭(acute hepatic failure,AHF),DIC 并发 ARDS 以及 ARF。此型 MODS 多由于原发病为急症且甚为严重,如外科急性创伤、严重失血性休克等。对于发病 24 小时内因器官衰竭死亡者,归结于复苏失败,一般不作为 MODS。

2. **迟发型** 是先发生一个重要器官或系统功能障碍,如心血管、肺或肾的功能障碍,经过一段近似于稳定的维持时间,继而发生其他更多器官、系统功能障碍。此型多见于继发感染或存在持续的毒素或抗原。

【发病机制】

机体受到严重的损害因子侵袭,发生剧烈的防御反应,有两方面相反的作用:即稳定自身和损害自身的作用。这些因素使组织缺血、缺氧、代谢异常、毒素及炎症介质产生,损害自身的作用使体液内出现大量细胞因子、炎性介质及其他病理产物,对细胞组织起各种损害作用,可导致系统器官功能障碍,启动全身炎症反应综合征(SIRS),机体在有关病因作用下,产生大量促炎介质后,机体很快释放各种抗炎介质如转化生长因子,以便下调促炎症介质的生成,控制炎症的过度发展。促炎介质与抗炎介质之间的平衡可使内环境保持稳定。当促炎介质占优势时，将出现 SIRS 及持续过度的炎症反应。如果抗炎介质过度释放，则为代偿性抗炎反应综合征（compensatory anti-inflammatory response syndrome，CARS），引起免疫功能瘫痪。此外，单核细胞除了释放促炎介质以外，还同时释放前列腺素，前列腺素能强烈抑制 T 淋巴细胞有丝分裂，抑制 B 淋巴细胞合成抗体，导致细胞免疫低下，从而加重 SIRS，最终导致 MODS。

相关链接

炎症反应

炎症反应学说是 MODS 发病机制的基石。研究表明：细菌和（或）毒素和组织损伤所诱导的全身性炎症反应是导致器官功能衰竭的根本原因。1996 年 Bone 针对感染和创伤时导致的机体免疫功能降低的内源性抗炎反应，提出了代偿性抗炎反应综合征的概念。因此就其本质而言，MODS 是 SIRS 和 CARS 免疫失衡的严重后果。MODS 的发展过程可分为 3 个阶段：①局限性炎症反应阶段；②有限全身炎症反应阶段；③SIRS 和 CARS 失衡阶段。最终导致 MODS。

【临床表现】

MODS 的演变常为序贯性变化，多以某一器官开始，而后其他器官发生病变。呼吸、循环系统的功能障碍临床表现较早且明显，而肝、胃肠道和血液凝血功能障碍在较重时临床表现才明显（表 4-1）。

表 4-1　MODS 的临床表现

器官	病症	临床表现	检查及监测
心血管	休克、心衰、心梗	无血容量不足的情况下血压降低，肢端发凉，尿少；心动过速，心律失常	平均动脉压降低，微循环障碍心电图明显失常
肺	ARDS	呼吸加快，窘迫，发绀，烦躁，需吸氧和辅助呼吸	PaO_2 或 $PaCO_2$ 失常，监测肺动脉压（PAP）等失常
肾	ARF	无血容量不足的情况下尿少	尿比重低，尿钠、血肌酐增多
胃肠	应激性溃疡　麻痹	进展时呕血、便血、腹胀，肠鸣音弱	内镜见胃黏膜病变
肝	急性肝衰竭	进展后黄疸，神志失常	肝功能异常，血清胆红素增高
凝血功能	DIC	皮下出血、瘀斑、呕血、咯血等	血小板减少，凝血酶原时间和部分凝血活酶时间延长，其他凝血功能试验也可失常
脑	中枢神经系统功能衰竭	意识障碍，瞳孔对光反射失常	

【相关检查】

实验室检查、心电图、影像学和介入监测等检查方法，有助于早期诊断器官功能障碍。如动脉血气分析可以反映肺功能；了解肾功能情况可以检查尿量、尿比重和血尿素氮、血肌酐；心电图和 CVP、平均动脉压监测、经 Swan-Ganz 导管的监测可反映心血管功能等。内环境是否平衡可监测酸碱度（pH 值、HCO_3^-）和电解质测定（钾、钠、氯、钙、镁离子）等。

SIRS 诊断标准：体温 >38℃或 <36℃；心率 >90 次/分；呼吸 >20 次/分或 $PaCO_2$ <4.3kPa（32mmHg）；白细胞 >$12×10^9$/L 或 <$4×10^9$/L 或不成熟白细胞 >10%。符合其中 2 项或 2 项以上就可诊断。

诊断 MODS 应该详细分析病人的所有资料，尤其应注意以下几点：

1. 熟悉引起 MODS 的常见疾病，警惕存在 MODS 的高危因素。

2. 及时做详细全面的检查，特别是做特异性较强的检查。

3. 熟悉 MODS 的诊断指标。

4. 当某一器官出现功能障碍时，注意观察其他器官的变化。

【治疗原则】

MODS 救治上应以祛除病因,维持机体内环境平衡,控制感染,防止缺血 - 再灌注损伤,有效的抗休克,改善器官血流灌注,尽量减少手术损伤,彻底清除坏死组织,早期引流脓毒病灶,重视营养支持。

1. **加强系统、器官功能监测**　通过对呼吸功能、血流动力学、肾功能、内环境、肝功能、凝血功能等的监测为临床尽早发现 MODS 病人器官功能紊乱并及时纠正,使功能损害控制到最低程度。

2. **积极治疗原发病**　常见的原发疾病主要为创伤和感染。其中,创伤包括:外伤、外科手术和有创介入诊断和治疗。

3. **改善心脏功能和血液循环**　维持正常的循环功能,是保证组织血液灌注,恢复各器官功能的基础。合理应用正性肌力药,维持血红蛋白在 100～120g/L 水平。

4. **加强呼吸支持**　保持气道通畅,吸氧,呼吸机支持疗法,防治肺水肿。

5. **肾功能衰竭防治**　使用利尿药,透析疗法,避免应用对肾脏有损害的药物。

6. **肝功能衰竭和消化道出血的治疗**　维持肝血流量,激活网状内皮系统功能,纠正代谢障碍,应用消化道黏膜保护剂、抗酸剂。

7. **改善全身状况**　尽可能维持水、电解质和酸碱平衡,提高营养状态等。

8. **保护肠黏膜的屏障作用**　有效纠正休克、改善肠黏膜的灌注,能维护肠黏膜的屏障功能。尽可能采用肠内营养,可防止肠道细菌的移位。合并应用谷氨酰胺和生长激素可增强免疫功能、减少感染性并发症的发生。

9. **控制感染**　原发严重感染和创伤后继发感染均可引发 MODS。警惕呼吸机相关性肺炎、导管相关血流感染及导尿管相关尿路感染等。

第二节　急性肾衰竭病人的护理

案例 4-2

男性,30 岁,下肢被汽车压伤后 4 天,尿量小于 200ml/24h,伴有恶心、呕吐、嗜睡、昏迷、抽搐等症状。化验:血肌酐 460μmol/L,尿素氮 2mmol/L。

思考:

1. 可能的诊断是什么?

2. 目前的治疗措施是什么?

急性肾衰竭(acute renal failure,ARF)是指由各种原因引起的肾实质损害,在数小时到数周内使肾脏排泄功能迅速减退,从而出现血中氮质代谢产物积聚、水电解质和酸碱平衡失调及全身并发症,是一种严重的临床综合征。肾功能受损的突出临床表现是尿量明显减少,观察急性肾衰竭病人的 24 小时尿量非常重要。但也有尿量不减少者,称为非少尿型急性肾衰。

【病因与分类】

引起急性肾衰竭的病因可分为三类。

1. **肾前性**　主要是肾血灌入量减少所致,如出血、脱水、休克等病因引起血容量不足;心脏疾病、肺动脉高压、肺栓塞等所致心排出量降低;全身性疾病,如肝肾综合征、严重脓毒症、过敏反应和药物等引起有效血容量减少以及肾血管病变。以上病因均导致肾血流的低灌注状态,使肾小球滤过率下降而引起少尿。初时,肾实质并无损害,属功能性改变;若不及时处理,可使肾血流量进行性减少,发展成为急性肾小管坏死,出现急性肾衰竭。

2. 肾性　主要是由肾脏器质性疾病所致。①各种原因引起肾小管坏死,如肾毒物,如重金属(铅、汞)、抗生素(新霉素、卡那霉素等)、磺胺类药物、某些有机化合物、蛇毒、碘造影剂、肌红蛋白和血红蛋白及内毒素等均可直接损害肾小管,引起肾小管上皮细胞变性、坏死;②肾脏本身疾患,例如,急性肾小球肾炎、狼疮性肾炎等,均可引起急性弥漫性肾实质损害,导致急性肾功能衰竭。

3. 肾后性　指由于下泌尿道(从肾盏到尿道口)的堵塞引起的急性肾功能衰竭。常见于双侧尿路结石、盆腔肿瘤压迫输尿管和前列腺肥大引起的尿路梗阻。早期并无肾实质损害,由于肾小球有效滤过压下降导致肾小球滤过率降低,可出现氮质血症、酸中毒等。如及时解除梗阻,肾泌尿功能可很快恢复。

【发病机制】

急性肾功衰竭的发病机制因不十分明了,有多种因素参与。不同病因、病情、病期和不同程度的肾损害,发病机制亦不尽相同。肾血管收缩缺血所致肾小管上皮细胞变性和坏死的发病机制为:

1. 肾血流动力学改变　主要为肾血流量下降,肾内血流重新分布,表现为肾皮质灌注减少,外层髓质严重缺血。造成上述血流动力学异常的原因可能与肾素 - 血管紧张素系统激活、内皮细胞损伤导致收缩血管的内皮素生成增多及舒张血管的一氧化氮生成减少有关。

2. 肾小管细胞损伤　当肾小管上皮细胞因急性肾缺血或肾毒性物质损伤时,肾小管重吸收钠减少,肾 - 球反馈增强;上皮细胞脱落,在肾小管内形成管型并阻塞肾小管管腔,肾小管内压力增高;肾小管严重受损时导致肾小球滤过液反漏至肾间质引起肾间质水肿并加重肾缺血。上述因素相互作用最终导致肾小球滤过率(GFR)进一步降低。

3. 炎症反应　肾缺血及恢复血液灌注时可引起内皮细胞损伤、缺血再灌注损伤和炎症反应,导致白细胞浸润和小管上皮细胞释放多种炎症介质(如 TNF-α、IL-6、IL-1β、TGF-β、IL-8 等)引起肾实质的进一步损伤。

【临床表现】

临床上急性肾衰竭分为少尿型和非少尿型,而少尿型 ARF 的临床病程分为少尿(或无尿)期、多尿期和恢复期。

1. 少尿期　为急性肾功能衰竭整个病程的主要阶段,持续约 1～2 周。临床表现为尿量骤减或逐渐减少,在原发病作用后数小时或数日出现少尿(每日尿量 <400ml)或无尿(每日尿量 <100ml)。少尿期越长,病情越重。少尿期主要表现为水、电解质、酸碱平衡的失调和代谢产物的积聚。高血钾症是少尿期最危急的电解质紊乱,可引起心律失常、心搏骤停。由于少尿期体内水的蓄积(水中毒)、低钠(稀释性低钠血症、钠泵效应下降)、高血钾(钾排出障碍)、肺水肿等可导致心脏骤停。含氮物质和酸性物质不能经肾脏排出,积聚在体内,出现氮质血症和代谢性酸中毒,可以出现恶心、呕吐、头痛、头晕、烦躁、嗜睡以及昏迷等表现。

2. 多尿期　在少尿期或无尿期后,如在 24 小时内尿量增加并超过 400ml,就可以认为是多尿期开始。多尿期约持续 2 周时间,尿量可以达 3000ml 以上。进入多尿初期,少尿期的症状并不改善,甚至会加重,只有当血液中尿素氮、肌酐开始下降时,病情才开始逐渐好转。多尿使水肿消退,一周后血中尿素氮及肌酐逐渐恢复正常。在多尿情况下,可发生脱水,大量电解质随尿排出,导致低血钠、低血钾。脱水及电解质紊乱如不能及时纠正可导致死亡。此时,病人体质虚弱、抵抗力差、消瘦、贫血等,容易发生消化道出血和合并感染。

3. 恢复期　肾小管细胞再生、修复,肾小管完整性恢复。GFR 逐渐恢复正常或接近正常,此期尿量呈进行性增加,少尿或无尿病人尿量达到 500ml/d 即进入恢复期。部分病人出现多尿,每日尿量超过 2500ml/d,通常持续 1～3 周,继而再恢复正常。多尿期有时由于排钾过多或使用排钾利尿剂、摄入减少等造成低血钾,如血清钾 <3mmol/L 时,病人可出现疲乏、恶心呕吐、腹胀、肠蠕动减弱或消失、严重者可出现呼吸肌麻痹、定向力障碍及嗜睡、昏迷。心电图可见 T 波宽而低、Q-T 间期延长、出现 U 波,甚至出现心室颤动、

心脏骤停,肾小管重吸收功能较肾小球滤过功能恢复迟缓且滞后,多数肾小管功能完全恢复在 3～6 个月内,少数病人可遗留不同程度的肾结构和功能损伤。

【辅助检查】

1. **血常规检查** 了解是否贫血,白细胞总数。

2. **尿液分析与显微镜检查** 了解尿液中的红、白细胞计数,尿蛋白等。

3. **血生化检测** 肌酐、尿素氮、钠、钾、氯、钙、磷、镁,及碳酸氢根等。

4. **影像学检查** 以 B 型超声检查最为常用,急性肾衰竭时肾体积常增大、肾皮质可增厚,而慢性肾衰竭时肾体积常缩小、肾皮质变薄。此外超声检查还有助于鉴别是否存在肾后性梗阻,上尿道梗阻时可见双侧输尿管上段扩张或双侧肾盂积水,下尿路梗阻时可见膀胱尿潴留。腹部 X 线平片、静脉或逆行肾盂造影、CT 或磁共振成像等通常有助于寻找可疑尿路梗阻的确切原因。

5. **同位素肾图** 了解肾图曲线形态。

6. **肾穿刺活检** 常用于没有明确致病原因的肾实质性急性肾衰竭,如肾小球肾炎、溶血性尿毒症综合征、血栓性血小板减少性紫癜及过敏性间质性肾炎等。

【治疗原则】

（一）少尿期或无尿期治疗

1. **控制液体量** 液体量应以"量出为入,宁少勿多"的原则。每日液体入量等于前一日液体出量(尿量加大便、呕吐、引流量等)加 500ml(为不显性失水减去内生水量)。

2. **高钾血症** 少尿期高血钾是致死的主要原因,要严格限制高钾食物及药物,积极控制感染,以减少组织分解和钾的释放。禁止输入陈旧库存血。5% 碳酸氢钠溶液可用于纠正代谢性酸中毒,又是纠正高血钾的急救措施。在静点的葡萄糖溶液内加胰岛素,促进糖原合成使钾进入细胞内。应用 10% 葡萄糖酸钙 10～20ml 静脉注射,可拮抗高钾的心肌毒性作用和纠正低钙血症。

3. **纠正代谢性酸中毒** 轻、中度代谢性酸中毒一般无须处理。当血浆 HCO_3^- < 12mmol/L 或动脉血 pH＜7.2,可补充 5% 碳酸氢钠 100～200ml,提高二氧化碳结合力(CO_2CP)5mmol/L,纠酸时宜注意防治低钙性抽搐。

4. **营养支持** 合理的营养支持可以最大限度地减少蛋白分解,减缓 BUN、SCr 升高,有助于肾损伤细胞的修复和再生,提高 ARF 病人的生存力。应选择高糖、低蛋白、富含维生素的食物,尽可能供给足够的能量。供给热量 210～250J/(kg·d),蛋白质 0.5g/(kg·d)应选择优质动物蛋白,脂肪占总热量的 30%～40%。

5. **控制感染** 积极处理感染灶,采取各种措施预防导管相关性感染,选择抗生素时注意避免肾毒性药物和含钾制剂,同时根据药效调整用量和用法。

6. **抢救急性肾衰竭** 最有效的措施是采用透析疗法,以血液透析及腹膜透析为主,腹膜透析方法简便、安全、经济,在基层医院易于开展。

（二）多尿期

要注意防止脱水,但补液量不要多,否则多尿期延长。多尿期内尤其要注意电解质紊乱,特别是低血钾。多尿期一周后肾功能逐渐恢复,饮食中蛋白质摄入量可逐渐增加,有利于机体恢复及肾细胞的修复与再生。对贫血或出血者,按医嘱输血时,滴速宜慢,应注意输血反应并及时处理。

（三）恢复期的治疗

此期较长,约 1 年。给予高热量、高维生素、富含蛋白质、易消化的饮食,积极补充营养,促进肾功能恢复;要避免各种对肾有害的因素如疲劳、创伤、感染、妊娠及对肾有毒性的药物等。

【护理评估】

1. **健康史** 询问近期有无严重心力衰竭、心肌疾病、心律失常及大出血、休克、呕吐、腹泻、糖尿病等病史。有无大量应用利尿剂或血管扩张剂及应用肾毒性药物及感染史。了解有无尿路梗阻,如尿路结石、前列腺肥大及肿瘤等。

2. 身体状况　评估病人的尿量有无减少、有无出现贫血面容、皮肤黏膜有无出血点、瘀斑等。皮肤有无水肿、水肿部位及特点、有无胸腔积液、心包积液、腹水征。病人有无心率增快、呼吸困难、肺底部湿性啰音、颈静脉怒张、肝大等心力衰竭的征象。了解病人有无血压下降、脉压变小、末梢循环不良、心包炎等。了解病人的血、尿常规结果，有无红细胞减少、血红蛋白含量降低。血尿素氮及血肌酐升高的程度，肾小管功能有无异常。电解质和二氧化碳结合力的变化。

3. 心理 - 社会状况　了解病人及家属心理活动情况，有无心情紧张、焦虑或恐惧等表现；若肾功能长久不能恢复，病变迁延不愈，病人有无意志消沉、悲观或绝望等。了解家庭经济情况，以及家属对疾病的认识，对病人的关怀、支持程度。

【主要护理诊断/问题】

1. 排尿障碍：少尿或无尿　与 ARF 有关。

2. 焦虑或悲哀　与肾功能障碍、病程长、知识缺乏等因素有关。

3. 体液过多　与肾泌尿功能障碍有关。

4. 有感染的危险　与免疫力降低有关。

5. 潜在并发症：水中毒、低钠血症、低氯血症、高钾血症、代谢性酸中毒等。

【护理目标】

1. 病人排尿恢复正常，体液保持平衡。

2. 病人和家属焦虑、悲观减轻或消失，了解 ARF 的科普知识，并能对健康有正确的认识。

3. 病人能够维持正常的体液平衡。

4. 病人没有发生感染或感染被及时发现并进行防治。

5. 病人肾功能恢复，并发症得到及时治疗。

【护理措施】

1. 病情观察　严密观察和监测危重症病人的症状、体征和实验室参数，有利于及时发现病情变化。

（1）密切观察生命体征和意识：严密监测呼吸频率和节律。呼吸深长，提示代谢性酸中毒。血压明显增高，提示血容量增多。血压过低，提示容量不足或休克。严重氮质血症病人可出现意识障碍，甚至昏迷。

（2）尿量：尿量大于每日 400ml，表示脱离少尿期。通常尿量逐渐增加；若尿量迅速增至每日 2500ml，提示预后较好；少尿持续 3 周以上者，预后差。

（3）准确记录液体出入量，特别是尿量。详细记录出入液量，以免输液过多、过快，无尿者应限制钠盐及水的输入，每日约 600～800ml。

（4）肾功能和血清电解质：应动态监测肾功能。血尿素氮、肌酐逐渐升高，提示急性肾衰竭进展恶化。监测血清 K^+、Na^+、Cl^-、Ca^{2+} 等，及时处理电解质失常。

（5）动脉血气分析：监测动脉血气能及时反映病人通气功能和氧合状态，以了解体内酸碱平衡状态。

（6）心电图：少尿期病人应严密监测心电图，出现典型高钾心电图表现时，应及时处理。

2. 预防控制感染　每天对病室进行紫外线消毒，注意口腔卫生，经常漱口，避免口腔溃烂及口腔炎，加强皮肤护理，预防褥疮发生。拍背、排痰，避免上呼吸道感染及肺炎。减少不必要的介入性操作，合理应用抗生素，避免产生耐药菌株。

3. 保证营养和热量的摄入　急性肾衰竭病人处于高分解状态，水和蛋白质摄入有限，代谢和内环境紊乱，所以必须给予氮和能量的补充，应给予高热量、高维生素、低蛋白质、易消化的食物。不能进食者从静脉中补充葡萄糖、氨基酸、脂肪乳等。透析治疗时病人丢失大量蛋白，所以不需限制蛋白质入量，长期透析时可输血浆、水解蛋白、氨基酸等。

4. 透析病人护理　透析疗法可使病人血中的代谢产物、过多的水分、电解质及尿素氮，通过透析膜进

入透析液而排出体外。透析前应向病人说明透析的目的和过程,避免紧张;同时做好透析前准备工作。透析过程中的护理要点:

（1）病人取半卧位,鼓励病人深呼吸及咳嗽,帮助翻身,预防肺部并发症。

（2）严格无菌操作,防止插管部位及腹膜感染。

（3）透析中保持虹吸作用,防止空气进入管内。

（4）保持管道通畅,防止扭曲或堵塞,防止脱出。

（5）密切观察病情、病人的生命体征和透析设备的运行情况,腹膜透析中注意观察有无发热、腹痛、失衡综合征和症状性低血压。

（6）准确记录每次排出液量,并累计 24 小时总量。如有异常及时报告主管医师。

相关链接

腹膜透析的优点

1. 操作简单　应用范围广泛,不需要特殊的设备,在基层医院也可进行。病人可以在家中自己进行,基本不影响工作,携带方便。且不需要全身应用抗凝血药,腹腔内用肝素量较少且不易被吸收,不增加出血危险,适用于有出血倾向的透析病人。

2. 无体外循环　无血流动力学改变,透析平稳,避免了血容量急剧减低引起的低血压,无失衡综合征,故对于老年人,尤其是心血管疾病伴循环不稳定的病人,安全性较高。

3. 保护残余肾功能　有较多的研究表明腹膜透析病人残余肾功能下降速度明显低于血液透析的病人。而残余肾功能对改善透析病人的生活质量,提高透析病人的生存期非常重要。

4. 对中分子物质的清除较血液透析好,对贫血及神经病变的改善优于血液透析。

5. 健康教育

（1）指导急性肾功能衰竭病人积极治疗原发病,对急性脱水、失血要早期治疗,避免导致血容量不足。

（2）向病人及家属推荐有关 ARF 治疗方面的书籍,并向其进行 ARF 科普知识的宣传教育。尽可能让病人和家属参与护理,出院后可承担部分家庭护理工作。

（3）注意加强营养,适当参加劳动,做到劳逸结合,避免过度劳累。

（4）避免一切对肾有害的因素。

（5）定期复查。

【护理评价】

通过治疗与护理,是否达到:①病人排尿恢复正常,体液保持平衡;②病人和家属焦虑、悲观减轻或消失,了解 ARF 的科普知识,并能对健康有正确的认识;③病人能够维持正常的体液平衡;④病人没有发生感染或感染被及时发现并进行防治;⑤病人肾功能恢复,并发症得到及时治疗。

第三节　急性呼吸窘迫综合征病人的护理

急性呼吸窘迫综合征(acute respiratory distress syndrome , ARDS)是指严重创伤、感染、休克等危重病症时,因肺实质发生急性弥漫性损伤而导致的急性缺氧性呼吸衰竭,以肺水肿、透明膜形成和肺不张为主要病理变化,临床特征包括呼吸窘迫,顽固性低氧血症,X 线呈弥漫性肺泡浸润。ARDS 起病急骤,发展迅猛,如不及早诊治,预后极差,其病死率高达 50% 以上。

急性呼吸窘迫综合征

急性呼吸窘迫综合征曾有许多名称，如休克肺、弥漫性肺泡损伤、创伤性湿肺、成人呼吸窘迫综合征，其临床特征为呼吸频速和窘迫，进行性低氧血症，X线呈现弥漫性肺泡浸润。本症与婴儿呼吸窘迫综合征颇为相似，但其病因和发病机制不尽相同，为示区别，1972年Ashbauth提出成人呼吸窘迫综合征（adult respiratory distress syndrome）的命名。现在注意到本征亦发生于儿童，故欧美学者协同讨论达成共识，以急性（acute）代替成人（adult），称为急性呼吸窘迫综合征，缩写仍是ARDS。

【病因】

ARDS的病因很多，主要包括：

1. 严重感染　严重的肺部感染或肺外感染，如感染性休克、急性梗阻性化脓性胆管炎、原发性腹膜炎、腹腔脓肿及急性坏死性胰腺炎等。

2. 创伤

（1）肺内损伤：常见如肺炎、肺挫伤、气道烧伤、侵袭性烟雾吸入、胃内容物误吸、溺水、肺冲击伤、切除或肺移植后的再灌注性水肿等。另外长时间呼吸机吸入高浓度氧也可引起ARDS。

（2）肺外损伤：大面积烧伤或创伤尤其是并发休克、感染者为脓毒血症更容易发生ARDS，进而形成多器官衰竭。

（3）大手术：如体外循环术后、大血管手术后或其他大手术后可发生ARDS。

3. 重要器官功能衰竭　如急性肾衰竭、急性肝衰竭、DIC等可引起ARDS。

4. 其他疾病　如休克和弥散性血管内凝血、大量输血或脂肪栓塞等。

【发病机制】

ARDS的共同基础是弥漫性、非均匀性的肺泡-毛细血管的急性损伤，使肺泡-毛细血管膜的通透性增加，体液和血浆蛋白渗出血管外至肺间质和肺泡腔内，形成非心源性肺水肿。肺表面活性物质的数量减少和活性降低是引起ARDS病人发生严重的低氧血症和肺顺应性降低的重要原因。炎性反应、细胞因子、缺血再灌流等作用，导致肺顺应性下降，肺内分流增加和通气与血流比例失衡，引起顽固性低氧血症和呼吸窘迫。

【临床表现】

ARDS一般在原发病后12～72小时发生，主要临床表现为呼吸窘迫或困难，以及严重缺氧。呼吸困难使呼吸功能消耗增多，会加重营养不良及水、电解质、酸碱平衡紊乱。根据病情发展的严重程度，可将ARDS分为三期：

1. 初期　病人呼吸急促，有呼吸窘迫感，但无明显的呼吸困难和发绀。肺部听诊无啰音，X线胸片无明显表现，此时的呼吸困难用一般的吸氧法不能缓解。发病后有1～2天平稳的阶段，是靠心脏增加搏出量，代偿低氧血症的结果，实际肺部病变仍在进展。

2. 进展期　病人有明显的呼吸困难和发绀，呼吸道分泌物增多，肺部有啰音。X线胸片有广泛的点、片状阴影。出现意识障碍，如烦躁、谵妄或昏迷。体温升高，白细胞增多。此期必须行气管插管辅助机械通气，才能缓解缺氧症状。

3. 终末期　病人深昏迷，心律失常，心跳缓慢乃至停止。

【辅助检查】

1. 血气分析　对ARDS诊断和病情判断有重要意义。ARDS初期临床症状不重时，PaO_2就可降低至60mmHg，$PaCO_2$正常或降低。后期$PaCO_2$增高，提示病情加重。

2. 呼吸功能监测　包括肺泡 - 动脉血氧梯度（A-aDO$_2$，正常者 5～10mmHg）、无效腔 - 潮气量之比（V$_D$/V$_T$，正常为 0.3）、肺分流率（Q$_S$/Q$_T$，正常为 5%），吸气力（正常 -80～-100cmH$_2$O）、有效动态顺应性（EDC，正常为 100ml/100Pa），功能残气量（FRC，正常者 30～40ml/kg）。

3. 血流动力学监测　可置入 Swan-Ganz 漂浮导管，监测肺动脉压（PAP）、肺动脉楔压（PAWP）、心排出量（CO）、混合静脉血氧分压（PvO$_2$）等。了解有无心功能状态及缺氧程度。

4. X 线检查　早期 X 线胸片无明显表现，表现为边缘模糊的肺纹理增多。进展期 X 线胸片有广泛的斑片状乃至融合成大片状的浸润阴影。后期可出现肺间质纤维化的改变。

【治疗原则】

1. 呼吸支持治疗　目的是纠正进行性低氧血症和酸中毒。保持呼吸道通畅，及时清除分泌物。及早采用呼吸机和吸氧，以纠正低氧血症和改善肺泡换气功能。机械通气是治疗通气功能障碍和呼吸衰竭的有效方法，常用的机械通气方式有呼气终末正压通气（PEEP）、高频正压通气（HFPPV）等。

2. 维持循环，纠正休克　目的是为了恢复和提高组织器官的氧供和氧耗。在早期主张积极补充血容量，保证组织的灌流和氧供，促进受损组织的恢复。纠正贫血，尽量使血红蛋白在 120g/L 以上，使血液携氧能力增高。维持心功能，应用血管活性药物，降低血管阻力，改善心脏功能。

3. 防治感染　正确使用抗生素，一般可根据细菌培养和药敏试验结果来选择。要彻底治疗诱发 ARDS 的感染病因，又要防止并发的肺部感染。

4. 营养支持　ARDS 病人处于高代谢状态，应及时补充热量和蛋白质、高脂肪饮食，若病人肠道功能允许，应早期给予肠内营养，并采取充分的措施避免反流和误吸。应避免过度喂养，特别是碳水化合物补充过多将导致二氧化碳的产生过多，增加呼吸量，加重病人的呼吸负荷。有研究表明，ARDS 病人的营养支持中添加鱼油和抗氧化剂，有助于降低肺血管阻力和通透性，改善肺功能，降低死亡率，缩短机械通气时间与在 ICU 住院时间等。也可通过全胃肠外营养使机体有足够的能量供应，避免代谢功能和电解质紊乱。

5. 其他药物的应用　可早期应用皮质类固醇，减轻炎症反应。可酌情应用利尿剂，如呋塞米，能降低静水压，提高血浆胶体渗透压，改善肺水肿。

【护理评估】

1. 健康史　主要评估有无引起 ARDS 发病的疾病，如严重休克、脓毒血症、DIC 和吸入刺激气体、溺水、大量输血以及既往有无心肺疾病史。

2. 身体状况　评估病人的呼吸频率、节律和深度，密切观察病人有无呼吸困难及其程度，监测生命体征变化。评估病人意识状态，观察有无烦躁、谵妄或昏迷。肺部听诊有无异常呼吸音、有无咳嗽以及能否有效咳嗽、使用辅助呼吸机的情况。了解血气分析可协助评估缺氧程度和酸碱平衡失调的状况，常有低氧血症；胸部 X 线检查可了解肺部有无异常改变。

3. 心理 - 社会状况　了解病人的心理反应及日常生活能力。评估家属、朋友、单位对病人的支持的情况，促进病人与家人及单位之间的沟通，减轻病人身心负担，促进心理平衡，自我护理，争取回归社会。

【主要护理诊断 / 问题】

1. 低效性呼吸型态　与肺水肿、肺不张等病理改变有关。

2. 气体交换受损　与肺泡 - 毛细血管膜损伤有关。

3. 清理呼吸道无效　与意识障碍、机械辅助呼吸有关。

4. 有感染的危险　与机械辅助呼吸、全身抵抗力降低及侵入性治疗操作有关。

【护理目标】

1. 病人发生 ARDS 的危险性降低或者 ARDS 可及时发现。

2. 病人的呼吸功能得以改善。

3. 病人发生感染的危险性降低。

4. 病人的焦虑减轻。

【护理措施】

1. 预防处理原发疾病 如抗感染、抗休克等。避免吸入高浓度氧，避免输液过量及输入库存血。对大手术病人，术前检查肺功能，术后采取雾化吸入，鼓励深呼吸和排痰，预防呼吸道和肺部感染。

2. 病情监测

（1）病人的精神状态：通过仔细观察病人的精神状态，判断脑血流灌注和供氧情况。

（2）呼吸功能的变化：① PaO_2 和 $PaCO_2$：PaO_2 是评价肺呼吸功能的基本指标，ARDS 病人，即使 FiO_2 大于 60%，PaO_2 仍常低于 50mmHg；$PaCO_2$ 在 ARDS 早期因过度通气而降低，中期可正常，晚期因通气不足而升高。②氧合指数。③肺内分流：正常人可存在小量的解剖分流，一般不超过 5%。ARDS 病人因大量肺泡群萎陷，V/Q 比例降低，肺内分流可明显增加，常在 10% 以上。④肺顺应性：肺顺应性是单位压力改变时所引起的单位容量的改变。ARDS 病人由于肺水肿、继发性肺表面活性物质减少、肺泡群萎陷，导致肺顺应性降低。在 ARDS 治疗过程中监测肺顺应性的变化，对病情观察及 PEEP 的调节具有重要的意义，如通过 PEEP 的调节，病人肺顺应性升高，说明呼气末压应用恰当，病情好转。

3. 纠正低氧血症 呼气末正压（PEEP）通气使呼气末时气道及肺泡压大于大气压，可使原来萎陷的气道和肺泡张开，恢复其气体交换功能，从而减少肺内分流，提高 PaO_2。但呼气末压力过高会压迫肺血管和心脏，使心输出量减少，导致循环性缺氧。

4. 维持血容量与控制肺水肿 限制液体入量、利尿。原则是：量出为入，轻度负水平衡及无低蛋白血症不用胶体。

5. 预防感染 感染不但是引起 ARDS 的常见诱因，而且继发感染也成为影响 ARDS 病人病程和预后的重要因素。因此，除根据医嘱给予抗生素控制感染外，应重视对 ARDS 病人气道感染的预防，包括对病室环境的消毒，对所使用呼吸机、雾化器以及呼吸治疗所用的各种管道、器械等进行严格消毒，以避免院内感染的发生。

6. 其他 ARDS 病人要绝对卧床休息。给予病人营养丰富、易消化的流质饮食。加强口腔护理，及时清除呕吐物和分泌物，以防窒息。

7. 加强心理支持 对于清醒病人必须给予关心、生活上的照顾以及精神上的支持，使其消除紧张情绪，有利于症状的缓解。

8. 健康教育

（1）疾病知识指导：向病人及家属讲解疾病的发生、发展和转归。

（2）用药指导：出院时应将病人使用的药物、剂量、用法和注意事项告诉病人，并写在纸上交给病人以便需要时使用。指导并教会低氧血症的病人及家属学会合理的家庭氧疗方法及其注意事项。

（3）活动与休息：根据病人的具体情况指导病人制订合理的活动与休息计划，教会病人避免氧耗量较大的活动，并在活动过程中增加休息。

（4）合理安排膳食，加强营养。

（5）戒烟，避免吸入有害烟雾和刺激性气体。

（6）向家属讲解呼吸衰竭的征象及简单处理：若有气急、发绀加重等变化，应尽早就医。

【护理评价】

通过治疗和护理，病人是否：①呼吸状态平稳；②呼吸功能改善；③未发生感染或感染得到及时控制；④焦虑症状得到缓解，心理状态平稳。

（金先革）

　　本章主要介绍了多器官功能障碍综合征的概念、病因、分类、发病机制，简单列举各系统器官功能障碍的临床表现和诊断，应注意多器官功能障碍综合征的预防和治疗，只有很好的治疗和有整体意识，才能阻断疾病的进展，达到治疗和控制疾病的目的。常见的器官损伤有肾和肺，而且症状出现较早，急性肾衰竭有肾前性、肾性和肾后性因素，肾前性没有肾实质损害，但持续存在就会变成肾性，给治疗和恢复带来一定困难，重在疾病的预防。肾衰后出现多方面的临床表现，这与肾脏的功能是相一致的。结合临床表现学习肾衰的治疗和相应的护理诊断。很好地掌握急性呼吸窘迫综合征的定义，理解其病因和发病机制，进而很好地掌握急性呼吸窘迫综合征的临床分期及表现，针对疾病特点进行相应的治疗和护理。

1. 急性肾衰竭的临床表现、处理原则及护理。

2. 急性呼吸窘迫综合征的临床表现、处理原则及护理。

第五章　　麻醉病人的护理

5

学习目标	
掌握	常见麻醉并发症的护理。
熟悉	常用麻醉基本监测的方法。
了解	常用的麻醉方法;常用静脉麻醉药及用途。

第一节 概述

麻醉(anesthesia)是利用药物或其他方法使病人局部或整体感觉、知觉暂时丧失,特别是痛觉的丧失,为外科手术或其他有创操作创造良好条件。理想的麻醉状态是病人安全、无痛、精神安定和适当的肌肉松弛。临床工作中将麻醉按麻醉方法进行分类,主要分为全身麻醉和区域(部位)麻醉,椎管内麻醉也属于区域(部位)麻醉,但习惯上自成一类。

一、区域(部位)麻醉

区域(部位)麻醉也可称为局部麻醉,是病人保持清醒状态下,将局部麻醉药(简称局麻药)应用于神经周围或神经鞘内,暂时性、可逆性地阻滞机体某一部分的感觉。局部麻醉具有简单易行,对重要器官功能干扰小,并发症少,术后恢复快,费用低等优点。

(一)局部麻醉方法

1. 表面麻醉　利用穿透性强的局麻药应用于黏膜表面产生麻醉作用。适用于眼、鼻、气道、尿道等浅表手术或内镜检查。

2. 局部浸润麻醉　将局麻药注入手术切口及周围的皮肤表面,浸润至切口全长以阻滞神经末梢。穿刺部位有感染或癌肿时禁止使用局部浸润麻醉。

3. 周围神经阻滞　是将局麻药物注射到神经干、神经丛或神经节周围,使其所支配的区域痛觉暂时消失。常用的神经干阻滞部位有:颈丛、臂丛、腰丛、骶丛及肋间神经等。准确的神经定位是神经阻滞成功的关键。神经刺激器及超声可帮助定位。

(二)常见局麻药

根据局麻药作用时效的长短分为:短效局麻药,如普鲁卡因和氯普鲁卡因等;中效局麻药,如利多卡因、甲哌卡因和丙胺卡因等;长效局麻药如布比卡因、丁卡因、罗哌卡因、依替卡因等。根据局麻药分子结构中间链的不同分酯类和酰胺类,酯类局麻药,如普鲁卡因、丁卡因等;酰胺类局麻药,如利多卡因、布比卡因类。

1. 利多卡因　是中效能和中时效的局麻药,组织弥散和黏膜穿透力好,不同的使用浓度可适用于各种局麻方法。

2. 罗哌卡因　是一种强效能和长时效的局麻药,心脏毒性低,0.2%～0.375% 浓度的罗哌卡因能产生运动和感觉神经阻滞分离,应用于神经阻滞和椎管内麻醉中。

3. 丁哌卡因　长效的酰胺类局麻药,一般用于神经阻滞和椎管内麻醉。

(三)局麻药的不良反应

1. 毒性反应　主要有全身毒性反应和局部神经毒性反应。常用的局麻药包装前已经过稀释处理。

2. 变态反应　酯类局麻药易引起变态反应,酰胺类局麻药引起变态反应较少见。变态反应有荨麻疹、喉头水肿、支气管痉挛、低血压和血管神经性水肿,甚至危及生命。

二、椎管内麻醉

椎管内麻醉 / 阻滞是将局麻药物注入椎管内某一腔隙,暂时性、可逆性阻断或减弱脊神经传导功能。其包括蛛网膜下隙阻滞和硬脊膜外隙阻滞,国外麻醉学专著仍分别称为脊椎麻醉和硬膜外麻醉。蛛网膜下隙 - 硬膜外联合阻滞在临床麻醉中应用逐渐广泛。椎管内麻醉的优点有减轻手术应激、减少术中出血、降低术后并发症等。

（一）椎管内麻醉方法

1. **蛛网膜下隙阻滞**　是将局麻药注入蛛网膜下隙,局麻药随脑脊液流动扩散,阻滞脊神经前后根,也称脊麻或腰麻。主要适用于下腹部、肛门及会阴部、下肢等手术。

2. **硬脊膜外隙阻滞**　是将局麻药注入硬脊膜外间隙,阻滞脊神经根部,使其支配区域暂时性麻痹,也称硬膜外阻滞或硬膜外麻醉。主要适用于腹部手术,颈、上肢及胸部手术也可应用,但需严格管理。骶管麻醉也属于硬脊膜外麻醉,是经骶裂孔穿刺将局麻药注入骶管腔,以阻滞骶脊神经,主要适用于直肠、肛门及会阴部手术。

（二）椎管内麻醉并发症

椎管内麻醉的并发症主要有三个方面,即生理功能的过度影响、穿刺针或导管置入不当和药物毒性。常见并发症如下:

1. **高位神经阻滞**　可能与局麻药用量绝对或相对过量、药物异常敏感或过度扩散有关。

2. **尿潴留**　是骶2~4神经阻滞,引起膀胱张力丧失而过度充盈。特别是男性病人。

3. **全脊髓麻醉**　是硬脊膜外麻醉最严重的并发症。椎管内麻醉时注入蛛网膜下隙的局麻药过量,阻滞平面过高使整个脊髓被阻滞。主要表现为脊神经支配的区域无痛觉、严重低血压、心动过缓,甚至意识丧失,呼吸、心脏骤停。

4. **神经损伤**　穿刺过程中有可能损伤脊髓或脊神经根,导致周围神经病变。主要表现为受损神经根分布的区域疼痛。

5. **血管损伤**　穿刺不当可造成血管内注射,因硬脊膜外间隙有丰富的血管丛,穿刺针或导管可能会误入。尤其是足月妊娠病人,因硬膜外间隙静脉怒张,更易刺破血管。

6. **头痛**　是蛛网膜下隙麻醉后最常见的并发症,硬脊膜外麻醉意外刺破硬脊膜可导致头痛。主要是脑脊液外漏和颅内压下降所致。

7. **脊髓或硬脊膜外血肿**　穿刺过程会引起硬脊膜外间隙丰富的血管丛轻微出血,一般为良性和自限性。凝血功能异常或患有出血性疾病的病人可能会出现脊髓或硬脊膜外血肿,应避免实施椎管内麻醉。

8. **感染**　以葡萄球菌感染最为多见。蛛网膜下隙及硬脊膜外感染是最严重的并发症,应加强各个环节的无菌操作。

9. **全身毒性**　局麻药过量吸收出现较高血药浓度,发生全身中毒反应。硬脊膜外麻醉时,实验剂量和递增给药可有效预防其发生。

三、全身麻醉

全身麻醉(general anesthesia)是指麻醉药通过吸入、静脉、直肠灌注等方法进入体内,使中枢神经系统受到抑制,病人意识消失且无痛感的一种可逆性功能抑制状态。是临床上最常用的麻醉方法。

（一）全身麻醉方法及药物

全身麻醉分吸入全身麻醉、静脉全身麻醉及复合麻醉。

1. **吸入全身麻醉**　简称吸入麻醉,是麻醉药经呼吸道进入肺内,经肺泡毛细血管吸收进入血液循环,抑制中枢神经系统功能,产生全身麻醉的方法。

（1）常用的吸入麻醉方法

1）按重复吸入程度和二氧化碳吸收装置的有无分为开放、半开放、半紧闭、紧闭四种。

2）按使用装置及使用方法不同,有多种分法。如 Moyers 按有无贮气囊及有无重复吸入将吸入麻醉分为开放、半开放、半紧闭、紧闭四类。

（2）常用吸入麻醉药：

1）异氟烷：全麻效能强，最小肺泡浓度（minimal alveolar concentration，MAC）为1.15%。具有对循环影响弱、毒性小、排泄迅速、不良反应较少等优点，是较好的吸入麻醉药。缺点是镇痛作用较差、对呼吸道有刺激性。可适用于各个年龄、各个部位及各类疾病的手术，一般不用于麻醉诱导。

2）七氟烷：全麻效能高，成人的MAC为1.71%。具有诱导迅速、无刺激性、苏醒快等优点，适用于各种年龄、各部位的大小手术，尤其是小儿和门诊手术。

3）地氟烷：麻醉作用强度小，成人的MAC为7%左右。对神经肌肉的阻滞作用比其他含氟麻醉药强，可产生满意的肌肉松弛；对呼吸及心肌有轻度抑制作用；对呼吸道有一定的刺激；术后恶心、呕吐占三分之一。可用于麻醉诱导和维持，适用于各种全麻情况，尤其是门诊及其他小手术。

2. 静脉全身麻醉 是指药物经静脉进入血液循环，作用于中枢神经系统产生全身麻醉作用的方法。

（1）静脉全身麻醉的优点：①起效快、效能强；②呼吸道刺激小，病人依从性好；③药品种类齐全；④麻醉效应可逆转。

（2）静脉全身麻醉的分类

1）根据临床应用可分为：静脉麻醉诱导和静脉麻醉维持。前者是指静脉内注射麻醉药物使病人由清醒进入麻醉状态，可实施气管插管或外科手术；后者是指手术过程中静脉给予麻醉药物维持合适的麻醉深度。

2）根据给药方式可分为：单次给药、间断给药和连续给药。

3）根据药物应用可分为：丙泊酚麻醉、硫喷妥钠静脉麻醉、氯胺酮麻醉等。

（3）常用的静脉麻醉药

1）芬太尼：镇痛效果强、脂溶性高，是临床麻醉中应用最主要的麻醉性镇痛药。可用于全身麻醉维持、全身麻醉诱导及复合麻醉等。全身麻醉维持在手术开始前及术中每30~60分钟追加0.05~0.1mg。全身麻醉诱导时常用剂量为0.1~0.2mg。主要的不良反应有心率减慢、血压升高、呼吸抑制、肌肉僵硬等。

2）丙泊酚：是一种起效迅速、短效、复苏迅速的非巴比妥类全麻药。临床上应用最广泛的静脉麻醉药，普遍用于麻醉诱导、麻醉维持、ICU危重病人镇静、门诊胃肠镜检查及人流手术等。麻醉诱导时成年人剂量为1~2.5mg/kg，对体质强壮者可适当增加1/3。成年人麻醉维持时每小时4~12mg/kg。主要的不良反应有过敏反应和呼吸、循环功能抑制等。

3）氯胺酮：镇痛效果好，对呼吸和循环影响较轻，适用于小儿麻醉及各种短小手术。主要的不良反应有血压升高及心率加快、精神运动症状及呼吸抑制等。

4）依托咪酯：速效的静脉麻醉药，主要用于麻醉诱导。适用于门诊小手术，特别是休克及心功能受损者的诱导。主要不良反应有局部注射痛、抑制肾上腺素皮质功能等。

3. 复合麻醉 是指同一次麻醉过程中同时或先后使用两种或两种以上的麻醉药物。静脉复合麻醉是指静脉全身麻醉和吸入麻醉同时或先后应用于同一次麻醉过程。因静脉麻醉起效快，维持时间短，病人易于接受，而吸入麻醉易于管理，深浅易控制，所以临床上常用静脉麻醉诱导，吸入麻醉与静脉复合麻醉维持的方法进行静吸复合麻醉。

（二）全身麻醉深度判断

全身麻醉应达到一定深度才能进行手术。在麻醉实施过程中如何准确地判断和维持适当的麻醉深度显得格外重要。Guedel于1937年根据乙醚麻醉的过程中病人的体征创立了全麻深度分期法，随着现代医学的发展，乙醚已退出历史舞台，但Guedel分期法的基本观点可供参考，结合现代麻醉学可大致表述如下：

第一期：遗忘期。从麻醉诱导开始至意识丧失和睫毛反射消失，此期痛觉存在。

第二期：兴奋期。乙醚麻醉可出现兴奋、躁动。表现为意识消失，呼吸、循环不稳定，神经反射处于高敏状态。现代强吸入麻醉药及静脉药物则不引起此种现象。

第三期：外科麻醉期。此期麻醉达到所需深度，眼球固定于中央，瞳孔缩小。如未用肌松剂，呼吸平稳、循环稳定，疼痛刺激已不能引起躯体反射和有害自主神经反射。

第四期：过量期。原称为延髓麻醉期。呼吸停止，瞳孔散大，血压剧降至循环衰竭。需绝对避免进入第四期或尽快减浅麻醉。

从麻醉深度分期可看出，在病人意识丧失且使用肌松剂的情况下，循环情况和神经反射是判断麻醉深浅的主要依据。麻醉药的剂量和浓度、血压和心率变化、其他神经反射活动、未用肌松剂或肌松剂未及时追加出现的肌肉活动均是重要指标。

（三）全身麻醉意外及并发症

全身麻醉过程中或麻醉恢复期，麻醉药物对机体将产生一定的影响，因此麻醉和苏醒过程中随时可能出现呼吸、循环、神经系统等方面的异常、意外或并发症。

1. 呼吸系统

（1）舌后坠：是麻醉期间最常见的上呼吸道梗阻。全身麻醉后病人下颌及舌肌松弛，重力作用导致舌后坠阻塞上呼吸道。不完全阻塞时，可出现鼾声；完全阻塞时，只见呼吸动作而无气体交换，血氧饱和度进行性下降。

（2）反流与误吸：可造成下呼吸道阻塞。术前未禁食、肠梗阻、上消化道出血等病人，某些全身麻醉药物对胃肠道刺激易引起呕吐，全身麻醉后意识及咽反射消失，一旦有呕吐物极易引起误吸。

（3）喉痉挛：是呼吸道保护性反射-声门闭合反射过度亢进的表现，是麻醉严重并发症之一，主要表现为吸气性呼吸困难，可伴有高调的吸气性哮鸣音。

（4）呼吸道分泌物增多：吸入对气道有刺激性的麻醉药、术前未用抗胆碱药或剂量较小、术前呼吸道感染等原因，均可使分泌物增多并积存于咽喉部、气管或支气管内。病人可出现呼吸困难、发绀、喉及胸部有干、湿啰音等。

（5）呼吸抑制：指通气不足，主要表现为呼吸频率减慢或潮气量减小，$PaCO_2$升高或伴有PaO_2降低。主要是由于麻醉药物、肌松剂对呼吸中枢的抑制作用。

2. 循环系统

（1）低血压与高血压：术前血容量不足、术中牵拉刺激副交感神经、术中急性大失血、深麻醉状态等均可引起血压下降。术前原发高血压等疾病，术中麻醉过浅、气管插管、手术刺激等，术后疼痛、尿潴留、焦虑等，均可造成围麻醉期血压升高。

（2）心律失常：多常见于术前合并器质性心脏病的病人，也可因电解质紊乱、甲状腺功能亢进、手术刺激、麻醉操作或药物等引起。

3. 神经系统

（1）体温升高或降低：术中体温升高常见原因是感染、脑室内出血、重型颅脑损伤、变态反应等。低体温常见的原因有手术面积较大辐射失热、术中低温液体/血制品输注、大量低温液体冲洗术野等。低体温可使血流减慢，组织灌注减少，氧耗增加；同时导致麻醉药代谢减慢，使病人延迟苏醒；还可增加切口感染。

（2）术中知晓或苏醒延迟：术中知晓是病人手术过程中意识恢复，并于术后可回忆术中听到的声音、身体感觉及心理感受等。术中知晓主要原因是由于麻醉偏浅。苏醒延迟主要原因有残余药物作用、CO_2蓄积、低体温、代谢及内环境紊乱及中枢神经系统改变等。

4. 其他

（1）咳嗽：是气道刺激后一种应激状态，可将侵入气道的异物咳出。主要诱因有交感神经抑制，呼吸道刺激性的吸入性麻醉药、胃内容物反流误吸等。

（2）术后恶心呕吐：术后常见的并发症之一。挥发性麻醉药、大剂量新斯的明、术后重度疼痛等易引起。

（3）肺部感染：气管插管、气管切开、反流误吸、肥胖、慢性阻塞性肺疾病、长期吸烟病人，易发生肺部感染。

第二节　麻醉病人的监测和护理

　　麻醉前准备、麻醉中配合和麻醉后的护理是保障病人手术及麻醉安全的基础，须做好麻醉期护理工作，使手术病人平稳地度过围术期。

一、麻醉前准备

　　麻醉前准备是保障病人围术期安全的重要环节，通过麻醉前评估、术前访视及准备工作，可以对手术病人的疾病及全身情况有充分的了解，有利于减轻病人恐惧心理，减少并发症，促进病人快速康复。

　　（一）评估病人

　　了解病人一般情况、现病史及各项检查结果。注意药物过敏史、手术及麻醉史等；有无呼吸道感染，心、肺、肾等器官功能状态；有无发热、贫血、水电解质紊乱等情况。通过评估，采取有效的措施积极预防术中、术后可能出现的并发症。

　　（二）选择麻醉方法

　　麻醉医生根据病人病情、手术需要，并结合麻醉者经验及物质条件选择麻醉方法。同时还应考虑手术者对麻醉选择的意见及病人意愿，做到安全、无痛、肌松、镇静、遗忘，为手术提供条件。

　　（三）心理护理

　　手术前绝大多数病人处于焦虑、恐惧状态。术前访视时告知围术期注意事项：禁食禁饮时间、预计手术时间、麻醉方式等，正确评估病人心理状态，根据实际情况合理地进行解释、说服和安慰，与病人建立良好的医患关系。同时还应说明麻醉操作时及术中、术后可能出现的不适症状，以取得病人信任和配合，减轻及消除其恐惧、不安心理。

　　（四）麻醉前用药

　　麻醉前用药的目的在于缓解病人紧张、焦虑情绪，调整病人自主神经功能，缓解疼痛，减少气道分泌物等。

　　1. 抗胆碱能药　　不作为常规的麻醉前用药。可抑制呼吸道分泌物增加及预防或减弱术中不良神经反射。阿托品是临床上最常用的抗胆碱能药物。甲状腺功能亢进、高热、心动过速、青光眼等病人禁用。

　　2. 镇静安定药　　有镇静、催眠、抗焦虑等作用，是目前临床上常规应用的麻醉前用药之一。主要有地西泮、咪达唑仑、苯巴比妥等。

3. **麻醉性镇痛药** 用于缓解术前病人存在的剧烈疼痛,并抑制疼痛伴随的情绪变化和异常疾病生理状态,也有一定的中枢镇静作用。常用的药物有吗啡和哌替啶。

4. **H$_2$组胺受体拮抗药** 在麻醉前使用可抑制胃酸分泌、使胃液量及胃液中 H$^+$ 下降。不作为常规的麻醉前用药。主要有西咪替丁、雷尼替丁、法莫替丁等。

二、常用的监测方法

病人在手术麻醉过程中,由于疾病、麻醉、手术创伤等会对病人的生理功能带来不同程度的干扰,因此,术中必须持续监测病人的各项指标,预防麻醉并发症及不良事件的发生。

（一）**基本监测**

1. **呼吸系统的监测**

（1）潮气量:最常用的监测项目之一,主要反映肺的通气功能、有无气道梗阻、呼吸管道是否漏气等情况。

（2）气道阻力:主要由气体本身性质、气体流动方向及气道口径和长度来决定。气道阻力增加常见于呼吸道分泌物增多、支气管痉挛、气道异物、气管插管过深等。

（3）脉搏血氧饱和度:是用脉搏血氧饱和度仪经皮测得的动脉血氧饱和度值。主要反映组织的氧合功能。其操作简单、无创、并能持续监测,是临床常规监测血氧饱和度的重要方法。

（4）血气分析:血气分析在临床监测中应用非常广泛,对 pH 值、氧分压、二氧化碳分压、电解质及酸碱度等的分析,了解体内酸碱平衡、肺通气与换气功能等变化,可指导术中意外情况的抢救和治疗。

（5）呼气末二氧化碳:是指病人呼气终末期呼出的混合肺泡气含有的二氧化碳分压。受 CO_2 产量、肺通气量、肺血流灌注和机械故障四个方面影响。是确定病人是否需要进行气管内插管的指标。

2. **循环系统的监测**

（1）血压监测:可分为无创血压监测和有创血压监测,是反映心脏后负荷、心肌氧耗与做功及周围循环的指标之一。是麻醉和手术期间重要的不可或缺的重要监测指标。

（2）心电图监测:是麻醉期间标准的基本监测项目之一,所有麻醉病人均需监测。能持续显示心电活动;同时也可判断心脏起搏的功能。

3. **其他**

（1）体温监测:常用的体温检测部位有口腔、鼻咽部、膀胱、直肠等。前者反映大脑温度,后者反映内脏温度。监测病人体温防止低体温或恶性高热的出现。

（2）尿量监测:留置尿管,测定每小时尿量,可直接了解肾脏灌注情况,间接反映内脏器官的灌注情况,是反映血容量、心排出量和组织灌注的简单可靠指标。

（二）**扩展监测**

1. **心功能监测**

（1）中心静脉压监测:外周静脉穿刺困难病人或有严重的创伤、休克、器官移植、其他较大外科手术的病人在术前行中心静脉穿刺。用来评估循环血量及右心射血能力,不能反映左心室功能。中心静脉压需连续动态的监测,不能以单次绝对值为依据,可指导麻醉期间病人的补液和输血。

（2）经食道超声心电图监测:经食道超声心电图(transesophageal echocardiography, TEE)是超声探头经食道插入至食管中段,通过显示超声心电图来判断心脏功能的监测技术。可早期从形态和功能评估心脏和大血管。是心脏麻醉常规监测项目。

2. **血红蛋白监测** 血红蛋白的监测可判断术中失血情况、血液稀释程度、组织氧合功能等,同时指导术中输血及评价输血效果。

3. **凝血功能监测** 术中通过血小板功能分析、肝素浓度测定、血栓弹力图(thrombelastograghy, TEG)等方法判断病人围术期的出血风险。

4. 麻醉深度监测 临床上应用最广泛的是脑电双频指数（bispectral index，BIS），它能较准确地监测手术过程中麻醉深度，同时监测病人镇静水平和苏醒程度。

5. 肌松监测 通过肌松监测指导麻醉过程中安全、合理地应用肌松剂。临床上主要运用神经刺激仪来监测神经肌肉的传递功能。

三、麻醉病人的护理

【护理评估】

（一）麻醉前评估

1. 一般情况 年龄、性别、职业、饮食习惯、过敏史、用药史、外周静脉情况等。

2. 健康史 既往手术史、有无义齿和口腔疾病、鼻腔情况、全身重要器官功能状态及各项辅助检查结果等。

3. 心理状态 了解病人对疾病、麻醉及手术的认知状态，是否存在焦虑、恐惧等不良情绪，家庭-社会支持系统情况。

（二）麻醉中评估

麻醉方式、麻醉药物种类及用量；病人生命体征、尿量、体温；术中失血及补液情况；术中其他状况。如遇病情变化积极配合麻醉医生治疗。

（三）麻醉后评估

评估病人意识状态、生命体征、疼痛程度、术后有无麻醉并发症等。

【护理诊断】

1. 焦虑和恐惧 与害怕手术、麻醉有关。

2. 疼痛 与手术创伤、脏器损害或引流管刺激、麻醉插管等有关。

3. 有窒息的危险 与舌后坠、分泌物增多、误吸等阻塞呼吸道有关。

4. 潜在并发症：低血压或高血压、体温过低或过高、心律失常、呼吸道梗阻等。

【护理目标】

1. 病人能了解手术及麻醉方式和过程，以积极轻松的心态应对手术。

2. 病人疼痛能有效控制，不影响睡眠和休息。

3. 病人呼吸道通畅、呼吸和循环功能正常。

4. 早期预防、发现麻醉并发症并及时处理。

【护理措施】

（一）麻醉前护理

进行术前访视。术前禁饮 4~6 小时，禁食 6~8 小时，术前 2 小时可饮清液。随着加速康复外科理念及实践在临床中的应用，禁食禁饮时间在条件允许情况下可缩短。术前一日沐浴或擦浴、更换干净病员服。简介手术步骤、麻醉方式及术中、术后可能出现的不适，减轻病人焦虑、恐惧等情绪，以取得配合。

理论与实践

加速康复外科的应用

加速康复外科（enhanced recovery after surgery，ERAS）指为使病人快速康复，在围术期采用一系列经循证医学证据证实有效的优化处理措施，以减轻病人心理和生理的创伤应激反应，从而减少并发症，缩短住院时间，降低再入院风险及死亡风险，同时降低医疗费用。长时间禁食使病人处于代谢的应激状态，可致胰岛素抵抗，不利于降低术后并发症发生率。建议无胃肠道动力障碍病人术前6小时禁食固体饮食，术前2小时禁食清流质。若病人无糖尿病史，推荐手术2小时前饮用400ml含12.5%碳水化合物的饮料，可减缓饥饿、口渴、焦虑情绪，降低术后胰岛素抵抗和高血糖的发生率。近年来，ERAS理念在全球的应用已逐步拓展至骨科、心胸外科、妇产科、泌尿外科、普通外科等领域，均取得了良好效果。但目前ERAS理念在国内尚处于不断完善与发展的过程中，正在逐步形成中国特色的ERAS路径。

（二）麻醉中护理

1. 局麻病人的护理

（1）一般护理：局麻药对机体影响小，一般不需特殊护理。局麻药作用期间注意监测病人生命体征，有无其他不适。

（2）局麻药不良反应的护理

1）局麻药不良反应有毒性反应和过敏反应。毒性反应表现为口唇麻木、头晕头痛、视物模糊、心律失常、低血压、心肌收缩力差甚至心脏停搏。过敏反应表现为荨麻疹、喉头水肿、支气管痉挛、低血压等，严重者可发生过敏性休克，甚至死亡。

2）护理措施：一旦发生，立即停药；尽早给氧；保持呼吸道通畅，加强通气；遵医嘱使用抗过敏药物，对症处理及支持治疗。

2. 椎管内麻醉病人的护理

（1）一般护理：协助安置麻醉体位，麻醉时的体位常规为90°侧卧，埋头、含胸、屈膝以充分暴露脊柱麻醉平面节段，特殊手术时，如子宫下段剖宫产术在麻醉前原则上应采取适度抬高右侧的左倾卧位，以预防仰卧位综合征；协助麻醉医生消毒铺巾、妥善固定麻醉导管；协助麻醉医生做好病情观察及麻醉意外的抢救工作。

（2）常见椎管内麻醉并发症的护理

1）低血压：严密观察病人血压、心率变化。若血压下降，脉搏增快，应快速补液扩容，必要时遵医嘱给予升压药物。

2）呼吸抑制：术中若出现呼吸减弱、发绀或呼吸困难者，应行气管插管，并及时清除呼吸道分泌物，保持呼吸道通畅。

3）全脊髓麻醉：是硬脊膜外麻醉最危险的并发症。一旦发现病人全脊髓麻醉，应立即面罩正压通气，必要时行气管插管；加快补液、升压，维持循环稳定；同时给予对症支持治疗。

3. 全身麻醉病人的护理

（1）一般护理：协助麻醉医生做好病情观察，在输液、输血、用药及抢救等方面密切配合。

（2）常见全身麻醉并发症的护理

1）反流与误吸：严格宣教禁食禁饮时间，若急诊手术饱胃时，应放置胃管。在全麻诱导或复苏期若出现呕吐，应立即将头偏向一侧、头低脚高位，并吸尽呕吐物，必要时气管插管。

2）舌后坠：当病人出现鼾声时，应托起下颌，必要时置入口咽或鼻咽通气导管。

3）喉痉挛：应解除诱因，加压给氧。若不能缓解应给予肌松剂后行气管插管，麻醉机控制呼吸。

4）呼吸道分泌物增多：吸尽咽喉及口腔内分泌物，遵医嘱使用阿托品等药物以减少腺体分泌。

5）循环系统并发症：对全麻病人进行血压、脉搏、心率、心电图及中心静脉压等循环功能和血流动力学监测，若有异常立即报告麻醉医师并协助处理。

6）体温异常：麻醉过程中应注意病人体温维护，可采用预加温、提高手术室室温、使用加温输液系统、变温毯、充气加温装置等进行联合保温，以维持病人体温在正常范围。少数病人在全麻后可能出现高热，应给予物理降温，必要时遵医嘱给予药物以达降温效果。

（三）麻醉后护理

1. 椎管内麻醉后病人出现头痛时，应去枕平卧6～8小时，每日补充足量的液体，遵医嘱给予镇痛或安定类药物等护理措施。出现尿潴留时可热敷膀胱区或诱导排尿，不习惯卧床排尿者应酌情改变体位或下床排尿，若仍无法自行排尿者应留置导尿。

2. 全身麻醉后应在麻醉恢复室进行复苏，并持续监测生命体征、体温、尿量、意识、肌力等，待复苏后符合出室指征即与麻醉医生一起送病人回ICU病房。途中密切观察病人一般情况并唤醒，与接受病人单元做好交接并双方签字确认。

【护理评价】

通过治疗与护理，病人对麻醉过程满意；疼痛有效控制；呼吸道通畅、呼吸和循环功能正常；体温维持在正常范围；无麻醉并发症或出现并发症能得到及时处理。

第三节　术后镇痛管理

术后疼痛是由于手术创伤和（或）器官损害以及引流管刺激所致。术后疼痛会引起病人呼吸、循环、免疫等生理功能改变，若未得到及时控制可能会引起精神障碍、自主神经功能紊乱、切口延迟愈合、伤口裂开等不良后果。因此，术后镇痛是提高病人安全、促进病人术后早日康复的重要环节，它是关系到术后病人转归和满意度的重要指标。

一、术后镇痛方法

（一）传统镇痛方法

根据医嘱在病人需要时采用口服、肌注、皮下或静脉等途径给予镇痛药物，常用的药物有吗啡、哌替啶、芬太尼、曲马多等。这种方法难以使病人疼痛得到及时有效的控制，存在一定的缺陷，如疼痛缓解不及时、方法不灵活、产生依赖性以及血药浓度波动大等。

（二）现代镇痛方法

现代镇痛方法可有效克服传统镇痛方法的缺陷，主要方法有：

1. 病人自控镇痛（patient-controlled analgesia，PCA）　麻醉医生根据病人个体差别设定PCA药物种类、给药浓度、给药间隔时间，病人可根据自己对疼痛的感受，少量、反复频繁给药。使用PCA镇痛成功的关键是选择合适的病人。术前和术后均应向病人及家属讲解PCA的使用方法及注意事项，方便病人进行自控镇痛并定时随访。

（1）PCA的种类：根据给药途径和参数设定不同，可分为静脉PCA、硬膜外PCA、皮下PCA和区域神经PCA等。

（2）PCA优点：①能维持最低有效的镇痛药浓度；②及时、迅速解决病人对镇痛药的需求；③减轻疼痛刺激，有利于病人术后康复；④便携设计，不受时间、空间和体位限制。

2. 椎管内镇痛　椎管内镇痛是利用单次穿刺或置管给药进行镇痛。椎管内镇痛具有副作用少、镇痛效果好、改善胃肠道功能等优点，可进行单次或持续给药。

3. 外周神经阻滞镇痛　外周神经阻滞在提供满意镇痛的同时，避免阿片类药物的使用，从而避免了恶心等不良反应。全身副作用少，病人可早期下床活动，有利于尽快康复出院。可单次给予长效局麻药，也可留置导管持续输注局麻药。

二、术后镇痛的并发症与护理

1. **恶心、呕吐** 由于术前用药、术中麻醉及手术操作，术中、术后镇痛药物刺激等因素引起。可给予止吐剂或镇痛药，同时防止误吸。

2. **呼吸抑制** 阿片类镇痛药物可使呼吸频率和幅度减低，呼吸功能不全者禁用。麻醉及麻醉恢复期严密观察，保持气道通畅，呼吸抑制合并呕吐的病人应头偏向一侧，防止误吸。

3. **皮肤瘙痒** 是由于吗啡诱发组胺释放而引起。1~2天可自行缓解，严重者可遵医嘱给予抗组胺类药物。

4. **尿潴留** 阿片类药物可使尿道括约肌痉挛，逼尿肌松弛，引起尿潴留。术后镇痛病人可保留尿管，拔管前应注意训练膀胱功能，尽早自行排尿。

5. **腹胀** 吗啡可抑制肠蠕动，术后应及时观察病人肠蠕动情况。在病情允许情况下尽早活动，腹胀严重者可行胃肠减压等治疗。

（易凤琼）

学习小结

本章介绍各种麻醉方法及特点，并详细介绍了常用麻醉药的用法。麻醉方法包括区域（部位）麻醉、椎管内麻醉和全身麻醉。对于麻醉的实施，应做到麻醉前充分评估并完善其准备工作。麻醉过程中应对病人进行监测以保障病人安全，监测项目可根据手术大小和麻醉方法进行选择，应做到安全、有效。特别应注意各种麻醉方法相应的不良反应及并发症，并进行及时的处理。同时应防止麻醉中、麻醉后出现的意外和并发症，采取必要的护理评估和有效的护理措施。针对术后疼痛，介绍了术后镇痛的方法，并根据疼痛程度、手术部位、个体差异进行选择。

复习参考题

1. 常用的局麻方法有哪些，可能出现哪些麻醉意外和并发症？

2. 对全身麻醉的意外和并发症，应采取哪些护理措施？

3. 病人自控镇痛有哪些优点？

手术室护理工作

6

学习目标	
掌握	洗手护士和巡回护士的主要工作。
熟悉	外科手消毒目的及方法;手术室日常管理和清洁消毒方法。
了解	手术室布局及分区;手术用物常用的消毒灭菌方法。

第一节　概述

　　闵某,男,56 岁,因外伤后右下肢伤口皮肤肿胀、疼痛、呈紫黑色,并出现大小不等的水疱,临床诊断为气性坏疽,需行右下肢截肢术。

　　思考:

　　1. 该病人的手术应在什么级别的手术间进行?

　　2. 手术前应进行哪些准备?

　　3. 手术后器械的处理?

　　手术部(室)(operating room, OR)是医院的重要部门,其建筑环境及功能布局应设计合理,仪器设备配置先进。手术室护理工作是医院护理工作的重要组成部分,具有业务面广、技术性高、无菌操作严格等特点,要求护士趋于专业化,而培养手术室专科护士是手术室护理实践发展的策略和要求。

一、手术部(室)布局与环境

(一) 手术部(室)的建筑要求

　　1. 手术部(室)的位置　手术室宜选择在自然环境较好,大气含尘、含菌浓度较低的位置。洁净手术室不宜设在首层和高层建筑的顶层,应独立成区,并宜与其有密切关系的外科病房及重症护理单元临近,与放射科、中心供应室、快速病理冰冻室及输血科等联系便捷。如在不同的建筑内,可由廊桥、通道相互连接,便于接送病人和物品的转运。

　　2. 手术间的设置　手术间数量与手术科室床位比为 $1:20 \sim 1:25$,也可按以下方式计算:A(手术间数量)=B(手术总床位数)×365/[T(平均住院天数)×W(手术室全年工作日)×N(平均每个手术间每日手术台数)]。洁净手术室的净高不低于 2.7m,走廊宽 $2.2 \sim 2.5m$。手术间面积应根据不同手术用途而定,一般小手术间面积为 $20 \sim 30m^2$,大手术间面积为 $40 \sim 50m^2$,心脏手术、器官移植手术、杂交手术室、复合手术室及机器人手术室由于参加手术人员及设备较多,手术间面积应尽量增大以满足需要。手术室应设置负压手术间。洁净手术室供进出的门,净宽不宜小于 1.4m,电动悬挂式自动门应具有自动延时关闭和防撞击功能,并具有手动功能。

　　3. 手术间内设置及配置　手术间内基本配置包括多功能手术床、无影灯、大小器械桌、器械托盘、观片灯、麻醉机、监护仪、药品柜、脚踏凳、输液架等,因输液滑轨易积灰故建议不采用。现代化手术室应安装中心供氧、中心供二氧化碳、中心负压吸引、中心压缩空气、中心氮气、麻醉排废气终端及多功能控制面板等。此外,网络接口、电脑显示屏、电视录像或远程电教系统也应纳入手术间配置。手术间内不应有明露管线,插座、开关、各种柜体、观片灯应嵌入墙面,不得突出。手术间地面与墙面连接处为圆角,不设地漏,墙面和天花板应采用光滑、无凹缝、易清洁、耐腐蚀、防火、耐碰撞的装饰材料。洁净手术部温度宜设置为 $21 \sim 25℃$,相对湿度设置为 $30\% \sim 60\%$(图 6-1)。

　　4. 手术室辅助工作间　手术室主要辅助工作间有刷手间、一次性无菌物品存放间、高压蒸汽灭菌包存放间、药品间、麻醉准备间、麻醉恢复室、病人等候区等。刷手间不应设门,每 2~4 间洁净手术间单独设立 1 间刷手间,也可设在两个手术间之间,水龙头数量应不少于手术间数量。应具有洗手池、非手触式水龙头、手清洁剂、手消毒剂、无菌擦手巾、清洁指甲用品、计时钟、洗手流程及说明图等设施。连台手术

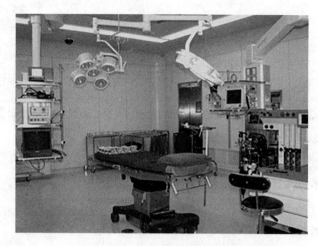

图6-1 手术间内设置及配置

病人需提前进入手术室在病人等候区做好准备,以缩短连台手术的等待时间。其他附属工作间包括更鞋区、更衣室、护士站、办公室、值班室、医生休息室、进餐区、盥洗间、卫生间、沐浴室及卫生处置间等,设置、布局合理。

5. 洁净手术室 洁净手术室是指采用空气净化技术,使细菌浓度控制在一定范围、空气洁净度达到相应的洁净度等级标准的手术室。

(1)净化空调系统应使洁净手术部整体处于受控状态,并应使各洁净手术室灵活运行。Ⅰ、Ⅱ级洁净手术室与负压手术室每间应采用独立净化空调系统,Ⅲ、Ⅳ级洁净手术室可2~3间合用一个系统。净化空调系统应有便于调节控制风量并能保持稳定的措施。净化空调系统可为集中式或回风自循环处理方式。

(2)手术室净化级别根据每立方米空间中粒径大于或等于0.5μm空气尘埃粒子数的多少,洁净手术室可分为Ⅰ级、Ⅱ级、Ⅲ级、Ⅳ级4种,空气洁净度级别分为5级、6级、7级、8级和8.5级。洁净手术部技术指标中静压差、换气次数、截面风速、温度、湿度、新风量等值均与手术室净化级别有相关性,洁净手术室用房分级标准及参考手术(表6-1)。

表6-1 洁净手术室用房分级标准

等级参考手术	沉降法(浮游法)细菌最大平均浓度		空气洁净度级别	
	手术区	周边区	手术区	周边区
Ⅰ级 假体植入、大型器官移植、心脏等手术	0.2cfu/30min·φ90 皿(5cfu/m³)	0.4cfu/30min·φ90 皿(10cfu/m³)	5	6
Ⅱ级 涉及深部组织及生命主要器官的大型手术	0.75cfu/30min·φ90 皿(25cfu/m³)	1.5cfu/30min·φ90 皿(50cfu/m³)	6	7
Ⅲ级 其他外科手术	2cfu/30min·φ90 皿(75cfu/m³)	4cfu/30min·φ90 皿(150cfu/m³)	7	8
Ⅳ级 感染和重度污染手术	6cfu/30min·φ90 皿		8.5	

(二)手术室的布局

1. 手术室平面布局 符合功能流程和洁污流线分明的原则。手术室内部平面和洁净区走廊应在手术室前单走廊、手术室前后双走廊、纵横多走廊、集中供应无菌物品的中心无菌走廊和各手术间带前室等形式中选用,具体如下:

(1)单通道形式:整个手术室仅设置单一通道,将手术后的污废物经就地打包密封处理后,可进入此通道。

（2）双通道形式：即手术室前后均设有通道。将医务人员、病人、洁净物品供应的洁净路线与器械、敷料、污物等污染路线分开。

（3）多通道形式：即手术室内部有纵横多条的通道，设置原则与双通道形式相同。适用于较大面积的大型手术部。

（4）集中供应无菌物品的中心无菌走廊：手术室围绕着无菌走廊布置。

（5）手术室带前室：使用方便，减少交叉感染，但需要面积。

2. 手术室分区　手术室分为洁净区与非洁净区。洁净区与非洁净区之间的联络必须设缓冲室或传递窗。

（1）洁净区：设在内侧，含手术间、内走廊、刷手间、无菌物品存放间、药品间、麻醉准备间、器械室、外走廊、麻醉恢复室等。

（2）非洁净区：设在外围，含换鞋区、更衣室、值班室、办公室、休息室、用餐区等。

二、手术室管理

（一）人员管理

1. 手术人员在非洁净区换鞋、更衣后戴好口罩、帽子，手卫生后进入手术间，中途离开手术室应更换着装或外穿外出衣、鞋，如穿手术室着装外出后应重新更换着装。非手术人员未经许可不得进入手术室。

2. 患有上呼吸道感染、有伤口或感染灶者不得进入手术室；参加手术人员应按规定手术时间提前到达，做好无菌准备。

3. 进入手术室人员必须遵守手术室规则，在指定手术间工作，不得随便出入其他手术间；严格限制参观人数，一般手术间不超过 2 人；参观手术人员按规定在指定手术间参观，不得随意互串手术间；与术者距离应在 30cm 以上，参观手术脚蹬高度不应超过 50cm。

4. 洁净手术室应规定和控制室内人员的设定人数，设计负荷以设定人数为基础。当不能提出设定人数时，可参照以下数据：Ⅰ级 12～14 人，Ⅱ级 10～12 人，Ⅲ、Ⅳ级 6～10 人。

5. 病人术前应沐浴或擦浴，更换清洁病员服，贵重物品等不得带入手术室；有开放性伤口的病人应先简单处理污迹、血迹等，遮盖伤口后再进入手术室；术前留置管道病人应更换清洁引流袋后进入手术室。

（二）物品管理

1. 进入手术室的所有物品须在脱包间去除外包装后进入洁净区。

2. 无菌物品与非无菌物品按区域分开放置，无菌物品放在洁净区内；按灭菌先后顺序分类放置和取用，遵循左放右拿，下放上拿，里放外拿的原则。

3. 手术室备齐急救用物，专人负责检查补充；手术室人员须熟悉各种物品放置地点及使用方法；手术间一次性无菌物品（含药品）定期查看其有效期并按基数整理。

（三）环境管理

1. 日常管理

（1）采取湿式卫生的清洁方式，遵循先清洁再消毒的原则。每台手术结束后及时清扫，每日手术结束后彻底清扫，每周定期彻底大扫除。

（2）清洁手术与污染手术分开，接台手术时先安排清洁手术后安排污染手术，感染手术在负压手术间进行。

（3）清洁工具应分区使用，不同颜色标记；宜用微细纤维材料的擦拭布巾和地巾；按手术部规模设立清洁工具复用处理的房间及清洁用具的数量；清洁用具使用后及时清洁与消毒，干燥保存。

（4）严格垃圾分类处置。

（5）空调机组的日常维护可委托专业单位进行，定期清洁、检查、维护。

（6）洁净手术室只允许放置必需的设备及物品，物品摆放要避开回风口，做到送风口与回风口的直线无任何阻拦。

（7）洁净手术室根据洁净房间总数，合理安排每次细菌监测的房间数量，保证每个洁净房间能每年至少做一次细菌监测。

2. 清洁与消毒

（1）普通手术后的清洁与消毒

1）物表和地面：未被污染物表和地面用清水清洁；被污染或疑似污染用500mg/L的含氯消毒剂喷洒，作用至少15分钟后去除污染，再清洁。

2）污点消毒与清洁：对被病人的少量体液、血液、排泄物、分泌物等感染性物质小范围污染的环境表面进行的清洁与消毒处理。被病人体液、血液等污染时应随时进行污点消毒与清洁。

3）空气净化：常用方法有：①通风，可分为自然通风和机械通风；②循环风紫外线空气消毒；③紫外线灯照射消毒；④空气熏蒸消毒；⑤静电吸附式空气消毒器；⑥化学消毒法；⑦空气洁净技术。空气洁净技术是首选的空气净化方式。

（2）感染手术后的清洁与消毒：感染手术安排负压手术间进行手术；手术后污染手术的地面应先消毒后去污再清洁；尽量使用一次性用物；手术前移出与本手术无关的物品，门口悬挂"隔离"标识；参与手术的人员严格做好个人防护，防止交叉污染。

1）特异性感染手术：例如朊毒体、气性坏疽病原体、破伤风杆菌等感染的手术。①可重复使用的器械、物品：装入双层黄色垃圾袋，袋口分别扎紧，标明感染源及手术包等名称，通知中心供应室立即单独密闭回收处理。②物体、环境表面：用0.5%过氧乙酸或500mg/L的含氯消毒剂擦拭；被朊毒体病人或疑似感染朊毒体病人的高度危险组织（大脑、硬脊膜、垂体、眼、脊髓）污染的物品和环境表面用10 000mg/L的含氯消毒剂或1mol/L的氢氧化钠溶液浸泡或擦拭，至少作用15分钟。③空气净化：可采用3%的过氧化氢20ml/m³喷雾或过氧乙酸1g/m³加热熏蒸，湿度70%~90%，密闭24小时；5%过氧乙酸溶液按照2.5ml/m³气溶胶喷雾，湿度为20%~40%，消毒后开窗彻底通风或净化手术间；也可采用空气净化技术120分钟，手术间密闭24小时。

2）血源性传播疾病手术：例如HIV、HBV、HCV、梅毒等感染的手术。术后物表、用物用500~1000mg/L的含氯消毒剂擦拭和浸泡消毒；污染的地面用1000mg/L的含氯消毒剂喷洒，作用至少15分钟后去除污染，再进行湿式卫生。

3）其他感染手术：例如化脓、局部结核灶、铜绿假单胞杆菌等感染的手术。术后的物表和地面用500mg/L的含氯消毒剂擦拭和湿式卫生。污染的地面用500~1000mg/L的含氯消毒剂作用至少15分钟后去除污染，再进行湿式卫生。

第二节　手术室物品管理及无菌处理

一、物品管理

（一）医用织物

医用织物是指医院内可重复使用的纺织品。手术室的医用织物主要有手术衣、手术铺单系统及包布等。

1. 手术衣　外科手术时用于遮盖手术人员外科手消毒后的手臂和身体未经消毒的部位，穿上后能遮至手术者膝下，袖口为松紧口，便于手套盖住袖口。手术衣胸腹部为双层，达到防水和隔离效果。手术衣分为全遮蔽式和非全遮蔽式。全遮蔽式手术衣可遮盖手术者背部,已逐渐取代非全遮蔽式手术衣。

2. 手术铺单系统　有治疗巾、桌布、腹单、洞巾、中单等。用于手术区皮肤消毒后铺巾、铺无菌器械桌以形成手术无菌区域。不同手术选用不同规格、型号及式样的铺单系统。

3. 包布　用于包裹各种手术器械包、敷料包,便于灭菌及存放。

目前,应用一次性无纺布制作经灭菌处理的手术衣、手术铺单等可直接使用,免去了清洗、消毒、折叠所需的时间及人力,但不能完全替代医用织物。

(二)敷料类

1. 纱布类　有各种规格的纱布垫、纱布块、纱布条及纱布球,用于手术拭血、压迫止血、皮肤消毒、包扎及覆盖伤口等。纱布块由4层纱布制成,有不同规格尺寸可用于不同手术部位;纱布垫由6~8层纱布制成,使用时用盐水浸湿并拧干,保护脏器组织;纱布条用于填塞、压迫止血,有子宫纱条、腹腔纱条、鼻纱条等;纱布球用于压迫深部出血点、拭血或分离组织等。

2. 棉花类　常用的有棉垫、棉片、棉球及棉签等。棉片常用于颅脑及脊柱手术拭血或保护脑组织及神经组织;棉球可用于皮肤黏膜的消毒、压迫深部出血点、拭血或涂擦药物;棉签用于输液、注射或涂擦药物。

3. 敷贴类　一次性无菌敷贴可替代纱布类敷料覆盖各类手术切口或伤口。其特点是与皮肤贴合力强,方便揭除。

4. 特殊敷料

(1)凡士林油纱:用于脓肿切开引流、填塞伤口,也可用于新鲜伤口创面的覆盖,如取皮、植皮创面。

(2)碘仿纱条:可用于深部腔隙及感染窦道的填塞,具有止血、引流、防腐、消炎的作用。

(3)绷带:用于固定和保护手术或受伤部位。适用于四肢、头部以及胸腹部。

(三)器械类

手术器械是手术操作必需的基本物品。外科手术中需要的器械种类繁多,包括常用基础器械,各专科手术需要的专科特殊器械以及特殊手术使用的器械等。

1. 基础器械　常用器械有六类,即手术刀、剪、钳、镊、牵开器、吸引器头。

(1)手术刀(scalpel):主要用于切割和锐性分离组织,由刀柄和可装卸的刀片两部分组成。

(2)手术剪(scissors):主要用于锐性分离组织和剪线,根据用途可分为组织剪和线剪。

(3)钳类:主要用于钳夹止血、钝性分离组织、牵引缝线及拔出缝针等,可分为弯血管钳、直血管钳、蚊式血管钳、有齿血管钳、卵圆钳、组织钳、直角钳、持针钳等。

(4)手术镊:用于夹持和提起组织,便于解剖和缝合,可分为平镊和有齿镊。

(5)牵开器:通常称为拉钩,用于牵开组织、脏器,显露手术野。有手动拉钩和自动牵开器两种;根据不同手术部位,有皮肤拉钩、甲状腺拉钩、阑尾拉钩、腹腔拉钩及S状拉钩、胸腔牵开器、腹腔牵开器等可供选择。

(6)吸引器头:连接吸引器后利用负压吸引术中渗血、渗液,显露手术野。

2. 专科器械　在手术中除使用基础手术器械外,还根据各专科手术选用不同的专科器械,如胸心外科手术用肋骨剪、胸骨撑开器、心脏拉钩等,骨科使用的骨刀、骨锤、骨膜剥离子及咬骨钳等,耳鼻喉科手术中使用的鼻剥离子、鼻夹钳、扁桃体钳等。

3. 特殊器械

(1)内镜类:有腹腔镜、膀胱镜、输尿管镜、宫腔镜、神经内镜、关节镜及胸腔镜等。

(2)吻合器类:有血管、食管、胃、肠等吻合器。

(3)其他精密仪器:主要有高频电刀、电外科工作站、电钻、电锯、铣刀、超声刀、除颤仪及体外循环机等。

（四）缝针及缝线

1. 缝针 由针尖、针体及针眼组成。针尖根据横切面形状分三角针和圆针；针体有不同的弧度，如直针、1/2弧、3/8弧等；缝针有不同的型号大小。三角针用于缝合皮肤、韧带等坚韧组织，圆针用于缝合血管、神经、脏器、肌肉、皮下等组织。目前带线缝合针在临床上普遍使用，可减少对组织的损伤。

2. 缝线 用于术中缝合各类组织、脏器、血管等，也用于结扎组织。缝线分为不可吸收缝线和可吸收缝线两大类。多采用一次性灭菌包装。

（1）不可吸收缝线：是由天然材质加工制成、人工合成或直接由金属材料制成，不能被组织酶消化吸收的缝线。如丝线、金属缝线、尼龙线、聚酯缝线、聚丙烯缝线等，其中丝线是手术中最常使用的缝线，由天然蚕丝制成。

（2）可吸收缝线：是由哺乳动物的胶原或人工合成的多聚体（聚羟基乙酸包膜）制作而成，具有表面光滑、吸收快、组织反应小等特点。常用的合成可吸收缝线有涂层可吸收缝线、快吸收缝线、编织可吸收缝线、单股可吸收缝线等。

（五）引流物

用于引流手术中体腔、关节、器官或组织间隙内积聚的脓、血、渗出液或其他液体。常用的引流用物有乳胶片引流条、乳胶引流管、硅胶引流管、负压引流装置、纱布引流条等，根据引流部位、腔隙深浅、引流液的量和性质选择合适的引流物。按功能又可分为单腔、双腔和三腔引流管、T形引流管、蕈状引流管等。一次性使用灭菌包装应用广泛。

二、物品的无菌处理

重复使用的诊疗器械、器具和物品，使用后应先清洁，再消毒处理后灭菌备用。物品的处理过程包括清洗、消毒、干燥及灭菌。清洗是去除医疗器械、器具和物品上污物的全过程。消毒是指清除或杀灭传播媒介上的病原微生物，使其达到无害化的处理。灭菌是杀灭或清除一切微生物（包括细菌芽孢），达到灭菌水平。

（一）清洗

清洗流程包括冲洗、洗涤、漂洗和终末漂洗。清洗方法包括机械清洗和手工清洗。机械清洗适用于大部分常规器械的清洗，手工清洗适用于精密、复杂器械的清洗和有机物污染较重的器械初步处理。

1. 医用织物 手术后的医用织物应及时清洗再消毒。感染手术宜使用一次性用品，使用后应双层封闭包装分口扎紧袋口并标明感染性疾病名称，指定地点单独回收处理。

2. 手术器械 使用后的手术器械应及时去除明显的污物，干涸的污渍应先用医用清洗机浸泡再刷洗或擦洗。感染手术后器械应先消毒，后清洗，再灭菌。感染朊毒体病人或疑似感染朊毒体病人手术后的器械根据污染组织的危险程度，可选择以下方式之一进行消毒灭菌，灭菌的严格程度逐步递增：①浸泡于1mol/L氢氧化钠溶液内作用60分钟，再进行清洗、消毒与灭菌，压力蒸汽灭菌应采用134~138℃，18分钟，或132℃，30分钟，或121℃，60分钟；②采用清洗消毒机或其他安全的方法去除可见污染物，然后浸泡于1mol/L氢氧化钠溶液内作用60分钟，并置于压力蒸汽灭菌121℃，30分钟，然后清洗，并按一般程序灭菌；③浸泡于1mol/L氢氧化钠溶液内作用60分钟，去除可见污染物，清水漂洗，置于开口盘内，下排式压力蒸汽灭菌器内121℃灭菌60分钟或预排式压力蒸汽灭菌器134℃灭菌60分钟，然后清洗，并按一般程序灭菌。气性坏疽病人手术后器械浸泡于1000~2000mg/L的含氯消毒剂中30~45分钟，有明显污染物时应采用5000~10 000mg/L浸泡消毒≥60分钟，然后按规定清洗，灭菌。

（二）消毒与灭菌

手术所用的器械、敷料及物品必须经过灭菌处理。耐热、耐湿的器械、敷料及物品，棉布类敷料和棉纱类敷料，应首选压力蒸汽灭菌；耐热，不耐湿的器械、敷料及物品，采用干热灭菌；不耐热、不耐湿的器械、敷料及物品,宜采用低温灭菌方法;不耐热、耐湿的器械、敷料及物品应首选低温灭菌方法,无条件的医疗机构可采用灭菌剂浸泡灭菌。

消毒灭菌方法分为物理消毒灭菌法、化学消毒灭菌法及生物消毒灭菌法三类,常用的方法主要是物理方法和化学方法。物理方法主要有压力蒸汽灭菌、干热灭菌、紫外线消毒等;化学方法主要有环氧乙烷灭菌、低温甲醛灭菌、过氧化氢低温等离子体菌等,常用的消毒剂主要有2%戊二醛、含氯消毒剂、二氧化氯、含碘类消毒剂等。

1. 物理消毒灭菌法

(1)压力蒸汽灭菌:临床上最常用的消毒灭菌方法。适用于耐热、耐湿的器械、敷料及物品的灭菌,主要灭菌器有下排式压力蒸汽灭菌器、预真空式灭菌器、快速压力蒸汽灭菌器等,目前常用的是预真空式灭菌器。快速压力蒸汽灭菌不作为常规的灭菌方法,适用于灭菌裸露物品,灭菌过程可不包括干燥程序,应在紧急情况下使用,运输时避免污染,不应储存,无有效期。

(2)紫外线消毒:适用于物体表面及室内空气的消毒。主要的消毒设备有紫外线灯管、循环风紫外线空气消毒器及臭氧紫外线消毒柜等。

(3)干热灭菌:适用于耐热,不耐湿或蒸汽不能穿透物品的灭菌,如粉剂或油剂、玻璃等。

2. 化学消毒灭菌法

(1)过氧化氢低温等离子体灭菌:适用于不耐热、不耐湿的器械及物品的灭菌。灭菌物品应充分干燥,采用可渗透过氧化氢气体的专用包装材料,严禁使用布类、纸类等包装材料。灭菌包不应叠放,不应接触灭菌腔内壁。

(2)环氧乙烷灭菌(ethyl-ene oxide,EO):目前是低温灭菌法中最有效的灭菌方法。适用于不耐热、不耐湿的器械及物品的灭菌,如电子仪器、塑料制品、纸质制品等。

(3)低温甲醛蒸汽灭菌:适用于不耐湿、不耐热的器械及物品的灭菌,如电子仪器、管腔器械、玻璃器皿等。

(4)2%戊二醛:适用于不耐热的器械、敷料及物品的浸泡消毒与灭菌。将洗净、干燥后的器械及物品完全浸没于2%戊二醛溶液中,容器加盖,温度20~25℃,消毒时间参照产品使用说明,灭菌时间为10小时。灭菌后采用无菌方式取出,用无菌水反复冲洗干净,并用无菌纱布擦干后使用。2%戊二醛应密封,避光,置于阴凉、干燥、通风的环境中保存。

3. 无菌物品存储及有效期 灭菌后物品应分类、分架存放在无菌物品存放区。存放架必须离地面≥20cm,离天花板≥50cm,离墙≥5cm。温度低于24℃、相对湿度低于70%、换气次数4~10次/小时,在此存放条件下普通棉布包装材料的无菌物品有效期为14天;未达到环境标准条件,有效期不应超过7天;医用一次性纸袋包装的无菌物品有效期宜为30天;使用一次性纸塑包装、医用无纺布、医用皱纹纸及硬质容器包装的无菌物品有效期宜为180天。

第三节　手术人员的准备

手术人员进入手术室需做好一般准备,参加手术前严格外科手消毒,规范穿戴无菌手术衣和无菌手套,确保无菌准备完善后进行手术,以预防手术部位感染的发生。

一、一般准备

手术人员应保持身体清洁,由专用通道进入手术室,更换手术室专用拖鞋、衣、裤,戴好口罩及帽子。

口罩要盖住口、鼻、面部，帽子要盖住全部头发，上衣下摆扎入裤中。修剪指甲，并清理甲缘下积垢。手或手臂皮肤有破损或化脓性感染灶者，不得参加手术。

二、外科手消毒

外科手消毒的目的是清除或者杀灭手部暂居菌和减少常居菌，抑制手术过程中手表面微生物的生长，减少手臂皮肤细菌的释放，防止病原微生物在医务人员和病人之间的传播。暂居菌寄居在皮肤表层，常规洗手易被清除，直接接触病人或被污染的物体表面时可获得，可通过手传播，与医院感染密切相关。常居菌能从大部分人体皮肤上分离出来，深居毛囊、汗腺等处，不易清除，且可在手术过程中逐渐移至皮肤表面，因此手臂清洗、消毒后需穿无菌手术衣、戴无菌手套，防止细菌污染手术切口。这种消毒方法有持久的抗菌活性。

1. 外科手消毒应遵循的原则

（1）先洗手，后消毒。

（2）不同病人手术之间、手套破损或手被污染时，应重新进行外科手消毒。

2. 洗手方法与要求

（1）洗手之前应先摘除手部饰物，并修剪指甲，长度应不超过指尖。

（2）清洁洗手：取适量的清洁剂，按照七步洗手法清洗双手及前臂和上臂下 1/3，并认真揉搓。清洁双手时，应注意清洁指甲下的污垢和手部皮肤的皱褶处，评估手的清洁程度选择是否进行皂液刷手洗手。

（3）流动水冲洗双手、前臂和上臂下 1/3。

（4）使用灭菌干手巾擦干双手、前臂和上臂下 1/3。

（5）整个洗手过程中应保持双手位于胸前并高于肘部，使水由手部流向肘部。

3. 外科手消毒方法

（1）冲洗手消毒方法：取适量的手消毒剂涂抹至双手的每个部位、前臂和上臂下 1/3，并认真揉搓 2~6 分钟，用流动水冲净双手、前臂和上臂下 1/3，无菌巾彻底擦干。流动水应达到生活用水卫生标准的规定。特殊情况水质达不到要求时，手术医师在戴手套前，应用醇类手消毒剂再消毒双手后戴手套。手消毒剂的取液量、揉搓时间及使用方法遵循产品的使用说明。

（2）免冲洗手消毒方法：取适量的免冲洗手消毒剂涂抹至双手的每个部位、前臂和上臂下 1/3，并认真揉搓直至消毒剂干燥。手消毒剂的取液量、揉搓时间及使用方法遵循产品的使用说明。

三、穿无菌手术衣及戴无菌手套

穿无菌手术衣及戴无菌手套的目的是避免和预防手术过程中医护人员衣物或手上的细菌污染手术切口，同时也避免病人血液、体液污染手术人员，预防职业暴露。无菌手术衣包括全遮蔽式手术衣和半遮蔽式手术衣，手术中常用全遮蔽式手术衣。戴无菌手套分为无接触式和开放式两种方法。

（一）穿全遮蔽式无菌手术衣方法

取全遮蔽式无菌手术衣，站立处周围无遮挡，面向无菌台，两手提住衣领，衣袖向前展开手术衣，内面面对自己，举至与肩同齐水平，将双手及前臂伸入衣袖内，并向前平行伸展。巡回护士在穿衣者背后抓住衣领角内面并后拉，系好领口系带及左叶背部与右侧腋下的系带。穿衣者戴好无菌手套后解开腰间的活结，将右叶腰带递给台上其他手术人员或交巡回护士用无菌持物钳夹取，旋转后与左手腰带系于胸前，使手术衣右叶遮盖左叶，解开及系带过程中注意系带不能掉落污染（图6-2）。

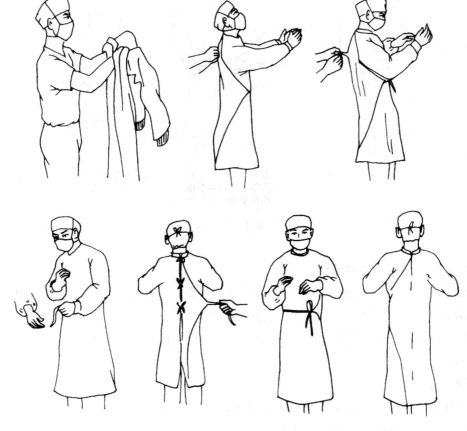

图 6-2　全遮蔽式手术衣穿法

（二）戴无菌手套方法

1. **无接触式戴无菌手套**　穿无菌手术衣时双手不露出袖口，隔衣袖取手套置于掌侧面，指端朝向前臂，拇指相对，反折边与袖口平齐，隔衣袖抓住手套边缘并将之翻转包裹手及袖口。需注意双手始终不能外露于衣袖，手套应包裹袖口，不可将腕部裸露，向近心端拉衣袖至拇指关节处（图 6-3）。

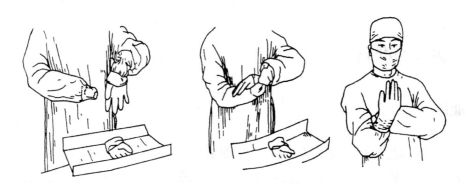

图 6-3　无接触式戴无菌手套法

2. **开放式戴无菌手套**　穿好手术衣后，掀开手套袋，捏住手套口的外翻折部分即手套内面，取出手套，分清左、右侧；左手捏住并显露右侧手套口，将右手插入手套内，戴好手套，注意未戴手套的手不可触及手套的外面即无菌面；再用已戴手套的右手插入左手手套口反折部的内面即手套的外面，帮助左手插入手套并戴好；分别将左、右手套的翻折部翻回，并盖住手术衣的袖口。翻盖时注意已戴手套的手只能接触手套的外面即无菌面（图 6-4）。

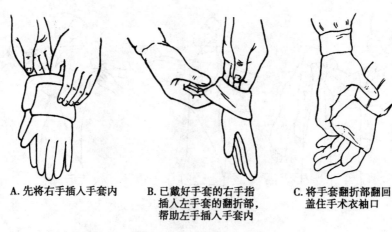

A. 先将右手插入手套内　　B. 已戴好手套的右手指　　C. 将手套翻折部翻回
　　　　　　　　　　　　　　　插入左手套的翻折部，　　　盖住手术衣袖口
　　　　　　　　　　　　　　　帮助左手插入手套内

图6-4　开放式戴无菌手套法

（三）连台手术更换手术衣及手套

手术结束，若需进行另一台手术时必须更换手术衣及手套。无菌性手术结束，如手套未破，需连续施行另一手术时，在巡回护士的协助下先脱手术衣再脱手套，可不用重新洗手，仅需用消毒液再涂擦手及手臂，穿上无菌手术衣，戴上无菌手套即可。若前一台手术为污染手术，则连接施行下一台手术前应重新进行外科手消毒。

1. 脱手术衣法

（1）他人帮助脱手术衣：手术人员双手抱肘，由巡回护士将手术衣从肩部向肘部翻转，再向手的方向拉扯脱下手术衣，手套的腕部随之翻转于手上。

（2）自行脱手术衣：左手抓住手术衣右肩并拉下，使衣袖翻向外，同法拉下手术衣左肩，脱下手术衣，使衣里外翻，保护手臂及洗手衣裤不被手术衣外面所污染。

2. 脱手套法

（1）手套对手套脱下第一只手套：用戴手套的手抓住取另一手的手套外面翻转脱下。

（2）皮肤对皮肤脱下另一手套：用已脱手套的拇指伸入另一手套的里面翻转脱下。注意保护清洁的手不被手套外面所污染。

第四节　病人的准备

一、一般准备

手术病人术前需沐浴或擦浴、更换清洁衣裤。择期手术病人须提前30分钟送达手术室，手术室人员按手术安排表仔细核查病人身份、基本信息、手术方式、手术部位及侧向、所带药品及物品、手术文书是否签字齐全等，并与病房人员做好交接。病人戴好帽子后，手术室人员将病人安置于相应手术间并妥善固定，再次查对病人。同时给予一定的心理安慰，减轻焦虑、恐惧等情绪。

二、手术体位

合理的安置体位可充分显露手术视野，提高手术质量，缩短手术时间，保证病人的舒适、安全。体位的安置由手术医生、麻醉医生、巡回护士共同完成。安置前充分准备所需设备及用物。

（一）手术体位安置原则

1. 应充分显露手术视野，最大限度地保证病人的安全及舒适，减少不必要的裸露。

2. 安置体位时注意分散压力及剪切力，采用相应的压疮防控措施防止压力性损伤的发生。

3. 不应过分牵拉肌肉和神经，上肢外展不超过90°，双腿外展宽度适宜、符合生理跨度，各关节处须衬垫，不能悬空。

4. 安置时应尽量避免对病人呼吸、循环、生理功能及神经肌肉的影响。

5. 正确约束病人，松紧度适宜，固定器各关节灵活好用、底座牢固稳妥。

（二）常见体位的安置

常见的手术体位有仰卧位、侧卧位、俯卧位、膀胱截石位等。

1. **仰卧位**　最常见的手术体位，分为水平仰卧位和垂头仰卧位。

（1）水平仰卧位：适用于头面部、胸腹部及四肢等手术。病人平卧，头部放于枕上，两臂放于身体两侧并包裹固定，也可自然伸开外展。两腿自然伸直，膝下垫软枕，足下垫足跟垫，膝关节上方约5cm处用约束带固定，松紧以一横指为宜。

（2）垂头仰卧位：适用于颈前入路、口腔等手术。肩背部垫软枕以抬高肩部使头后仰，软枕高度适宜，颈后部置以软衬垫防止头悬空，头颈两侧用沙袋固定，可根据手术需要调整头部侧向。其余同水平仰卧位。

2. **侧卧位**　适用于胸部、腰部、髋关节及肾脏、部分颅脑等手术。麻醉后病人健侧90°卧位，腋下垫一软枕，距腋窝约10cm，术侧上肢呈抱球状置于托手架上，远端关节稍低于近端关节，肩外展或上举不超过90°，头下垫软枕或耳垫，高度适宜，两腿间用支撑垫承托上侧下肢，侧挡板分别固定耻骨联合及骶尾部，约束固定病人髋部。肾脏手术时，肾区对准背板和体板折叠处，腰部垫软枕，双下肢屈曲约45°错开放置，两腿间夹一软枕，将手术床调至头高脚低位，再将背板降低，手术床呈"⌒"形，显露肾区术野。

3. **俯卧位**　适用于后颅窝、脊柱等胸腰后路手术。麻醉后用眼膏保护双眼并用眼贴覆盖，使用轴线翻身法将病人置于体位垫上，双上肢置于头部两侧，低于肩部，呈自然放松状态，垫高小腿，膝关节及踝关节自然弯曲，脚趾悬空，固定稳妥。安置成功后检查各骨隆突处衬垫情况及气管导管、颜面部、眼部、阴囊、胸部等是否受压并调整。

4. **膀胱截石位**　适用于会阴部手术。病人仰卧，臀部位于手术床背板下缘，手臂置于身旁中单下固定，两腿屈髋屈膝，宽度为生理跨度，小腿置于腿架上并固定，两腿高度适宜、不过度牵拉。盆腔、肛门手术可在臀下垫软枕，肛门、肠道手术时臀部与背板边缘平齐，以充分显露手术野。近年来由于腔镜手术逐渐开展，改良型的膀胱截石位(即剪刀位)广泛应用于临床。剪刀位时，病人平卧，双腿置于分开的两腿板上，两腿板外展宽度适宜，避免会阴部过度外展（图6-5）。

（三）手术体位安置注意事项

1. 安置前应再次核查手术部位及侧向。

2. 避免男性生殖器、女性乳房及眼球受压。

3. 在安置体位过程中，应当做好保暖，维护病人尊严并保护隐私。

4. 体位安置时胸部应悬空，保证呼吸循环通畅。

5. 改变体位时应注意生命体征、呼吸及循环系统影响，同时避免气管导管扭曲、折叠、脱落或受压。

三、手术区皮肤消毒

体位安置稳妥后，需对手术区域皮肤进行消毒。皮肤消毒的目的是清除手术切口处及周围皮肤上的暂居菌，并抑制常居菌的移动，最大限度地减少手术部位感染。消毒前应检查消毒区皮肤是否清洁，有无感染及破损。

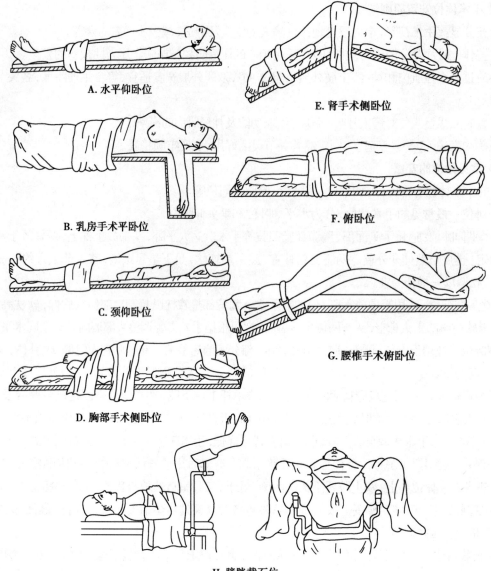

A. 水平仰卧位

E. 肾手术侧卧位

B. 乳房手术平卧位

F. 俯卧位

C. 颈仰卧位

D. 胸部手术侧卧位

G. 腰椎手术俯卧位

H. 膀胱截石位

图 6-5　常用的手术体位

（一）消毒方式

1. 环形或螺旋形消毒　用于小手术切口的消毒。

2. 平行形或叠瓦形消毒　用于大手术切口的消毒。

3. 离心形消毒　清洁切口皮肤消毒应从手术野中心部开始向周围涂擦。

4. 向心形消毒　污染手术、感染伤口或肛门、会阴部消毒，应从手术区外周清洁部向感染伤口或肛门、会阴部涂擦。以原切口为中心，自外向内进行。

（二）常用皮肤消毒剂

常用的皮肤消毒剂有 2%～3.5% 碘酊，75% 医用酒精，葡萄糖醋酸氯己定醇（CHG 醇）消毒液，0.5%～1% 碘伏。

（三）消毒范围

手术切口周围 15～20cm 的区域，关节手术消毒范围应超过上或下一个关节，颌面部手术尽量扩大消毒范围。

（四）消毒原则

1. 已接触污染部位的消毒纱球，不得再返擦清洁处。

2. 每一次消毒均不超过前一次的范围。

3. 至少使用两把消毒钳。

4. 如需延长手术切口，应扩大消毒范围。

四、手术区铺单法

由手术助手进行手术区皮肤消毒后，洗手护士协同铺无菌手术单，建立无菌安全区，显露手术切口所需的最小皮肤，其余部位均用无菌巾覆盖，避免和减少术中污染。铺单原则是手术区周围有4~6层无菌巾覆盖，外周最少2层。手术铺巾的顺序是先下后上、先对侧后近侧。若铺巾完毕后要修正某一铺巾只能由手术区向外移。根据需要可加铺中单。最后铺大单时，大单短端应盖过麻醉架，长端盖住器械托盘，两侧和足端部应下垂超过手术台边缘30cm（图6-6）。

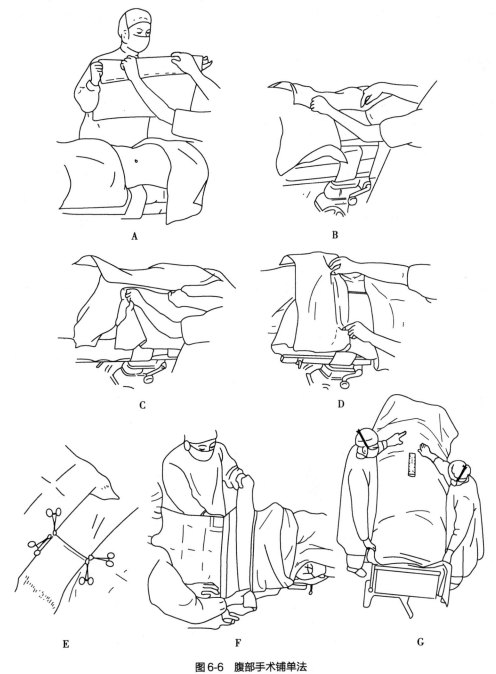

图6-6 腹部手术铺单法

第五节 手术室的无菌操作原则及手术配合

一、手术室的无菌操作原则

手术中的无菌操作是预防手术切口感染、保障病人安全的关键。所有参加手术的人员必须严格执行外科无菌技术,并贯穿手术全过程。

(一)手术中的无菌操作原则

1. **明确无菌范围** 手术人员穿好无菌手术衣戴好无菌手套后,其无菌范围是肩以下、腰以上、双手、双臂、腋中线以前的区域。无菌器械桌仅桌缘平面属无菌区,不可接触无菌器械桌和手术台缘以下的区域。手术间其他人员应将无菌手术台及无菌器械台整体均视为无菌,不得触碰任何区域。

2. **保持物品无菌状态** 手术台上所有物品需灭菌后使用。手套、手术衣及手术用物破损、潮湿或可疑污染时均视为有菌,应立即更换。所有无菌物品应一物一用,使用后应重新清洗消毒,打包灭菌后才能复用。

3. **保护皮肤切口** 手术铺单时手术区用无菌聚乙烯薄膜覆盖,延长切口或缝合前、后需再次消毒皮肤。手术中因故暂停时,切口及器械应用无菌巾覆盖。

4. **正确传递无菌物品及调换位置** 手术人员面向无菌区在规定区域内活动;正面传递器械及物品,不可从手术人员背后或头顶上方传递。同侧人员如需调换位置时,应背对背交换进行。

5. **污染手术的隔离技术** 进行消化道、呼吸道及泌尿生殖道等手术时,切开空腔脏器前应先用纱布垫保护周围组织,及时吸尽外溢内容物。被污染的器械及其他物品应单独放置,不与其他器械接触,且不可用手触碰。

6. **减少空气污染、保持洁净效果** 手术间随时关门,减少人员走动。控制手术间参观人员,并与术者保持 30~40cm 距离。

(二)无菌器械桌的准备

无菌器械桌是使用无菌单建立的无菌区域,以防止无菌手术器械及敷料再污染,最大限度地减少微生物转移。

将无菌包置于器械车中央,检查无菌包名称、灭菌有效期及包外化学指示物、包装是否完整、干燥,有无破损。将无菌器械台面按器械物品使用顺序、频率、分类摆放,分别拿取(图6-7)。保持无菌器械台整洁、干燥,如有浸湿应及时更换或加盖无菌巾。铺好的无菌台原则上不应进行覆盖。移动无菌器械台时,洗手护士不能触及台缘平面以下区域,巡回护士不能触及下垂的手术单。打开无菌包及无菌物品有以下两种方法。

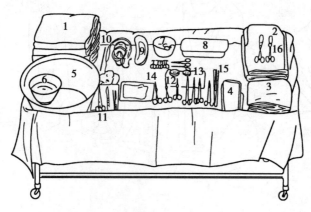

图6-7 无菌桌无菌物品的摆放

1. 打开无菌包外层包布后,洗手护士进行外科手消毒,由巡回护士用无菌持物钳打开内层无菌单:顺序为先打开近侧,检查包内灭菌化学指示物合格后再走到对侧打开,无菌器械台的铺巾保证 4～6 层,四周无菌单下垂 30cm 以上。协助洗手护士穿无菌衣、戴无菌手套。再由巡回护士与洗手护士一对一打开无菌敷料、无菌物品。

2. 打开无菌包外层后,洗手护士用无菌持物钳打开内层无菌单,并自行用无菌持物钳将无菌物品放置无菌器械台内,再将无菌器械台置于无人员走动的位置后进行外科手消毒,巡回护士协助洗手护士穿无菌衣、戴无菌手套。

二、手术配合工作

手术的成功离不开手术室护士的密切配合,手术室护士与手术医师、麻醉医师分工明确、相互协作,共同完成每台手术。手术室护士主要有洗手护士、巡回护士、供应护士等。

(一)洗手护士

洗手护士(scrub nurse)的主要职责是管理器械台,传递器械物品,配合医师完成手术,并在手术过程中严格执行和监督外科无菌技术。

1. 熟悉手术步骤,根据手术需要准备手术器械、敷料等用物,检查无菌包及其他一次性物品是否在有效期内。

2. 提前 15～20 分钟洗手、穿无菌手术衣、戴无菌手套,铺好无菌器械台,并将无菌器械台面按器械物品使用顺序、频率、分类摆放。

3. 与巡回护士一起清点手术用物。分别于手术开始前、关闭体腔/深部腔隙前、后及皮肤缝合完毕病人出室前共同清点器械、纱布、纱垫、缝针及其他等用物的数目并及时记录。术中添加物品时,应双人核查、清点并记录。清点时双方应唱读。

4. 协助手术医师进行术区皮肤消毒、铺无菌手术单。

5. 按手术步骤主动、迅速、及时、正确传递手术器械、缝针、缝线等用物,并及时收回、擦净。

6. 保持无菌区的无菌状态,做好术中无菌技术操作及隔离技术的监督执行。

7. 妥善保管术中切下的手术标本,并按要求及时送检。

8. 手术完毕,协助手术医师用无菌敷料覆盖手术切口,固定引流管。

9. 手术结束病人出室前,实施手术安全核查,确保病人安全无误。

10. 术后按要求分类处理手术后器械、敷料等用物,与巡回护士共同整理手术间。

(二)巡回护士

巡回护士(circulating nurse)主要负责台下的配合及物品供应工作,主动配合手术及麻醉,及时供应台上所需物品,同时监督手术人员外科无菌技术的执行。

1. 术前一日按手术室管理制度访视病人,了解病人病情及心理状况;熟悉手术步骤,根据手术需要准备所需用物。

2. 病人入室前,检查手术间环境、吸引器、供氧、供电等系统性能是否完好备用,调节室内温、湿度。

3. 认真核查病人信息,明确病人身份,让病人参与身份核查。核查内容包括姓名、年龄、病区、床号、住院号、诊断、手术部位及侧向、术前用药、血型、有无过敏史等。检查病人皮肤完整性及肢体活动情况。

4. 核查病人信息正确后,立即建立静脉通道,遵医嘱预防性使用抗生素,注意病人保暖及隐私保护。

5. 严格执行手术安全核查制度,在实施麻醉前、手术开始切皮前及手术结束后病人出室前认真执行以确保病人安全。

6. 病人麻醉后与手术医生、麻醉医生一起按手术要求合理安置体位并稳妥固定,防止压力性损伤及坠床。

7. 分别于手术开始前、关闭体腔／深部腔隙前、后及皮肤缝合完毕病人出室前，与洗手护士共同清点器械、纱布、纱垫、缝针等用物的数目并记录。术中及时添加所需用物，清点并记录。

8. 协助消毒、铺巾、穿无菌手术衣、戴无菌手套，连接各种仪器、设备等，保证手术顺利完成。

9. 密切观察手术进程，随时调节灯光，及时供给手术所需物品。严密观察病人病情，主动配合抢救。

10. 术后妥善包扎伤口，固定各类管道，将病人安全送出手术室。整理手术间，关闭、拔除电源，补充手术间用物。做好日常清洁消毒工作。

理论与实践

手术安全核查制度

手术安全核查是由具有执业资质的手术医师、麻醉医师和手术室护士三方（以下简称三方），分别在麻醉实施前、手术开始前和病人离开手术室前，共同对病人身份和手术部位等内容进行核查的工作。手术病人均应佩戴标示有病人身份识别信息的标识（腕带）以便核查。

1. **麻醉实施前** 三方按《手术安全核查表》依次核对病人身份（姓名、性别、年龄、病案号）、手术方式、知情同意情况、手术部位与标识、麻醉安全检查、皮肤是否完整、术野皮肤准备、静脉通道建立情况、病人过敏史、抗菌药物皮试结果、术前备血情况、假体、体内植入物、影像学资料等内容。

2. **手术开始前** 三方共同核查病人身份（姓名、性别、年龄）、手术方式、手术部位与标识，并确认风险预警等内容。手术物品准备情况的核查由手术室护士执行并向手术医师和麻醉医师报告。

3. **病人离开手术室前** 三方共同核查病人身份（姓名、性别、年龄）、实际手术方式，术中用药、输血的核查，清点手术用物，确认手术标本，检查皮肤完整性、动静脉通路、引流管，确认病人去向等内容。

4. 手术安全核查由手术医师或麻醉医师主持，三方共同执行并逐项填写《手术安全核查表》，确认后分别在《手术安全核查表》上签名。

第六节 腹腔镜手术的配合及管理

随着外科技术的飞速发展，微创手术已经普遍应用于外科诊疗中，腹腔镜手术则成为外科微创手术的主流而广泛应用于各科手术。腹腔镜手术具有创伤小、恢复快、瘢痕少等优点，深受病人欢迎。手术室护士应熟悉各类手术护理配合，保障手术顺利开展。

一、腹腔镜手术的配合

1. 手术物品准备

（1）仪器准备：监视器、摄像机、冷光源机、CO_2 气腹机、高频电刀、超声刀、吸引冲洗装置等（图6-8）。

（2）常规器械物品准备：腹腔镜镜头、光纤、气腹针、气腹管、各种型号穿刺套管、分离钳、抓钳、单双极电凝、冲洗吸引系统等，另备常规开腹器械以应对术中中转开腹手术。

2. 术中护理

（1）洗手护士的配合要点

1）熟悉各类器械的基本操作要点，组装手术操作器械时，应清点并检查其完整性，特别注意细小的零件是否完好、配套。

2）与巡回护士正确连接各仪器设备，妥善固定于手术台上，注意光纤勿折叠、扭曲。

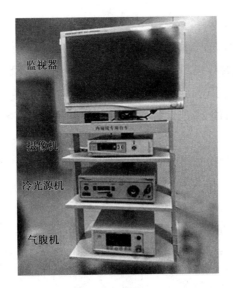

图6-8 腹腔镜仪器

3）密切关注手术进展，根据手术需要及时传递腹腔镜器械，及时清除器械血污、焦痂。

4）手术结束应清点手术器械用物，清点并检查其完整性，以免精细零件等异物遗留体腔。

（2）巡回护士的配合要点

1）检查各种仪器设备的性能是否正常，根据手术医师需要摆放于合适的位置。

2）铺好无菌器械台后，与洗手护士正确连接气腹管、光纤、镜头、超声刀等各种仪器导线，打开气腹机、光源和摄像机开关并调节参数至合理的区值。

3）术中随时观察各仪器的运行状态，根据手术需要及时调整各仪器参数的大小，掌握各仪器设备的常见故障处理。

4）术中严密观察病人的生命体征，特别是体位改变、气腹压增高等情况。

5）手术结束关闭各仪器时，应先关闭开关，再拔除电源。

二、腹腔镜的管理

腹腔镜设备的管理主要包括器械的清洗、消毒与灭菌，保养维护与储存。

（一）器械、仪器的管理

1. 腹腔镜设备应专人管理、统一调配，达到资源共享、减少浪费的目的。

2. 制定腹腔镜设备的操作流程、使用制度、维护保养制度，使用、清洗、灭菌登记制度等。

3. 严格做好三级保养，保证设备的正常使用。

（二）器械清洗、消毒与灭菌

腹腔镜的所有器械应拆至最小单位经水洗、酶洗、清洗、干燥处理后进行灭菌。

1. **水洗**　各部件及管腔在流动水下彻底冲洗，除去血迹、污渍等，腹腔镜镜头宜用软布或棉花进行清洗擦拭。

2. **酶洗**　配制多酶液浓度参照产品使用说明。将所有器械完全浸泡于酶溶液中，再用超声清洗5~10分钟。

3. **彻底清洗**　用流动水冲净表面的多酶浸泡液，管腔中用高压水枪进行反复冲洗。

4. **干燥**　清洗后的器械需彻底干燥，特别注意带管腔的器械的干燥处理。

5. **灭菌**　腹腔镜器械应分类进行灭菌处理，选择灭菌方法时既要保证器械的灭菌合格又要考虑到各类器械性能。

（1）金属类腔镜器械首选高压蒸汽灭菌。

（2）镜头、摄像头、光纤、电凝导线、常规腹腔镜器械等非金属类不耐高温、不耐潮湿的设备器械用过氧化氢低温等离子灭菌或环氧乙烷灭菌。

（3）不耐热、耐湿的设备器械用 2% 戊二醛浸泡 10 小时能达到灭菌效果，使用前要用无菌水反复冲洗器械上残留的药液。

（4）不能进行灭菌处理的器械物品如摄像头连接线、超声刀连接线、光纤等可采用消毒剂擦拭后再套上无菌保护套隔离使用。

（三）保养

1. 灭菌后腹腔镜附件应放置在专用的存储柜内备用。

2. 在使用、清洗、消毒及保养过程中，轻拿轻放，关节不应强扳、尖端不能碰及硬物，器械零部件不能丢失。

3. 各种连接线、导光纤维等存放时，应盘旋摆放，不可折叠，以防导线断裂。各导线与主机连接后应对位准确，防止损坏插头。

4. 每台手术后均要进行详细登记，记录设备的使用情况。

5. 应定期对设备及附件进行检查及保养。

（易凤琼）

学习小结

手术室是病人进行手术治疗的重要场所，其功能流程符合洁污分流的原则，以控制手术部位感染。手术室分为洁净区和非洁净区，应有严格的手术室管理制度。手术物品必须经过严格的灭菌处理方可供给手术病人使用。参加手术人员须做好术前一般准备，进行外科手消毒、穿无菌手术衣、戴无菌手套后方可为病人进行手术。手术时严格执行安全核查制度以确保正确的病人、正确的手术方式、正确的手术部位。麻醉后合理安置手术体位，进行手术区皮肤消毒、铺无菌单。手术中严格执行无菌操作原则并管理手术间。洗手护士主要工作是管理器械台和传递手术器械、物品，巡回护士主要工作是供应手术中所需物品及外界联络工作，做好手术过程中病人安全护理，并与手术医生、麻醉医生密切配合，及时处理各种术中情况的发生，安全、顺利地完成手术。

复习参考题

1. 手术室如何分区，有哪些区域？

2. 外科手消毒要求遵循什么原则？

3. 简述手术中的无菌操作原则。

第七章　手术前后病人的护理

7

学习目标	
掌握	围术期、围术期护理的概念；常用手术皮肤准备的范围；术后常见的并发症及其观察要点。
熟悉	术前及术后健康宣教；术前特殊准备与护理；术后主要病情观察要点。
了解	术前胃肠道准备工作；制订术前、术后护理计划；常见并发症正确的预防及护理措施。

手术病人的护理包括手术前、手术中及手术后对病人进行的护理,对避免术中意外、保证手术的成功、预防术后并发症的发生都十分重要。因患者病情各异,接受的手术也各不相同,所以对手术病人的护理措施既有相同的一面,也有个体的特异性。

思考:外科手术病人相同的术前、术后的护理措施有哪些?

第一节　概述

手术是治疗外科疾病的重要手段,但手术创伤、麻醉也会加重病人的生理负担,导致并发症、后遗症等不良后果,甚至死亡;而且,接受手术治疗的病人及家属容易产生不同程度的心理负担。因此,重视围术期护理,对保证病人安全、提高治疗效果有着重要的意义。

【围术期的概念】

围术期(perioperative period)是指从确定手术治疗时起,至与这次手术有关的治疗基本结束为止的这一段时间。它包括手术前、手术中、手术后三个阶段:

1. **手术前期**　从病人决定接受手术至将病人送至手术室。

2. **手术期**　从病人被送到手术室至病人手术后被送入复苏室(观察室)或外科病房。

3. **手术后期**　从病人被送到复苏室或外科病房至病人出院或继续追踪。

围术期护理(perioperative nursing care)指在围术期为病人提供全程、整体的护理。其旨在加强术前、术后整个治疗过程中病人的身心护理,通过全面评估,做好充分的术前准备,通过采取有效的护理措施以及病人的积极配合,提高手术的安全性,减少术后的并发症,从而达到满意的治疗效果并促进病人康复。

【手术分类】

1. **按手术目的分类**

(1)诊断性手术:目的是明确诊断,如剖腹探查术。

(2)根治性手术:目的是彻底治愈。

(3)姑息性手术:目的是减轻症状,由于条件限制无法进行根治手术时而不得不采取的手术方法。

2. **按手术时限分类**

(1)急症手术:病情危急,需要在最短时间内进行必要的手术准备后立即实施手术,如外伤导致的肝、脾破裂和肠破裂、胸腹腔内大血管破裂等。

(2)限期手术:手术时间可以选择,但不宜延迟过久,应在限定的时间内做好手术准备,以免延误手术时机,如各种恶性肿瘤的根治术等。

(3)择期手术:手术时间没有限制,可在充分的术前准备后选择合适的时机进行手术,如良性肿瘤的切除术等。

第二节　手术前病人的护理

手术前,不仅要重视疾病本身,而且要对病人的全身情况进行充分的了解。评估可能对整个病程产生影响的不利或潜在的危险因素,包括心、肺、肝、肾、内分泌、血液、免疫系统功能以及心理和营养状态等。因此,需详细询问病史,进行全面体格检查,掌握各项辅助检查结果,准确评估病人手术耐受力,增加手术的安全性。若发现问题,需在术前纠正,术中、术后加以防治。

【护理评估】

(一)健康史

了解与本次疾病有关的病史。

1. 一般情况 性别、年龄、职业等。

2. 现病史 自患病以来健康问题发生、发展的过程。

3. 既往史 其他系统的伴随疾病、手术史、过敏史等。

4. 用药史 抗生素、降压药、镇静药、利尿药等使用情况及不良反应。

5. 婚育史 女性病人月经史。

6. 家族史、遗传史等。

(二)身体状况

1. 主要器官及系统功能状况

(1)心血管系统:①脉搏速率、节律和强度;②皮肤色泽、温度及有无水肿;③血压;④体表血管有无异常,如有无四肢浅静脉曲张和颈静脉怒张;⑤有无心脏瓣膜疾病、心肌炎、心绞痛、心肌梗死、心力衰竭。

(2)呼吸系统:①呼吸频率、深度、节律和形态(胸式/腹式呼吸);②胸廓形状;③呼吸运动是否对称;④有无呼吸困难、咳嗽、咳痰、胸痛、哮喘或发绀等;⑤有无上呼吸道感染、肺结核、支气管扩张、慢性阻塞性肺病或长期吸烟史。

(3)神经系统:①有无头痛、头晕、眩晕、耳鸣、瞳孔不等或步态不稳;②有无意识障碍或颅内高压。

(4)泌尿系统:①尿液的量、颜色、透明度及尿比重;②有无排尿困难、尿急、尿频;③有无肾功能不全、前列腺增生或急性肾炎。

(5)血液系统:有无牙龈出血、皮下紫癜或外伤后出血不止。

(6)其他:①内分泌系统:有无甲状腺功能亢进、糖尿病及肾上腺皮质功能不全;②肝脏:有无腹水、黄疸或肝硬化。

2. 辅助检查 了解实验室各项检查结果,如血、尿、便三大常规和血生化检查结果,了解 X 线、B 超、CT 及 MRI 等影像学检查结果,以及心电图、内镜检查报告和其他特殊检查结果。

3. 手术耐受力 评估病人的手术耐受力。全身营养情况较好,对外科手术影响较小,提示耐受良好;反之,病人全身情况较差,重要脏器损害较重,对疾病的影响程度广泛,提示耐受不良。

(三)心理 - 社会状况

了解病人的心理问题及产生心理问题的原因;了解家庭成员、单位同事对病人的关心及支持程度;了解病人家庭的经济承受能力等。

【主要护理诊断/问题】

1. 焦虑和恐惧 与罹患疾病、接受麻醉和手术、担心预后及住院费用高、医院环境陌生等有关。

2. 知识缺乏:缺乏与手术、麻醉及术前准备的相关知识。

3. 营养失调:低于机体需要量 与疾病消耗、营养摄入不足或机体分解代谢增强等有关。

4. 睡眠形态紊乱 与疾病导致的不适、环境改变和担忧有关。

5. 体液不足 与疾病所致体液丢失、液体量摄入不足或体液在体内分布转移有关。

6. 有感染的危险 与疾病抵抗力低下、营养不良、糖尿病或肥胖等有关。

【护理目标】

1. 病人情绪平稳,能够配合各项检查和治疗。

2. 病人对疾病有充分认识,能说出治疗及护理的相关知识及配合要点。

3. 病人营养素摄入充分、营养状态得以改善。

4. 病人每晚能安静入睡,休息充分。

5. 病人体液得以维持平衡,无水、电解质及酸碱平衡紊乱的表现,各主要器官灌注良好。

6. 病人未发生感染或感染得以及时发现和有效控制。

【护理措施】

（一）心理准备

了解病人病情及需要,主动热情地接待病人,消除其紧张情绪,通过适当的沟通技巧,取得病人信任,建立良好的护患关系;同时帮助病人适应病房的环境,介绍病区环境及主管医生和护士。鼓励病人表达感受,帮助病人宣泄恐惧、紧张、焦虑等不良情绪;耐心解释与手术相关的知识,帮助病人正确认识病情和手术后用药的注意事项,向病人说明手术前准备的必要性,逐步掌握疾病的康复知识,使病人对手术的风险及可能出现的并发症有足够的认识及心理准备,从而积极配合治疗。

（二）术前一般准备与护理

1. **饮食和休息** 加强饮食指导,鼓励病人摄入营养丰富、易消化的食物。告知放松技巧,创造安静舒适的环境,促进病人睡眠。病情允许的情况下,适当增加白天活动,必要时遵医嘱给予镇静安眠药。

2. **术前适应性训练** ①教会病人自行调整卧位和床上翻身的方法,以适应术后体位的变化;②指导病人床上使用便盆的方法,以适应术后床上排尿和排便;③有些病人还应指导其练习术中体位,如甲状腺手术者;④教会病人正确深呼吸、咳嗽、咳痰方法并进行练习。

3. **输血和输液** 施行大中手术前,遵医嘱做好血型鉴定和交叉配血试验,备好一定量的血制品。凡有水、电解质及酸碱平衡失调者和贫血、低蛋白者,在术前应给予纠正。

4. **协助完成术前检查** 遵医嘱完成术前各项相关检查,对心、肺、肝、肾功能及凝血功能、血小板计数等进行检查,协助医师最大限度地改善各脏器功能,提高病人手术耐受力。

5. **预防术后感染** 应及时处理已知感染灶,病人在术前不与罹患感染者接触。严格遵守无菌操作原则,出现下列情况时遵医嘱合理预防性应用抗生素:①涉及感染灶或切口接近感染区域的手术;②操作时间长、创伤大的手术;③胃肠道手术;④开放性创伤,创面已污染,实施清创间隔时间较长或难以彻底清创者;⑤癌肿手术;⑥涉及大血管的手术;⑦植入人工制品的手术;⑧器官移植术。

6. **胃肠道准备** ①成人择期手术前禁食8~12小时,禁饮4小时,以防麻醉或术中呕吐引起窒息或吸入性肺炎;②术前一般不限饮食种类,多以高维生素、高蛋白、易消化饮食为主,消化道手术者,术前1~2日进流质饮食;③术前一般不需要放置胃管,若消化道手术或某些特殊疾病(如急性胰腺炎、急性弥漫性腹膜炎等),应放置胃管;④肠道手术术前3日开始肠道准备,口服肠道制菌药物和缓泻剂;⑤术前一日晚清洁灌肠,使术中肠道处于空虚状态以减少并发感染的机会;⑥幽门梗阻者,需在术前进行洗胃。

7. **手术区皮肤准备** 术前一日晚,清洗皮肤,腹部及腹腔镜手术病人应注意清洁脐部。手术区备皮,皮肤准备范围包括切口周围15cm的区域,不同手术部位的皮肤准备范围(表7-1、图7-1)。

表7-1 常用手术皮肤准备的范围

手术部位	备皮范围
颅脑手术	剃除全部头发及颈部毛发、保留眉毛
颈部手术	上自唇下,下至乳头水平,两侧至斜方肌前缘
胸部手术	上自锁骨上及肩上,下至脐水平,包括患侧上臂和腋下,胸背均超过中线5cm以上
上腹部手术	上自乳头水平,下至耻骨联合,两侧至腋后线
下腹部手术	上自剑突,下至大腿上1/3前内侧及会阴部,两侧至腋后线,剃除阴毛
腹股沟手术	上自脐平线,下至大腿上1/3内侧,两侧至腋后线,包括会阴部,剃除阴毛
肾手术	上自乳头平线,下至耻骨联合,前后均过正中线
会阴部及肛门手术	上自髂前上棘,下至大腿上1/3,包括会阴及臀部,剃除阴毛
四肢手术	以切口为中心包括上、下方各20cm以上,一般超过远、近端关节或为整个肢体

8. 术日早晨的护理 ①认真检查、确定各项准备工作的落实情况。②进入手术室前，指导病人排尽尿液；预计手术时间持续 4 小时以上及接受下腹部手术或盆腔手术者，留置尿管。③体温升高或女性病人月经来潮时，应延迟手术。④拭去指甲油、口红等化妆品，取下活动义齿、眼镜、发夹、手表、首饰及其他贵重物品。⑤胃肠道及上腹部手术者，留置胃管。⑥遵医嘱给予术前用药。⑦备好手术需要的病历、X 线检查片、CT 片、特殊用药或物品等，随病人带入手术室。⑧与手术室接诊人员仔细核对病人、手术部位及名称等，作好交接。⑨根据手术类型及麻醉方式准备麻醉床，备好床旁用物，如负压吸引装置、输液架、心电监护仪及吸氧装置等。

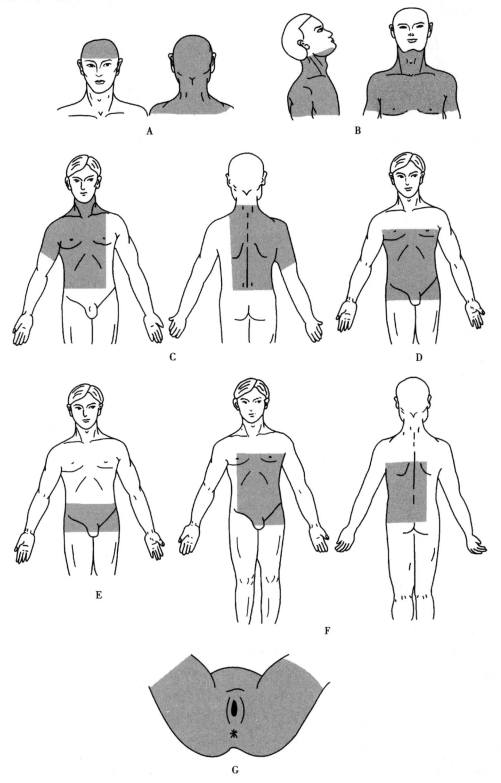

A

B

C

D

E

F

G

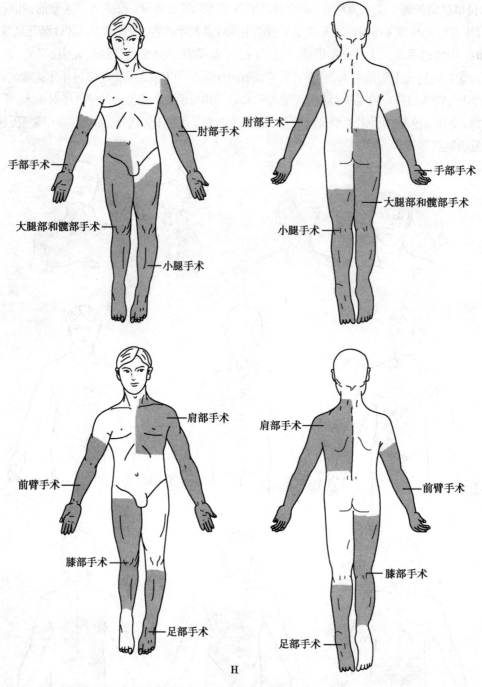

图7-1 各部位手术皮肤准备范围

A. 颅脑手术；B. 颈部手术；C. 胸部手术（右）；D. 腹部手术；E. 腹股沟手术；F. 肾手术；
G. 会阴部及肛门部手术；H. 四肢手术

（三）术前特殊准备与护理

1. 急症手术者 应在最短时间内做好急救处理并进行必要的术前准备，如立即输液，改善病人水、电解质及酸碱平衡失调状况。若病人休克，立即建立两条以上静脉通路，迅速补充血容量；尽快处理原发伤。

2. 营养不良 血清蛋白在 30～35g/L 或以下、血清转铁蛋白低于 1.5mg/L、1 个月内体重下降 5% 者，提示存在营养不良。病人常伴低蛋白血症，影响愈合；抵抗力低下时，又易并发感染。因此，术前尽可能改善其营养，经口服或静脉补充热量、蛋白质和维生素，以利于术后组织的修复和创口愈合。

3. 心脏疾病者 术前应注意：①心率≥100 次 / 分以上，遵医嘱给予毛花苷丙（西地兰）或口服普萘洛尔(心得安)控制心率；②心率≤50次/分，遵医嘱应用阿托品，必要时放置临时心脏起搏器；③急性心肌梗死病人发病6个月内不宜手术，6个月以上无心绞痛发作者，可在良好监护下实施手术；④心力衰竭病人，在心衰控制3～4周后再实施手术。

4. 高血压病人 血压在160/100mmHg以下者，可不做特殊准备。术前2周停用利血平等药物，指导病人改用钙通道阻滞剂或β-受体阻滞剂等药物以控制血压，但不要求血压降至正常水平才手术。

5. 呼吸功能障碍者 ①术前禁烟2周；②有阻塞性肺功能不全者，遵医嘱行雾化吸入，改善通气增加肺活量；③哮喘病人可口服地塞米松等药物，减轻支气管黏膜水肿；④痰液黏稠者，可采用雾化吸入或服用药物使痰液稀薄，易于咳出；⑤急性呼吸系统感染者，择期手术应治愈后1～2周后再手术；若急症手术，需用抗生素并避免吸入麻醉；⑥重症肺部感染者，必须采取积极措施，改善肺功能、待感染控制后再实施手术。

6. 肝疾病者 麻醉和手术创伤都将加重肝脏负荷，术前应做各项肝功能检查，了解病人肝功能情况。肝功能损害严重或失代偿者，如有营养不良、腹水、黄疸等，一般不宜手术。术前给予高糖、高蛋白饮食改善营养状况，必要时输注人血清白蛋白、少量多次输新鲜血液、维生素以纠正贫血、低蛋白血症，改善全身情况。

7. 肾疾病者 手术创伤、麻醉、某些药物等都会加重肾脏负担，术前应做各项肾功能检查，了解病人肾功能情况。依据24小时内肌酐清除率和血尿素氮测定值可将肾功能损害分为轻、中、重度。轻、中度肾功能损害者，经内科处理多能耐受手术，重度损害者，术前应最大限度地改善肾功能并在有效的透析治疗后才能耐受手术。

8. 糖尿病病人 易发生感染，术前应积极控制血糖及相关并发症。在大手术前，应将血糖控制在正常或轻度升高状态（5.6～11.2mmol/L），尿糖在+～++为宜。禁食期间定期监测血糖。

9. 妊娠者 妊娠病人患有外科疾病需要手术治疗时，应将疾病对母体及胎儿的影响放在首位。如果手术可以选择时机，妊娠中期相对安全。需禁食时，应静脉补充营养，尤其是糖类和氨基酸，以保证胎儿正常发育的需要。若必须用药时，尽量选择对孕妇、胎儿安全性较高的药物。

10. 使用影响凝血功能药物者 ①监测凝血功能；②术前应用华法林抗凝的病人，国际标准化比值维持在接近正常的水平时小手术可安全试行；大手术前4～7日停用华法林；③长期服用阿司匹林的病人，术前7日停药；④择期大手术病人，术前4小时内不使用大剂量普通肝素；12小时内不使用大剂量低分子肝素；⑤在抗凝治疗期间若需急诊手术者，一般需停止抗凝治疗。用华法林抗凝者，可用维生素K或凝血因子制剂拮抗；用肝素抗凝者，用鱼精蛋白拮抗。

【护理评价】

通过治疗与护理，病人是否：①情绪稳定，心理状态平稳，能积极配合各项检查、治疗和护理；②对疾病及治疗等方面认识提高，能说出所患疾病治疗及护理的相关知识及术前准备的配合要点；③营养状况改善，体重得以维持或增加；④睡眠充足，得到充分休息；⑤体液维持平衡，未发生水、电解质及酸碱平衡失调，各主要器官功能处于接受手术的最佳状态；⑥术前给予预防性抗感染的措施，未发生感染。

第三节　手术后病人的护理

案例7-1

李女士，55岁。过马路时被车撞伤后2小时急诊入院，立即在全麻下行剖腹探查术。现术后第3日，T 36.8℃，P 88次/分，BP 120/78mmHg，病人因腹部切口疼痛而不敢下床活动，因而胃肠蠕动尚未恢复，腹胀如鼓。

思考：

    1. 应如何尽快减轻病人腹胀，恢复胃肠蠕动？

    2. 术后如何处理该病人的切口疼痛？

病人手术完毕回到病房至康复出院阶段的护理称为手术后护理。手术损伤可导致病人防御能力下降，而术后切口疼痛、禁食及应激反应等均可加重病人的生理心理负担，不仅影响创伤愈合和康复过程，还可能导致并发症的发生。术后护理的重点是减少痛苦与不适，预防并发症的发生，尽快恢复生理功能，促进病人康复。

【护理评估】

（一）术中情况

了解手术方式、麻醉类型及手术过程是否顺利，术中出血、输血、补液量及引流管等情况，判断手术创伤的大小及对机体的影响。

（二）身体状况

身体状况主要从以下几个方面进行评估：①生命体征：评估病人回到病房时的神志、体温、脉搏、血压、呼吸。②切口情况：了解切口部位及敷料包扎情况，有无渗血、渗液。③引流管情况：了解引流管的种类、数量、位置及作用，引流是否通畅，引流液的量、性质及颜色。④肢体功能：了解术后肢体感知觉的恢复情况及四肢活动度。⑤体液平衡：评估病人术后的尿量、引流液的丢失量、失血量及术后补液量和种类。⑥营养状况：评估病人术后每日摄入营养素的种类、量和途径，了解术后体重的变化。⑦术后不适及并发症：了解有无切口疼痛、恶心、呕吐、腹胀、呃逆、尿潴留等不适，评估不适的种类和程度；评估有无术后出血、感染、切口裂开、深静脉血栓形成等并发症。⑧辅助检查：了解血、尿常规、生化、血气分析等检查结果，尤其注意尿比重、血清电解质、血清蛋白及血清转铁蛋白的变化。

（三）心理-社会状况

评估术后病人及家属对手术的认识及看法，了解病人术后的心理感受，进一步评估有无引起术后心理变化的原因：①担心不良的病理结果、预后差或危及生命；②术后失去部分肢体或身体外观改变，如截肢、乳房切除或结肠造口等，担忧对今后生活、工作及社交所带来的不利影响；③术后出现的各种不适如切口疼痛、尿潴留或呃逆等；④术后身体恢复缓慢及出现并发症等；⑤担忧住院费用及后续治疗。

【主要护理诊断/问题】

1. 急性疼痛　与手术创伤及特殊体位等因素有关。

2. 有体液不足的危险　与手术导致失血、失液、禁食禁饮和液体量补充不足有关。

3. 低效性呼吸型态　与卧床、活动量少、切口疼痛、呼吸运动受限和使用镇静剂等有关。

4. 营养失调：低于机体需要量　与术后禁食、创伤后机体代谢率增高有关。

5. 体像紊乱　与手术创伤、留置各类导管及卧床有关。

6. 活动无耐力　与手术创伤、机体负氮平衡有关。

7. 潜在并发症：术后出血、切口感染、切口裂开、肺部感染及肺不张、泌尿系感染或深静脉血栓形成等。

【护理目标】

1. 病人主诉疼痛减轻或缓解。

2. 病人体液平衡得以维持，循环功能稳定。

3. 病人术后生命体征平稳，呼吸功能改善，血氧饱和度维持在正常范围。

4. 病人术后营养状况得以维持或改善。

5. 病人情绪稳定，仪表形象合体，能主动配合治疗和护理。

6. 病人活动耐力增加，逐步增加活动量。

7. 病人术后并发症得以预防或被及时发现和处理,术后恢复顺利。

【护理措施】

（一）一般护理

1. **安置病人** ①与麻醉师和手术室护士进行床旁交接；②搬运病人时动作轻稳,注意保护头部、手术部位及各引流管和输液管道,并检查是否通畅；③正确连接各引流装置并妥善固定；④注意保暖,但避免热水袋直接贴身放置,以免烫伤；⑤遵医嘱吸氧。

2. **合适的体位** 根据麻醉类型及手术方式安置病人体位:①全麻未清醒者,取平卧位,头偏向一侧,避免口腔分泌物或呕吐物流出引起误吸导致窒息,麻醉清醒后根据需要及时调整体位；②蛛网膜下腔麻醉者,取平卧或头低卧位 6～8 小时,防止脑脊液外渗而导致头痛；③硬脊膜外腔阻滞者,平卧 6 小时后根据手术部位安置体位；④颅脑手术者,如无休克或昏迷,可取 15°～30° 头高脚低斜坡卧位；⑤颈、胸部手术者,取高半坐卧位,以利呼吸和引流；⑥腹部手术者,取低半坐卧位或斜坡卧位,可减少腹壁张力,利于引流,并能使腹腔渗血渗液流入盆腔,以免形成膈下脓肿；⑦脊柱或臀部手术者,可取俯卧位或仰卧位；⑧腹腔内有污染者,在病情允许的情况下,可尽早改为半卧位或头高脚低位；⑨休克病人,取中凹位或平卧位；⑩肥胖病人,可取侧卧位,利于呼吸和引流。

3. **病情观察**

（1）生命体征:中、小手术病人,手术当日应每小时测量一次脉搏、呼吸、血压,监测 6～8 小时直至生命体征平稳。对大手术、全麻及危重病人,必须密切观察,每 15～30 分钟测量一次脉搏、呼吸、血压及瞳孔并观察神志,直至病情稳定后可改为每小时测量一次或遵医嘱定时测量,并做好记录。有条件者可使用心电监护仪连续监测。

（2）中心静脉压:如果术中有大量血液及体液丢失,应在术后早期监测中心静脉压。

（3）体液平衡:对于大、中型手术,术后应详细记录 24 小时出入量；对于病情复杂且危重的病人,留置尿管,观察并记录每小时尿量。

4. **静脉补液** 由于手术野的不显性液体丢失、手术创伤及术后禁食等原因,病人术后多需要接受静脉输液至恢复饮食。术后输液的量、成分和输注速度,取决于手术的大小、器官功能状态和疾病严重程度,必要时遵医嘱输血浆、红细胞等,以维持有效循环血量。

5. **饮食护理**

（1）非腹部手术:视手术大小、麻醉方式及病人的全身反应而定。体表或肢体手术且全身反应较轻者,术后即可进食；手术范围较大且全身反应严重者,待反应消失后方可进食。局麻者,术后若无不适即可进食；椎管内麻醉者,无恶心、呕吐,术后 3～6 小时可进食；全麻者,待麻醉清醒后,无恶心、呕吐后可进食。一般先给予流质饮食,以后逐渐过渡到半流食或普食。

（2）腹部手术:消化道手术后,一般需禁食 24～48 小时,待肠蠕动恢复、肛门排气后开始进少量流食,逐渐增加至全量流食,至第 5～6 日进半流食,第 7～9 日可过渡到软食,第 10～12 日开始进普食。术后留置有空肠营养管者,可在术后第 2 日自营养管滴入营养液。

6. **休息与活动**

（1）休息:保持室内安静,避免打扰病人,保证其安静休息及充足的睡眠。

（2）活动:术后早期活动有利于增加肺活量、减少肺部并发症、改善血液循环、促进切口愈合、预防深静脉血栓形成、促进肠蠕动恢复和减少尿潴留的发生。大部分病人可在术后 24～48 小时内试行下床活动。病情平稳后鼓励病人早期进行床上活动,协助病人进行深呼吸、自行翻身、肢体的主动与被动活动等；活动时妥善固定引流管,防止跌倒。

7. **引流管的护理** 区分各引流管放置的位置和作用,做好标记,妥善固定。术后经常检查管道有无扭曲、压迫或堵塞,保持引流管通畅。观察并记录引流液的量、色和性状,如有异常及时通知医生。使用引流瓶(或引流袋)时,应注意无菌操作,每日更换1次连接管及引流瓶(或引流袋)。熟悉各种引流管的拔管指征:①皮下浅表部位的乳胶片,一般术后1~2日拔除。②烟卷引流管一般术后3日拔除。③作为预防性引流渗血的腹腔引流管,若引流液甚少,可于术后1~2日拔除;若作为预防性引流渗液用,需保留至所预防的并发症可能发生的时间后再拔除,一般术后5~7日。④连接胸腔引流管与水封引流瓶,24小时内引流量不超过50~60ml,经物理诊断证实肺膨胀良好者,可于36~48小时内拔除。⑤胃肠减压管在肠蠕动恢复、肛门排气后拔除。

8. 手术切口护理 观察切口有无渗血、渗液,切口及周围皮肤有无发红及切口愈合情况,及时发现切口感染、切口裂开等异常情况。保持切口敷料清洁干燥,并注意观察切口包扎是否限制胸、腹部呼吸运动,对于昏迷病人及不合作的患儿,可适当使用约束带并防止敷料脱落。

(1)外科手术切口的分类:根据外科手术切口微生物污染情况,外科手术切口分为清洁切口、清洁-污染切口、污染切口、感染切口。

相关链接

外科手术切口的分类

1. 清洁切口 手术未进入感染炎症区,未进入呼吸道、消化道、泌尿生殖道及口咽部位。

2. 清洁-污染切口 手术进入呼吸道、消化道、泌尿生殖道及口咽部位,但不伴有明显污染。

3. 污染切口 手术进入急性炎症但未化脓区域;开放性创伤手术;胃肠道、尿路、胆道内容物及体液有大量溢出污染;术中有明显污染(如开胸心脏按压)。

4. 感染切口 有失活组织的陈旧创伤手术;已有临床感染或脏器穿孔的手术。

(2)切口的愈合等级

1)甲级愈合:愈合良好,无不良反应。

2)乙级愈合:愈合处有炎症反应,如红肿、硬结、血肿、积液等,但未化脓。

3)丙级愈合:切口已化脓,需要做切开引流等处理。

(3)缝线拆除时间:因切口部位、局部血液供应情况、病人年龄及全身营养状况不同,故缝线拆除时间也各异。一般头、面、颈部于术后4~5日拆除;下腹部和会阴部于术后6~7日拆除;胸部、上腹部、背部和臀部于术后7~9日拆除;四肢于术后10~12日拆除;减张缝线于术后14日拆除。青少年拆线时间可适当缩短,年老、营养不良或糖尿病病人需要适当延迟拆线时间。

(二)术后不适的观察与护理

1. 切口疼痛

(1)原因:一般麻醉作用消失后,病人开始感觉切口疼痛,在术后24小时内最剧烈,2~3日后逐渐减轻。剧烈的疼痛可影响各器官的正常生理功能和休息,故应关心病人,并给予相应的处理。

(2)护理措施:①评估和了解疼痛的程度;②观察病人疼痛的时间、部位、性质和规律;③遵医嘱给予镇静、止痛剂;④鼓励病人表达疼痛的感受,简单解释切口疼痛的规律;⑤大手术后1~2日内,可持续使用自控镇痛泵。病人自控镇痛是指病人感觉疼痛时,通过按压计算机控制的微量泵按钮,向体内注射医生事先设定的药物剂量进行镇痛;给药途径以静脉、硬膜外最常见;⑥尽可能满足病人对舒适的需要,协助变换体位,减少压迫;⑦指导病人运用正确的非药物止痛方法,如分散注意力等,减轻机体对疼痛的敏感性。

2. 发热 由于手术创伤的反应,病人术后的体温可略升高,变化幅度在0.1~1℃,一般不超过38℃,称之为外科手术热或吸收热,术后1~2日逐渐恢复正常。是术后病人最常见的症状。

(1)原因:术后24小时内体温过高(>39℃),常为代谢性或内分泌异常、低血压、肺不张和输血反应等。术后3~6日的发热或体温降至正常后再次发热,应警惕继发感染的可能。如果发热持续不退,要查找原因,是否存在严重的并发症等。

(2)护理措施:①监测体位及伴随症状;②及时检查切口部位有无红、肿、热、痛或波动感;③遵医嘱应用退热药或物理降温;④结合病史进行胸部X线片、超声、CT、切口分泌物涂片和培养、血培养、尿液检查等,及时给予针对性治疗。

相关链接

术后低体温

轻度低体温也是一个常见的术后并发症,多因麻醉药阻断了机体的调节过程,开腹或开胸手术热量散失,输注冷的液体和库存血液。病人对轻度低体温耐受良好,除使周围血管阻力轻微增加和全身耗氧减少之外,对机体无大妨碍。然而明显的低体温会引起一系列的并发症:周围血管阻力明显增加,心脏收缩力减弱,心排出量减少,神经系统受抑制,由于凝血系统酶功能丧失可致凝血障碍。深度低体温通常与大手术,特别是多处创伤的手术,输注大量冷的液体和库存血液有关。术中应监测体温。大量输注冷的液体和库存血液时,应通过加温装置,必要时用温盐水反复灌洗体腔,术后注意保暖,可以预防术后低体温。

3. 恶心、呕吐

(1)原因:①最常见的原因是麻醉反应,待麻醉作用消失后症状可消失;②腹部手术病人可引起胃肠道的刺激或幽门痉挛;③某些药物也可导致呕吐,如单独静脉使用脂肪乳、复方氨基酸等;④严重的腹胀;⑤水、电解质及酸碱平衡失调等。

(2)护理措施:①呕吐时头偏向一侧,及时清除呕吐物;②遵医嘱给予止吐药、镇静药、解痉药或行针灸治疗;③持续呕吐者,应查明原因并及时处理。

4. 腹胀

(1)原因:术后早期腹胀是由于胃肠蠕动受抑制所致,待胃肠蠕动恢复后可自行缓解。若术后数日仍未排气且腹胀明显,考虑可能是腹膜炎或其他原因导致的肠麻痹;若腹胀伴有阵发性绞痛、肠鸣音亢进,可能是早期肠粘连或其他所致的机械性肠梗阻,应进一步检查。

(2)护理措施:①给予胃肠减压、肛管排气或高渗溶液低压灌肠等;②协助病人多翻身、离床活动;③可遵医嘱应用促进肠蠕动药物;④若因腹腔内感染或机械性肠梗阻导致的腹胀,非手术治疗不能缓解者,做好再次手术的准备。

5. 呃逆

(1)原因:可能是神经中枢或膈肌直接受到刺激所致,多为暂时性。

(2)护理措施:①术后早期发生时,压迫眶上缘,及时抽吸胃内积气、积液;②遵医嘱给予镇静剂或解痉药;③上腹部手术后出现顽固性呃逆者,要警惕吻合口瘘或十二指肠残端瘘、膈下积液或感染的可能,及时进行超声检查明确病因,一旦确诊应及时处理;④原因尚未明确者,协助医生进行颈部膈神经封闭治疗。

6. 尿潴留

(1)原因:①合并有前列腺增生的老年病人;②蛛网膜下腔麻醉后或全麻后,排尿反射受到抑制;③切口疼痛引起后尿道括约肌和膀胱反射性痉挛,尤其是盆腔及会阴部术后的病人;④病人不习惯床上排尿;⑤手术对膀胱神经的刺激;⑥大量应用镇静剂或低血钾等。对于术后6~8小时尚未排尿或尿量较少者,应在耻骨联合区叩诊检查,明确尿潴留。

(2)护理措施:①稳定病人情绪采用诱导排尿法,如变换体位、下腹部按摩、热敷或听流水声;②遵医嘱采用药物或针灸等;③上述措施无效时,在无菌操作下进行留置导尿,一次放尿不超过1000ml,尿潴留时间过长或导尿时尿量超过500ml者，留置尿管1~2日。

（三）术后并发症的观察与护理

1. 术后出血

（1）原因：常见于术中止血不完善、创面渗血未完全控制、结扎线脱落、原先痉挛的小动脉断端舒张、凝血功能障碍等。

（2）护理措施包括：①密切观察生命体征的变化，若手术切口敷料渗血，考虑术后切口出血，应打开敷料检查切口出血状况和原因；②观察引流液的量、性质及颜色变化；③未放置引流管者，通过密切观察，评估有无低血容量性休克的早期表现，如烦躁、心率加快、尿量少、中心静脉压低于5cmH$_2$O等，特别是补液或输血后症状仍未改善，提示可能发生术后出血；④腹部手术后的腹腔出血，早期表现不明显，应密切观察病情，必要时行腹腔穿刺，明确诊断；⑤少量出血时，一般在更换敷料、加压包扎或全身使用止血药物后可止血；大量出血时，应加快输液速度，遵医嘱输血或血浆，做好再次手术的准备。

2. 切口裂开　多见于腹部及肢体邻近关节处，一般发生在术后1周左右或拆线后24小时内。切口裂开可分为全层裂开和深层裂开而皮肤缝线完整的部分裂开。病人突然在一次用力或有切口的关节屈伸幅度较大时，自觉切口剧烈疼痛，随即自切口流出淡红色液体，渗湿敷料。

（1）原因：营养不良使组织愈合能力差、缝合不当、切口感染或腹内压突然增高，如打喷嚏、剧烈咳嗽、呕吐或严重腹胀等。

（2）护理措施：①年老体弱、营养状态差、估计切口愈合不良者，应术前加强营养；②对于估计腹部手术发生概率较高者，切口应逐层缝合，并加用全层腹壁减张缝线，术后腹带加压包扎以减轻局部张力，延迟拆线时间；③及时消除慢性腹内压增高的因素；④手术切口位于肢体关节部位者，拆线后应避免大幅度运动；⑤一旦发生出血，应稳定病人情绪，避免惊慌，立即平卧，告知病人勿进食进水和咳嗽，用无菌生理盐水纱布覆盖切口，与医生联系，立即送往手术室进行缝合；有肠管脱出者，切勿将其直接回纳腹腔，以免造成腹腔内感染。

3. 切口感染

（1）原因：切口有无效腔、异物、血肿或局部组织供血不良，合并有营养不良、贫血、糖尿病或肥胖等。

（2）护理措施：①术中严格执行无菌操作原则，严密止血，防止留有无效腔、异物或血肿等；②保持切口清洁、敷料干燥；③术后加强营养，增强抗感染能力；④遵医嘱合理应用抗生素；⑤若术后3~4日，切口疼痛加重，局部出现红、肿、热、痛或波动感，并伴有体温升高、白细胞计数增高等，可怀疑切口感染。感染早期可局部理疗、合理使用有效抗生素；切口化脓者，拆除部分缝线、敞开切口、使用凡士林纱条引流脓液，定期更换敷料，争取二期愈合，必要时进行二期缝合。

4. 压疮　术后常见的皮肤并发症。

（1）原因：手术后病人由于需要长期卧床，局部皮肤受压时间过长，同时受到各种引流液、汗液、尿液等的刺激以及长期营养不良、水肿等造成。

（2）护理措施：①定时翻身，每2小时翻身一次；②保持床单及皮肤清洁干燥；③鼓励病人坚持每日主动与被动运动，早期离床活动；④加强营养；⑤去除致病因素；⑥如出现压疮按外科换药处理。

5. 肺部感染　常发生于年老、有长期吸烟史、术前有急、慢性呼吸道感染者的胸、腹部大手术后。

（1）原因：术后呼吸运动受限，呼吸道分泌物积聚及排出不畅等。

（2）护理措施：①术后卧床期间鼓励病人做深呼吸运动，协助翻身、拍背，促进气道内分泌物排出；②教会病人保护切口和进行有效咳嗽、咳痰的方法：用双手按住季肋部或切口两侧以限制咳嗽时胸部或腹部的活动幅度，保护切口并减轻因咳嗽震动引起的切口疼痛，在数次短暂轻咳后，再深吸气用力咳嗽；③保持室内温度在18~22℃，湿度在50%~60%，维持每日摄入量在2000~3000ml；④痰液黏稠者给予雾化吸入；⑤协助病人半卧位，尽早下床活动；⑥遵医嘱应用抗生素及祛痰药。

6. 泌尿系统感染

（1）原因：术后尿路感染的常见原因有尿潴留、长期留置导尿管或反复多次导尿等。

（2）护理措施：①术前训练床上排尿；②术后指导病人自主排尿；③出现尿潴留时，当残余尿量超过500ml，应严格执行无菌操作原则行留置导尿；④鼓励病人多饮水，使尿量达到1500ml/d以上；⑤将尿液及时送检，并根据检验结果选择有效抗生素控制感染。

7. 深静脉血栓形成 多见于下肢。开始时病人自感腓肠肌疼痛或紧束，继而出现下肢凹陷性水肿，沿静脉走行有触痛，可扪及条索状变硬的静脉，一旦血栓脱落可引起肺动脉栓塞，导致死亡。

（1）原因：①术后卧床太久、活动较少引起下肢血流缓慢；②组织破坏、体液丢失等致血细胞凝集性增加；③手术、外伤、反复穿刺置管或输入高渗性液体、刺激性药物等导致血管壁和血管内膜损伤。

（2）护理措施：①严禁经患肢静脉输液，严禁局部按摩，防止栓子脱落；②抬高患肢、制动，局部50%硫酸镁湿热敷，配合理疗；③遵医嘱应用抗生素、抗凝剂（肝素、华法林）、溶栓药（首选尿激酶）等进行治疗。

（四）健康教育

1. 休息与活动 注意休息，保证睡眠，活动量从小到大，一般出院后2～4周仅从事一般性工作和活动。

2. 饮食与营养 恢复期病人合理摄入均衡饮食，避免辛辣刺激、生冷、油腻食物。

3. 康复锻炼 告知病人康复锻炼的知识，指导病人锻炼的具体方法。

4. 用药指导 术后继续药物治疗者，应遵医嘱按时、按量服药。

5. 疾病知识 指导切口局部拆线后可用无菌纱布覆盖1～2日，以保护皮肤。若有开放性伤口出院者，告知病人及家属门诊换药时间及次数。

6. 复诊 一般手术病人于术后1～3个月门诊随访一次，以评估康复过程及切口愈合情况。

【护理评价】

通过治疗与护理，病人是否：①疼痛减轻或缓解；②体液得以维持，循环功能稳定；③生命体征平稳，病情稳定，呼吸功能改善；④营养状况得以维持或改善；⑤情绪稳定，仪表形象合体，能主动配合治疗和护理；⑥活动耐力增加，逐步增加活动量；⑦并发症得以预防或被及时发现和处理，术后恢复顺利。

（赵炳南）

学习小结

本章介绍了围术期及围术期护理的概念及手术分类、手术前及手术后病人的护理。主要讲解了手术前病人的护理评估和护理措施及手术后病人的护理评估和护理措施，为病人提供全面的护理，包括疾病知识指导、心理指导等；重点在术前护理措施中阐述了术前一般准备与护理，如胃肠道准备、手术区皮肤准备、术日晨的准备；术后护理措施中阐述了常见的不适，如切口疼痛、发热、恶心、呕吐、腹胀、尿潴留等的护理措施，术后出血、切口裂开、切口感染、压疮、深静脉血栓形成、泌尿系统感染等并发症的原因和处理方法。应掌握对手术前、后病人实施整体护理的措施，保证病人的身心健康。

复习参考题

1. 简述手术前病人术日早晨的护理措施。

2. 术后病人发生切口裂开时如何处理？

3. 简述病人手术后常见的并发症。

第八章　外科感染病人的护理

8

第一节 概述

感染（infection）是指由致病微生物（细菌、病毒、真菌、支原体、衣原体、螺旋体、立克次体、朊蛋白和寄生虫等）侵入人体内生长繁殖所引起的局部组织和全身性炎症反应。外科感染（surgical infection）是指需外科手术治疗的感染性疾病或发生在创伤、器械检查、手术后的感染。在外科领域中外科感染最常见，占所有外科疾病的 1/20～1/3。

外科感染的特点：

1. 多数病人以局部症状和体征表现更为明显，如红、肿、热、痛、功能障碍等。

2. 大部分是由数种病菌引起的混合感染，少数人群在感染初期为单一病菌感染，以后逐步发展为多种病菌的混合感染。

3. 病变部位常为局限，发展后可导致局部脓肿、坏死甚至全身感染。

4. 由于局部组织遭到破坏，最终愈合后形成瘢痕组织以致影响器官功能。

【分类】

（一）按病菌种类和病变性质分类

1. **非特异性感染** 又称化脓性感染或一般感染，如疖、痈、丹毒、手部感染、急性乳腺炎、腹膜炎等，手术后感染多属于此类。常见致病菌有金黄色葡萄球菌、链球菌、大肠埃希菌和铜绿假单胞菌（绿脓杆菌）等，其特点是：通常先出现炎症反应，即红、肿、热、痛，感染逐渐加重，继而形成局部化脓。

2. **特异性感染** 是由结核杆菌、破伤风杆菌、炭疽杆菌、白色念珠菌等特异性致病菌引起的感染，如结核病、破伤风、气性坏疽等。它们的致病菌、病程演变和防治方法都与非特异性感染不同。

（二）按感染进展过程分类

1. **急性感染** 病变以急性炎症为主，病程一般在 3 周以内，多数非特异性感染属于此类。

2. **慢性感染** 病程持续 2 个月以上的外科感染，部分急性感染迁延不愈可转为慢性感染。

3. **亚急性感染** 病程介于急性感染与慢性感染之间，除部分由急性感染迁延而来，亦可因致毒力虽弱但具有一定耐药性的病菌或较差的宿主抵抗力所致。

（三）其他分类

1. **按感染入侵时间分类** 由伤口直接污染造成的感染为原发性感染（primary infection）；在伤口愈合过程中发生的感染为继发性感染（secondary infection）。

2. **按病原体来源分类** 病原体由体表或外环境侵入人体造成的感染为外源性感染（exogenous infection）；由原存于体内的病原体造成的感染称为内源性感染（endogenous infection），亦称自身感染。

3. **按感染发生条件分类** 按病原体的来源以及侵入时间可分为机会性感染（opportunistic infection）、二重感染（super infection）和医院内感染（nosocomial infection）等。

【病因】

（一）病菌的致病因素

1. **黏附因子** 致病菌侵入人体后，产生的黏附因子有利于其附着于人体组织细胞并入侵。部分病菌有荚膜或微荚膜，能够抗拒吞噬细胞的吞噬或杀菌作用而在组织内生长繁殖，并导致组织细胞损伤。

2. **病菌数量** 侵入人体组织的病菌数量越多，增殖速度越快，导致感染的概率就越高。

3. **病菌毒素** 多种病菌可释放胞外酶、内毒素和外毒素，统称为病菌毒素。这些毒素可导致感染扩散、细胞功能损害和代谢障碍等，是引起临床症状和体征的重要因素。

（二）机体的易感因素

正常情况下，人体天然免疫和获得性免疫共同参与抗感染防御机制，当某些局部或全身因素导致这些防御机制受损时,就可能引起感染。

1. 局部因素

（1）皮肤或黏膜受损:如开放性损伤、胃肠穿孔、手术、穿刺等使局部防御屏障破坏,病菌易于入侵。

（2）留置于血管或体腔内的导管处理不当,为病菌入侵开放路径。

（3）管腔阻塞:使内容物淤积,细菌大量繁殖而侵入组织,如胆道梗阻等。

（4）异物与坏死组织的存在,可抑制吞噬细胞的功能,如假体植入等。

（5）局部组织血液供应障碍或水肿、积液,降低组织防御和修复能力;局部组织缺氧不仅抑制吞噬细胞的功能,还有助于致病菌的生长。

2. 全身因素 凡能够引起全身抗感染能力下降的因素均可促使感染发生。

（1）严重创伤或休克。

（2）严重营养不良、贫血、低蛋白血症、白血病或白细胞计数过低等。

（3）糖尿病、尿毒症及肝硬化等慢性消耗性疾病。

（4）长期使用免疫抑制剂、肾上腺皮质激素和放射性治疗等。

（5）先天性或获得性免疫缺陷综合征。

【临床表现】

1. 局部表现 急性炎症有红、肿、热、痛和局部功能障碍的典型表现。体表或较表浅化脓性感染均有局部疼痛和触痛,皮肤表现为肿胀、发红、温度升高,还可出现肿块或硬结。体表脓肿形成后,触之有波动感。深部组织感染者局部症状不明显。

2. 全身表现 随感染程度不同而表现不一。轻者可无全身症状,感染重者常伴有发热、呼吸心跳加快、头痛乏力、全身不适等表现,严重感染导致脓毒症时可出现神志不清、尿少等器官灌注不足的表现,甚至出现感染性休克和多器官功能障碍或衰竭等。

3. 特异性表现 特异性感染的病人可出现特殊的临床表现,如破伤风病人表现为肌强直性痉挛;气性坏疽和其他产气菌感染者,局部可出现皮下捻发音等。

【辅助检查】

1. 实验室检查 白细胞计数及分类测定是最常用的检查,若白细胞计数大于12×10^9/L 或低于4×10^9/L 或发现未成熟白细胞,常提示感染严重;病程较长的重症病人可伴有红细胞和血红蛋白减少。血、尿、痰、渗出物、分泌物、脓液或穿刺液作涂片、细菌培养及药物敏感试验,可明确致病菌。

2. 影像学检查 超声波检查可用于探测肝、胆、胰、肾、阑尾等的病变及胸腔、腹腔和关节腔内有无积液。X 线、CT 和 MRI 有助于诊断胸腹部或骨关节等处的病变,也可了解有无膈下游离气体。

【治疗原则】

消除导致感染的因素,去除毒性物质,增强病人抗感染能力,促进组织修复。

1. 非手术治疗

（1）局部治疗

1）患肢抬高并制动,避免感染部位受压,必要时用夹板或石膏夹板固定,以免感染扩散。

2）局部可给予热敷、超短波或红外线照射理疗,以改善局部血液循环,促进炎症吸收、消退和局限。

3）浅表的急性感染在未形成脓肿阶段可选用鱼石脂软膏、金黄膏等外敷;组织肿胀者,可用 50% 硫酸镁溶液湿热敷,加速肿胀消退和感染局限化。

（2）全身治疗

1）早期可根据感染部位、临床表现及脓液性状估计病原菌种类,选用适当的抗生素;待获得细菌培养和药物敏感试验结果后,可根据检查结果选用敏感抗生素。

2）局部感染严重或已发生全身性感染时,在积极处理感染病灶的基础上,加强全身治疗,增强机体抗感染能力,如保证病人休息和睡眠,维持水电解质平衡,给予高能量、高蛋白、高维生素、易消化的饮食。

3)严重感染者可输注血浆、人血清白蛋白,多次少量输注新鲜血等提高机体免疫防御能力。

4)全身中毒症状严重者,可考虑短期使用糖皮质激素,以减轻中毒症状。

5)高热病人给予物理降温或药物降温,体温过低者给予保暖。

2. **手术治疗** 感染形成脓肿时,需手术切开引流。深部脓肿可在 B 超引导下行穿刺引流。脏器感染或已发展为全身性感染时应积极处理感染病灶或切除感染器官。

第二节　浅部组织的化脓性感染病人的护理

一、疖

疖(furuncle),俗称疔疮,是致病细菌侵袭单个毛囊及其所属皮脂腺引起的急性化脓性感染。多个疖同时发生在身体几个部位,或疖反复发生称为疖病,常见于营养不良的小儿或糖尿病病人。

【病因】

疖好发于毛囊和皮脂腺丰富的部位,如头、颈、面部、背部、腋部、腹股沟、会阴部等。疖的发生与皮肤不洁,局部摩擦或擦伤,环境温度较高或机体抵抗能力降低等因素有关,其致病菌以金黄色葡萄球菌为主。

【发病机制】

致病细菌侵入毛囊及其所属的皮脂腺和汗腺后,在毛囊及周围组织中迅速繁殖,产生毒素,引起局部组织变性、坏死,形成疖的中心,其表现为局部充血、渗出、硬结。聚集的中性粒细胞对受损的组织细胞和病菌体加以破坏,使其逐渐坏死和溶解,在真皮下形成脓肿。因金黄葡萄球菌的毒素含有凝固酶,故形成脓栓,病灶向外突起。临床可见在红肿硬结的中央有黄白色脓栓,即为金黄葡萄球菌感染病灶的特征。破溃排出脓液后,脓腔逐渐被新的纤维组织修复而愈合。

【临床表现】

初起时,在毛囊处有一个红色炎性高起的小丘疹,局部出现红、肿、痛,直径小于 2cm 的小结节,后逐渐肿大,呈锥形隆起。化脓后,结节中央因组织坏死而变软,呈现黄白色脓栓;红、肿、痛范围逐步扩大,触之有波动感。数日后,脓栓脱落,病灶溃破排出脓汁和坏死组织,炎症逐步消退而愈。部分疖没有脓栓,破溃流脓时间稍迟,需设法引流排出脓液。

若疖发生在血液丰富的部位,全身抵抗力降低时,可引起不适、畏寒、发热、头痛和厌食等症状。如面部,特别是"危险三角区"部位的疖,即以鼻根部为顶点,至两嘴角连线为底边的等腰三角形区域,如被挑刺或挤压,感染易沿内眦静脉和眼静脉进入颅内的海绵状静脉窦,引起化脓性海绵状静脉窦炎,颜面部出现进行性红肿和硬结,且伴有寒战、头痛、高热、呕吐甚至昏迷等,病情严重,死亡率很高。

【辅助检查】

1. **血常规检查** 白细胞计数和中性粒细胞比例增高。

2. **脓液细菌培养** 将疖的脓液做细菌培养及药物敏感试验可明确致病菌的种类。

【治疗原则】

尽早促使炎症消散,局部化脓时及早排脓,消除全身炎症反应,加强卫生宣传教育。

1. **促使炎症消散**

(1)早期仅有红肿时可涂 2% 碘酊于局部,或用鱼石脂软膏、玉露散等中药膏剂外敷。

(2)局部结节可用热敷或理疗、远红外线照射,以改善局部血液循环,促进其吸收和抗炎消肿。

2. **排脓** 疖顶形成脓头时,应在其顶部点涂苯酚(石炭酸)去除脓头,但切忌挤压;对有波动感的应及早切开引流,以加速脓栓脱落、脓液流出,促进局部病灶愈合。

3. 全身治疗 对于全身反应较严重的疖病者,全身应用抗生素治疗,嘱病人注意休息,适当补充维生素,加强营养,改善机体抗感染能力。同时治疗相关疾病,如糖尿病等。

【主要护理诊断/问题】

1. 有感染的危险 与局部和全身抵抗力低下有关。

2. 潜在并发症:颅内化脓性海绵状静脉窦炎。

【护理措施】

1. 防止感染扩散

(1)保持疖周围皮肤清洁、干燥、完整,防止感染扩散。

(2)疖初期,局部中药外敷、热敷或理疗、远红外线照射,改善局部血液循环,促进其吸收和抗炎消肿。

(3)脓肿形成时,应及早排脓或行脓肿切开引流,及时清洁创面,保持敷料干燥、促进创口愈合。

(4)对于疖病者,遵医嘱及时、合理应用抗生素治疗,给予支持治疗,改善全身情况。

(5)嘱病人注意休息,加强营养,摄入含蛋白质、能量及维生素丰富的食物,以提高机体抵抗力。

2. 预防颅内化脓性海绵状静脉窦炎

(1)对于未成熟的疖禁忌挤压,尤其是面部"危险三角区"的疖,避免感染扩散引起颅内化脓性海绵状静脉窦炎。

(2)密切观察病人有无发热、寒战、头痛、呕吐及意识障碍等颅内化脓性感染征象,若发现异常,立即报告医生处理。

3. 健康教育

(1)指导病人注意个人日常卫生,保持皮肤清洁、干燥,做到勤清洗、勤更换、勤洗头、勤理发、勤剪指甲等。

(2)及时治疗疖,有效防止感染扩散。对小儿和免疫力较差的老年人应加强防护。

(3)糖尿病病人应有效控制血糖,注意饮食的调节。

二、痈

痈(carbuncle)是指邻近的多个毛囊及周围组织的急性化脓性感染,也可以由多个疖融合而成(图8-1)。"痈"在中医学属于"疽"的范畴,颈后痈俗称"对口疮",背部痈称为"搭背";糖尿病病人和免疫力较差的老年人较易患痈,且预后较差。

【病因】

致病菌以金黄色葡萄球菌为主。痈多见于成人,常发生在颈、项、背等厚韧皮肤部位。痈的发生与皮肤不洁、局部擦伤和机体抵抗力下降有关。痈的自行破溃大多较慢,全身反应较重。随着时间的迁延,可合并其他病菌的感染,形成混合型感染,甚至发生脓毒症。

【发病机制】

感染常从一个毛囊底部开始,沿皮脂腺蔓延,扩散至邻近的毛囊而形成多个"脓头"的痈。因多个毛囊同时感染,痈的急性炎症浸润范围较广,其病变可累及深层结缔组织,且周围的血管多数有栓塞,故使表面皮肤血运障碍甚至坏死。

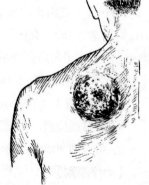

图8-1 背部痈

【临床表现】

1. 局部 初起时,局部皮肤有一小片红、肿、热、痛的炎性浸润的扁平硬块,颜色暗红,有数个突出点或脓点,早期疼痛较轻。随着感染的发展,痈呈一片稍隆起的紫红色浸润区,质地坚韧,界限不清,在中央部的表面有多个脓栓,破溃后呈蜂窝状。之后,中央部逐渐坏死、溶解、塌陷,像"火山口",其内含大量坏死组织和脓液。痈易向四周和深部发展,周围呈浸润性水肿,局部淋巴结肿大并伴有剧烈疼痛。

2. 全身症状 病人多伴有畏寒、发热、食欲减退、乏力和全身不适等症状。严重者可导致全身化脓性感染或脓毒症。

【辅助检查】

1. **血常规** 检查白细胞计数和中性粒细胞比例增高。

2. **血糖和尿糖测定** 检查了解糖尿病病人的血糖情况。

3. **脓液细菌培养及药物敏感试验** 明确致病菌和选择敏感的抗生素。

【治疗原则】

1. **局部处理** 初期红肿阶段,处理同疖。如果局部出现多个脓点时,皮肤表面呈现紫褐色或已破溃流脓时,应尽早施行手术并切开引流脓液,一般用"+"字或"++"字形切口,有时亦可作"|||"形切口。切口的长度要超出炎症范围,深达筋膜,清除坏死组织,伤口内用无菌生理盐水纱布条填塞止血,外加干纱布绷带包扎。以后每日更换敷料,并且注意将纱条填入伤口内的每个角落,掀起边缘的皮瓣,以利于引流,直到伤口愈合。伤口内可使用生肌散,促进肉芽组织生长。较大的创面,待肉芽组织长出时,可考虑植皮术。

2. **全身治疗** 适当休息和加强营养,且及时、足量应用有效的广谱抗生素控制脓毒症,可选用磺胺甲硝唑加甲氧嘧啶或青霉素等抗生素,以后根据脓液的细菌培养和药敏试验结果逐步调整用药。糖尿病病人,应根据病情同时给予胰岛素及控制饮食等治疗,以控制血糖水平。

【主要护理诊断 / 问题】

1. **急性疼痛** 与炎症刺激有关。

2. **体温过高** 与致病菌感染有关。

3. 潜在并发症:脓毒症。

4. 知识缺乏:缺乏预防感染的知识。

【护理措施】

1. **控制疼痛** 疼痛严重者,遵医嘱给予镇静剂。

2. **控制感染,维持正常体温**

(1)保持痈周围皮肤清洁、干燥,避免挤压未成熟的痈或感染病灶,防止感染扩散。

(2)评估并记录病灶局部皮肤的颜色变化、温度、脓液性状及痈的范围。

(3)痈表面已破溃或脓肿切开引流者,应在严格无菌操作下,及时换药和更换敷料,清除坏死组织及脓液,促进切口愈合。

(4)维持正常体温,高热病人可给予物理降温,必要时遵医嘱给予药物降温;同时,鼓励病人多饮水,必要时遵医嘱给予静脉补液并监测24小时出入量。

(5)遵医嘱及时、合理应用抗生素,控制感染蔓延。

3. **适当休息,加强营养** 鼓励病人摄入含丰富能量、蛋白质及维生素的饮食,以增强机体免疫力。

4. **密切观察病情变化** 注意观察病人有无突发高热、寒战、头晕头痛、意识障碍、心率和脉率加快等症状,及白细胞计数有无增加、血液细菌培养阳性等全身感染迹象;若发现异常及时报告医生并全力配合抢救。

5. **健康指导**

(1)注意个人日常卫生,尤其是夏季,应做到勤洗头、洗澡、理发、修剪指甲、勤换内衣,注意消毒剃刀等。

（2）免疫力较差的老年人及糖尿病病人应加强防护。

三、急性蜂窝组织炎

急性蜂窝组织炎（acute cellulitis）又称急性蜂窝织炎，是指发生在皮下、筋膜下、肌间隙或深部疏松结缔组织的急性、弥漫性、化脓性感染。

【病因】

常因皮肤、黏膜损伤后，皮下疏松结缔组织受病菌感染所致，也可由局部化脓性感染直接扩散或经淋巴血液传播而发生。其致病菌多为溶血性链球菌，其次为金黄色葡萄球菌、厌氧菌、大肠埃希菌感染或混合性感染。在免疫缺陷病人群中偶见革兰阴性菌引起的蜂窝织炎。

【发病机制】

致病菌的种类不同，主要病理改变亦有不同。由溶血性链球菌引起的急性蜂窝织炎，在链激酶和玻璃酸酶的作用下，病变扩展迅速，脓液稀薄、血性，易出现败血症；由金黄色葡萄球菌引起的急性蜂窝织炎易局限而形成脓肿，脓液较稠。由产气菌如大肠埃希菌、厌氧杆菌、厌氧链球菌等引起者，可在病变部位出现气肿，称为捻发性蜂窝织炎。蜂窝织炎的局部改变主要是充血、肿胀，炎性细胞浸润，正常组织结构被破坏。病变中心区组织坏死、液化后形成脓肿，也可伴有周围淋巴管炎、淋巴结炎。伴有厌氧菌感染的病变组织坏死更为严重，扩展速度更快，且有明显的深层组织破坏。首先，厌氧菌常为混合感染，在病灶中类杆菌产生的短链脂肪酸可以抑制中性粒细胞的杀伤力，在细胞外液酸性增加的条件下，脂肪酸可以介导氢离子透入细胞内，使细胞内液酸化，从而损害细胞功能；在酸性条件下，有些抗生素不能发挥应有的效果；其次，感染灶内纤维素沉积，影响了细菌的清除。因此伴有厌氧菌感染的病变尤为严重。

【临床表现】

因病人的机体条件、感染的原因和致病菌的种类及毒性不同，临床表现而各异，临床常见的有以下类型：

1. **一般性皮下蜂窝织炎**　表现为局部皮肤组织红、肿、疼痛，红肿边缘界限不清楚，中央部位呈暗红色，边缘稍淡。病变部位近侧的淋巴结常有肿痛，例如前臂蜂窝织炎时，腋窝淋巴结肿痛。病变位于较疏松的组织时，疼痛较轻；深部组织的急性蜂窝织炎，伴有局部组织的肿胀和深压痛，全身症状明显。

2. **颌下急性蜂窝织炎**　感染可起源于口腔或面部，可因炎症迅速波及咽喉部，引起喉头水肿而压迫气管，导致呼吸困难甚至窒息。有时炎症还可以蔓延到纵隔，引起纵隔炎及纵隔脓肿。

3. **产气性皮下蜂窝织炎**　此病一般发生在皮肤受损后，主要致病菌是厌氧菌，常发生在易被大、小便污染的会阴部或下腹部的伤口处。炎症主要在皮下结缔组织，未侵及肌肉层。初期表现类似一般蜂窝织炎，随着病情加重则表现为进行性的皮肤、皮下组织及深筋膜坏死，脓液有恶臭味，局部有捻发音，全身状态迅速恶化。

4. **新生儿皮下坏疽**　新生儿的皮肤柔嫩，因护理疏忽导致皮肤沾污、擦伤等，金黄色葡萄球菌等致病菌侵入皮下组织就会造成此病。病变多在背部、臀部等经常受压处。初起时皮肤发红、触之稍硬；继而，病变范围扩大，中央部分变暗变软，触之有浮动感，部分出现水疱；皮肤坏死时变成灰褐色或黑色，并可破溃。同时，患儿伴有发热、不安、不进乳或昏睡等症状，全身情况不良。

5. **老年人皮下坏疽**　以男性病人居多。病菌多为葡萄球菌、链球菌等。表现为背部或侧卧时肢体着床部分有大片皮肤红、肿、疼痛；继而，皮肤变为暗灰色，知觉迟钝，触之有波动感，穿刺可引流出脓性物。病人伴有寒战、发热、乏力、全身症状加重，也可伴有气急、心悸、头痛、烦躁、谵妄、昏睡等。

【辅助检查】

1. **实验室检查**

（1）血常规检查：一般感染时，白细胞计数升高（$> 10 \times 10^9$/L）。若白细胞计数 $>（20 \sim 30）\times 10^9$/L，或

$<4 \times 10^9/L$，或未成熟白细胞 $>0.1\%$，或出现毒性颗粒时，应警惕并发感染性休克和脓毒症。白细胞计数升高常伴有中性粒细胞升高。

（2）细菌培养：由脓肿部位直接抽取脓液或脓性分泌物作涂片检查或进行细菌培养，可明确病菌的种类。

（3）药物敏感性试验：在脓液细菌培养的同时，进行药物敏感性试验可为临床药物治疗提供科学依据。

2. 影像学检查 有助于早期病种判断，了解深部组织的感染程度。

3. 动脉血气 有助于了解机体代谢状况，及时发现酸碱失衡。

【治疗原则】

1. 局部治疗

（1）局部制动：早期局部无波动时，可用 50% 硫酸镁做局部湿热敷，或用金黄散外敷并限制活动。

（2）物理治疗：早期应用红外线理疗，可促进脓肿局限；脓液排出后可选择透热法，如超短波、微波等促进局部血液循环、肉芽组织生长，加快创口愈合。

（3）切开引流：一旦脓肿形成，应及早实施多处切开减压、引流并清除坏死组织。厌氧菌感染的伤口，可用 3% 过氧化氢溶液冲洗并湿敷。对于口底及颌下的蜂窝织炎经短期积极抗感染治疗无效时应及早切开减压，以防喉头水肿压迫气管造成窒息；手指部的蜂窝织炎，亦应早期切开减压防止指骨坏死。

2. 全身治疗

（1）及时应用抗生素：抗生素是治疗蜂窝织炎的最重要措施之一。其使用原则是根据细菌培养及药敏试验结果选用有针对性敏感的药物。药敏结果出来前，可根据脓液涂片检查选择相对有针对性的广谱抗生素。对金黄色葡萄球菌、链球菌感染首选青霉素和磺胺甲噁唑，合并厌氧菌感染者，加用甲硝唑。

（2）抗休克治疗：对感染性休克病人应遵医嘱积极给予补液扩容，改善微循环状态及相应的对症治疗，密切监测病人的尿量血压、心率及末梢循环情况。

（3）全身支持疗法：保证病人充分地休息，感染严重者应适当增加营养的摄入，补充热量及蛋白质，增强机体抵抗力。

【主要护理诊断/问题】

1. 急性疼痛 与炎症刺激有关。

2. 体温过高 与感染有关。

3. 潜在并发症：呼吸困难、窒息。

【护理措施】

1. 定时监测体温的变化，维持正常体温 对高热病人给予物理降温，注意保暖，及时更换汗湿衣服，必要时遵医嘱给予退热药；且鼓励病人多饮水，必要时遵医嘱进行静脉补液，监测 24 小时出入量。

2. 合理使用抗生素，控制感染 通过采集创面分泌物作细菌培养和药物敏感试验，确定致病菌，遵医嘱及时、合理使用抗生素。

3. 加强创面护理 对厌氧菌感染者，用 3% 过氧化氢溶液冲洗和湿敷创面，并注意观察用药后的效果；对脓肿切开术后引流者，应保持引流通畅，及时换药并更换敷料，以促进创面愈合。

4. 防治窒息 面、颈部感染的病人，应严密观察病人呼吸情况，注意有无呼吸费力、呼吸困难、发绀甚至窒息等症状，警惕突发喉头痉挛，作好气管插管的急救准备。

5. 缓解疼痛 抬高感染肢体并制动以减轻疼痛；疼痛严重者，按医嘱给予镇痛药。

6. 加强营养支持 提供含丰富蛋白质、能量和维生素的饮食，补充水分，防止电解质紊乱，改善全身症状，不能进食者给予静脉营养。

四、浅部急性淋巴管炎和急性淋巴结炎

急性淋巴管炎(acute lymphangitis)是指致病菌经破损的皮肤、黏膜或其他感染病灶侵入淋巴管,引起淋巴管及其周围组织的急性炎症。浅部淋巴管炎波及所属淋巴结时,即为急性淋巴结炎(acute lymphadenitis)。

【病因】

主要致病菌为溶血性链球菌,致病菌可能来源于口咽部炎症、足部真菌感染、皮肤损伤以及各种皮肤、皮下化脓性感染灶。其主要病理变化为:淋巴管壁和周围组织充血水肿、增厚,淋巴管腔内充满细菌凝固的淋巴液及脱落的内皮细胞。

【发病机制】

淋巴管炎可引起管内淋巴回流障碍,并使感染逐渐向周围组织扩散。淋巴结炎继发于其他化脓性感染病灶,是由化脓性细菌沿淋巴管侵入所属区域的淋巴结引起,常会出现淋巴结肿大的症状,若病情加重可向周围组织扩散,其毒性代谢产物可引起全身性炎症反应。

【临床表现】

1. 急性淋巴管炎　急性淋巴管炎分为网状淋巴管炎和管状淋巴管炎,多由细菌感染而引起。

(1)网状淋巴管炎:又称丹毒(erysipelas),好发部位为下肢和颜面。局部皮肤表现为鲜红色片状红疹,稍隆起,中央较淡、边界清楚;局部有烧灼样疼痛,红肿范围迅速扩散,中央红色可随之消退即转为棕黄色。红肿区可出现水疱,周围淋巴结常伴有肿大、触痛,感染加重可导致全身脓毒症。如果下肢丹毒反复发作,会导致下肢淋巴水肿,甚至发展为"象皮腿"。

(2)管状淋巴管炎:以皮下浅筋膜为界可分为深、浅两种。浅层淋巴管炎,在伤口近侧出现一条或多条"红线",中医称为红丝疗,触之硬且压痛;深层淋巴管炎表面无红线,但患肢出现肿胀,局部有条形触痛区。两种淋巴管炎都可以产生全身不适、畏寒、发热、头痛、乏力和食欲缺乏等症状。

2. 急性淋巴结炎　轻者仅有局部淋巴结肿大和触痛,且能自愈;重者,局部有红、肿、热、痛,炎症扩展至淋巴结周围,可融合成肿块,疼痛加剧,也可形成脓肿,且伴有全身症状。

【辅助检查】

1. 血常规检查　白细胞计数和中性粒细胞增高。

2. 脓液细菌培养　严重淋巴结炎形成脓肿时,穿刺抽得脓液作细菌培养及药物敏感试验。

【治疗原则】

1. 积极治疗原发病,控制感染源。

2. 局部治疗　急性淋巴管炎伴有红线条时,可局部外敷金黄散、玉露散或用呋喃西林溶液湿热敷;急性淋巴结炎,若有原发感染病灶,则先处理感染病灶,若形成脓肿后,应穿刺抽脓或切开引流。

3. 及时合理应用抗生素,尽早控制炎症的发展。

【主要护理诊断/问题】

1. 急性疼痛　与炎症刺激有关。

2. 体温过高　与感染有关。

3. 潜在并发症:脓毒症、血栓性静脉炎。

4. 知识缺乏:缺乏预防感染的知识。

【护理措施】

1. 控制感染,维持正常体温。遵医嘱及时、合理使用抗生素;局部红肿者,给予中药、西药外敷或湿热敷;脓肿形成者及时切开引流;监测体温,高热病人给予物理降温,必要时遵医嘱给予降温药。

2. 预防血栓性静脉炎及脓毒症。

五、脓肿

脓肿(abscess)是指在急性感染过程中,病变局部组织发生坏死、液化后,形成局限性脓液积聚,周围有一完整的脓腔壁。

【病因】

致病菌多为金黄色葡萄球菌。脓肿常继发于各种化脓性感染,如急性蜂窝织炎、急性淋巴结炎、疖、痈等,也可从远处感染病灶经血液循环或淋巴管转移而形成脓肿。

【临床表现】

脓肿根据其位置不同,出现不同的临床表现。

1. **浅表脓肿** 局部隆起,伴有红、肿、热、痛的典型症状,与正常组织界限清楚,触痛,有波动感。

2. **深部脓肿** 局部红肿多不明显,一般无波动感,但局部伴有明显的疼痛和压痛,且在疼痛区域的某一部位可出现凹陷性水肿。

3. **全身症状** 深部脓肿可伴有明显的全身症状,如发热、头痛、乏力、食欲减退等。寒性脓肿即由结核杆菌引起的脓肿,或称冷脓肿,其特点为病程长,发展慢,局部无明显的红、肿、热、痛等急性炎症表现,但触之有波动。

【辅助检查】

1. 血常规检查 大多数病人有白细胞总数及中性粒细胞比例增多,少数病人有明显的核左移、白细胞中出现中毒性颗粒等。

2. 脓液细菌培养及药物敏感试验,血细菌培养,以明确致病菌。

【治疗原则】

1. **局部治疗** 早期脓肿尚未形成或范围较小的浅部感染,可局部用药物外敷、理疗、抗感染治疗;感染较重或范围较大时,应用抗生素治疗;如触之波动感或脓肿形成者,应做切开引流术。

2. **全身治疗** 给予有效的抗生素治疗,对于有贫血、低蛋白血症或全身消耗性疾病病人,应给予输血,特别是发生脓毒症者,可多次适量输入新鲜血,以增强机体抵抗力。

【主要护理诊断/问题】

1. **体温过高** 与感染有关。

2. 知识缺乏:缺少脓肿相关知识。

【护理措施】

1. **预防并发症** 密切观察病人的局部和全身症状,及时发现颅内化脓性感染等并发症,并做好处理。

2. **控制体温** 监测体温变化,当体温超过39℃时,给予物理降温,鼓励病人多饮水,必要时可进行静脉输液。

3. **预防感染** 感染早期,局部可通过湿热敷等方法使脓肿消退,限制感染扩散;感染较重时,根据细菌培养和药物敏感试验结果选择有效的抗生素。

4. **切口的护理** 脓肿切开引流者,应保持创面干燥、清洁,在无菌技术操作下,及时更换敷料,防止或减少感染的发生;对疼痛的病人,必要时遵医嘱给予止痛药和镇静剂。

5. **休息与活动** 嘱病人卧床休息,将患肢抬高并制动,同时作好患侧肢体的被动运动,以预防脓肿愈合后患肢活动障碍。

第三节　手部急性化脓性感染病人的护理

一、概述

　　手部急性化脓性感染是指手部轻微外伤，如擦伤、刺伤、切割伤、剪指甲过深后等引起的急性化脓性感染，临床中常见的手部急性化脓性感染包括甲沟炎、手指炎、腱鞘炎、滑囊炎和掌深间隙感染，其致病菌多为存在于皮肤表面的金黄色葡萄球菌。手是从事多种活动的重要器官，因手部感染引起的肌腱和腱鞘缩窄或形成瘢痕，以致影响手部功能，严重者可致残，故手部的细微损伤，也应及时处理。

　　【解剖】

　　手的解剖特点决定了手部感染的特殊性。

　　1. 手的掌面皮肤较手背皮肤表皮层厚韧，角化明显。掌面皮下脓肿穿入皮内层面，不易向掌面溃破，一般向手背蔓延，而形成"哑铃状脓肿"，仅切开表皮难以达到充分引流。

　　2. 掌面皮下有致密的垂直纤维束，纤维束与指骨骨膜（在末节手指部位），中、近指腱鞘（在近节、中节手指部位）和掌深筋膜（在掌心部位）相连，并将掌面皮下组织分成若干坚韧密闭的小腔。感染化脓后难以向四周扩散，故侵入深层组织，引起腱鞘炎、掌间隙脓肿、滑膜炎和骨髓炎等。

　　3. 因手部淋巴液回流均经手背淋巴管输送，且掌面组织较致密，手背部皮下组织较松弛，故手掌部感染时，手背常明显肿胀，易误诊为手背感染。

　　4. 手部尤其是手指，组织结构致密，感染后组织内张力很高，神经末梢受压，疼痛剧烈。

　　5. 手掌面的腱鞘、滑囊与掌深筋膜间隙及前臂肌间隙互相沟通，掌面感染后常可向深部、近侧蔓延至全手，甚至累及前臂。

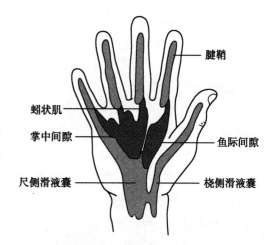

图8-2　手屈指肌腱鞘、滑液囊和手掌深部间隙的解剖位置示意图

　　6. 手掌深部间隙是指位于手掌屈指肌腱和滑囊深面的疏松组织间隙，其外侧和内侧为大、小鱼际。掌腱膜与第三掌骨相连的纤维结构将此间隙分隔为尺侧的掌中间隙和桡侧的鱼际间隙（图8-2）。故示指腱鞘炎可蔓延至鱼际间隙，中指和环指腱鞘炎可蔓延至掌中间隙。

二、甲沟炎和手指炎

　　甲沟是指甲的近侧（甲根）与皮肤紧密相连，皮肤沿指甲两侧向远端伸延而形成。甲沟炎（paronychia）是指甲沟及其周围组织的感染。手指炎（felon）是指末节手指掌面皮下组织的化脓性感染。

　　【病因】

　　甲沟炎多因微小刺伤、挫伤、倒刺（逆剥）或剪指甲过深等损伤而引起，致病菌多为金黄色葡萄球菌。手指炎常发生在指尖受损后，也可由甲沟炎扩展、蔓延所致，也可发生于指尖或手指末节皮肤受伤后。

　　【临床表现】

　　1. **甲沟炎**　早期指甲一侧的皮下组织发生红、肿、疼痛，部分可自行或经过治疗后消退，部分迅速发展而形成脓肿，一般无全身症状。脓液自甲沟一侧蔓延到甲根部的皮下及对侧甲沟，形成半环形脓肿。如未及时切开引流排脓，脓肿可向甲下蔓延，成为指甲下脓肿（图8-3），在指甲下可见到黄白色脓液，使该指甲与甲床分离。若不及时处理,可发展为慢性甲沟炎或慢性指骨骨髓炎。慢性甲沟炎时,甲沟旁有一小脓窦口,伴有肉芽组织向外突出,慢性甲沟炎有时可继发真菌感染。

2. **手指炎** 早期表现为指头发红、轻度肿胀、针尖样刺痛,继之指头肿胀加重、压力增高、出现剧烈搏动性跳痛,尤以患肢下垂时加重;病人多伴有发热、全身不适等全身症状。感染逐步加重时,局部组织发生缺血性坏死,神经末梢因受压和营养障碍而麻痹,疼痛反而减轻,皮肤颜色由红转白。若治疗不及时,可发展为慢性骨髓炎。

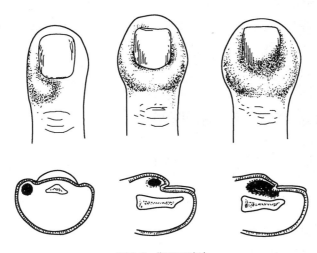

图8-3 指甲下脓肿

【辅助检查】

1. **实验室检查** 血常规检查显示白细胞计数和中性粒细胞比例增加。

2. **X线摄片** 协助确认有无指骨坏死。

3. **细菌培养和药物过敏试验** 指导选用有效的抗生素。

【治疗原则】

1. **感染早期,未形成脓肿者**

(1)甲沟炎:局部湿热敷、理疗、外敷金黄散及鱼石脂软膏等中、西药。

(2)手指炎:患肢避免下垂,防止压力增大而加重疼痛,同时采用中药外敷。

2. **感染后期,形成脓肿者**

(1)甲沟炎:尽早行脓肿切开引流。若为甲下脓肿,应拔除指甲或剪去覆盖于脓腔上的指甲。操作时动作应轻柔,避免损伤甲床而引起新生指甲畸形或失去日后指甲再生能力。

(2)手指炎:若出现指头明显肿胀和跳痛,应及时切开减压和引流,根据病情,合理应用抗生素。

【主要护理诊断／问题】

1. **急性疼痛** 与局部组织肿胀、炎症刺激、压迫神经纤维有关。

2. **体温过高** 与细菌感染有关。

3. 潜在并发症:指骨坏死。

4. 知识缺乏:缺乏预防感染的知识。

【护理措施】

1. **缓解疼痛**

(1)患肢抬高并制动:促进静脉和淋巴回流,减轻局部炎性充血、水肿和缓解疼痛。

(2)促进创面愈合:创面换药时,动作应轻柔,避免加重疼痛;对敷料紧贴于创面的病人,应先用无菌生理盐水浸透敷料后再换药;必要时换药前可适当应用镇痛剂以减轻疼痛。

2. 控制感染，维持正常体温

（1）严密监测体温、脉搏等变化，高热者应给予退热药或物理降温。

（2）局部处理：①未形成脓肿者，应遵医嘱给予局部热敷、理疗，外敷中、西药等，以促进炎症的消退；②行脓肿切开引流术者，应保持脓腔引流通畅，并观察伤口渗出情况和引流物性质、颜色及量的变化，并保持敷料干燥、清洁，及时更换浸湿的敷料。

（3）遵医嘱及时、合理应用抗生素。

3. 观察和预防指骨坏死　严密观察患指的局部症状，注意指头有无剧烈疼痛突然减轻，皮色由红转白等指骨坏死的征象。对经久不愈的创面，应协助采集脓液做细菌培养，判断是否发生骨髓炎。

4. 提供相关知识　日常生活中保持手部清洁，指甲不宜剪过短；加强劳动保护，预防手损伤；手部的任何微小损伤应给予重视，伤后用碘酊消毒并包扎，以防止发生感染。手部发生轻度感染时应及早就医。

三、急性化脓性腱鞘炎、滑囊炎和掌深间隙感染

化脓性腱鞘炎、滑囊炎和掌深间隙感染均为手掌深部的化脓性感染，多因手指掌面的刺伤或邻近组织的感染蔓延所致。

【病因】

化脓性腱鞘炎多因深部刺伤感染后引起，亦可由附近组织感染蔓延而发生。致病菌多为金黄色葡萄球菌。手背伸指肌腱鞘的感染较少见。

滑囊炎可由损伤引起，部分是直接暴力损伤，有些是关节屈、伸、外展、外旋等动作过度，经反复、长期、持续的摩擦和压迫，使滑囊劳损导致炎症，滑囊可由磨损而增厚，如跪位工作者的髌前滑囊炎、鞋子过紧引起的跟后滑囊炎等。

掌深间隙感染多是中指和环指的腱鞘炎蔓延而引起，示指腱鞘感染后可引起鱼际间隙感染；也可因直接刺伤而发生感染。致病菌多为金黄色葡萄球菌。

【临床表现】

1. 局部表现

（1）化脓性腱鞘炎：病情发展迅速，表现为患肢肿胀、疼痛，皮肤张力明显增加，患指呈半屈曲状，任何伸指运动或触及肌腱处均可加剧疼痛。若不及时治疗，感染可向掌侧深部蔓延，导致肌腱坏死而出现手指功能丧失。

（2）化脓性滑囊炎：桡侧化脓性滑囊炎常继发于拇指腱鞘炎，可表现为拇指肿胀、微屈、不能伸直或外展，拇指中节及大鱼际肿胀并伴有明显压痛；尺侧滑囊炎多继发于小指腱鞘炎，表现为无名指（环指）和小指呈半屈状，小指和小鱼际处肿胀、压痛。

（3）掌深间隙感染：分为掌中间隙感染和鱼际间隙感染。

1）掌中间隙感染：掌心凹陷消失，呈肿胀、隆起状；皮肤张力增加、发白、压痛明显；中指、环指和小指呈半屈位；掌背和指蹼伴有明显水肿。

2）鱼际间隙感染：大鱼际与"虎口"伴有明显的肿胀和压痛，但掌心凹陷存在；拇指与示指微屈、活动受限，拇指不能对掌，被动伸指可导致剧烈疼痛。

2. 全身症状　化脓性腱鞘炎和掌深间隙感染均可导致病变组织内压力增高，多数病人常伴全身症状，如寒战、头痛、发热、脉搏增快或全身不适等；亦可继发肘内或腋窝淋巴结肿痛等。

【辅助检查】

1. 血常规检查　血白细胞计数和中性粒细胞比例增加。

2. 超声检查　手掌的超声检查可显示肿胀腱鞘和积存的液体。

【治疗原则】

1. 患指抬高、制动、休息、止痛；早期局部理疗或外敷鱼石脂、金黄散等。

2. 感染严重者，尽早切开引流，并积极应用抗生素。

【主要护理诊断／问题】

1. 急性疼痛　与炎症刺激有关。

2. 肢体活动受限　与局部肿胀神经纤维受压有关。

3. 体温过高　与细菌感染有关。

4. 潜在并发症：肌腱坏死、手功能障碍。

【护理措施】

1. 疼痛、体温过高及提供相关知识的护理参见甲沟炎和指头炎病人护理的相关内容。

2. 观察和预防肌腱坏死及手功能障碍。

（1）密切观察手的局部症状：观察患手的局部肿胀、疼痛和肤色有无改变；对处于炎症进展期，疼痛反而减轻者，应警惕腱鞘组织坏死或感染扩散的发生。

（2）局部功能锻炼：待手部感染愈合后，指导病人进行理疗、按摩和手功能的锻炼，以防止肌肉萎缩、肌腱粘连、关节僵硬等手功能的失用性改变，促进手功能尽早恢复。

第四节　全身性外科感染病人的护理

全身性感染（systematic infection）是指致病菌侵入人体血液循环，并在体内生长繁殖或产生毒素而引起的严重的全身性感染或中毒症状，通常指脓毒症（sepsis）和菌血症（bacteremia）。脓毒症是指伴有体温、循环、呼吸等明显改变的全身性炎性反应的外科感染的统称；在此基础上，血培养检测出致病菌者，称为菌血症。

【病因】

外科病人的全身性感染常继发于严重创伤后的感染和各种化脓性感染，如大面积烧伤创面的感染、急性弥漫性腹膜炎的感染等。其主要诱发因素为：致病菌数量多、毒力强和（或）机体抵抗力低下。常见的致病菌是革兰阴性菌、金黄色葡萄球菌和无芽胞厌氧菌，少部分由真菌引起。

1. 人体抵抗力低下　年老、体弱、营养不良等是导致全身性感染的易感因素。另外长期禁食、肠外营养易导致黏膜屏障功能受损可引起肠源性全身性感染。

2. 局部病灶处理不当　若脓肿或化脓性胆管炎者为及时引流、创腔引流不畅，或留有异物、清创不彻底等。

3. 长期留置静脉导管　如经中心静脉置管留置时间过长而污染，严重者也可引起全身性感染。

4. 在长期或大量使用糖皮质激素、广谱抗生素、免疫抑制剂和抗癌药基础上，体内共生菌状态易发生改变，条件致病菌和非致病菌可转为致病菌而诱发全身性细菌或真菌感染。

【临床表现】

主要表现有原发感染病灶、全身炎症反应和器官灌注不足等。全身性感染的共性临床表现为：①起病急、病情重、病情发展迅速；病人突发寒战、高热（体温达 40～41℃）或体温不升；②伴有全身反应症状：头痛、头晕、恶心、呕吐、腹胀、面色苍白或潮红、大量出冷汗；③神志淡漠或烦躁、谵妄甚至昏迷；④心率加快、脉搏细速、呼吸急促，严重者呼吸困难；⑤严重者出现感染性休克、多器官功能障碍、皮下出血或瘀斑、肝脾大、黄疸等，部分病人出现不同程度的代谢性酸中毒；⑥可伴有原发感染病灶的表现。

【辅助检查】

1. **血常规检查**　白细胞计数显著增高，高于（20～30）×10^9/L，核左移，出现中毒性颗粒。

2. **尿常规检查**　尿液中可见蛋白、血细胞和酮体。

3. **生化检查**　肝、肾功能检查可显示不同程度的受损,血糖和血脂水平可发生异常。

4. **血细菌或真菌培养及药物敏感试验**　在病人寒战、高热时采集血标本行细菌或真菌培养易找到致病菌。

【主要护理诊断/问题】

1. **体温过高**　与致病菌感染有关。

2. **焦虑**　与突然发病、病情严重有关。

3. 潜在并发症:感染性休克,水、电解质紊乱。

【护理措施】

1. **防治感染,维持病人正常体温**

(1)监测病人体温、脉搏的变化,高热者给予物理降温,在病人寒战或高热时留取血标本做细菌或真菌培养,以明确致病菌和及时治疗。

(2)加强静脉留置导管的护理,每天用抗生素常规消毒静脉留置导管入口部位和更换敷料,严格无菌操作,避免发生导管性感染。

(3)加强营养支持:遵医嘱合理安排输血、输液或肠内、肠外营养支持,以增强机体抗感染能力。

2. **观察和防治并发症**

(1)感染性休克:密切观察病情,及时发现病人有无意识障碍、心率或脉率加快、呼吸急促、面色苍白或发绀、尿量减少、白细胞计数明显增多等感染性休克的表现,若发现应及时报告医生,并积极配合抢救。

(2)水电解质代谢紊乱:注意观察病人有无口渴、皮肤弹性降低、尿量减少及血细胞比容增高等脱水表现。高热的病人,若病情许可,应鼓励其多饮水,遵医嘱及时补充液体或电解质。

3. **心理护理**　治疗过程中,应了解病人的情绪变化,注意与病人及家属的交流,针对病人及家属的顾虑问题进行解释和安慰,提供适时的心理支持。

第五节　破伤风和气性坏疽病人的护理

一、破伤风

问题与思考

破伤风是感染性细菌性疾病,破伤风痉挛毒素能引发肌肉强直和痉挛,病死率较高。接种疫苗是预防和控制破伤风最经济有效的公共卫生干预手段,使用百白破疫苗基础免疫后,机体中的抗体保护水平可维持10年以上。尽管如此,有破伤风梭菌感染可能的高危人群仍然应予以积极治疗。

思考:感染破伤风梭菌的高危人群有哪些?破伤风的治疗原则是什么?

破伤风(tetanus)是由破伤风梭菌经由皮肤或黏膜伤口侵入人体,生长繁殖、产生毒素而引起的阵发性肌肉痉挛的特异性感染。常继发于各种创伤后,亦可发生于不洁条件下分娩的产妇和新生儿。

【病因】

主要致病菌为破伤风梭菌,是革兰阳性厌氧梭状芽胞杆菌。其芽胞抵抗力极强,经沸水1小时以上或高压灭菌才能致死。它广泛存在于土壤、灰尘、粪便和结肠中。破伤风梭菌不能侵入正常皮肤和黏膜中,但可经开放性损伤、木刺刺伤或锈钉直接侵入人体伤口而发生感染。尤其是伤口深而窄、异物存留、组织坏死、引流不畅、填塞过紧和局部缺血等环境中易于生长繁殖。若同时混有其他需氧菌感染，需氧菌消耗伤口中的氧气，有利于破伤风梭菌的生长繁殖；当机体抵抗力弱时，更有利于破伤风的发生。

【临床表现】

破伤风的临床表现可分为潜伏期、前驱期和发作期。

1. 潜伏期 一般为6～10天，最短24小时，最长可达数月。潜伏期越短，预后效果越差。新生儿破伤风一般在断脐带后7日左右发病，故俗称"七日风"。

2. 前驱期 表现为有乏力、头晕、头痛、烦躁不安、咬肌紧张酸胀、打呵欠，局部肌肉发紧、酸痛、反射亢进等；以张口不便为主要特征。一般持续12～24小时。

3. 发作期 典型症状是在肌肉紧张性收缩基础上，呈阵发性强烈痉挛。①肌肉持续性收缩：最先受影响的肌群是咀嚼肌，出现咀嚼不便，张口困难，甚至是牙关紧闭；之后顺序是面肌、颈项肌、背腹肌、四肢肌、膈肌，面部表情肌群收缩时出现蹙眉、口角牵向外下方，呈"苦笑面容"；颈部肌群持续收缩致"颈项强直"；背腹肌同时收缩，但因背肌力量较强，故形成腰部前凸、头足后屈、形如背弓，即"角弓反张"；四肢肌收缩时，出现屈肘、屈膝、握拳姿势；膈肌受影响时，表现为呼吸困难甚至窒息。②在肌肉紧张性收缩的基础上，任何轻微的刺激，如声音、光线、触碰、疼痛等，均可诱发全身肌群强烈的阵发性痉挛。

发作时，病人口吐白沫、大汗淋漓、呼吸急促、流涎、口唇发绀、牙关紧闭、磨牙、头颈频频后仰、手足抽搐不止。发作过程中，病人神志始终清醒，但表情痛苦。每次发作时间持续数秒至数分钟不等，间歇时间长短不一。强烈的肌痉挛可致肌肉断裂甚至骨折；膀胱括约肌痉挛可引起尿潴留；持续呼吸肌群与膈肌痉挛可导致呼吸骤停甚至窒息；肌痉挛病人大量出汗可导致水、电解质、酸碱平衡失调，严重者可发生心力衰竭。病人的主要死因为窒息、心力衰竭或肺部感染。病程一般为3～4周。

【辅助检查】

伤口渗出物涂片可发现破伤风梭菌。

【治疗原则】

1. 清除毒素来源 及时、彻底实施伤口清创术，清除一切坏死组织、异物或脓液，用3%过氧化氢溶液冲洗，敞开伤口充分引流。

2. 中和游离毒素

（1）早期注射破伤风抗毒素（TAT），常规用量2万～5万U肌内注射或加入5%葡萄糖溶液500～1000ml中缓慢静脉滴注，用药前应做皮内过敏试验，以免引起过敏反应或血清病。

（2）注射破伤风人体免疫球蛋白，用法为3000～6000U肌内注射，一般用1次。

3. 控制并解除肌痉挛 目的是使病人镇静，降低对外界刺激的敏感性，控制或减轻痉挛是治疗的重要环节。

（1）根据病情交替使用镇静药和解痉药，常用药物有：10%水合氯醛20～40ml口服或保留灌肠；地西泮10mg肌内注射或静脉注射，2～3次/日；苯巴比妥钠0.1～0.2g，肌内注射。病情严重者可使用冬眠1号合剂（由氯丙嗪、异丙嗪各50mg，哌替啶100mg加入5%葡萄糖250ml配成）缓慢静脉滴入，但低血压时忌用。

（2）痉挛频繁发作不易控制者，可静脉注射0.1～0.25g硫喷妥钠，但要警惕发生喉痉挛和呼吸抑制。一般用于已作气管切开者比较安全。

（3）新生儿破伤风应慎用镇静药和解痉药。

4. 防治并发症 是降低破伤风病人病死率的重要措施。

（1）防治呼吸道并发症：对于抽搐频繁、药物不易控制的严重病人，应尽早施行气管切开术、吸痰，必要时行人工辅助呼吸，以改善通气和有效清除呼吸道的分泌物，以保持呼吸道通畅，预防窒息、肺不张、肺感染等。

（2）防止水电解质代谢紊乱和营养不良：补充水和电解质，纠正由于痉挛、出汗及不能进食等导致的水和电解质代谢失衡,并监测病人出入量,必要时行全肠外营养(TPN)营养支持,静脉输注血浆、人血清白蛋白或新鲜全血。

（3）防治感染:青霉素和甲硝唑对抑制破伤风梭菌最有效。

【护理评估】

1. 健康史 询问病人有无开放性损伤病史,如开放性骨折、木刺伤、锈钉刺伤等,尤其了解伤口的污染程度、深度、开口大小、是否实施过彻底清创及引流是否通畅,和(或)接受破伤风人工免疫注射等;询问有无产后感染或新生儿脐带消毒不严等病史。

2. 身体状况

（1）症状:评估病人是否出现乏力、头晕、头痛、烦躁不安、反射亢进等前驱症状;评估肌肉紧张的程度、呼吸状况及有无其他系统症状。

（2）体征:评估病人是否出现水、电解质、酸碱平衡失调现象,是否发生心力衰竭等体征;以评估病人的重要脏器功能状态和有无肺不张、骨折等。

（3）辅助检查:了解伤口渗出物的涂片检查结果及实验室和影像学检查结果。

3. 心理 - 社会状况 由于破伤风发病突然、病情严重,且反复肌痉挛发作使病人极为痛苦,可引起窒息、骨折等并发症,应评估病人:①有无焦虑、恐惧甚至濒死感;②隔离性治疗期间,病人是否感到孤独和无助感;③了解家属对疾病的认识和对病人的身心支持程度。

【主要护理诊断 / 问题】

1. 有窒息的危险 与持续性呼吸肌痉挛、误吸、痰液堵塞气道有关。

2. 有受伤害的危险 与强烈的肌痉挛有关。

3. 有体液不足的危险 与反复肌痉挛消耗、大量出汗有关。

4. 营养失调:低于机体需要量 与肌痉挛消耗、不能进食有关。

5. 焦虑 / 恐惧 与对本身疾病预后莫测有关。

6. 潜在并发症:肺不张、肺部感染、尿潴留、骨折等。

【护理目标】

1. 病人呼吸道通畅,呼吸平稳。

2. 病人未发生坠床、骨折及舌咬伤等意外伤害。

3. 病人体液平衡得以维持,生命体征及尿量正常。

4. 病人能够经口进食,营养摄入能满足机体代谢需要。

5. 病人情绪稳定,能够客观认识目前的病症。

6. 病人未发生并发症或及时有效处理并发症。

【护理措施】

1. 保持呼吸道通畅 床旁常规备好气管切开包及氧气吸入装置,急救药品和物品准备齐全,保证急救所需。若病人频繁抽搐、药物不易控制,应尽早实施气管切开术,以便改善通气,及时清除呼吸道分泌物,必要时进行人工辅助呼吸。同时,协助病人翻身、叩背,以利排痰,根据病情的需要行雾化吸入。频繁抽搐者,禁止经口进食。

2. 保护病人,防止损伤 使用带护栏的病床,必要时加用约束带,以防止痉挛发作时病人坠床或自我伤害;病人发生抽搐时,应用合适的牙垫防止舌咬伤;关节部位放置软垫保护,以防止肌腱断裂和骨折。

3. 维持体液平衡 因病人反复抽搐消耗较大,大量出汗,应遵医嘱补液,监测24小时出入量,防止病人出现体液失衡和电解质紊乱;每次抽搐发作后及时检查静脉通路,以防止由于抽搐所致静脉通路堵塞、脱落而影响治疗。

4. 严密观察病情 设专人护理,每4小时监测体温、呼吸、脉搏1次,根据需要测量血压;病人抽搐发作时,对发作的次数、时间、症状做好记录,同时对病人意识、尿量的变化给予密切观察,加强心肺功能监护,警惕有无并发心力衰竭。

5. 加强营养 对能经口进食者,应给予高能量、高蛋白、高维生素的流质或半流质饮食,进食应少量多餐,避免呛咳或误吸;病情严重不能经口进食者,予以鼻饲或静脉输液,必要时予以 TPN 治疗,维持机体正常需要。

6. 一般护理

（1）创造良好的修养环境:将病人安置于单人隔离病室,保持安静,室内遮光;避免各类干扰,减少探视,医护人员说话、走路要低声、轻巧;使用器具时避免发出噪声。合理、集中安排各项治疗、护理操作,可在使用镇静剂30分钟内进行,以免刺激病人引起抽搐。

（2）用药护理:遵医嘱及时、准确使用 TAT、破伤风人体免疫球蛋白、镇静解痉药、抗生素、降温药等,观察并记录用药后的效果。

（3）消毒隔离:破伤风梭菌具有传染性,应严格执行接触隔离制度。护理人员在接触病人时应穿隔离衣、戴帽子、口罩、手套等,身体有伤口者不能参与护理。所有敷料、器械专用,使用后予以灭菌处理,用后的敷料须焚烧。病人使用过的用物应用 0.1%～0.2% 过氧乙酸浸泡后,再煮沸消毒30分钟,防止交叉感染。病人排泄物需经严格消毒后再处理。

7. 健康教育

（1）指导破伤风的发病原因和预防知识,提升自我保护意识,避免皮肤受到损伤;避免不洁接产,以防止发生产妇及新生儿破伤风等。

（2）若出现以下情况应及时到医院就诊,注射破伤风抗毒素:①任何较深而窄的外伤创口,如木刺、锈钉刺伤等;②伤口虽浅,但沾染人畜粪便;③未经消毒处理的各种分娩。

（3）儿童应定期接种破伤风类毒素或百白破三联疫苗,以获得主动免疫。

【护理评价】

通过治疗与护理,病人是否:①呼吸道通畅,无呼吸困难表现;②体液维持平衡;③未发生坠床、舌咬伤及骨折等意外伤害;④营养摄入维持机体代谢需要;⑤情绪稳定;⑥未发生并发症或并发症得到及时发现和处理。

二、气性坏疽

案例 8-1

病人,男,22岁,因"高处坠落伤、右下肢开放性骨折"2小时急诊入院治疗。3日后病人自述全身乏力,有伤肢包扎过紧、疼痛感,次日出现伤口"胀裂样"剧痛,难以忍受。查体:神志清醒、表情淡漠、T 39.5℃、P 122次/分、R 30次/分、BP 96/65mmHg;口唇苍白、大汗淋漓,伤口周围肿胀明显、有明显压痛、皮肤呈紫红色、压之有气泡从伤口逸出,并有稀薄、恶臭的浆液性或血性液体流出,实验室检查:伤口渗出物涂片检出革兰染色阳性粗大杆菌,血常规检查显示白细胞计数 $19×10^9$/L,X线提示伤口周围软组织间有积气。

思考:

1. 考虑病人此时发生了什么？对该病最有效的预防措施是什么？

2. 病人的药物首选治疗是什么？

3. 若整个肢体广泛感染,病变不能控制时,应采取哪些措施挽救该病人？

气性坏疽(gas gangrene)是由梭状芽胞杆菌引起的一种以肌坏死或肌炎为特征的急性特异性感染。感染发展急剧,预后较差。

【病因】

气性坏疽为一种厌氧菌感染,致病菌为革兰染色阳性的厌氧梭状芽胞杆菌,以产气荚膜杆菌(魏氏杆菌)、水肿杆菌和腐败杆菌为主,其次为产芽胞杆菌和溶组织杆菌等,临床上见到的气性坏疽,常是两种以上致病菌的混合感染。梭状芽胞杆菌广泛存在于泥土和人畜粪便中,虽容易污染伤口,但并不一定致病。气性坏疽的发生,并不单纯地决定于气性坏疽杆菌的存在,而更决定于人体免疫力是否低下和伤口是否处于缺氧环境。在人体免疫力低,同时存在开放性骨折伴血管损伤、挤压伤、深部肌损伤、石膏包扎过紧或肛门、会阴部的严重创伤等易继发气性坏疽。

【临床表现】

气性坏疽的临床特点是病情发展迅速,病人全身情况可在 12~24h 内迅速恶化。潜伏期一般为 1~4 天,最短 6~8h。

1. **局部表现**　早期病人自觉患肢沉重,有包扎过紧或疼痛感。随着病情发展,患肢出现"胀裂样"剧痛,一般止痛剂不能缓解。患部肿胀明显、呈进行性加重、压痛剧烈。伤口周围皮肤肿胀、苍白、发亮,迅速转紫红色,继而呈紫黑色,并伴有大小不等的水疱。伤口周围常扪到捻发音,表示组织间有气体存在。轻压患部,常有气泡从伤口逸出,并伴有稀薄、恶臭的浆液样血性分泌物流出。伤口内肌肉由于坏死,呈暗红色或土灰色,失去弹性,刀割时不收缩,也无出血。

2. **全身症状**　早期病人表情淡漠,有头晕、头痛、恶心、呕吐、大汗、烦躁不安、高热、呼吸急促、脉搏细速和进行性贫血;晚期病人可出现严重中毒症状,如感染性休克、外周循环障碍和多器官功能衰竭等。

【辅助检查】

1. **实验室检查**

(1)细菌学检查:伤口渗出物涂片可检出粗大的革兰阳性梭菌,同时可行伤口渗出物的细菌培养。

(2)血常规检查:可见红细胞计数和血红蛋白降低,白细胞计数增加。

(3)生化检查:以协助了解各脏器功能状态。

2. **影像学检查**　CT、X 线检查显示伤口肌群有气体。

【治疗原则】

气性坏疽发展迅速,一旦确诊应立即积极治疗,以挽救病人生命,减少组织坏死和降低截肢率。

1. **彻底清创**　在积极抗休克和防治严重并发症的同时,在全身麻醉下施行彻底清创术。病变区应广泛、多处切开,清创范围应达正常组织,切口敞开、不予缝合。若整个肢体已广泛感染、病变难以控制时,应果断进行截肢以挽救生命,残端不予缝合。术后采用氧化剂进行冲洗和湿敷伤口,及时更换敷料,必要时再次清创。

2. **应用抗生素**　首选大剂量青霉素钠静脉滴注,每日 1000 万~2000 万 U,以控制化脓性感染。大环内酯类(如琥乙红霉素、麦迪霉素)和硝基咪唑(如甲硝唑、替硝唑)也有一定疗效。

3. **高压氧治疗**　提高组织间的含氧量,制造不适合该菌生长繁殖的环境;提高治愈率,降低伤残率。

4. **全身支持治疗**　纠正水电解质失衡、输血、营养支持和对症处理(解热、镇痛)等,以改善机体状况。

【护理评估】

1. **健康史**　询问病人有无开放性损伤病史,评估有无引起伤口局部缺氧环境的因素,了解伤口的污染程度、深度、开口大小、是否实施过彻底清创及引流是否通畅等。询问病人受伤部位或患肢的感觉,了解伤处疼痛的性质、程度、范围及应用止痛剂的效果。

2. **身体状况**

(1)症状:了解病人是否有头晕、头痛、恶心、呕吐、大汗、烦躁不安、高热、呼吸急促、脉搏细速和进行性贫血等症状；是否出现严重中毒等症状。

（2）体征：评估病人生命体征、重要脏器功能状况等；评估伤口有无水疱、是否有气泡逸出；了解伤口周围皮肤颜色、肿胀程度及有无捻发音。

3. **心理 - 社会状况**　因病情急、发展快，病人突然面对截肢的现实，感到悲观、恐惧情绪难以维持稳定。

【主要护理诊断/问题】

1. **急性疼痛**　与局部组织创伤、炎症刺激及肿胀有关。

2. **体温过高**　与细菌感染、坏死组织和毒素吸收有关。

3. **组织完整性受损**　与组织感染、坏死有关。

4. **体像紊乱**　与失去部分组织、截肢有关。

5. 潜在并发症：感染性休克。

【护理目标】

1. 病人疼痛减轻或缓解。

2. 病人体温维持正常。

3. 病人受损的组织得以修复，恢复皮肤的完整性。

4. 病人能够接受且应对自身形体和肢体功能的改变。

5. 病人未发生感染性休克，或发生后被及时发现和处理。

【护理措施】

1. **缓解疼痛**　①疼痛剧烈者，遵医嘱给予麻醉镇痛剂或采用自控镇痛泵；②对截肢后出现患肢痛者，应给予耐心解释，适当的安慰和鼓励，解除病人忧虑；③酌情采用非药物镇痛技巧，转移其注意力，如交谈、听音乐及松弛疗法等减轻疼痛。

2. **控制感染，维持正常体温**　遵医嘱及时、准确、合理地应用抗生素，控制感染；严密观察体温、脉搏等变化，高热者给予物理降温，必要时应用退热药。

3. **加强伤口护理，促进组织修复**　密切观察伤口周围皮肤的色泽、局部肿胀程度和伤口分泌物性质等；对已切开或截肢后的敞开伤口，应用 3% 过氧化氢溶液在严格无菌操作下进行冲洗、湿敷，且及时更换敷料。对接受高压氧治疗的病人，应观察氧疗后其伤口变化的情况。

4. **心理护理**　向病人及其家属解释手术的必要性和重要性，帮助病人正确理解并接受截肢术，鼓励病人正确看待肢体残障，增强其逐渐适应自身形体和日常生活变化的信心。同时，指导病人进行截肢后的适应性训练，教会病人自我护理的技巧，使其逐渐达到生活自理。

5. **隔离消毒**　严格按照接触隔离制度执行，具体参见"破伤风"病人的护理。

6. **营养支持**　鼓励病人增加营养，给予高热量、高蛋白、高维生素饮食，避免出现水电解质紊乱，改善病人全身状态，增强抵抗力。不能进食者给予静脉营养支持。

7. **健康教育**　①加强预防气性坏疽的知识普及和宣教；②加强劳动保护，避免损伤，伤后正确处理伤口，及时就诊；③指导病人进行患肢按摩及功能锻炼，促进患肢功能尽早恢复；④对截肢病人，加强心理护理和社会支持，指导其功能训练，尽快提高生活自理能力和适应能力。

【护理评价】

通过治疗与护理，病人是否：①疼痛减轻或缓解；②体温维持正常；③受损的组织得以修复；④情绪稳定；⑤未发生并发症或并发症得到及时发现和处理。

（何　洁）

本章介绍了外科感染的分类及临床表现，应重点掌握对于各类外科感染的特点、临床表现和护理措施，能够区分各类外科感染的治疗原则；主要讲解了浅部化脓组织感染的临床表现和护理要点；解释了破伤风和气性坏疽的病因、临床表现和护理方法，并且根据护理程序阐述了病人整体护理的相关内容。

1. 外科感染的特点是什么?

2. 气性坏疽的治疗原则是什么?

3. 破伤风的治疗原则是什么?

9

掌握	实施肠内营养和肠外营养支持的护理要点。
熟悉	营养支持的概念；肠内营养和肠外营养的适应证和禁忌证；肠内营养和肠外营养的概念。
了解	肠内营养和肠外营养常用的营养制剂、给予方法和途径。

第一节　概述

营养支持是指在摄入饮食不足或不能摄入的情况下,通过肠内或肠外营养的途径补充或维持人体必需的营养素。机体良好的营养状态和正常代谢是维持生命活动的重要保证,营养不良或代谢紊乱都可影响组织和器官的正常功能,甚至导致器官功能衰竭。从20世纪60年代末,营养支持的基础理论、营养制剂及应用技术不断发展,效果突出,挽救了许多危重病人的生命。目前营养支持已成为外科应激病人有效的治疗手段之一。当今营养支持不仅仅限于提供病人能量及蛋白质,而被进一步拓宽,涉及代谢支持、营养素药理和免疫力作用。

【外科病人的代谢变化】

体内的能量来源包括糖、蛋白质及脂肪。单纯禁食、饥饿状态下,机体通过减少活动、降低基础代谢率、减少能量消耗从而减少机体组成的分解维持生存。手术、创伤、感染后,机体通过神经-内分泌系统发生一系列应激反应,表现为交感神经系统兴奋,胰岛素分泌减少,肾上腺素、去甲肾上腺素、胰高血糖素、促肾上腺皮质激素及抗利尿激素分泌增加。这些神经内分泌改变使体内营养素处于分解代谢增强而合成降低的状态。

外科病人机体代谢变化的特征如下:

1. **糖代谢的变化**　手术后高血糖伴胰岛素抵抗,肝糖原分解增加时空腹血糖升高,葡萄糖生成基本正常或仅轻度增加,此时胰岛素水平升高或正常,存在高血糖现象,提示胰岛素敏感性减弱,出现胰岛素抵抗。

2. **蛋白质分解加速**　大量氮自尿液中排出、源自氨基酸的糖异生增强,出现负氮平衡。

3. 脂肪分解明显增加。

4. 水电解质及酸碱平衡失调。

5. 微量元素及维生素代谢紊乱。故对较大的手术、创伤、有营养不良风险的病人,提供及时、合理的营养支持将有助于康复治疗。

【营养评定指标】

营养评定是由专业人员对病人的营养代谢、机体功能等进行全面检查和评估。其目的是判断病人有无营养不良及营养的类型与程度,也是评估营养支持治疗效果的客观指标。

1. **病史**　包括有无慢性消耗性疾病、手术创伤、感染等应激状态,注意饮食、体重的变化及是否有呕吐、腹泻等消化道症状。

2. **人体测量指标**

(1)体重:是评价营养状况的一项重要指标,综合反映蛋白质、能量的摄入、利用和储备情况。短期内出现体重变化可受水钠潴留或脱水影响,故应根据病前3~6个月的体重变化加以判断。当实际体重仅为理想体重的90%以下时,即可视为体重显著下降。

(2)体质指数(body mass index, BMI):BMI=体重kg/(身高m)^2,中国成人BMI参考值为18.5kg/m^2≤BMI<24kg/m^2,<18.5kg/m^{2}为消瘦,≥24kg/m^{2}为超重。

(3)其他:三头肌皮褶厚度可间接测定体内脂肪量,上臂肌围用于判断骨骼肌或体内瘦体组织群量。因缺乏中国人群正常参考值,加之测量误差较大且与临床结局无确定关系,故临床应用价值不高。

3. **实验室检测指标**

(1)内脏蛋白:包括血清白蛋白(清蛋白)、转铁蛋白及前白蛋白,是营养评定的重要指标。白蛋白浓度降低是营养不良最明显的生化特征,但白蛋白的半衰期较长(20日),而转铁蛋白及前白蛋白的半衰期较短,分别为8日和2日,后者常能反映短期营养状态变化,是营养不良早期诊断和评价营养支持效果的敏感指标。

（2）氮平衡：能动态反映机体蛋白质平衡情况。氮的摄入量大于排出量为正氮平衡，反之为负氮平衡。在正常能进饮食情况下，氮平衡计算公式为：氮平衡＝氮摄入量[静脉输入氮量或口服蛋白质（g）]/6.25－氮排出量（尿中尿素氮＋4g）。食物中每6.25g蛋白质含1g氮。在没有消化道及其他额外体液丢失的情况下，机体蛋白质分解后基本以尿素氮形式排出；公式里的4g氮包括尿中其他含氮物质和经粪便、皮肤排出的氮。

（3）免疫指标：营养不良时常伴有免疫力降低。血液淋巴细胞总数低于1.5×10^9/L常提示营养不良；迟发性皮肤超敏试验：通常用5种抗原于双前臂不同部位作皮内注射，24～48小时后观察反应，皮丘直径≥5mm者为阳性，否则为阴性。

上述各项指标的检测结果与标准比较，以判断病人的营养状态（表9-1）。

表9-1 营养状态的评定

评价指标	正常范围	轻度营养不良	中度营养不良	重度营养不良
标准体重百分率（%）	>90	81～90	60～80	<60
白蛋白（g/L）	>35	28～34	21～27	<21
转铁蛋白（g/L）	2.0～2.5	1.8～2.0	1.6～1.8	<1.6
前白蛋白（g/L）	0.25～0.50	0.15～0.25	0.10～0.15	<0.10
氮平衡（氮的克数/24小时）	0±1	−5～−10△	−10～−15△	<−15△
总淋巴细胞计数（×10⁹/）	1.5	1.2～1.5	0.8～1.2	<0.8
皮肤超敏试验阳性反应（>5mm）	至少对2种抗原有反应	只对1种抗原有反应	只对1种抗原有反应	对抗原无反应

注：△表示轻度、中度、重度负担平衡

【营养不良的分类】

营养不良是因能量、蛋白质及其他营养素缺乏或过度，导致营养不足或肥胖，影响机体功能乃至临床结局。营养不良通常是指能量或蛋白质摄入不足或吸收障碍造成的特异性营养缺乏症状，即蛋白质-能量营养不良，分为以下三种类型：

1. 消瘦型营养不良 由于蛋白质和能量摄入不足，肌肉组织和皮下脂肪被消耗。表现为体重下降，人体测量值较低，但内脏蛋白质指标基本正常。

2. 低蛋白质型营养不良 因疾病应激状态下分解代谢增加、营养摄入不足所致。表现为血清白蛋白、转铁蛋白测定值较低，总淋巴细胞计数及皮肤超敏试验结果异常。由于人体测量值基本正常而易被忽视。

3. 混合型营养不良 是长期慢性营养不良发展的结果，具有上述两种类型的表现，可导致器官功能损害、感染等并发症。

【营养支持的基本指征】

当病人出现以下情况之一时，应提供营养支持：①近期体重下降大于正常体重的10%；②血清白蛋白<30g/L；③连续7日以上不能正常进食；④已明确为营养不良；⑤具有营养不良风险或可能发生手术并发症的高危病人。

【营养物质需要量】

可用以下方法估算病人能量需要量：①基础能量消耗（basal energy expenditure，BEE）：健康人按Harris-Benedict公式计算（表9-2），因病人能量不同于健康人，故应用H-B公式时应作相应校正。②静息能量消耗（resting energy expenditure，REE）：应用代谢仪测得。③实际能量消耗（actual energy expenditure，AEE）；AEE＝BEE×AF×IF×TF，其中AF为活动因素（完全卧床1.1；卧床加活动1.2；正常活动1.3）；IF为手术、损伤因素（中等手术1.1；脓毒症1.3；腹膜炎1.4）；TF为发热因素（正常体温1.0；每升高1℃，系数增加0.1）。④简易估算：根据病人性别、体重、应激情况估算（表9-3）。对高度应激、肥胖、多发性创伤病人，采用代谢仪测定可提供更准确的信息。

表 9-2 Harris-Benedict 公式

性别	H-B 公式
男性	BEE(kcal)=66.5+13.7×W+5.0×H−6.8×A
女性	BEE(kcal)=655.1+9.56×W+1.85×H−4.68×A

注: W: 体重(kg); H: 身高(cm); 年龄(岁)

表 9-3 按病人体重及应激估计每日基本能量需要

机体状态	非应激状态	应激状态
男性	25~30kcal/kg	30~35kcal/kg
女性	20~25kcal/kg	25~30kcal/kg

营养素中的能量物质是蛋白质、脂肪与碳水化合物,其供能各占总能量的一定比例(表 9-4)。正常状态下,脂肪与碳水化合物提供非蛋白质热量,蛋白质作为人体合成代谢原料,热氮比为(120~150)kcal : 1g。严重应激状态下,营养供给中应增加氮量,减少热量,降低热氮比,即给予代谢支持,以防止过多热量引起的并发症。

表 9-4 正常和分解状态下三大物质功能比例

机体状态	正常	分解状态
蛋白质	15%	25%
脂肪	25%	30%
碳水化合物	60%	45%

第二节 肠内营养

案例 9-1

男性,80 岁,胃大部切除术后 5 日,禁食,血清白蛋白 27g/L,经空肠造瘘予以肠内营养支持(50ml/d),肠内营养支持的第 2 日,病人主诉在营养液输注期间腹部不适,24 小时排便 6 次,且大便不成形。体检: T 37.4℃; P 92 次 / 分;腹部平软,无压痛、反跳痛和腹肌紧张。粪便隐血试验阴性,大便常规检查阴性。

思考:

1. 该病人出现了何种并发症?

2. 在肠内营养期间导致上述并发症的相关原因是什么?

3. 接受肠内营养支持的病人如何预防上述并发症?

肠内营养(enteral nutrition, EN)是指经胃肠道包括经口或喂养管,提供维持人体代谢所需营养素的一种方法。其优点是:①营养物质经肠道和门静脉吸收,能很好地被机体利用,整个过程符合人体营养生理;②可以维持肠黏膜细胞的正常结构,保护肠道屏障功能;③无严重代谢并发症,安全、经济。因此,凡胃肠功能正常或存在部分功能者,应选肠内营养。

【适应证】

凡有营养支持指征且胃肠道有功能并可利用的病人都可以考虑进行肠内营养支持。①中枢神经系统疾病：神经性厌食症（持续性厌食）、脑血管疾病（脑梗死、脑出血）昏迷。②胃肠道疾病：炎性肠管疾病如腹泻引起的吸收不良综合征、溃疡性结肠炎、克罗恩病；食管、胃及肠道持续性不通畅或半阻塞，如食管损伤无法吞咽、狭窄梗阻，食管癌、幽门梗阻、胃次全切术后；消化道瘘或从瘘中丢失大量营养物质；胰腺疾病。③胃肠外疾病：术前／术后营养治疗；口腔疾病、咽喉部手术；肿瘤化疗／放疗的辅助治疗；烧伤／创伤恢复期或高分解状态。

【禁忌证】

①胃肠完全阻塞的病人；②胃肠上部瘘或慢速滴入也会使漏出增加；③严重腹泻或持续不断呕吐者，其中包括昏迷而又严重呕吐者；④明显的肺部疾病可能因饲管致窒息病人；⑤消化道活动性出血。

相关链接

肠内营养的优点

肠内营养的应用已具有很悠久的历史。胃肠内营养符合机体正常的生理需要，可有效保护肠道黏膜免疫屏障功能，维护肠道功能，对于调整肠道微生态环境的平衡有积极的促进作用，同时有助于防止细菌易位，减少感染的发生率。美国肠外与肠内营养学会在其指南中已应用"营养支持治疗（nutrition support therapy）"一词。研究表明，大肠功能在术后3~5天恢复而小肠功能通常在术后12小时恢复正常，"只要病人肠道有功能，就该应用肠内营养（if the gut works, use it）"已成为医学界共识，而且应该越早越好。

【肠内营养的应用】

（一）肠内营养制剂

肠内营养制剂不同于通常意义上的食品，是已经加工预消化，更易消化吸收或无须消化即能吸收。肠内营养剂系指具有特殊饮食目的或为保持健康、需在医疗监护下使用而区别于其他食品的食品。选择时应考虑病人的年龄、疾病种类、消化吸收功能、喂养途径及耐受力，必要时调整配方。按营养预消化的程度，可分为大分子集合物和要素膳两大类。按其配方成分又可分为用于营养支持的平衡制剂和具有治疗作用的特殊制剂。

1. 按营养预消化程度分类

（1）大分子集合物：以整蛋白为主的制剂，其蛋白质源为酪蛋白、乳清蛋白等，碳水化合物源为麦芽糖、蔗糖或糊精，脂肪源是大豆油、花生油等植物油，含有多种电解质、维生素及微量元素，通常不含乳糖，有些配方含有膳食纤维和谷氨酰胺。溶液的渗透压接近等渗（约320mmol/L），该类制剂的标准密度为4.18kJ/ml，适用于胃肠功能正常或基本正常者。

（2）要素膳：特点是化学成分明确、无须消化、无渣，可直接被胃肠道吸收、利用。要素膳中的氮多由结晶氨基酸构成，部分可由短多肽构成。要素膳中的糖类为部分水解的淀粉；脂肪常为植物来源的中链三酰甘油和长链三酰甘油，少数制剂含有短链脂肪酸；不含膳食纤维和乳糖。此类配方有足够的矿物质、微量元素和维生素。标准能量密度为4.18kJ/ml，渗透压一般为470~850mmol/L。要素膳比较适合胃肠道消化、吸收功能不良的病人。

2. 按配方成分分类

（1）平衡型配方制剂：多用于单纯营养不良的病人，起到支持作用。

（2）不平衡配方制剂：在常用配方中增加或除去某些营养素用以满足特殊疾病状态下病人代谢的需要。如高支链氨基酸，其配方特点为支链氨基酸的含量较高，约占总氨基酸量的35%~40%以上；而芳香氨基酸的含量较低。支链氨基酸可经肌代谢，增加其浓度后不增加肝脏负担，可与芳香族氨基酸竞争性进入血-脑脊液屏障，减少假性神经递质的产生，因此不仅提供了营养支持还有助于防治肝性脑病。再如必需氨基酸配方,含有足够的能量、必需氨基酸、组氨酸、少量脂肪和电解质,适用于肾衰竭病人。

(二)肠内营养给予途径

多数病人因经口摄入受限或不足而采用管饲,经鼻插管或造瘘途径,依据营养剂的类型、病人耐受程度加以选择。

1. 经鼻胃管或胃造瘘 适用于胃肠功能良好的病人,鼻胃管多用于仅短时期肠内营养支持者;胃造瘘可在手术时或经内镜胃造瘘,适用于需较长时期营养支持的病人。

2. 经鼻肠管或空肠造瘘 适用于胃肠功能不良、误吸危险性较大或消化道手术后必须胃肠减压,又需长期予以肠内营养支持者。鼻肠管有单腔和双腔之分。双腔鼻肠管中的一个腔开口于鼻肠管的中下段,用作胃肠减压;另一个腔开口于鼻肠管的尖端,用于营养治疗。空肠造瘘,常在伴随腹部手术时实施,如经针刺置管空肠造瘘。近年来开展的经皮内镜空肠造瘘,因能在门诊病人中实施而使长期肠内营养的非手术病人得益。

(三)肠内营养给予方式

1. 按时分次给予 适用于喂养管端位于胃内和胃肠功能良好者。将配好的肠内营养液用注射器分次缓慢注入,每次入量100~300ml,在10~20分钟内完成。每次间隔2~3小时,此方法易引起肠道反应。

2. 间隙重力滴注 将营养液置于吊瓶内,经输注管与喂养管相连,借助重力缓慢滴注,每次入量在2~3小时内完成,间隔2~3小时,多数病人可耐受。

3. 连续输注装置 与间隙重力滴注相同,在12~24小时内持续滴注,采用肠内营养输注泵可保持恒定滴速,便于监控管理,尤其适用于病情危重、胃肠道功能和耐受性较差、经十二指肠或空肠造瘘管饲的病人。

【护理评估】

1. 健康史 评估病人的年龄、饮食、有无手术创伤、严重感染和消耗性疾病,既往病史。①疾病和相关因素:评估病人近期的饮食情况,如饮食习惯和食欲有无改变,有无明显厌食,饮食种类和进食量;是否因检查或治疗而需禁食,禁食的天数。有无额外丢失;是否存在消化道梗阻,出血、严重腹泻或因腹部手术等不能经胃肠道摄入的病症或因素。②既往史:病人近期或既往有无消化道手术史、较大的创伤、灼伤、严重感染或慢性消耗性疾病,如结核、癌症等。

2. 身体状况 ①症状:评估病人是否有腹部胀痛、恶心呕吐、腹泻症状,有无休克、脱水或水肿征象;②体征:评估病人是否出现压痛、反跳痛和肌紧张等腹膜炎体征,病人生命体征是否平稳;③辅助检查:了解病人体重、血清白蛋白、细胞免疫功能等检查结果,以评估病人的营养状况及对营养支持的耐受力。

3. 心理 - 社会状况 了解病人及家属对营养支持重要性和必要性的认识程度,对营养支持的接受程度和对营养支持费用的承受能力。

【主要护理诊断/问题】

1. 有误吸的危险 与病人的意识障碍、体位、喂养管移位及胃排空障碍有关。

2. 有皮肤完整性受损的危险 与长期留置喂养管有关。

3. 有胃肠动力失调的危险 与肠内营养液的浓度、温度、输注速度、喂养管放置位置和病人对肠内营养液的耐受性有关。

4. 潜在并发症:感染。

【护理目标】

1. 病人未发生误吸或发生误吸的危险性降低。

2. 病人未发生黏膜、皮肤的损伤。

3. 病人接受肠内营养期间维持正常的排便形态,未出现腹胀或腹泻。

4. 病人未发生与肠道营养支持相关的感染或感染被及时发现和处理。

【护理措施】

（一）预防误吸

1. 管道护理 妥善固定喂养管：注意观察喂养管在体外的标记；经鼻置管者妥善固定于面颊部。造瘘置管者采用缝线固定于腹壁；病人翻身、床上活动时防止压迫、扭曲、拉脱喂养管；输注前确定导管的位置是否恰当；可用pH试纸测定抽吸液的酸碱性，必要时可借助X线透视、摄片确定管端位置。

2. 取合适的体位 经鼻胃管和胃造瘘途径肠内营养时，取30°～45°半卧位有助于防止营养液反流和误吸；经鼻胃肠管或空肠造瘘途径者可取随意卧位。

3. 及时估计胃内残留量 每次肠内营养液输注前及输注期间应抽吸并估计胃内残留量，若残留量每次大于100～150ml，应延迟或暂停输注，必要时用胃动力药物，以防胃潴留引起反流而导致误吸。

4. 加强观察 若病人突然出现呛咳、呼吸急促或咳出类似营养液的痰液，应疑有喂养管移位并导致误吸的可能，应鼓励和刺激病人咳嗽，排出吸入物和分泌物，必要时经鼻导管或气管镜清除误吸物。

（二）避免黏膜和皮肤的损伤

长期留置鼻胃管或鼻肠管者，可因鼻咽部黏膜长时间受压而产生溃疡。应每日用油膏涂拭鼻腔黏膜进行润滑；对胃、空肠造瘘者，应保持造瘘口周围皮肤干燥、清洁。

（三）提高胃肠道耐受性

若病人出腹痛、腹胀、腹泻、反流、呕吐等症状时，提示发生胃肠道不耐受，原因包括：①肠内营养剂的类型：乳糖、脂肪、膳食纤维的种类和含量都可能影响肠道对营养液的耐受性。②营养液的渗透压：当病人伴有营养不良或吸收不良时，高渗透压更易引起类似倾倒综合征的症状和腹泻。③营养液的输注速度过快和温度过低。④伴随用药（simultaneous medication）：如抗生素可改变肠道正常菌群的制衡作用而导致某些菌群过度生长；H_2受体阻滞剂可通过改变胃液的pH而易致细菌繁殖。某些药物、电解质和含镁的抗酸剂等未经完全稀释即经导管注入，可致肠痉挛和渗透性腹泻。⑤营养液污染；⑥低蛋白血症。因血浆渗透压降低，组织黏膜水肿，影响营养物通过肠黏膜上皮细胞；同时，大量液体因渗透压差进入肠腔而引起腹泻。

1. 加强观察 倾听病人主诉，注意有无腹泻、腹胀、恶心、呕吐等胃肠道不耐受症状，若病人出现上述不适，查明原因；针对性采取措施如减慢速度或降低浓度；若对乳糖不耐受，应改用无乳糖配方营养制剂。

2. 输注环节的调控 输注时注意营养液的浓度、速度及温度。①经胃管给予：开始即可用全浓度（20%～24%），滴速约50ml/h，每日给予500～1000ml，3～4日内逐渐增加滴速至100ml/h，达到1日所需总量2000ml；②经空肠管给予：先用1/4～1/2全浓度（即等渗液），滴速宜慢（25～50ml/h），从500～1000ml/d开始，逐渐增加滴速、浓度，5～7日达到病人能耐受和需要的最大输入量。用肠内营养专用输注泵控制输注速度为佳。输注时保持营养液温度合适（38～40℃），室温较低时可使用恒温加热器。

3. 防止营养液污染 配制营养液时遵守无菌操作原则；现配现用，1次仅配1日量；暂且不用时置于4℃冰箱保存，24小时内用完；每日更换输注管或专用泵管。

4. 支持治疗 伴有低蛋白血症者，遵医嘱给予白蛋白或血浆等，以减轻肠黏膜组织水肿导致的腹泻。

（四）感染性并发症的护理

1. 吸入性肺炎 多见于经鼻胃管行肠内营养者。护理措施参见本节中预防误吸相关内容。

2. 急性腹膜炎 多见于经空肠造瘘置管行肠内营养者。①加强观察病人有无腹部症状，病人如突然出现腹痛、胃或空肠造瘘管周围有类似营养液渗出或腹腔引流管引出类似营养液的液体，应怀疑喂养管移位、营养液进入游离腹腔，立即停输营养液并报告医生，尽可能清除或引流出渗漏的营养液；②遵医嘱合理应用抗生素，避免继发性感染或腹腔脓肿。

（五）其他

1. 保持喂养管通畅 每次输注前后、连续输注过程中每间隔4小时、特殊用药前后，均以温开水30ml

冲洗管道,防止营养液残留堵塞管腔。喂养管通常只用于营养液的输注,如需管饲药物,务必参考说明书,药物经研碎、溶解后直接注入喂养管,避免与营养液混合而凝结成黏块附于管壁或堵塞管腔。

2. 代谢效果监测 注意监测血糖或尿糖,以及时发现高血糖和高渗性非酮性昏迷。记录液体出入量,监测电解质变化,防止水、电解质紊乱。定期监测肝、肾功能及内脏蛋白质,留尿测定尿氮平衡,进行人体测量,以评价肠内营养效果。

(六)健康教育

告知病人肠内营养的重要性和必要性,降低自行拔管的风险;告知病人术后恢复经口饮食是循序渐进的过程,指导病人和家属饮食护理的内容,保持均衡饮食;指导携带喂养管出院的病人及家属掌握居家喂养和自我护理方法。

【护理评价】

通过治疗与护理,病人是否:①未发生误吸或发生误吸的危险性降低;②在接受肠内营养期间维持正常的排便形态,未出现腹胀或腹泻;③未发生黏膜、皮肤的损伤;④未发生与肠内营养支持的相关感染。

第三节 肠外营养

肠外营养(parenteral nutrition, PN)是通过静脉为无法经胃肠道摄取或摄取的营养物不能满足自身代谢需要的病人提供包括氨基酸、脂肪、碳水化合物、维生素及矿物质在内的营养素,以抑制分解代谢,促进合成代谢并维持结构蛋白的功能。所有营养素完全经肠外获得的营养支持方式称全肠外营养(total parenteral nutrition, TPN)。

【适应证】

凡不能或不宜经口摄食超过 5~7 日的病人。①急需改善营养状态者,如营养不良病人的术前应用、放射治疗和化疗期间胃肠道反应重者、肝肾衰竭者;②胃肠道功能障碍者,如高流量消化道瘘、食管胃肠道先天性畸形、短肠综合征、急性坏死性胰腺炎、肠道炎性疾病、长期腹泻等;③处于高分解代谢状态的危重者,如严重感染、大面积烧伤、复杂手术特别是腹部大手术后。

【禁忌证】

严重的水、电解质、酸碱平衡紊乱;凝血功能异常;休克。

【肠外营养的实施】

(一)肠外营养制剂

主要包括糖类和脂类、氨基酸、维生素、微量元素和矿物质等。

1. 葡萄糖 是肠外营养的主要能源物质,成人常用量为 4~5g/(kg·d),供给机体非蛋白质热量需要的 50%~70%。常用浓度为 25%、50%。在临床上应注意:人体利用葡萄糖的功能有限,约 5mg/(kg·min),在应激状态下,利用率降低,当过多或过快输入时,部分葡萄糖可转化为脂肪沉积于肝脏,导致脂肪肝。故每日葡萄糖的供给量不宜超过 300~400g,葡萄糖代谢依赖于胰岛素,对糖尿病和手术创伤导致胰岛素不足的病人必须补充外源性胰岛素。一般 8~10g 葡萄糖给予 1 单位胰岛素(可按血糖、尿糖的监测结果调整胰岛素剂量)。

2. 脂肪乳制剂 是肠外营养另外一种重要能源,成人的常用量为 1~2g/(kg·d),供给机体非蛋白质热量需要的 20%~30%。常用浓度为 10%、20%、30%。应用脂肪乳制剂的意义在于提供能量和必需脂肪酸,维持细胞膜结构和人体脂肪组织的恒定。常用的脂肪乳制剂有两类:一类由长链三酰甘油(long chain triglyceride, LCT)构成,另一类由等量物理混合的 LCT 及中链三酰甘油(medium chain triglyceride, MCT)构成。LCT 能提供必需脂肪酸,依赖左卡尼汀进入线粒体代谢,MCT 则不完全依赖于卡尼丁进入线粒体氧化,故

MCT的氧化速度快于LCT,对肝功影响小,MCT不含必需脂肪酸,且快速或大量输入可产生毒性作用。临床上对于危重病人,肝功不良者常用中/长链脂肪乳制剂(MCT/LCT)混合液。新型脂肪乳制剂如含有橄榄油或鱼油的脂肪乳制剂对维护机体免疫功能,减少炎症反应和血栓形成有一定临床效果。

3. 氨基酸 是肠外营养的唯一氮来源,用于合成人体蛋白质及其他生物活性物质的氮源。正常机体氨基酸需要量为 0.8~1.0g/(kg·d),应激、创伤时需要量增加,按 1.2~1.5g/(kg·d)供给。复方氨基酸溶液有平衡型及特殊型两种。平衡型氨基酸溶液所含必需与非必需氨基酸的比例符合蛋白质合成和人体代谢需要,适用于多数营养不良病人。特殊型氨基酸溶液配方系针对某一疾病的代谢特点而设计的,兼有营养支持和治疗的双重作用。如肝病的制剂中支链氨基酸的含量较多,而芳香氨基酸的含量较少。

近年来,谷氨酰胺(glutamine, Gln)在营养支持中的作用受到重视。谷氨酰胺属非必需氨基酸,在手术、创伤、感染等应激状态下,人体对 Gln 需求远远超过内源性合成的能力。Gln 被称为"条件必需氨基酸",现已把它作为一种特殊作用的药物用于肠外营养液中。

4. 维生素和微量元素 维生素是参与人体机体代谢、调整和维持内环境稳定所必需的营养物质。常用制剂有水溶性维生素及脂溶性维生素。水溶性维生素包括维生素 B、维生素 C 族和生物素等,由于它们在机体内无储备,因此肠外营养时应每日给予。脂溶性维生素包括维生素 A、维生素 D、维生素 E、维生素 K,在机体内有一定储备,禁食时间超过 2~3 周才需要补充。在感染、手术等应激状态下,人体对部分水溶性维生素,如维生素 C、维生素 B_6 等的需要量增加,可适当增加供给量。

对临床上具有实际意义的微量元素包括锌、铜、铁、硒、铬、钼、氟、碘、锰 9 种微量元素。短期禁食者可不予补充,TPN 超过两周时静脉给予。

5. 电解质 肠外营养时需要补充钾、钠、氯、钙、镁及磷。常用制剂有 10% 氯化钾、10% 氯化钠、10% 葡萄糖酸钙、25% 硫酸镁等,有机磷制剂为甘油磷酸钠,含磷 1mmol/ml。

(二)肠外营养的输注途径

可经周围静脉或中心静脉给予。临床上选择肠外营养途径时,考虑营养液渗透压,预计输注时间,既往静脉有无置管史,拟定穿刺部位的血管条件,病人疾病及凝血功能等。

1. 经周围静脉肠外营养支持(PPN) 技术操作较简单、并发症较少,适用于 PN 时间<2 周,部分补充营养素的病人。

2. 经中心静脉肠外营养支持(CPN) 包括经锁骨下静脉或颈内静脉穿刺置管入上腔静脉途径,以及近年来发展的经外周置管入中心静脉导管途径。CPN 需要严格的技术与物质条件。适用于 TPN 时间>10日、营养素需要量较多及营养液的渗透压较高(超过 900mOsm/L)的病人。

(三)肠外营养的输入方法

1. 全营养混合液(total nutrients admixture, TNA) 将肠外营养各营养素配制于 3L 塑料袋中,又称全合一(all in one, AIO)液,其特点是:①以较佳的热氮比和多种营养素同时进入体内,增加节氮效果,降低代谢并发症发生率;②使用过程中无须排气及更换输液瓶,简化输注步骤;③全封闭的输注系统减少污染和空气栓塞的机会;④混合后液体的渗透压降低,使经外周静脉输注成为可能;⑤单位时间内脂肪乳制剂输入量大大低于单瓶输注,可避免因脂肪乳制剂输注过快引起的副作用。目前,已有将 TNA 制成两腔或三腔袋的产品,腔内分装氨基酸、葡萄糖和脂肪乳剂,有隔膜将各成分分开,临用前用手加压即可撕开隔膜使各成分立即混合。

2. 单瓶输注 不具备 TNA 输注条件时可采用单瓶输注,但由于各营养素非同步输入,不利于所供营养素的有效利用。

【护理评估】

(一)健康史

评估病人的年龄、饮食、有无手术创伤、严重感染和消耗性疾病,既往病史。评估病人饮食和胃肠功能，评估病人近期饮食情况、有无厌食、饮食种类和进食量，因检查或治疗所需禁食的天数。病人胃肠道有无功能、能否利用，可利用的部位或程度。有无额外丢失和急慢性消耗性疾病，有无肝胆系统或其他代谢性疾病，有无水电解质代谢紊乱等内环境失衡现象。

（二）身体状况

1. 局部　病人周围静脉显露是否良好，颈部和锁骨上区皮肤有无破损，有无气管切开或其他影响静脉穿刺（置管）的因素。

2. 全身　病人的生命体征是否平稳，有无脱水或休克等征象。

3. 辅助检查　根据病人的体重、血电解质、血生化和细胞免疫力功能等检查结果评估病人的营养状况及其对肠外营养的耐受程度。

（三）心理-社会状况

病人及家属对肠外营养支持重要性和必要性的认知程度及对相关知识的了解程度，对肠外营养支持费用的承受能力。

【主要护理诊断/问题】

潜在并发症：气胸、血管损伤、胸导管损伤、空气栓塞、导管移位、感染、糖代谢紊乱、肝功能异常、血栓性静脉炎等。

【护理目标】

病人未发生与静脉穿刺管道和肠外营养支持相关的并发症。

【护理措施】

（一）合理输注

合理安排输液顺序和控制速度：①对已有缺水者，先补充部分平衡盐溶液，已有电解质紊乱者，先予纠正；②为适应人体代谢能力并充分利用输入的营养液，TNA 输注不超过 200ml/h，并保持连续性，不可突然大幅度改变输液速度；③根据病人 24 小时液体出入量，合理补液，维持水电解质和酸碱平衡。

（二）并发症的观察和护理

1. 置管时的并发症　与中心静脉插管或留置有关，包括以下内容：

（1）气胸：当病人于穿刺时或置管后出现胸闷、胸痛、呼吸困难、同侧呼吸音减弱时，应疑有气胸的发生，应立即通知医生并协助处理。

（2）血管损伤：在同一部位反复穿刺易损伤血管，表现为局部出血或血肿形成等，应立即退针并压迫局部。

（3）胸导管损伤：多发生于左侧锁骨下静脉穿刺时，穿刺时若见清亮的淋巴液渗出，应立即退针或拔出导管，偶可发生乳糜瘘，多数病人可自愈，少数病人需作引流或手术。

（4）空气栓塞：可发生于静脉穿刺置管过程中或因导管塞脱落或连接处脱离所致。大量进入空气可致死，故锁骨下静脉穿刺时，应置病人于平卧位、屏气。

（5）导管移位：锁骨下或其他深静脉穿刺置管后可因导管固定不妥而移位，表现为输液不畅或病人颈、胸部酸胀不适，X 线透视可明确导管位置。

综上所述，在置管时应掌握静脉导管留置技术，遵循静脉治疗临床实践指南规范，妥善固定静脉导管，防止导管移位，每日查看体外导管长度，确保输注装置、接头紧密连接。

2. 置管后的并发症

（1）感染：长期深静脉置管和禁食、TPN 易引起导管性和肠源性感染。导管性感染与输入液污染、插管处皮肤感染或其他感染部位的病原菌经血行种植于导管有关。护理措施：穿刺 24 小时后消毒置管周围皮肤，更换透明敷贴，并注明时间，每周更换两次，局部有异常时及时消毒和更换敷贴。严密观察病人有无发热、寒战，局部穿刺部位有无红肿、渗出等。当有导管性感染者应做营养液细菌培养及血培养，更换输液袋及输液管。观察 8 小时后仍不退热,拔出中心静脉导管,导管端送培养。24 小时后仍不退热,遵医嘱应用抗生素。规范配制和使用 TNA,配制过程由专人负责,在层流环境按无菌操作技术进行。配制过程中,符合规定程序,将各种营养素均匀混合,添加电解质、微量元素等时注意配伍禁忌。营养液现配现用,不得加入抗生素、激素、升压药等;24 小时内输完。暂时不用者保存于 4℃冰箱内,输前 1 小时取出。防止管腔堵塞,中心静脉导管不可用于输血、抽血及测血压,保持通畅,采用正压封管技术。其次,肠源性感染与长期 TPN 时肠道缺少食物刺激而影响胃肠道激素分泌、体内谷氨酰胺缺乏等引起胃肠黏膜萎缩、肠屏障功能减退、肠道内细菌和内毒素移位有关。因此,当病人胃肠功能恢复,应尽早开始肠内营养。

(2)糖代谢紊乱:当单位时间内输入的葡萄糖量超过人体代谢能力和胰岛素相对不足时,病人可出现高血糖,甚至非酮性高渗性高血糖性昏迷;但亦可因突然输高渗葡萄糖溶液而出现反应性低血糖。前者主要表现为血糖异常升高,严重者可出现渗透性利尿、脱水、电解质紊乱、神志改变甚至昏迷。护士应立即报告医生并协助处理;停输葡萄糖溶液或大量含糖的营养液,输入等渗或低渗氯化钠溶液,内加胰岛素,使血糖下降。低血糖者表现为脉搏加速、面色苍白、四肢湿冷和低血糖性休克,应立即通知医生及时处理。故肠外营养支持时,葡萄糖的输入速度应小于 5mg/(kg·min),当发现病人出现糖代谢紊乱征象时,应先查血糖值再根据结果予以处理。

(3)肝功能异常:主要原因是葡萄糖超负荷引起肝脂肪变性,其他相关因素包括必需脂肪酸缺乏、长期 TPN 时肠道缺少食物刺激、体内谷氨酰胺大量消耗以及肠黏膜屏障功能降低等,表现为转氨酶升高、碱性磷酸酶升高、高胆红素血症,目前尚无有效的预防措施。

(4)血栓性静脉炎:多发生于经周围静脉肠外营养支持时,主要因为:化学性损伤,静脉管径细小,血流缓慢,输入的高渗营养液不能有效得到稀释。机械性损伤,静脉穿刺部位或留置导管对血管壁的刺激引起损伤,经局部湿热敷、更换输液部位或使用途经皮肤吸收的消炎贴后可逐渐消退。

【健康教育】

1. 告知病人及家属合理输注营养液及控制输注速度的重要性,不能自行调节速度,告知保护静脉导管的方法,避免翻身、活动、更衣时导管脱出。

2. 当病人胃肠功能恢复或允许进食时,鼓励病人经口进食或肠内营养,以降低和防治 PN 相关并发症。

3. 出院指导制订饮食计划,指导均衡营养,定期到医院复诊。

【护理评价】

通过治疗与护理,病人是否发生与静脉穿刺管道和肠外营养支持相关的并发症。

(何 洁)

学习小结

本章介绍了外科病人的代谢变化及营养状态的评定与营养风险的筛查；主要讲解了肠内营养制剂按营养预消化程度和配方进行的分类，并阐述了肠内营养的给予途径，包括经鼻胃管或胃造瘘、鼻肠管或肠造瘘，进一步讲解了肠内营养的给予方式及护理措施；阐述了肠内外营养的护理评估和护理措施，重点讲解了肠外营养中感染、糖代谢紊乱、肝功能异常、血栓性静脉炎等并发症的观察与护理。

复习参考题

1. 肠内营养的适应证和禁忌证是什么？

2. 实施肠内营养时引起胃肠道不耐受的主要原因是什么？

3. 肠外营养支持相关的并发症是什么？

第十章　烧伤及整形病人的护理

10

第一节 烧伤病人的护理

案例 10-1

　　患者,男,31岁,煤矿工人,因在煤矿作业过程中,发生瓦斯爆炸被烧伤,之后先在当地医院简单处理、输液等,伤后5小时来到医院就诊,查体:患者神志清、烦躁,口渴明显,说话时声音嘶哑,测血压:80/48mmHg,脉搏:126次/分,体温:36.8℃,该患头颈部、躯干及双上肢均为烧伤创面,双臀约有患者本人两手掌大小的面积皮肤完好,患者大部分头发、眉毛及鼻毛被烧光,面部、躯干前面皮肤呈焦痂状,双手背可见树枝样血管栓塞网,无痛觉,其余烧伤创面有大小不等的水疱,后背疼痛明显。

思考:

1. 该患者目前的诊断是什么?(包括烧伤面积、深度等)

2. 如何为该患者补液?

3. 该患者的护理诊断/问题有哪些?有哪些护理措施?

　　烧伤(burn)泛指由热力、电流、化学物质、激光、放射线等因素所造成的组织损伤。热力烧伤是指由火焰、热液、蒸汽、热固体等引起的组织损伤。通常所称的烧伤,一般指热力所造成的烧伤。

【病理生理及临床分期】

　　根据烧伤的病理生理特点,一般将烧伤病程分为4期,各期往往相互重叠,相互影响。

　　1. **体液渗出期**　烧伤后迅速发生的变化是体液渗出和各类炎症介质释放,伤后2～3小时渗出最快,8小时达到高峰,之后逐渐减缓,至48小时趋于稳定,并开始回吸收。因此期易发生低血容量性休克,故又称为休克期。

　　2. **感染期**　烧伤后因皮肤生理屏障受到破坏,创面的坏死组织与渗出液成为致病菌的良好培养基,使致病菌大量繁殖;严重烧伤后,免疫力下降,对致病菌的易感性增加,可并发局部和全身感染。烧伤面积越大、程度越深,感染的机会也越大。深度烧伤后形成的焦痂,在伤后2～3周可进入广泛组织溶解阶段,此阶段成为感染的又一高峰期。

　　3. **修复期**　烧伤后创面的修复在伤后不久即开始。创面修复需要的时间与烧伤面积、深度及感染程度密切相关。浅度烧伤大多能自行愈合,无瘢痕形成;深Ⅱ度烧伤靠残存的上皮岛融合修复,若不发生感染,创面需3～4周逐渐愈合,留有瘢痕;Ⅲ度烧伤需植皮才能愈合,愈合后形成瘢痕或挛缩,导致肢体畸形和功能障碍,需要通过整形手术修复。

　　4. **康复期**　深度创面愈合后,可形成瘢痕,严重者影响外观和功能,需要功能锻炼、体疗、工疗和整形得以恢复;深Ⅱ度和Ⅲ度创面愈合后,常伴有瘙痒或疼痛、反复出现水疱,破溃而并发感染,形成残余创面,这种现象往往会持续较长时才会终止;严重大面积深度烧伤愈合后,因大部分汗腺被毁,机体调节体温能力下降,尤其是在夏季,此类病人多感全身不适,一般需2～3年的调整适应过程。

【临床表现】

(一)烧伤面积和深度估计

　　1. **烧伤面积的估计**　以相对于体表面积的百分率表示,目前我国多采用中国新九分法和手掌法。

　　(1)中国新九分法:是将人体表面积划分为11个9%的等份,另加1%构成100%的总面积的估算方法,此法适用于较大面积烧伤的计算。其中头颈部为9%(1个9%)、双上肢为18%(2个9%)、躯干(包括会阴)为27%(3个9%)、双下肢(包括臀部)为46%(5个9%＋1%)(图10-1)。

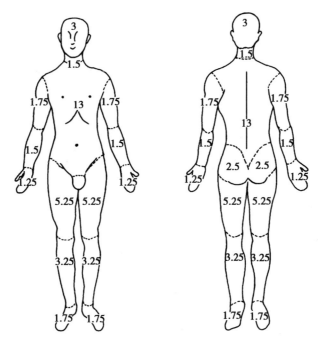

图10-1 成人体表各部位表面积的估算(%)

儿童头大,下肢相对小,可按下面方法计算:头颈部面积=[9+(12-年龄)]%,双下肢面积=[46-(12-年龄)]%(表10-1)。

表10-1 中国新九分法

部位		占成人体表面积(%)		占儿童体表面积(%)
头颈	头部	3	9×1	9+(12-年龄)
	面部	3		
	颈部	3		
双上肢	双手	5	9×2	9×2
	双前臂	6		
	双上臂	7		
躯干	躯干前	13	9×3	9×3
	躯干后	13		
双下肢	双臀	5*	9×5+1	9×5+1-(12-年龄)
	双大腿	21		
	双小腿	13		
	双足	7*		

注:*成年女性双臀和双足各占6%

(2)手掌法:病人并指的手掌、掌面的面积约为其体表总面积的1%(图10-2)此法适用于小面积烧伤的估计,也可辅助九分法。

2. 烧伤深度判定 一般采用三度四分法,即Ⅰ度、浅Ⅱ度、深Ⅱ度、Ⅲ度(图10-3)。Ⅰ度、浅Ⅱ度烧伤为浅度烧伤;深Ⅱ度和Ⅲ度烧伤为深度烧伤,烧伤深度鉴别见表10-2。

(二)烧伤严重程度判断

烧伤严重程度主要与烧伤面积和烧伤深度有关,通常情况下将烧伤程度分为以下4类(烧伤总面积的计算不含Ⅰ度烧伤):

1. 轻度烧伤 Ⅱ度烧伤总面积在10%以下。

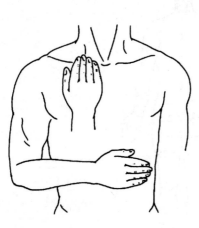

图 10-2 手掌法

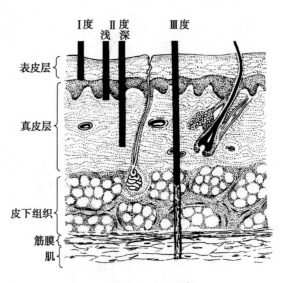

图 10-3 热烧伤深度分度示意图

表 10-2 烧伤深度鉴别

烧伤深度	组织损伤	临床表现	愈合过程
I度(红斑性)	表皮浅层	皮肤红斑、干燥、灼痛、无水疱	3~7日脱屑痊愈
浅II度	表皮全层、真皮浅层	大小不等的水疱、疱壁薄、创面基底潮红、水肿明显、剧痛	无感染者2周内愈合,多有色素沉着,无瘢痕
II度(水疱性)			
深II度	真皮深层	水疱较小,疱壁较厚 创面基底发白与红白 相间、水肿明显、痛 觉迟钝,拔毛痛	无感染者3~4周愈合,常有瘢痕和色素沉着形成
III度(焦痂性)	皮肤全层、皮下组织达肌肉和骨骼	创面无水疱,干燥无弹性如皮革样坚硬、呈蜡白或焦黄色甚至炭化、形成焦痂,痂下可见树枝状栓塞的血管网	2~3周后自然脱落需植皮才能愈合,留瘢痕畸形

2. **中度烧伤** II度烧伤面积在 11%~30% 内,或III度烧伤面积不足 10%。

3. **重度烧伤** 烧伤总面积在 31%~50% 内,或III度烧伤面积在 11%~20% 内;或总面积、烧伤程度虽未达到以上范围,但合并吸入性损伤、休克或有较重的复合伤者。

4. **特重烧伤II度** 烧伤总面积达 50% 以上,或III度烧伤面积在 20% 以上,或发生较重的吸入性损伤、复合伤等。

（三）吸入性损伤表现

吸入性损伤又称呼吸道烧伤,指因吸入气体、火焰、化学性烟尘等所引起的呼吸系统损伤,严重者可直接损伤肺实质。主要原因是热力作用,但同时吸入大量未燃尽的烟雾、炭粒或有刺激性的化学物质等,同样损伤呼吸道及肺泡。多发生于头面部烧伤病人,面、颈、口鼻周围常有深度烧伤创面,鼻毛烧毁,有呼吸道刺激症状,声音嘶哑,呼吸困难,咳嗽、咳炭末样痰,肺部可闻及哮鸣音;易发生窒息。

（四）全身表现

小面积、浅度烧伤者一般无全身症状;大面积、重度烧伤病人在伤后 48 小时内极易发生低血容量性休克,伴有严重口渴、血压下降、脉搏细速、烦躁不安、皮肤湿冷、尿量减少等表现;发生感染者可出现体温骤升或骤降、心率加快、呼吸急促、血气分析等多项指标变化。

【治疗原则】

（一）现场急救

去除致伤病因,对危及病人生命的情况迅速采取救治措施,如窒息、大出血、中毒、开放性气胸等。若出现心跳呼吸停止,立即就地实施心肺复苏术。

1. 迅速脱离致热源 应尽快脱离火场、扑灭火焰,脱去燃烧或热液浸渍的衣服,就地翻滚或跳入水池进行灭火。就近的互救者可用非易燃物覆盖,以隔绝灭火。忌双手扑打火焰或奔跑呼叫。小面积烧伤者,应立即用凉水连续冲洗或浸泡,既可减轻疼痛,又能防止余热继续损伤组织。

2. 保持呼吸道通畅 火焰烧伤,常可伴烟雾、热力等吸入性损伤,应保持呼吸道通畅,必要时放置通气管、行气管切开术。合并一氧化碳中毒者,应移至通风处,并给予氧气吸入。

3. 保护创面 迅速剪开并取下伤处衣物,创面可用干净的敷料或布类简单包扎后送医院处理,防止创面再损伤和污染;协助病人调整体位,避免创面受压;避免用有色药物涂抹,以免影响对烧伤深度的判断。

(二)防治休克

液体疗法是防治休克最主要的措施。

1. 补液总量计算及补液方法 根据烧伤早期体液渗出的规律估计补液总量。国内根据病人的烧伤面积和体重按以下原则计算补液量。

(1)伤后第一个24小时:每1%烧伤面积每公斤体重应补充胶体液和电解质液共1.5ml(儿童为1.8ml,婴儿为2ml),胶体液与电解质的比例为1:2,大面积深度烧伤和小儿烧伤,两者比例可为1:1,另加每日生理需要量2000ml(儿童60~80ml/kg,婴儿100ml/kg)。计算公式:

第一个24小时补液量=体重(kg)×烧伤面积×1.5(儿童为1.8ml,婴儿为2ml)+2000ml(儿童60~80ml/kg,婴儿100ml/kg);伤后前8小时补入总量的1/2,余下的1/2在后16小时补入。

(2)伤后第二个24小时补液量:电解质和胶体液为第一个24小时的一半,再加每日生理需要量2000ml,于24小时内均匀补入。

2. 补液种类 胶体溶液首选血浆,紧急抢救时,可用血浆代用品,以扩张血管和利尿,但总量不宜超过1000ml;电解质溶液首选平衡盐液,可适量补充碳酸氢钠溶液。生理需要量一般用5%~10%葡萄糖溶液。胶体、电解质和水分交替输入。

3. 补液监测 液体复苏有效指标如下:

(1)成人尿量维持在30~50ml/h。

(2)心率<120次/分,收缩压≥90mmHg、脉压在20mmHg以上。

(3)呼吸平稳。

(4)安静,无烦躁及口渴。

(5)中心静脉压为5~12cmH$_2$O。

(三)处理创面

主要目的是清洁、保护创面,防治感染,促进创面愈合,减少瘢痕产生。

1. 初期清创 在休克得到基本控制,全身情况允许时,应尽早进行创面的处理。较大的水疱可用无菌注射器抽吸,并保留疱皮;已经破裂的水疱皮和坏死表皮应及时去除。清创过程中,污染轻者,0.05%氯已定溶液清洗创面及周围皮肤;污染明显者,用肥皂水加过氧化氢轻轻擦拭创面及周围皮肤,除去异物与油污,再以大量生理盐水冲洗,必要时剃去创面周围毛发。

2. 包扎疗法 适用于小面积烧伤或四肢的浅Ⅱ度烧伤。是在清创后用无菌的油性纱布覆盖创面,再用多层吸水性强的干纱布包裹,以绷带加压包扎,包扎厚度为2~3cm,包扎范围应超过创面边缘5cm。包扎时压力应均匀,松紧适宜,防止肿胀,指(趾)尖应露出,以便观察血循环变化。若敷料浸湿应及时换药。

3. 暴露疗法 将病人的烧伤创面暴露在清洁、温暖、干燥的空气中,使创面的渗液及坏死组织干燥成痂,暂时保护创面。要求室温在28~32℃,相对湿度50%~60%。创面可涂1%磺胺嘧啶银霜、碘伏等。一般适用于头面部、会阴部烧伤、大面积烧伤或创面出现严重感染者。

4. 手术疗法 对深度烧伤创面者,应及早实施手术治疗,即切痂(切除坏死组织达深筋膜平面)、削痂

（削除坏死组织至健康组织平面）和植皮，以修复皮肤与组织的严重缺损或功能障碍。

理论与实践

自体微粒植皮术的临床应用

为一种解决自身皮源不足的方法。将自体皮片用剪刀或碎皮机剪成 1mm 以下的微小皮粒，置于等渗盐水中制成悬液，将皮浆均匀涂布于异体（种）皮真皮面，再植于切痂创面，自体皮粒即在异体（种）皮保护下生长并扩展融合成片。微粒皮与创面之比可达 1:10～20。这是大面积Ⅲ度烧伤病人自体皮奇缺时常采用的植皮方法。

（四）防治感染

烧伤感染分为内源性感染和外源性感染，常见菌种为铜绿假单胞菌、金黄色葡萄球菌、大肠埃希菌、白色葡萄球菌等。近年来真菌感染也逐渐增多。

1. 正确处理创面　是防治全身感染的关键。充分暴露创面，加强无菌护理；深度烧伤创面应早期切痂、削痂、植皮。

2. 合理应用抗生素　尽早使用抗生素和破伤风抗毒素，之后再根据创面细菌培养和药物过敏试验结果进行调整。

3. 增强机体免疫力　烧伤后的病人易出现蛋白质 - 能量营养不良，需增加热、氮量的摄入或给予肠内、肠外营养支持，并积极纠正休克。

问题与思考

Ⅲ度烧伤面积超过 90% 的病人救治是烧伤治疗的难点，其病程长，并发症多而凶险，病死率极高，由于烧伤创面坏死组织是引起全身内皮免疫系统改变、高代谢、过度炎症反应和皮肤屏障功能受损等系列变化的根本原因，因此正确处理烧伤创面，尽早去除坏死组织，封闭修复创面非常重要。

思考：

1. 对于Ⅲ度烧伤面积超过 90% 的病人治疗上应抓住哪些关键环节？

2. 选择哪种手术和植皮方法？

【护理评估】

1. 健康史　了解烧伤发生的原因和性质、是否有吸入性损伤、现场情况等；迅速判断有无危及生命的损伤、现场采取急救的措施；病人有无呼吸系统疾病，是否合并高血压、糖尿病等慢性疾病及有无营养不良。

2. 身体状况　评估病人生命体征是否平稳，有无血容量不足的表现；对烧伤面积、深度、程度做评估，判断有无全身感染征象；评估有无呼吸困难、声音嘶哑等吸入性损伤的表现。

3. 心理 - 社会状况　头面部烧伤病人，常担心面部留瘢痕会影响日常生活和工作，而出现焦虑、恐惧、绝望等负性情绪，尤其是未婚女青年，甚至会萌生轻生的念头；大面积烧伤的病人可能会造成病人畸形或功能障碍，故应评估病人及家属心理承受力及心理变化。

【主要护理诊断 / 问题】

1. 有窒息的危险　与头、面部，呼吸道或胸部等部位烧伤有关。

2. 体液不足　与烧伤创面渗出液过多、血容量减少有关。

3. **皮肤完整性受损** 与烧伤导致组织破坏有关。

4. **有感染的危险** 与烧伤导致皮肤与组织破坏有关。

5. **焦虑** 烧伤后形象改变和功能障碍有关。

【护理目标】

1. 病人呼吸道通畅,呼吸平稳。

2. 病人生命体征平稳,平稳度过休克期。

3. 病人烧伤创面逐渐愈合。

4. 病人未发生感染。

5. 病人能够逐渐恢复外形及适应组织器官功能的改变,敢于面对伤后的自我形象。

【护理措施】

1. **维持有效呼吸**

（1）保持呼吸道通畅：及时清理呼吸道分泌物,鼓励病人深呼吸、有效咳嗽咳痰；若呼吸道分泌物较多,应协助病人翻身、叩背、改变体位,促进分泌物排出,必要时吸痰。

（2）给氧：吸入性损伤病人,多伴有缺氧,一般通过鼻导管或面罩给氧,吸氧浓度为40%左右,氧流量为4～5L/min；合并CO中毒者,给予高浓度氧气或纯氧吸入,可做高压氧治疗。

（3）密切观察呼吸情况：若病人出现刺激性咳嗽、呼吸困难、咳黑痰、呼吸增快、血氧饱和度下降、血氧分压下降等表现时,应配合医生做好气管插管或气管切开术的准备。

（4）加强气管插管或气管切开术后护理：护理病人过程中,严格执行无菌操作,遵医嘱进行气道雾化吸入。有效稀释痰液,控制呼吸道炎症。

2. **维持有效循环血量**

（1）烧伤较轻者：可给予淡盐水或烧伤饮料（100ml液体中含食盐0.3g、碳酸氢钠0.15g、糖适量）。

（2）重度烧伤者：迅速建立2～3条有效的静脉通路,合理安排输液种类和速度,保证各种液体及时输入,尽快恢复有效的循环血量；密切监测血压、脉搏和尿量等各项指标,液体复苏的有效指标参见治疗原则。

3. **加强创面护理,促进愈合**

（1）患肢抬高,并保持各关节功能位,适当进行局部肌肉锻炼。

（2）采用包扎疗法时,注意包扎压力均匀,保持敷料清洁与干燥,若敷料被渗液浸湿、污染或有异味时应立即更换；密切观察肢体末梢血液循环情况,如肢端动脉搏动、皮温和皮色情况。

（3）采用暴露疗法时,应注意做好保护性隔离,防止交叉感染；创面应暴露在温暖、干燥、清洁的空气中；保持干燥,用无菌棉球及时清除渗出液,表面涂以抗生素。若发现痂下有感染,立即去痂清除坏死组织。

（4）定时翻身,也可使用翻身床或气垫床,避免创面局部长时间受压而使创面加深、影响愈合。极度烦躁或意识障碍者,可适当约束肢体,以防止抓伤。

（5）植皮手术的护理：做好植皮手术围术期护理。

（6）特殊烧伤部位的护理

1）眼部烧伤：及时用无菌棉签清除眼部分泌物,局部涂烧伤膏或用无菌凡士林纱布覆盖保护,以保持局部湿润,防止发生暴露性角膜炎。

2）耳部烧伤：及时清除耳部流出的分泌物,在外耳道入口处放置无菌干棉球,并经常更换；耳周烧伤应用无菌纱布铺垫,尽量避免侧卧,以防耳廓受压,防止发生中耳炎或耳软骨炎。

3）鼻烧伤：及时清理鼻腔内分泌物及痂皮,鼻黏膜表面涂擦烧伤膏以保持局部湿润和预防出血,合并感染者用抗生素液滴鼻。

4）口唇烧伤：局部涂抗菌膏或烧伤湿润膏,以保持局部湿润、使痂皮软化,病人早期可用吸管饮水及吸食流质饮食,做好口腔护理,避免口腔感染。

5）会阴部烧伤：多采用暴露疗法,应及时清理创面分泌物,保持创面清洁、干燥,并在严格无菌操作下,行留置导尿术,每日进行会阴护理和膀胱冲洗,预防尿路及会阴部感染。

4. 防治感染 遵医嘱早期应用抗生素,严密观察病情变化,及时发现感染征象;正确处理创面,做好消毒隔离工作,防止交叉感染;同时给予高蛋白、高能量、高维生素、易消化的清淡饮食,增强抵抗力。

5. 心理护理 烧伤病人心理压力大,应耐心倾听病人的感受,取得病人的信任,给予安慰和劝导;鼓励病人面对现实,树立信心,积极参与社交活动,减轻心理压力,促进康复。

6. 健康教育

（1）宣传防火、灭火和自救等相关知识。

（2）指导病人有效护理烧伤创面的措施,烧伤部位在1年内避免太阳直射。

（3）制订康复训练计划并予以指导,使病人最大程度恢复机体的功能。

（4）指导自理能力的训练,鼓励病人参与家庭和社会活动,提高生活质量。

【护理评价】

通过治疗与护理,病人是否:①恢复正常呼吸;②生命体征平稳,恢复血容量;③创面逐渐愈合;④未发生感染;⑤正确面对自我形象的改变,适应外界环境及生活。

第二节　整形手术病人的护理

整形外科是外科学的一个分支,是应用外科手术或组织移植的方法来修复或再造各种原因所致的组织、器官缺损或畸形以及对正常人再塑造,达到改善形态、恢复功能、美化外表的目的。

【治疗方法】

最常见的手术方式有:皮片移植、皮瓣移植、皮肤软组织扩张术。

1. 皮片移植 是指一块与机体完全游离的皮肤,由身体的某处供皮区取下,移植于另一处受皮区,重新建立血液循环而成活,是最基本最常用的一种封闭伤口和消灭创面的简单、有效方法。

2. 皮瓣移植 皮瓣是一自带血液供应的皮肤和皮下组织构成的组织块,可以由身体的一处向另一处转移。分为带蒂皮瓣和游离皮瓣两大类,游离皮瓣须做血管吻合。一般适用于:①修复有肌腱、骨、大血管神经等外露的新鲜创面或有深部组织缺损的创面;②器官再造;③洞穿性缺损的创面;④压疮。

3. 皮肤软组织扩张术 经手术方法,应用皮肤软组织扩张器(硅胶囊)埋置于皮肤或肌肉下层,定期注入生理盐水,使其表面皮肤逐渐伸展,以提供额外多余的皮肤,用来修复皮肤组织缺损或器官再造。适用于瘢痕、组织缺损、秃发、器官再造。

【主要护理诊断/问题】

1. 急性疼痛　与手术损伤组织、伤口包扎过紧有关。

2. 体像紊乱　与各种原因所致的皮肤、组织、器官缺损或畸形有关。

3. 潜在并发症:出血、血液循环障碍。

【护理目标】

1. 病人疼痛消除或缓解。

2. 病人逐渐接受自我形象改变的现实。

3. 病人未发生出血和血液循环障碍或及时发现以上并发症并积极治疗。

【护理措施】

1. 术前局部皮肤护理 主要是备皮,减少术中感染概率。备皮范围如下:

（1）颜面部手术:面颈部及锁骨上皮肤,应剃除毛发,切忌剃除眉毛,女病人一般不用剃头,只需术前

3 日用 0.05% 氯己定溶液洗发 2 次,术前戴一次性帽子,耳廓及近发际区手术,须剔去术区周围至少 3cm 直径范围的毛发。

（2）眼部手术:术前 3 日开始用氯霉素眼药水滴眼,每日 3 次,一般不剔除眉毛。

（3）鼻部手术:检查鼻部有无疖肿、皮疹等,术前 1 日剔除鼻毛并消毒鼻前庭,注意保暖,防止感冒而流涕。

（4）口腔手术:刷牙后应用复方氯己定含漱液漱口。

（5）腹部手术:上至乳头连线,下至耻骨联合及会阴部,两侧至腋中线。

（6）四肢手术:须剪除指(趾)甲,手部手术备皮范围须过肘,足部应达膝关节以上。

（7）肛周及会阴部手术:成人须剔除阴毛和肛门周围的汗毛,并彻底清洗会阴和肛周皮肤。

2. 术前床旁宣教

（1）术前一日嘱病人做好个人卫生。

（2）告知病人麻醉方式、术式及具体进食时间。

（3）告知手术日注意事项。

3. 术后护理

（1）环境准备:准备好麻醉床,更换床单位避免感染,室内通风良好,温度在 24～26℃,根据需要备好心电监护、氧气等设备。

（2）观察病情:密切监测病人血压、脉搏、呼吸、体温,保持呼吸道通畅,观察伤口敷料,保持局部干燥,避免术区长时间受压。

（3）饮食护理:非腹腔内手术的病人,麻醉清醒后 6 小时无胃肠反应者,一般可以给予高蛋白、高热量、高维生素饮食;颌面部及口腔手术者,可根据病情进流质或半流质饮食。

（4）根据病人手术部位摆放合适体位,并保持功能位,皮片移植术后抬高患肢并制动。

4. 缓解疼痛

（1）观察病人疼痛部位、性质及伴随症状,分析诱因,必要时遵医嘱给予镇痛药。

（2）抬高患肢,头面部手术者应采取坐位或半坐位,可缓解手术切口的张力,减轻疼痛。

（3）鼓励病人听轻音乐或提出感兴趣话题,以分散病人注意力,同时做好病人心理护理。

（4）适当的活动锻炼,如皮瓣移植术后,轻柔地搬移术区,可做远端关节的主动或被动活动,尽早下床活动。

5. 有效控制并发症

（1）出血:①术前完善检查,排除全身疾病,术中配合医生有效止血,预见术后可能出血者,遵医嘱可给予止血药;②避免引起出血的诱因,如用力不当及外力的碰撞;③若发现出血,应立即按压止血,并通知医生,配合其进行缝合结扎止血,遵医嘱及时输液输血,维持循环稳定。

（2）血液循环障碍:①动脉供血不足表现为皮瓣颜色苍白,常发生在术后 72 小时内,可遵医嘱应用改善微循环、扩张血管的药物等。②静脉回流障碍者,通常可出现皮瓣局部颜色发绀,轻者为淡紫红色或青紫斑点,之后可出现脱皮,对治疗效果不会有很大的影响;重者皮肤呈紫黑色,可出现水疱,一般发生在术后 2～3 日,可因皮瓣坏死而致手术失败,通常采用抬高肢体的远端、局部按摩、高压氧治疗等方法处理。

【护理评价】

通过治疗与护理,病人是否:①疼痛缓解;②能正确面对伤后自我形象的改变,适应外界环境及生活;③未发生严重并发症或及时发现并发症并积极治疗。

（于亚平）

烧伤在日常生活和工作中时有发生，深度烧伤病人留有瘢痕和畸形，需整形手术康复。在护理过程中，要关注烧伤病人休克程度，创面情况、防治感染和预防并发症，整形手术病人的情况；并给予相应的护理，同时做好心理护理。本章重点掌握的内容有：烧伤面积和深度的估计、吸入性损伤的表现和烧伤病人的抢救措施、烧伤病人常见的护理诊断、护理措施；熟悉烧伤病理分期、烧伤严重程度的判断、治疗原则、护理评估和整形病人的手术方式和护理措施；了解烧伤病人的护理评价、烧伤病人的健康教育。

1. 怎样估计烧伤的面积和深度？

2. 烧伤的治疗原则有哪些？

3. 烧伤病人的护理措施有哪些？

第十一章　微创外科病人的护理

11

学习目标	
掌握	微创外科手术的优点；腹腔镜术后并发症的观察与护理；腹腔镜手术患者的健康教育内容。
熟悉	腹腔镜术前准备；腹腔镜术后常见不适症状的护理对策。
了解	微创外科的概念、发展历史、临床应用范围及现状；微创外科手术器械的管理与维护。

第一节 概述

微创（minimally invasive）一直是外科学追求的最高境界之一。是以最小局部与全身附加损害为代价，换取最好的治疗效果。微创外科（minimally invasive surgery，MIS）的概念是指在尽可能准确去除病变的同时，使手术引起机体局部创伤和全身反应降到最低程度的外科理念和技术体系。采用与传统手术相同或不同的方法与途径，达到甚至超过传统治疗的远期效果，而在治疗近期，病人的生活质量远远优于传统治疗方法的一种治疗手段。微创外科不等于单纯的"小切口外科"，它是能得到比现行的标准外科手术更小的创痛，更佳的内环境稳定状态，更准确的手术结果，更短的住院医疗时日，更好的心理效应。真正实现"生物-心理-社会医学模式"。

【微创外科发展史及现状】

英国泌尿外科医生 Wickham 于 1983 年首次提出微创外科的概念，1985 年，Filipi 和 Fred 博士首次在狗身上做腹腔镜手术。1987 年法国 Philipe Mouret 在里昂采用微创技术成功完成了世界上首例腹腔镜胆囊切除术，手术的成功开始了微创外科手术领域的革新，在此基础上，多种微创外科手术相继开展。1991 年苟祖武开展了国内第一例腹腔镜胆囊切除术。

目前，微创外科技术已在普外科、胸外科、泌尿外科、骨外科、妇科、耳鼻喉科、神经外科等多个领域广泛应用，并得到了广大医生及病人的认可。我国大多数省市的中等以上医院已开展了微创外科手术。

【微创外科的内容】

一般认为微创外科是指内镜外科及腔镜外科。但广义的外科微创技术是包括一切微小切口与微小创伤在内的外科治疗技术，是实现最理想医疗效果的重要方法和手段。如导管介入、伽马刀、激光刀、冷冻、微波、射频、内镜、腔镜、达·芬奇机器人手术系统（robotic surgical system），现在又有纳米级的微机器人等，可以用其替代传统手术刀或手术方式治疗各种外科疾病，有人称其为"不开刀的手术"。

1. **内镜技术** 胃食管镜技术、十二指肠镜技术、电子结肠镜技术、纤维支气管镜技术、宫腔镜技术、膀胱镜技术、输尿管镜技术。

2. **腔镜技术** 腹腔镜技术、胸腔镜技术、脑室镜技术、关节镜技术、血管镜技术、动静脉低频高能超声技术、动脉扩张病的腔内隔绝术。

3. **B超、MRI 导向下的介入技术（无放射损伤）** 穿刺技术、置管引流技术、注射技术。

4. **放射技术** 穿刺/引流术、灌注/栓塞术、成形术、其他（如血管内异物取出等）。

5. **其他** X刀、伽马刀、高能聚焦超声技术、脑立体定向技术。

相关链接

何为内镜?

内镜是指通过自然孔道，如口腔、鼻腔、肛门、阴道等插入的窥镜，如食管镜、胃镜、十二指肠镜、直肠镜、支气管镜、胆道子母镜等。其整个发展过程经历了近两个世纪和五个阶段。

腔镜是指通过人工通道，如腹壁切开、胸壁切开、关节囊切开、头皮与两骨切开等插入的窥镜，如腹腔镜、胸腔镜、关节镜、脑室镜等。其发展经历了诊断性腔镜、治疗性腔镜和现代外科腔镜三个阶段。

【微创手术的应用范畴】

腹腔镜、胸腔镜、膀胱镜、输尿管镜、关节镜等手术，扩大了微创手术的应用范畴。

1. **普通外科** ①胆囊切除术及胆总管切开取石术；②脾切除术；③肠切除术；④阑尾切除术；⑤腹股

沟疝修补术；⑥肝叶和肝楔形切除术及肝囊肿、肝脓肿开窗引流术；⑦胰十二指肠切除术；⑧甲状腺切除术；⑨结直肠癌根治术；⑩食管胃底横断术、胃次全切除及胃肠吻合术。

2. 胸外科　①胸外伤探查；②良性疾病的肺叶切除；③纵隔肿瘤切除术；④肺大疱切除术；⑤胸腺切除；⑥胸膜固定；⑦良性和恶性胸腔积液；⑧孤立性胸膜肿瘤；⑨肺部良性肿瘤；⑩动脉导管未闭及房间隔、室间隔缺损。

3. 泌尿外科　①肾上腺切除术及肾切除术；②肾囊肿去顶减压术；③肾盂成形术；④经输尿管镜钬激光碎石取石术；⑤输尿管狭窄内切开术；⑥肾癌、肾盂癌根治术；⑦经皮肾穿刺造瘘术及经皮肾镜碎石取石术；⑧精索静脉高位结扎术等。

4. 妇科　①卵巢囊肿切除术；②子宫肌瘤切除术；③良性疾病的子宫次全切和全切除术；④盆腔淋巴结清扫；⑤卵巢肿瘤切除术；⑥子宫息肉、肌瘤、子宫内膜、子宫纵隔及粘连的切除切开术；⑦输卵管整形术。

5. 骨外科　①良性骨肿瘤；②腰椎间盘切除术；③各关节的关节骨、软骨、韧带、关节囊的刨削、修整、修补或重建手术；④膝、肘、肩、踝关节的急、慢性关节创伤；⑤膝关节下盘状半月板成形术、游离体摘除术；⑥交叉韧带重建术、胫骨隆突骨折内固定和骨性关节清理术；⑦关节软骨修复术、髋关节镜下游离体摘除术；⑧筋膜软骨瘤摘除术；⑨骨折后碎片清除术；⑩异物取出术和早期坏死股骨头钻孔减压术等。

【微创外科手术优点】

主要表现在手术局部创伤小和全身应激反应轻。

1. 局部创伤小、术后疼痛轻，小切口、不牵拉和有套管保护。手术时间缩短，一般病人术后不再需要止痛药物。

2. 术后恢复快，手术后次日可食半流质食物，并能下床活动。

3. 不留明显瘢痕，而传统手术瘢痕呈长线状，影响外观。如胆囊切除术，传统做法手术瘢痕长达 12cm以上，而腹腔镜手术基本不留瘢痕，特别适合于女性美容需要。

4. 住院时间短　术后一般 3 日就可出院，1 周后恢复正常生活、工作。与传统手术在花费方面比较，并无大幅度提高，有些手术甚至降低了费用。

5. 感染率低、并发症少　微创手术原则是无血手术，手不进入机体，术后无肠粘连等不良并发症。

相关链接

微创切口

腹壁戳孔取代了腹壁切口：腹部外科传统的开放手术切口多数不可避免地要伤及体壁神经、撕开或离断腹壁肌肉，而内镜手术因其戳口微小且分散，一般不会伤及体壁神经，肌肉损伤也微乎其微，最近新兴的微型内镜手术器械更使戳口缩小至 2~3mm。所以，此种手术的切口并发症大为减少甚至得以消除，切口裂开得以避免，切口积液、积血、感染、脂肪液化等并发症显著减少，而且即使发生也易于处理，不会造成严重并发症，如切口疝；另外，切口疼痛轻微，不会因为腹壁肌肉瘢痕化影响运动功能，也不会因为腹壁神经切断引起相应皮肤麻木不适。上述切口方面的优点在越是肥胖的病人越是突出。

【微创外科与传统外科的区别及特点】

1. 区别　①入路方法：微创外科主要应用内镜、腔镜和介入技术，这些技术彻底改变了传统的手术进路和操作方法；②微创外科应用 CO_2 气腹形成系统；③组织损伤程度：在保证疗效好的前提下微创外科手术能满足切口小、创伤小、出血少、痛苦轻、并发症少、恢复快、对机体各项生理和心理功能干扰少等要求。

2. 微创外科与传统外科共同点　①微创外科是一种手术方式，两者对疾病的认识是一致的；②同样切除、修复、矫正病变器官和组织,两者疗效相同;③传统外科是微创外科的基础,两者遵循的手术原则、解剖过程是相同的。

3. 微创外科特点 ①需借助特制设备;②通过显示器的二维图像手术;③通过加长的器械进行操作;④手术相对局限,不能涵盖所有开腹手术;⑤对术者要求高,须有扎实的开腹手术经验;⑥创伤小、恢复快、美观、病人易接受。

第二节 微创外科设备和器械

一、腹腔镜外科

(一)腹腔镜常用设备

腹腔镜设备一般包括内镜电视摄像系统、CO_2气腹机、冷光源、单(双)极高频电刀、冲洗吸引系统等。

1. 腹腔镜成像与储存系统 该系统由腹腔镜、光源与光路、摄像系统、成像系统组成。

(1)腹腔镜(laparoscope):临床上常用的腹腔镜直径为10mm,诊断性腹腔镜外径为5~7mm,手术性腹腔镜外径为10~11mm。据视野方向不同,镜面视角分为0°、25°、30°、45°、70°、90°、120°等。斜视30°左右的内镜较符合人们对解剖关系的视觉习惯,得以广泛应用。为减少创伤,近年来发展了多种直径更小的微型腹腔镜(直径<3mm),用于诊断和治疗。

(2)光源与光路:腹腔镜的照明由冷光源完成。冷光源通过光导纤维与腹腔镜相连照亮手术野,有卤素光源和氙光源,其亮度可自动控制或手动调节,灯泡功率250W即可满足临床需要。

(3)摄像系统:由耦合器、摄像机、信号转换器、监视器和录像机组成。

1)耦合器:是腹腔镜和摄像头之间的连接装置,多采用新式CCD晶片(3-CCD),色彩更真实,且易于调节。

2)摄像头:与腹腔镜目镜连接,将物镜端的图像以电讯号的方式输入到信号转换器。

3)信号转换器:将摄像头传入的电信号转换为彩色视频信号,输给监视器和录像机。

4)监视器和录像机:监视器在荧光屏上显示图像一般放大了6~14倍,应选择分辨率高、对比度和色彩良好、页面不闪动的高质量的监视器,更需要高质量的录像机和录像带,以便教学和交流之用。

(4)成像系统:根据成像原理的不同可分为二维成像和三维成像系统。

2. CO_2气腹形成系统 为了膨胀闭合的腹腔,建立气腹既有利于观察,还使腹腔内器官可以活动,为手术提供空间和视野。整个气腹系统包括全自动大流量气腹机、二氧化碳钢瓶、带保护装置的穿刺套管鞘、弹簧安全气腹针等。

3. 冲洗、吸引系统 将无菌生理盐水经过无菌管道注入腹腔,经冲洗机器或手术室中央吸引吸出冲洗液。冲洗液起到以下作用:①观察;②水中切除;③保护组织;④止血(45℃);⑤预防粘连;⑥组织修复。

4. 切割和止血系统

(1)高频电刀:是腹腔镜用于切割、凝固止血常用仪器。

(2)激光刀:是将光能转化为热能产生组织细胞脱水、炭化、气化而达到组织凝固、切开。

(3)超声凝固切开装置:也称超声刀,有凝固和切割功能。还包括微波刀、氩气刀、高压水流、微型剪刀和钛夹、生物夹等。

(二)腹腔镜常用器械

1. 常用手术器械 气腹针、穿刺套管和穿刺锥、抓持器械、分离止血钳、钩状电极、电凝铲、微型剪、冲洗吸引管、夹与施夹器、齿状抓钳、缝合结扎用具、标本袋、钉仓等。

2. 一次性器械 腹腔镜下较复杂手术操作难度大，需借助特殊的器械来完成手术操作，包括一次性使用的打结、缝合、吻合器械。包括圈套器、内缝针线、Endo-Stitch 缝合器、连发钛夹及施夹钳、腹腔镜切割吻合器、腹腔镜疝气修补钉合器、腹腔镜圆形吻合器、一次性套管针等。

二、胸腔镜外科

（一）胸腔镜常用设备

1. 胸腔镜 可分为硬性胸腔镜和软性胸腔镜。硬性胸腔镜光学性能好，成像清晰，较易消毒，外科手术中多采用。分为 0°、30°、45°、75° 镜。软性胸腔镜分辨率较低，消毒受材料限制，多用在内科诊治中，外科手术中很少应用。

2. 摄像机 目前临床常用的微型摄像机，是由分别接受红、蓝、绿 3 种本色的 3 个电荷耦合原件组成，不仅提高了分辨率且色调逼真。

3. 照明系统 用于胸腔镜的光源性能主要取决于所用的灯泡，灯泡有卤素灯、固体金属卤盐灯、氙灯，功率从 250~400W 不同。

4. 监视器 是胸腔镜显像系统中重要组成部分，术者是通过监视器了解胸腔内的解剖结构及病变特点，制订手术方案及完成手术操作的。

（二）胸腔镜常用器械

胸腔镜常用器械包括胸壁穿刺器套管、操作钳、施夹器、缝合器及切割缝合器、电刀、推结器、撑开器等。

三、膀胱、输尿管镜外科

（一）膀胱镜常用设备

膀胱镜大致可分为硬性膀胱镜和软性膀胱镜，临床上应用最多的是硬性膀胱镜。一套膀胱镜主要由镜鞘、闭孔器、观察镜、操作器及辅助设备五部分组成。

（二）膀胱镜常用器械

辅助器械包括闭锁装置及光源、导光束、高频电极、异物钳、活检钳、剪刀钳、输尿管导管、Ellick 冲洗器等。

（三）输尿管镜常用设备、器械

输尿管镜分为输尿管硬镜和输尿管软镜。常用辅助器械有输尿管液压灌注设备、输尿管扩张设备（金属橄榄头扩张器或气囊扩张器）、Teflon 扩张器、气囊扩张器、光源及电视摄像系统、导丝、输尿管导管、腔内碎石设备、活检钳、异物钳、套石篮、液电、超声激光弹道碎石器等。

四、关节镜外科

（一）关节镜常用设备

1. 关节镜 关节镜的直径从 1.7~7.5mm 不等，目前 4mm 关节镜最常用，1.9mm 和 2.7mm 的关节镜常应用在肘、腕、踝等小关节。关节镜镜面通常有 0°、30°、70° 三种。关节镜由透镜系统、光导纤维、光缆接口、金属鞘、目镜或摄像头组成。关节镜的光学性能由其直径、倾斜角度和视野等决定。

2. 光导纤维的光源系统 取代了目镜观察的方法，钨灯、卤素灯和氙光源代替了白炽灯。

3. 成像监视和摄像系统 包括摄像头、摄像主机、监视器和可以选配的录像机、照相机、彩色打印机、多媒体电脑等。

4. 电动刨削动力系统 电动刨削器的中心刨削刀由套管开口处露出,另一端连接刨削手柄和吸引器。

5. 射频等离子刀、射频气化技术 又称为等离子低温消融术或冷凝刀。损伤很小,广泛应用于半月板、软骨、滑膜等组织的清理、修整、切除,还可做交叉韧带和肩关节囊紧缩术以及肌腱炎的治疗。

（二）关节镜常用器械

关节镜常用器械包括套管、探针、半月板剪刀、蓝钳和咬钳、钩刀、半月板缝合套管(单套管、双套管、带线的缝合针)、活检钳、止血带等。

第三节　腹腔镜手术病人的护理

案例 11-1

> 患者男性,48 岁,8 小时前无明显诱因出现右上腹疼痛,呈阵发性绞痛,伴肩背部放射痛,无明显畏寒、发热,无恶心、呕吐,无胸闷胸痛,无腹泻、脓血便,无尿频、尿急、尿痛,无肉眼血尿。平素体健,否认肝炎、肺结核史,无高血压、糖尿病史。
>
> 体检:神志清,精神可,全身体表淋巴结未及肿大,气管居中,胸廓无畸形,而肺呼吸音清,未闻及干湿啰音。心音正常,心律齐,腹软,右上腹压痛,无反跳痛,肝脾肋下未触及,无肝区叩痛,无肾区叩痛,Murphy 征阳性,肠鸣音 6~7 次 / 分,未闻及气过水声。
>
> 辅助检查:血生化:总胆固醇 27.1μmol/L,谷丙转氨酶(ALT)88U/L,胆红素 78U/L,X 线:心影稍增大,B 超:胆囊 4cm×5cm 结石,胆囊壁厚,肝内胆管增宽。患者入院后进行抗感染、解痉止痛等保守治疗,拟行腹腔镜下胆囊切除术。
>
> **思考:**
>
> 1. 该患者术前应怎样做好胃肠道准备?
>
> 2. 如何为该患者进行术后的健康教育?

"以人为本"是外科微创化和护理工作的核心。护士最主要的责任是向病人提供高质量、低成本的服务,让病人以最小的代价,获得最大的利益,并享受最好的服务。

相关链接

腹腔镜手术的基本原理

腹腔镜手术是传统的外科方法与现代高科技相结合的产物。以套管鞘构成腹部与外界的通道,通过人工气腹产生一个操作的空间,腹腔镜摄像系统生成手术视野由电视屏幕反映出来,外科医师手持长臂器械镜下远距离操作。对于医师,要由原先的三维立体像变成二维平面像,由手工直线操作转变成为持器械操作。

【护理评估】

（一）术前评估

1. 健康史 病人的年龄、性别、职业、体重、营养状况;女性有无生育史。了解病人既往是否有腹腔脏器的疾病和腹腔的手术史及外伤、切口感染等病史;有无肝、肾疾病,心脏病,高血压及糖尿病等慢性疾病;有无阿司匹林、华法林等药物服用史。

2. **身体状况**

（1）症状：腹痛的部位、性质、持续的时间，有无放射痛及牵涉痛，疼痛与饮食的关系。

（2）体征：麦氏点有无压痛；墨菲征是否呈阳性。

（3）辅助检查：实验室检查是否正常，关注胸片、心电图、腹部B超以及特殊影像学检查结果。

3. **心理-社会状况** 评估病人对麻醉和腹腔镜的耐受情况以及可能出现问题的应对方法。

（二）术后评估

1. **手术情况评估** 病人手术方式、术中情况、询问麻醉方式和引流管位置。

2. **身体状况评估** 病人的生命体征；引流液的颜色、量及性质；有无并发症发生的征象。

3. **切口观察** 观察局部切口的愈合情况，有无发生切口感染。

4. **评估术后病人康复情况** 是否有腹胀、肛门是否排气等。

【主要护理诊断/问题】

1. **急性疼痛** 与手术创伤有关。

2. **舒适度减弱** 与人工气腹引起腹胀或肩背酸痛有关。

3. **潜在并发症**：二氧化碳气体栓塞、切口感染、内脏损伤（胃肠、胆道）、高碳酸血症、皮下气肿。

【护理目标】

1. 病人术后疼痛得到有效的控制。

2. 病人腹胀、肩背酸痛得到有效的治疗和护理。

3. 病人未发生并发症或并发症得以及时发现并处理。

【护理措施】

（一）术前准备

随着各科室腹腔镜手术的广泛开展及医院设备的不断更新与完善，术前充分细致的准备是保证手术成功的重要因素。

1. **环境与休息** 为病人尽可能创造一个安静、舒适的休养环境，使病人保证充足的休息，必要时遵医嘱给予镇静剂。

2. **心理护理** 腹腔镜手术是一项全新手术技术，病人对手术了解甚少。首先应向病人及家属讲述该手术的优点和安全性，并详细说明手术过程、手术时间、手术方式、必要性及并发症、麻醉方法、术后恢复过程及预后等。使病人能够了解和正视自己的疾病，取得对医务人员的理解和信任，并使病人主动地配合治疗。对焦虑明显的病人，手术前可遵医嘱给予适当的镇静剂，以保证手术前充足的睡眠。

3. **皮肤准备** 备皮，剃去剑突下至耻骨联合以上的毛发，术前一日晚鼓励病人洗澡，用肥皂水清洗局部皮肤，尤应注意脐孔的清洁消毒，因脐部穿刺孔的感染率较其他高。首先用少许温肥皂水浸泡脐孔10分钟，使污垢变软，然后用棉棒蘸少许松节油去除所有污垢及可见微粒，再用棉棒蘸碘酒及乙醇消毒，防止术后刀口局部感染，此法简单易行。

4. **药物准备** 术前静脉补充足够热量、蛋白，有梗阻者应补充足量的维生素。贫血严重及低蛋白症者，可补充全血或蛋白。术前一日可口服或肌内注射镇静药物，使病人情绪放松，术前30分钟常规肌内注射阿托品0.5mg、苯巴比妥0.1mg。

5. **胃肠道准备**

（1）饮食护理：术前一日给予高蛋白、高热量、高维生素易消化饮食，术前6～12小时禁食，4小时禁饮，术前2日禁食豆类、奶类等易产气且含糖量高的食物，以减少肠腔胀气。

（2）胃肠护理：手术前晚用温盐水灌肠，清理胃肠腔积便、积气；术晨留置胃管，抽空胃内容物，便于手术野暴露和减少穿刺中发生胃穿孔的危险；亦可减少麻醉诱导期间的呕吐和误吸的可能。

6. **膀胱准备** 如手术时间短，术后很快恢复排尿功能，不必留置导尿管，指导病人术前排空膀胱即可。如手术时间长,术前需留置导尿管以保持膀胱处于空虚状态,以免穿刺套管针时刺伤膀胱。

7. 术前健康宣教及训练 对吸烟者,应劝其戒烟,练习体位引流排痰,进行深呼吸锻炼,讲明术后咳痰的重要性,教会咳痰的正确方法。对年老体弱者床上训练大小便。

(二)手术中准备

1. 手术前要认真检查所有仪器,确保性能完好,处于备用状态。

2. 连接二氧化碳气体钢瓶时应仔细核对气体,以免与氧气、氮气等钢瓶混淆。密切观察病人氧饱和度、呼吸末二氧化碳分压及 pH 变化。

3. 病人的双腿应避免受压,以减少手术后深静脉血栓的形成,同时应注意保暖并保护好受压部位的皮肤,避免接触金属物,防止电灼伤。

4. 根据手术需要,认真调节冷光源亮度、二氧化碳流量、冲洗器、电刀的强度。

5. 手术操作完毕,将各种仪器旋钮降到最低点,关闭电源,关闭二氧化碳钢瓶,仔细卸下所有导线,擦净血迹,妥善放好,防止折断。

6. 在手术过程中严密观察病人病情变化,注意有无皮下积气、呼吸困难及胸闷等,随时备好中转开腹器械。

7. 监护 ECG、BP、SpO$_2$、CVP、PETCO$_2$、体温、动脉血气分析、有创血压等。

(三)术后观察及护理

1. 一般护理

(1)术后活动指导:病人全麻未清醒时,取去枕平卧位,头偏向一侧,注意保持呼吸道通畅,防止呕吐物误入呼吸道而引起窒息。术后 6 小时清醒后改半卧位,可指导床上翻身,有利于体位引流及肠蠕动的恢复,鼓励病人 24 小时后离床活动,硬膜外麻醉者可适当提前活动时间。

(2)饮食:胃、肠道手术及全麻病人待肛门排气后逐渐恢复饮食,6~8 小时后可进少量流质、低脂、不产气的食物,无不适者逐渐过渡至普食,一般需 3~4 日。合并呕吐者可暂停进食,对症处理,加大补液量。

(3)吸氧:术后常规给予低流量、持续吸氧 4~6 小时,后改为间歇性吸氧,并应注意观察病人的呼吸节律及深度,保持呼吸道的通畅及肺的有效通气。

(4)病情观察:术后每 30 分钟测量体温、脉搏、呼吸、血压一次,直至病情平稳后改为每 4 小时测量生命体征一次,连续监测 24 小时。观察病人的面色及精神症状,穿刺孔有无渗血、渗液等,以早期发现腹腔内有无内出血的征象。

(5)管路引流观察护理:应正确妥善固定,防止各种引流管的牵拉、扭曲、受压、堵塞、滑脱。严密观察引流液量、性质并详细记录其变化,尿管、胃管一般于全麻清醒后或手术次日拔除。

(6)手术创口观察护理:术后腹部会留下几个 0.5~1cm 大小的创口,常规每日更换敷料,如采用创可贴、医用创面封闭胶。在伤口护理中,必须严格无菌操作,严密观察伤口有无渗血、渗液及胆汁外溢情况。

2. 术后常见不适症状的护理对策

(1)疼痛:腹腔镜手术创伤小、痛苦轻,疼痛一般可耐受,不需要特殊处理。可通过给予心理安慰或取舒适体位来缓解疼痛。遵医嘱给予药物止痛或采用自控镇痛泵止痛,也可佩戴松紧适宜的腹带,减少活动,以预防和减轻疼痛。

(2)恶心、呕吐:是腹腔镜术后常见的症状之一。主要是术中麻醉药物引起的中枢性呕吐,其次是病人的心理因素、二氧化碳刺激胃肠道所致,常在 1~2 日后消失。可用温开水漱口,保持口腔清洁,遵医嘱使用镇吐药物。

(3)肩、背部胀酸痛:多因残留于腹腔的 CO$_2$ 刺激双侧膈神经的结果,应做好心理护理。护士可视情况嘱病人改变体位,或由他人捶、捏患部,如症状较重者可肌内注射地西泮注射液 10mg,一般术后 1~3 天上述症状可自行消失。

（4）发热：是手术后早期最常见的症状，由于腹腔镜手术创伤小，体温升高不明显，一般在38℃以下。

3. 术后并发症的观察与护理

（1）出血：多发生在24～48小时内，尤以24小时内为多。术后护理人员应严密观察：①病人的生命体征及全身状况变化；②带有腹腔引流管者：注意观察引流液的色、量、性质；③腹部伤口有无渗血及渗液；④有无腹胀及腹痛等；⑤若引流管短时间出血量达50ml以上或出现脉搏细弱、血压下降、腹痛持续、继而加重（但较胆瘘疼痛轻）应考虑内出血、失血性休克。

（2）腹腔内脏损伤：分为实质器官损伤、空腔器官损伤。早期无异常表现，一般于术后3～5日突然出现剧烈腹痛，继发性腹膜炎、恶心、呕吐、大汗、白细胞增高、高热等表现，应及时给予处理，关键要及早发现、充分引流，给予对症抗感染营养支持治疗。

（3）胆瘘：是腹腔镜手术又一严重致命并发症，术后应严密观察病人有无持续性的腹痛、腹胀、腹肌紧张、压痛、反跳痛、发热等表现，可伴有剧烈的恶心、呕吐。应注意观察术后引流量、性质等，若引流液呈胆汁样即可确定为胆瘘，一旦证实并发胆瘘应严密观察并及时采取相应的治疗措施，要求绝对卧床3～5日，保持引流管通畅，一般引流液由多到少，有望逐渐痊愈。

（4）气腹：表现为皮下气肿和肩部疼痛。腹腔镜术常用CO_2制造气腹，CO_2气体可通过穿刺部位进入皮下、阴囊等，术后应仔细观察呼吸节律及皮下、阴囊有无气肿及气肿范围、大小，及时报告医生。

（5）高碳酸血症和酸中毒：与病人肺功能情况、气腹压力、手术时间长短、有无皮下气肿等有关，因此术前纠正心肺功能，术中尽量降低腹腔内CO_2压力，缩短手术时间等可预防并发症的发生。

（6）戳孔并发症：包括感染、异物残留、戳孔疝、出血、肿瘤种植等，术后应加强无菌操作、仔细观察、严格换药，尽早给予处理。

（四）健康教育

1. 疾病指导　向病人介绍疾病的相关知识，介绍腹腔镜手术治疗的必要性；解除病人的顾虑，以便其安心配合治疗。

2. 出院指导

（1）适当运动：出院后应逐渐增加活动量，根据身体状况，适当参加适宜的体育锻炼。一般出院后1周，可以从事轻微的活动，术后2周基本可恢复术前身体状况，逐渐进行正常工作。3周内避免提重物及剧烈运动。

（2）"T"形管的护理：带"T"形管出院的病人应指导餐前1小时夹管，餐后2小时松管。如病人无不适，即可将"T"形管完全夹闭，2个月后返院拔管；开放手术半个月拔管。

（3）饮食指导：根据不同的健康状况，指导病人调整饮食习惯，选择合理的饮食结构，尽量避免油腻、辛辣食物，以低脂低盐、高热量、高蛋白、高维生素、易消化饮食为宜，禁烟、酒；忌油腻食物，避免暴饮暴食。

（4）定期随访：指导病人对异常现象进行观察，若持续存在或有腹胀、伤口红肿、异味、异样腹痛、发热、黄疸等症状出现时都应及时到医院检查。

【护理评价】

通过治疗与护理，病人是否：①术后疼痛程度减轻或缓解；②腹胀、肩背酸痛等不舒适症状得到有效的控制；③未发生二氧化碳气体栓塞、切口感染、内脏损伤、高碳酸血症、皮下气肿等并发症或并发症得以及时发现并处理。

（孙海娅）

微创外科近几年发展迅速,微创技术目前在临床各个领域应用广泛,作为护理人员,工作范围也相应扩大。通过本章的学习应掌握微创外科手术的优点,腹腔镜术后并发症的观察与护理,以及腹腔镜手术患者的健康教育内容。熟悉腹腔镜术前准备及腹腔镜术后常见不适症状的护理对策。护士不但要做好充分的术前准备工作,而且术后对患者要进行严密的病情观察,精心护理则是手术成功的基础和保障。

复习参考题

1. 微创外科手术的优点有哪些?

2. 腹腔镜手术的术前准备包括哪些方面?

3. 简述腹腔镜手术后健康教育的重点内容。

12

学习目标	
掌握	断肢(指)再植、肾移植、肝移植病人的护理评估与护理措施。
熟悉	器官移植前受者的准备工作及供者的选择;断肢(指)再植、肝移植、肾移植病人的主要护理诊断/问题。
了解	移植术、器官移植的概念和分类,排斥反应的分类及表现;了解断肢(指)再植、肝移植、肾移植的手术适应证及禁忌证。

第一节　概述

问题与思考

移植器官多数为同种异体移植。受体作为生物有着一种天赋的能力和机构（免疫机构），能对进入其体内的外来"非己"组织器官加以识别、控制、摧毁和消灭。这种生理免疫过程在临床上表现为排斥反应，导致移植器官破坏和移植失败。

思考： 器官移植术的成败在很大程度上取决于移植排斥反应的防治，如何对其进行防治？

【概念】

移植（transplantation）是指将一个个体有活力的细胞、组织或器官用手术或介入等其他方法，植入到自体或另一个体的同一或其他部位，以替代或增强原有细胞、组织或器官功能的一门医学技术。根据导入移植物不同，分为细胞移植、组织移植和器官移植。

器官移植（organ transplantation）是指通过手术的方法将某一个体的活性器官，整体或部分移植到另一个体体内，并需要进行器官所属血管及其他功能管道结构重建，继续发挥原有功能的移植。常见的器官移植有肾脏、肝脏、心脏、胰腺、肺脏、小肠、脾脏移植，以及心肺、肝肾、胰腺、腹腔多器官簇移植等。器官移植是治疗各类终末期内脏器官功能衰竭的有效手段。

被移植的器官称为移植物；提供移植物的个体称供者或供体，分为活体供体和尸体供体；接受移植物的个体称受者或受体。

【发展概况】

器官移植是 20 世纪医学发展最杰出的成就之一，1954 年，Murray 等在同卵孪生兄弟之间进行了活体供肾的肾移植并获得成功，标志着器官移植进入临床应用阶段。70 年代，新型免疫抑制剂环孢素 A 的问世与应用，大大提高了器官移植的成功率；80 年代初，新型器官保存液的应用延长了供体器官的保存时间，增加了手术的安全性，实现了器官的远距离运送；90 年代后，移植技术及移植免疫学、药理学等不断发展，推动了器官移植的全面发展，移植人数不断增加，移植的效果不断提高；进入 21 世纪，多数实体器官移植如肾、肝、胰、心脏移植和多器官移植已被公认为是一种治疗器官终末期疾病的有效手段。近几年来，再生医学有所突破，英国伦敦大学 Alexander Seifalian 领导的实验室培养出多种人体器官，如鼻子、耳朵、气管、动脉等，于 2011 年 7 月成功参与实施了世界首例人造气管移植手术。我国器官移植始于 20 世纪 60 年代，70 年代末逐渐开展起来，到 90 年代已能开展国外主要施行的各种不同类型的器官移植，在少数移植中心，某些器官的移植效果已经达到或接近国际先进水平。

【分类】

1. 根据供体和受体的遗传学关系分类

（1）自体移植（autotransplantation）：指供体和受体为同一个体，移植后不会引起排斥反应。

（2）同质移植（syngeneic transplantation）：也称同基因移植。指供体和受体虽非同一个体，但两者遗传基因完全相同，移植后不会发生排斥反应，如同卵双生间的器官移植。

（3）同种异体移植（allotransplantation）：指供体和受体种系相同而基因不同，如人与人之间的器官移植。同种异体移植为临床最常见的移植类型，因供体和受体遗传学上的差异，不可避免地会发生排斥反应，术前、术后应采取适当的免疫抑制措施。

（4）异种移植（xenotransplantation）：指不同种属之间的移植，如人与狒狒之间的移植，受体对异种移植物会发生强烈的异种排斥反应。

2. 根据移植物植入部位不同分类

（1）原位移植（orthotopic transplantation）：指将受体原器官切除后，将移植物植入该器官的原解剖部位，如原位心脏移植。

（2）异位移植（heterotopic transplantation）：指将移植物植入到受体原解剖位置以外的部位，也称辅助移植。一般情况下，不必切除受体原来的器官，如肾移植。

（3）原位旁移植（paratopic transplantation）：指将移植物植入到受体该器官原解剖位置旁，不切除原器官，如胰腺移植到紧贴受体胰腺的原位旁胰腺移植。

3. 根据移植物的数量分类

（1）单一或单独移植：指每次仅移植单个器官，如肾脏、肝脏或心脏移植。

（2）联合移植（combined transplantation）：指两个器官同时移植到同一个体的体内，如胰肾、肝肾、心肺联合移植等。

（3）多器官移植（multiple organ transplantation）：指同时移植 3 个或更多的器官到一个个体体内。

4. 根据移植物供体来源分类

（1）尸体供体移植：指供体器官或组织来源于捐赠尸体的移植。尸体供体又分为有心跳的脑死亡供体、心搏停止的脑死亡供体和无心跳的尸体供体。无心跳的尸体供体必须是心搏停止很短时间内的死亡供体。是我国目前主要供体来源。

（2）活体供体移植：指供体器官或组织来源于活体的移植。活体又分为活体亲属（有血缘关系）和活体非亲属。

为了准确描述某种移植术，往往综合使用上述分类，如同种异体异位肾移植、活体亲属原位肝移植。

相关链接

收集器官途径的社会伦理问题

收集器官的途径主要有自愿捐献、人工器官、器官商品化等途径。多数西方国家器官捐献有"推测同意""指定同意"和"请求捐献"三种形式。"推测同意"是指除非病人特意申请死后不捐献器官，一般病人在被诊断为脑死亡后就自然成为供体，如日本、俄罗斯、匈牙利、奥地利、芬兰等国。"指定同意"是指一种志愿捐献器官体系，已经表达捐献意愿的病人，亲属在其死亡时允许捐献器官，如丹麦、德国、英国。"请求捐献"即负责器官捐献的医生有责任向病人家属表示器官捐献的请求，如美国和加拿大。2007 年中国颁布了《人体器官移植条例》，2011 年把器官买卖和非自愿摘取器官纳入刑法调整范围，自 2015 年 1 月 1 日起中国全面停止使用司法途径来源器官，公民自愿捐献成为唯一合法来源。

【移植免疫】

目前，临床上的器官移植多属于同种异体移植，供受体之间的免疫排斥反应是成功移植的最大障碍。移植免疫是一个特异性的免疫应答过程，具有获得性免疫反应的特征，如特异性与记忆性，包括抗体类物质介导的体液免疫和 T 细胞介导的细胞免疫。

（一）移植抗原

引起免疫应答的供体移植物抗原称为移植抗原。导致同种异体免疫排斥反应的主要原因是供、受体之间主要组织相容性抗原（major histocompatibility antigen，MHC），又称人类白细胞抗原（human leucocyte antigen，HLA）的不同。另外，次要组织相容性抗原（minor histocompatibility antigen，mHC）、ABO 血型抗原、组织特异性抗原等，在同种移植免疫反应中亦起着一定的作用。

（二）排斥反应的分类和机制

排斥反应（rejection）是受体免疫系统对具有抗原特异性的供体器官抗原的特异性免疫应答反应。临床上根据排斥反应发生的时间和强度、免疫机制和病理表现分为以下4类。

1. 超急性排斥反应（hyperacute rejection） 为体液免疫反应。多发生在移植物再灌注后数分钟或数小时内，通常是由于受体内预存针对供体特异性抗原的抗体（如ABO血型不容、妊娠、输血或再次移植而致敏）与移植物内皮细胞结合，激活抗体和凝血反应，导致溶解反应，移植物微血管系统广泛血栓形成，移植物迅速被破坏。一旦发生，无法治疗，只能切除移植物，再次移植。但大多数可预防，可通过术前ABO血型相配、淋巴细胞毒试验、抗HLA抗体检测等手段进行预防。

2. 加速血管排斥反应（accelerated vascular rejection） 也属于体液免疫反应，亦称血管性排斥反应或延迟性超急性排斥反应。通常发生在移植后3~5日内，是由于受体体内预存抗供体低浓度抗体所致，在本质上与超急性排斥反应类似，由抗体介导补体的细胞毒作用、抗体依赖细胞介导的细胞毒性造成损伤。主要病理特征是小血管炎症和管壁纤维素样坏死，实质出血或梗死，移植物功能迅速减退或衰竭，抗排斥治疗往往难以逆转。

3. 急性排斥反应（acute rejection） 临床上最常见，细胞免疫反应和体液免疫反应均发挥重要作用。以往认为急性排斥反应主要发生在移植术后5日至6个月内，但由于目前临床强效免疫抑制剂的应用，其发生已不具有明确的时间概念，可见于移植后的任何时间段。排斥反应程度轻微时临床上一般无特征性表现，目前尚无可靠的生化指标或免疫学指标可以早期诊断，病理学检查仍是诊断的"金标准"。病理特征为明显的炎性细胞浸润。一旦确诊，应尽早治疗，大剂量激素冲击或调整免疫抑制方案通常有效。

4. 慢性排斥反应（chronic rejection） 是移植物功能丧失的常见原因，其发生机制尚不完全清楚，主要为免疫因素如急性排斥反复发作，多种非免疫因素促进慢性排斥反应进展，共同导致慢性移植物失去功能。表现为移植数月或数年后逐渐出现的移植物功能减退直至衰竭。其病理特征主要是移植物动脉血管内膜因反复的免疫损伤以及修复增生而增厚，形成移植物血管病，继而导致移植物广泛缺血、纤维化直至功能丧失。因免疫抑制剂对慢性排斥反应无效，唯一有效的方法是再次移植。

器官移植后，由于免疫攻击的方向不同，可分为两种不同类型的排斥反应：一种是宿主抗移植物反应，即上述提到的排斥反应。另一种为移植物抗宿主反应（graft versus host reaction, GVHR）：由移植物中的特异性淋巴细胞识别宿主抗原引起，可导致移植失败。其引起的移植物抗宿主病可引发多器官功能衰竭和受体死亡。

（三）排斥反应的防治

1. 组织配型 包括以下4个方面：①ABO血型配型：供受体ABO血型必须相同或相容。②HLA配型：临床主要检测HLA的A、B、DR 3个位点。③群体反应性抗体检测（panel reactive antibody, PRA）：用于检测受体体内预存的HLA抗体，超过10%即为致敏。移植、妊娠、输血均可能使受体致敏。④淋巴细胞毒交叉配合试验：交叉配合试验阳性（>10%）是器官移植的禁忌证，对于肾脏移植和心脏移植尤为重要。

2. 免疫抑制治疗 为预防排斥反应必须使用免疫抑制剂，但其易产生肝、肾、骨髓的毒性及导致新生肿瘤、机会感染、肝炎病毒复发等毒副作用，应予重视。

（1）免疫治疗方案及原则

1）治疗方案：临床治疗急性排斥反应分为基础治疗和挽救治疗。基础治疗：应用免疫抑制剂有效预防排斥反应发生。由于移植物血流开通后即开始免疫应答过程，因此在术后早期免疫抑制剂用量较大，这一阶段称为诱导阶段。随后可逐渐减量，达到维持量以预防急性排斥反应发生，此阶段称为维持阶段。一般情况下，免疫抑制剂需终身服用。挽救治疗：指当发生急性排斥反应时，需加大免疫抑制剂用量或调整免疫抑制剂方案以逆转排斥反应。

2）治疗原则：理想的免疫抑制治疗方案要求既能保证移植物不被排斥，又对受体免疫系统影响最小和毒副作用最少。免疫抑制剂的基本原则是联合用药，减少单一药物的剂量以及毒副作用，并增加协同作用。一般情况下,移植受体均需要终身维持免疫抑制治疗,但少数病人在使用较长时期后,可维持极少剂量或完全停用免疫抑制剂,达到所谓的"临床耐受"或"几乎耐受"状态。

(2)免疫抑制剂:临床常用的免疫抑制药物主要分为免疫诱导药物和免疫维持药物两大类。

1)免疫诱导药物:常有抗淋巴细胞制剂和静脉注射用免疫球蛋白。其中,抗淋巴细胞制剂主要是一些免疫球蛋白制剂,如多克隆抗体和单克隆抗体。多克隆抗体临床上多用于免疫诱导阶段以及逆转耐激素的难治性排斥反应,单克隆抗体主要用于诱导治疗。静脉注射用免疫球蛋白由供者血库的血浆制成,含有正常人体的全部抗体,主要应用于ABO血型不相容及交叉试验阳性的受体。

2)免疫维持用药:①皮质类固醇激素:是预防和治疗同种异体移植排斥反应的一线药物,临床上最常用的是泼尼松和甲泼尼龙。常与其他免疫抑制剂联合应用,可能是通过抑制淋巴细胞的增殖、对外源性抗原反应的作用,以及其非特异性免疫作用来实现免疫抑制。长期应用的副作用主要有Cushing综合征、感染、高血压、糖尿病、白内障、骨无菌性坏死和行为异常等。②增殖抑制药物:硫唑嘌呤(azathioprine,Aza)是免疫抑制治疗的经典药物,主要作用是抑制所有分裂活跃细胞尤其是T细胞DNA的合成。主要毒副作用是骨髓抑制、肝毒性、胃肠道反应和脱发等;吗替麦考酚酯(mycophenolate mofetil,MMF)可相对特异的抑制淋巴细胞增殖,抑制抗体生成。副作用主要表现为呕吐、腹泻和白细胞减少,与Aza相比,骨髓抑制作用较弱。目前临床常将MMF用于维持治疗。③钙神经蛋白抑制剂(CNI):环孢素A(cyclosporine A,CsA)是目前免疫抑制维持治疗的最基本药物之一,抑制T细胞活化、增值。其主要的副作用是肝肾毒性、高血压、神经毒性、牙龈增生、多毛症等;他克莫司(tacrolimus,FK506)抑制T细胞活化、增殖。肝肾毒性较CsA小,高血压和高胆固醇血症发生较少,但神经毒性、致糖尿病作用较CsA稍多。④哺乳类西罗莫司靶分子(mTOR)抑制剂:西罗莫司(sirolimus,SRL),又名雷帕霉素,与CsA和FK506相比用量小,肾毒性最低,无神经毒性。

【移植前准备】

(一)供体的选择

1. 免疫学方面的选择

(1)ABO血型相容试验:检测供体与受体的红细胞血型抗原是否相同或相容。同种异体移植时要求供、受体血型相同,至少要符合输血的原则。若供、受体ABO血型不合,移植后可发生不可逆的血管内排斥反应而影响移植物的功能,甚至导致移植器官功能衰竭而使移植失败。

(2)HLA配型:国际标准要求检测供体与受体Ⅰ类抗原HLA-A、B位点,Ⅱ类抗原HLA-DR位点。大量研究表明,HLA-A、B和DR不相匹配的情况影响器官移植的效果,HLA 6个位点配型与亲属肾移植、骨髓移植的存活率有较密切关系,但与肝移植无关。随着新型免疫抑制药物在临床应用,这种差异在逐渐减小。HLA其他位点配型在实体器官移植中不具重要的意义。

(3)PRA检测:是通过检测受者体内同种异体抗体对随机细胞群体反应的细胞筛查试验来测定其被致敏的程度,用PRA百分率表示。PRA高的病人交叉配型阳性率高,提示不容易找到合适的供体。

(4)淋巴细胞毒交叉配合试验:指受体的血清与供体淋巴细胞之间的配合试验,是临床移植前必须检查的项目。如果受体以前曾经接受过输血、有过妊娠或接受过同种异体移植,在其血清内可能已产生抗淋巴细胞的抗体,对HLA敏感,此时淋巴细胞毒交叉配合试验可呈阳性(>10%),器官移植术后将可能发生超急性排斥反应。淋巴细胞毒交叉配合试验<10%或为阴性才能施行心、肾移植;肝移植可相对放宽,但仍以<10%为佳。

2. 供者的非免疫学要求 移植器官功能正常,供者无血液病、结核病、恶性肿瘤、严重全身性感染和人类免疫缺陷病毒(HIV)感染等疾病。供者年龄以小于50岁为佳,但随着移植技术的提高和经验的积累,年龄界限已放宽,如供肺、胰者不超过55岁,供心、肾、肝者分别不超过60岁、65岁、70岁。活体移植以同卵孪生间最佳,然后依次是异卵孪生、同胞兄弟姐妹、父母子女、血缘相关的亲属及无血缘者之间。

(二)器官的灌洗保存

供体器官的灌洗和保存是器官移植必不可少的一个重要环节,供体器官的质量直接关系到移植手术的成败和术后并发症的发生率。低温、预防细胞肿胀和避免生化损伤是器官保存必须遵循的3个原则：

1. **低温** 保持器官处于低温状态，从器官切取时即必须开始，一般用特制的灌注液（0～4℃），经血管系统进行灌洗，使供者器官的中心温度迅速且均匀地降至0～4℃；随后保存于低温的保存液中直至移植，以降低保存器官的代谢率，降低器官对氧、能量及其他营养物质的摄取和利用，并能有效抑制细胞内水解酶的释放，防止细胞损伤。

2. **预防细胞肿胀** 有效的器官保存液须含有一定的渗透压成分，以抵抗细胞内胶体渗透压，同时保存液内的钾、钠离子也应保持与细胞内离子水平相应的浓度。

3. **避免生化损伤** 器官在获取和保存期间经过一段时间的缺血状态，当血供恢复之后，血液再灌注后释放大量氧自由基、缩血管物质以及炎性细胞的聚集、细胞内钙超负荷、能量合成障碍等，因此保存液内往往加入抗自由基成分，以减少器官缺血再灌注损伤。

（三）**受体的准备**

相关链接

器官保存液

UW（the University of Wisconsin solution）、HTK（histidinetryptophan-keto glutarate）和Hartmann等器官灌洗保存液在临床最为常用。UW液的阳离子浓度与细胞内液相似，为仿细胞内液型；Hartmann液是由乳酸林格液加清蛋白组成，为细胞外液型；而HTK液为非细胞内、外液型。Hartmann液多用于器官切取灌注，UW和HTK液多用于保存器官。虽然理论上UW液可保存胰腺、肾达72小时，保存肝20～24小时，但临床上大多将器官保存时限定为：心脏5小时，肾40～50小时，胰腺10～20小时和肝12～15小时。

1. **心理准备** 病人长期患病、体质虚弱，往往对手术有恐惧心理，对治疗缺乏信心。在病人等待供体期间，即开始了解其病情和生活习惯，为病人提供术前指导，告知器官移植的相关知识，解除思想顾虑，减轻对手术的恐惧和不安，增加对治疗的信心，以良好的心态接受手术。

2. **完善相关检查** 除一般常规检查外，还要检查肝、肾、心、肺和神经系统功能；肝炎病毒相关指标、HIV及电解质水平；尿及咽拭子细菌培养。此外，应根据不同的移植器官进行相关的免疫学检查，如血型、HLA配型等。

3. **免疫抑制剂的应用** 手术前或术中即开始用药，具体药物、剂量、用法及用药时间应根据移植器官的种类和受体情况严格按照医嘱执行。

4. **预防感染** 因术前及术后免疫抑制剂的大量使用，应注意早期预防和治疗咽喉部及尿道等处的潜伏感染病灶，遵医嘱合理使用抗生素。

5. **其他准备** 保持皮肤清洁卫生，预防皮肤感染；注意防寒保暖，防止呼吸道感染；加强营养，供给足够的热量，增强病人的抵抗力；术前1日进少渣饮食，术晨禁食禁饮；术前晚给予生理盐水或肥皂水灌肠1次；术前晚遵医嘱可口服地西泮，以利于病人入睡；术晨测量体重等。

（四）**病室准备**

1. **病房设施** 术前1～2日将病人移至隔离房间，避免交叉感染。房间应光线充足、通风良好，配备有空气净化设备或其他空气消毒设备，中心供氧、负压吸引等设备。有条件的医院可配置闭路电视监控系统和必要的生活电器等。

2. **物品准备** 床上物品和病人衣裤经灭菌处理，备专用的体温计、血压计、听诊器、各种注射泵和监护仪、精密度尿袋、体外引流袋、量杯、便器等。在病房的外间设缓冲间，准备隔离衣、帽、鞋等，以备医护人员进入病房时更换。

3. 药品准备　设专用药柜及抢救车,备齐所需免疫抑制剂、抗生素、止血药、降压药、清蛋白、利尿剂及急救药等。

4. 消毒与隔离　术前1日和手术当日用0.5%过氧乙酸或其他消毒液擦拭病室内一切物品和门窗,然后用乳酸熏蒸或其他方法进行空气消毒。医护人员或病人家属进入移植隔离病房前应洗手,穿戴隔离衣、帽、口罩和鞋等。

第二节　断肢(指)再植病人的护理

断肢(指)再植是一种自体器官移植,不存在排斥反应。是对完全离断或不完全离断的肢(指)体,采用清创、血管吻合、骨骼固定以及修复肌腱和神经,将肢(指)体重新缝合到原位,使其完全存活并恢复一定功能的精细手术。此外,利用足趾进行手指再造并成功恢复外观和功能的手术也屡见不鲜。我国的断肢(指)再植技术水平一直处于国际领先水平。目前,国内已较普遍开展断肢(指)再植手术,再植成活率在90%以上,并有多例双手10指同时离断再植成活的报道。术后应充分注意血管痉挛、血栓形成和感染等问题,故手术后护理工作非常重要,与手术成败密切相关。

【再植条件】

1. 全身情况　全身情况良好是断肢(指)再植的必要条件,若有重要器官损伤应先抢救,待全身情况稳定后实施再植。

2. 肢(指)体条件

(1)损伤程度:与受伤的性质有关。切割伤断面整齐,污染较轻,重要组织挫伤轻,再植成活高,效果较好;碾压伤局部组织损伤严重,在肢体一定范围缩短后再植成功率也较高;撕脱伤局部损伤广泛且血管、神经、肌腱从不同平面撕脱,常需复杂的血管移植或移位方能再植,成功率和功能恢复均较差。

(2)再植时限:原则上是越早越好。一般以伤后6~8小时为限,若伤后早期将断肢(指)冷藏保存,可适当延长再植时限。

(3)离断平面:肢(指)体离断的平面与再植时限对于术后全身情况的影响及功能恢复有明显关系。平面越高,术后对全身情况与功能影响越大,但成活率高、手术简单;平面越低,功能越好,但成活率下降、手术复杂。

3. 以下情况不宜再植　①合并全身性慢性疾病,难以耐受长时间手术或有出血倾向者;②断肢(指)多发性骨折及严重软组织挫伤者;③断肢(指)经刺激性液体及其他消毒液长时间浸泡者;④高温季节,离断时间过长且断肢(指)未经冷藏保存者;⑤病人本人无再植要求,不能合作或精神不正常者。

【急救处理】

1. 病人残肢急救　迅速用无菌敷料包扎残端,如有搏动性出血,需用止血带。注意定时放松止血带并压迫肢体近心端血管,减少创口出血。

2. 断肢(指)保存　完全离断的肢(指)体用无菌敷料或清洁布类将断肢(指)包好后放入塑料袋内,再将其放入加盖的容器中,四周加放冰块(图12-1)。避免断肢(指)与冰块直接接触而冻伤,也要避免融化的冰水浸泡断肢(指),造成组织细胞肿胀。不可用任何液体浸泡断肢(指),包括生理盐水。到医院后,检查断肢(指),用无菌敷料包好,放在无菌盘内,置入4℃冰箱冷藏。

3. 迅速转运　迅速将病人和断肢(指)送往医院,力争在6小时内进行再植手术。转送途中注意病人血压、脉搏、呼吸、神志等全身情况,了解有无其他合并伤,做好抗休克工作,昏迷病人尤其注意保持呼吸道通畅。

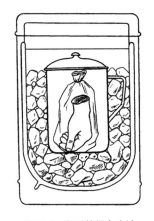

图12-1　断手的保存方法

【再植的基本原则和程序】

断肢（指）再植是创伤外科各种技术操作的综合体现，要求手术者必须具备良好的外科基础和娴熟的显微外科技术，以确保肢（指）再植成活。清创后，若肢（指）离断时间短，按一定顺序修复，先固定骨折，再修复屈伸肌腱，吻合静脉、动脉，修复神经，最后闭合创口。若肢（指）离断时间长，则在骨折固定后先吻合动脉、静脉，以减少组织缺血时间，然后修复其他组织。

【护理评估】

（一）术前评估

1. 健康史 ①一般情况：包括年龄、工作性质等；②受伤史：受伤原因、现场急救情况及离断肢（指）体保存情况；③既往史：既往有无血管性疾病及高血压、糖尿病、冠心病等病史。

2. 身体状况 评估全身情况和断肢（指）局部情况，判断有无接受再植手术的条件。

（二）术后评估

了解手术过程，观察再植肢（指）体皮肤颜色、温度、毛细血管充盈时间、动脉搏动情况，有无血管危象和感染征象等。定时评估患肢（指）感觉和运动功能恢复程度，以及肢（指）体功能锻炼情况。

（三）心理-社会状况

评估病人有无恐惧、悲观、自卑等心理反应；评估病人及其家属的愿望、经济情况、对手术后康复重要性及康复知识的了解程度。

【主要护理诊断/问题】

1. 组织灌注量改变　与血管痉挛、血管栓塞有关。

2. 有失用综合征的危险　与不能进行有效的功能锻炼有关。

3. 潜在并发症：感染、休克、急性肾衰竭、断肢（指）再植失败。

【护理目标】

1. 病人再植肢（指）体组织灌流正常，无血管痉挛或栓塞现象，若出现能及时发现并有效处理。

2. 病人能主动进行功能锻炼，未出现失用综合征。

3. 病人未发生并发症，或及时发现并配合处理。

【护理措施】

（一）术前护理

1. 心理护理 意外伤残会给病人带来严重心理创伤，担心手术是否成功，将来是否会留有残疾及术后功能恢复情况。术前向病人介绍手术的目的和方法，给予关心、安慰和心理支持，且说明通过治疗和长期功能锻炼有助于恢复患肢功能，解除病人及其家属的忧虑，增强疾病治疗信心，积极配合治疗。

2. 术前准备 根据具体情况，给予及时、足量的输血、输液，应用抗生素预防感染；妥善保存离断肢（指）体，做好手术前皮肤准备，急查血常规、血型、备血等术前常规准备。

3. 病情观察 监测生命体征，严密观察有无其他器官损伤，以及离断肢（指）体的局部情况。

（二）术后护理

1. 环境要求 最好安置患者于单间病房，保持室温20～25℃，湿度50%～60%。病房安静、明亮、通风，空气新鲜，限制人员探视。严禁病人及其他人员在室内吸烟，以防刺激患肢（指）血管发生痉挛。

2. 体位与活动 抬高患肢，使之处于略高于心脏水平，以利静脉回流，减轻肢体肿胀。术后病人平卧10～14日，勿侧卧，以防患侧血管受压影响患肢血管的血流速度。勿起坐，包括吃饭及大小便时，因起坐可导致患肢的血管压力的改变而可能危及血供。

3. 预防血管痉挛 ①肢体加温：再植肢体局部用落地灯照射，既利于血液循环观察，也利于局部保温。一般用40～60W侧照灯，照射距离30～40cm。但在患肢血液循环较差的情况下则不宜照射，以免增加局部组织代谢。②止痛：应用麻醉性止痛药，既可止痛，亦可保持血管扩张，防止血管痉挛。③抗凝解痉药使用：适当应用抗凝解痉药物，如罂粟碱、低分子右旋糖酐、复方丹参注射液等。

4. 病情观察

（1）观察生命体征：根据病人伤情，定时观察体温、脉搏、呼吸及血压、尿量变化，记录24小时出入量。

（2）再植肢（指）体的观察：皮肤温度、皮肤颜色、毛细血管回流试验、指（趾）腹张力及指（趾）端侧方切开出血等。正常情况下，再植肢体的指（趾）腹饱满、颜色红润，早期颜色可比健侧稍红，皮温亦可比健侧稍高，毛细血管回流良好。因此，术后应每1~2小时观察1次。

5. 抗感染
伤口感染可直接威胁再植肢（指）体的成活，严重时还可危及病人的生命。术前、术中应用抗生素预防感染。患肢（指）伤口愈合前，保持局部干燥、清洁，敷料浸湿后及时更换。如有高热，应打开创口观察是否有局部感染。当感染严重并危及病人生命时，应将再植肢（指）体截除。

6. 并发症的观察与护理

（1）血管危象：血管危象由血管痉挛或栓塞所致，一般易发生于术后48小时内，如未及时处理，将危及再植肢（指）体的成活。如果指（趾）颜色由红润变成紫灰色，指腹张力降低，毛细血管回流缓慢，皮温降低，指（趾）腹侧方切开缓慢流出淡红色血液，主要考虑动脉血供不足；肢（指）远端颜色变苍白，皮温下降，毛细血管回流消失，指（趾）腹干瘪，指（趾）腹切开不出血，说明动脉供血中断；如指（趾）腹由红润变成暗紫色，且指（趾）腹张力高，毛细血管回流加快，皮温从略升高而逐渐下降，指（趾）腹切开立即流出暗紫色血液，不久又流出鲜红色血液，且流速较快，指（趾）腹由紫逐渐变红，表明静脉回流障碍。一旦发现血管危象应立即通知医师，首先解除血管外的压迫因素，完全松解包扎，如血液循环无好转，再拆除部分缝线，清除积血降低局部张力，并应用解痉药物如罂粟碱、妥拉唑林等，有条件者可行高压氧治疗。经短时间观察仍未见好转者，多为血管栓塞，应立即手术。

（2）休克：病人因创伤大、出血多、手术时间长，容易出现低血容量性休克。低血压、血容量不足易使吻合段血管栓塞，使再植的肢（指）体缺氧而致手术失败。因此，术中应补充血容量；术后严密观察病情变化，以便及早发现休克迹象，并采取积极有效的处理措施。另外，如果肢（指）体创伤严重、高平面离断、缺血时间长或严重感染等可使大量毒素吸收，导致中毒性休克。病人常出现高热、寒战，神志不清、四肢痉挛、抽搐等，若发生中毒性休克而危及病人生命时，除积极进行抗休克治疗外还应及时截除再植的肢体。

（3）肾衰竭：急性肾衰竭主要见于病人长时间低血压、肢体挤压伤、断离肢（指）体缺血时间长、清创不彻底、肢体并发感染等，是断肢再植术后极其严重的并发症，死亡率高。病人早期表现为少尿或无尿、尿比重降低。应严密观察病人尿量，测定尿比重，详细记录液体出入量，严密观察病人神志、有无水肿、心律失常、恶心呕吐、皮肤瘙痒等尿毒症症状。如每小时尿量＜30ml或每日排尿量＜500ml，及时告知医师予以处理。

7. 功能锻炼
是术后康复护理的重要环节，遵循循序渐进、主动的原则，按计划进行。术后3周左右，再植肢（指）体血液供应基本平稳，软组织已愈合，此期康复护理的重点是促进血液循环、预防和控制感染。可用红外线理疗等方法，促进伤口一期愈合。术后4~6周，骨折端愈合尚不牢固，康复护理的重点是预防关节僵直、肌肉和肌腱粘连及肌肉萎缩。应以主动活动为主，练习患肢（指）伸屈、握拳等动作。术后6~8周：骨折已愈合，康复护理的重点是促进神经功能的恢复，软化瘢痕，减少粘连。去除外固定后，指导病人加强受累关节的主动活动，亦可做较有力的牵伸挛缩和关节功能牵引，使用练习，并配合理疗、中药熏洗等，促进肢体运动和感觉功能的恢复。

（三）健康教育

1. 生活指导
注意安全，加强劳动保护；告知病人术后恢复的注意事项，如出院后坚持戒烟，不到有吸烟人群的场所，寒冷季节注意保暖。

2. 康复指导
讲解术后功能锻炼的意义和方法，协助病人制订功能锻炼计划，坚持再植肢（指）体的分期功能锻炼。

3. 定期复查　遵医嘱定期复查,发现异常及时就诊。需做二期手术者,如肌腱、神经的修复,可在 2 个月后进行。

【护理评价】

通过治疗与护理,病人是否:①再植肢(指)体组织灌流正常;②有无血管痉挛或栓塞现象;③主动进行功能锻炼,无失用综合征发生;④并发症得到预防或被及时发现和处理。

第三节　肾移植病人的护理

案例 12-1

刘先生,48 岁,因少尿、胸闷、腹胀伴呕吐 10 天,呼吸困难 3 日入院,原有慢性肾小球肾炎 10 年病史。查体:体温 37℃,脉搏 108 次／分钟,呼吸 22 次／分钟,血压 178/98mmHg;口唇发绀,贫血貌,两肺呼吸音增粗,两下肺可闻及少许湿啰音;心浊音界扩大,心率 108 次／分钟,律齐,心音低;腹稍膨隆,无压痛,肝脾未及,移动性浊音(±);下肢水肿。拟诊为慢性肾小球肾炎、慢性肾衰竭(尿毒症期)。给予吸氧、血液透析等治疗,并建议择期行肾移植术。家属同意肾移植。

思考:

1. 病人存在的主要护理诊断／问题有哪些?

2. 肾移植前,护士需要对病人进行哪些护理评估?

3. 移植前需做好哪些准备工作?

在临床各类器官移植中,肾移植开展较早,疗效也最为显著,目前全球已有 80 万余人次接受了肾移植,且以每年 3 万余例的速度递增。肾移植与透析疗法结合已成为目前常规治疗不可逆的慢性肾功能衰竭的有效措施。肾移植后长期存活者的工作、生活、心理、精神状态均属满意。

【适应证与禁忌证】

1. 适应证　肾移植适用于各种肾病进展到慢性肾衰竭尿毒症期,包括慢性肾小球肾炎、慢性肾盂肾炎、多囊肾、糖尿病性肾病、间质性肾炎和自身免疫性肾病等。受者年龄以 12～65 岁为宜;高龄病人,如心肺等重要脏器功能正常、血压平稳、精神状态良好,也可以考虑肾移植。

2. 禁忌证　以下情况者不适合肾移植或移植前需作特殊准备:①恶性肿瘤或转移性恶性肿瘤;②慢性呼吸功能衰竭;③严重心脑血管疾病;④泌尿系统严重的先天性畸形;⑤精神病和精神状态不稳定者;⑥肝功能明显异常者;⑦活动性感染,如活动性肺结核和肝炎等;⑧活动性消化道溃疡;⑨淋巴毒试验或 PRA 强阳性者。

【手术方式】

肾移植术式已经定型:将移植肾放在腹膜后的髂窝,供肾动脉与受者的髂内或髂外动脉吻合,供肾静脉与受者的髂外静脉吻合,供肾输尿管经过一段膀胱浆肌层形成的短隧道与受者的膀胱黏膜吻合,以防止尿液回流(图 12-2)。一般无须切除受者的病肾,但如病肾为肾肿瘤、严重肾结核、巨大多囊肾、多发性肾结石合并感染等特殊情况下则必须切除。

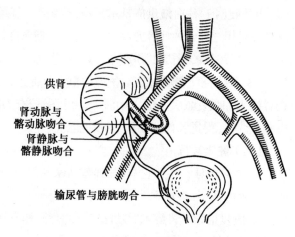

供肾
肾动脉与髂动脉吻合
肾静脉与髂静脉吻合
输尿管与膀胱吻合

图 12-2　肾移植

【护理评估】

（一）术前评估

1. **健康史** 了解病人肾病的发生、发展及诊疗情况、出现肾衰竭的时间及治疗经过、行血液透析治疗的频率和效果等；评估重要器官的功能情况；评估既往病史；有无手术史及过敏史等。

2. **身体状况**

（1）症状：评估病人有无感染、水肿、贫血或皮肤溃疡等；评估有无排尿及排尿情况；评估有无其他并发症或伴随症状。

（2）体征：评估病人的生命体征（特别注意血压）、营养状况；评估肾区有无疼痛、压痛、叩击痛及疼痛的性质、范围、程度。

（3）辅助检查：评估常规实验室检查及影像学检查，评估供、受体间相关的免疫检查情况，了解尿及咽拭子细菌培养结果等。

（二）术后评估

了解术中血管吻合、出血、补液及尿量情况，是否输血及输血量；移植肾植入的部位、是否切除病肾等；病人的神志、生命体征及切口情况，尤其是血压和中心静脉压的情况；评估引流管是否通畅有效，引流液的颜色、性状和量；评估移植肾的排泄功能及体液代谢变化情况；评估移植肾区局部有无肿胀、疼痛等；评估病人有无出现出血、感染、排斥反应等并发症。

（三）心理 - 社会状况

评估病人是否恐惧手术、担心手术失败以及对手术的期望值；有无犹豫不决、不安、失眠等；评估病人及家属对肾移植手术、术后治疗、康复等相关知识的了解及接受程度；评估家属对肾移植手术的风险、术后并发症的认知程度及心理承受能力；评估家属及社会支持系统对肾移植所需高额医疗费用的承受能力等；评估移植后病人对移植肾的认同程度，出院前病人及家属的心理状况。

【主要护理诊断／问题】

1. 焦虑／恐惧 与担心手术效果及移植后治疗康复有关。

2. 营养失调：低于机体需要量 与食欲减退、胃肠道吸收不良及低蛋白饮食有关。

3. 有体液不足的危险 与术前透析过度或不足、术后多尿期体液排出过多有关。

4. 潜在并发症：出血、感染、排斥反应、泌尿系统并发症等。

【护理目标】

1. 病人情绪稳定，焦虑、恐惧减轻或缓解。

2. 病人营养状况得到改善。

3. 病人未发生水、电解质、酸碱代谢紊乱或发生后得以及时发现并纠正。

4. 病人未发生并发症，或并发症得到及时发现与处理。

【护理措施】

（一）术前护理

1. **心理护理** 应根据病人的心理反应，针对性地给予相应的心理护理。向病人讲解移植成功的范例，增强对手术的信心；告知手术及术后护理、康复相关知识，使病人对肾移植有科学的认识，减少对手术的恐惧和担心，以积极的心态接受和配合手术。

2. **营养支持** 根据病情指导并鼓励病人合理进食低钠、优质蛋白、高碳水化合物、高维生素饮食，必要时遵医嘱通过肠内、外途径补充营养，以改善病人的营养状况，提高对手术的耐受性。

3. **预防感染** 观察病人有无局部或全身的感染病灶，若有及时给予治疗；注意保暖，避免感冒；条件允许者可安置在空气洁净病室。常规皮肤准备，术前沐浴或手术日前晚用消毒液擦身。

其他护理措施及病室准备参见本章第一节内容。

（二）术后护理

1. 术后常规监测与护理

（1）生命体征：术后每小时测量1次生命体征和中心静脉压，待平稳后逐渐延长测量间隔时间。术后如体温＞38℃注意是否发生排斥反应或感染；术后维持血压略高于术前，以保证移植肾的有效血流灌注。

（2）监测尿量与维持体液平衡：详细记录出入量，尤其应严密监测每小时尿量，并根据尿量及时调整输液速度和补液量，保持出入量平衡。

1）监测尿量：尿量是反映移植肾功能状况及体液平衡的重要指标，术后早期应监测每小时尿量，维持尿量在200~500ml/h为宜。术后72小时后可下床活动即开始监测体重。由于尿毒症患者术前存在不同程度的水钠潴留和术后早期移植肾功能不全，多数病人术后早期（一般3~4日内）出现多尿的现象，尿量可达1000ml/h以上，每日尿量可达5000~10 000ml，为多尿期。此期应注意预防低钠和低钾血症。部分病人术后可发生少尿或无尿，其原因可能多为术前血液透析过度、术中失血造成血容量不足、术后发生急性肾小管坏死或急性排斥反应等。应仔细分析和查找多尿或少尿、无尿的原因，为补液提供依据；应保持导尿管引流通畅，防止扭曲受压，特别应严密监测并记录每小时尿液的量、色和补液的种类与量，以了解移植肾的功能。

2）合理补液：①静脉的选择：原则上不在手术侧下肢及作血液透析用的动静脉造瘘肢体选择静脉穿刺点，术后早期应建立两条静脉通道。②补液原则：静脉输液应遵循"量出为入"的原则，少出少入，多出多入。根据尿量和CVP及时调整补液速度与量，后1小时的补液量与速度依照前1小时排出的尿量而定，及时补充水电解质。24小时出入量差额一般不超过1500~2000ml。一般当尿量少于200ml/h时，输液量为出量的全量；当尿量为200~500/h时，输液量为出量的4/5；当尿量为500~1000/h时，输液量为出量的2/3；当尿量超过1000ml/h时，输液量为出量的1/2。当尿量＜100ml/h时，及时报告医师，查找原因，如为血容量不足应加速扩容。根据病情确定输液的种类，合理安排输液顺序及速度。③输液种类：除治疗用药外，以糖和盐交替或0.45%氯化钠溶液补给；当尿量＞300ml/h时，应加强盐的补充，糖与盐的比例为1:2；如出现低钙血症应适当补钙，术后早期一般不补钾。

（3）伤口及引流管的观察和护理：①观察伤口有无红、肿及渗出情况，及时换药。②保持髂窝引流管通畅，观察记录引流液的颜色、性质和量。若引流血性液体＞100ml/h，提示有活动性出血的可能；若引流出尿液样液体且引流量＞100ml，提示尿漏的可能；若引流出乳糜样液则提示淋巴漏，均应及时报告医生。③注意移植肾局部有无压痛，加强对移植肾质地的检查。

（4）饮食护理：术后第2日，待病人胃肠功能恢复后，可给予少量饮食，以后逐渐加量，并严格记录饮食和饮水量，以维持出入量平衡。

2. 并发症的预防和护理

（1）出血：肾移植病人术后可发生移植肾的血管出血和创面出血。

1）表现：常发生在术后72小时内，表现为心率增快，血压迅速下降、中心静脉压降低，出现血尿，引流管短时间内有大量鲜血流出或伤口敷料大量渗血。如血凝块堵塞引流管仅有少量甚至没有血性引流液，表现为移植肾区包裹性肿块。术后大量应用激素治疗也可导致胃肠道黏膜发生应激性溃疡，病人可因消化道出血出现便血的情况。

2）护理：①密切观察病人的神志、生命体征变化，注意观察外周循环情况、手术切口及各引流管引流情况，有无移植肾区的肿胀和便血的情况。②遵医嘱预防性应用止血药物、保护胃黏膜药物及抗酸药物。③一旦发现出血征象，应及时报告医生，并配合进行相应的处理。④预防血管吻合口破裂：术后平卧24小时，要求移植肾侧下肢髋、膝关节水平屈曲15°~25°，禁忌突然改变体位，以减少血管吻合口的张力，防止血管吻合口破裂出血；术后第2日指导病人进行床上活动，术后第3日可根据病情协助下床活动，活动量以逐渐增大，以防止血管吻合口破裂；避免剧烈咳嗽、咳痰，告知病人注意保持大便通畅，避免排便时因屏气引起腹压增高而致血管吻合口张力增加。

（2）感染：感染是器官移植后常见的致命并发症，肾移植术后以并发肺部感染和败血症的病死率较高。

1）表现：常发生于伤口、肺部、尿道、皮肤、口腔等部位。若病人出现体温逐渐升高，无尿量减少但血肌酐上升等改变，常提示感染的存在。

2）护理：①呼吸道护理：由于激素及免疫抑制剂的使用，肺部感染的症状易被掩盖，对呼吸急促的病人应及时做X线检查明确有无肺部感染；鼓励床上活动，按时翻身叩背，协助咳嗽咳痰，预防肺部感染及坠积性肺炎。②伤口护理：严格按无菌技术操作原则护理伤口，遵医嘱预防性应用对肾损害小的抗生素，防止伤口感染。③尿道护理：每日按无菌原则更换无菌尿袋，并用0.05%活力碘擦拭尿道口，防止尿路感染；拔除尿管后，每1～2小时鼓励病人排尿1次，避免膀胱胀满引起输尿管膨胀，不利于吻合口愈合。④口腔护理：每日行口腔护理，根据病人口腔pH选择适当的漱口液，保持口腔清洁。⑤皮肤护理：应用大量激素时易发生皮疹、痤疮、脓疱疹等，应注意保持皮肤清洁、干燥。⑥严格病房管理，作好病室消毒隔离工作，确保病室符合器官移植病房的感染控制规范要求，病人衣、被和床单须经高压灭菌后使用。⑦预防交叉感染：医护人员进入病室前应洗手并穿戴隔离衣、帽、鞋和口罩；术后早期，病人不宜外出，若必须外出进行检查或治疗，应注意保暖，并戴好口罩、帽子。⑧定期复查血、尿、大便、痰、咽拭子、引流液的培养及药敏，以早期发现感染病灶；一旦出现疑似感染的症状，遵医嘱应用敏感抗生素或抗病毒药物治疗，以及时有效地控制感染。

（3）急性排斥反应

1）表现：体温突然升高且持续高热，伴血压增高、心率增快、尿量减少、血肌酐上升、情绪改变及移植肾区闷胀感、压痛等。

2）护理：①做好病人的心理护理，解释发生排斥反应的原因、药物治疗的效果，消除其紧张、恐惧的心理，以配合治疗和护理。②密切观察病人的生命体征、尿量、肾功能及移植肾区局部情况。③加强消毒隔离和基础护理。④术后遵医嘱正确、及时应用抗排斥反应的药物，如甲泼尼龙（MP）、莫罗莫那CD₃（OKT₃）等，及时观察用药效果。在应用抗淋巴细胞球蛋白（ALG）或抗胸腺细胞球蛋白（ATG）前应进行过敏试验，试验结果阴性方可使用。对于过敏试验阳性而又必须使用者，可在密切观察下采取脱敏疗法：第1日用ALG 5mg＋生理盐水500ml静脉滴注，输注的速度为20滴／分；第2日后按常规方法给药。MP冲击治疗期间应注意观察病人腹部体征及大便色泽等情况，警惕消化道应激性溃疡的发生。⑤排斥逆转的判断：抗排斥治疗后如体温下降至正常，尿量增多，体重稳定，移植肾肿胀消退、质变软、无压痛，全身症状缓解或消失，血肌酐、尿素氮下降，往往提示排斥逆转。

（4）泌尿系统并发症：术后通过观察伤口引流管有无尿引流、有无尿量突然减少或无尿、血尿、移植肾区有无胀痛和压痛、移植肾质地改变、血尿素氮和肌酐升高等来判断有无出现尿瘘、移植肾输尿管梗阻、肾动脉血栓形成或栓塞、移植肾自发性破裂等并发症的发生。如有异常，及时报告医生，协助行B超检查，并做好再次手术的准备。

（三）健康教育

1. 生活指导　指导病人正确对待手术，消除躯体和心理的差异感；合理安排作息时间，保持心情愉悦；根据身体恢复情况进行适当的体育锻炼，其强度和运动幅度应循序渐进，以不劳累为宜，同时注意保护移植肾不被硬物挤压或碰撞；如肾功能恢复正常，一般术后半年可全部或部分恢复正常工作（强体力劳动除外）；避免不良情绪刺激，采取适当方式宣泄抑郁情绪，保持心理健康。

2. 用药指导　指导病人严格遵医嘱服用免疫抑制剂及其他药物，不能擅自增减药物的剂量或服用替代药物；不宜服用对免疫抑制剂有拮抗作用的药品和食品。

3. 饮食指导　应少量多餐，予以高糖、高蛋白、丰富维生素、低脂、易消化及少渣饮食；酸性、高糖水果早期应禁食；避免生冷及刺激性食物、禁烟酒；进食前食物需经煮沸消毒或微波消毒。禁止服用增强免疫功能的滋补品,如人参或人参制品。

4. 自我保健 指导病人注意保暖,预防感冒,术后6个月内外出时应戴口罩,尽量不到公共场所或人多嘈杂的环境,避免交叉感染;注意个人卫生和饮食卫生。指导病人自我监测,如有异常及时就诊。监测的内容和方法是:①每日晨起和下午各测量体温1次并记录;②每日早晨测空腹体重并记录;③记录24小时总尿量;④指导病人自我检查的方法,如轻压移植肾区,了解移植肾的大小和硬度,是否有压痛及肿胀等。

5. 定期复查 出院后3个月内每周复查1次,第4~6个月每两周复查1次,6个月~1年每月1次,以后根据病人的身体状况安排随访时间,每年至少有2次门诊随访,若病情有变化,应及时就诊。

【护理评价】

通过治疗与护理,病人是否:①焦虑、恐惧的心理得到减轻,能以良好的心态配合手术;②营养状况得以改善,能耐受肾移植手术;③体液代谢维持平衡,或已发生的代谢紊乱得到纠正;④术后并发症得到预防或被及时发现和处理。

第四节　肝移植病人的护理

肝移植是目前治疗终末期肝病的最有效方法。经过半个多世纪的不断探索和研究,术后1年生存率已达90%,3年生存率近80%,最长存活时间已近40年。儿童肝移植术后的存活率较成人更为理想。女性受体成年后正常怀孕生子的案例屡见报道。

【适应证与禁忌证】

1. 适应证 各种终末期肝病,具体包括:①终末期良性肝病变:如病毒性或酒精性肝硬化失代偿期、先天性肝纤维性疾病等;②代谢障碍性疾病:如α抗胰蛋白酶缺乏病、肝豆状核变性、肝糖原累积综合征等;③终末期胆道疾病:如先天性胆道闭锁、胆汁性肝硬化等;④肝脏良、恶性肿瘤:如多发性肝腺瘤病、巨大肝血管瘤、原发性肝细胞肝癌等。

2. 禁忌证 ①绝对禁忌证:主要包括肝胆管以外的恶性肿瘤,肝胆管以外的全身感染,心、肺、脑、肾等重要器官功能衰竭,HIV感染及严重的酒精依赖,吸毒,精神病患者等;②相对禁忌证:包括上腹部复杂手术史、门静脉血栓、晚期肝胆管恶性肿瘤及年龄大于65岁者等。

【手术方式】

1. 经典原位肝移植 指将受体下腔静脉连同肝一并切除,供肝原位植入时依次吻合肝上下腔静脉、肝下下腔静脉及门静脉、肝动脉和胆管(图12-3)。

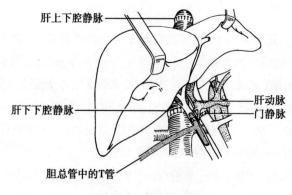

肝上下腔静脉

肝下下腔静脉

肝动脉

门静脉

胆总管中的T管

图12-3 原位肝移植

2. **背驮式肝移植** 指切除病肝,保留受体下腔静脉,将受体的肝静脉合并成形后与供肝上下腔静脉作吻合。由于此术式容易造成流出道梗阻,目前采用较多的是改良背驮式肝移植,两者均只用于良性终末期肝病,一般不适宜肝癌病人。

3. **减体积肝移植** 是按 Couinaud 的肝分段原则,根据供、受者体重比选择性部分肝移植,通常将肝左外叶或左叶移植给较供者小的受者,而肝右叶只能移植给与供体体积相似的受体。

4. **活体部分肝移植** 指取近亲属的部分肝(左外叶、左或右半肝)移植给受体,前提是务必保证对供体危害性尽量少,而受体又能获得与常规肝移植相似的效果的原则。

5. **其他** 如劈裂式肝移植、异位辅助肝移植等,但近年来临床使用有限。

【护理评估】

(一)术前评估

1. **健康史** 了解病人肝病病史、诊疗情况;有无腹膜炎、消化道出血、冠心病、呼吸系统疾病及糖尿病病史;有无腹部、肝胆手术史及药物过敏史。

2. **身体状况**

(1)症状:评估病人的营养状况,有无肝性脑病、腹水及其程度,有无其他合并症或伴随症状;对暴发性肝功能衰竭的病人还应了解病人是否存在出血、感染、脑水肿、肾衰竭和呼吸功能衰竭等症状。

(2)体征:评估病人肝区有无疼痛或压痛;皮肤、巩膜有无黄染及其程度;皮肤有无出血点和(或)感染灶。

(3)辅助检查:除常规实验室检查及影像学检查外,还应评估供、受体间相关的免疫检查情况;了解肝炎病毒的相关指标;评估心、肺、肾、脑及神经系统功能状态;注意咽拭子细菌培养结果。

(二)术后评估

了解手术过程及经历时间、术中血流动力学的变化及出血、输血和补液等术中情况;评估病人生命体征、中心静脉压、肺毛细血管楔压、血氧饱和度等情况;评估术后清醒时间、有无出血倾向及皮肤、巩膜黄染消退情况;了解血清胆红素、凝血酶原时间及肝功能其他相关指标。

(三)心理 - 社会状况

评估病人及家属对肝移植手术及其风险的认知、心理承受能力及对手术的期望值。评估病人对移植肝的认同程度,病人及家属对肝移植后治疗、康复、保健知识的了解和掌握情况。

【主要护理诊断/问题】

1. 焦虑/恐惧 与担心手术及其效果有关。

2. 低效性呼吸型态 与手术时间长、创伤大及气管插管有关。

3. 有体液不足的危险 与摄入减少、腹水或大量放腹水、利尿等有关。

4. 营养失调:低于机体需要量 与慢性肝病消耗、禁食或摄入减少有关。

5. 潜在并发症:出血、感染、急性排斥反应等。

【护理目标】

1. 病人情绪稳定,焦虑、恐惧心理得到减轻或缓解。

2. 病人能维持有效呼吸。

3. 病人未发生水、电解质、酸碱代谢紊乱或发生后得以及时发现并纠正。

4. 病人能维持良好的营养状况。

5. 病人未发生并发症,或并发症得到及时发现与处理。

【护理措施】

(一)术前护理

除与肾移植病人类似术前准备外,还需作好以下特殊准备:

1. **合理补液**　遵医嘱予以利尿，输入血浆、清蛋白，补充维生素 K_1、凝血酶原复合物等以纠正体液失衡、贫血、低蛋白血症、凝血异常等，维持血红蛋白 > 90g/L，清蛋白 > 30g/L。

2. **备血**　肝移植病人因本身凝血功能差，手术创伤大等原因易导致术中出血较多。术前常规备血 4000ml 以上，血浆 3000～4000ml，以及一定数量的凝血因子、清蛋白、血小板等，以备术中或术后使用。

3. **营养支持**　给予高热量、高维生素、低脂、低盐、适量蛋白质、少渣的饮食，限制水的摄入，鼓励病人进食，以增加营养摄入量，必要时给予肠内或肠外营养支持。

4. **肠道准备**　术前 1 周内口服驱蛔剂，术前 2～3 日开始口服肠道不吸收抗生素和泻药；术前常规禁饮食；术前清洁灌肠。

5. **其他**　如术前乙肝病人应用抗病毒药物；有消化道溃疡者尽早治疗；肝性脑病或严重黄疸的病人常需人工肝治疗以争取时间过渡到肝移植；腹水继发感染时积极抗感染治疗等。

（二）术后护理

1. **维持有效呼吸**　监测呼吸功能，绝大多数肝移植病人术后仍需要通过气管插管呼吸机辅助呼吸 24～48 小时，以保证足够的氧合。在使用呼吸机时应注意：①密切观察呼吸功能，根据病情调整呼吸机的各项参数；②保持呼吸道通畅，定时湿化，及时吸痰；③监测动脉血气分析指标，每次在改变呼吸机参数或改变吸氧浓度后 30 分钟均应进行动脉血气分析；④脱机指标：病人神志清楚、咳嗽有力、血流动力学稳定、神经肌肉反射及动脉血气分析的各项指标正常后，可考虑脱机并拔除气管插管。拔管后，注意观察病人呼吸的频率、节律和深浅度，指导病人进行呼吸功能锻炼，监测血氧饱和度及动脉血气分析等。

2. **维持体液平衡**

（1）监测血流动力学：持续、动态监测病人心率、血压、血氧饱和度、中心静脉压、毛细血管楔压等，每 15～30 分钟记录 1 次，稳定后改为每小时观察记录 1 次，以随时了解病人的血容量情况。

（2）监测水、电解质及酸碱平衡：准确记录出入量，定期监测动脉血气分析及电解质，了解电解质及酸碱平衡情况。

（3）合理补液：建立并维持静脉通路通畅，遵医嘱输入晶体、胶体尤其是肝移植术后血浆和白蛋白输入量大，注意药物的配伍禁忌，根据病人心率、血压、中心静脉压、出入量、电解质及血气分析等情况，合理安排各类液体的输注顺序和速度，以保持移植肝的血流灌流压力，维持体液平衡。

3. **病情监测**

（1）监护肝功能：观察病人意识、凝血功能、胆汁及肝功能的各项生化指标，了解移植肝的功能状况。术后病人凝血功能障碍纠正、肝细胞分泌金黄色黏性胆汁是移植肝功能良好的表现。

（2）监护肾功能：肝移植术后病人常并发肾功能不全，表现为血肌酐、尿素氮升高、少尿或无尿等。应注意保护肾功能，慎用肾毒性药物。

4. **营养支持**　根据病情指导并鼓励病人进食优质蛋白、高热量、高维生素、低脂低胆固醇、易消化及少渣饮食，必要时遵医嘱给予肠内或肠外营养支持，以改善病人的营养状况，提高耐受力。

5. **各种引流管的护理**　参见第三十章"胆道疾病病人的护理"中相关内容。

6. **并发症的预防和护理**

（1）出血：腹腔内出血常见于术后 72 小时内，病人表现为腹胀、心率增快、脉搏细速、血压进行性下降，腹腔引流管引流出的血性液量增多。消化道出血常见于术后出血性胃炎、胆道出血、食管胃底静脉曲张破裂出血，表现为呕血和黑便，胃管常引流出较多的血性液体。应立即通知医生，严密观察病人的生命体征、引流液和血流动力学的各项指标，定期检测凝血功能；遵医嘱给予扩容、止血药物等，作好急诊手术止血的准备。

（2）感染：术后针对感染的预防与护理措施参见本章"肾移植病人的护理"相关内容。

（3）排斥反应：肝移植术后排斥反应发生率较低（10%～30% 左右）且程度较轻。主要是急性排斥反应，常发生于术后 7~14 日。病人突然出现发热、食欲减退、精神萎靡、乏力、昏睡，伴腹胀、腹水，移植肝区胀痛并出现胆汁分泌量减少、稀薄、颜色变浅，黄疸。密切观察病人生命体征、腹部体征、胆汁排泄情况及肝功能、凝血功能、血生化变化以及早发现排斥反应；做好 T 管的护理；遵医嘱正确应用免疫抑制剂，定期监测其血药浓度；一旦确定为急性排斥反应，医嘱应用抗排斥反应的药物，如大剂量甲泼尼龙 250~1000mg/d 冲击治疗，连续 3 天；密切观察治疗效果。

（三）健康教育

肝移植病人出院健康教育指导基本同肾移植（参见"肾移植病人的护理"中的相关内容）。带 T 管出院者，指导其保持 T 管周围皮肤及敷料清洁干燥，定时换药，避免管道扭曲、受压或脱出，防止胆汁逆流感染，术后 3~6 个月拔管。术前为慢性乙型肝炎者，术后应坚持抗病毒治疗。定期复查肝肾功能、移植肝情况等。

【护理评价】

通过治疗与护理，病人是否：①焦虑、恐惧得到减轻，能以良好的心态配合手术；②能维持有效呼吸；③体液代谢平衡，或已发生的代谢紊乱得到纠正；④营养状况能耐受手术并满足术后康复需要；⑤术后并发症得到预防或被及时发现和处理。

（张海燕）

学习小结

器官移植有着广阔的发展前景，护理工作繁重、难度大但又十分重要。在护理过程中要积极做好术前准备工作，了解病人的心理需求，有针对性地进行心理护理，术后密切观察病人病情，及时发现、处理排斥反应，做好用药护理及健康教育。本章重点掌握的内容有：断肢（指）再植、肾移植、肝移植病人的护理评估与护理措施；熟悉器官移植前受者的准备工作及供者的选择，断肢（指）再植、肝移植、肾移植病人的主要护理诊断/问题；了解移植术、器官移植的概念和分类，排斥反应的分类及表现，了解断肢（指）再植、肝移植、肾移植的手术适应证及禁忌证。

复习参考题

1. 断肢（指）再植术后病人血管危险的观察和护理内容有哪些？

2. 肾移植术后急性排斥反应的护理有哪些？

3. 肝移植术后急性排斥反应的护理有哪些？

第十三章　肿瘤病人的护理

13

学习目标	
掌握	肿瘤的概念、恶性肿瘤病人的临床表现；恶性肿瘤的治疗原则；放疗、化疗病人的护理要点。
熟悉	恶性肿瘤的病因、病理特性；肿瘤的三级预防措施；肿瘤病人的心理反应特点。
了解	恶性肿瘤的临床分期；常见的体表肿瘤及肿块。

第一节　概述

肿瘤（tumor）是机体正常细胞在不同始动与促进因素的长期作用下，细胞遗传物质基因表达失常，导致细胞异常增殖与分化而形成的新生物。肿瘤细胞失去正常生理调节功能，具有自主或相对自主生长能力，肿瘤新生物在病因消除后仍能继续生长。恶性肿瘤可转移至其他部位，治疗较困难，并可危及生命，是造成人类死亡的重要原因之一。

相关链接

中国肿瘤现状

世界癌症报告估计，2012 年中国癌症发病人数为 306.5 万，约占全球发病人数的五分之一；癌症死亡人数为 220.5 万，约占全球癌症死亡人数的四分之一。据国家癌症中心预测，今后 20 年，我国癌症的发病数和死亡数还将持续上升；根据国际癌症研究署预测，如不采取有效措施，我国癌症发病数和死亡数到 2020 年将分别上升至 400 万人和 300 万人；2030 年将分别上升至 500 万人和 350 万人。我国癌症发病率接近世界水平，但死亡率高于世界水平。欧美白种人最常见的是前列腺癌和乳腺癌等，其生存率超过 80%，而我国以肺癌、肝癌、消化道癌症常见，这些癌症的生存率不到 30%。

根据肿瘤的生长特性及其对机体的危害程度，可将肿瘤分为良性、恶性及交界性三类：

1. **良性肿瘤（benign tumor）**　一般称为"瘤"。无浸润和转移能力。肿瘤细胞形态近似正常细胞。分化好，异型性小，核分裂象小；肿块通常有包膜或边界清楚，呈膨胀性或外生性生长，生长速度缓慢，彻底切除后不复发或很少复发，对机体的危害小。

2. **恶性肿瘤（malignant tumor）**　来自上皮组织者称为"癌（carcinoma）"；来源于间叶组织者称为"肉瘤（sarcoma）"；胚胎性肿瘤通常称为母细胞瘤，如神经母细胞瘤；但某些恶性肿瘤仍沿用传统名称"瘤"或"病"，如恶性淋巴瘤、白血病等。恶性肿瘤具有浸润和转移能力，肿瘤细胞分化不好，异型性大，核分裂象多，可见病理性核分裂象。肿块通常无包膜，边界不清楚，向周围组织浸润性生长，生长速度较快。常继发出血、坏死、溃疡和感染等；有转移，易复发，对机体危害较大。病人常因复发、转移而死亡。

3. **交界性肿瘤（borderline tumor）**　组织形态和生物学行为介于良性和恶性之间的肿瘤。其形态上属于良性，但常呈浸润性生长，切除后易复发，甚至可出现转移，又称为"临界性肿瘤"。

第二节　恶性肿瘤病人的护理

案例 13-1

张先生，59 岁，因咳嗽、痰中带血丝 1 年余，加重 2 个月就诊。病人曾做多年矿工，平素体健，否认肝炎、肺结核史，无高血压、糖尿病史。吸烟史 25 年，约 15 支 / 日。查体：神志清，精神可，全身体表淋巴结未触及肿大，气管居中，胸廓无畸形，两肺呼吸音清，未闻及干啰音。心界正常，心律齐，各瓣膜区未闻及杂音。辅助检查：胸部 X 线拍片示右肺下叶恶性肿瘤。纤维支气管镜示右侧支气管镜距开口约 2cm 处黏膜水肿糜烂，表面高低不平，管腔狭小，仅留一空隙；局部活检组织病理示鳞状细胞癌。头颅 MRI：未见异常。放射性核素骨扫描：全身骨显像未见骨转移征象。肺功能检查：能耐受肺切除手术。

恶性肿瘤（malignant tumor）是机体在各种致瘤因素长期作用下，某一正常组织细胞异常分化和过度增生而形成的新生物。恶性肿瘤具有向周围组织甚至全身浸润和转移的特性，其生长速度与机体免疫功能有关。

【病因】

恶性肿瘤的病因尚未完全明了。目前认为肿瘤是由于环境因素和基因相互作用而致，为多因素作用的结果。人类生存的环境与肿瘤发病密切相关。据估计，约80%以上的恶性肿瘤与环境因素有关，但并非环境因素单一作用就足以产生肿瘤，须通过与基因的相互作用才能最终导致肿瘤。机体的内在因素在肿瘤的发生、发展中也起着重要的作用，基因改变是肿瘤在分子水平上最直接的病因。

1. 环境因素

（1）物理因素：电离辐射是最主要的物理性致癌因素，主要包括电磁波的辐射、长期放射性核素辐射。如电离辐射可致皮肤癌、白血病；紫外线可引起皮肤癌；石棉可导致肺癌等。

（2）化学因素：化学致癌物种类繁多，多数化学致癌物均通过代谢活化形成亲电子衍生物，与DNA结合而致DNA损伤。多环芳香烃类化合物（如煤焦油中的3，4-苯并芘、煤烟垢、沥青等）与皮肤癌和肺癌有关；某些金属（如镍、铬、砷）与肺癌有关；亚硝胺类与食管癌、胃癌和肝癌的发生有关；黄曲霉素与肝癌和胃癌发病有关；烷化剂（如有机农药、硫芥等）可致癌变、突变和畸形；氨基偶氮类易诱发膀胱癌、肝癌等。

（3）生物因素：病毒是最主要的生物致癌因素，如EB病毒与鼻咽癌、伯基特淋巴瘤有关；人类乳头状病毒、人巨细胞病毒、人免疫缺陷病毒与宫颈癌密切相关；乙型肝炎病毒与肝癌有关等。少数寄生虫和细菌也可导致人类肿瘤，如华支睾吸虫与肝细胞肝癌和胆管癌有关；埃及血吸虫与膀胱癌有关；日本血吸虫与大肠癌发生有关；幽门螺杆菌与胃癌发病有关等。

2. 个体因素

（1）遗传因素：越来越多的证据表明肿瘤的发病与遗传密切相关，如癌的家族聚集现象（如食管癌、胃癌、肝癌、乳腺癌或鼻咽癌）、某些遗传缺陷疾病病人易患肿瘤（如携带缺陷基因 *BRCA-1* 者易患乳腺癌）及肿瘤的种族分布差异等。某些遗传性综合征与肿瘤密切相关，如家族性结肠腺瘤病病人几乎都会发展成结、直肠癌；着色性干皮病可发展为皮肤癌等。

（2）内分泌因素：某些激素与肿瘤发生有关，如雌激素和催乳素与乳腺癌的发生有关；长期服用雌激素可能引起子宫内膜癌；生长激素可刺激肿瘤发展等。

（3）免疫因素：先天性或获得性免疫缺陷者易发生肿瘤，如艾滋病病人易患恶性肿瘤；器官移植后长期使用免疫抑制剂者，肿瘤发生率较正常人群高50～100倍。

（4）营养/饮食因素：营养缺乏、微量元素缺乏、不良饮食习惯、进食霉变、腌制、烟熏、煎炸食物以及高脂肪、低纤维、低维生素C等饮食与肿瘤发病密切相关。此外，大量饮酒、吸烟、吸毒者也易患恶性肿瘤。

（5）心理-社会因素：人的性格、情绪、工作压力与环境变化等，可通过影响人体内分泌和免疫系统功能等而诱发肿瘤。流行病学调查发现，经历重大精神刺激、剧烈情绪波动或抑郁者较其他人群易患恶性肿瘤。

【病理生理】

1. 恶性肿瘤的发生发展　恶性肿瘤的发生发展过程包括癌前期、原位癌和浸润癌三个阶段。癌前期表现为上皮增生明显，伴有不典型增生；原位癌通常指癌变细胞限于上皮层、未突破基膜的早期癌。浸润癌指原位癌突破基膜向周围组织浸润、发展、破坏周围组织的正常结构。

2. 肿瘤细胞的分化　根据肿瘤细胞分化程度不同，其恶性程度和预后各异。恶性肿瘤细胞可分为高分化、中分化和低分化(或未分化)三类,又称Ⅰ、Ⅱ、Ⅲ级。高分化细胞形态接近正常,恶性程度低,预后较好;未分化细胞核分裂增多,恶性程度高,预后差;中分化细胞恶性程度及预后介于两者之间。

3. 转移方式 恶性肿瘤的转移方式可分为直接蔓延、淋巴转移、血行转移及种植转移四种。

(1)直接蔓延:为肿瘤细胞向与原发病灶相连续的组织扩散生长。

(2)淋巴转移:多数情况为区域淋巴结转移。

(3)血行转移:肿瘤细胞侵入血管,随血流转移至远隔部位,造成全身性播散。

(4)种植转移:肿瘤细胞脱落后在体腔或空腔脏器内发生转移。

4. 肿瘤分期 国际抗癌联盟提出 TNM 分期法。T 指原发肿瘤(tumor)、N 为淋巴结(node)、M 为远处转移(metastasis)。以此三项为基础,再根据肿块大小、浸润程度在字母后标以 0～4 的数字,表示肿瘤的发展程度。0 表示无,1 代表小,4 代表大;有远处转移为 M_1,无为 M。不同的 TNM 组合,诊断为不同的期别,临床将其分为Ⅰ、Ⅱ、Ⅲ、Ⅳ期。肿瘤的分期不同,其治疗方案各异,预后也不尽相同。各类肿瘤的 TNM 分类具体标准由各专业会议协定。

5. 肿瘤细胞的增殖周期 增殖细胞群为细胞繁殖活动中的细胞。其细胞增殖周期分 G_1 期、S 期、G_2 期和 M 期四期,每期细胞均有不同的生物化学活动。G_0 期细胞为暂时静止细胞,一旦条件成熟很快进入细胞增殖周期,此为肿瘤复发的根源。

(1)G_1 期(DNA 合成前期):此期在细胞周期中占时最长,超过总周期一半以上的时间。肿瘤细胞合成 RNA 和蛋白质,为 S 期合成 DNA 做准备。

(2)S 期(DNA 合成期):此期占细胞周期的 1/4～1/3 时间。肿瘤细胞合成 DNA,使 DNA 含量增加 1 倍,以后平均分配到两个子细胞中。DNA 是细胞基因的化学物质。

(3)G_2 期(分裂前期):此期约占细胞周期的 1/5 时间。肿瘤细胞以 S 期合成的 DNA 为模板转录合成 RNA,再翻译合成蛋白质。

(4)M 期(有丝分裂期):此期时间最短,约为 1～2 小时。肿瘤细胞发生有丝分裂,生成两个含有全部遗传信息的子细胞。

不同增殖周期细胞对化疗药物的敏感性不同,S 期细胞对细胞周期特异性药物敏感性较高,而 M、G_2 与 G_1 期细胞对细胞周期非特异性药物较为敏感,多数化疗药物对 G_0 期细胞杀伤作用较小。

【临床表现】

肿瘤的临床表现取决于肿瘤性质、发生组织、所在部位及发展程度,一般早期多无明显症状。不同类型肿瘤表现各不相同,但有其共同特点。

1. 局部表现

(1)肿块:常为体表或浅表肿瘤的首发症状。肿瘤性质不同,其硬度和活动度不同。

(2)疼痛:因肿块膨胀性生长,破溃或继发感染刺激或压迫末梢神经或神经干而致,可表现为局部刺痛、跳痛、烧灼痛、隐痛、放射痛或痉挛性绞痛,晚期肿瘤疼痛常难以忍受,尤以夜间更明显。

(3)溃疡:体表或空腔器官恶性肿瘤因生长迅速、血供不足可继发坏死或感染而发生溃烂,表现为菜花状或肿瘤表面溃疡,可有恶臭及血性分泌物。

(4)出血:体表及与体外相交通的肿瘤,发生破溃、血管破裂可致出血。肿瘤部位不同,出血表现各异,如上消化道肿瘤可表现为呕血或黑便,下消化道肿瘤可有血便或黏液血便;泌尿道肿瘤主要表现为血尿;肺癌则主要表现为咯血或血痰。

(5)梗阻:随着空腔器官内或其邻近器官肿瘤的逐渐长大,可出现空腔器官梗阻。梗阻部位及程度不同,其临床表现各异,如胃癌伴幽门梗阻可致呕吐,肠道肿瘤可致肠梗阻,胆管癌和胰头癌可致黄疸。

(6)浸润与转移症状:肿瘤沿组织间隙、神经纤维间隙或毛细淋巴管、血管扩展,可出现区域淋巴结肿大、局部静脉曲张、肢体水肿等。若出现骨转移,可有疼痛、硬结或病理性骨折等表现;若出现胃、肝、肺转移,则表现为相应器官的转移症状。

2. **全身表现**　早期多无全身症状或仅有非特异性症状,如贫血、低热、消瘦、乏力等。肿瘤晚期、肿瘤影响营养摄入(如消化道梗阻)或合并感染、出血等时,则可引起明显全身症状,病人出现恶病质(cachexia)、严重贫血、消瘦、黄疸、腹水、肢体水肿等全身衰竭的表现。不同部位肿瘤恶病质出现迟早不一,如消化道肿瘤病人出现较早。

【辅助检查】

1. **实验室检查**

(1)血常规、尿常规及粪便常规阳性检查并非是恶性肿瘤的特异标志,仅可提供肿瘤诊断的线索。

(2)肿瘤标志物检测,如某些激素、糖蛋白、酶和代谢产物,其特异性较差,多用作辅助诊断。具有特异性与灵敏性的免疫学检测指标对于恶性肿瘤的筛查、诊断、预后判断均有重要意义,常用的有:①癌胚抗原(CEA):结肠癌、胃癌、肺癌和乳腺癌病人均可增高;②α-胚胎抗原(AFP):肝癌及恶性畸胎瘤病人均可增高。

(3)由于细胞或分子水平的变化常早于临床症状出现之前,故近年建立的用于了解细胞分化的流式细胞分析技术以及基因诊断技术,因其敏感和特异而有助于诊断和估计预后。

2. **影像学检查**　应用X线、超声波、各种造影、核素、X线计算机断层扫描(CT)、磁共振(MRI)等各种方法检查有无肿块及其所在部位、阴影的形态与大小,以判断有无肿瘤及其性质。

3. **内镜检查**　应用内镜,如食管镜、胃镜、纤维肠镜、直肠镜、乙状结肠镜、气管镜、腹腔镜、纵隔镜、膀胱镜、阴道镜及子宫镜等直接观察空腔脏器、胸腔、腹腔及纵隔等部位有无病变,并可抽取细胞或组织进行病理检查,对肿瘤的诊断具有重要价值。

4. **病理学检查**　应用临床细胞学检查和组织学检查来确定肿瘤的性质、类型及分化程度等,是目前诊断肿瘤最直接而可靠的检查方法。细胞学检查包括体液自然脱落细胞、黏膜细胞、细针穿刺涂片或超声导向穿刺涂片等。病理组织学检查根据肿瘤部位、大小、性质等采取不同取材方法,凡经小手术能切除者行切除送检;位于深部或体表的较大肿瘤,可经超声或CT导向下穿刺活检,活检术中切取组织行快速冷冻切片检查。活组织检查有可能促使恶性肿瘤扩散,故应于治疗前短期内或术中进行。

【治疗原则】

肿瘤治疗一般采用综合治疗方法,根据肿瘤的性质、发展程度及全身状况选择手术治疗、放射治疗、化学药物治疗、生物治疗(肿瘤疫苗、肿瘤基因治疗和抗血管生成治疗)等方法。良性肿瘤及临界性肿瘤以手术切除为主。恶性肿瘤则采用手术、放疗、化疗及其他治疗方法的综合治疗。

1. **手术治疗**　目前手术切除实体肿瘤仍然是最有效的治疗方法。手术治疗方式根据目的不同分为:

(1)预防性手术:是对癌前期病变的切除治疗。

(2)诊断性手术:是采取不同方式,如活检术或探查术,获取肿瘤组织标本,并经病理学检查明确诊断后再进行相应的治疗。

(3)根治性手术:是包括原发癌所在器官的部分或全部,连同周围正常组织和区域淋巴结的整块切除。在根治范围基础上进一步扩大手术范围,适当切除附近器官及区域淋巴结者,为扩大根治术。

(4)对症手术或姑息性手术:是通过手术解除或减轻症状,而非根除肿瘤。

(5)其他手术:如激光手术切割或激光气化治疗、超声手术切割、冷冻手术等。

2. **化学药物治疗**　简称化疗,指用抗癌药物治疗肿瘤,是中、晚期恶性肿瘤综合治疗中的重要方法之一。目前已能单独应用化疗治愈绒毛膜上皮癌、急性淋巴细胞白血病等,还能使许多晚期肿瘤得以长期缓解,使病人的生命得以明显延长。

(1)常用化疗药物:抗肿瘤药物种类繁多,按其作用原理分为:

1)细胞毒素类药物:为烷化剂类,如环磷酰胺、氮介、异环磷酰胺、噻替哌等。

2）抗代谢类药物：如甲氨蝶呤、5-氟尿嘧啶（5-FU）、6-巯基嘌呤、阿糖胞苷等。

3）抗生素类：如阿霉素、平阳霉素、博来霉素、放线菌素-D（更生霉素）、丝裂霉素等。

4）生物碱类：如长春碱、长春新碱、依托泊苷、紫杉醇、替尼泊苷等。

5）激素类：主要是雌激素，如他莫昔芬（三苯氧胺）、己烯雌酚、黄体酮等。

6）其他：如顺铂（DDP）、卡铂（CBP）、奥沙利铂（OXA）等。

（2）给药途径：①全身用药：包括静脉注射或滴注、肌内注射、口服；②局部用药：包括肿瘤内注射、腔内（胸腔、腹腔等）注射、局部涂抹、动脉内注射及局部灌注等。同一种药物，给药途径不同，所起作用也各异。

（3）给药方法：化疗药物的原则是尽量消除肿瘤细胞，但减少对正常细胞的损害。可供选择的给药方法有：①序贯用药：指先后使用几种不同的药物，以提高疗效；②联合用药：在病人能够耐受的情况下，联合使用几种不同作用的药物以提高疗效，减轻副反应；③周期同步化：使所有癌细胞都处于一个周期，便于使用药物杀灭该周期的癌细胞。

3. 放射治疗　简称放疗，是利用各种放射线直接抑制或杀灭肿瘤细胞。放射治疗给予一定体积的肿瘤组织准确而均匀地剂量，而周围正常组织剂量很小，故而在正常组织损伤很小的情况下根治恶性肿瘤，既能保证病人的生存，又能保证病人的生存质量。照射方法有外照射（用各种治疗机）与内照射（如组织内插植镭针）。各种肿瘤细胞对放射线的敏感性不一。分化程度低、代谢旺盛的癌细胞，对放射线高度敏感，宜选用放疗；鳞状上皮癌及部分未分化癌，对放射线中度敏感，可作为综合治疗的一部分；胃肠道腺癌、软组织及骨肉瘤等对放射线低度敏感，放疗效果不佳，不宜选用放疗。

4. 介入治疗　是指在医学影像设备（如X线、B超等）引导下，经皮肤血管或经某些生理或病理腔隙插入穿刺针，或引入导丝、导管到肿瘤前端血管或肿瘤内，再用化疗药物或其他物质进行灌注或栓塞等，以杀灭肿瘤细胞的方法。

5. 生物治疗　是应用生物学方法（疫苗、基因）改善宿主个体对肿瘤的免疫应答反应及直接效应的治疗手段。主要是通过非特异性和特异性免疫疗法，调节机体的免疫系统，提高其对肿瘤细胞的识别和反应能力，达到消灭肿瘤细胞的目的。

6. 中医治疗　是应用中医的扶正祛邪、软坚散结、清热解毒、祛湿化痰、通经活络、以毒攻毒等原理，用中草药对机体进行全面调理，以提高机体免疫力，抑制肿瘤细胞生长或杀灭肿瘤细胞而起到抗癌的作用。配合放疗、化疗或手术治疗，还可减轻毒副作用。

【预防】

肿瘤是由外界因素和机体内在因素等多种因素相互作用而引起，其中约1/3的癌症能够得以预防，1/3的癌症若能获得早期诊断可以治疗，1/3的病人能得以改善症状、延长生命。因此，应加强公众健康教育，广泛开展相关卫生知识宣传，以预防肿瘤的发生并改善其预后。肿瘤的预防措施可分为以下三级：

1. 一级预防　是消除或减少可能致癌的因素，防治癌症发生，为病因预防。其目的是降低肿瘤的发病率。其措施包括：保护环境，控制大气、水源及土壤等污染；改变不良的饮食习惯及生活方式，如戒烟酒，多食新鲜蔬菜和水果，忌食高盐、霉变食物，坚持锻炼等；减少职业性暴露于致癌物，如石棉、苯及某些重金属等；接种疫苗等。

2. 二级预防　指肿瘤的早期发现、早期诊断和早期治疗。其目的是提高癌症病人生存率和降低其死亡率。主要方法为：对无症状的自然人群进行以早期发现癌症为目的的普查和针对某种肿瘤高发区及高危人群进行定期筛查，从中发现癌前病变及早期肿瘤，并及时治疗。

3. 三级预防　为诊断和治疗后的康复，其目的是提高癌症病人的生存质量、减轻痛苦，延长生命。主要方法是对症治疗。癌肿切除术后并发症的预防、世界卫生组织提出的癌症三级阶梯止痛治疗方案以及临终关怀等措施，均有利于改善晚期癌症病人的生活质量。

肿瘤病人因其年龄、性别、职业、个性心理特征、文化背景、疾病性质、病程发展程度、检查和治疗方式以及对疾病的认知程度不同，会产生不同的复杂心理反应。

思考：肿瘤病人的心理变化有哪些？如何进行心理护理？

【护理评估】

（一）术前评估

1. **健康史**　询问病人年龄、职业、发病情况、病程长短等；评估过去史、个人史、家族史以及个人生活习惯、特殊嗜好、生活和工作环境有无易患肿瘤高危因素等；女性病人需询问月经史、婚育史，评估有无发病的相关因素等。

2. **身体状况**

（1）症状：评估病人有无疼痛及疼痛的部位、性质与程度；有无肿瘤坏死、溃疡、出血及空腔脏器梗阻等症状；评估肿块部位、大小形状、软硬度、界限及活动度；了解病人有无肿瘤引起的相应器官功能改变和全身性表现，如颅内肿瘤引起的颅内高压和定位症状等。

（2）体征：评估有无颈部、锁骨上、腋下、腹股沟区淋巴结肿大；病人有无消瘦、乏力、低热、体重下降、贫血、下肢水肿、恶病质等晚期体征表现。

（3）辅助检查：了解肿瘤的定性、定位诊断检查及有关脏器功能检查结果，包括实验室检查结果、B超、X线、CT、MRI、放射性核素扫描结果，内镜检查、病理组织检查结果，营养评价指标，心、肺、肾等重要脏器功能检查结果等。

（二）术后评估

了解手术和麻醉方式、术中情况及术中发现、引流管安置部位及目的、肿瘤的临床分期及预后、术后康复情况及心理反应等。

（三）化疗后反应的评估

评估病人是否出现静脉炎、静脉栓塞、恶心呕吐、腹泻、腹痛、骨髓抑制、药物外渗引起的皮肤软组织损伤、神经系统毒性反应及心肝肺肾等器官功能损害、脱发及色素沉着等毒性反应。

（四）放疗后反应的评估

评估有无骨髓抑制、皮肤黏膜改变和胃肠道反应等毒副反应。

（五）心理-社会状况

1. **认知程度**　病人对肿瘤诱因、性质、常见症状、各种检查和治疗方式、过程及可能引起的并发症、疾病预后、出院后康复知识的认知水平与治疗和护理的配合程度。

2. **心理反应**　肿瘤病人因其年龄、性别、职业、个性心理特征、文化背景、疾病性质、病程发展程度、检查和治疗方式以及对疾病的认知程度不同，会产生不同的复杂心理反应。肿瘤病人大致可经历以下五期的心理变化：

（1）震惊否认期：病人初悉病情后，感到非常震惊，表现出面无表情、眼神呆滞、不言不语、知觉淡漠甚至昏厥，继而极力否认，怀疑医生诊断的正确性，存有侥幸心理，可能辗转多家医院就诊、咨询。此期是病人面对疾病应激产生的保护性心理反应，对缓解其恐惧及焦虑程度有帮助，但却会延迟病人的治疗时机。

（2）愤怒期：当病人确信癌症诊断后，会感到非常愤怒，表现为容易发脾气、恐慌、哭泣、烦躁不安、不满、常迁怒于亲属及医务人员，甚至百般挑剔、无理取闹。此期属适应性心理反应，但若长期存在，必将出现心理障碍。

（3）磋商期：病人开始接受癌症诊断和治疗，但对其进行"讨价还价"，常心存幻想，访名医、求偏方，希望寻找更好的治疗方法以治愈疾病或延长寿命。进入此期,病人开始树立与疾病抗争的信念,容易接受他人的劝慰和指导,有良好的遵医行为。

（4）抑郁期：当治疗副反应大、治疗效果不理想、肿瘤复发、病情恶化或疼痛难忍时,病人往往对治疗失去信心,感到绝望和无助。表现为悲伤抑郁、沉默寡言,黯然泣下,拒绝治疗,不听劝告,不遵医嘱,甚至有自杀倾向。

（5）接受期：经过反复的痛苦而激烈的内心挣扎,病人接受现实,心境变得平和,不再自暴自弃,能够积极配合治疗和护理,且能坦然面对人生的最后阶段。此期病人多处于消极被动的应付状态,不再关注自我角色,不再考虑对家庭和社会所承担的义务,专注于自身症状和体征,处于一种平静、无望的心理状态。

3. 经济和社会支持状况 评估病人个性心理特征及其对告知癌症诊断的承受能力;家属对疾病及其治疗方法、预后的认知程度及心理承受能力;家属对病人手术、放疗、化疗等治疗的经济承受能力;单位对病人的经济支持程度;家属与病人的关系及其对病人的态度等。

【主要护理诊断/问题】

1. 焦虑 与疾病诊断、担心疾病预后、担忧家庭经济负担、害怕肿瘤复发及死亡、脱发等引起形象改变有关。

2. 营养失调:低于机体需要量 与肿瘤引起的高代谢状态,摄入减少、吸收障碍,癌肿破裂出血,化疗、放疗引起味觉改变、食欲减退、进食困难及恶心呕吐等有关。

3. 慢性疼痛 与肿瘤侵犯神经、肿瘤压迫及手术创伤有关。

4. 潜在(手术治疗)并发症 感染、出血、切口裂开、肺不张和肺炎、尿路感染、深静脉血栓形成等。

5. 潜在(化疗)并发症 骨髓抑制、消化道反应、脱发、免疫力降低、静脉炎和局部组织坏死等。

【护理目标】

1. 病人的焦虑、恐惧程度减轻。

2. 病人的营养状况得以维持或改善。

3. 病人的疼痛得以有效控制,自述舒适感增强。

4. 病人未发生手术并发症或并发症得到及时发现和处理。

5. 病人未发生化疗并发症或并发症得到及时发现和处理。

【护理措施】

（一）心理护理

1. 建立良好护患关系 公众中普遍存在着"谈癌色变"的心理。而面对癌症诊断,不同的个性心理特征、不同文化背景和不同病情的病人会产生不同的心理反应。肿瘤病人的心理状态直接影响其康复和生存质量。如何帮助肿瘤病人接受现实,以积极而平和的心态来配合各种治疗,是护理人员应该认真考虑的问题。良好的护患关系、耐心倾听并安慰病人、观察病人异常情绪反应、讲解病人及家属担忧的问题、介绍成功实例等,都能帮助病人减轻焦虑与恐惧心理,树立战胜疾病的信心。

2. 进行心理疏导 针对不同病人的心理反应进行心理疏导,以消除负性情绪的影响。在震惊否认期,应鼓励家属给予心理上的援助和生活上的关心。对处于愤怒中的病人,应通过交谈诱导病人表达内心感受和想法,介绍成功治疗和应对的经验。在磋商期,病人具有良好遵医行为的特点,应注意维护病人自尊,满足其身心需求。对抑郁期的绝望病人,引导其发泄内心的不满,鼓励家属陪伴。对进入被动接受期的病人,应尊重其意愿,提高其生命终末期的生活质量。

3. 做好解释 肿瘤病人在治疗过程中也会产生复杂而强烈的心理反应,既渴望手术或放疗、化疗根除肿瘤,又惧怕手术不安全或放、化疗引起不适反应,往往情绪多变。一些特殊部位手术,可能会导致病人身体形象改变、身体功能障碍甚至肢体残障等,应耐心解释手术的重要性、必要性和术后可能带来的改变和相应对策略等,取得病人理解和配合。

4. 应用社会支持系统 对肿瘤病人非常重要，是肿瘤病人能否顺利完成治疗的关键。应动员社会支持系统的力量来关爱病人，并提供经济上的保障；同时鼓励病人的亲朋好友给病人提供更多的关心和照顾，增强其自尊感和被爱感，提高其生活质量。在病人康复阶段，应介绍病人参加一些癌症康复团体，使其在与其他癌症病人的交流中找到自信，并通过为他人提供帮助重新体验自身的社会价值感。

（二）营养支持

肿瘤病人因疾病消耗、慢性失血、食欲减退、消化道梗阻、恶心呕吐等，多伴有体重下降、贫血、低蛋白血症等营养不良症状及水电解质紊乱，在整个治疗过程中都须重视其营养支持，纠正其营养不良，以提高其对手术和治疗的耐受性及抗感染能力。应设法为其创造愉快而舒适的就餐环境，鼓励增加蛋白质、糖类和维生素的摄入。肿瘤病人应戒烟酒，忌刺激性食物。对因疼痛或恶心不适而影响摄入者，可适当用药物控制症状；对不能经口进食或经口摄入不足者，应酌情采取肠内或肠外营养支持保证营养供给。术后病人在消化道功能恢复前，可予以胃肠外营养支持提供所需能量和营养素，以利创伤修复，也可经鼻饲方法提供肠内营养，促进胃肠功能恢复。术后胃肠道功能恢复后，应鼓励病人尽早经口进食，给予易消化且富含营养素的饮食。消化功能较差者及康复期病人宜少食多餐，循序渐进恢复到正常饮食。

（三）疼痛的护理

疼痛是导致许多晚期肿瘤病人产生恐惧、痛不欲生和自杀念头的一个重要因素，控制疼痛是对病人最人性化的护理。癌症病人疼痛多因肿瘤浸润神经或压迫邻近器官所致，护士应作好评估，给予正确的指导和护理。

1. 评估疼痛 评估内容为：①疼痛的部位、性质、程度及止痛效果：评估疼痛可用各种量表，常用0～10数字评估量表来描述疼痛，0级代表无疼痛，1～3级为轻度疼痛（如不适、重物压迫感、钝性疼痛、炎性痛）；4～6级为中度疼痛（如跳痛和痉挛、烧灼感、挤压感和刺痛、触痛和压痛）；7～9级为严重疼痛（如妨碍正常活动）；10级为剧烈疼痛（无法控制）。②疼痛加重的因素：疼痛持续、再发的时间。③影响病人表达疼痛的因素：如性别、年龄、文化背景、教育程度和性格等。④疼痛对睡眠、进食、活动等日常生活的影响程度。

2. 用药护理

（1）疼痛明显病人：疼痛过于明显可影响病人的日常生活，应及早建议使用有效的止痛药物治疗，用药期间应取得病人及家属的配合，以确定有效的药物和剂量。尽量口服给药，有需要时应按时给药，即3～6小时给药一次，而不是在疼痛发作时再给药。

（2）应用止痛药：止痛药剂量应当根据病人的需要由小到大直至病人疼痛消失为止。给药时应遵循世界卫生组织提出的癌症三级阶梯镇痛方案：①一级镇痛法：疼痛较轻者，可采用阿司匹林等非阿片类消炎镇痛剂；②二级镇痛法：中度持续性疼痛者，采用可待因等弱阿片类镇痛剂；③三级镇痛法：疼痛剧烈，改用强阿片类镇痛剂，如吗啡、哌替啶等。

（3）注意观察用药效果：了解疼痛缓解程度和镇痛作用持续时间，对生活质量的改善情况。当所制订的用药方案已不能有效止痛时，应及时通知医生并重新调整止痛方案。注意预防药物的不良反应，如阿片类药物有便秘、恶心、呕吐、镇静和精神错乱等不良反应，应嘱病人多进食富含纤维素的蔬菜和水果，或服番泻叶冲剂等措施，缓解和预防便秘。

3. 病人自控镇痛（PCA） 该方法是用计算机化的注射泵，经由静脉、皮下或椎管内连续性输注止痛药，并且病人可自行间歇性给药。晚期病人疼痛严重而持续，应用常规给药方法不能有效控制疼痛时，对于有条件的病人可建议采用PCA，并指导病人掌握操作方法。

4. 心理护理 倾听病人的诉说，教会病人正确描述疼痛的程度及转移疼痛的注意力和技巧，帮助病人找出适宜的减轻疼痛方法。疼痛剧烈时可引起病人烦躁不安、恐惧，而不良情绪反应又加重疼痛，因而护理人员应及时干预与安慰病人，为病人提供一个舒适和安静的环境，避免精神紧张和消除恐惧，与病人家属配合做好病人的心理护理，分散注意力，调整好病人的情绪和行为。

（四）化疗病人的护理

1. 化疗前的准备与评估 向病人介绍拟定的化疗方案,使病人做好心理准备,并有效配合。协助病人完成各项常规检查,测定体重,为准确计算药物剂量提供可靠数据。当病人存在下列情况时,应禁忌化疗:①年老、体衰、营养状况差、恶病质;②白细胞 $< 3 \times 10^9/L$,血小板 $< 80 \times 10^9/L$ 或有出血倾向;③肝功能障碍或严重心血管病;④骨髓转移;⑤贫血及低蛋白血症。

2. 化疗药物的使用与护理

（1）药物准备:①配药时严格无菌技术操作,严格执行三查七对制度。根据药性选用适宜的溶媒稀释。严格按医嘱剂量配药,现配现用。②配药人员应戴手套、眼罩等,作好自我防护。③完成药物配制后,应按要求在相应的输液瓶外套上避光罩。

（2）保护静脉血管:化疗药物大多经静脉输注,由于化疗药物对血管壁刺激性较大,可引起静脉炎和静脉栓塞等并发症,应加强静脉保护。具体措施包括:

1）静脉血管的选取:有计划地由远端开始合理选用静脉,并注意保护血管。

2）减少静脉损伤:输液前 10 分钟热敷双手和（或）双脚,使远端浅表静脉扩张充盈,以利提高一次穿刺成功率,减少对静脉的损伤。

3）妥善固定:静脉穿刺成功后,妥善固定针头以防针头滑脱或穿破血管造成药液外溢。

4）合理安排给药顺序:采取正确的给药方法,用药前、后应输入不含抗癌药物的液体,以减少抗癌药液对血管壁的刺激。

（3）严格控制用药速度:不同的化疗药物要求输入的速度各异,应按医嘱调节输液速度,并加强巡视。必要时使用输液泵,以保证药液匀速、按时输入。

（4）防止药液渗漏造成局部组织损害:在使用对局部组织破坏性较大的药物过程中,应特别注意观察穿刺局部有无液体渗漏及红肿、疼痛等局部组织损害现象,一旦发现异常须立即处理:①立即停止输液,连接注射器回抽皮下药液,并根据药液性质给予相应解毒剂局部注射,然后拔针;②立即局部封闭:用生理盐水 10ml 加 2% 普鲁卡因 2ml 放射状注射于药物渗漏的皮下区域,以降低局部药物浓度、缓解疼痛,局部用纱布包扎,连续 3 天每日行局部封闭一次;③24 小时内禁止热敷,可予以局部冷敷或冰敷。

3. 化疗副反应的观察与护理

（1）骨髓抑制的观察与护理:骨髓抑制是临床上最常见的化疗反应。大多数具有骨髓抑制作用的药物在给药后 6~12 天可引起急性白细胞减少症,在 10~14 天内可恢复;血小板的减少常发生在白细胞减少后 4~5 天。病人表现为软弱乏力、反应迟钝等,在血细胞恢复后,以上症状可自然消失。白细胞减少可导致机体防御功能减退,病人易并发感染,应每周检查血常规 1~2 次,发现白细胞计数 $< 3.5 \times 10^9/L$,应暂停化疗。保持环境清洁、空气清新;严格控制探视人员,对大剂量强化治疗者实施严密的保护性隔离或置于层流室内。密切观察病人有无咽痛、咳嗽、口腔溃疡、皮肤溃破、尿频、尿急、尿痛等感染征象,发现异常及时报告医生予以处理。加强全身支持,必要时遵医嘱给予抗生素、升白细胞药物和成分输血,提高机体抵抗力。严重的血小板降低者,可出现全身出血倾向,引起失血性休克甚至死亡,应注意观察有无皮肤瘀斑、齿龈出血、鼻出血、便血、阴道流血等症状。若发现异常,应及时报告医生,并积极配合抢救。告知病人注意保暖和自身保护,避免感冒和受伤;尽量避免肌内注射及硬毛刷刷牙,以防出血不止。

（2）消化道副反应的观察及护理

1）恶心、呕吐的护理:恶心、呕吐是化疗最常见的副反应之一。持续的恶心、呕吐可造成代谢性碱中毒、低血钾及脱水等,影响病人的营养状况及治疗效果。①应注意了解病人恶心、呕吐情况及进食情况,观察并记录呕吐物的性质和量,及时处理呕吐物以减少对病人的恶性刺激;②鼓励病人进食,给予清淡易消化饮食;③少食多餐,并注意调整食物的色香味;④选择在用药前或用药后进食,必要时遵医嘱给予止吐药物,保持口腔清洁,以增进食欲;⑤对严重呕吐、腹泻者,予以静脉补液,防止水电解质酸碱失衡

⑥必要时予以肠内或肠外营养支持;⑦密切观察病人有无低钾、低钠及脱水征象,发现异常及时报告医生处理。

2)口腔溃疡的护理:化疗药物可造成口腔黏膜损伤而导致味觉改变、口腔炎、口腔溃疡等,严重影响病人进食,加重营养不良。①应指导其保持口腔清洁以增进食欲,用药期间选用软毛刷刷牙,进食后应用清水或生理盐水漱口;②告知禁忌辛辣、油腻等刺激性食物,忌烟酒,可多饮水,多食蔬菜、水果等保护口腔黏膜的食物,食物温度不应过热或过冷;③注意了解病人有无味觉改变、口腔溃疡及咽部疼痛等,并观察病人口腔黏膜有无发红、溃疡等改变;④对发生口腔溃疡者应加强口腔护理,以及时清除口腔内脱落黏膜、黏液及腐败物质,维持口腔清洁,预防感染并促进黏膜再生。严重口腔溃疡引起疼痛者,可适当给予止痛药物,尤其是在进餐前,可用1%~2%的丁卡因局部喷雾,以缓解疼痛,帮助进食。

(3)肝、肾功能损害的观察与护理:大剂量化疗可引起肝、肾功能不同程度的损害。注意密切观察病人病情变化,了解病人不适主诉,定期监测肝、肾功能,准确记录出入量;鼓励病人多饮水、碱化尿液,必要时静脉输入液体;注意观察病人有无皮肤巩膜黄染、尿量减少及血尿等肝、肾功能损害征象,发现异常及时报告医生,并遵医嘱给予药物治疗。

(4)脱发的护理:化疗后脱发是造成许多病人对化疗产生恐惧心理的原因之一,尤其是年轻女性对自身形象的改变更是难以接受,往往心理压力很大。应及时了解病人的情绪变化,并应向其讲解化疗引起脱发的原因,强调脱发是暂时性的,停用药物后头发会很快再生,以消除其顾虑。化疗时可使用冰帽局部降温,以预防脱发。指导并协助其选购合适的假发、帽子等修饰物,以弥补脱发引起的外观改变,增进病人的自尊。

(五)放疗病人的护理

放射治疗是一种无选择性的损伤性治疗,在治疗肿瘤的同时也对正常组织器官产生破坏作用,引起一系列毒副反应,应注意加强防护与护理。

1. 病人准备与休息指导 ①嘱病人在照射前、后静卧30分钟,不可进食,以免引起条件反射性厌食;②告知病人进入放射治疗室前摘下金属饰物,以减少射线的吸收注意保持照射界线清楚,切勿洗掉照射野标记;③鼓励病人多饮水,维持每日饮水量3000ml,以增加尿量,以利毒素排出;④注意保证充足的休息睡眠,避免不必要的操作或噪声、异味等干扰。

2. 放疗前评估 当病人存在下列情况时,应禁忌放疗:①晚期肿瘤,伴严重贫血、恶病质;②出现严重并发症;③白细胞<3×10^9/L,血小板<80×10^9/L;④伴有严重心、肺、肾疾病;⑤接受过放疗的组织器官已有放射性损伤。

3. 饮食指导 鼓励病人进食高蛋白、高热量、富含维生素且易消化的清淡食物,忌粗糙、辛辣及油腻食品,忌烟酒;少量多餐,注意调节食物的色香味;口干者多饮水及富含维生素C的果汁,多吃水果;口腔黏膜溃疡严重者,进微凉、无刺激的流质或软食;有咀嚼或吞咽困难者给予流质饮食。

4. 照射野皮肤/黏膜的护理

(1)皮肤护理:皮肤损害多发生于腹股沟、腋窝及会阴部等皮肤皱褶、潮湿处。放疗皮肤反应分为以下三度:

Ⅰ度:皮肤出现红斑、有烧灼感或刺痒感,继续照射由鲜红色逐渐变为暗红色,以后脱屑,称为干性皮炎(干反应)。

Ⅱ度:皮肤高度充血水肿、有水疱形成、渗出液及糜烂,称湿反应。

Ⅲ度:皮肤有溃疡形成或坏死,侵犯到真皮引起放射性损伤,难以愈合。慢性皮肤反应可在放疗后数月或更长时间出现,表现为照射区域皮肤萎缩、变薄,毛细血管扩张,淋巴回流障碍,水肿及深棕色斑点色素沉着等,应加强照射野皮肤的保护。其护理要点包括:①穿着柔软、宽松、吸湿性强的棉质衣物,勤换洗内衣;②保持皮肤清洁干燥,避免摩擦及理化刺激;禁用肥皂、粗毛巾擦洗或热水浸泡,可用温热软毛巾轻轻蘸洗,勿用热敷或理疗;③禁贴胶布,忌用刺激性化妆品、消毒剂,避免冷热刺激或刺激药物等,禁用碘酒、酒精等涂擦;④局部皮肤出现瘙痒时切忌搔抓;有脱皮时应让其自然脱落,禁用手撕剥;⑤头颈部受照射部位禁用刀片剃毛发,宜用电剃须刀,以防损伤皮肤导致感染;⑥外出时注意戴帽子或打伞,防止日光直接照射皮肤,禁风吹。

（2）黏膜护理:局部黏膜损害表现为口、鼻腔及阴道等黏膜充血、水肿,出现白点或散在白斑,白斑连成一片则称为白膜(由白细胞、渗出物、脱落上皮及细菌等形成)。长期黏膜损害可导致黏膜干燥和萎缩,引起食管狭窄或阴道黏膜粘连、闭锁等。其护理要点为:①加强局部黏膜清洁:采用1:5000呋喃西林液或生理盐水口腔含漱、坚持阴道冲洗、照射时注意保护身体、保持角膜和鼻腔黏膜湿润、行眼或外耳道冲洗、使用抗生素及润滑剂滴鼻等,以预防感染;②避免黏膜刺激:餐后用软毛牙刷刷牙,戒烟酒,进清淡、细软、无刺激性食物,避免过冷、过硬、过热食物,忌辛辣食品,嘱经常饮水,防止口干。

5. 照射器官反应及护理 受射线影响,肿瘤所在器官及照射野内的正常组织可发生一系列毒副反应,如胸部照射后引起放射性肺纤维变可出现呼吸困难;胃肠道照射后可引起出血、溃疡及放射性肠炎等;膀胱照射后可引起血尿;盆腔照射后可出现阴道流血及放射性膀胱炎等。应加强对照射器官功能状态的观察,发现异常及时报告医生,对症处理,有严重副反应时应暂停放疗。

6. 感染预防 ①有效杜绝感染易患因素,保持室内空气新鲜,每日通风换气2次;②严格执行各项无菌操作,防止交叉感染;③指导病人注意个人清洁卫生;④外出时注意保暖,避免感冒诱发肺部感染;⑤严密监测体温变化,注意观察有无感染征象;⑥每周检测血常规1~2次,一旦发现白细胞计数极低,应实行保护性隔离措施,限制人员探视,并按医嘱予以升白细胞药物治疗。

【健康教育】

1. 心理指导 嘱患者保持情绪稳定,避免不必要的情绪刺激和情绪波动。针对不同的心理反应进行心理疏导,以消除负性情绪的影响。鼓励病人的亲朋好友给病人提供更多的关心和照顾,增强其自尊感和被爱感,提高其生活质量。

2. 饮食指导 加强营养,均衡膳食,改变不良饮食习惯。摄入高热量、高蛋白、高维生素、富含膳食纤维的食物,多吃新鲜水果和蔬菜,饮食宜清淡,易消化。

3. 休息与活动指导 嘱患者注意休息,避免过劳,但应适当运动,以促进康复。

4. 功能训练指导 尽早鼓励并指导病人进行残障肢体功能锻炼及障碍器官功能训练,如全喉切除术后食管发音训练、人工结肠造口术后排便功能训练、截肢术后义肢锻炼、乳腺癌切除术后患肢功能锻炼等,防止或减少手术所致器官或肢体残缺造成自理能力下降。

5. 继续治疗相关知识介绍 介绍继续治疗,如放疗、化疗等的相关知识,告知继续治疗的意义、方法、常见不适和并发症及应对措施等,使其有足够的思想准备克服放疗、化疗带来的不适反应,提高其对治疗的依从性,保证治疗顺利进行。鼓励病人积极配合并坚持放疗、化疗等综合治疗。

6. 自护指导 教会病人及家属自我保健和自我护理的方法和技巧,如人工肛门的自我管理等,使其具备基本的自我护理知识和技能。

7. 随访指导 告知应终身坚持定期门诊随访,在手术治疗、化疗及放疗后最初1年内,应每月随访1次;3年内至少每3个月随访1次;3年后每半年复查1次;5年后每年复查1次。也可根据肿瘤的性质、分期、治疗效果进行适当调整。解释定期随访对于减轻其对癌症的恐惧感、帮助早期发现复发或转移征象并及时治疗的重要性,使病人主动遵守随访要求。

【护理评价】

通过治疗与护理,病人是否:①焦虑、恐惧程度减轻,情绪稳定;②疼痛缓解或得到控制;③营养状况改善,体重得以维持或增加;④手术并发症得到预防或被及时发现和处理;⑤化疗并发症得到预防或被及时发现和处理。

第三节　良性肿瘤病人的护理

良性肿瘤可发生于全身不同的组织和器官,因肿瘤来源和发生部位不同,其病理生理改变和临床表现各异。临床多分为各脏器良性肿瘤和常见体表良性肿瘤等。前者因所在器官不同,其临床特点和治疗原则也不同。本节着重介绍体表良性肿瘤。

体表肿瘤指来源于皮肤、皮肤附件、皮下组织等浅表软组织的肿瘤,需与非真性肿瘤的肿瘤样肿块相鉴别。

1. 皮肤乳头状瘤(skin papilloma)　由表皮乳头样结构的上皮增生所致,同时向表皮下乳头状延伸,有蒂,单发或多发,表面常有角化,伴溃疡。好发于躯干、四肢及会阴部,易恶变为皮肤癌。首选治疗方法是手术切除。

2. 黑痣(pigment nevus)　为良性色素斑块,分皮内痣、交界痣和混合痣三种。皮内痣可高于皮肤,表面光滑,有汗毛,较稳定,很少恶变。交界痣位于基底细胞层,向表皮下延伸,痣体呈扁平状,色素较深,多位于手、足,易受刺激而恶变。混合痣同时存在皮内痣和交界痣,当出现色素加深、痣体变大或瘙痒、疼痛时,可能为癌变,应及时完整切除,切忌作不完整切除或化学烧灼。

3. 脂肪瘤(lipoma)　为脂肪组织的瘤状物。好发于四肢和躯干。多为单发,也可多发。质地柔软,边界清楚,呈分叶状,可有假囊性感,无痛,生长缓慢。位置深者可恶变,应及时清除。多发者瘤体常较小,呈对称性,可伴疼痛,常有家族史。

4. 纤维瘤(fibroma)　位于皮肤及皮下的纤维组织肿瘤。瘤体不大,呈单个结节状,质硬,边界清,活动度大,生长缓慢,极少恶变。可手术切除。

5. 神经纤维瘤(neurofibroma)　来源于神经鞘膜的纤维组织及鞘组织。常位于四肢屈侧较大的神经干上,多发、对称,大多无症状,少数伴明显疼痛或痛觉敏感。

6. 血管瘤(hemangioma)　多为先天性,生长缓慢,按结构分为以下三类:

（1）毛细血管瘤(capillary hemangioma):多见于女婴的面部,出生时即有皮肤红点或小红斑,出生后逐渐增大,且颜色加深并隆起。瘤体边界清楚,压之可稍褪色,放手后可恢复红色。若增大速度快于婴儿发育速度,则为真性肿瘤。多为错构瘤,1 年内可停止或者消退。早期瘤体较小时采取手术切除或液氮冷冻治疗均良好。

（2）海绵状血管瘤(cavernous hemangioma):由小静脉和脂肪组织构成。多见于皮下组织或肌肉,少数位于骨或内脏。皮肤色泽正常或呈青紫色。肿块质地柔软,边界不太清楚,可有钙化结节和触痛。应及早手术切除,以免增大而影响局部组织功能。

（3）蔓状血管瘤(hemangioma racemosum):由较粗的迂回血管组成,肿瘤范围较大。大多来自静脉,也可来自动脉或动静脉瘘。除可发生于皮下或肌肉组织外,还常侵入骨组织。外观常见蜿蜒的血管,有明显的压缩性和膨胀性,可闻及血管杂音或触及硬结。应争取手术切除,术前行血管造影检查了解病变范围,并做好充分的术中止血和输血等准备工作。

7. 囊性肿瘤及囊肿

（1）皮样囊肿(dermoid cyst):为囊性畸胎瘤,好发于眉梢或颅骨骨缝处,呈圆珠状,质地硬。囊肿可与颅内交通呈哑铃状,手术切除前应做充分估计和准备。

（2）皮脂囊肿(sebaceous cyst):为非真性肿瘤,系皮脂腺排泄受阻而形成的囊肿。囊内为油脂样"豆腐渣",易继发感染而伴奇臭。多见于头面部及背部。应行手术切除完整囊肿。

（3）表皮样囊肿(epidermoid cyst):由外伤导致表皮移位于皮下而生成囊肿。多见于臀、肘等易受外伤或磨损的部位。应采取手术切除治疗。

（4）腱鞘或滑液囊肿（synovial cyst）：为非真性肿瘤，为浅表滑囊经慢性劳损而形成的黏膜样变。多见于手腕、足背肌腱或关节附近，屈曲关节时有坚硬感。可予以加压挤破或抽出囊液，但易复发，手术切除治疗较彻底。

（孙海娅）

学习小结

本章是肿瘤的概论，学习内容重点是肿瘤的概念、恶性肿瘤病人的临床表现和放疗、化疗病人的护理要点。力求能运用护理程序制订恶性肿瘤病人护理计划，其次，应熟悉并能比较恶性肿瘤的病因、病理特性和治疗原则的不同，比较肿瘤的三级预防措施和肿瘤病人的心理反应特点，以便在实际工作中作好宣传、教育。通过对恶性肿瘤的临床分期和常见的体表肿瘤及肿块的学习，了解医学研究的新进展及前沿，扩大知识面，增加知识深度和广度，力求能运用相关知识，识别常见的体表肿瘤及肿块。

复习参考题

1. 简述恶性肿瘤病人的临床表现。

2. 简述肿瘤的三级预防措施。

3. 简述化疗副反应的观察与护理。

第十四章 颅内压增高病人的护理

14

学习目标
掌握 颅内压增高及脑疝的概念、病因与临床表现；颅内压增高病人的护理评估与护理措施及脑疝的观察和急救。
熟悉 颅内压增高及脑疝病人的主要护理诊断/问题；颅内压增高及脑疝病人的治疗原则。
了解 颅内压增高及脑疝的发病机制与病理生理。

第一节 概述

【解剖】

颅骨包括脑颅和面颅两部分。颅腔容纳脑由脑颅围成,面颅构成颜面的基本轮廓。额骨、顶骨和枕骨构成颅腔的顶部称为颅盖。额骨、筛骨、蝶骨、颞骨和枕骨构成颅腔的底部承托脑。颅底内面凹凸不平,前高后低呈阶梯状,分别为颅前窝、颅中窝和颅后窝。

小脑幕将颅腔分成幕上腔和幕下腔。大脑镰又将幕上腔分隔成左右两分腔,左右大脑半球分别容纳其中。小脑、脑桥和延髓位于幕下腔。中脑在小脑幕切迹裂孔中通过,大脑颞叶的钩回、海马回与其外侧面相邻。发自大脑脚内侧的动眼神经,通过小脑幕切迹走行在海绵窦的外侧壁,直至眶上裂,主要支配眼肌(上、下、内直肌,下斜肌,上睑提肌,瞳孔括约肌,睫状肌)。

颅腔出口称为枕骨大孔,与脊髓腔相连,延髓下端通过此孔与脊髓相连,小脑扁桃体位于延髓下端的背面,其下缘与枕骨大孔后缘相对。

脑位于颅腔内,分为4部分:大脑、间脑、小脑和脑干。中脑、脑桥和延髓构成脑干。大脑皮质是高级神经活动的物质基础,不同部位功能定位不同。脑和脊髓的表面有3层被膜,由内向外依次为软脑(脊)膜、蛛网膜和硬脑(脊)膜。蛛网膜与软脑(脊)膜间的腔隙称蛛网膜下腔,内含脑脊液。脑脊液无色透明,总量在成人约150ml,具有缓冲、保护、运输代谢物和调节颅内压等作用。脑脊液处于不断产生、循环和回流的平衡状态,其主要由各脑室的脉络丛产生,流动于脑室及蛛网膜下腔中,最后经大脑背面的蛛网膜颗粒渗透到硬脑膜窦(主要是上矢状窦)内,回流入静脉系统。

【颅内压】

1. 颅内压的形成 颅内压(intracranial pressure,ICP)是指颅腔内容物对颅腔壁所产生的压力。颅腔是由颅骨组成的半封闭的体腔,颅缝闭合后颅腔的容积固定不变,约为1400~1500ml。颅腔与颅内容物(脑组织、脑脊液和血液)相适应,使颅内保持一定的压力。

2. 颅内压的测定 脑脊液介于颅腔壁与脑组织之间,一般通过脑脊液的静水压来代表颅内压,可通过直接穿刺脑室或侧卧位腰椎穿刺测定,成年人正常颅内压为70~200mmH$_2$O(0.7~2.0kPa),儿童为50~100mmH$_2$O(0.5~1.0kPa)。临床上可以通过颅内压监护装置,持续动态地监测颅内压。

3. 颅内压的调节与代偿 生理状态下,颅内压可随血压和呼吸有小范围的波动。收缩期略有增高,舒张期稍下降;呼气时压力略增,吸气时压力稍降。颅内压的调节除部分依靠颅内的静脉血被排挤到颅外血液循环外,主要是通过脑脊液量的增减来调节。当颅内压高于正常时,脑脊液的分泌较前减少而吸收增多,使颅内脑脊液量减少,以代偿增加的颅内压。当颅内压低于正常时,脑脊液的分泌增加,而吸收减少,使颅内脑脊液量增多,以维持颅内压在正常范围内。脑脊液的总量占颅腔总容积的10%,血液则依据血流量的不同约占颅腔总容积的2%~11%,故脑脊液和血液代偿调节能力有限。

1965年,Langfitt进行了狗的颅内体积与压力关系的实验,取得了颅内体积/压力关系曲线(图14-1)。该曲线表明颅内压力与体积之间呈指数关系,即颅内压的调节功能存在一个临界点,当颅内容积的增加超过该临界点后,即使仅有微小的变化,也可引起颅内

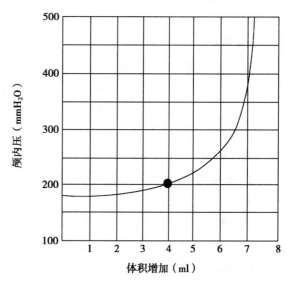

图 14-1 颅内体积/压力关系曲线

压的迅速上升,甚至导致脑疝。人类的颅内增加临界容积约为5%,超过此范围,颅内压开始增高。当颅腔内容物体积增大或颅腔容量缩减超过颅腔容积的8%~10%时,就会产生严重的颅内压增高。

第二节　颅内压增高病人的护理

案例14-1

　　刘先生,48岁,头痛6个月,多出现于清晨及晚间,用力时加重,常伴有恶心,偶有呕吐,CT示颅内占位性病变。入院后第3日,因用力排便时突然出现剧烈头痛、呕吐,随即意识丧失。查体:脉搏56次/分,呼吸16次/分,血压150/88mmHg,左侧瞳孔直径6mm,对光反应消失,右侧瞳孔直径3mm,对光反应存在,右侧肢体瘫痪,病理征阳性。

　　思考:

　　1. 入院时的护理评估应包括哪些内容?

　　2. 入院后第3日,该病人发生了何种情况?

　　3. 应如何急救?

　　颅内压增高(intracranial hypertension)是由于颅腔内容物体积增加或颅腔容积减小超过颅腔可代偿的容量,导致颅内压超过200mmH₂O(2.0kPa),并出现头痛、呕吐和视乳头水肿三个主要表现的综合征。颅高压是颅脑外伤、炎症、肿瘤、出血等常见疾病的共有征象,病情危重、发展快,病理过程复杂。临床上若得不到及时诊断并积极采取有效措施,病人往往因脑疝而死亡。

【病因】

引起颅内压增高的病因可分为两大类。

1. 颅腔内容物体积或量增加　①脑体积增加:如脑组织损伤、炎症、中毒、缺血缺氧等导致脑水肿;②脑脊液增多:脑脊液分泌吸收失衡或循环障碍所致;③脑血流量增加:如高碳酸血症时血液中二氧化碳分压增高,脑血管扩张致脑血流量增多等;④颅内占位性病变,如颅内血肿、脑脓肿、脑肿瘤等在颅内占据一定体积致颅内压增高。

2. 颅腔容积缩小　①先天性畸形:如狭颅症、颅底陷入症;②外伤致颅骨大片凹陷性骨折,使颅内空间缩小。

【分类】

1. 按病因分类　①弥漫性颅内压增高:因颅腔狭小或脑实质体积增大引起,颅腔内各部位及各分腔之间压力均匀升高,因而不存在明显压力差,故脑组织无明显移位;②局灶性颅内压增高:因颅内局限性病变引起(如颅内肿瘤、颅内血肿等),病变部位压力首先增高,造成颅内各腔隙间的压力差,使附近的脑组织受到挤压而移位,并把压力传向远处,病人对这种颅内压增高的耐受力较差,压力解除后神经功能的恢复慢且不完全。

2. 按病变发展的快慢分类　可分为急性、亚急性、慢性颅内压增高。①急性颅内压增高:病情发展快,颅内压增高引起的症状和体征明显,生命体征变化剧烈,常见于高血压性脑出血、急性颅脑损伤引起的颅内血肿等;②亚急性颅内压增高:病情发展较快,但没有急性颅内压增高紧急,颅内压增高的反应较轻或不明显,多见于发展较快的各种颅内炎症、颅内恶性肿瘤及转移瘤等;③慢性颅内压增高:发展缓慢,可长时间无颅内压增高的表现,病情发展时好时坏,多见于慢性硬脑膜下血肿、生长缓慢的颅内良性肿瘤等。

【病理生理】

1. 影响颅内压增高的因素

（1）年龄：婴幼儿及小儿由于颅缝未闭合或尚未牢固融合，颅内压增高可使颅缝裂开相应地增加颅腔容积，延缓病情的进展；老年人由于脑萎缩使颅内的代偿空间增多，故病程较长。

（2）病变扩张速度：病变的缓慢增长，可以长期不出现颅内压增高症状，一旦颅内压代偿功能失调，导致病情发展迅速，往往在短期内即出现颅内高压危象或脑疝。

（3）病变部位：位于颅脑中线或颅后窝的占位性病变，易阻塞脑脊液循环通路发生梗阻性脑积水，颅内压增高症状出现早且严重；颅内大静脉窦附近的占位性病变，可压迫静脉窦，引起颅内静脉血液的回流或脑脊液的吸收障碍，颅内压增高症状出现的亦早。

（4）伴发脑水肿程度：脑肿瘤放射治疗后，炎症性反应等均可伴有较明显的脑水肿，早期可出现颅内压增高。

（5）全身系统性疾病：高热往往会使颅内压增高的程度加重；电解质及酸碱平衡失调、肝性脑病、尿毒症等都可引起继发性脑水肿而致颅内压增高。

2. 颅内压增高的后果 颅内压持续增高可引起一系列中枢神经系统功能紊乱和病理生理改变，主要是脑血流量减少和形成脑疝，而两者的最终结果都是导致脑干呼吸中枢及心血管运动中枢衰竭，其主要包括：①脑血流量降低，造成脑缺血甚至脑死亡；②脑移位和脑疝；③脑水肿；④库欣（Cushing）反应（全身血管加压反应）；⑤胃肠功能紊乱及消化道出血；⑥神经源性肺水肿等（图14-2）。

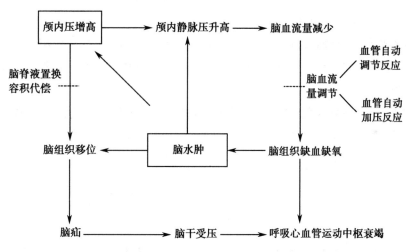

图 14-2　颅内压增高的病理生理变化

【临床表现】

1. 头痛 是最常见的症状，系颅内压增高刺激、牵拉脑膜血管和神经所致。以清晨和晚间较重，部位多位于前额及颞部，也可从枕颈部向前方放射至眼眶。头痛程度随颅内压的增高而加重。当咳嗽、打喷嚏、用力动作、弯腰低头时常可使头痛加重。头痛性质以胀痛和撕裂痛为多见。头痛的部位和性质与颅内原发病变的部位和性质有一定关系。

2. 呕吐 常与剧烈头痛伴发，多呈喷射状，呕吐后头痛可有缓解。易发生于餐后，可伴恶心，系因迷走神经受激惹所致。易导致水电解质紊乱和体重减轻。

3. 视乳头水肿 是颅内压增高的重要客观指标之一。因视神经受压、眼底静脉回流受阻引起。表现为视神经乳头充血、隆起，边缘模糊，中央凹陷变浅或消失，视网膜静脉怒张、迂曲，动、静脉比例失调，搏动消失，严重时视乳头周围可见火焰状出血。病人早期视力无明显下降，常有一过性的视力模糊，慢性颅内压增高可引起视神经萎缩而导致失明。

头痛、呕吐、视乳头水肿是颅内压增高的"三主征",是最典型最重要的临床表现,但各自出现的时间并不一致,常以其中一项为首发症状。

4. 意识障碍　是急性颅内压增高的重要临床表现之一。主要是由于脑血流量减少或脑移位压迫脑干所致。急性颅内压增高常有明显的进行性意识障碍,病人意识由嗜睡、反应迟钝逐渐发展至昏迷状态。严重病例,可伴有瞳孔散大、对光反应消失、发生脑疝,去脑强直。慢性颅内压增高的病人不一定出现昏迷,随着病情发展,往往可出现神志淡漠,反应迟钝。

5. 生命体征变化　当颅内压增高至35mmHg以上,脑灌注压在40mmHg以下时,脑处于严重缺血缺氧状态。为保持必需的脑血流量,机体通过自主神经系统的反射作用,使全身周围血管收缩、血压升高、心搏出量增加,以提高脑灌注压,同时呼吸减慢加深,以提高血氧饱和度。这种以升高动脉压并伴心率减慢、心搏出量增加和呼吸深慢的三联反应,即为全身血管加压反应,或称库欣反应。严重病人可因呼吸循环衰竭而死亡。

6. 其他　颅内压增高还可出现眼球外展受限、复视(展神经麻痹),头晕,耳鸣,猝倒等。婴幼儿颅内压增高时可表现出头皮静脉怒张、囟门饱满、张力增加、骨缝分离等症状。

【辅助检查】

1. X线　慢性颅内压增高病人可见脑回压迹增多、加深,蛛网膜颗粒压迹增大、加深,蝶鞍扩大,颅骨的局部破坏或增生等,小儿可见颅缝分离。

2. CT及MRI　可见脑沟变浅,脑室、脑池缩小或脑结构变形等。目前CT是诊断颅内占位性病变的首选辅助检查,通常显示病变的位置、大小和形态,对判断引起颅内压增高的原因有重要参考价值。在CT不能确诊的情况下,可进一步行MRI检查。

3. 脑血管造影或数字减影血管造影　用于诊断脑血管性疾病和血运丰富的颅脑肿瘤。

4. 腰椎穿刺　可测定颅内压力,同时取脑脊液作检查,但有明显颅内压增高症状和体征的病人,腰穿可诱发脑疝,应谨慎进行。

5. 颅内压监测　临床需要监测颅内压者,都可以植入颅内压力传感器,进行持续监测,指导药物治疗和选择手术时机。

相关链接

颅内压的监测

有创颅内压监测的方法有脑室内、脑实质内、蛛网膜下腔、硬膜下和硬膜外。脑室内置管是目前的金标准,其在监测颅内压的同时可通过释放脑脊液来降低颅内压,该方法相对准确、漂移少。微小探头监测应该置入皮层下或者骨板下至少2cm。颅内压探头的置入手术要严格遵守无菌操作规程,监测的时程一般不超过14天。颅内压监测可指导临床治疗,有研究显示:动态进行颅内压监测的患者,其在治疗期间高渗液体和过度换气的使用强度明显降低($P<0.01$)。颅内压可随体位改变、咳嗽、躁动或压迫颈静脉、叩背、吸痰、鼻饲等护理操作而暂时性上下波动,其中以压迫骨窗对颅内压影响最明显。因此,护理过程中将患者床头抬高30°,各项治疗、护理操作时应动作轻柔、集中进行,有效减少各项护理操作对颅内压的影响。避免外部因素影响下读取记录颅内压数值。

【治疗原则】

颅内压增高的病人应及早治疗,发生脑疝后再抢救则可遗留严重的后遗症。病因治疗是最根本的治疗方法。

1. 非手术治疗　适用于颅内压增高原因不明或一时不能解除病因者,或作为手术前准备。

（1）限制液体入量：颅内压增高明显者，摄入量应限制在每日 1500～2000ml。

（2）脱水治疗：常用的药物有高渗性脱水剂、利尿性脱水剂和碳酸酐酶抑制剂等。高渗性脱水剂通过提高血液渗透压，使脑组织中的水分向血液内转移，减轻脑水肿，降低颅内压，常用药物有 20% 甘露醇、甘油果糖和人体白蛋白。20% 甘露醇脱水作用强且快，成人每次 250ml，15～30 分钟内滴完。用药后半小时可使颅内压降低 50%～90%，但 4～8 小时后颅内压恢复到用药前水平，可重复使用。利尿性脱水剂常用呋塞米（速尿）20～40mg，口服、静脉或肌内注射，每日 2～4 次。目前认为，对于急性颅高压，20% 甘露醇、呋塞米和白蛋白联合应用是最理想的脱水治疗方法。

（3）激素治疗：肾上腺皮质激素可通过稳定血 - 脑屏障、预防和缓解脑水肿而达到改善颅高压症状。常用地塞米松 5～10mg，静脉或肌内注射，每日 2～3 次；或氢化可的松 100mg 静脉注射，每日 1～2 次；或泼尼松 5～10mg 口服，每日 1～3 次。

（4）抗生素治疗：伴有颅内感染者，使用抗生素治疗感染。

（5）辅助过度换气：可增加血液中的氧分压、排出 CO_2，使脑血管收缩，减少脑血流量，$PaCO_2$ 每下降 1mmHg，可使脑血流量递减 2%，从而使颅内压相应降低。

（6）冬眠低温治疗或亚低温治疗：应用药物和物理方法降低病人体温，以降低脑耗氧量和脑代谢率，减少脑血流量，改善细胞膜通透性、增加脑对缺血缺氧的耐受力，防止脑水肿的发生和发展，同时有一定的降低颅内压的作用；提高组织中三磷酸腺苷（ATP）含量及腺苷酸激酶的活性。当体温降至 30℃时，脑代谢率仅为正常体温的 50% 左右，脑脊液的压力较降温前低 56%。体温每下降 1℃，脑血流量平均减少 6.7%，脑脊液压力平均下降 5.5%。儿童和老年人慎用，休克、全身衰竭或有房室传导阻滞者禁用。

（7）症状治疗：疼痛者可给予镇痛剂，但应忌用吗啡和哌替啶等药物，以防止对呼吸中枢的抑制作用。有抽搐发作者，应给予抗癫痫药物治疗。烦躁病人给予镇静剂。

2. 手术治疗 颅内占位性病变，首先考虑做病变切除术；有脑积水者，可行脑脊液分流术，将脑脊液通过特殊导管引入蛛网膜下腔、腹腔或心房；若难以确诊或虽确诊但仍无法切除者，可行脑室体外引流术、病变侧颞肌下减压术等来降低颅内压。

【护理评估】

（一）术前评估

1. 健康史 ①评估病人年龄对颅内压增高的影响；②评估有无脑外伤、颅内炎症、脑肿瘤及高血压、脑动脉硬化病史，初步判断颅内压增高的原因；③评估有无合并其他系统疾病，如尿毒症、肝性脑病、毒血症、酸碱平衡失调等加重颅内压增高的因素；④评估有无呼吸道梗阻、便秘、剧烈咳嗽、癫痫等导致颅内压急骤升高的因素。

2. 身体状况

（1）症状：了解病人头痛的部位、性质、程度、持续时间及变化，有无诱因及加重因素，头痛是否对病人的休息和睡眠造成影响；是否因呕吐影响进食；病人有无因肢体功能障碍而影响自理能力。

（2）体征：了解病人是否有血压升高等生命体征变化，评估婴幼儿病人是否有头皮静脉怒张、头颅增大、囟门隆起、颅缝增宽或分离等体征。

（3）辅助检查：了解病人有无水、电解质及酸碱平衡紊乱；CT 或 MRI 检查是否证实颅内出血或占位性病变。

（二）术后评估

了解手术类型，注意病人生命体征、意识、瞳孔及神经系统症状和体征，判断颅高压变化情况，必要时监测颅内压；观察伤口及引流情况，判断有无并发症发生。

（三）心理 - 社会状况

了解病人及家属有无因头痛、呕吐等不适所致烦躁不安、焦虑、恐惧等心理反应。了解病人及家属对疾病的认知和适应程度。

【主要护理诊断/问题】

1. 有脑组织灌注无效的危险　与颅内压增高、脑疝有关。

2. 疼痛　与颅内压增高有关。

3. 有体液不足的危险　与长期不能进食、剧烈呕吐及应用脱水剂有关。

4. 潜在并发症:脑疝。

【护理目标】

1. 病人脑组织灌注正常,未因颅内压力增高造成脑组织进一步损害。

2. 病人主诉头痛减轻,舒适感增强。

3. 病人的水、电解质维持平衡,生命体征平稳,无脱水症状和体征。

4. 病人未出现脑疝或出现脑疝征象时被及时发现和处理。

【护理措施】

(一)术前准备和非手术病人的护理

1. 一般护理

(1)体位:床头抬高 15°～30°,以利于颅内静脉回流,减轻脑水肿,从而降低颅内压。昏迷病人取侧卧位,以利于呼吸道分泌物排出。

(2)给氧:持续或间断给氧,改善脑缺氧,使脑血管收缩,降低脑血流量。

(3)饮食与补液:不能进食的病人应予补液,补液量应以维持出入量的平衡为度,补液过多可促使颅内压增高恶化。成人每日补液量不能超过 2000ml,其中等渗盐水不超过 500ml。保持每日尿量不少于 600ml。若使用高渗性利尿剂则不可过分限制水分,应以前一天的排出量作为输入量的依据,以免脱水过度。控制输液速度,防止短时间内输入大量液体加重脑水肿。可以进食的病人应减少饮水量。神志清醒者给予普通流食,但需适当限盐。

(4)维持正常体温和防治感染:高热可使机体代谢率增高,加重脑缺氧,故应及时给予有效的降温措施。中枢性高热的病人应以物理降温为主,药物降温为辅,必要时亚低温冬眠治疗。体温 38℃时,可置头部冰枕,超过 38.5℃时,应予全身物理降温。遵医嘱应用抗生素预防和控制感染。

(5)加强生活护理:满足病人日常生活需要,注意保护病人,避免意外损伤。

2. 疼痛的护理　根据病人的具体情况可用止痛剂或脱水剂。但禁止使用吗啡等强止痛剂以免抑制呼吸。

3. 药物治疗的护理

(1)脱水治疗的护理:脱水治疗期间,准确记录 24 小时出入液量。避免使用结晶的甘露醇。为防止颅内压反跳现象,脱水药物应按医嘱定时、反复使用,停药前逐渐减量或延长给药间隔。注意输液的速度,观察脱水治疗的效果,使用高渗性液体后,血容量突然增加,可加重循环系统负担,有导致心力衰竭或肺水肿的危险,尤应注意儿童、老人及心功能不全者,应注意观察脱水治疗的副作用,如水、电解质、酸碱平衡紊乱,血糖升高,急性肾衰竭等。

(2)激素治疗的护理:遵医嘱用药,注意观察有无因应用激素诱发应激性溃疡出血、感染、高血糖等不良反应。

4. 辅助过度换气的护理　过度换气的主要副作用是减少脑血流量、加重脑缺氧,故应监测血气分析,维持病人 PaO_2 于 90～100mmHg(12.00～13.33kPa), $PaCO_2$ 于 25～30mmHg(3.33～4.00kPa)水平为宜。过度换气持续时间不宜超过 24 小时,以免引起脑缺血。

5. 冬眠低温治疗的护理

(1)准备工作:将病人安置于单人房间,专人护理。室内光线宜暗,室温 18～20℃。室内备氧气、吸引器、血压计、听诊器、水温计、冰袋或冰毯、导尿包、集尿袋、吸痰管、冬眠药物、急救药物及护理记录单等。

（2）降温方法：遵医嘱静脉滴注冬眠药物，常用的药物有冬眠Ⅰ号合剂（氯丙嗪、异丙嗪及哌替啶）或冬眠Ⅱ号合剂（哌替啶、异丙嗪、氢化麦角碱），通过调节滴速来控制冬眠深度，待病人自主神经被充分阻滞、御寒反应消失、进入昏睡状态后，方可加用物理降温措施。若患者未进入冬眠状态即开始物理降温，御寒反应使病人出现寒战，可致机体代谢率增高、耗氧量增加，反而增高颅内压。为增加冬眠效果，减轻御寒反应，可酌情使用苯巴比妥钠或水合氯醛。物理降温可采用头部戴冰帽，在颈动脉、腋动脉、肱动脉、股动脉等主干动脉表浅部放置冰袋；还可采用降低室温、减少盖被、体表覆盖冰毯或冰水浴巾等方法。降温速度以每小时下降1℃为宜，体温以降至肛温32～34℃，腋温31～33℃较为理想。体温过低易诱发低血压、心律失常、凝血功能障碍等并发症，且病人反应极为迟钝，影响观察；体温高于35℃则疗效不佳。冬眠药物最好经静脉滴注，便于调节给药速度、药量及控制冬眠深度。降温要平稳，切忌体温大起大落。

（3）严密观察病情：在治疗前应观察并记录生命体征、意识状态、瞳孔和神经系统病征，作为治疗后观察对比的基础。冬眠低温治疗期间，若脉搏超过100次/分；收缩压低于100mmHg，呼吸次数减少或不规则时，应及时告知医生，停止冬眠治疗或更换冬眠药物。

（4）饮食：随着体温的降低机体代谢率也降低，对能量及水分的需求也相应减少。每日液体入量不宜超过1500ml，可根据病人意识状态、胃肠功能确定饮食种类。鼻饲者或肠内营养液温度应与当时体温相同。低温时病人肠蠕动减弱，观察有无胃潴留、腹胀、便秘、消化道出血等，注意防止反流和误吸。

（5）预防并发症：冬眠病人肌肉松弛，易出现舌后坠，吞咽、咳嗽反射减弱，应保持呼吸道通畅，加强肺部护理，以防肺部并发症；冬眠药物使周围血管阻力降低而引起低血压，低温使心排血量减少，在搬动病人或为其翻身时，动作要缓慢、轻柔、稳定，以防发生体位性低血压；加强皮肤护理，防止压疮；冰袋外加用布套并定时更换部位，应注意观察放置冰袋处的皮肤及肢体末端，如手指、脚趾、耳廓等处的血液循环情况，定时局部按摩，以防冻伤。

（6）缓慢复温：冬眠低温治疗时间一般为3～5日，停用冬眠低温治疗时，应先停物理降温，再逐渐减少药物剂量或延长相同剂量药物维持时间直至停用；为病人加盖被毯，让体温自然回升。复温不可过快，以免出现颅内压"反跳"、体温过高或酸中毒等。

理论与实践

复温并发症的预防措施

复温也存在并发症，如：脑水肿加重，颅内压升高，全身炎症反应综合征（SIRS），外周血管扩张导致的低血压，心律失常，肺水肿，弥散性血管内凝血（DIC），反复发生的高钾血症，高镁血症，高磷血症，横纹肌溶解症，急性肾小管酸中毒（ATN）。因此，在终止冷却装置之前，应缓慢复温（每小时0.1～0.25℃）直至37℃，并将患者置于常温环境保持24小时。

6. 预防颅内压骤然升高的护理

（1）卧床休息：保持病室安静，病人卧床休息，清醒病人不可突然坐起或提重物。

（2）稳定病人情绪：告知病人应避免情绪激动，以免引起血压骤升，加重颅内压增高。

（3）保持呼吸道通畅：呼吸道分泌物积聚、呕吐物吸入、痰液黏稠、卧姿不正确以致气管受压或舌根后坠等均可引起呼吸道梗阻，致胸腔内压力增高，由于颅内静脉无静脉瓣，胸腔内压力能直接逆行传导到颅内静脉，造成静脉淤血，加重颅内压增高。同时气道梗阻使$PaCO_2$增高致脑血管扩张、脑血流量增多，也使颅内压增高。护理时要及时清除呼吸道分泌物，预防呕吐物吸入气道；防止颈部过屈、过伸、扭曲或胸部受压；舌根后坠者可托起下颌或放置口咽通气道；意识不清或咳痰困难者，应及早行气管切开术；重视基础护理,按时翻身叩背,以防肺部并发症发生。

（4）避免剧烈咳嗽和预防便秘：剧烈咳嗽和用力排便均可使胸、腹腔内压力骤然升高易诱发脑疝,所以应预防和及时治疗感冒,避免剧烈咳嗽。颅内压增高病人因限制水分摄入及脱水治疗,常出现便秘,应鼓励病人进食富含膳食纤维的食物,促进肠道蠕动。2天以上未排便者及时给予缓泻剂以防止便秘。对已有便秘者,给予开塞露、缓泻剂或低压小剂量灌肠通便,禁忌高压灌肠,必要时需戴手套掏出粪块。

（5）躁动的预防和护理：引起病人躁动的原因有颅内压增高、呼吸道不通畅、尿潴留导致膀胱过度充盈、大便干硬导致排便反射、体位不适、注射部位疼痛以及冷、热、饥饿等刺激。对于躁动病人应积极寻找并解除引起躁动的原因,适当加以保护以防外伤及意外,不能盲目使用镇静剂。避免强制性约束,以免病人因挣扎而使颅内压进一步增高。若躁动病人变安静或由原来安静变躁动,常提示病情发生变化。

（6）预防和控制癫痫发作：癫痫发作可加重脑缺氧及脑水肿,抗癫痫药物应遵医嘱定时定量应用,不可随意停用或减量,并注意观察有无癫痫症状的出现。

7. 密切观察病情变化　凡有颅内压增高的病人,应留院观察。密切观察病人的意识状态、生命体征及瞳孔变化,警惕脑疝发生。有条件时可作颅内压监测。

（1）意识状态：意识反映大脑皮质及脑干的功能状态,评估意识障碍的程度、持续时间和演变过程,是分析病情进展的重要指标。目前临床对意识状态的分级方法不一。传统方法分为清醒、模糊、浅昏迷、昏迷和深昏迷五级（表14-1）。目前通用格拉斯哥昏迷评分法（Glasgow coma scale, GCS）：评定睁眼、言语、运动三方面反应进行评分,三者得分相加,用量化方法来表示意识障碍程度,最高15分,8分以下为昏迷,最低3分,分数越低表明意识障碍越严重（表14-2）。

表14-1　意识状态的分级

意识状态	言语刺激反应	痛刺激反应	生理反应	大小便能否自理	配合检查
清醒	灵敏	灵敏	正常	能	能
模糊	迟钝	不灵敏	正常	有时不能	尚能
浅昏迷	无	迟钝	正常	不能	不能
昏迷	无	无防御	减弱	不能	不能
深昏迷	无	无	无	不能	不能

表14-2　Glasgow 昏迷评分法

睁眼反应	言语反应	运动反应
自动睁眼4	回答正确5	按吩咐动作6
呼唤睁眼3	回答错误4	*刺痛能定位5
痛时睁眼2	吐词不清3	*刺痛时回缩4
不能睁眼1	有音无语2	*刺痛时屈曲3
	不能发音1	*刺痛时过伸2
		*无动作1

注：*痛刺激时肢体运动反应

（2）生命体征：在严重颅内压增高出现急性脑受压时,早期表现为脉搏缓慢而洪大,每分钟少于60次,呼吸深慢,血压升高,应予警惕。为避免病人躁动影响准确性,应先测呼吸,再测脉搏,最后测血压。

（3）瞳孔变化：瞳孔的观察对判断病变的部位具有重要的意义,要注意双侧瞳孔的直径,是否等大、等圆及对光反射灵敏度的变化。正常瞳孔等大、等圆,在自然光线下直径3~4mm,直接、间接对光反射灵敏。瞳孔变化可因动眼神经、视神经以及脑干部位的损伤引起。观察瞳孔变化要结合病人意识状态、生命体征和神经系统体征改变,避免造成误诊。严重颅内压增高继发脑疝时可出现异常变化。小脑幕切迹疝时瞳孔进行性散大,对光反射消失,是最应引起关注的。双侧瞳孔散大,对光反射消失是脑疝晚期或脑干缺血、缺氧的表现,病情十分危急。但应注意使用某些药物会影响瞳孔的观察,如使用阿托品、麻黄素使瞳孔散大,吗啡、氯丙嗪使瞳孔缩小,应加以鉴别。

（4）颅内压监测:有条件者可作颅内压监测,可较早发现颅内压增高,及时采取措施将颅内压控制在一定程度以内。将导管或微型压力传感器探头置于颅内,导管或传感器另一端与颅内压监护仪连接,将颅内压转变为电信号,显示于示波屏或数字仪上,并用记录器连续描记压力曲线,动态反映颅内压变化。病人平卧或头抬高 15°～30°,保持呼吸道通畅,躁动病人适当使用镇静药,避免外来因素干扰监护。防止管道阻塞、扭曲、打折及传感器脱出。监护过程严格无菌操作,预防感染,监护时间不宜超过 1 周。若发现颅内压呈进行性升高表现,应及时报告医生。

（二）术后护理

1. 严密观察生命体征　密切观察术后病人的意识、瞳孔和肢体活动变化,警惕脑疝的发生;及时发现和预防并发症。

2. 脑室引流的护理　脑室引流主要用于脑室出血、颅内压增高、急性脑积水的急救,暂时缓解颅内压增高;还可以通过该装置监测颅内压变化、取脑脊液标本进行实验室检查,必要时向脑室内注药治疗。其护理要点是:

（1）引流管的固定:引流管开口需高出侧脑室平面 10～15cm,以维持正常的颅内压。需要搬动病人时,应将引流管暂时夹闭,以免脑脊液逆流入颅内引起感染。

（2）控制引流速度和量:术后早期引流不能过多、过快,因脑压骤减可使脑室塌陷,以致硬脑膜与脑或颅骨内板之间出现负压吸附力,进而形成硬膜下或硬膜外血肿;对脑室系统肿瘤病人,一侧脑室的突然减压,引起脑室系统的压力不平衡,可使肿瘤内出血;对于颅后窝占位性病变,幕下压力偏高,幕上压力骤降,小脑中央叶可向上疝入小脑幕裂孔,故早期应适当抬高引流管位置。引流量不能过多,<500ml/d,如合并颅内感染,因脑脊液分泌增多,可相应增加引流量,但应注意水、电解质平衡,及时补充。

（3）保持引流通畅:妥善固定引流管,防止引流管受压、扭曲、成角、折叠。避免病人头部活动及翻身时牵拉引流管。注意观察引流管是否通畅:若引流管内不断有脑脊液流出、管内的液面随病人呼吸、脉搏等上下波动表明引流管通畅;若引流管无脑脊液流出,应查明原因。可能的原因有:①颅内压低于 120～150mmH$_2$O(1.18～1.47kPa)证实的方法是将引流瓶(袋)降低高度后有脑脊液流出;②引流管在脑室内盘曲成角,可请医师对照 X 线片,确认后将过长的引流管缓慢向外拔出至有脑脊液流出,并协助医师重新固定;③管口吸附于脑室壁,可轻轻旋转引流管,使管口离开脑室壁;④引流管被挫碎的脑组织或小凝血块阻塞,应在严格消毒管口后,用无菌注射器向外轻轻抽吸,避免注入生理盐水冲洗,以免管内阻塞物被冲至脑室系统,引起脑脊液循环受阻。若经上述处理后脑脊液流出仍不畅,必要时更换引流管。

（4）观察并记录脑脊液的量、颜色及性状:正常脑脊液无色透明,无沉淀。术后 1～2 日脑脊液可略呈血性,以后转为橙黄色。如发现脑脊液中有大量鲜血,且颜色逐渐加深,常提示脑室内出血,需急行手术止血。若脑脊液量多且混浊呈毛玻璃状或有絮状物,提示有颅内感染。

（5）严格无菌操作:更换引流瓶(袋)1 次/日,更换时应先夹闭引流管以避免管内脑脊液逆流入脑室。注意保持整个装置无菌,必要时作脑脊液常规检查或细菌培养。

（6）拔管:开颅术后脑室引流一般为 3～4 日,此时脑水肿已消退,颅内压逐渐降低。脑室引流放置时间不宜超过 5～7 日,以免时间过长发生颅内感染。拔管前行头颅 CT 检查,并试行抬高引流瓶(袋)或夹闭引流管 24 小时,以了解脑脊液循环是否通畅。如病人出现颅高压症状,应开放引流管重新引流,并通知医师。拔管后,如切口有脑脊液漏,应通知医生处理,以免引起颅内感染。

3. 并发症的预防及护理

（1）气道护理:由于病人处于昏迷状态且因药物作用,肌肉松弛,病人易出现舌后坠,吞咽、咳嗽反射均较正常减弱,故应加强气道护理,定时为病人翻身、叩背、雾化吸入,保持呼吸道通畅,以防肺部并发症。

(2)基础护理:加强病人的生活护理、皮肤护理、口腔护理和导尿管护理等基础护理,防止压疮、全身各系统感染、肢体萎缩等并发症。

（三）健康教育

1. 及时就医 如果病人经常性头痛,并进行性加重,伴有呕吐症状,经一般治疗无效,应及时到医院检查,以排除颅内压增高。

2. 避免危险因素 颅内压增高病人应避免情绪激动、剧烈咳嗽,预防便秘,勿提重物,防止颅内压骤然升高而诱发脑疝。在日常生活中要定时监测血压,防止血压异常升高。有癫痫发作的病人应按时服药,不可随意停药或更改剂量。发作时注意病人安全,保持呼吸道通畅。

3. 心理护理及康复锻炼 对有神经系统后遗症的病人,要调动他们的心理和躯体的潜在代偿能力,增加其对生活的信心,鼓励其积极参与功能锻炼。

【护理评价】

通过治疗与护理,病人是否:①颅内压增高症状得到缓解;意识状态得到改善;②头痛减轻;③生命体征平稳,无脱水症状和体征;④脑疝得到有效预防,或出现脑疝征象能及时发现和处理。

第三节　脑疝病人的护理

问题与思考

脑疝是颅脑外伤与颅内疾病引起颅内压增高以及颅内压增高加剧的必然结果,是危及病人生命的一种紧急状态。随着工业、交通发展,我国脑外伤发生率逐年增加,如何降低死亡率和伤残率仍是神经外科的重要课题,而脑外伤并发脑疝至今死亡率仍高达85%以上,重残和植物生存者亦占相当比例。

思考:脑疝可引起严重后果或死亡,如何发现脑疝存在及配合抢救?

脑疝(brain herniation)是由于颅内压增高超过脑部的自身代偿能力,部分脑组织从压力高处经过颅内间隙向压力低处推移,压迫脑干、血管和神经,出现一系列临床表现。脑疝是颅脑疾患发展过程的最严重情况,因可直接压迫脑的重要结构或生命中枢,如发现或救治不及时,可引起严重后果或死亡。因此,临床上一旦发现有脑疝体征的病人,应急诊处理。

【病因与分类】

颅内任何部位占位性病变发展到严重程度均可导致颅内各分腔压力不均而引起脑疝。常见病因有:①外伤所致颅内血肿,如硬脑膜下血肿、硬脑膜外血肿及脑内血肿;②大面积脑梗死、各类型脑出血;③颅内肿瘤尤其是中线部位、颅后窝及大脑半球的肿瘤;④颅内寄生虫病、颅内脓肿及各种肉芽肿性病变;⑤医源性因素:对于颅内压增高病人,进行不适当的操作如腰椎穿刺,或脑室外引流时放出脑脊液过多过快,造成各分腔间的压力差增大,则可诱发脑疝形成。

根据移位的脑组织及其通过的间隙和孔道不同,可分为以下三类(图14-3):①小脑幕切迹疝:是因一侧幕上压力增高,使位于小脑幕切迹边缘的颞叶海马回、钩回通过小脑幕

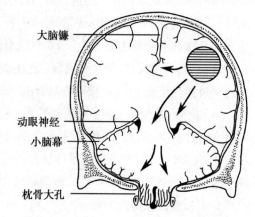

图14-3　小脑幕切迹疝和枕骨大孔疝示意图

大脑镰
动眼神经
小脑幕
枕骨大孔

切迹被推移至幕下,故又称颞叶沟回疝;②枕骨大孔疝:是小脑扁桃体及延髓经枕骨大孔被推挤至椎管内,故又称小脑扁桃体疝;③大脑镰下疝:由于一侧大脑半球的扣带回经镰下孔被挤入对侧分腔,故又称扣带回疝。

【临床表现】

不同类型的脑疝,临床表现各有不同,本节介绍最常见的小脑幕切迹疝和枕骨大孔疝。

（一）小脑幕切迹疝

1. 颅内压增高症状 剧烈头痛,进行性加重,伴有躁动不安;与进食无关的频繁的喷射性呕吐,急性脑疝病人视乳头水肿可有可无。

2. 进行性意识障碍 由于阻断了脑干内网状上行激动系统的通路,随脑疝的进展,病人出现嗜睡、浅昏迷、深昏迷。

3. 瞳孔改变 脑疝初期,由于患侧动眼神经受刺激导致患侧瞳孔先缩小,对光反射迟钝;随病情进展,患侧动眼神经麻痹,患侧瞳孔逐渐散大,直接和间接对光反射消失,并伴上睑下垂及眼球斜向外下的症状。若脑疝进一步恶化,对侧动眼神经因脑干移位也受到推挤,或因脑干缺血致动眼神经核功能丧失时,则相继出现双侧瞳孔散大固定,对光反射消失症状(图14-4)。此时病人多已处于濒死状态。

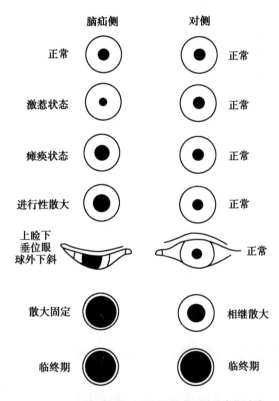

图14-4　一侧颞叶钩回疝能引起的典型瞳孔变化过程

4. 运动障碍 病变对侧肢体的肌力减弱或麻痹,病理征阳性。脑疝进展时可致双侧肢体自主活动消失,甚至可出现去脑强直发作,表明脑干受损严重。

5. 生命体征紊乱 由于脑干受压致使脑干内生命中枢功能紊乱或衰竭,出现生命体征异常。表现为心率减慢或不规则,血压波动大,呼吸不规则、大汗淋漓或汗闭,面色潮红或苍白。体温不升或可高达41℃以上。最终生命体征严重紊乱,导致呼吸、心跳相继停止。

（二）枕骨大孔疝

因颅后窝容积较小,对颅内高压的代偿能力非常有限,又因脑脊液循环通路被堵,病情变化更为迅速。病人常有进行性颅内压增高的临床表现:剧烈头痛、频繁呕吐、颈项强直或强迫头位。生命体征紊乱出现较早,意识障碍出现较晚。因脑干缺氧,瞳孔可忽大忽小。由于位于延髓的呼吸中枢受压,病人早期即可突发呼吸骤停而死亡。

【治疗原则】

1. 降颅压　脑疝是由于急剧的颅内压增高造成的,在作出脑疝诊断的同时应按颅内压增高的处理原则,快速静脉输注高渗药物,以降低颅内压缓解病情。

2. 手术　去除病因确诊后,根据病情迅速完成开颅术前准备,尽快手术去除病因。若难以确诊或虽确诊但病变无法去除者,可选用姑息性手术,如脑脊液分流术、侧脑室外引流术或病变侧颞肌下、枕肌下减压术等,以降低颅内高压和抢救脑疝。

【主要护理诊断/问题】

1. 有脑组织灌注无效的危险　与颅内压增高、脑疝有关。

2. 潜在并发症:呼吸、心搏骤停。

【护理措施】

脑疝的急救护理与抢救配合要求做到及时发现,争分夺秒,有效抢救。

1. 脱水治疗　快速静脉输入20%甘露醇、甘油果糖等强力脱水剂并观察脱水效果。

2. 保持气道通畅　对呼吸功能障碍者,要及时作好人工气道,必要时机械通气。

3. 严密观察　应密切观察病人意识、瞳孔、生命体征等情况。对于枕骨大孔疝病人,应迅速备好穿刺用物及器械,配合医生行脑室穿刺引流术。

4. 术前准备　根据病人病情变化,需要手术的病人遵医嘱及时做好术区皮肤准备、备血,进行药物过敏试验并记录。

其他护理措施参见本章第二节"颅内压增高病人的护理"。

(张海燕)

学习小结

颅内压增高是很多神经外科疾病都可以出现的综合征,如不采取有效措施,可引起脑疝而危及病人生命。在护理过程中要密切观察病人的病情,掌握意识的分级及判断、瞳孔的观察,做好脑室引流的护理、冬眠低温治疗的护理以及脑疝的观察和急救等。本章重点掌握颅内压增高和脑疝的概念、临床表现、治疗原则和手术前后护理措施;熟悉颅内压增高和脑疝病人的病因、术前术后评估、护理目标、主要护理问题、健康指导和护理评价;了解颅脑的解剖特点,颅内压的产生和调节机制。

复习参考题

1. 脑室引流的护理措施包括哪些?

2. 冬眠低温治疗的护理措施包括哪些?

3. 脑疝的临床表现和急救措施包括哪些?

第十五章 颅脑损伤病人的护理

15

颅脑损伤（craniocerebral trauma，head injury）是机械运动的动能作用于头部，导致头皮、颅骨、脑血管、脑神经及脑组织发生变形、破裂形成损伤，约占全身损伤的15%～20%，仅次于四肢损伤，常与身体的其他部位损伤复合存在。多见于交通事故、工伤、自然灾害、爆炸、火器伤、坠落、跌倒、各种钝器、锐器对头部的伤害等。颅脑损伤可分为头皮损伤、颅骨损伤和脑损伤，三者可单独或合并出现。

第一节　解剖概述

1. **头皮**　头皮共分为5层（图15-1）。

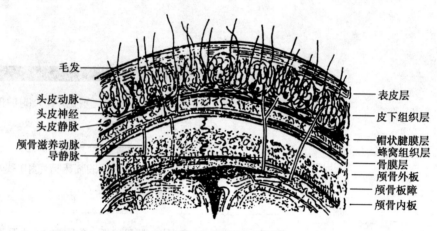

图15-1　头皮分层

（1）皮肤：厚而致密，内含大量的汗腺、皮脂腺和毛囊，血管丰富，外伤时易致出血。

（2）皮下组织：由致密的结缔组织和脂肪组织构成，前者交织成网状，内有血管和神经穿行。

（3）帽状腱膜：前连额肌，后连枕肌，两侧与颞浅筋膜融合，坚韧且富有张力，此层与皮肤连接紧密，与骨膜连接疏松。

（4）帽状腱膜下层：是位于帽状腱膜与骨膜之间的疏松结缔组织，前至眶上缘，后至上项线，由于其间有许多导血管与颅内静脉窦相通，因此该部位是颅内感染和静脉窦栓塞的途径之一。

（5）骨膜：由致密结缔组织组成，骨膜在颅缝处贴附紧密，其余部分则贴附疏松，故骨膜下血肿易被局限。头皮血供丰富，动、静脉伴行，由颈内、外动脉的分支供血，左右各5支在颅顶汇集，各分支间广泛吻合，故头皮抗感染及愈合能力较强。

2. **颅骨**　颅骨分为颅盖和颅底两部分，均有左右对称的骨质增厚部分，形成颅腔的坚强支架。

（1）颅盖：骨质坚实，由内、外骨板和板障构成；外板厚而内板较薄，内、外骨板表面均有骨膜覆盖，内骨膜也是硬脑膜外层；在颅骨的穹窿部，内骨膜与颅骨板结合不紧密，故颅顶部骨折时易导致硬脑膜外血肿。

（2）颅底：骨面凹凸不平，厚薄不一，两侧有对称、大小不等的骨孔和裂缝，血管和脑神经由此出入颅腔。颅底被蝶骨嵴和岩骨嵴分为颅前窝、颅中窝和颅后窝。颅骨的气窦，如额窦、蝶窦、筛窦及乳突气房等均贴近颅底，气窦内壁与硬脑膜紧贴，颅底骨折越过气窦时，相邻硬脑膜常被撕裂，从而形成脑脊液漏，可由此导致颅内感染。

第二节 头皮损伤

周某,女,42岁,工人,于入院前35分钟,长发散落,卷入机器中致头皮撕脱,并伴有头顶残留皮肤活动性出血。同事发现后立即用干净的毛巾裹住病人头部,将撕脱头皮用毛巾包好,将其送至附近医院。途中病人意识模糊,无其他症状。入院后行急诊头部CT检查,未见颅内血肿及颅脑损伤。医生诊断为头皮撕脱伤,拟行清创缝合术。

思考:

1. 你认为病人同事的处置方法得当吗?为什么?

2. 如果你是责任护士,你应为病人采取哪些护理措施?

头皮损伤是颅脑损伤中较为常见的一种。常见的头皮损伤有头皮血肿、头皮裂伤及头皮撕脱伤。

一、头皮血肿

【病因与分类】

头皮血肿多为钝力直接损伤所致。按血肿出现于头皮的层次分为皮下血肿、帽状腱膜下血肿和骨膜下血肿。皮下血肿多见于撞击伤和产伤,帽状腱膜下血肿是由于头部受到斜向暴力使头皮发生严重滑动,该层间的血管被撕裂所致;骨膜下血肿多见于颅骨骨折和产伤。

【临床表现】

1. **皮下血肿** 血肿体积小、张力高、压痛明显,周围组织肿胀隆起,中央反而凹陷,易误认为颅骨凹陷性骨折。

2. **帽状腱膜下血肿** 出血发生在帽状腱膜下的蜂窝组织内,该处组织疏松,出血较易扩散,严重者血肿可蔓延至全头部,有明显波动。小儿及体弱者,可致贫血甚至休克。

3. **骨膜下血肿** 以骨缝为界,血肿多局限于某一颅骨范围内,张力较高,可有波动。

【辅助检查】

头皮血肿、严重的头皮开放性损伤应注意检查有无合并颅骨骨折,首选头颅X线摄片,必要时可行头颅CT扫描检查。

【治疗原则】

较小的头皮血肿无需特殊处理,一般在1~2周内可自行吸收。若血肿较大,则应在严格无菌条件下,分次穿刺抽吸后加压包扎。已有感染的血肿,应切开引流。

【主要护理诊断/问题】

1. 急性疼痛 与头皮血肿有关。

2. 潜在并发症:感染、出血性休克。

【护理措施】

1. **减轻疼痛** 早期应用冷敷以减少出血和疼痛,24~48小时后改用热敷以促进血肿吸收。

2. **预防并发症** 血肿加压包扎,嘱病人勿用力揉搓,以免增加出血。注意观察病人的意识状态、生命体征和瞳孔等有无变化,警惕是否合并颅骨骨折及脑损伤。

3. **健康教育** 注意休息,避免过度劳累。合理饮食,避免进食辛辣刺激性食物,戒烟限酒。遵医嘱服用药物。若原有症状加剧,或出现头痛、呕吐等症状应及时就诊。

二、头皮裂伤

头皮裂伤是常见的开放性损伤，多为锐器或钝器所致。由于头皮处血供丰富，即使是小伤口，也可引起失血性休克。现场应急处置可采取局部加压包扎，压迫止血，争取24小时清创缝合。常规应用抗生素和破伤风抗毒素，并注意观察有无合并颅骨骨折及脑损伤。

三、头皮撕脱伤

头皮撕脱伤是最严重的头皮损伤，多因发辫被卷入转动的机械，致使头皮自帽状腱膜下或连同骨膜一并撕脱。由于剧烈疼痛和大量出血，可导致病人休克，较少合并颅骨骨折和脑损伤。

急救包括加压包扎止血、预防休克，特别注意保护撕脱的头皮，避免污染，应用无菌敷料包裹、隔水置于有冰块的容器内，随病人一同送至医院，争取清创后进行再植。手术争取在6~8小时内进行，清创植皮后要注意保护局部不受压、不滑动。

第三节　颅骨骨折

案例 15-2

> 李某，48岁，男性，工人，工作时由高处坠落，伤后头部疼痛不能耐受，左侧外耳道流血3小时，自己用棉球将其堵塞，随即就诊，急诊行头部CT检查。查体：体温36.4℃，呼吸18次/分钟，脉搏90次/分钟，血压132/70mmHg。临床初步诊断为颅底骨折，建议住院治疗。
>
> **思考：**
> 1. 你认为李某的处置方法正确吗？为什么？
> 2. 如果你是责任护士，你应为病人采取哪些护理措施？

颅骨骨折（skull fracture）是指颅骨因受暴力作用而致颅骨结构改变。其严重性通常不在于骨折本身，而在于骨折所引起的脑膜、脑组织、血管和神经损伤，及可能合并脑脊液漏、颅内血肿及颅内感染等。

【分类】

颅骨骨折按骨折部位分为颅盖骨折和颅底骨折；按骨折形态分为线性骨折和凹陷性骨折；按骨折是否与外界相通分为开放性骨折和闭合性骨折。

【临床表现】

1. **颅盖骨折**　线性骨折发生率最高，局部压痛、肿胀，病人常伴有局部骨膜下血肿。凹陷性骨折好发于额、顶部，多为全层凹陷，部分病人可局部仅有内板凹陷。若凹陷位于脑重要功能区浅面，则可出现偏瘫、失语、癫痫等神经系统定位体征。

2. **颅底骨折**　通常为线性骨折，大多为颅盖骨折延伸至颅底，或因颅底受到强烈的间接暴力作用所致。颅底部的硬脑膜与颅骨贴附紧密，故颅底骨折易造成硬脑膜撕裂而产生脑脊液外漏，而成为开放性骨折。按照骨折发生的部位不同可分为颅前窝、颅中窝和颅后窝骨折，临床表现各异（表15-1）。

【辅助检查】

1. **X线检查**　颅盖骨折可依靠头颅X线摄片确诊。凹陷性骨折X线摄片可见骨折片陷入颅内的深度。

2. **CT检查**　有助于了解骨折情况及有无合并脑损伤。

表 15-1　颅底骨折的临床表现

骨折部位	脑脊液漏	淤斑部位	可能累及的脑神经
颅前窝	鼻漏	眶周、球结膜下（熊猫眼征）	嗅神经、视神经
颅中窝	鼻漏和耳漏	乳突区（Battle 征）	面神经、听神经
颅后窝	无	乳突部、咽后壁	少见

【治疗原则】

1. **颅盖骨折**　单纯线性骨折本身无需特殊处理，合并脑损伤或大面积骨折片陷入颅腔内导致颅内出血，骨折凹陷面积大于 5cm，下陷深度超过 1cm 时，则需手术整复或摘除碎骨片。

2. **颅底骨折**　一般不需要进行特殊处理，主要针对由骨折引起的并发症和后遗症进行治疗。出现脑脊液漏时即属开放性损伤，应使用 TAT 及抗生素预防感染，大部分脑脊液漏在伤后 1～2 周自愈。4 周以上仍未停止者，可行手术修补硬脑膜。若骨折片压迫视神经，应尽早手术减压。

【主要护理诊断／问题】

1. 有感染的危险　与脑脊液外漏有关。

2. 潜在并发症：颅内出血、颅内压增高、颅内低压综合征。

【护理措施】

1. **预防颅内感染，促进漏口早日闭合**

（1）体位：病人应采取半坐卧位，头偏向患侧，借重力作用使脑组织移至颅底，促使局部脑膜粘连而封闭漏口。待停止漏液后 3～5 天可改为平卧位。若脑脊液外露量多，应采取平卧位，且头部稍抬高，以防颅内压过低。

（2）保持局部清洁：每日清洁 2 次，消毒外耳道、鼻腔或口腔，消毒棉球不可过湿，以免液体逆流入颅。嘱病人不可挖鼻、抠耳。

（3）避免颅内压骤升：嘱病人不可用力屏气排便、咳嗽、擤鼻涕或打喷嚏等，以免颅内压骤然升降导致气颅或脑脊液逆流。

（4）预防颅内逆行感染：对于脑脊液鼻漏者，不可经鼻腔进行护理操作，严禁从鼻腔吸痰或放置鼻胃管，禁止耳、鼻滴药、冲洗和堵塞，禁忌作腰穿。并密切观察有无颅内感染迹象，如头痛、发热等。遵医嘱应用抗生素及破伤风抗毒素。

2. **病情观察**　及时发现和处理并发症。

（1）血性脑脊液的鉴别：病人耳道、鼻腔有血性液体流出，需进行鉴别，可将血性液滴于白色滤纸上，若血迹外周有月晕样淡红色浸渍圈，则为脑脊液漏；或行红细胞计数并与周围血的红细胞比较，以明确诊断；另可根据脑脊液中含糖而鼻腔分泌物中不含糖的原理，用尿糖试纸测定或葡萄糖定量检测以鉴别是否存在脑脊液漏。有时颅底骨折虽伤及颞骨岩部，且骨膜及脑膜均已破裂，但鼓膜尚完整时，脑脊液可经咽鼓管流至咽部进而被病人咽下，故应观察并询问病人是否经常有腥味液体流至咽部。

（2）准确估计脑脊液外漏量：在鼻前庭或外耳道口放置干棉球，随湿随换，记录 24 小时浸湿棉球数，以估计脑脊液外漏量。

（3）颅内继发性损伤：颅骨骨折病人可合并脑挫伤和颅内血肿，可导致癫痫、继发性脑水肿、颅内压增高等。脑脊液外漏可推迟颅内压增高症状的出现，但一旦出现颅内压增高的症状，救治则更为艰难。因此，应严密观察病人的意识、瞳孔、生命体征及肢体活动等情况，以便及时发现颅内压增高及脑疝的早期迹象。

（4）颅内低压综合征：脑脊液外漏多可致颅内压过低而使颅内血管扩张，随之出现剧烈头痛、呕吐、眩晕、厌食、反应迟钝、脉搏细弱、血压偏低等症状。立位可加重头痛，卧位时缓解。若病人颅内压过低可遵医嘱补充大量水分以缓解症状。

3. 健康教育　颅骨缺损病人应保护好头部,注意安全,避免局部碰撞,以免损伤脑组织,告知病人伤后6个月可行颅骨成形术。

第四节　脑损伤

案例 15-3

　　张某,40岁,男性,企业职员,入院前8小时被车辆撞伤头部,无原发意识障碍,伤后头痛加剧,呕吐,呕吐物为胃内容物。5小时前病人意识出现嗜睡状态,到医院就诊,急诊行头部CT检查。查体:体温36.5℃,呼吸19次/分钟,脉搏88次/分钟,血压150/94mmHg。临床初步诊断为头部外伤、右颞枕头皮挫伤、右颞脑挫裂伤、外伤性蛛网膜下腔出血。

　　思考:

　　1. 病人存在哪些危险?

　　2. 病人入院后应为其进行哪些应急护理处置?

　　3. 应对该病人进行哪些方面的观察?

　　脑损伤是指脑膜、脑组织、脑血管及脑神经在受到外力作用后发生的损伤。

【病因与分类】

　　1. 根据脑损伤病理改变时间的先后分原发性和继发性脑损伤。前者是指暴力作用于头部后立即发生的脑损伤,主要有脑震荡、脑挫裂伤等。后者指头部受伤一段时间后出现的脑受损病变,主要有脑水肿和颅内血肿等。

　　2. 根据受伤后脑组织是否与外界相通分开放性和闭合性脑损伤。有硬脑膜破裂、脑组织与外界相通者为开放性颅脑损伤,多由锐器或火器直接造成,常伴有头皮裂伤、颅骨骨折和脑脊液漏。硬脑膜完整的脑损伤为闭合性脑损伤,为头部接触钝性物体或间接暴力所致,无脑脊液漏。

【临床表现】

　　1. **脑震荡**　是指头部受到撞击后,立即发生一过性脑功能障碍,无肉眼可见的神经病理改变。病人在伤后立即出现短暂的意识障碍,持续数秒钟或数分钟,一般不超过30分钟。同时还可出现皮肤苍白、出汗、血压下降、心动徐缓、呼吸微弱,肌张力减低、各生理反射迟钝或消失的表现。清醒后大多不能回忆受伤前及当时的情况,称为逆行性遗忘。常有头痛、头昏、恶心、呕吐等症状。神经系统检查无阳性体征。脑脊液中无红细胞,一般于数日或数周后完全恢复。

　　2. **脑挫裂伤**　是常见的原发性脑损伤,既可发生于着力部位,也可发生在对冲部位。包括脑挫伤及脑裂伤,前者指脑组织遭受破坏较轻,软脑膜完整;后者指软脑膜、血管和脑组织同时有破裂,伴有外伤性蛛网膜下隙出血。由于两者常同时存在,合称为脑挫裂伤。

　　(1)意识障碍:是脑挫裂伤最突出的症状之一。一般伤后立即出现昏迷,其程度和持续时间与损伤程度和范围直接相关。多数意识障碍时间超过半个小时,持续数小时、数日不等,严重者长期持续昏迷。

　　(2)局灶症状和体征:根据损伤的部位和程度而不同,若伤及脑皮质功能区,可在受伤当时立即出现与伤灶区功能相应的神经功能障碍或体征,如语言中枢损伤则出现失语,运动区损伤则出现锥体束征、肢体抽搐、偏瘫等。若仅伤及额、颞叶前端等"哑区",也可无神经系统缺损的表现。

　　(3)头痛、呕吐:与颅内压增高、自主神经功能紊乱或外伤性蛛网膜下腔出血有关。外伤性蛛网膜下腔出血还可出现脑膜刺激征,脑脊液检查有红细胞。

（4）颅内压增高和脑疝：因继发颅内出血或脑水肿所致。可使早期的意识障碍或偏瘫程度加重，或意识障碍好转后再次加重。

脑干损伤是脑挫裂伤中最为严重的特殊类型，常与弥散性脑损伤同时存在。其表现为受伤时立即昏迷，昏迷程度深，持续时间长。伤后早期通常有严重的生命体征紊乱，包括呼吸节律紊乱，心率及血压波动明显；双侧瞳孔时大时小，眼球位置不正或同向凝视；还可出现四肢肌张力增高，呈去皮质强直发作，伴单侧或双侧锥体束征等；若累及延髓，则可出现严重的呼吸循环功能紊乱。

3. 颅内血肿　颅脑损伤中最多见、最危险，却又可逆的继发性病变，须积极处理。根据血肿引起颅内压增高及早期脑疝的症状所需时间分为：急性型（3天内出现症状）、亚急性型（3天～3周出现症状）、慢性型（3周以上出现症状）；根据血肿的来源和部位分为硬膜外、硬膜下及脑内血肿。

（1）硬膜外血肿：症状取决于血肿的部位及扩展的速度。典型的意识障碍出现在原发性意识障碍之后，经过中间清醒期，再度出现意识障碍，并逐渐加重。少数病人可无原发性昏迷，而在血肿形成后出现昏迷。一般成人幕上血肿大于20ml，幕下血肿大于10ml，即可引起颅内压增高症状。幕上血肿者大多先经历小脑幕切迹疝，然后合并枕骨大孔疝，故病人发生意识障碍和瞳孔改变之后出现严重的呼吸循环衰竭。幕下血肿者可直接发生枕骨大孔疝，则较早发生呼吸骤停。

（2）硬膜下血肿：急性硬膜下血肿局灶症状类似硬膜外血肿，脑实质损伤较重，原发性昏迷时间长，中间清醒期不明显。慢性硬脑膜下血肿好发于老年人，常有头部轻微外伤史，由于致伤外力小，出血缓慢，病人有慢性颅内压增高表现，如头痛、恶心、呕吐和视神经盘水肿等，并有间歇性神经定位体征，有时可有智力下降、记忆力减退和精神失常等症状。

（3）脑内血肿：以进行性加重的意识障碍为主，若血肿累及重要脑功能区，则可出现偏瘫、失语、癫痫等症状。由于颅内压进一步增高导致脑疝发生，病人可出现意识丧失、瞳孔不等大，对光反射消失等症状。

【辅助检查】

1. 脑震荡病人CT检查无异常，脑脊液中无红细胞。

2. CT检查可显示脑损伤的部位、范围及周围脑水肿的程度，有无脑室受压和脑组织中线移位等。MRI检查有助于明确诊断。

【治疗原则】

1. 脑震荡通常无需特殊处理　一般卧床1～2周，可完全恢复。适当给予镇静、镇痛对症处理，但禁用吗啡和哌替啶。少数症状迁延者，应加强心理护理，并进一步检查以排除其他继发性损伤的可能。

2. 脑挫裂伤以非手术治疗为主　减轻脑损伤后的病理生理反应，维持机体生理平衡，防止颅内血肿和并发症的发生。治疗脑挫裂伤的关键是脱水、激素及过度换气等方法。可适当应用止血和抗生素，使用神经生长因子可促进神经纤维的修复。重度脑挫裂伤者可出现颅内压增高明显，甚至出现脑疝，应行脑减压术或局部病灶清除术。

相关链接

你知道吗？

Glasgow 预后评分表（Glasgow outcome scale，GOS）

评分	含义
5	恢复良好，能正常生活，有轻度神经障碍
4	中度病残，但生活能自理
3	重度病残，意识清楚，生活不能自理
2	植物生存
1	死亡

注: **本表常用于脑外伤预后评估（伤后6个月以上）**

【护理评估】

（一）术前评估

1. **健康史** 详细了解病人受伤的过程，如暴力大小、方向、性质，病人当时有无意识障碍，其程度及持续时间，病人有无中间清醒、逆行性遗忘，头面部有无外伤，耳鼻有无液体渗出，其他部位有无损伤，受伤时是否出现头痛、呕吐等情况。初步判断是颅骨伤、脑损伤还是复合伤，是开放性损伤还是闭合性损伤，必要时应了解现场急救情况。同时了解病人既往健康史，有无高血压、心脏病及脑血管病史。

2. **身体状况**

（1）症状：评估病人头部有无破损、出血，有无颅内压增高和脑疝症状，有无脑脊液外漏，了解病人是否有头痛、呕吐、失语、偏瘫、癫痫等症状。

（2）体征：评估病人是否出现生命体征紊乱，有无脑膜刺激征、肌张力增高、伴单侧或双侧锥体束征，有无去大脑强直等体征。

（3）辅助检查：了解辅助检查结果，以判断颅脑损伤的严重程度及类型。

3. **心理 - 社会状况** 了解病人及家属对颅脑损伤及其后功能恢复的心理反应，了解家属对病人的支持能力和程度。

（二）术后评估

评估病人术后生命体征是否平稳，意识状况及切口情况；头部引流管是否有效通畅，引流液的颜色、性质和量；评估病人疼痛是否缓解；有无出血、癫痫等并发症的发生。

相关链接

中国颅脑损伤病人脑保护药物治疗指南、药物治疗的专家指导意见：

1. 超大剂量激素、镁制剂和超大剂量白蛋白存在增加急性颅脑损伤病人死亡率的风险，强烈不推荐使用。

2. 钙拮抗剂（尼莫地平）、谷氨酸受体拮抗剂、自由基清除剂、缓激肽拮抗剂和线粒体功能保护剂治疗急性颅脑损伤病人无效，不推荐使用。

3. 多种肽类脑神经营养药物在治疗颅脑损伤病人疗效方面，缺乏Ⅰ级临床循证医学证据，建议慎用。

4. 尽管 ATP、CoA、维生素 B_6 和维生素 C 治疗急性颅脑创伤病人也缺乏Ⅰ级临床循证医学证据，但经过长期临床应用实践证明它们无不良反应，且价格便宜、药理作用明确，推荐使用。

【主要护理诊断/问题】

1. 有脑组织灌注无效的危险 与颅内压增高有关。

2. 清理呼吸道无效 与意识水平降低有关。

3. 急性疼痛 与损伤、颅高压、手术切口有关。

4. 潜在并发症：颅内压增高、脑疝、术后血肿复发。

5. 有失用综合征的危险 与颅脑损伤后意识和肢体功能障碍及长期卧床有关。

【护理目标】

1. 脑组织灌注正常，未因颅内压增高造成脑组织的进一步损害。

2. 病人呼吸道通畅，呼吸平稳，无误吸发生。

3. 病人能够自述疼痛症状减轻，舒适感增强。

4. 病人未发生并发症或并发症得到及时发现和处理。

5. 病人未出现因活动受限引起的并发症。

【护理措施】

（一）术前准备和非手术病人的护理

1. 病情观察 观察病人的意识、瞳孔的大小及对光反射情况，动态监测病人生命体征变化，监测时为避免病人躁动影响准确性，应先测量呼吸，再测量脉搏，最后测量血压。注意观察并详细记录神经系统体征，如剧烈头痛、突然呕吐、抽搐等；运动系统症状是否有变化，如动作不稳、运动异常、反射亢进等。对脑脊液漏的病人，要严密观察，做好健康指导，防止逆行感染。

2. 保持呼吸道通畅 保障气体交换是所有抢救的首要措施。深昏迷患者放置口咽通气管。必要时应用气管插管，进行辅助呼吸，依据血气分析调整呼吸机参数。及时清除分泌物、呕吐物，保持呼吸道通畅。

3. 保持正确体位 抬高床头15°~30°，以利于静脉回流，减轻脑水肿。深昏迷病人取侧卧位或侧俯卧位，以便口腔分泌物的排出，防止误吸。保持头和脊柱在同一条直线上，忌头部过伸或者过屈。搬动病人时动作必须轻稳，避免头颈部扭转或受震动。

4. 防治脑水肿 正确应用脱水剂降低颅内压。适当限制水分的摄入，伤后3天应使病人处于相对生理性脱水的状态，保持颅内压在正常范围。

5. 术前准备 术前应协助病人做好各种检查，了解身体状况。进行术区备皮，并消毒。

（二）术后护理

1. 体位 全麻术后未清醒的病人，应采取平卧位头偏向一侧，意识清醒血压平稳后取斜坡卧位。吞咽功能障碍者应取侧卧位，以免口腔分泌物误入气管。小脑幕上开颅术后，应健侧卧位，避免切口受压。小脑幕下开颅术后早期不宜垫枕仰卧，可取侧卧或侧俯卧位。

2. 营养与饮食 病人术后病情平稳，一日后便可进流质饮食，第二、三日进半流质饮食，以后逐步过渡到普食。不能自主进食、有吞咽障碍或长期昏迷的病人可鼻饲饮食。

相关链接

神经外科危重昏迷患者肠内营养专家共识

重型颅脑创伤、脑肿瘤、脑血管病或颅脑手术可能导致患者昏迷。昏迷患者常出现吞咽困难、神经源性胃肠功能障碍、基础代谢紊乱等严重并发症。昏迷患者由于外源性能量（食物）摄入量明显减少，应激反应导致机体能量消耗增加伴分解代谢增加，血糖大量消耗导致肝糖原和肌糖原加速分解，伤后体内的葡萄糖来源主要由体内蛋白质和脂肪分解后的糖异生过程供给。如果不及时补充足够能量，会导致患者严重营养不足、免疫功能降低、伤口愈合不良等，并影响中枢神经系统的修复和功能代偿，可直接导致患者病死率增加。

多个随机对照试验及系统评价证实，伤后24~72小时开始进行早期营养支持有助于改善创伤性脑损伤危重患者的预后。专家推荐：在生命体征稳定的情况下，神经外科昏迷患者尽可能在伤后1周内获得充足的热卡，其肠内营养支持可在24~72小时开始。

3. 缓解疼痛 术后脑水肿期病人会出现头痛，可应用脱水剂降低颅压达到止痛的目的。若为血性脑脊液刺激脑膜所致头痛，应引流血性脑脊液。切口疼痛的病人可应用一般止痛剂，禁用吗啡、哌替啶。

4. 术后并发症的观察与护理

（1）感染：常见的包括切口感染、脑膜炎及肺部感染。切口感染通常发生在术后3~5日，病人再次感觉切口疼痛，局部表现红、肿、压痛并有脓性分泌物。脑膜炎则继发于开放性颅脑损伤，或因感染伴脑脊液漏而致颅内感染，多发生于术后3~4日，表现为外科热消退后病人再次出现高热或术后体温持续升高，同时伴有颅高压的表现，甚至出现谵妄和抽搐，脑膜刺激征阳性等。肺部感染一般在术后1周左右，常为意识不清、全身机能较差的病人。因此，护理病人时要注意隔离、降温、保持呼吸道通畅，并加强营养及基础护理。

（2）出血：是手术后最严重的并发症。多发生于术后 24～48 小时，如未能及时发现并处理，极易导致脑疝。

（3）尿崩症：多发生于蝶鞍区附近术后。出现口渴、多饮、多尿等症状，一般尿量在 4000ml/d，尿比重 1.005 以下。应准确记录出入量，必要时记录每小时尿量，同时监测病人的水、电解质及酸碱平衡情况。

（4）上消化道出血：下丘脑及脑干手术可引起胃内应激性溃疡，病人可呕吐大量咖啡色胃内容物，同时伴有呃逆、腹胀和黑便，甚至休克。呕吐量多时，应立即为病人安置胃管，进行胃肠减压护理，抽净胃内容物后行少量冰盐水洗胃，也可注入止血药物。

（5）癫痫发作：好发于脑水肿高峰期，常为术后脑组织缺氧及皮层运动区受到激惹所致。当脑水肿消除、脑血循环得到改善后，癫痫可自愈。对大脑皮层区及附近的手术，术后应常规使用抗癫痫药物预防。癫痫病人应注意休息，避免激动，发作后及时吸氧，按医嘱定时、定量服药；注意安全，防止外伤。

（6）中枢性高热：多由丘脑、脑干及颈髓病变或损伤引起，因体温调节功能紊乱导致。表现为高热，偶有体温不升。中枢性高热多于术后 48 小时内出现，常伴意识障碍、瞳孔缩小、脉速、呼吸急促等自主神经功能紊乱症状。物理降温对中枢性高热效果不佳，需采用低温冬眠疗法。

（三）健康教育

1. **心理指导**　颅脑损伤的高致残率给病人及家属带来沉重的负担。病人及家属经常对脑损伤后功能恢复存在忧虑，担心预后和生活质量。应鼓励病人及家属说出内心的焦虑和恐惧，帮助其接受疾病带来的改变，协助其制定恢复计划，积极学习康复知识和技能。

2. **康复训练**　病人颅脑外伤后可有语言、认知、运动等神经功能障碍后遗症，伤后 1～2 年内有部分恢复的可能，应提高病人及家属的信心，鼓励其应用各种运动疗法、理疗、作业疗法、言语治疗、心理治疗等方法进行康复训练，旨在改善脑损伤病人的各种功能障碍、提高其生活质量，最终帮助病人回归社会。

3. **避免危险因素**　外伤性癫痫病人应定期、定量服用抗癫痫药物，不可随意停用，注意休息，保持情绪稳定，避免高空作业、驾驶、游泳等活动。颅骨缺损者注意保护骨窗部位，外出戴防护帽，尽量少去公共场所。

【护理评价】

通过治疗与护理，病人是否：①脑组织灌注维持正常水平；②呼吸道通畅，无误吸的发生；③疼痛消失或减轻；④并发症得到预防或被及时发现和处理；⑤因活动受限引起的并发症得到预防。

（韩炬烨）

学习小结

本章主要介绍了颅骨的生理解剖，头皮损伤和颅骨骨折的分类及临床表现，还系统地阐述了颅脑损伤的病因与分类，并加强了对颅脑损伤病人的急诊急救、术前、术后护理的阐述。应该掌握不同类型颅骨折骨病人的治疗原则和护理措施，其中颅底骨折分类、临床表现和脑脊液漏的护理尤为重要。在护理颅脑损伤病人过程中应注重观察病人瞳孔、意识、肌力的变化，防止继发性损伤的发生。对于气管切开的病人，要掌握其护理措施，保持病人呼吸道通畅。对于术后的病人应掌握头部引流管的护理。

复习参考题

1. 简述颅脑损伤的急救原则。

2. 简述脑脊液外漏的护理要点和具体措施。

3. 颅脑损伤病人常见护理诊断/问题有哪些?

第十六章 颅脑疾病病人的护理

16

学习目标	
掌握	颅脑疾病病人的评估与护理措施。
熟悉	脑血管疾病、脑脓肿、颅内与椎管内肿瘤、先天性脑积水临床表现的区别;脑脓肿、颅内动脉瘤和先天性脑积水的护理诊断。
了解	脑血管疾病、脑脓肿、颅内与椎管内肿瘤、先天性脑积水的病因与治疗原则;颅内肿瘤的分类。

第一节　颅内血管病变病人的护理

　　脑血管疾病是指由脑部血管病变引起脑功能障碍的疾病的总称。其发病率和死亡率都很高，存活者中 50%～70% 遗留残疾，严重威胁人类健康，与恶性肿瘤、冠心病构成人类死亡的三大疾病。需要接受外科治疗的脑血管疾病主要有颅内动脉瘤、颅内动静脉畸形和脑卒中等。

一、颅内动脉瘤

　　颅内动脉瘤（intracranial aneurysm）是由于颅内动脉血管壁的囊性膨出，多因动脉壁局部薄弱和血流冲击而成，极易破裂出血。以 40～60 岁人群多见，在脑血管意外发病率中居第三位，仅次于脑血栓形成和高血压脑出血。

　　【病因】

　　颅内动脉瘤病因尚不十分清楚，主要有先天性缺陷和后天性退变之说，后者主要指颅内动脉粥样硬化和高血压使动脉内弹力板破坏，动脉壁逐渐膨出形成囊性动脉瘤。

　　【临床表现】

　　1. **局灶症状**　小的动脉瘤可无症状，7mm 以上动脉瘤可压迫邻近结构出现相应的局灶症状，如动眼神经麻痹，表现为患侧眼睑下垂、瞳孔散大，眼球不能内收和上、下视，直接和间接对光反应消失。

　　2. **动脉瘤破裂出血症状**　多突然发生，病人可有运动、情绪激动、用力排便、咳嗽等诱因，部分病人则无明显诱因或在睡眠中发生。一旦破裂出血，血液流至蛛网膜下腔，病人可出现剧烈头痛、呕吐、意识障碍、脑膜刺激征等，严重者可因急性颅内压增高而引发枕骨大孔疝，进而呼吸骤停。蛛网膜下腔内的血液可诱发脑动脉痉挛，发生率为 21%～62%，多发生于出血后 3～15 日。广泛脑血管痉挛可导致脑梗死，病人出现意识障碍、偏瘫，失语甚至死亡。

　　【辅助检查】

　　数字减影脑血管造影（DSA）是确诊颅内动脉瘤最有效的检查方法，可判断动脉瘤的位置、内径、形态、数目及有无血管痉挛等。头颅 MRI 扫描及 CT 检查也有助于诊断。

　　【治疗原则】

　　1. **非手术治疗**　以防止出血或再出血及控制动脉痉挛为主。控制血压，对症处理，卧床休息，降低颅内压。使用钙拮抗剂预防和治疗脑动脉痉挛。使用氨基己酸抑制纤溶酶的形成，预防再次出血。

　　2. **手术治疗**　开颅动脉瘤蒂夹闭术为首选。也可采用动脉瘤介入栓塞治疗，现在临床治疗中被广泛接受，具有微创、便捷、相对安全、恢复快等特点。

【主要护理诊断/问题】

1. 知识缺乏：缺乏颅内动脉瘤破裂的防治知识。

2. 潜在并发症：颅内动脉瘤破裂、颅内压增高、脑疝、脑缺血。

【护理措施】

（一）预防出血或再次出血

1. **卧床休息**　抬高床头 15°～30° 以利于静脉回流，减少活动及不良刺激。保持情绪稳定和充足睡眠，防止再出血。

2. **维持适宜的颅内压**　首先预防颅内压骤降，因颅内压骤降会加大颅内血管壁内外压力差，诱发动脉瘤破裂，应维持在颅内压 100mmH$_2$O 左右；脱水治疗时应注意输注速度，不能加压输注；脑脊液引流者，引流速度宜慢，脑室引流者，引流瓶位置不可过低；避免便秘、咳嗽、癫痫等颅内压增高的诱因。

3. **维持血压稳定**　血压波动可引起动脉瘤破裂，因此应避免引起血压骤降的因素，血压升高时，遵医嘱及时应用降压药物，使血压平稳下降，避免血压过低而造成脑缺血。

（二）术前护理

行开颅手术者应头部备皮，行介入栓塞治疗者应双侧腹股沟区备皮。动脉瘤位于 Willis 环部位的病人，术前应进行颈动脉压迫实验练习，以建立侧支循环。

理论与实践

颈动脉压迫试验的术前练习

颅内动脉瘤位于大脑动脉环前部的病人，在术前应该进行颈动脉压迫试验和练习，以建立侧支循环。即用特制的颈动脉压迫装置或用手指按压患侧颈总动脉，直到同侧颞浅动脉搏动消失。开始每次压迫 5 分钟，以后逐渐延长压迫时间，直至持续压迫 20～30 分钟病人仍能耐受，不出现头昏、眼黑、对侧肢体无力和发麻等表现时，才可实施手术治疗。

（三）术后护理

1. **体位**　病人意识清醒后抬高床头 15°～30°，以利于颅内静脉回流；避免压迫手术切口；介入栓塞治疗的病人术后绝对卧床休息 24 小时，术侧下肢制动 8～12 小时。搬动病人时要注意头颈部成一条直线，防止头颈部过度扭曲或震动。

2. **一般护理**　监测生命体征、意识、瞳孔对光反射、肢体活动、伤口及引流液等变化，注意有无颅内压升高或再出血征象；保持呼吸道通畅，吸氧；及时应用抗癫痫药物和抗生素；术后当日禁食水，次日给予流质或半流质饮食，昏迷不能进食者应用鼻饲提供营养支持。

3. **术后并发症的预防及护理**

（1）脑血管痉挛：由于手术刺激脑血管，易诱发脑血管痉挛，表现为一过性神经功能障碍，如肢体麻木或瘫痪、头痛、短暂的意识障碍、失语等。早期发现并处理，可防止致脑缺血进而造成不可逆的神经功能障碍。常用药物为尼莫地平。

（2）脑梗死：因术后血栓形成或血栓栓塞引起，当病人出现一侧肢体无力、偏瘫、失语甚至意识障碍时，应考虑可能有脑梗死。遵医嘱扩血管、扩容、溶栓治疗，并保持病人绝对卧床休息。

（3）穿刺点局部血肿：介入栓塞治疗术后 6 小时内可发生穿刺点出血。常因病人动脉硬化、血管弹性差，或术中肝素过量、凝血机制障碍，或术后病人肢体活动频繁局部压迫不够均可导致。穿刺点应加压包扎，并用沙袋压迫 8～10 小时止血，并绝对卧床 24 小时。

（四）健康教育

1. 颅内动脉瘤破裂的相关知识指导　避免情绪激动和剧烈运动。保持血压的稳定状态，避免血压大幅波动造成动脉瘤破裂；保持大便通畅，必要时使用缓泻剂；尽量不要单独外出活动或反锁门洗澡，以免发生意外时影响抢救。

2. 疾病知识指导　动脉瘤栓塞治疗后，需定期复查脑血管造影。如有动脉瘤破裂出血表现，如头痛、呕吐、意识障碍、偏瘫时应及时诊治。

二、颅内动、静脉畸形

颅内动静脉畸形（arteriovenous malformations，AVM）是一团管径大小不一、发育异常的病理脑血管，脑动、静脉间不经毛细血管直接沟通，存在数量不等的瘘管，畸形血管周围的脑组织因缺血而萎缩。多在40岁以前发病，男性稍多于女性。

【临床表现】

1. 出血　是最常见的首发症状。畸形血管破裂可致脑内、脑室内和蛛网膜下腔出血，病人出现头痛、意识障碍、呕吐等症状；少量出血时症状可不明显。

2. 癫痫　是较常见的首发症状，可在颅内出血时发生，也可单独出现。与脑缺血、病变周围胶质样增生以及出血后的含铁血黄素刺激大脑皮质有关。若癫痫长期发作，脑组织不断缺氧，可致病人智力减退。

3. 头痛　大多数病人有间断性或迁移性头痛史，可能与供血动脉、引流静脉及窦的扩张有关，或与少量脑出血、脑积水及颅内压增高有关。

4. 神经功能障碍及其他症状　病人可出现智力障碍及精神症状，因AVM周围脑组织缺血萎缩、血肿压迫或合并脑积水所致。婴儿和儿童还可因颅内血管短路出现心力衰竭。

【辅助检查】

脑血管造影是确诊本病的必要手段。头颅MRI扫描及CT检查也有助于诊断。

【治疗原则】

最根本的治疗方法是手术切除，对位于脑深部或重要功能区的直径小于3cm的AVM可采用伽马刀治疗，对血流丰富体积较大者也可行血管内栓塞术。各种治疗后都应择期复查脑血管造影，以了解畸形血管是否消失。

【主要护理诊断／问题】

1. 意识障碍　与颅内出血有关。
2. 潜在并发症：颅内动静脉畸形团破裂、颅内压增高、脑疝、癫痫发作、术后血肿。

【护理措施】

生活作息规律，避免剧烈运动、情绪激动、暴饮暴食和酗酒等诱发颅内出血因素。有高血压和癫痫发作者，应遵医嘱按时服用降压药及抗癫痫药物（其他护理措施参见颅内动脉瘤）。

三、脑卒中

脑卒中（stroke）是各种原因引起的脑血管疾病急性发作，造成脑的供应动脉狭窄或闭塞及非外伤性的脑实质性出血，并出现相应临床症状和体征。包括缺血性脑卒中及出血性脑卒中，前者的发病率高于后者。部分脑卒中病人需要外科治疗。

【病因】

1. 缺血性脑卒中　发病率约占脑卒中的60%～70%，多见于40岁以上人群。主要原因是在动脉粥样硬化基础上发生脑血管痉挛或血栓形成,导致脑的供应动脉狭窄或闭塞。某些使血流缓慢和血压下降的因素是本病的诱因,故常见病人在睡眠中发病。

2. **出血性脑卒中** 多发生于 50 岁以上的高血压动脉硬化的男性病人,是高血压病死亡的主要原因,常因剧烈活动或情绪激动导致血压突然升高进而诱发。出血是由于粟粒状微动脉瘤破裂所致。

【病理生理】

1. **缺血性脑卒中** 脑动脉闭塞后,该动脉供血区的脑组织可发生缺血性坏死,同时出现相应的意识改变及神经功能障碍。栓塞部位以颈内动脉和大脑中动脉、前动脉的起始段为多,基底动脉和椎动脉次之。

2. **出血性脑卒中** 出血部位多发生在基底节壳部,可向内扩展至内囊部。大的出血可形成血肿,压迫脑组织,导致颅内压增高甚至脑疝;血肿也可沿其周围神经纤维束扩散,进而引发神经功能障碍,早期清除血肿后损害可逐渐恢复;脑干内出血或血肿可破入相邻脑室,后果比较严重。

【临床表现】

1. **缺血性脑卒中** 依据脑动脉狭窄和闭塞后神经功能障碍的轻重及症状的持续时间,可分为 3 种类型。

(1)短暂性脑缺血发作:病人出现突发的单侧肢体麻木、无力、一过性黑矇及失语等大脑半球供血不足的表现,或眩晕、步态不稳、复视、耳鸣及猝倒为特征的椎基底动脉供血不足表现,持续时间不超过 24 小时。症状可反复发作,自行缓解,大多不留后遗症。

(2)可逆性缺血性神经功能障碍:发病与短暂性脑缺血发作相似,但神经功能障碍的持续时间可超过 24 小时,甚至达数日,也可完全恢复。

(3)完全性脑卒中:症状较上述两个类型严重,常有意识障碍,神经功能障碍长期不能恢复。

2. **出血性脑卒中** 病人突然出现意识障碍和偏瘫;重症者可出现昏迷、去皮质强直、完全性瘫痪和生命体征紊乱。

【辅助检查】

主要为影像学检查。缺血性脑卒中可通过脑血管造影发现病变部位、性质、范围及程度;急性脑缺血性发作 24 ~ 48 小时后,头部 CT 显示缺血病灶;MRI 可提示动脉系统狭窄和闭塞;颈动脉 B 型超声检查和经颅多普勒超声探测亦有助于诊断。对于急性脑出血首选 CT 检查。

【治疗原则】

1. **缺血性脑卒中** 首先考虑非手术治疗,包括卧床休息、扩张血管、抗凝、血液稀释疗法及扩容治疗等。脑动脉完全闭塞的病人,应在 24 小时内考虑手术治疗。为改善病变区的血供情况,可采取颈动脉内膜切除术、颅外 - 颅内动脉吻合术等。

2. **出血性脑卒中** 若绝对卧床休息、脱水、止血、降颅压等治疗后,病情仍继续加重,则应考虑手术治疗,可采取开颅血肿清除或锥颅穿刺血肿抽吸加尿激酶溶解引流术。但对于脑出血破入脑室及内侧型脑内血肿病人,手术效果不佳;如病情过重、年龄过大或有重要脏器功能不全者不宜手术治疗。

【护理评估】

(一)术前评估

1. **健康史及相关因素** 病人的年龄、性格和职业。本次发病的特点和经过。有无高血压、颅内动脉瘤、颅内动静脉畸形、动脉粥样硬化和创伤等病史。

2. **身体状况**

(1)症状:评估病人是否出现单侧肢体麻木、无力等大脑半球供血不足的表现,或椎基底动脉供血不足表现,病人是否有突发意识障碍和偏瘫等症状。

(2)体征:评估病人是否有生命体征紊乱的征象,是否有病理反射、去皮质强直的体征,是否有水、电解质及酸碱平衡紊乱的可能,评估病人营养状况及重要脏器功能。

(3)辅助检查:了解 CT、MRI、脑血管造影等检查的结果。

3. 心理 - 社会状况 评估病人及家属的心理状况,是否有焦虑、恐惧不安等情绪反应。病人及家属对疾病及其手术治疗有无思想准备,有何要求和顾虑。

(二)术后评估

评估手术方式、麻醉方式及术中情况,了解引流管放置的位置及引流情况;观察有无并发症的迹象。

【主要护理诊断/问题】

1. **躯体活动障碍** 与脑组织缺血或脑出血有关。

2. **急性疼痛** 与开颅手术有关。

3. **潜在并发症**:脑脊液漏、颅内压增高及脑疝、感染、颅内出血、中枢性高热、癫痫发作等。

【护理目标】

1. 病人肢体活动能力好转或恢复,生理需求能够得到满足。

2. 病人能够自述疼痛减轻或消失,舒适感增强。

3. 病人未发生并发症或出现并发症时能及时发现及处理。

【护理措施】

(一)术前护理

手术治疗除常规术前处置外,还应采取严格控制病人血压、减轻脑水肿、降低颅内压和促进脑功能恢复的措施;对进行溶栓、抗凝治疗的病人要注意观察用药效果及是否有不良反应发生。

(二)术后护理

1. **加强生活护理,防止意外发生** 吞咽困难者,应防止进食时误入气管导致肺部感染或不慎咬伤舌头;注意做好口腔护理;肢体无力或偏瘫者,需要加强生活照料,预防压疮,积极进行康复训练,还应防止坠床或跌倒及碰伤;语言障碍者,要对病人采取积极地沟通方式,了解病人需求,给予满足。

2. **有效缓解疼痛** 术后病人若主诉头痛,应了解头痛的性质和程度,分析原因,对症处理和护理。

(1)切口疼痛:多发生于术后 24 小时内,给予一般止痛剂即可缓解,无需特殊处理。

(2)颅内压增高引起的头痛:多发生在术后 2~4 日脑水肿高峰期,常为搏动性头痛,严重时常伴有烦躁不安、呕吐等症状,可应用脱水剂、激素治疗以降低颅内压,头痛方能缓解。

(3)术后血性脑脊液刺激脑膜引起的头痛:须于术后早期行腰椎穿刺引流血性脑脊液,不仅可以减轻脑膜刺激症状,还可降低颅内压,至脑脊液逐渐转清,头痛自行消失。但颅内压增高者禁忌。

3. **并发症的观察和护理**

(1)脑脊液漏:注意观察切口敷料是否完整,有无渗出;观察引流情况。一旦发现脑脊液漏,应及时通知医师妥善处理。为防止颅内感染,使用无菌绷带包扎头部;枕上垫无菌治疗巾并定时更换,观察有无浸湿,并在敷料上标记浸湿范围,估计渗出量。病人取半卧位、抬高头部以减少漏液。

(2)颅内压增高、脑疝:颅脑手术后均有脑水肿反应,故应适当控制输液量。由于脑水肿期需使用强力脱水剂,尿量会大量增加,因此,要注意维持水、电解质平衡;观察生命体征、意识状态、瞳孔、肢体活动状况等。注意有无颅内压增高症状;保持大便通畅,避免用力咳嗽、躁动等引起颅内压增高的因素。

(3)出血:颅内出血是颅脑手术后最危险的并发症,病人往往先有意识改变,表现为意识清楚后又逐渐嗜睡、反应迟钝甚至昏迷,多发生在术后 24~48 小时。大脑半球手术后出血常有幕上血肿表现,或出现颞叶沟回疝征象;颅后窝手术后出血具有幕下血肿特点,常有呼吸抑制甚至枕骨大孔疝表现;术后出血的主要原因是术中止血不彻底或电凝止血痂脱落;病人躁动不安、用力挣扎、呼吸道不畅、二氧化碳蓄积等引起颅内压骤然增高也可造成再次出血。故术后应严密观察,避免导致颅内压增高的因素;一旦发现病人有颅内出血征象,应及时报告医师,并做好再次手术止血的准备。

(4)感染:常见的有切口感染、脑膜脑炎及肺部感染。切口感染多发生于术后 3~5 日,表现为切口疼痛缓解后再次疼痛,局部有明显的红肿、压痛及皮下积液,严重的切口感染可波及骨膜,甚至发生颅骨骨髓炎和脑膜脑炎。脑膜脑炎常继发于开放性颅脑损伤后或因切口感染伴脑脊液外漏而导致的颅内感染，表现为术后3～4日外科热消退之后再次出现高热，或术后体温持续升高，伴有头痛、呕吐、意识障碍，甚至出现谵妄和抽搐，脑膜刺激征阳性。腰椎穿刺见脑脊液混浊、脓性，白细胞计数增加；肺部感染发生于术后1周左右，全身状况差的病人，若未能及时控制，可因高热及呼吸功能障碍导致或加重脑水肿甚至发生脑疝。

预防颅脑手术后感染的主要护理措施有：常规使用抗生素，严格无菌操作，加强营养及基础护理。

（5）中枢性高热：下丘脑、脑干及上颈髓病变和损害可导致体温中枢调节功能紊乱，以高热多见，偶有体温过低者。中枢性高热多出现于术后12～48小时，体温可达40℃以上，常同时伴有意识障碍、脉搏快速、呼吸急促、瞳孔缩小等自主神经功能紊乱症状。一般物理降温效果差，需及时采用冬眠低温治疗和护理。

（6）癫痫发作：术后2～4日脑水肿高峰期好发，通常为术后脑组织缺氧及皮层运动区受激惹所致。当脑水肿消退、脑循环改善后，癫痫常可自愈。对拟作皮层运动区及其附近区域手术的病人，术前常规预防性给予抗癫痫药物。癫痫发作时，应及时给予药物控制；病人吸氧，卧床休息，避免情绪激动，保证睡眠，避免意外伤害；观察发作时表现并详细记录。

（三）健康教育

1. 加强功能锻炼　应在病情稳定后早期开始康复训练，包括肢体的被动及主动练习及语言记忆功能；指导病人翻身、坐起、穿衣、行走及上下轮椅等自我护理方法，加强练习，尽早回归社会。

2. 避免危险因素　出血性脑卒中病人有再出血的危险，应避免诱发再出血的因素。高血压病人应保持情绪稳定，注意气候变化，规律服药，控制血压在正常水平，切忌血压忽高忽低。一旦发现异常应及时就诊。

【护理评价】

通过治疗与护理，病人是否：①肢体活动能力好转或恢复，生理需求得到满足；②头痛减轻；③并发症未出现或被及时发现处理。

第二节　颅内和椎管内肿瘤病人的护理

问题与思考

垂体腺瘤来源于腺垂体，为良性，根据细胞的分泌功能不同，可分为生长激素腺瘤（GH瘤）、催乳素腺瘤（PRL瘤）、促肾上腺皮质激素腺瘤（ACTH瘤）及混合性腺瘤。

思考：不同分型的垂体腺瘤的特定临床表现是什么？

案例16-2

王女士，36岁，摄影师，外出工作时突然出现短暂抽搐、间断性头晕并伴恶心呕吐症状，随即就近急送入医院。入院后急诊行头部CT平扫示：左侧脑室三角区混杂高密度影占位影像。查体：体温37.4℃，呼吸20次/分钟，脉搏100次/分钟，血压139/70mmHg。病人行头部MRI检查后回病室突发恶心、呕吐，继之出现短暂抽搐发作。

思考：

1. 病人抽搐发作时，作为护士应如何护理？

2. 该病人目前存在的护理问题有哪些？

一、颅内肿瘤

颅内肿瘤（intracranial tumors）包括原发性和继发性两大类。原发性颅内肿瘤起源于脑组织、脑膜、脑垂体、血管及残余胚胎组织等；继发性颅内肿瘤系身体其他部位恶性肿瘤的转移性病变。颅内肿瘤可发生于任何年龄，以20~50岁为多见。大脑半球最好发，其次为鞍区、小脑脑桥角、小脑、脑室及脑干。颅内肿瘤总体患病率男性略高于女性。

【分类】

（一）原发性肿瘤

1. **神经胶质瘤** 来源于神经上皮，多为恶性，约占颅内肿瘤的40%~50%。其中，多形性胶质母细胞瘤恶性程度最高，病情进展快，对放、化疗均不敏感；髓母细胞瘤也为高度恶性，好发于2~10岁儿童，多位于后颅窝中线部位，可占据第四脑室、阻塞导水管而引发脑积水，对放射治疗敏感；星形细胞瘤在胶质瘤中最为常见，约占40%，恶性程度较低，生长缓慢，呈实质性者与周围组织分界不清，常不能彻底切除，术后易复发，囊性者常分界清楚，若切除彻底可望根治；少突胶质细胞瘤占胶质瘤的7%，生长较慢，分界较清，可行手术切除，但容易复发，术后需行放疗及化疗；室管膜瘤约占12%，肿瘤与周围组织分界清楚，术后需行放疗和化疗。

2. **脑膜瘤** 约占颅内肿瘤的20%，生长缓慢，良性居多，多位于大脑半球矢状窦旁，邻近的颅骨有增生或被侵蚀的迹象。包膜完整，彻底切除可预防复发。

3. **垂体腺瘤** 来源于腺垂体，为良性，根据细胞分泌功能不同进行分类，可分为生长激素腺瘤（GH瘤）、催乳素腺瘤（PRL瘤）、促肾上腺皮质激素腺瘤（ACTH瘤）及混合性腺瘤。GH瘤在青春期前发病者为巨人症，成年后发病为肢端肥大症。PRL瘤女性主要表现为闭经、泌乳、不育等；男性表现为性欲减退、阳痿、体重增加、毛发稀少等。ACTH瘤主要表现为库欣综合征，如满月脸、水牛背、腹壁及大腿皮肤紫纹、肥胖、高血压及性功能减退等。首选的治疗方法为手术切除。若瘤体较小可经蝶窦在显微镜下手术，瘤体较大则需开颅手术，术后行放疗。

4. **听神经瘤** 是发生于第Ⅷ脑神经前庭支、位于小脑脑桥角内的良性肿瘤，约占颅内肿瘤的10%。可出现患侧神经性耳聋、耳鸣、前庭功能障碍、同侧三叉神经及面神经受累和小脑功能受损症状。治疗以手术切除为主；肿瘤直径小于3cm者可采用伽马刀治疗。

5. **颅咽管瘤** 先天性颅内良性肿瘤，大多为囊性，多位于鞍上区，约占颅内肿瘤的5%，多见于儿童及青少年，男性多于女性。主要表现为视力障碍、视野缺损、尿崩、肥胖和发育迟缓等。以手术切除为主。

（二）转移性肿瘤

转移性肿瘤多来自肺、甲状腺、乳腺、消化道等部位的恶性肿瘤，大多位于幕上的脑组织内，男性多于女性，可单发或多发。有时脑部症状出现在先，原发灶反而难以发现。

【临床表现】

1. **颅内压增高** 约90%以上的病人会出现颅内压增高症状和体征，通常呈慢性进行性加重过程，若未能及时治疗，重者可引起脑疝，轻者可引发视神经萎缩，约80%的病人可出现视力减退。

2. **局灶症状与体征** 随不同部位的肿瘤对脑组织造成的刺激、压迫和破坏而出现的局部神经功能紊乱各异，如癫痫发作，意识障碍，进行性感觉障碍或运动障碍、语言障碍及共济失调等。脑干部位肿瘤出现局部症状较早，而颅内压增高症状出现较晚。

【辅助检查】

头颅CT或MRI为首选方法，二者结合可明确诊断，同时可确定肿瘤位置、大小及瘤周围组织情况。垂体腺瘤还应结合血清内分泌激素的检查结果以确诊。

【治疗原则】

1. 降低颅内压 以缓解症状,争取治疗时间。脱水、激素、冬眠低温和脑脊液外引流等为常用治疗方法。

2. 手术治疗 是最直接、有效的方法。包括切除肿瘤、内减压术、外减压术和脑脊液分流术等,以降低颅内压。

3. 放射治疗 适用于肿瘤位于重要功能区或部位深不宜手术、病人全身情况差不允许手术及对放射治疗较敏感的颅内肿瘤等。可分为内照射和外照射法两种。

4. 化学治疗 逐渐成为重要的综合治疗手段之一。但在化疗过程中需防止颅内压升高、肿瘤坏死出血及其他不良反应。

5. 其他治疗 如免疫治疗、中医药治疗、基因治疗等。

【主要护理诊断/问题】

1. 自理缺陷 与肿瘤压迫导致肢体瘫痪以及开颅手术有关。

2. 潜在并发症:颅内压增高、脑疝、脑脊液漏、尿崩症。

【护理措施】

1. 加强生活护理

(1)口腔和鼻腔的清洁:经口鼻蝶窦入路手术的病人,术前需剃胡须、剪鼻毛,术后注意口腔护理。

(2)体位:幕上开颅术后病人应健侧卧位,避免切口受压。幕下开颅术后早期宜去枕侧卧或侧俯卧位;经口鼻蝶窦入路术后取半卧位,以利伤口的引流。后组脑神经受损、吞咽功能障碍者只能取侧卧位,以免口咽分泌物误入气管。体积较大的肿瘤切除后,因颅腔留有较大空隙,24~48小时内术区应保持高位,应避免突然翻动而发生脑和脑干的移位,引起大脑上静脉撕裂、硬脑膜下出血或脑干功能衰竭。搬动病人或为病人翻身时,应使头颈部成一直线,防止头颈部过度扭曲或震动。

(3)饮食:术后次日可进流食,再由半流食慢慢转为普食。颅后窝手术或听神经瘤手术后,因舌咽、迷走神经功能障碍而发生吞咽困难、饮水呛咳者,应严格禁食禁饮,用鼻饲供给营养,待吞咽功能恢复后再逐渐练习进食。

2. 并发症的观察与护理

(1)颅内压增高、脑疝:主要是由于周围脑组织损伤、肿瘤切除后局部血流改变、术中牵拉导致脑水肿。密切观察生命体征、意识、瞳孔、肢体功能等情况。遵医嘱给予脱水药,降低颅内压。

(2)脑脊液漏:注意伤口、鼻、耳等处有无脑脊液漏。经蝶窦手术后避免剧烈咳嗽,以防脑脊液鼻漏。若出现脑脊液漏应及时通知医师,并作好相应护理。

(3)尿崩症:主要发生于鞍上手术后,如垂体腺瘤、颅咽管瘤等手术涉及下丘脑、影响血管升压素分泌所致。病人出现多尿、多饮、口渴,每日尿量可大于4000ml,尿比重低于1.005。在给予神经垂体后叶素治疗时,必须准确记录出入液量,根据尿量的增减和血清电解质水平调节用药剂量。尿量增多期间,注意补钾,每1000ml尿量应补充1g氯化钾。

3. 健康教育

(1)生活指导:病人要注意适当休息与活动,坚持锻炼(如散步、太极拳等),劳逸结合;鼓励病人保持积极乐观的心态;合理饮食,多食高热量、高蛋白、富含维生素和纤维素的食物,少食动物脂肪和腌制品;限制烟酒、浓茶、咖啡、辛辣刺激食物。

(2)疾病康复:有神经功能缺损或肢体活动障碍者,应进行辅助治疗(高压氧、针灸、理疗和按摩),加强肢体功能锻炼与看护,避免意外伤害。如:①肢体瘫痪:要注意保持功能位,防止足下垂,多做关节被动屈伸运动,练习行走,防止肌肉萎缩;②感觉障碍:禁用热水袋以防烫伤;③癫痫:不宜单独外出、登高、游泳、驾车、高空作业等;④听力障碍:可配备助听器,随身携带纸笔;⑤视力障碍:注意防止摔伤;⑥面瘫、声音嘶哑：注意口腔卫生，避免食用过硬的食物，注意防止误吸；⑦眼睑闭合不全：按时滴用眼药水，外出时可戴墨镜或眼罩保护，夜间可涂眼膏以防止眼睛干燥。

（3）疾病知识：①用药指导：严格遵医嘱服药，不可随意停药或减少药物剂量，尤其是抗癫痫、抗感染、脱水及激素治疗的病人；②及时就诊：原有症状加重，如头痛、恶心、呕吐、抽搐，不明原因持续高热、肢体乏力、麻木、视力下降时，应及时就诊；③按时复查：术后 3~6 个月后门诊复查 CT 或 MRI。

二、椎管内肿瘤

椎管内肿瘤（intraspinal tumor）又称脊髓肿瘤，是指发生于脊髓本身和椎管内与脊髓邻近组织的原发性或转移性肿瘤，发生率仅占颅内肿瘤的 1/10。可发生于任何年龄，以 20~50 岁多见。除脊膜瘤外，男性多于女性。肿瘤发生于胸段者最多，颈、腰段次之。根据肿瘤与脊髓、脊膜的关系，分为髓外硬脊膜下、硬脊膜外和髓内肿瘤三大类，以髓外硬脊膜下肿瘤最为常见，多为良性，约占椎管内肿瘤的 65%~70%。

【临床表现】

随着肿瘤增大，脊髓和神经根受到进行性压迫和损害，临床表现可分为三期。

1. **刺激期**　属早期，肿瘤较小。主要表现为神经根痛，疼痛部位固定且沿神经根分布区域扩散，咳嗽、打喷嚏和用力大便均可加重，部分病人可出现夜间痛和平卧痛。

2. **脊髓部分受压期**　肿瘤增大直接压迫脊髓，可出现脊髓传导束受压症状，表现为受压平面以下肢体的运动和感觉障碍。

3. **脊髓瘫痪期**　脊髓功能因肿瘤长期压迫而完全丧失，表现为压迫平面以下的运动、感觉和括约肌功能完全丧失，直至完全瘫痪。

【辅助检查】

1. **实验室检查**　脑脊液检查示蛋白质含量增加，在 5g/L 以上，但白细胞数正常，称蛋白细胞分离现象，是诊断椎管内肿瘤的重要依据。

2. **影像学检查**　脊髓 MRI 检查是目前最有价值的辅助检查方法。X 线脊柱平片、CT、脊髓造影等检查也可协助诊断。

【治疗原则】

手术切除是唯一有效的治疗手段。恶性椎管内肿瘤经手术大部分切除并作充分减压后辅以放疗，可使病情得到一定程度的缓解。

【主要护理诊断/问题】

1. 急性疼痛　与脊髓肿瘤压迫脊髓、神经有关。

2. 潜在并发症：截瘫。

【护理措施】

1. **缓解疼痛**　避免加重病人疼痛的因素，如指导病人选取适当体位，减少神经根刺激，以减轻疼痛。遵医嘱适当应用镇痛剂缓解疼痛。

2. **病情观察**　注意病人的肢体运动、感觉及括约肌功能状况。对肢体功能障碍病人应注意满足其日常生活的需求。出现截瘫时做好相应护理（参见脊髓损伤病人的护理）。

第三节 先天性脑积水病人的护理

案例 16-3

赵某,女,3 岁 1 个月,因"抽搐、呕吐伴精神萎靡"入院。头部 CT 检查结果提示颅腔增大、颅骨变薄、颅缝分离和前囟增大,医生初步诊断为先天性脑积水。

思考:

1. 该病儿目前存在的护理问题有哪些?
2. 作为责任护士,应该如何做好病儿家长的心理指导?

先天性脑积水(congenital hydrocephalus)又称婴儿脑积水,多见于 2 岁以内的婴幼儿,是指婴幼儿时期大量脑脊液积聚在脑室系统或蛛网膜下腔,导致脑室或蛛网膜下腔扩大,并出现颅内压增高和脑功能障碍,是最常见的先天性神经系统畸形疾病之一。

【病因】

常见原因是产伤致蛛网膜下腔出血和各种感染所致的脑膜炎,而致血液或炎性渗出物造成第四脑室开口等粘连,致脑脊液流通障碍。先天性畸形造成的脑积水约占 1/4。此外,颅内肿瘤也可引起脑积水,但较少见。

【病理生理】

脑脊液存在于脑室系统及蛛网膜下腔内,其分泌和吸收处于动态平衡状态。正常情况下脑脊液主要由脑室内的脉络丛产生,经第三、第四脑室进入蛛网膜下腔,并由上矢状窦两旁的蛛网膜颗粒吸收、进入上矢状窦的静脉血中。脑脊液循环途径中的任何部位发生阻塞,皆可引起其上方的脑室扩大和颅内压增高。若脑室与蛛网膜下腔之间无梗阻,而在脑脊液流出脑室后的远端发生梗阻,称为交通性脑积水。若脑室系统内有梗阻,使脑脊液循环通道阻塞,称为非交通性梗阻性脑积水。由于脑脊液循环受阻、脑脊液大量积聚,随即脑室扩大,而脑组织受压萎缩、变薄,脑回扁平,脑沟变浅。

【临床表现】

婴儿头围进行性增大,超出正常范围,前囟隆起、张力增高,头皮静脉怒张,面颅明显小于头颅,颅骨变薄,颅缝增宽,头颅叩诊呈破罐音,眼球下移呈落日状(图 16-1)。偶有癫痫,晚期则出现进行性脑萎缩、瘫痪及智力障碍,常因继发感染而死亡。

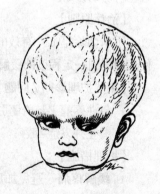

图 16-1 先天性脑积水的外貌

【辅助检查】

X 线颅骨摄片可示颅腔扩大、颅骨变薄、囟门增大和骨缝分离;CT 检查所示脑室扩大程度和脑皮质厚度,有助推断梗阻的部位;MRI 检查有助于判断脑积水的原因。

【治疗原则】

利尿、脱水剂等治疗可暂时缓解症状。大多数脑积水病儿需手术治疗。常见手术方式有:①解除梗阻的手术,如颅后窝减压术;②建立旁路引流术,如脑侧室 - 枕大池引流术;③分流术,如脑室 - 体腔分流术等。

【主要护理诊断 / 问题】

1. 有受伤的危险 与脑积水致智力下降和癫痫发作有关。
2. 潜在并发症:分流管堵塞、感染。

【护理措施】

1. **避免受伤** 脑积水病儿的头部应给予适当支持,以防颈部受伤。

2. **并发症的观察和护理**

(1)分流系统堵塞:是最常见的并发症。可出现在术后任何时间段,最常见于术后6个月。常因脑脊液蛋白含量过高、脑室内出血以及周围组织粘连包裹或挤入引流管等所致。一旦发生阻塞,病人的脑积水症状和体征即会复发。应分析原因,给予相应处理和护理。

(2)感染:可有伤口感染、脑膜炎、腹膜炎、分流管感染等,多发生在分流术后2个月内。一旦出现分流管感染,单纯依靠抗生素治疗通常无效,应协助医师取出分流管并提供对应护理。

(3)脑水肿:严密观察病儿是否有颅内压增高的表现,发现异常及时报告医师并协助处理。

3. **健康教育** 作为先天性脑积水病儿的家长首先要正视现实,加强看护,给予病儿更多的关爱。加强营养支持,以满足病儿生长发育需求。按时进行康复训练,防止肌肉萎缩,提高生活自理能力及社会适应能力。定期复查,及时就诊。

第四节 脑脓肿病人的护理

案例 16-4

> 张某,50岁,男性,教师。病人主诉发热,自行测量体温为38.6℃,头痛剧烈,呕吐数次,右耳内有不适感。入院后经CT检查示右侧颞叶圆形低密度影,呈环状强化,临床初步诊断为右颞叶脑脓肿,建议住院治疗。
>
> **思考:**
>
> 1. 作为责任护士,可采取哪些护理措施为病人降体温?
>
> 2. 该病人存在哪些潜在危险?应如何预防?

脑脓肿(intracerebral abscess)是细菌侵入脑组织引起的化脓性炎症,并形成局限性脓肿。脑脓肿多单发,也有多发,并可发生在脑内任何部位。可发生于任何年龄,多见于中青年。

【病因】

1. **耳源性脑脓肿** 最常见,约占脑脓肿的48%,常继发于慢性中耳炎或乳突炎;大多发生于同侧颞部,部分发生在同侧小脑半球,多为单发脓肿。

2. **血源性脑脓肿** 脓毒血症或体内化脓性感染灶的致病菌经血循环进入脑组织。约占脑脓肿的30%,常为多发脓肿。

3. **其他** 外伤性、鼻源性和原因不明的隐源性脑脓肿。

【临床表现】

多数病人近期有原发化脓性感染史,如肺或胸腔的化脓性感染、慢性中耳炎或鼻窦炎的急性发作等。

1. **疾病早期** 出现局部或全身急性化脓性感染症状,如高热、乏力、头痛、呕吐及颈项强直。

2. **脓肿形成后** 急性化脓性感染症状逐渐消退,伴随脑脓肿包膜形成和脓肿增大,可出现颅内压增高及局部脑组织受压症状,严重者可致脑疝;若脓肿脓腔壁较薄,可因突然溃破导致急性化脓性脑膜炎或脑室炎,病人表现为突发高热、昏迷、全身抽搐、角弓反张,甚至死亡。

【辅助检查】

1. **实验室检查** 血常规检查示白细胞计数及中性粒细胞比例增高。疾病早期,脑脊液检查示白细胞数明显增多,糖及氯化物含量可在正常范围或降低;脓肿形成后,白细胞数可正常或略增高,脑脊液压力显著增高,蛋白含量增高,糖及氯化物含量正常;若脓肿溃破,脑脊液白细胞数增多,甚至呈脓性。

2. CT　是诊断脑脓肿的首选方法,可确定脓肿的位置、大小、数目及形态。

【治疗原则】

脑脓肿急性期,可在严密观察下使用高效广谱抗生素控制感染,同时行降颅压治疗;脓肿局限、包膜形成后可行脓肿穿刺术或切除术。对位于脑深部或功能区的并已出现脑疝或全身衰竭的病人,则应紧急行颅骨钻孔穿刺抽脓,病情稳定时,再行脓肿切除。

【主要护理诊断/问题】

1. 体温过高　与颅内感染有关。

2. 潜在并发症:颅内压增高、脑疝。

【护理措施】

1. **控制感染,降低体温**　遵医嘱给予抗生素控制感染。若出现高热,及时给予药物或物理降温。

2. **做好脓腔引流的护理**　病人应取利于引流的体位;引流瓶(袋)应低于脓腔30cm。引流管的开口位置应在脓腔中心部位,可根据X线检查结果加以调整。为避免颅内感染扩散,须待术后24小时、创口周围初步形成粘连后方可进行囊内冲洗。先用生理盐水缓慢注入腔内,再轻轻抽出,切忌过分加压,冲洗后注入抗生素,然后夹闭引流管2~4小时。待脓腔闭合后拔管。

3. **降低颅内压**　密切观察病人生命体征、意识状态、瞳孔大小及反射、肢体功能等情况。遵医嘱采取降低颅内压的措施。

4. **健康教育**　指导病人要注意营养支持,以提高机体免疫力,多食高蛋白、高营养、高维生素、易消化的食物;及时治疗其他部位感染;注意加强锻炼,劳逸结合,增强机体抵抗力。术后病人应于3~6个月后复查CT或MRI。

(韩烜烨)

学习小结

本章介绍了颅内血管性疾病的临床表现及术后护理,重点讲解了颅内动脉瘤的临床表现、常用护理诊断及护理措施,动脉瘤病人护理重点应保持病人状态稳定,预防出血或再出血。对于脑卒中病人要掌握缺血性脑卒中和出血性脑卒中的不同点,并掌握相应肢体康复、功能锻炼的知识,以指导病人后期恢复。本章还讲解了颅内肿瘤的分类及相应临床表现,应能够对其进行区分。对于先天性脑积水的病人要善于观察,早发现、早治疗,因此掌握其临床表现尤为重要。

复习参考题

1. 颅内动脉瘤病人的观察要点是什么?

2. 颅脑疾病病人的主要护理诊断有哪些?

3. 病人癫痫发作时应如何护理?

第十七章　颈部疾病病人的护理

17

学习目标

掌握　甲状腺功能亢进、甲状腺腺瘤和甲状腺癌的概念与临床表现；甲状腺疾病病人的护理评估、围术期常见并发症与护理措施。

熟悉　甲状腺疾病的病因与主要护理诊断／问题；甲状腺疾病的治疗原则；颈部肿块的临床表现及护理。

了解　甲状腺解剖与生理；甲状腺疾病的发病机制与病理生理；颈部肿块的常见病因。

第一节 解剖生理概要

【解剖】

甲状腺(thyroid)由左、右两个侧叶和峡部构成,峡部有时向上伸出一锥体叶,可与舌骨相连。侧叶位于喉与气管的两侧,下极多数位于第5~6气管软骨环之间,峡部多数位于第2~4气管软骨环前端。甲状腺由两层被膜包裹:内层被膜称为甲状腺固有被膜,外层被膜称为甲状腺外科被膜。由于甲状腺借外层被膜固定于气管和环状软骨上,还借左、右两叶上极内侧的悬韧带悬吊于环状软骨上,因此,在吞咽动作时,甲状腺也随之上下移动。甲状腺两叶的背面,内侧毗邻喉、咽、食管,在两层被膜间的间隙内,一般附有4个甲状旁腺。成人甲状腺重约30g,正常情况下,颈部检查时既不能被清楚地看到也不易被摸到。

甲状腺的血液供应丰富,主要由两侧的甲状腺上动脉(颈外动脉的分支)和甲状腺下动脉(锁骨下动脉的分支)供应。甲状腺上、下动脉的分支之间,甲状腺上、下动脉分支与咽喉部、气管、食管的动脉分支之间,都有广泛的吻合支相互沟通,故手术结扎两侧甲状腺上、下动脉后,残留腺体和甲状旁腺仍有足够的血液供应。甲状腺有3根主要静脉,即甲状腺上、中、下静脉;甲状腺上、中静脉血液流入颈内静脉,甲状腺下静脉血液直接流入无名静脉。甲状腺的淋巴液汇合流入沿颈内静脉排列的颈深淋巴结。

喉返神经来自迷走神经,支配声带运动,其多穿行于甲状腺下动脉的分支之间。在甲状腺上极,喉返神经在甲状软骨下角的前下方入喉,手术时最易损伤该段神经。喉上神经亦来自迷走神经,分内支和外支。内支(感觉支)支配声门上方咽部的感觉;外支(运动支)与甲状腺上动脉贴近、伴行,支配环甲肌,使声带紧张(图17-1)。

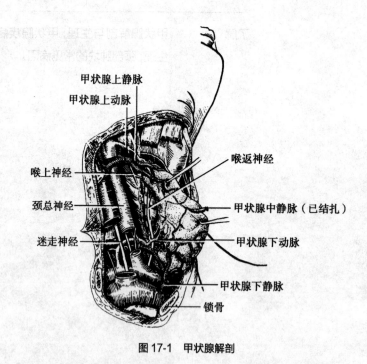

图17-1 甲状腺解剖

【生理功能】

甲状腺有合成、贮存和分泌甲状腺素的功能,其结构单位为滤泡。甲状腺素分三碘甲状腺原氨酸(T_3)和四碘甲状腺原氨酸(T_4)。合成完毕后便与甲状腺球蛋白相结合,贮存于甲状腺滤泡中。释放入血的甲状腺素和血清蛋白结合,其中90%为T_4,10%为T_3。T_3的量虽远少于T_4,但活性较强且迅速,生理作用比T_4高4~5倍。甲状腺素的主要作用是:①加快全身细胞利用氧的效能,加速蛋白质、碳水化合物和脂肪的分解，全面提高人体的代谢，增加热量的产生；②促进人体的生长发育，主要在出生后影响脑与长骨；③影响体内水和电解质的代谢等。

甲状腺的功能活动与人体各器官、各系统的活动及外部环境相互联系、相互影响，并受大脑皮层 - 下丘脑 - 腺垂体系统的控制和调节。腺垂体分泌的促甲状腺素（TSH），有加速甲状腺素分泌和促进甲状腺素合成的作用。当人体内在活动或外部环境发生变化，甲状腺素的需要量激增时（如寒冷、妊娠期妇女），或合成发生障碍时（如给予抗甲状腺药物），血中甲状腺素浓度下降，即可刺激腺垂体，引起 TSH 的分泌增加（反馈作用），使甲状腺合成和分泌甲状腺素的速度加快；当血中甲状腺素浓度增加至一定程度后，它又可反过来抑制 TSH 的分泌（负反馈作用），使合成和分泌甲状腺素的速度减慢。通过这种反馈与负反馈作用，维持人体内在活动的动态平衡。

甲状旁腺分泌甲状旁腺素（PTH），其主要靶器官是骨和肾，对肠道也有间接作用。PTH 的生理功能是调节体内钙的代谢并维持钙和磷的平衡。

第二节　甲状腺疾病病人的护理

一、甲状腺功能亢进

问题与思考

甲状腺功能亢进是一种常见的危害人类健康的内分泌疾病，一般青年及中年女性的发病率比较高。近年来甲亢的发病率呈明显的上升趋势，发病也趋向于低年龄化。

思考：甲亢发病率逐渐上升且趋向低年龄化，应如何对其进行防治？

案例 17-1

刘女士，40 岁，农民，近一年以来逐渐出现怕热、多汗、手足潮湿、性情急躁、易激怒、自觉颈部增粗，加重 1 周入院。查体：体温 37.0℃，呼吸 24 次 / 分，脉搏 110 次 / 分，血压 150/85mmHg。神志清醒，情绪易激动，形体偏瘦，两眼裂稍大，眼球轻度突出，甲状腺Ⅰ度肿大。初步诊断为"甲状腺功能亢进"。

思考：

1. 刘女士还需完善哪些检查以确诊疾病？

2. 假如你是责任护士，你将对该病人采取哪些护理措施？

甲状腺功能亢进（hyperthyroidism），简称甲亢，是由各种原因引起循环中甲状腺素异常过多而出现以全身代谢亢进为主要特征的疾病。

【分类】

按引起甲亢的原因，可将其分为 3 类。

1. 原发性甲亢　最常见，约占 85%～90%。发病年龄多在 20～40 岁，女性多见，男女之比为 1∶4 左右。腺体多呈弥漫性肿大，两侧对称，常伴有眼球突出，故又称"突眼性甲状腺肿"（exophthalmic goiter）。可伴胫前黏液性水肿。

2. 继发性甲亢　较少见，指在结节性甲状腺肿基础上发生的甲亢，病人年龄多在 40 岁以上，腺体呈结节状肿大,两侧多不对称,无眼球突出,容易发生心肌损害。

3. 高功能腺瘤 少见,腺体内出现单个或多个自主性高功能结节,无眼球突出,结节周围的甲状腺组织呈萎缩改变。

【病因和病理】

目前认为原发性甲亢是一种自身免疫性疾病,其淋巴细胞产生的两类 G 类免疫球蛋白,即"长效甲状腺激素"(long acting thyroid stimulator, LATS)和"甲状腺刺激免疫球蛋白"(thyroid stimulating immunoglobulin, TSI)能抑制垂体前叶分泌 TSH,并与甲状腺滤泡壁细胞膜上的 TSH 受体结合,导致甲状腺分泌大量甲状腺素。继发性甲亢和高功能腺瘤的发病原因未完全明确,可能与结节本身自主性分泌紊乱有关。

甲亢病理学改变主要表现为甲状腺腺体内血管增多、扩张,淋巴细胞浸润;滤泡壁细胞多呈高柱状增生,并形成乳头状突起伸入滤泡腔内,腔内胶质减少。

【临床表现】

主要症状包括甲状腺素分泌过多综合征、甲状腺肿及眼征。

1. 甲状腺素分泌过多综合征 由于甲状腺素分泌增多和交感神经兴奋,病人可出现高代谢综合征和各系统受累,表现为性情急躁、易激惹、失眠、双手颤动、疲乏无力、怕热多汗、皮肤潮湿;食欲亢进却体重减轻、肠蠕动亢进和腹泻;月经失调和阳痿;心悸、脉快有力(脉率常在 100 次 / 分以上,休息与睡眠时仍快)、脉压增大(主要由于收缩压升高)。其中脉率增快及脉压增大常可作为判断病情程度和治疗效果的重要指标。合并甲状腺功能亢进性心脏病时,易出现心律失常、心脏增大和心力衰竭。少数病人可伴有胫前黏液性水肿。

2. 甲状腺肿大 呈弥漫性、对称性,质地不等,无压痛,多无局部压迫症状。甲状腺扪诊可触及震颤,听诊时闻及血管杂音。

3. 眼征 可分为单纯性突眼(与甲亢时交感神经兴奋性增高有关)和浸润性突眼(与眶后组织的自身免疫炎症有关)。典型者双侧眼球突出、眼裂增宽。严重者,上下眼睑难以闭合;瞬目减少;眼向下看时上眼睑不随眼球下闭;上视时无额纹出现;两眼内聚能力差;甚至伴眼睑肿胀、结膜充血水肿等。

【辅助检查】

1. 基础代谢率测定 用基础代谢率测定器测定较为可靠。临床上常根据脉压和脉率计算。一般在清晨病人完全安静、空腹时测量。常用计算公式为:基础代谢率 =(脉率 + 脉压)- 111。正常值为 ±10%,+20% ~ +30% 为轻度甲亢,+30% ~ +60% 为中度,+60% 以上为重度。

2. 甲状腺摄 ^{131}I 率测定 正常甲状腺 24 小时内摄取人体总 ^{131}I 量的 30% ~ 40%。若在 2 小时内超过总量的 25% 或在 24 小时内超过总量的 50%,且吸收 ^{131}I 高峰提前出现,都表示有甲亢,但不反映甲亢严重程度。

3. 血清 T_3 和 T_4 测定 甲亢时,血清 T_3 可高于正常值 4 倍左右,而 T_4 仅为正常的 2.5 倍,因此 T_3 诊断的敏感性较高。诊断困难时可进行促甲状腺激素释放激素(TRH)兴奋试验,静脉注射 TRH 后,促甲状腺激素不增高能协助诊断。

【治疗原则】

手术治疗、抗甲状腺药物治疗及放射性 ^{131}I 治疗是治疗甲亢的主要方法。手术的痊愈率达 90% ~ 95%,手术死亡率低于 1%。主要缺点是有一定的并发症和约 4% ~ 5% 的病人术后甲亢复发,也有少数病人术后发生甲状腺功能减退。

手术适应证:①继发性甲亢或高功能腺瘤;②中度以上的原发性甲亢;③腺体较大,伴有压迫症状或胸骨后甲状腺肿;④抗甲状腺药物或 ^{131}I 治疗后复发者;⑤妊娠早、中期的甲亢病人具有上述指征者,应考虑手术治疗,并可以不终止妊娠。

手术禁忌证:①青少年病人;②症状较轻者;③老年病人或有严重器质性疾病不能耐受手术治疗者。

格雷夫斯甲亢 ^{131}I 治疗疗效的评价

格雷夫斯病是甲亢最常见的原因,由其导致的甲亢称为格雷夫斯甲亢(Graves hyperthyroidism), ^{131}I 治疗是大多数成年格雷夫斯甲亢病人的首选或重点选择的治疗手段。

用以评价格雷夫斯甲亢疗效的参考标准主要如下:①完全缓解(临床治愈):随访半年以上,病人甲亢症状和体征完全消失,血清 TT_3、TT_4、FT_3、FT_4 恢复正常;②部分缓解:甲亢症状减轻,体征部分消失,血清 TT_3、TT_4、FT_3、FT_4 降低但未降至正常水平;③无效:病人的症状和体征均无改善或反而加重,血清甲状腺激素水平无明显降低;④复发: ^{131}I 治疗达完全缓解标准之后,再次出现甲亢症状和体征,血清甲状腺激素水平再次升高;⑤甲减: ^{131}I 治疗后出现甲减症状和体征,血清甲状腺激素水平低于正常,TSH 高于正常。通常,①、②、⑤均被认为 ^{131}I 治疗"有效"。

有关研究显示, ^{131}I 治疗格雷夫斯甲亢一次性治疗缓解率约为 50%~80%,总有效率达 95% 以上。治疗后复发率为 1%~4%,无效率约 2%~4%。

【护理评估】

（一）术前评估

1. **健康史**　了解病人的发病情况,病程长短;是否患有结节性甲状腺肿、甲状腺腺瘤或其他自身免疫性疾病;有无甲状腺疾病的用药或手术史等;近期有无感染、劳累、创伤或精神刺激等应激因素;有无甲亢家族史。

2. **身体状况**

（1）症状:注意有无甲状腺功能亢进的表现及其程度,了解病人有无性情急躁、易激惹、失眠、怕热多汗等高代谢症状;有无双手颤动、疲乏无力、食欲亢进却体重减轻、心悸等神经系统、消化系统、心血管系统等受累的表现。

（2）体征:评估甲状腺有无弥漫性、对称性肿块;肿块大小、形状、质地,有无触痛、震颤和血管杂音;有无眼球突出、眼裂增宽;脉快有力、脉压增大、心率增快、心脏扩大;胫前黏液水肿等。

（3）辅助检查:了解病人的基础代谢率、甲状腺摄 ^{131}I 率、血清 T_3、T_4 含量、同位素扫描、B超等结果。

（二）术后评估

1. **术中情况**　了解麻醉方式与效果、手术种类及病灶处理情况、术中出血与补液、输血情况。

2. **术后情况**　①评估病人呼吸道、生命体征、神志、切口、引流情况及其心理反应等;②评估病人是否出现术后常见并发症,如呼吸困难和窒息、喉返神经损伤、喉上神经损伤、手足抽搐和甲状腺危象等。

（三）心理 - 社会状况

了解病人有无情绪不稳、易激动,以及由此带来的人际关系恶化;有无疾病造成的自我形象紊乱;是否害怕手术而产生焦虑或恐惧心理;了解病人及家属对甲亢和甲亢手术的认识程度,家庭经济情况及承受能力,病人所在的单位和社区医疗保健服务情况。

【主要护理诊断 / 问题】

1. 营养失调:低于机体需要量　与甲亢所致高代谢状态有关。

2. 清理呼吸道无效　与咽喉部及气管受刺激、分泌物增多及切口疼痛有关。

3. 有受伤害的危险　与眼球突出至眼睑不能闭合,可能导致角膜损伤、感染甚至失明有关。

4. 潜在并发症:呼吸困难和窒息、喉返神经损伤、喉上神经损伤、手足抽搐和甲状腺危象等。

【护理目标】

1. 病人营养状况稳定,体重得以维持。

2. 病人能有效清除呼吸道分泌物,呼吸道保持通畅。

3. 病人未发生意外伤害,角膜未出现损伤和感染。

4. 病人术后未发生并发症,或并发症能被及时发现和处理。

【护理措施】

（一）术前护理

1. **休息与活动** 保持病房安静,告知病人减少活动,适当卧床,以免体力消耗,保证充足的休息与睡眠。对精神过度紧张或失眠者可遵医嘱应用镇静和安眠药。

2. **心理护理** 多与病人交谈,消除顾虑和恐惧心理;避免外来刺激,保持情绪稳定。为病人提供疾病及治疗相关的知识,满足病人的日常需求,协助病人减轻心理压力。

3. **饮食护理** 给予高热量、高蛋白质和富含维生素的食物;勿进食富含粗纤维的食物以免发生腹泻。嘱病人多饮水,禁用浓茶、咖啡等刺激性饮料,戒烟、酒。有心脏疾病的病人应避免摄入大量水,以防水肿和心力衰竭。每周测体重了解营养状况的变化。

4. **完善术前检查** 除常规检查外,还包括测定基础代谢率、颈部摄片、喉镜检查确定声带功能、测定血清 T_3 和 T_4 等。

5. **用药护理** 通过药物降低甲亢病人基础代谢率是术前准备的重要环节。

（1）单用碘剂:适合症状不重,以及继发性甲亢和高功能腺瘤病人。碘剂可抑制蛋白水解酶,减少甲状腺球蛋白的分解,逐渐抑制甲状腺素的释放,避免术后甲状腺危象的发生。但由于碘剂不能持续阻止甲状腺激素的合成,应用 3 周后将进入不应期,一旦停服,甲亢症状可能重新出现、甚至加重。因此,凡不准备施行手术治疗的甲亢病人不宜服用碘剂。常用的碘剂与用法:复方碘化钾溶液口服,每日 3 次,第 1 日每次 3 滴,第 2 日每次 4 滴,依次逐日每次增加 1 滴至每次滴满 16 滴止,然后维持此剂量。服药 2~3 周后甲亢症状得到基本控制,表现为病人情绪稳定、睡眠好转、体重增加,脉率稳定在 90 次 / 分以下,脉压恢复正常,基础代谢率 +20% 以下,便可进行手术。

（2）硫脲类药物加用碘剂:先用硫脲类药物,待甲亢症状基本控制后停药,再单独口服用碘剂 1~2 周后手术。由于硫脲类药物能使甲状腺肿大和动脉性充血,手术时极易发生出血;而碘剂能减少甲状腺的血流量,减少腺体充血,使腺体缩小变硬,因此服用硫脲类药物后必须加用碘剂。

（3）碘剂加用硫脲类药物后再单用碘剂:少数病人服碘剂 2 周后症状改善不明显,可加服硫脲类药物。待甲亢症状基本控制、停用硫脲类药物后再继续单独服用碘剂 1~2 周后手术。

（4）普萘洛尔单用或合用碘剂:普萘洛尔是肾上腺素能受体阻滞剂,能控制甲亢症状,且用药后不引起腺体充血。对碘剂或硫脲类药物不能耐受或无反应的病人,主张单用普萘洛尔或与碘剂合用做术前准备,每 6 小时服药 1 次,每次 20~60mg,一般服用 4~7 日后脉率即降至正常水平。由于普萘洛尔半衰期不到 8 小时,故最末 1 次须在术前 1~2 小时服用,术后继续口服 4~7 日。术前不用阿托品,以免引起心动过速。

6. **眼部护理** 眼球突出者注意保护眼睛,常滴眼药水。外出戴墨镜或眼罩以免强光、风沙及灰尘刺激;睡前用抗生素眼膏敷眼,戴黑眼罩或以油纱布遮盖,以免角膜过度暴露后干燥受损,发生溃疡。

7. **其他护理** 术前教会病人头低肩高位,使机体适应术时颈过伸的体位。指导病人学会有效咳嗽,有助于术后保持呼吸道通畅。病人前往手术后备麻醉床,床旁备引流装置、无菌手套、拆线包及气管切开包等。

（二）术后护理

1. **体位和引流** 取平卧位,待血压平稳或全麻清醒后取半坐卧位,以利呼吸和引流切口内积血。指导病人在床上变换体位、起身活动、咳嗽时可用手固定伤口部位以减少震动。术野常规放置橡皮片或胶管引流 24~48 小时,注意观察引流液的颜色、性质和量,保持引流通畅,及时更换敷料,估计并记录引流量。

2. **保持呼吸道通畅** 鼓励和协助病人深呼吸和有效咳嗽,遵医嘱采用超声雾化吸入,促进痰液排出,保持呼吸道通畅。因切口疼痛无法有效咳嗽排痰者,可遵医嘱给予镇痛药。

3. 饮食护理 术后清醒病人，即可给少量温水或凉水。若无呛咳、误咽等不适，可给予微温流质饮食，之后逐步过渡到半流质和软食，避免饮食温度过高引起手术部位血管扩张，加重创口渗血。鼓励病人少量多餐，加强营养，促进愈合。

4. 用药护理 术后继续服用复方碘化钾溶液，每日 3 次，以每次 16 滴开始，逐日每次减少 1 滴，直至病情平稳。年轻病人术后常口服甲状腺素，每日 30～60mg，连服 6～12 个月，以抑制促甲状腺激素的分泌和预防复发。

5. 并发症的观察与护理 密切观察病人生命体征变化及发音、吞咽情况。尽早发现术后并发症，并及时通知医师、配合抢救。

（1）呼吸困难和窒息：是最危急的并发症，多发生于术后 48 小时内。常见原因：①切口内出血压迫气管；②喉头水肿；③气管塌陷；④双侧喉返神经损伤。临床表现：按呼吸困难的程度可分为轻度、中度及重度 3 种。轻度呼吸困难有时临床上不易发现，中度呼吸困难时病人往往坐立不安，重度呼吸困难时可端坐呼吸，胸骨上窝、锁骨上窝及肋间隙凹陷，称为"三凹征"，甚至有窒息感和口唇、指端青紫。护理：对于血肿压迫所致呼吸困难和窒息，须立即进行床边抢救，剪开缝线，敞开伤口，迅速除去血肿，结扎出血的血管。若呼吸仍无改善则行气管切开、给氧；待病情好转，再送手术室进一步检查、止血和其他处理。喉头水肿者立即应用大剂量激素，如地塞米松 30mg 静脉滴入，皮质激素作雾化吸入，对严重者应紧急行环甲膜穿刺或气管切开。

（2）喉返神经损伤：发生率约为 0.5%，大多数是手术处理甲状腺下极时损伤，喉返神经被切断、缝扎、钳夹或牵拉造成永久性或暂时性损伤所致，少数是由于血肿压迫或瘢痕组织的牵拉引起。钳夹、牵拉或血肿压迫所致损伤多为暂时性，经理疗等及时处理后，一般在 3～6 个月内可逐渐恢复。一侧喉返神经损伤可由健侧声带向患侧过度内收而代偿，但不能恢复原音色；双侧喉返神经损伤会导致声带麻痹，引起失声或严重的呼吸困难，甚至窒息，需立即作气管切开。

（3）喉上神经损伤：多在处理甲状腺上极时损伤喉上神经内支（感觉支）或外支（运动支）所致。外支受损可使环甲肌瘫痪，引起声带松弛和声调降低。内支受损会使喉部黏膜感觉丧失，在进食特别是饮水时，病人因丧失喉部反射性咳嗽而易发生误咽或呛咳，一般经理疗后可自行恢复。发生呛咳者，协助其采取坐位进食半固体食物。

（4）手足抽搐：多于术后 1～3 日出现症状。多因手术时甲状旁腺被误切、挫伤或其血液供应受累，致甲状旁腺功能低下、血钙浓度下降至 2.0mmol/L 以下，严重者可降至 1.0～1.5mmol/L，神经肌肉应激性显著提高，引起手足抽搐。多数病人症状轻且短暂，仅有面部、唇部或手足部的针刺感、麻木感或强直感，严重者可出现面肌和手足伴有疼痛的持续性痉挛，每日发作多次，每次持续 10～20 分钟或更长，甚至可发生喉和膈肌痉挛，引起窒息死亡。经 2～3 周后，未受损伤的甲状旁腺增大或血供恢复，起到代偿作用，症状可消失。预防的关键在于切除甲状腺时注意保留腺体背面的甲状旁腺。护理：①一旦发生应适当限制肉类、乳品和蛋类等食品，因其含磷较高，影响钙的吸收；②症状轻者口服葡萄糖酸钙或乳酸钙 2～4g，每日 3 次；症状较重或长期不能恢复者，可加服维生素 D₃，每日 5 万～10 万 U，以促进钙在肠道内的吸收；也可口服双氢速甾醇（双氢速变固醇）油剂，能明显提高血钙含量，降低神经肌肉的应激性；③抽搐发作时，立即遵医嘱静脉注射 10% 葡萄糖酸钙或氯化钙 10～20ml；④定期检测血钙，以调整钙剂的用量。

（5）甲状腺危象：是甲亢术后危及生命的并发症之一，与术前准备不充分，甲亢症状未能很好控制及手术应激有关。表现为术后 12～36 小时内出现高热（>39℃）、脉快而弱（>120 次/分），同时合并神经、循环及消化系统严重功能紊乱，如大汗、烦躁不安、谵妄，甚至昏迷，常伴有呕吐、水泻。若不及时处理可迅速发展至休克、昏迷甚至死亡，死亡率为 20%～30%。预防甲状腺危象的关键在于做好充分的术前准备，使病人基础代谢率降至正常范围后再手术。术后早期加强巡视和病情观察，一旦发生危象，立即通知医师予以处理：①碘剂：立即口服复方碘化钾溶液 3～5ml，紧急时将 10% 碘化钠 5～10ml 加入 10% 葡萄糖 500ml

中静脉滴注,以降低循环血液中甲状腺素水平;②氢化可的松:每日200~400mg,分次静脉滴注,以拮抗应激反应;③给予肾上腺素能阻滞剂:利血平1~2mg,肌内注射;或普萘洛尔5mg,加入葡萄糖溶液100ml中静脉滴注,以降低周围组织对甲状腺素的反应;④镇静剂:常用苯巴比妥钠100mg,或冬眠合剂Ⅱ号半量肌内注射,每6~8小时1次;⑤降温:采用退热药物、冬眠药物或物理降温等措施,使体温保持在37℃左右;⑥静脉输注大量葡萄糖溶液补充能量,维持水电解质平衡,并补充维生素C、维生素B_1等;⑦给氧:以减轻组织缺氧;⑧有心力衰竭者,加用洋地黄制剂。护理:①休息与体位:绝对卧床休息,呼吸困难时取半卧位,立即吸氧;②密切观察病情:监测生命体征,准确记录24小时出入量,烦躁不安者防止意外损伤;③用药护理:遵医嘱及时用药,注意观察用药效果;④保证静脉输液通道畅通:根据病情及时调整滴速,防止液体渗出血管外,预防静脉炎的发生;⑤高热护理:观察降温效果,及时更换潮湿的床单位或衣裤;⑥其他护理:给予病人精神和心理上的支持;鼓励病人多饮水;腹泻严重者便后注意清洁肛门。

(三)健康教育

1. **生活指导**　指导病人以乐观的心态面对疾病,保持心情愉快。告知病人合理安排休息与活动,劳逸结合。加强营养,维持机体代谢需求。

2. **用药指导**　说明甲亢术后继续服药的重要性并督促执行。教会病人正确服用碘剂的方法,如将碘剂滴在饼干、面包等食物上,一并服下,以保证剂量准确、减轻胃肠道不良反应。

3. **复诊指导**　定期至门诊复查,告知病人出现心悸、食欲增大、消瘦、急躁易怒、注意力不集中、失眠、双手震颤、抽搐等不适及时就诊。

4. **康复训练**　拆线后教会病人练习颈部活动的方法,同时注意1个月内避免颈部活动幅度过大,防止伤口出血。对于声音嘶哑者,指导病人练习发音。

【护理评价】

通过治疗与护理,病人是否:①营养需求得到满足,体重维持标准体重的(100%±10%);②术后能及时清除呼吸道分泌物,保持呼吸道通畅;③突眼得到很好防治,未出现角膜损伤或感染;④未发生并发症,防治措施恰当及时,术后恢复顺利。

二、甲状腺腺瘤

案例17-2

　　王女士,35岁,教师,发现颈部左侧约"核桃"大小无痛性肿物1周余,肿块可随吞咽动作而活动,病人自述颈部无痛、无声音嘶哑、无饮水呛咳。查体:体温36.8℃,血压140/90mmHg,心率90次/分。B超示甲状腺左侧叶囊实性包块,甲状腺右侧叶多发结节,形态尚规则,边界清,内回声欠均。诊断为"甲状腺肿瘤,考虑腺瘤可能"。

　　思考:

　　1. 该病人应如何进行护理评估?

　　2. 该病人目前存在的主要护理问题?

甲状腺腺瘤(thyroid adenoma)是最常见的甲状腺良性肿瘤,多见于40岁以下的妇女。病理上分为滤泡状和乳头状囊性腺瘤两种,前者多见。乳头状囊性腺瘤少见,且不易与乳头状腺癌区分。腺瘤周围有完整的包膜。

【临床表现】

多数病人无不适症状,颈部出现圆形或椭圆形结节,多为单发,表面光滑,质地较周围甲状腺组织稍硬，无压痛，边界清楚，随吞咽上下移动。腺瘤生长缓慢，大部分病人无任何症状。乳头状囊性腺瘤因囊壁血管破裂而发生囊内出血，肿瘤可在短期内迅速增大，局部出现胀痛。

【辅助检查】

1. B超检查　可发现甲状腺肿块；伴囊内出血时，提示囊性变。

2. 放射性 ^{131}I 或 ^{99m}Tc 扫描多呈温结节，伴囊内出血时可为冷结节或凉结节，边缘一般较清晰。

【治疗原则】

因甲状腺腺瘤有引起甲亢（约 20%）和恶变（约 10%）的可能，故应早期行包括腺瘤的患侧甲状腺腺叶或部分（腺瘤小）切除。切除标本必须立即行冷冻切片检查，以判定有无恶变。

【护理评估】

（一）术前评估

1. **健康史**　了解病人的发病情况，病程长短；有无甲状腺疾病的用药或手术史；有无家族史等。

2. **身体状况**

（1）症状：评估肿块生长的速度；病人有无声嘶、呼吸困难等伴随症状。

（2）体征：评估肿块大小、形状、质地，有无压痛。

（3）辅助检查：了解B超、放射性核素扫描等检查结果。

（二）术后评估

1. **术中情况**　了解麻醉方式与效果、手术种类及病灶处理情况、术中出血与补液、输血情况。

2. **术后情况**　①评估病人呼吸道、生命体征、神志、切口、引流情况及其心理反应等；②评估病人是否出现术后常见并发症。

（三）**心理 - 社会状况**

了解病人及家属的心理状态，了解病人及家属对疾病与手术的认识程度，家庭经济情况及承受能力，病人所在的单位和社区医疗保健服务情况。

【主要护理诊断 / 问题】

1. 焦虑　与颈部肿块性质不明、担心手术及预后有关。

2. 潜在并发症：呼吸困难和窒息、手足抽搐及甲状腺危象等。

【护理措施】

1. 术前、术后护理参见"甲状腺功能亢进"部分。

2. 健康教育

（1）功能锻炼：切口愈合后开始颈部的功能锻炼，至少持续3个月。

（2）定期复诊：指导病人进行颈部自我检查，若有不适，及时就诊。

【护理评价】

通过治疗与护理，病人是否：①情绪稳定，焦虑减轻；②未发生并发症，防治措施恰当及时，术后恢复顺利。

三、甲状腺癌

案例 17-3

　　陈先生，55 岁，工人，发现颈部肿物 2 年。主诉自发病以来无发热、声音嘶哑、呛咳、憋气等不适，精神、睡眠、饮食可，二便正常，体重无明显减轻。近期复查 B 超示左侧叶探及多个实质稍低回声结节，边缘不规则；右侧叶下极探及一实质极低回声结节伴少量微钙化，纵横比大于1，血供不丰富。查体：体温 36.5℃，血压 136/90mmHg，心率 78 次/分，病理报告示"甲状腺乳头状癌"，拟行手术治疗。

思考：

1. 陈先生的护理评估应包括哪些内容？
2. 病人手术治疗后存在什么护理问题？可采取哪些护理措施？

甲状腺癌（thyroid carcinoma）是最常见的甲状腺恶性肿瘤，约占全身恶性肿瘤的 1%，近年来呈上升趋势。除髓样癌外，多数甲状腺癌起源于滤泡上皮细胞。

【病理分类】

1. **乳头状癌** 约占成人甲状腺癌的 70% 和儿童甲状腺癌的全部。多见于 21～40 岁女性。此型分化好，生长缓慢，恶性度低，颈淋巴结转移出现早，但预后较好。

2. **滤泡状腺癌** 约占 15%，常见于 50 岁左右妇女，肿瘤生长较快，属中度恶性，且有侵犯血管倾向，可经血运转移到肺、肝和骨及中枢神经系统。颈淋巴结转移仅占 10%，因此病人预后不如乳头状癌。

3. **未分化癌** 约占 5%～10%，多见于 70 岁左右老年人。发展迅速，高度恶性，且约 50% 早期便有颈淋巴结转移，或侵犯气管、喉返神经或食管，常经血运向肺、骨等远处转移。预后很差，平均存活 3～6 个月，一年存活率仅 5%～15%。

4. **髓样癌** 仅占 7%。起源于滤泡旁细胞，可分泌降钙素。细胞排列呈巢状或囊状，无乳头或滤泡结构，呈未分化状；间质内有淀粉样物沉积。恶性程度中等，可有颈淋巴结侵犯和血行转移，预后不如乳头状癌，但较未分化癌好。

【临床表现】

1. **早期** 乳头状癌和滤泡状腺癌初期多无明显症状，前者可因颈淋巴结肿大而就医。随着病程进展，肿块增大常可压迫气管，使气管移位，并有不同程度的呼吸障碍症状。未分化癌常以浸润表现为主。

2. **晚期** 癌肿常因压迫喉返神经、气管或食管而出现声音嘶哑、呼吸困难或吞咽困难；压迫颈交感神经节，可产生 Horner 综合征（表现为同侧瞳孔缩小、上眼睑下垂、眼球内陷、同侧面部无汗等）；侵袭颈丛浅支，可有耳、枕、肩等部位的疼痛。可有颈淋巴结转移及远处脏器转移，有的病人甲状腺肿块不明显，转移灶出现早；远处转移常转移到扁骨（颅骨、椎骨、胸骨、盆骨等）和肺等。

因髓样癌组织可产生激素样活性物质（5-羟色胺、降钙素、肠血管活性肽等），病人可出现腹泻、颜面潮红、多汗和血钙降低等类癌综合征或其他内分泌失调的表现。

【辅助检查】

1. **影像学检查** ①B 超：可区分结节的实体性或囊肿性，若结节为实体性低回声结节；结节内血供丰富；结节形态和边缘不规则、晕圆缺如；微小钙化、针尖样弥散分布或簇状分布的钙化；颈淋巴结呈圆形、边界不规则或模糊、内部回声不均等，提示恶性可能大；②X 线：胸骨及骨骼摄片可了解有无肺或骨转移；颈部摄片可了解有无气管移位、狭窄、肿块钙化及上纵隔增宽。若甲状腺部位出现细小的絮状钙化影，可能为癌。

2. **放射性核素扫描** 甲状腺癌的放射性 ^{131}I 或 ^{99m}Tc 扫描多提示为冷结节，边缘一般较模糊。

3. **细针穿刺细胞学检查** 将细针自 2～3 个不同方向穿刺结节并抽吸、涂片，正确率可高达 80% 以上。

4. **血清降钙素测定** 可协助诊断髓样癌。

【治疗原则】

除未分化癌外，手术切除是各型甲状腺癌的基本治疗方法，并辅助应用内分泌、放射性核素及外照射等疗法。

1. **手术治疗** 包括甲状腺本身的切除及颈淋巴结的清扫。治疗疗效与肿瘤的病理类型有关。

2. 内分泌治疗　甲状腺癌行次全或全切除者终身服用甲状腺素制剂,以预防甲状腺功能减退及抑制 TSH。分化型甲状腺癌细胞均有 TSH 受体,TSH 通过其受体能影响甲状腺癌的生长,剂量以保持 TSH 低水平但不引起甲亢为原则。

3. 放射性核素治疗　甲状腺组织和分化型甲状腺癌细胞具有摄 ^{131}I 的功能,利用 ^{131}I 发射出的 β 射线的电离辐射生物效应的作用可破坏残余甲状腺组织和癌细胞,从而达到治疗目的。适用于 45 岁以上乳头状腺癌、滤泡状腺癌、多发性病灶、局部侵袭性肿瘤及存在远处转移者。

4. 放射外照射治疗　主要用于未分化型甲状腺癌。

相关链接

甲状腺手术切除范围

甲状腺的切除范围目前仍有分歧,但甲状腺切除范围的趋势是比较广泛的切除。有证据显示甲状腺近全或全切术后复发率较低。低危组病例腺叶切除后 30 年复发率为 14%,而全切除术为 4%。广泛范围手术的优点是显著降低局部复发率,主要的缺点是手术后近期或长期并发症增加,而腺叶切除很少致喉返神经损伤,且几乎不发生严重甲状旁腺功能减退。

【护理评估】

（一）术前评估

1. 健康史　了解病人的发病情况,病程长短;既往健康情况,是否患有结节性甲状腺肿、甲状腺腺瘤或其他自身免疫性疾病;有无甲状腺疾病的用药或手术史等;有无肿瘤或甲状腺疾病家族史。

2. 身体状况

（1）症状:评估肿块生长的速度,有无伴随症状如声音嘶哑、呼吸困难、吞咽困难等;有无压迫症状和转移症状的表现。

（2）体征:评估肿块大小、形状、质地,有无触痛等。

（3）辅助检查:了解 B 超、放射性 ^{131}I 或 ^{99m}Tc 扫描、X 线及穿刺细胞学等检查结果。

（二）术后评估

参见"甲状腺功能亢进"部分。

（三）心理 - 社会状况

了解病人有无担心疾病预后而产生的不良心理反应;有无疾病造成的自我形象紊乱;了解病人及家属对甲状腺癌的认识程度,家庭经济情况及承受能力,病人所在的单位和社区医疗保健服务情况。尤其在儿童甲状腺结节中,甲状腺癌的比例高达 50%～70%。病人家属可能出现恐慌、焦虑和对预后的担心,儿童则害怕手术,故需要了解病人及家属的情绪、心理。

【主要护理诊断／问题】

1. **焦虑**　与颈部肿块性质不明、担心手术及预后有关。
2. **清理呼吸道无效**　与咽喉部及气管受刺激、分泌物增多及切口疼痛有关。
3. **潜在并发症:呼吸困难和窒息、喉返／喉上神经损伤、手足抽搐等。

【护理目标】

1. 情绪稳定,焦虑减轻。
2. 能有效清除呼吸道分泌物,呼吸道保持通畅。
3. 术后未发生并发症,或能被及时发现和处理。

【护理措施】

（一）术前护理

1. **心理护理** 护理人员应与病人建立良好的护患关系，多与其及家属进行沟通和交流。向病人宣教有关甲状腺癌的知识，说明手术的必要性、手术的方法、术后恢复过程及预后情况，消除病人的顾虑，帮助病人树立战胜疾病的信心，配合治疗。

2. **术前准备** 配合医师完成术前检查及相关准备。指导病人练习头低、颈过伸的手术体位。必要时，剔除耳后毛发。告知病人避免进食刺激性的饮食，术前晚可遵医嘱服用镇静安眠类药物。整理床单位，床旁备气管插管及气管切开包等急救物品。

（二）术后护理

1. **体位** 术后取平卧位；若麻醉清醒、生命体征平稳、无其他不适后可取半卧位，以利呼吸和引流。妥善放置引流管，保持引流通畅，且正确连接引流装置。

2. 保持呼吸道通畅，协助病人有效排痰。

3. **病情观察** 严密监测生命体征，注意有无并发症发生；了解病人的呼吸、发音和吞咽情况，判断有无呼吸困难、声音嘶哑、音调降低、误咽、呛咳等；观察有无颈部肿胀、创面渗血，估计渗血量，予以更换敷料。

4. **饮食护理** 病情平稳或麻醉清醒后，给少量饮水。若无不适，鼓励病人进流质饮食，克服吞咽不适的困难，逐步过渡为半流质饮食及软食。禁忌过热饮食。遵医嘱补充水、电解质。

5. **用药护理** 术后应进行内分泌治疗，遵医嘱服用甲状腺素制剂，早餐前空腹顿服。病人应根据 TSH 水平变化调整用量。

6. **并发症的观察与护理** 参见"甲状腺功能亢进"病人的护理。

（三）健康教育

1. **功能锻炼** 卧床期间鼓励病人床上活动，促进血液循环和切口愈合。头颈部在制动一段时间后，可开始逐步练习活动。颈部淋巴结清扫术者，斜方肌不同程度受损，故切口愈合后应开始肩关节和颈部的功能锻炼，随时注意保持患肢高于健侧，以防肩下垂。功能锻炼应至少持续至出院后 3 个月。

2. **心理调适** 帮助病人面对现实，调整心态，积极配合后续治疗。

3. **后续治疗** 指导甲状腺全切除者遵医嘱坚持服用甲状腺素制剂，预防肿瘤复发。注意甲状腺素片中毒症、焦虑、睡眠障碍、心悸、心房颤动及骨质疏松等不良反应。服药期间若出现心慌、手颤或倦怠、无力、怕冷等症状，应考虑药物过量或药量不足。术后遵医嘱按时进行放疗等。

4. **定期复诊** 出院后定期复诊，检查颈部、肺部及甲状腺功能等。教会病人自行检查颈部，若发现结节、肿块应及时就诊。

【护理评价】

通过治疗与护理，病人是否：①情绪稳定，焦虑减轻；②术后能及时清除呼吸道分泌物，保持呼吸道通畅；③未发生并发症，防治措施恰当及时，术后恢复顺利。

第三节 颈部常见肿块

案例 17-4

小赵，男，20岁，学生，因发热、颈部肿物 10 日入院。病人两周前无意间发现双侧颈部存在明显肿块，局部压痛，无红肿。近 10 日来持续发热，无畏寒、盗汗、咳嗽及关节痛。查体：体温

37.8℃,呼吸 20 次 / 分,血压 130/86mmHg,心率 96 次 / 分,神清,精神可。颈部 CT 提示双侧锁骨上窝淋巴结肿大。诊断为"颈淋巴结结核"。

思考:依据小赵病情目前应采取哪些治疗方案?

颈部肿块可以是颈部或非颈部疾病的共同表现。主要包括恶性肿瘤、甲状腺疾患及炎症、先天性疾病和良性肿瘤。

【病因】

1. **颈淋巴结结核** 结核分枝杆菌大多经扁桃体、龋齿侵入,近 5% 继发于肺支气管结核病变,并在人体抵抗力低下时发病。

2. **炎症** 急、慢性淋巴结炎、唾液腺炎、软组织化脓性感染等。

3. **肿瘤** ①原发性肿瘤:良性肿瘤有甲状腺腺瘤、舌下囊肿、血管瘤等;恶性肿瘤有甲状腺癌、恶性淋巴瘤(包括霍奇金病、非霍奇金淋巴瘤)、唾液腺癌等。②转移性肿瘤:原发病灶多在口腔、鼻咽部、喉、甲状腺、食管、肺、纵隔、乳房、胃肠道、胰腺等处。

4. **先天性畸形** 甲状腺舌管囊肿或瘘、胸腺咽管囊肿或瘘、囊状淋巴管瘤(囊状水瘤)、颏下皮样囊肿等。

【临床表现】

1. **颈淋巴结结核**(tuberculous cervical lymphadenitis) 多见于儿童和青年。表现为颈部一侧或双侧出现多个大小不等的肿大淋巴结,初发时肿大淋巴结较硬,无痛,可推动。病情继续发展,各个淋巴结可融合成团或形成串珠状肿块,最后发生干酪样坏死、液化,形成寒性脓肿,破溃后形成经久不愈的窦道或慢性溃疡。少数病人有低热、盗汗、食欲缺乏、消瘦等全身中毒症状。

2. **慢性淋巴结炎**(chronic lymphnoditis) 常继发于头面部、颈部炎性病灶,肿大的淋巴结散见于颈侧区或颌下、颏下区,略硬、表面光滑、能活动,可有或无压痛。可通过病理检查鉴别病变性质。

3. **转移性肿瘤**(metastatic tumor) 约占颈部恶性肿瘤的 3/4,在颈部肿块发病率中仅次于慢性淋巴结炎和甲状腺疾病。原发灶大部分(85%)在头颈部,以鼻咽癌和甲状腺癌转移最为多见。锁骨上窝转移性肿瘤的原发病灶大多位于胸腹部,而胃肠道、胰腺癌肿则多经胸导管转移至左锁骨上淋巴结。肿瘤转移性淋巴结坚硬,初起常为单发、无痛,可移动;之后迅速增大,肿块呈结节状、表面不平、固定,且伴局部或放射性疼痛;晚期肿块可发生坏死、破溃、感染和出血,分泌物带有恶臭。

4. **恶性淋巴瘤**(malignant lymphoma) 包括霍奇金病和非霍奇金淋巴瘤,是来源于淋巴组织恶性增生的实体瘤,多见于男性青壮年。肿大淋巴结可表现单侧或双侧,可融合成团,病情发展迅速。淋巴结病理检查可确诊。

5. **甲状腺舌管囊肿**(thyrohyoid cyst) 与甲状腺发育有关的先天性畸形。正常情况下甲状腺舌管于胎儿 6 周左右自行闭锁,若其退化不全,即可形成先天性囊肿、感染破溃后成为甲状舌管瘘。多见于 15 岁以下儿童,男性多见。表现为颈前区中线、舌骨下方有直径 1 ~ 2cm 圆形肿块,边界清楚,表面光滑,有囊性感,并随吞咽或伸、缩舌而上下移动。

【辅助检查】

1. **实验室检查** 血常规及肿瘤标志物测定有助于区别恶性肿瘤与炎性肿块。

2. **影像学检查** X 线、B 超、CT、动脉造影及 MRI 等有助于胸、腹腔肿瘤的诊断。

3. **内镜检查** 纤维胃镜、结肠镜等不仅能发现胃肠道早期病变,还可同时取组织标本做病理学检查。

4. **肿块穿刺或活组织检查** 诊断不明的肿块可做细针穿刺或切取行组织病理学检查。

【治疗原则】

1. 结核

(1)全身治疗:包括营养补充、合理休息和抗结核药物治疗等综合措施。

（2）局部治疗：①少数局限、较大、可推动的淋巴结可手术切除；②寒性脓肿尚未破溃可穿刺抽脓，再注入抗结核药物，每周2次；③无继发感染的窦道或溃疡行刮除术并开放引流；④寒性脓肿继发化脓性感染者，先行切开引流，待感染控制后，必要时再行刮除术。

2. 炎症 慢性淋巴结炎需控制原发炎症病灶。

3. 肿瘤 除恶性淋巴瘤以放、化疗为首选治疗方法外，其他肿瘤的治疗仍以早期手术为原则；若疑为转移性肿瘤，在全面细致查找原发病灶同时早期行病理学检查，以明确诊断和治疗。

4. 先天性畸形 治疗宜手术切除，需切除一段舌骨以彻底清除囊壁或窦道，并向上分离至舌根部，以免复发。合并急性感染者，需在控制感染后手术。

【护理评估】

（一）术前评估

1. 健康史 了解病人有无颈部肿块、其他部位恶性肿瘤、局部感染和先天性畸形等。

2. 身体状况

（1）症状：许多颈部肿块是全身性疾病在颈部的表现，故应评估是否伴有红、肿、热、痛；体重减轻或营养不良等恶病质表现；低热、盗汗、食欲缺乏、消瘦及发热和脉搏增快等全身反应。

（2）体征：颈部肿块的部位（表17-1）、形状、大小、软硬度、活动度、表面光滑度。如恶性肿瘤：肿块一般质硬、固定、表面不光滑、结节状、无压痛；动脉瘤：有扩张性搏动和震颤；血管瘤：质软，加压后体积缩小，解除压力后又恢复原来大小；囊肿：有张力、光滑，加压不能使之缩小。

（3）辅助检查：包括血常规、肿瘤标志物测定、X线、B超、CT、动脉造影和MRI等。

表17-1 颈部各区常见肿块

部位	单发性肿块	多发性肿块
颌下颏下区	颌下腺良恶性肿瘤	急、慢性淋巴结炎
颈前正中区	甲状舌管囊肿、各种甲状腺疾病	
颈侧区	胸腺咽管囊肿、囊状淋巴管瘤、颈动脉瘤、血管瘤、神经鞘瘤	急慢性淋巴结炎、淋巴结结核、转移性肿瘤、恶性淋巴瘤
锁骨上窝		转移性肿瘤、淋巴结结核
颈后区	纤维瘤、脂肪瘤	急、慢性淋巴结炎
腮腺区	腮腺炎、腮腺混合瘤或癌	

（二）术后评估

参见"甲状腺功能亢进"部分。

（三）心理-社会状况

参见"甲状腺功能亢进"部分。

【主要护理诊断/问题】

1. 焦虑 与颈部肿块性质不明、担心手术及预后有关。

2. 潜在并发症：呼吸困难和窒息、喉返神经损伤、喉上神经损伤或手足抽搐。

【护理目标】

1. 病人情绪稳定，焦虑减轻。

2. 病人术后未发生并发症，或能被及时发现和处理。

【护理措施】

1. 术前、术后护理 参见"甲状腺功能亢进"部分。

2. 健康教育 教会病人颈部自我检查的方法，注意观察肿块生长情况包括大小、活动度、质地、是否伴局部压痛等，嘱病人定期复诊，医护人员也应对病人加强随访，及时治疗。

【护理评价】

通过治疗与护理,病人是否:①情绪稳定,安心接受手术,主动配合治疗和护理;②生命体征平稳,未发生并发症,防治措施恰当,术后恢复顺利。

(韩斌如)

18

复习参考题

1. 甲状腺功能亢进的临床表现有哪些?

2. 甲状腺疾病病人术前应该做哪些准备?

3. 甲状腺疾病病人术后常见的并发症及护理措施有哪些?

第十八章　乳房疾病病人的护理

18

第一节　解剖生理概要

【解剖】

成年妇女乳房是两个半球形的性征器官,位于胸大肌浅面,约在第2~6肋骨水平的浅筋膜浅、深层之间。外上方形成乳腺腋尾部伸向腋窝。乳头位于乳房的中心,周围的色素沉着区称为乳晕。

乳腺有15~20个腺叶,每一腺叶分成很多个腺小叶,腺小叶由小乳管和腺泡组成。每一腺叶有其单独的导管(乳管),腺叶和乳管均以乳头为中心呈放射状排列,小乳管汇至乳管,乳管开口于乳头,乳管靠近开口的1/3段略为膨大,称之为"输乳管窦(壶腹部)",是乳管内乳头状瘤的好发部位。腺叶、小叶和腺泡间有结缔组织间隔,腺叶间还有与皮肤垂直的纤维束,上连浅筋膜浅层,下连浅筋膜深层,称Cooper韧带,起支持、固定乳房的作用。临床上以乳头、乳晕为中心按水平线和垂直线将乳腺分为外上、外下、内上、内下及乳头乳晕所在的中央区。

乳房的淋巴网甚为丰富,其淋巴液输出有四个途径(图18-1):①乳房大部分淋巴液流至腋窝淋巴结,部分乳房上部淋巴液可直接流向锁骨下淋巴结;②部分乳房内侧的淋巴液通过肋间淋巴管流向胸骨旁淋巴结;③两侧乳房间皮下有交通淋巴管,一侧乳房的淋巴液可流向另一侧;④乳房深部淋巴网可沿腹直肌鞘和肝镰状韧带通向肝。

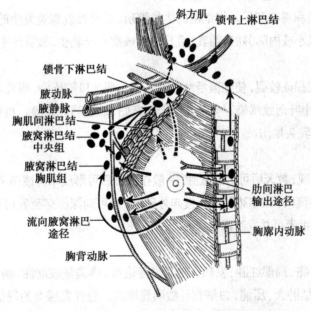

图18-1　乳房淋巴输出途径

为规范腋淋巴结清扫范围,通常以胸小肌为标志,将腋区淋巴结分为三组:①Ⅰ组即腋下(胸小肌外侧)组:在胸小肌外侧,包括乳腺外侧组、中央组、肩胛下组及胸小肌外侧腋静脉旁淋巴结,胸大、小肌间淋巴结也归本组;在该区域内有支配前据肌的胸长神经及背阔肌的胸背神经;②Ⅱ组即腋中(胸小肌后)组:胸小肌深面的腋静脉旁淋巴结;③Ⅲ组即腋上(锁骨下)组:胸小肌内侧锁骨下静脉旁淋巴结。

【生理】

乳腺是许多内分泌腺的靶器官,其生理活动受腺垂体、卵巢及肾上腺皮质等分泌的激素影响。妊娠及哺乳时乳腺明显增生,腺管延长,腺泡分泌乳汁。哺乳期后,乳腺又处于相对静止状态。平时,育龄期妇女在月经周期的不同阶段,乳腺的生理状态在各激素影响下,呈周期性变化。绝经后腺体逐渐萎缩,被脂肪组织所替代。

第二节 急性乳腺炎

案例 18-1

王女士,27岁,教师,产后25天出现右侧乳房胀痛,全身发热、寒战。查体:体温38.1℃,呼吸24次/分,脉搏106次/分,血压130/88mmHg。右侧乳房皮肤发红,局部可扪及乳内硬结,同侧腋窝淋巴结肿大并有触痛。血常规检查示白细胞及中性粒细胞比例升高。诊断为"急性乳腺炎"。

思考:

1. 你认为该病人发生该疾病的原因有哪些?
2. 假如你是责任护士,你会对该病人采取哪些护理措施?

急性乳腺炎(acute mastitis)一般指急性哺乳期乳腺炎,是乳腺的急性化脓性感染,病人多是产后哺乳的妇女,尤以初产妇多见,往往发生在产后3~4周。致病菌大多为金黄色葡萄球菌,少数为链球菌。

【病因】

除病人产后抵抗力下降外,还与以下因素有关。

1. 乳汁淤积 乳汁淤积将有利于入侵细菌的生长繁殖,是急性乳腺炎发生的重要原因。乳汁淤积的原因有:乳头发育不良(过小或内陷)妨碍哺乳;乳汁过多或婴儿吸乳少,致乳汁不能完全排空;乳管不通,影响排乳。

2. 细菌入侵 乳头破损或皲裂,使细菌沿淋巴管入侵。婴儿口腔感染,吸乳或含乳头睡眠,致使细菌直接进入乳管,上行至腺小叶而致感染。多数发生于初产妇,缺乏哺乳经验。也可发生于断奶时,因6个月以后的婴儿已长牙易致乳头损伤。

【病理生理】

起初呈蜂窝织炎样表现,数天后可形成脓肿,一般在数日后可形成单房或多房性脓肿。表浅脓肿可向外破溃或破入乳管自乳头流出;深部脓肿可缓慢向外破溃,也可向深部穿至乳房与胸肌间的疏松组织中,形成乳房后脓肿。感染严重者可并发脓毒症。

【临床表现】

病人感觉乳房肿胀疼痛、局部红肿、发热。随着炎症进展,疼痛呈波动性,病人可有寒战、高热、脉搏加快,常有患侧腋窝淋巴结肿大、压痛,白细胞计数明显增高。急性乳腺炎的局部表现可有个体差异,脓肿形成时病变局部变软,脓肿可以是单个,也可为多个;浅部脓肿触诊有明显的波动感;深部脓肿早期局部表现常不明显,以局部疼痛和全身症状为主。

【辅助检查】

1. 实验室检查 血常规可见白细胞计数及中性粒细胞比例升高。

2. 诊断性穿刺 在乳房肿块波动最明显的部位或压痛最明显的区域穿刺,若抽出脓液可确定脓肿形成,脓液应做细菌培养及药物敏感试验。

3. B超 可见液性暗区,提示脓肿形成,可了解脓肿的数目、部位和大小。

【治疗原则】

原则是消除感染、排空乳汁。

1. 早期呈蜂窝织炎表现时不宜手术,患乳停止哺乳,外力协助排空乳汁;可应用热敷、药物外敷或理疗以促进炎症消散。

2. 具有蜂窝织炎表现而未形成脓肿之前，因主要病原菌为金黄葡萄球菌，故可应用青霉素治疗或用耐青霉素酶的苯唑西林钠，或根据细菌培养结果指导选用抗菌药物。若病人对青霉素过敏，则应用红霉素。避免使用四环素、氨基糖苷类、磺胺药和甲硝唑等影响婴儿生长的药物。中药治疗可用蒲公英、野菊花等清热解毒药物。

3. 脓肿形成后，主要治疗措施是及时行脓肿切开引流。术中注意：①为避免损伤乳管形成乳瘘，做放射状切口（图18-2）；乳晕部脓肿应沿乳晕边缘作弧形切口；乳房深部脓肿或乳房后脓肿可沿乳房下缘作弧形切口；②切开后以手指轻轻分离多房脓肿的房间隔膜以利引流；③脓腔较大时，可在脓腔的最低部位放引流条，必要时另加切口作对口引流。

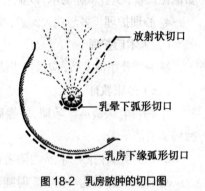

放射状切口

乳晕下弧形切口

乳房下缘弧形切口

图 18-2　乳房脓肿的切口图

4. 终止乳汁分泌　感染严重、脓肿引流后或并发乳瘘者终止乳汁分泌。常用方法：①口服溴隐亭 1.25mg，每日 2 次，服用 7～14 日；或己烯雌酚 1～2mg，每日 3 次，共 2～3 日；②肌内注射苯甲酸雌二醇 2mg，每日 1 次，至乳汁分泌停止；③中药炒麦芽，每日 60mg 水煎，分 2 次服用，共 2～3 日。

【护理评估】

（一）术前评估

1. **健康史**　了解病人的生育史、乳房发育情况、婴儿口腔卫生情况及哺乳习惯，有无乳腺炎病史、乳头破损或皲裂等。

2. **身体状况**

（1）症状：了解患乳疼痛的部位、程度，有无畏寒、发热、头痛、乏力等全身感染症状。

（2）体征：评估了解患乳局部红、肿、热、痛的位置、范围和严重程度，有无压痛性肿块或波动感；脓肿的部位及范围等；患侧腋窝淋巴结有无肿大和触痛。

（3）辅助检查：了解血常规、诊断性脓肿穿刺和 B 超的结果。

（二）术后评估

了解病人术中所采取的麻醉、脓肿切开方式及术中输液等情况，评估病人回病房后的神志、生命体征及切口情况；评估引流管是否通畅，引流液的颜色、性质和量。

（三）心理 - 社会状况

观察病人情绪变化，有无担心婴儿的喂养与发育、乳房外形改变及功能等。评估病人和家属对该病的认识，对治疗方法的知晓程度；注意家庭其他成员的情绪对病人生活和情绪的影响。

【主要护理诊断 / 问题】

1. **急性疼痛**　与乳腺炎症、肿胀、乳汁淤积有关。

2. **体温过高**　与乳腺炎症有关。

【护理目标】

1. 病人疼痛减轻或缓解。

2. 病人感染得到控制，体温逐渐下降并维持在正常范围内。

【护理措施】

（一）非手术治疗护理 / 术前护理

1. **缓解疼痛**　①防止乳汁淤积：患乳暂停哺乳，定时用吸乳器吸净乳汁；②局部托起：用宽松胸罩托起患乳，以减少疼痛和肿胀；③热敷、药物外敷或理疗，以促进局部血液循环和炎症消散。外敷药可用金黄散或鱼石脂软膏；局部皮肤水肿明显者可用 25% 硫酸镁溶液湿热敷。

2. 控制体温和感染　①控制感染：遵医嘱早期应用抗生素；②病情观察：密切观察体温、脉搏和呼吸；观察患乳局部红、肿、热、痛情况及有无波动感，有无全身感染症状；了解白细胞计数及分类变化，必要时做血培养及药物敏感试验，选用敏感抗生素；③降温：高热者遵医嘱给予物理或药物降温。

3. 休息与营养　注意休息，适当活动。指导病人多饮水，进食高热量、高蛋白质、高维生素、低脂肪的易消化饮食，少食荤腥汤水，以免乳汁分泌增加，加重疼痛。

4. 心理护理　多与病人沟通，提供疾病相关的知识，缓解其不良情绪。

（二）术后护理

脓肿切开引流术后，应保持引流通畅。注意观察引流脓液颜色、性质及量，及时更换切口敷料。

（三）健康教育

1. 保持乳头清洁　孕期、妊娠后期用肥皂和温水清洗乳头，产后、哺乳前后均用温开水清洗乳头，保持局部清洁干燥。

2. 纠正乳头内陷　乳头内陷者在妊娠期和哺乳期每日挤捏、提拉乳头或用吸乳器吸引，改善内陷。

3. 养成良好哺乳习惯　定时哺乳，每次哺乳时尽量让婴儿吸空乳汁，如有淤积应通过按摩或用吸乳器排空乳汁。不让婴儿含乳头睡觉。指导产妇采取正确的哺乳姿势，避免侧卧位哺乳时乳房长时间受压。

4. 保持婴儿口腔卫生，及时治疗婴儿口腔炎症。

5. 及时处理乳头破损　乳头、乳晕破损或皲裂者，暂停哺乳，改用吸乳器吸出乳汁；局部用温水清洗后涂抗生素软膏，待愈合后再哺乳；症状严重时应及时就诊。

【护理评价】

通过治疗与护理，病人是否：①疼痛减轻，能耐受；②体温恢复正常，感染得到有效控制。

第三节　乳腺癌

问题与思考

我国乳腺癌发病率呈快速上升趋势，已成为中国女性发病率最高的癌症。目前手术仍是主要治疗方法，并辅之以放疗、化疗等进行综合治疗，其治愈率逐年有所提高，Ⅰ期乳腺癌的 5 年生存率可达 90%～95%，Ⅱ期乳腺癌可达 70%～80%，Ⅲ期乳腺癌可达 50%～60%。

思考： 乳腺癌根治术后病人身体和心理有什么改变？如何对病人进行健康指导？

案例 18-2 •

> 孙女士，68 岁，退休职工，一个月前无明显诱因出现右乳胀痛不适，乳头溢出淡红色液体，无畏寒、发热等不适。查体：体温 36.8℃，呼吸 20 次 / 分，脉搏 76 次 / 分，血压 110/80mmHg。病人双侧乳房对称，无乳头凹陷，右乳外上限可触及一 3cm×2cm×2cm 肿物，质硬固定，同侧腋窝及锁骨上未触及淋巴结。B 超示右乳腺低回声区并细小钙化灶。诊断为"乳腺癌"，拟行手术治疗。
>
> **思考：**
> 1. 请问针对孙女士护理评估的主要内容包括哪些？
> 2. 手术后应如何指导病人进行功能锻炼？

乳腺癌是女性发病率最高的恶性肿瘤之一,也是女性最常见的癌症死亡原因。在我国占全身各种恶性肿瘤的7%~10%,呈逐年上升趋势,部分大城市报告乳腺癌占女性恶性肿瘤首位。

【病因与发病机制】

乳腺癌的病因尚不清楚。目前认为与下列因素有关:①激素作用:乳腺是多种内分泌激素的靶器官,其中雌酮及雌二醇对乳腺癌的发病有直接关系。20岁前本病少见,20岁以后发病率迅速上升,45~50岁较高,绝经后发病率继续上升,可能与年老者雌酮含量升高有关。②家族史:一级亲属中有乳腺癌病史者的发病危险性是普通人群的2~3倍;癌基因*BRCA-1*和*BRCA-2*在乳腺癌家族遗传中起重要作用。③月经婚育史:月经初潮年龄早、绝经年龄晚、不孕及初次足月产年龄与乳腺癌发病相关。④乳腺良性疾病:与乳腺癌的关系尚有争论,多数认为乳腺小叶有上皮高度增生或不典型增生可能与本病有关。⑤饮食与营养:营养过剩、肥胖和高脂肪饮食可加强或延长雌激素对乳腺上皮细胞的刺激,从而增加发病机会。⑥环境和生活方式:如北美、北欧地区乳腺癌发病率约为亚、非、拉美地区的4倍。

【病理生理】

1. 目前国内多采用以下病理分型

(1)非浸润性癌:此型属早期,预后较好。包括:①非浸润性导管癌也称导管内癌、导管原位癌:癌细胞未突破导管壁基底膜;②非浸润性小叶癌也称小叶原位癌:癌细胞未突破末梢乳管或腺泡基底膜;③佩吉特病。

(2)微浸润性癌:是在非浸润性癌的背景上,在非特化的小叶间间质内出现一个或几个镜下明确分离的微小浸润灶,浸润灶最大径应限于1mm以内。

(3)浸润性癌:是指非浸润性癌的癌细胞突破基底膜浸润到间质。以非特殊型浸润性导管癌最为多见,占80%左右。其次是浸润性小叶癌。少见的有小管癌、髓样癌等。

(4)其他罕见癌。

2. 转移途径

(1)局部扩散:癌细胞沿导管或筋膜间隙蔓延,继而侵及Cooper韧带和皮肤、胸筋膜及胸肌。

(2)淋巴转移:①癌细胞经胸大肌外侧淋巴管侵入同侧腋窝淋巴结,然后侵入锁骨下淋巴结以至锁骨上淋巴结,进而可经胸导管(左)或右淋巴管侵入静脉向远处转移;②癌细胞沿内侧淋巴管,沿乳内血管的肋间穿支引流到胸骨旁淋巴结,继而到锁骨上淋巴结,通过同样途径侵入血流。以前一条途径多见,腋窝淋巴结转移约60%,胸骨旁淋巴结转移率为20%~30%。癌细胞也可通过逆行途径转移到对侧腋窝或腹股沟淋巴结。

(3)血行转移:癌细胞可经淋巴途径进入静脉,也可直接侵入血液循环而致远处转移。最常见的远处转移依次为肺、骨和肝。有些早期乳腺癌已有血行转移。

【临床表现】

(一)常见乳腺癌

1. 乳房肿块

(1)早期:表现为患侧乳房出现无痛性、单发小肿块,好发于乳房外上象限,病人常在洗澡或更衣时无意中发现。肿块大多为不规则的团块,呈实性、质硬,表面不光滑,与周围组织分界不清,在乳房内不易被推动。

(2)晚期:乳腺癌发展至晚期可出现:①肿块固定:癌肿侵入筋膜和胸肌时,固定于胸壁不易推动;②卫星结节:癌细胞沿淋巴管、腺管或纤维组织直接浸润皮内并继续生长,在主癌灶周围的皮肤形成散在分布的质硬结节即为皮肤卫星结节;③皮肤破溃:癌肿处皮肤可破溃而形成溃疡,常有恶臭,易出血。

2. 乳房外形改变 随着肿瘤增大,可引起乳房外形改变:①酒窝征:若肿瘤累及Cooper韧带,可使其缩短而致肿瘤表面皮肤凹陷,出现"酒窝征";②乳头内陷:邻近乳头或乳晕的癌肿因侵入乳管使之缩短,可将乳头牵向癌肿一侧,进而可使乳头扁平、回缩、凹陷;③橘皮征:如皮下淋巴管被癌细胞堵塞,引起淋巴回流障碍,可出现真皮水肿,乳房皮肤呈"橘皮样"改变;④局部隆起:乳房肿块发展到一定程度,将隆起于皮肤表面,伴或不伴有皮肤表面色素沉着。

3. 转移征象 ①淋巴转移:最初多见于患侧腋窝,少数散在、肿大的淋巴结,质硬、无痛、可被推动,继而逐渐增多并融合成团,甚至与皮肤深部组织粘连;②血行转移:乳腺癌转移至肺、骨、肝时,可出现相应症状。如肺转移可出现胸痛、气急,骨转移可出现局部骨疼痛,肝转移可出现肝大或黄疸等。

(二) 特殊类型乳腺癌

1. 炎性乳腺癌(inflammatory breast carcinoma) 发病率低,年轻女性多见。由于乳腺皮下淋巴管中充满癌栓引起癌性淋巴管炎,使皮肤呈炎症样表现,患侧乳房皮肤发红、水肿、增厚、粗糙、表面温度升高等,但无明显肿块。病变开始比较局限,短期内即扩展到乳房大部分皮肤,常可累及对侧乳房。本病恶性程度高,发展迅速,早期即转移,预后极差。

2. 乳头湿疹样乳腺癌(Paget's carcinoma of the breast) 少见。乳头有瘙痒、烧灼感,之后出现乳头和乳晕皮肤发红、糜烂,如湿疹样,进而形成溃疡;有时覆盖黄褐色鳞屑样痂皮,病变皮肤较硬。部分病人于乳晕区可扪及肿块。本病恶性程度低,发展慢,腋淋巴结转移较晚。

【辅助检查】

1. X线 常用方法是钼靶X线摄片,可区别乳房内各种密度的组织,广泛应用于乳腺癌的普查。乳腺癌X线表现为密度增高的肿块阴影,边界不规则,或呈毛刺状,或可见细小钙化点,颗粒细小、密集。

2. B超 对乳腺内囊性和实质性肿块的鉴别准确率高,能清晰显示乳房各层次软组织结构及肿块的形态和质地,结合彩色多普勒超声检查观察血液供应情况,可提高判断敏感性。

3. 磁共振 软组织分辨率高,敏感性高于X线检查,能三维立体地观察病变,不仅能够提供病灶的形态学特征,而且运用动态增强还能提供病灶的血流动力学情况。

4. 活组织病理检查 近年来,结合超声、钼靶X线摄片、磁共振显像等进行立体定位空芯针穿刺组织学检查,此法具有定位准确、取材量多、阳性率高等特点。经上述方法仍不能明确者,可将肿块连同周围乳腺组织一并切除,做快速病理检查。乳头溢液未触及肿块者,可行乳腺导管内镜检查或乳管造影,亦可行乳头溢液涂片细胞学检查。乳头糜烂疑为湿疹样乳腺癌时,可做乳头糜烂部刮片或印片细胞学检查。

相关链接

妇女参加乳腺癌筛查的起始年龄

机会性筛查一般建议40岁开始,但对于一些乳腺癌高危人群(如具有乳腺癌家族史的人群)可将筛查起始年龄提前到20岁。群体筛查国内暂无推荐年龄,国际上推荐40~50岁开始。

【临床分期】

目前多采用美国癌症联合委员会建议的T(原发肿瘤)、N(区域淋巴结)、M(远处转移)分期法(2009年第7版)。

T_X原发肿瘤无法评估。

T_0无原发肿瘤的证据。

T_{is}原位癌(非浸润性癌及未查到肿块的乳头湿疹样乳腺癌)。

T_1癌瘤长径≤2cm。

T_2癌瘤长径>2cm,≤5cm。

T_3癌瘤长径>5cm。

T_4 不论肿瘤大小,直接侵犯胸壁和(或)皮肤(溃疡或皮肤结节)。仅仅真皮浸润不纳入 T_4 范畴。

N_x 区域淋巴结无法评估。

N_0 同侧腋窝无肿大淋巴结。

N_1 同侧 Ⅰ、Ⅱ 水平腋窝淋巴结转移,可活动。

N_2 同侧 Ⅰ、Ⅱ 水平腋窝淋巴结转移,固定或融合;或有同侧内乳淋巴结结核转移临床征象,无腋窝淋巴结转移临床征象。

N_3 有同侧锁骨下淋巴结(Ⅲ水平腋窝淋巴结)转移,伴或不伴有 Ⅰ、Ⅱ 水平腋窝淋巴结转移受累;或有同侧内乳淋巴结转移临床征象,并伴有 Ⅰ、Ⅱ 水平腋窝淋巴结转移;或有同侧锁骨上淋巴结转移,伴或不伴有腋窝或内乳淋巴结受累。

M_0 无远处转移的临床或影像学证据。

M_1 通过传统的临床和影像学方法发现的远处转移,和(或)组织学证实超过 0.2mm 的远处转移。

根据上述情况组合,可把乳腺癌分为 5 期。

0 期:$T_{is}N_0M_0$;

Ⅰ 期:$T_1N_0M_0$;

Ⅱ 期:$T_{0\sim1}N_1M_0$,$T_2N_{0\sim1}M_0$,$T_3N_0M_0$;

Ⅲ 期:$T_{0\sim2}N_2M_0$,$T_3N_{1\sim2}M_0T_4$ 任何 NM_0,任何 TN_3M_0;

Ⅳ 期:包括 M_1 的任何 TN。

以上分期以临床检查为依据,还应结合术后病理检查结果进行校正。

【治疗原则】

手术治疗为主,辅以化学药物、内分泌、放射、生物等治疗。

1. **手术治疗** 手术治疗是乳腺癌的主要治疗方法之一。其发展过程大致经历了 4 个阶段,即 19 世纪的 Halsted 根治术(1894 年),20 世纪 50 年代的扩大根治术、60 年代的改良根治术、80 年代以来的保乳手术。

(1)乳腺癌根治术(radical mastectomy):切除整个乳房、胸大肌、胸小肌、腋窝及锁骨下淋巴结。

(2)乳腺癌扩大根治术(extensive radical mastectomy):在乳腺癌根治术基础上行胸廓内动、静脉及周围淋巴结(即胸骨旁淋巴结)清除术。

(3)乳腺癌改良根治术(modified radical mastectomy):有两种术式。一是保留胸大肌,切除胸小肌;二是保留胸大、小肌。该术式保留了胸肌,术后外观效果较好,适用于 Ⅰ、Ⅱ 期乳腺癌病人,与乳腺癌根治术的术后生存率无明显差异,目前已成为常用的手术方式。

(4)全乳房切除术(total mastectomy):切除整个乳腺,包括腋尾部及胸大肌筋膜。适用于原位癌、微小癌及年迈体弱不宜作根治术者。

(5)保留乳房的乳腺癌切除术(lumpectomy and axillary dissection):完整切除肿块及周围 1cm 的组织,清扫腋窝淋巴结。术后必须辅以放疗、化疗等。

(6)乳癌根治术后乳房重建术:包括即刻和延期乳房重建。可采用自体组织、人造材料或联合使用。

关于手术方式的选择目前无定论,应根据病理分型、疾病分期及辅助治疗的条件综合确定。对病灶可切除者,手术应最大程度清除局部及区域淋巴结,以提高生存率,其次再考虑外观及功能。

2. **化学治疗** 乳腺癌是实体瘤中应用化疗最有效的肿瘤之一。常用的药物有环磷酰胺(C),甲氨蝶呤(M)、氟尿嘧啶(F)、阿霉素(A)、表柔比星(E)、紫杉醇(T)。传统联合化疗方案有 CMF 和 CAF。术前化疗又称新辅助化疗,多用于 Ⅲ 期病例,可探测肿瘤对药物的敏感性,并使肿瘤缩小,减轻与周围组织的粘连,有利于降级降期,对于有保乳意愿者也可提高保乳手术率。可采用 CMF 或 CEF 方案,一般用 2～3 疗程。一般认为辅助化疗于术后早期应用,联合化疗的效果优于单药化疗。辅助化疗应达到一定剂量,治疗期以 6 个月左右为宜,能达到杀灭亚临床型转移灶的目的。浸润性乳腺癌伴腋窝淋巴结转移者应进行辅助化疗改善生存率。对腋淋巴结阴性者是否应用辅助化疗尚有不同意见。

3. **内分泌治疗**（endocrinotherapy） 肿瘤细胞中雌激素受体（estrogen response，ER）含量高者，称激素依赖性肿瘤，此类病例对内分泌治疗有效。ER 含量低者称激素非依赖性肿瘤，对内分泌治疗效果差。因此，对手术切除标本做病理检查外，还应测定 ER 和孕激素受体（PgR）。ER 阳性者优先应用内分泌治疗，阴性者优先应用化疗。

（1）他莫昔芬（tamoxifen）：系非甾体激素的抗雌激素药物，其结构式与雌激素相似，可在靶器官内与雌二醇争夺 ER，他莫昔芬、ER 复合物能影响 DNA 基因转录，从而抑制肿瘤细胞生长。该药可降低乳腺癌术后复发及转移，对 ER 和 PgR 阳性的绝经后妇女效果尤为明显。同时可减少对侧乳腺癌的发生率。他莫昔芬的用量为每日 20mg，一般服用 5 年。该药安全有效，副作用有潮热、恶心、呕吐、静脉血栓形成、眼部不良反应、阴道干燥或分泌物多。长期应用后少数病例可发生子宫内膜癌，但发病率低，预后良好。

（2）芳香化酶抑制剂：该药能抑制肾上腺分泌的雄激素转变为雌激素过程中的芳香化环节，从而降低雌二醇，达到治疗乳腺癌的目的。用于绝经后病人效果优于他莫昔芬。

4. **放射治疗** 放射治疗是乳腺癌综合治疗的重要组成部分，在保留乳房的手术后应在肿块局部广泛切除后给予较高剂量放射治疗。乳腺癌根治术后不作常规放疗，对复发高危病例可行术后放疗，降低局部复发率。

5. **生物治疗** 人类表皮生长因子受体 2（human epidermal growth factor receptor-2，HER2）是影响乳腺癌预后的主要癌基因，约 20%～30% 的乳腺癌病人 HER2 表达为阳性，细胞会因过度刺激而造成不正常的快速生长，最终导致乳腺癌发生。临床上已推广使用的曲妥珠单抗注射液，是通过转基因技术制备，对 HER2 过度表达的乳腺癌病人有一定效果。

【护理评估】

（一）术前评估

1. **健康史** 评估病人的年龄、月经史、婚育史、哺乳史、饮食习惯及生活环境等；既往是否患乳腺良性肿瘤，有无乳腺癌家族史等。

2. **身体状况**

（1）症状：评估乳房肿块生长的速度，是否伴有疼痛、乳头溢液、皮肤溃疡等症状；评估病人有无胸痛、气急、局部骨骼疼痛等远处转移症状；有无低热、消瘦、乏力、贫血等全身症状。

（2）体征：观察两侧乳房的形状、大小是否对称；乳房皮肤有无红、肿、局限性隆起、凹陷、酒窝征及橘皮样改变；评估乳房肿块的位置、大小、光滑度、活动度等；局部是否突起、凹陷，乳头是否偏移或回缩，局部皮肤是否水肿；有无乳头溢液及溢液的性质；有无淋巴结肿大；淋巴结的位置、大小、数目、质地和活动度；有无肺、骨、肝等远处转移的表现。

（3）辅助检查：了解乳房钼靶 X 线检查、B 超、MRI 和活组织病理检查的结果。

（二）术后评估

1. **术中情况** 了解手术、麻醉方式与效果、病变组织切除情况、术中出血、补液、输血情况和术后诊断。

2. **术后情况** 了解皮瓣和切口愈合情况，有无皮下积液，患侧上肢有无水肿，肢端血液循环情况，患肢功能锻炼计划的实施及肢体功能恢复状况。病人对保健和疾病相关知识的了解和掌握程度。

（三）心理-社会状况

评估病人有无因疾病、手术、各种治疗等产生不良心理反应及其应对情况；评估病人对手术方式及术后康复锻炼知识的了解和掌握程度；家属尤其配偶对本病及其治疗、预后的认知程度及心理承受能力；家庭经济情况及承受能力，病人所在的单位和社区医疗保健服务情况。

【主要护理诊断/问题】

1. **自我形象紊乱** 与乳腺癌切除术后造成乳房缺失和术后瘢痕形成有关。

2. 知识缺乏：缺乏有关术后患肢功能锻炼的知识。

3. 潜在并发症：出血、患侧上肢水肿、皮下积液、皮瓣坏死等。

【护理目标】

1. 病人能够积极面对自我形象的变化。

2. 病人能复述患肢功能锻炼的知识且能正确进行功能锻炼。

3. 病人未发生并发症，或被及时发现并处理。

【护理措施】

（一）术前护理

1. **饮食护理** 给予高蛋白、高能量、富含维生素的饮食。

2. **终止妊娠或哺乳** 妊娠期及哺乳期发生乳腺癌的病人应立即停止妊娠或哺乳，以减轻激素的作用。

3. **心理护理** 病人面对癌症的恐惧、消极抵触心理强烈、不确定的疾病预后、乳房缺失导致女性特征受损、各种复杂而痛苦的治疗（手术、放疗、化疗、内分泌治疗等）、婚姻生活可能受到影响等问题容易产生焦虑、恐惧等心理反应，多了解和关心病人，鼓励病人表达对疾病和手术的顾虑和担心，有针对性地进行心理护理。向病人和家属解释手术方案、术后恢复情况、术后功能锻炼的方法，同时说明手术的必要性和重要性。告诉病人行乳房重建的可能，鼓励其战胜疾病的信心。对已婚病人，应同时对其丈夫进行心理辅导，鼓励夫妻双方坦诚相待、取得丈夫的理解、关心和支持，并能接受妻子手术后身体形象的改变。让病人与已经痊愈的病人建立联系，帮助病人度过心理调适期。

4. **完善术前准备** 做好术前常规检查和准备。对手术范围大、需要植皮的病人，除常规备皮外，同时做好供皮区（如腹部或同侧大腿区）的皮肤准备。乳房皮肤溃疡者，术前每日换药至创面好转。乳头内陷者应清洁局部。

（二）术后护理

1. **体位** 术后病人取去枕平卧位，头偏向一侧；麻醉清醒、血压平稳后取半卧位，以利呼吸和引流。

2. **病情观察** 严密观察生命体征变化，观察切口敷料渗血、渗液情况，并记录。乳腺癌扩大根治术有损伤胸膜可能，病人若感到胸闷、呼吸困难，应及时报告医师，以便早期发现和协助处理肺部并发症，如气胸等。

3. **伤口护理**

（1）有效包扎：手术部位常用弹力绷带、胸带进行加压包扎，使皮瓣紧贴胸壁，防止积血积液。应注意包扎的松紧度，以维持正常血运、不影响呼吸为宜。过紧可引起皮瓣、术侧上肢血运障碍，甚至坏死；包扎过松，易出现皮下积液，不利于皮瓣愈合。包扎期间告知病人不能自行松解绷带，瘙痒时不能将手指伸入敷料下搔抓。若绷带松脱，应及时重新加压包扎。

（2）观察皮瓣及患侧肢体血液循环：注意皮瓣颜色及创面愈合情况，正常皮瓣温度较健侧略低，颜色红润，并与胸壁紧贴；若皮瓣颜色暗红，或呈黑色、出现黑痂，提示血液循环欠佳、皮瓣坏死，应报告医师及时处理。若病人出现手指发麻、皮肤发绀、皮温下降、动脉搏动不能扪及，提示腋窝部血管受压，应及时调整绷带松紧度。

4. **引流管护理** 乳腺癌根治术后因腋窝淋巴结清扫导致大量淋巴管断离，淋巴液积聚于皮下，皮瓣剥离时的渗血亦可同时积聚在皮下，因此术后常规放置引流管并接负压引流装置，以便及时、有效地吸出残腔内的积液、积血，并使皮肤紧贴胸壁，从而有利于皮瓣愈合。

（1）保持有效负压吸引：临床中常用一次性负压吸引器或负压球连接引流管，压力为 -40～-80mmHg。若负压过高可导致引流管瘪陷，引流不畅；过低则不能有效引流。应注意观察负压引流装置是否处于负压状态，若引流量大，应及时倾倒，以保证有效引流。

（2）妥善固定引流管：引流管的长度要适宜，病人卧床时将其固定于床旁，起床时固定于上衣，告知病人负压引流装置不能高于伤口，防止引流液倒流。

（3）保持引流通畅：防止引流管受压和扭曲。引流过程中若有局部积液、皮瓣不能紧贴胸壁且有波动感，报告医师及时处理。

（4）观察引流液的颜色、性质和量：术后密切观察，及早发现出血现象，若每小时血性引流液＞100ml，呈颜色鲜红、质地黏稠则提示有活动性出血，应立即通知医生。术后1~2日，每日引流血性液约50~200ml，以后颜色逐渐变淡、减少。

（5）拔管：术后4~5日，若引流液转为淡黄色、24小时引流量少于10~15ml，创面与皮肤紧贴，血运良好，手指按压伤口周围皮肤无空虚感，即可考虑拔管。若拔管后仍有皮下积液，可在严格消毒后抽吸并局部加压包扎。

5. **预防上肢肿胀**　乳腺癌术中由于患侧腋窝淋巴通路阻断，淋巴回流不畅，大量含蛋白质的淋巴液滞留于组织间隙形成水肿。淋巴细胞和巨噬细胞循环被阻断，细胞介导的免疫减弱，一旦皮肤破损，极易继发感染。护理要点：

（1）避免损伤：避免患肢受伤及患肢的任何皮肤破损，包括各种注射、抽血、测血压等，避免烫伤、蚊虫叮咬等。清洗玻璃器皿、碗盘时应戴手套，避免割伤。避免患肢过度负重和外伤。

（2）保护患侧上肢：平卧时患肢下方垫枕抬高10°~15°，肘关节轻度屈曲；半卧位时屈肘90°放于胸腹部；下床活动时用吊带托或用健侧手将患肢抬高至胸前，需要他人扶持时只能扶健侧，防止患肢早期外展、腋窝皮瓣滑动而影响愈合；避免患肢下垂过久；睡觉时尽量避免患肢受压。不要以患侧肢体支撑身体，以防皮瓣移动而影响愈合。

（3）一旦发生肢体肿胀，可按摩患侧上肢或进行握拳、屈、伸肘运动，以促进淋巴回流。肢体肿胀严重者，用弹力绷带包扎或戴弹力袖以促进淋巴回流；局部感染者及时应用抗生素治疗。

6. **患侧上肢功能锻炼**　乳腺癌术后规律而充分的锻炼，可以防止因长时间的关节制动而造成的关节内粘连，可增强肌肉力量，松解和预防粘连，最大限度地恢复肩关节的活动范围。患肢功能锻炼对于恢复肩关节功能和消除水肿至关重要。护士应指导病人尽早开始锻炼，但必须严格遵守循序渐进的顺序，不可随意提前，以免影响伤口愈合。皮下积液较多及进行乳房重建术的病人应适当推迟锻炼时间。功能锻炼必须持之以恒，建议持续时间在半年以上。

（1）术后24小时内：活动手指和腕部，可作伸指、握拳、屈腕、旋腕等锻炼。

（2）术后1~3日：进行上肢肌肉等长收缩，利用肌肉泵作用促进血液和淋巴回流；可用健侧上肢或他人协助患侧上肢进行屈肘、伸臂等锻炼，逐渐过渡到肩关节的小范围前屈、后伸运动（前屈小于30°，后伸小于15°）。

（3）术后4~7日：鼓励病人用患侧手洗脸、刷牙、进食等，并用患侧手触摸对侧肩部及同侧耳朵。

（4）术后1~2周：术后1周皮瓣基本愈合后，开始做肩关节活动，以肩部为中心，前后摆臂。术后10日左右皮瓣与胸壁黏附已较牢固，循序渐进地做抬高患侧上肢（将患侧肘关节伸屈、手掌置于对侧肩部，直至患侧手指能高举过头）、梳头（以患侧手越过头顶梳对侧头发、扪对侧耳朵）等上臂全范围关节活动。指导病人做患肢功能锻炼时应根据病人的实际情况而定。一般以每日3~4次、每次20~30分钟为宜；循序渐进，逐渐增加功能锻炼的内容。功能锻炼要根据病情进行锻炼，避免过度劳累和下垂过久，以免引起肢体肿胀，肩部活动以不引起明显疼痛为限。一般在拔除引流管前不外展肩关节；皮瓣愈合后可逐渐进行上臂全范围关节活动。

相关链接

<hr>

乳腺癌病人生活方式指南

越来越多的循证医学证据表明，乳腺癌病人的生活方式会影响预后。相关专家对全球相关领域循证医学证据进行了系统回顾,结合中国乳腺癌病人的特点,提出了如下推荐与建议。

推荐1:达到和保持健康的体重。计算体重指数,判断体重状况。每3个月测量一次体重,再次评估。

推荐2:有规律地参加体力活动。在阶段性抗肿瘤治疗结束后,咨询专科医师,获得体力活动和体育锻炼的建议,包括何时开始、运动强度、运动方式。每3~6个月咨询专科医师或专业体育指导人员,对目前的体力活动和体育运动状况进行评估,获取改善建议。

推荐3:调整膳食结构,使其富含蔬菜水果、全谷物。

推荐4:戒烟禁酒。

推荐5:根据医师建议使用保健品。

(三)健康教育

1. 控制危险因素 避免患侧上肢搬动或提拉过重物品;术后5年内避免妊娠,防止乳腺癌复发。

2. 后续治疗 放疗期间应注意保护皮肤,出现放射性皮炎时及时就诊。化疗期间定期检查肝、肾功能,每次化疗前1日或当日查血白细胞计数,化疗后5~7日复查,若白细胞计数 $<3 \times 10^9$/L,需及时就诊。放疗、化疗期间因抵抗力低,应避免感冒、少到公共场所,以减少感染机会;加强营养,进食高蛋白、高维生素、高热量、低脂肪的食物,以增强机体抵抗力。

【护理评价】

通过治疗与护理,病人是否:①接受自我形象的变化;②知晓患肢功能锻炼的知识且能正确进行功能锻炼;③未发生并发症,防治措施恰当及时,术后恢复顺利。

(韩斌如)

学习小结

急性乳腺炎多见于产后哺乳期的妇女,主要治疗原则是消除感染、排空乳汁。乳腺癌是女性最常见的恶性肿瘤之一,手术常会导致病人自我形象紊乱,因此在护理过程中要及时了解病人的情绪及心理状态,给予针对性的护理及相应的术后护理措施。同时要做好乳腺癌的二级预防,指导病人进行功能锻炼及自我检查。

本章重点掌握急性乳腺炎及乳腺癌的临床表现、治疗原则、护理评估、护理措施及健康宣教;熟悉急性乳腺炎的护理诊断/问题及乳腺癌病因;了解乳房解剖生理概要及乳房疾病的辅助检查。

复习参考题

1. 急性乳腺炎健康宣教包括哪些内容?

2. 乳腺癌的临床表现是什么?

3. 乳腺癌根治术后应采取哪些护理措施?

第十九章　胸部损伤病人的护理

19

学习目标	
掌握	胸部损伤的分类；肋骨骨折、气胸、血胸、心脏损伤的临床表现和治疗原则；各类型气胸的护理措施。
熟悉	三种类型的气胸病理生理、临床表现、治疗原则；肋骨骨折和血胸的病理生理。
了解	胸部损伤病人的院前急救护理、手术前后的护理、健康教育。

第一节　概述

【解剖】

胸部包括胸壁、胸膜及胸腔内的各种器官和结构,是身体暴露的较大部分,易受损伤,若伤及心肺等重要生命器官极易危及生命。

胸壁由软组织和骨性胸廓组成,软组织包括皮肤、皮下组织、筋膜及肌肉,骨性胸廓包括 1 块胸骨、12 块胸椎、12 对肋骨及肋软骨。

胸膜包括被覆在肺表面的脏胸膜及被覆在胸廓内壁、纵隔侧面、膈上面的壁胸膜。两者在肺根处相互延续,在左、右肺周围分别形成一个胸膜腔。

胸腔两侧容纳左、右肺,中部为纵隔,内有心脏、大血管、气管、食管、胸导管、胸腺、神经、淋巴及脂肪组织等。

【病理生理】

胸壁支撑保护胸内脏器、参与呼吸功能。骨性胸廓发生骨折不仅破坏胸廓的完整性,尚可影响呼吸功能,甚至使胸腔内的器官和结构发生移位、损伤,严重影响呼吸、循环功能。

胸膜腔是完全封闭的潜在间隙,其内仅有少量浆液,无气体。这种密闭性和浆液分子的内聚力具有重要的生理功能,使肺在呼吸运动中随胸廓的运动而运动。胸膜腔内压较大气压低,故为负压,腔内的压力维持在 $-10 \sim -8\text{cmH}_2\text{O}$,吸气时负压增大,呼气时负压减小。胸膜腔内负压作用于肺,牵引肺扩张;同时作用于胸腔内的其他器官,尤其是壁薄而扩张性大的腔静脉和胸导管等,影响静脉血和淋巴液的回流。

正常双侧均衡的胸膜腔负压维持纵隔位置居中。一侧胸腔积气或积液时会导致纵隔移位,使健侧肺受压。胸骨上窝气管的位置有助于判断纵隔移位。起始于降主动脉的肋间动脉管径较大,走行于背部肋间隙中央,损伤后可发生致命性大出血。上腔静脉无静脉瓣,骤升的胸膜腔内压会使上腔静脉压力急剧升高,导致上半身毛细血管扩张和破裂。

膈肌分隔两个压力不同的体腔,胸腔压力低于腹腔。膈肌破裂时,腹内脏器和腹腔积液会疝入或流入胸腔,挤压胸腔脏器,造成严重后果。

相关链接

膈肌损伤

膈肌损伤,根据致伤暴力不同可分为穿透性或钝性膈肌损伤。穿透性损伤多由火器或刃器导致,伤口的深度与方向直接与受累的胸腹脏器有关,多伴有失血性休克。钝性损伤的致伤暴力大,损伤机制复杂,常伴有多部位损伤。早期膈肌损伤的临床表现较轻,往往被其他重要脏器损伤所掩盖而漏诊,至数年后发生膈疝才被发现。

【病因与分类】

胸部损伤根据损伤暴力性质不同分为钝性伤和穿透伤;根据是否穿破壁胸膜,造成胸膜腔与外界相通而分为闭合性损伤和开放性损伤。若胸部损伤合并腹部脏器损伤则称为胸腹联合伤。胸部伤轻者仅有软组织的挫伤、单纯性肋骨骨折;重者可出现气胸、血胸,甚至心脏、大血管、气管、食管、胸导管等重要器官的损伤及呼吸、循环功能衰竭。胸部损伤也可能只是全身性复合伤的一部分,常伴有休克,病情严重。依据危及生命的严重程度,胸部损伤可分为快速致命性胸部损伤,包括心脏压塞、气道梗阻、进行性或大量血胸、张力性气胸、开放性气胸和连枷胸;潜在致命性损伤,包括食管破裂、膈肌破裂、肺挫伤、心脏钝挫伤。

1. **闭合性损伤** 是指胸廓损伤未造成胸膜腔与外界相通,多因暴力挤压、冲撞、钝器碰击等钝性损伤所致。高压水浪、气浪冲击胸部则可致肺爆震伤。此类型损伤机制较为复杂,若暴力挤压胸部的同时向静脉传导,可引起创伤性窒息。

2. **开放性损伤** 是指胸部损伤造成胸膜腔与外界相通,多因利器等造成的开放性损伤所致。

相关链接

创伤性窒息

创伤性窒息是钝性暴力作用于胸部所致的上半身广泛皮肤、黏膜的末梢毛细血管淤血及出血性损害。当胸部与上腹部受到暴力挤压时,病人声门紧闭,胸膜腔内压骤然剧增,右心房血液经无静脉瓣的上腔静脉系统逆流,造成末梢静脉及毛细血管淤血并破裂出血。

【临床表现】

1. 症状

(1)胸痛:疼痛多位于受伤部位,呼吸运动时加重。

(2)呼吸困难:胸部损伤时,引起呼吸困难的因素很多,例如肋骨骨折等损伤造成局部胸廓活动受限、分泌物或血液堵塞呼吸道、严重的肺水肿或气胸、血胸导致肺膨胀不全等都可使病人呼吸困难加重。

(3)咯血:肺或支气管损伤时引起痰中带血或咯血。

(4)其他:严重胸部损伤可使病人出现休克等症状。

2. 体征 损伤局部压痛、触痛;发生肋骨骨折时可触及骨擦感;发生气胸或血胸时,听诊患侧呼吸音减弱或消失,叩诊呈鼓音或浊音。

【辅助检查】

1. 实验室检查 血常规显示血红蛋白和血细胞比容下降,继发感染者可出现白细胞计数增高。

2. 影像学检查 胸部X线检查可确认有无肋骨骨折、气胸、血胸等。

3. 诊断性穿刺 行胸膜腔或心包腔诊断性穿刺,有助于判断有无气胸、血胸或心包腔积血。

【治疗原则】

(一)院前急救

以抢救生命为首要原则,包括基本生命支持和严重胸部损伤的紧急处理。

1. 基本生命支持 保持呼吸道通畅,扩充血容量,给予必要的止痛措施;骨折病人给予妥善固定,迅速转运。

2. 紧急处理措施 张力性气胸应立即排气减压;开放气胸应立即封闭伤口;呼吸困难者予以人工辅助呼吸。

(二)院内处理

1. 病情稳定者治疗原则主要以非手术治疗为主。完善相关辅助检查;密切观察病人病情变化,保持呼吸道通畅,维持血容量;对剧烈疼痛而影响呼吸、咳嗽和活动的病人可给予镇痛药物;对开放性损伤病人注意预防伤口感染。

2. 病情不稳定者治疗原则主要以手术治疗为主。有下列情况者应进行剖胸探查手术:①心脏大血管损伤;②严重气管或支气管损伤、肺裂伤;③食管破裂或严重胸腹联合伤;④大面积胸壁损伤或胸内存留较大异物。

第二节　肋骨骨折病人的护理

案例 19-1 ●

　　病人李女士，57 岁，因"外伤致右胸部疼痛五天"，门诊拟"右胸多发性肋骨骨折"收入住院，轮椅推入病房。病人神志清楚，表情痛苦。查体：T 36.7℃，P 90 次 / 分，R 22 次 / 分，BP 149/96mmHg。病人既往高血压、心脏病史 30 年，无传染病史，无药物、食物过敏史。专科情况：右胸部肿胀，可见皮肤散在瘀斑，压痛阳性，胸廓挤压试验阳性。辅助检查：X 线示：心脏增大，两肺纹理增多，右侧多发性肋骨变形，骨折不除外。入院后完善相关检查，对症治疗，行肋骨固定带固定，位置良好。

　　思考：

　　1. 此病人护理问题包括哪些？

　　2. 如何给予护理措施，应注意哪些？

　　肋骨骨折（rib fracture）在胸部损伤中最常见，常由直接暴力、胸壁受到挤压的间接暴力等所致。第 4～7 肋骨长薄而固定，最易发生骨折。第 1～3 肋骨粗短，有周围组织的保护，不易骨折。第 8～10 肋前端肋骨形成肋弓与胸骨相连，弹性大，不易折断。第 11～12 肋游离，也不易折断。老年人肋骨骨质疏松，脆性较大，容易发生骨折。已有恶性肿瘤转移灶的肋骨，也容易发生病理性肋骨骨折。根据骨折部位分为单根单处、多根单处及多根多处肋骨骨折；根据骨折端是否与外界相通分为开放性、闭合性肋骨骨折。

【病因与分类】

　　1. **暴力因素**　肋骨骨折最常见的因素为外来暴力，其又分为直接暴力和间接暴力。直接暴力是指创伤力直接作用于骨折部位而发生的骨折，间接暴力则是某种原因导致胸部前后受挤压而造成的骨折。

　　2. **病理因素**　部分肋骨骨折见于恶性肿瘤骨转移或重度骨质疏松者。此类病人可因咳嗽等胸腔内压改变而发生肋骨骨折。

　　单处肋骨骨折处有相邻的肋间肌和肋骨的支持，起到类似"夹板"的作用，骨折端移位小，多能自行愈合。多根多处肋骨骨折可造成局部胸廓失去完整肋骨的支撑而软化，产生反常呼吸运动（图 19-1），即软化区的胸壁在病人吸气时内陷，呼气时外凸，此胸廓又称为连枷胸（flail chest）。如果软化区范围较广，呼吸时可造成两侧胸膜腔内压力不平衡，产生纵隔左右扑动，引起体内缺氧和二氧化碳潴留，并影响静脉回流，严重者可导致呼吸、循环功能衰竭。骨折端移位可刺破胸膜、肺组织、肋间血管，可造成气胸、血胸、咯血、皮下气肿等继发性损伤。

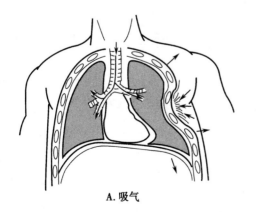
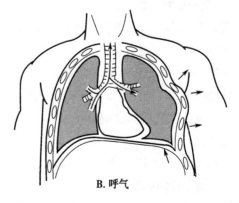

A. 吸气　　　　　　　　　　　　　B. 呼气

图 19-1　胸壁软化区的反常呼吸运动

【临床表现】

1. 症状 骨折局部疼痛,尤其在深呼吸、咳嗽、转动体位时加重。根据损伤范围的不同出现不同程度的呼吸困难。损伤严重的病人可有休克。由于咳嗽无力、呼吸变浅而出现痰液增多、潴留,引起肺部感染者可有发热。

2. 体征 骨折部位可有压痛、骨擦音,多根多处肋骨骨折病人可有胸壁畸形。有肺组织损伤的病人可有痰中带血或咯血,有气胸、血胸、皮下气肿等继发性损伤的病人可有相应体征。

【辅助检查】

胸部X线检查可见肋骨骨折线、断端错位,同时可判断有无气胸、血胸,但不能显示肋软骨折断征象。

【治疗原则】

1. 镇痛 疼痛轻者可用镇痛、镇静药物,重者可采用肋间神经阻滞、自控止痛装置。有效镇痛能够增加连枷胸病人的肺活量、潮气量、功能残气量、肺顺应性和血氧分压,降低气道阻力和浮动胸廓的反常运动。

2. 防治肺部并发症 鼓励病人咳嗽、排痰、深呼吸,预防肺不张和肺部感染,并及时应用有效的抗生素。对反常呼吸明显、呼吸道分泌物增多或血痰较多的病人应采取气管插管或气管切开等紧急措施清理呼吸道,同时给氧、辅助呼吸。

3. 固定胸壁 对闭合性单处肋骨骨折可采用宽胶布、多头胸带、弹性胸带固定胸壁。对闭合性多根多处肋骨骨折,在现场急救或软化范围较小时采用包扎固定;当软化范围较大时,采用牵引固定法,近年也有在胸腔镜下导入钢丝以固定胸壁;对错位明显、病情严重的病人则应开胸内固定。对开放性肋骨骨折,应及时清创,根据骨折范围采取固定方法。

4. 胸膜腔闭式引流 对合并气胸、血胸的病人给予胸膜腔闭式引流。

【护理评估】

(一)非手术治疗/术前评估

1. 健康史 评估病人受伤史及有无其他疾病史。

2. 身体状况

(1)症状:了解骨折部位疼痛的性质、程度、时间及部位;生命体征变化,有无呼吸困难、增快和呼吸音减弱等。

(2)体征:了解胸部体征,尤其是有无反常呼吸等。

(3)辅助检查:X线胸片的变化;病人营养状况等。

(二)术后评估

了解病人术中所采取的麻醉、手术方式等情况;评估病人返回病房后的神志、生命体征及切口情况;评估病人胸部活动情况,有无皮下气肿等。

(三)心理-社会状况

评估病人不良心理反应,及对肋骨骨折预后的认知和期望值,能否配合治疗和护理等。

【主要护理诊断/问题】

1. 急性疼痛 与胸部组织损伤有关。

2. 气体交换障碍 与肋骨骨折导致的疼痛、胸廓运动受限、反常呼吸运动有关。

3. 潜在并发症:肺部和胸腔感染。

【护理目标】

1. 病人疼痛减轻或缓解。

2. 病人气体交换障碍得以缓解。

3. 未发生并发症,或及时发现并配合处理。

【护理措施】

（一）非手术治疗／术前护理

1. 减轻疼痛

（1）妥善固定胸部；遵医嘱应用止痛药物。

（2）病人咳嗽、咳痰时，护理人员应指导或协助病人固定胸廓，以减轻疼痛。

2. 维持有效的呼吸　严重肋骨骨折，尤其是大面积胸壁软化的病人，应立即协助医生采取有效急救措施。保持呼吸道通畅及时清理呼吸道分泌物，鼓励深呼吸、有效咳嗽，痰液黏稠者可遵医嘱给予雾化吸入。对于开放人工气道或呼吸机辅助呼吸者，应加强气道管理。

3. 观察病情变化　观察病人生命体征，尤其注意其呼吸型态，有无反常呼吸等；观察病人有无皮下气肿，记录气肿范围，若发现气肿迅速蔓延则立即报告医生。

4. 术前护理　做好血型、交叉配血试验，完善术前准备等。

（二）术后护理

1. 病情观察　密切观察病人的呼吸、神志等的变化，观察胸部活动情况。及时观察病人有无呼吸困难，如有异常及时通知医生。

2. 防治感染　术后3天监测病人体温变化；鼓励病人深呼吸、有效咳嗽，预防术后肺部感染；及时更换术区敷料，保持敷料清洁、干燥。

（三）健康教育

1. 休息与活动　保证充足睡眠，骨折已临床愈合者可逐渐练习床边站立、室内行走等，注意系好肋骨固定带。

2. 合理饮食　嘱病人多饮水；食用清淡易消化食物，保持大便通畅；多食水果、蔬菜，忌食油腻、辛辣等食物。

3. 定期复查、不适随诊。

【护理评价】

通过治疗与护理，病人是否：①胸部疼痛缓解或得到控制；②气体交换障碍得到改善或消除；③并发症得到预防或被及时发现和处理。

第三节　气胸病人的护理

案例 19-2

　　张先生，28岁，建筑工人，于工地施工过程中不慎从高处坠落，被钢筋刺入右侧胸壁，即感疼痛难忍，试图拔出，未成功。由工友护送急诊入院。病人主诉胸闷、呼吸困难。查体：T 37.2℃，P 116次／分，呼吸33次／分，BP 83/52mmHg，痛苦表情，呼吸急促，口唇发绀。右侧胸壁有直径约1.5cm的钢筋断面刺入，周围可闻及空气出入的声响。右肺叩诊呈鼓音，听诊呼吸音微弱。

　　思考：

　　1. 此病人为何种疾病？

　　2. 目前此病人首优问题是什么？

　　胸膜腔内积气即称为气胸（pneumothorax），其发生率仅次于肋骨骨折，多由于肺组织、支气管破裂，气道内的空气逸入胸膜腔，或胸壁伤口穿破胸膜，外界空气进入胸膜腔。胸部X线可见不同程度的胸膜腔积气及肺萎陷。气胸一般分为闭合性气胸、开放性气胸、张力性气胸三种。

一、闭合性气胸

闭合性气胸即伤后伤口闭合,胸膜腔不与外界相通。胸膜腔积气量决定了伤侧肺萎陷的程度。

【病理生理】

闭合性气胸胸膜腔内负压减小,但仍低于大气压。患侧肺部分萎陷使得有效气体交换面积减少,影响肺的通气和换气功能。伤侧内压增加可引起纵隔向健侧移位。随着胸膜腔内积气与肺萎陷程度增加,肺表面裂口缩小,直至吸气时也不开放,气胸则趋于稳定并可缓慢吸收。

【临床表现】

根据病人胸膜腔内积气的量和速度不同可有不同程度的临床表现。

1. **小量气胸** 肺萎陷<30%,对呼吸和循环影响小,病人可无明显症状。

2. **中量以上气胸** 肺萎陷在30%~50%为中量气胸,>50%为大量气胸。病人可有胸痛、胸闷、气促和不同程度的呼吸困难或发绀。气管向健侧移位,患侧胸部饱满,叩诊呈鼓音,听诊呼吸音降低或消失。

【治疗原则】

小量气胸无须特殊处理,可进行严密观察,一般1~2周内自行吸收。中量以上气胸应进行胸膜腔穿刺抽气或胸膜腔闭式引流排出气体,同时应用抗生素预防感染。

二、开放性气胸

开放性气胸即胸膜腔与外界相通,空气经胸膜腔的创口随呼吸运动自由进出胸膜腔。空气出入量与胸壁伤口大小有密切关系,伤口大于气管口径时,空气出入量多。

【病理生理】

开放性气胸患侧胸膜腔内压力几乎等于大气压,患侧肺将完全萎陷,丧失呼吸功能。患侧胸膜腔内压大于健侧,纵隔向健侧移位,使健侧肺扩张受限,呼吸功能受损。吸气时纵隔移向健侧,呼气时移回患侧,产生纵隔扑动(图19-2),影响静脉回心血量,造成循环功能障碍。

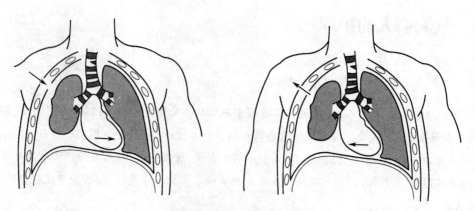

图19-2 开放性气胸的纵隔扑动

【临床表现】

出现明显的呼吸困难、鼻翼扇动、口唇发绀,严重者休克。病人呼吸时可听到空气进出胸膜腔的"吮吸"声。患侧胸部饱满,叩诊呈鼓音,听诊呼吸音降低或消失,皮下可有捻发音。气管、心脏向健侧移位,颈静脉怒张。

【治疗原则】

现场急救时应立即变开放性气胸为闭合性气胸,迅速封闭伤口,并加压包扎。转运途中注意给予吸氧,入院后进一步纠正休克、清创缝合伤口、行胸膜腔闭式引流,应用抗生素防治感染,必要时开胸探查。

三、张力性气胸

张力性气胸又称高压性气胸,为气管、支气管或肺损伤处形成单向活瓣,即吸气时,空气进入胸膜腔,而呼气时活瓣关闭。张力性气胸可迅速致病人死亡。

【病理生理】

张力性气胸患侧胸膜腔内空气进行性增多,压力高于大气压,患侧肺严重萎陷,纵隔明显向健侧移位,压迫健侧肺,同时影响腔静脉回流,病人可迅速出现严重的呼吸、循环功能障碍。高压气体可形成纵隔气肿或面、颈、胸部广泛皮下气肿(图19-3)。

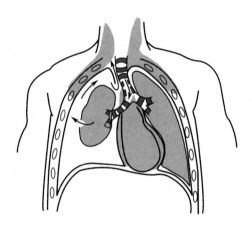

图19-3 张力性气胸的纵隔移位、皮下气肿

相关链接

皮下气肿

皮下气肿是指胸部皮下组织有气体积存。以手按压存在皮下气肿部位的皮肤,引起气体在皮下组织移动,可出现捻发感或握雪感。胸部皮下气肿多由于肺、气管或胸膜受损后,气体自病变部位逸出,积存于皮下所致。亦偶见于局部产气杆菌感染而发生。

【临床表现】

病人表现为严重或极度呼吸困难、发绀、烦躁、意识障碍、大汗淋漓甚至昏迷、休克,也可迅速出现窒息。患侧胸廓饱满、叩诊呈高度鼓音、呼吸音消失。可有面、颈、胸部广泛的捻发音。气管、心脏明显向健侧移位,颈静脉怒张。

【治疗原则】

急救时应争分夺秒,应立即排气,降低胸腔内压力。用粗针头穿刺胸膜腔,使高压气体易于排出,而外界空气不能进入胸膜腔。争取时间后可行胸膜腔闭式引流,目的是排出气体,促使肺复张。持续漏气而肺复张困难时应立即剖胸探查并修补裂口。

气胸类型除上述三种外,自发性气胸也是临床常见并发类型。可分为原发性自发性气胸和继发性自发性气胸。多见于青年男性或有心肺慢性疾病的老年人。临床表现以胸痛、呼吸困难、刺激性咳嗽为主,应与某些心肺疾病如支气管哮喘、急性心肌梗死、肺大疱等相鉴别。治疗原则为促进患侧肺复张、消除病因及减少复发。

【护理评估】

（一）非手术治疗/术前评估

1. **健康史**　评估病人受伤时间、经过、暴力的性质、作用部位,有无既往心肺疾病等。

2. **身体状况**

（1）症状:了解病人疼痛部位、性质、程度,有无呼吸困难、反常呼吸、发绀,程度如何;生命体征是否平稳,有无意识障碍、休克,呼吸音改变,是否有咳嗽、咳痰、咯血等。

（2）体征:了解胸部有无开放伤口、皮下气肿、气管移位,胸部叩诊是否呈鼓音等。

（3）辅助检查:了解X线胸片情况。

（二）术后评估

了解病人术中所采取的麻醉、手术方式等情况;评估病人返回病房后的神志、生命体征及切口情况;评估病人肺复张情况,有无皮下气肿等。

（三）心理-社会状况

评估病人是否存在恐惧、焦虑等不良心理反应,对气胸预后的认知和期望值,能否配合治疗和护理等。

【主要护理诊断/问题】

1. **疼痛**　与胸部组织损伤有关。

2. **气体交换受损**　与胸部损伤导致的疼痛、胸腔内压改变、肺萎陷有关。

3. **潜在并发症**:胸腔或肺部感染、窒息等。

【护理目标】

1. 病人疼痛得以控制或缓解。

2. 病人气体交换受损情况得以缓解。

3. 未发生窒息、胸腔或肺部感染,或及时发现并配合处理。

【护理措施】

（一）非手术治疗/术前护理

1. **现场急救**　目的是先抢救生命,再修复损伤的组织器官和恢复生理功能。对开放性气胸者,立即封闭胸部伤口,使之成为闭合性气胸。闭合或张力性气胸积气量多者,应立即协助医生实施排气减压措施,必要时用粗针头自病人锁骨中线第2肋间穿刺排气减压,转运途中针栓外接单向活瓣（图19-4）。

2. **保持呼吸道通畅**　对呼吸困难、发绀病人及时给予吸氧,观察缺氧的改善情况。及时清除口腔和呼吸道分泌物或异物。血压平稳者取半坐卧位,有利于呼吸、咳嗽、排痰。鼓励并协助病人咳嗽、咳痰,可给予祛痰药物或超声雾化吸入利于痰液排出。

3. **缓解疼痛**　诊断明确后,对因胸部伤口疼痛影响呼吸者,遵医嘱给予镇痛治疗。

4. **病情观察**　注意神志、腹部和肢体活动情况以及时发现复合伤。严密观察病人生命体征,尤其注意病人的呼吸情况。

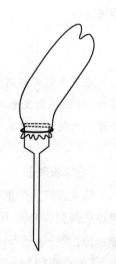

图19-4　粗针头单向活瓣

5. **心理护理**　病人表现为强烈的求生欲及对疾病痊愈的担心和焦虑。护士在急救的同时应加强与病人的沟通,及时了解其心理活动规律,因势利导,耐心解释有关病情,及时满足病人的合理要求,以恰当的语言安慰病人,使病人情绪稳定、自觉主动地配合治疗与护理。

6. **术前护理**　积极配合医生,完善术前准备,如补充血容量、交叉配血、术区备皮等。

（二）术后护理

1. 维持呼吸功能

（1）病情观察：观察病人的呼吸频率、幅度，注意有无呼吸困难、缺氧表现。

（2）促进肺复张：应积极鼓励病人做深呼吸运动、咳嗽或吹气球等以促进肺复张。指导病人采用腹式呼吸，以免因切口疼痛影响呼吸运动。胸带包扎松紧适宜，避免过紧而影响呼吸运动。

（3）吸氧：根据病人病情，遵医嘱调节氧流量，注意用氧安全。密切观察病人缺氧改善情况，避免氧中毒的发生。

2. 胸膜腔闭式引流的护理 胸膜腔闭式引流（图19-5）的主要目的是排出胸膜腔内的气体、渗液、血液；重建胸内负压，保持纵隔的正常位置；促进肺复张。

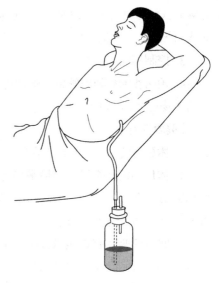

图19-5 胸膜腔闭式引流术

相关链接

胸腔闭式引流适应证

胸腔闭式引流适应证为：①中、大量气胸、开放性气胸、张力性气胸；②胸腔穿刺术治疗下肺无法复张者；③须使用机械通气或人工通气的气胸或血气胸者；④拔除胸腔闭式引流管后气胸或血胸复发者。

目前，临床多使用一次性塑料胸膜腔引流装置。气胸时常选锁骨中线第2肋间置管引流，血胸则在腋中线和腋后线间的第6或第7肋间隙置管引流，脓胸常选择脓液积聚的最低位置引流。若经引流装置引流后未能使胸膜破口愈合，肺持久不能复张，可在引流管加用负压吸引装置。可用低负压可调节吸引机，如吸引机形成负压过大，可用调压瓶调节，一般负压为 $-20 \sim -10 cmH_2O$，负压超过设置值，则空气由压力调节管进入调压瓶，可避免过大的负压吸引对肺的损伤。

（1）保持引流系统的密闭：保持引流装置的密闭性才能有效地维持胸膜腔内的负压，将胸膜腔内的液体或气体引流出来，以利于肺膨胀和气体交换。引流管没入瓶中无菌液面下 3～4cm 并直立。各接口处均应牢固、可靠。床旁常规备止血钳，病人活动、更换引流瓶、接口处意外脱开或引流瓶损坏时，应双重钳闭近胸壁端引流管。若引流管从胸腔脱出，应立即用手捏闭伤口处皮肤，消毒后覆盖凡士林纱布，并报告医生是否需要重新置管。

（2）保持引流通畅：随病人呼吸，水封瓶中引流管内的水柱液面会上下波动，波动幅度表示胸膜腔内的负压在呼吸周期中的变化范围，平静呼吸时在 4～6cmH_2O。注意观察水柱的波动幅度，避免引流管扭曲、打折。经常由近及远挤压引流管。若水柱突然不动则提示有阻塞物。

（3）观察并记录引流液的量、颜色、性质：通过对引流液的观察，有助于了解和判断胸腔内脏器的病理改变和治疗效果。一般开胸术后 24 小时内胸膜腔引流的血性液不超过 500ml，以后引流量递减、色泽变淡。若引流量持续或进行性过多且色泽鲜红，要警惕是否有活动性出血，应密切观察并及时报告医生。

（4）观察并记录引流气体的情况：气胸病人置管后胸膜腔内的气体将逐渐引流出来，积气较多时平静呼吸水封瓶中即有气泡逸出，以后逐渐减少，仅在深呼吸甚至咳嗽时才有气泡逸出。

（5）防止逆行感染：保持水封瓶应置于胸腔水平以下60cm左右，病人活动时避免提高引流瓶使引流液逆流。定时倾倒引流瓶中的液体并更换无菌生理盐水为底液，严格无菌操作，防止感染。

（6）拔管：置管 48～72 小时后，引流通畅，水柱波动幅度变小，引流量明显减少且颜色变淡，24 小时引流液＜50ml、脓液＜10ml，无气体逸出，病人无呼吸困难，X 线胸片示肺膨胀良好，即可拔除引流管。拔管时嘱病人深吸气后屏气,协助医生迅速拔管并用凡士林厚纱布覆盖引流口,用胶布固定。拔管后注意观察病人有无胸闷、呼吸困难、皮下气肿、切口处漏气及渗液等。

3. 控制疼痛 根据医嘱应用镇痛、镇静药物。

4. 预防和治疗肺部感染 密切观察体温的变化。根据医嘱及时应用抗生素预防和控制感染。高热病人给予物理或药物降温。

【健康教育】

1. 休息与营养 指导病人合理休息,加强营养素摄入以补充机体的消耗。

2. 体位与活动指导 病情平稳者采用半卧位,以利于呼吸和引流。术后指导病人早期离床活动,以增加肺活量,促进肺复张。活动中注意病人的耐受性,应循序渐进。同时避免胸膜腔闭式引流瓶倾斜、脱管等,以免造成开放性气胸。

3. 腹式呼吸及有效咳嗽 病人常因胸部疼痛、包扎等原因使呼吸运动受限、咳嗽无效。指导病人采用腹式呼吸,即通过腹肌的舒缩,吸气时胸部保持不动,腹部隆起,呼气时腹部下降。指导病人在咳嗽时坐起、身体前倾,深吸气后屏气,再用力咳出,为避免损伤部位或切口疼痛,可予以按压。

【护理评价】

通过治疗与护理,病人是否:①自述疼痛减轻;②呼吸平稳,维持正常的呼吸功能;③并发症得到预防或及时发现和处理。

第四节 血胸病人的护理

案例 19-3

> 病人李先生,男,42岁,因车祸伤致右侧胸痛,变化体位时疼痛加重,伴胸闷,呼吸困难,无咯血,神志清楚,急诊入院。查体:T 36.7℃,P 98 次/分,R 24 次/分,BP 98/65mmHg。病人全身皮肤有多处擦伤,神志清楚,自动体位,面色苍白,痛苦面容,语言清晰,查体合作,双侧瞳孔等大等圆,直径约为 4mm,结膜无充血,巩膜无黄染,双肺呼吸移动度减弱,双肺语音震颤减弱,左侧胸壁压痛明显。胸部挤压征阳性,双肺叩诊呈浊音,双肺可闻及湿啰音。辅助检查:CT 提示右侧肋骨骨折,双侧血胸。
>
> **思考:**
>
> 1. 此病人主要护理问题是什么?包括哪些?
>
> 2. 如何给予护理措施?

胸膜腔内积血称为血胸(hemothorax),常可与气胸同时存在,称为血气胸(hemopneumothorax)。血胸主要来源于肺组织、肋间血管、胸廓内血管、心脏、纵隔内大血管等破裂出血。出血量少而慢的可自行停止,出血量大而急的则可在短时间内致失血性休克死亡。

【病理生理】

血胸发生后可因失血出现内出血征象,随着积血的增多,胸膜腔内压力增高,患侧肺萎陷,纵隔移向健侧,严重影响呼吸和循环功能。胸膜腔内的积血为不凝血,当短期内有大量出血时,超出了肺、心、膈肌运动的去纤维蛋白作用,则形成凝固性血胸。积血滞留容易并发感染,成为感染性血胸甚至脓胸。胸膜腔内的活动性出血则称为进行性血胸。

【临床表现】

根据出血量和速度的不同,可有不同的临床表现。小量血胸出血量<500ml,病人心率增快,轻度呼吸困难,无明显失血症状及体征。中量血胸出血量在500~1000ml,大量血胸出血量>1000ml。病人可有失血性休克表现和明显的呼吸困难,纵隔向健侧移位,患侧胸部叩诊呈浊音,呼吸音降低。

当胸膜腔闭式引流量减少,而病人体征和影像学检查证实血胸仍然存在,应考虑凝固性血胸。血胸病人多可并发感染,表现为寒战、高热、出汗、乏力等。出现下列征象者提示进行性血胸:进行性心率加快、血压下降,很快出现休克;血红蛋白、红细胞、血细胞比容及中心静脉压进行性下降;虽快速输血、补液,但病情改善不明显,或稍有改善后随即恶化;胸膜腔穿刺抽出的血液很快凝固或因血液凝固而不易抽出;胸膜腔引流出的血量连续3小时多于200ml/h。

【治疗原则】

小量血胸大多能自行吸收,但要密切观察,注意有无继续出血。积血较多时应及时行胸膜腔穿刺抽出积血或胸膜腔闭式引流,及时补充血容量,防治感染。凝固性血胸应待病人情况稳定后尽早手术清除血块和机化的纤维板。感染性血胸应及时行胸膜腔闭式引流,必要时手术治疗。进行性血胸应在抗休克治疗的同时,紧急行剖胸术。近年胸腔镜已用于凝固性血胸、感染性血胸的处理,疗效较好。

【主要护理诊断/问题】

1. 外周组织灌注无效 与失血引起的血容量不足有关。

2. 气体交换障碍 与肺组织受压有关。

3. 潜在并发症:感染。

【护理措施】

(一)非手术治疗/术前护理

1. 现场急救抢救生命,胸部有较大异物者,不可立即拔除,以免出血不止。

2. 痰中带血,提示轻度肺、支气管损伤,应稳定病人的情绪,鼓励病人将血痰咳出。大量咯血的病人,应行体位引流,备好吸引装置,防止窒息,同时积极做好剖胸探查修补裂口的准备。

3. 维持有效的循环血量

(1)监护生命体征:密切观察病人的神志、呼吸、心率、心律、血压、中心静脉压、尿量等的变化。监测血常规、血细胞比容、动脉血气分析等。备好各种急救设备和药品。

(2)防治休克、维持体液和电解质平衡:迅速建立静脉补液和输血通道,及时补充血容量。根据病情及实验室检查结果,随时调整静脉输液、输血的种类、剂量、顺序和速度。如需要大量输液治疗时,应安置中心静脉测压装置,以便能有效地监测并调整液体的输入量及输入速度。

(3)发现胸膜腔内有活动性出血,在积极抗休克的同时迅速做好急诊剖胸术前准备。有其他手术指征的病人积极配合医生作好术前常规准备。

(二)术后护理

1. 加强病情观察。

2. 维护呼吸功能 保持呼吸道通畅,对呼吸困难、发绀病人及时给予吸氧,观察缺氧的改善情况。血压平稳者取半坐卧位,有利于呼吸、咳嗽、排痰。鼓励并协助病人咳嗽、咳痰。

3. 预防并发症 遵医嘱合理应用抗生素;密切观察体温变化;进行胸腔闭式引流病人,严格遵循无菌操作原则,保持引流通畅。

【健康教育】

1. **休息与营养** 指导病人合理休息,加强营养素摄入,提高机体免疫力。

2. **呼吸与咳嗽** 指导病人采用腹式呼吸或有效咳嗽的方法。

3. **定期复诊** 出现高热、呼吸困难随时就诊。

第五节 心脏损伤病人的护理

问题与思考

心脏损伤是胸部损伤的一种常见类型，且容易被掩盖。病人病情进展或迅速，或缓慢，为诊疗与护理带来极大困难。随着医学知识的不断进步，重型心脏损伤的病人救治成功率不断提高，但仍存在某些无法攻克的难题。

思考：重型心脏损伤病人，如何对其进行诊断及治疗？

心脏损伤（cardiac injury）是指因钝性或穿透性损伤导致心脏挫伤、心脏破裂、室间隔破裂、瓣膜撕裂、腱索或乳头肌断裂等。可分为钝性心脏损伤与穿透性心脏损伤。

【临床表现】

1. **心肌挫伤** 轻者无明显症状，重者有胸闷、心悸、气促甚至心前区疼痛等，致死原因为严重的心律失常或心力衰竭。可依靠心电图、血清心肌酶活性测定、超声心动图等传统的辅助检查帮助确诊，近年采用的磷酸肌酸激酶同工酶和心肌肌钙蛋白 I 或 T 检测、食管超声心动图可提高检出率。

2. **心脏破裂** 病人的临床表现取决于心包、心脏损伤程度和心包引流情况。心包、心脏裂口较小，血液滞留于心包腔内导致心脏压塞，出现贝克三联征（Beck's triad），即静脉压升高、心音遥远、心搏微弱，脉压及动脉压减小。心脏压塞病人可因急性循环衰竭而死。心包、心脏裂口较大，出血可经体表伤口流出或流入胸膜腔内，病人表现为失血性休克和血胸，因大出血而死。通过心包腔穿刺和二维超声心动图可确诊。但不可因检查而延误抢救。

3. **室间隔破裂** 发生心内由左向右分流，心排血量下降，裂口大者很快出现急性心功能衰竭。胸骨左缘下方可闻及响亮收缩期杂音，并有震颤。二维超声心动图、彩色多普勒超声可确诊。

4. **瓣膜、腱索或乳头肌损伤** 损伤多为瓣膜撕裂、腱索乳头肌断裂所致的瓣膜关闭不全，出现血液反流而导致心衰。根据特征性的杂音和超声心动图可作出诊断。

【治疗原则】

1. **心肌挫伤** 治疗措施以吸氧、卧床休息、严密心电监护、镇痛为主。控制心律失常、心功能衰竭等致死性并发症，这些并发症大多在心肌损伤后早期出现，但也有迟发者。因此，应密切观察病人病情变化。

2. **心脏破裂** 应立即施行手术抢救，心脏压塞者应立即行心包腔穿刺减压以争取剖胸抢救时间。大量出血者，可采用自体血回输装置，进行血液回输，降低病人输血不良反应的发生。抢救存活后应注意残余病变的确诊与相应处理。

3. **室间隔破裂** 裂口较小可用药物控制症状者应严密观察 2～3 个月，不能自行闭合时再择期手术。裂口大者根据病情尽早手术以挽救生命。

4. **瓣膜、腱索或乳头肌损伤** 首选药物治疗以改善心功能，根据病情择期手术，可选择瓣膜成形术或人工心脏瓣膜置换术。

【主要护理诊断 / 问题】

1. **外周组织灌注无效** 与心脏破裂、心律失常、心力衰竭有关。

2. **急性疼痛** 与组织损伤有关。

3. **潜在并发症**：胸膜腔和肺部感染。

【护理措施】

（一）非手术治疗 / 术前护理

1. **现场急救** 如发现心脏压塞，应立即报告并协助医生行心包腔穿刺。

2. 补充血容量　迅速建立静脉通路，维持有效血容量、水电解质及酸碱平衡。抗休克处理后症状不缓解者，立即做好剖胸探查准备。输血及补液时遵循"宁少勿多"的原则，严格控制输液速度。

3. 缓解疼痛　明确诊断前提下，根据医嘱应用相应止痛药物。密切观察病人病情，随时了解疼痛部位、性质等。

4. 抗感染　密切观察病人有无感染征象，必要时遵医嘱应用抗感染药物。

（二）术后护理

1. 加强病情观察。

2. 维护心功能，预防并发症积极防治心律失常、心力衰竭等并发症的发生。

3. 预防感染，遵医嘱合理应用抗生素，密切观察体温变化。

（王桂红）

学习小结

本章介绍了胸部损伤的分类和常见的胸部损伤的病理生理、临床表现、治疗原则和护理措施。肋骨骨折本身的临床意义不在于骨折本身，而在于由于骨折所致的气胸、血胸和反常呼吸运动，及对脏器、组织和血管的损伤。对于气胸的病人应重点掌握胸腔闭式引流的护理，同时还应熟悉开放性气胸的现场急救及应急处理方法。对于胸部损伤病人的护理主要体现在现场急救、术前严密监测病情变化、维持有效组织灌注量和循环血量、术后维持病人呼吸功能和预防并发症。

复习参考题

1. 列举胸部损伤的类型。

2. 比较三种类型气胸的病理生理、临床表现、治疗原则有何异同？

3. 简述不同胸部损伤的现场紧急救护措施。

20

学习目标	
掌握	支气管扩张、肺结核、肺癌及脓胸的概念、病因与临床表现；肺癌病人的护理评估与护理措施。
熟悉	肺癌病人的主要护理诊断/问题；支气管扩张、肺结核、肺癌及脓胸病人的治疗原则。
了解	支气管扩张、肺结核、肺癌及脓胸的发病机制与病理生理。

第一节 解剖生理概要

【解剖】

肺位于胸腔内膈的上方，左右各一，借助肺根和肺韧带固定于纵隔两侧，左肺两叶，右肺三叶，肺呈圆锥形。肺门位于纵隔面中部的凹陷处。肺根是由通过肺门的肺静脉、肺动脉、主支气管、淋巴管和神经等组成，其外由结缔组织包绕。

成年人气管在主动脉弓下缘水平分为左、右主支气管，进入左、右肺，属于一级支气管。右支气管是气管的直接延续，短而粗，与中线呈25°。左主支气管细长，与中线呈45°。呼吸道内的异物、支气管插管均容易进入右支气管。肺叶支气管进入肺叶，左二右三，称为二级支气管。肺段支气管进入肺段，左右各10个，称为三级支气管。肺段支气管继续分支成呼吸性支气管、肺泡管、肺泡。肺段支气管及其所属的肺组织称为肺段，手术常以肺段为单位进行切除。

肺动脉和肺静脉组成肺循环，是肺的功能血管。支气管动、静脉属于体循环，是肺的营养血管。每个肺段有各自的动脉，肺静脉的分支走行于相邻的肺段之间。

【生理功能】

1. 呼吸功能

（1）通气功能：肺通气是肺与外界环境的气体交换，通气的动力来自于胸廓节律性呼吸运动产生的压力差。当发生气道阻塞、胸廓和胸膜的完整性、肋间肌和膈肌的运动下降、肺弹性及顺应性下降等情况时，通气量会受到不同程度的影响。

（2）换气功能：肺换气是指肺泡与血液之间的气体交换，气体交换是通过肺泡-毛细血管膜以弥散的方式进行的，而弥散的动力是肺泡与毛细血管内的氧气和二氧化碳的压力差。通气功能、呼吸膜的面积和厚度、通气与血流比值等均能影响肺泡与组织间的气体交换。

2. 非呼吸功能 通过呼吸可以调节血浆中的碳酸含量，使血液中的 HCO_3^-/H_2CO_3 的比值维持在适当的范围内。

第二节 支气管扩张病人的护理

支气管扩张（bronchiectasis）是因支气管壁及其周围肺组织的炎症性破坏，造成病变支气管永久性扩张和变形的慢性呼吸道疾病。

【病因】

支气管扩张的病因可分为先天性与继发性两种。先天性支气管发育缺损及遗传因素引起的支气管扩张较少见。继发性支气管扩张的主要发病因素为感染和支气管阻塞，两者互相影响，促使支气管扩张的形成和发展：

1. 支气管感染 支气管壁及其周围组织的反复感染导致支气管壁破坏、纤维化，进而出现支气管扩张。婴幼儿时期的百日咳、麻疹、支气管肺炎、肺结核等均是本病的诱发因素。

2. 支气管阻塞 黏稠痰液的积存、支气管肿瘤、结核性肉芽肿、瘢痕性狭窄、异物吸入、管外压迫（肿大的淋巴结、肿瘤）等，造成支气管阻塞。

【发病机制】

支气管扩张分为柱状、囊状和混合型三种，其中后者管壁破坏较重。支气管扩张多发生在第三、四级支气管分支，左侧多于右侧，下叶多于上叶。

炎症首先破坏支气管管壁纤毛柱状上皮,继而管壁弹力纤维、平滑肌、软骨等遭到破坏,逐渐被纤维组织所替代,使支气管壁失去弹性,支气管周围组织的炎症、皱缩和牵拉导致支气管扩张呈柱状或囊状。支气管阻塞可使支气管腔远端引流不畅发生感染而引起支气管扩张。有的支气管可形成炎症瘢痕和纤维化收缩而闭塞,形成肺不张。扩张的支气管周围可见新生血管,毛细血管扩张可形成血管瘤,导致病人咯血。

【临床表现】

1. 症状　典型症状为咳痰、咯血,反复发作的呼吸道和肺部感染。病人痰量较多,呈黄绿色脓性黏液,甚至有恶臭。体位改变、清晨起床时可诱发剧烈咳嗽咳痰增多。咯血量与病情严重程度不一致,可痰中带血或大量咯血。仅有反复咯血者称为"干性支气管扩张"。

2. 体征　病情较重或继发感染时听诊可闻及固定的局限性湿啰音和呼气性啰音。慢性病人可有杵状指(趾)。

【辅助检查】

1. 实验室检查

(1)血常规:急性感染时血白细胞计数和中性粒细胞比例增高。

(2)痰涂片或细菌培养:可发现致病菌。

(3)血气分析:可以了解患者的肺功能情况。

2. 影像学检查

(1)支气管造影:明确扩张的部位、范围、程度、形态。

(2)胸部X线片:轻者多无异常发现,重者可见典型的肺纹理、蜂窝状或卷发状阴影,感染时其间夹有液平面。

(3)纤维支气管镜:可明确出血、扩张、阻塞部位,同时进行局部灌洗,并取冲洗液进行微生物学检查。

3. 肺功能检查　了解病人通气、换气功能,判断患者能否耐受手术,并作为观察手术疗效的标准。

【治疗原则】

支气管扩张的治疗主要包括内科治疗、外科治疗和介入治疗。内科治疗原则是消除病因、促进排痰、控制感染、解除气道痉挛;外科治疗是治疗支气管扩张的主要手段,其原则是切除病变的组织,消除肺部感染、出血病灶,可根据病变部位、程度行肺段或肺叶切除,甚至一侧全肺切除术;对于不宜手术的双侧广泛性病变者,若反复咯血不止,经内科治疗无效,可行支气管动脉栓塞等介入治疗。

【主要护理诊断/问题】

1. 清理呼吸道无效　与痰液增多或黏稠、体位不当、咳嗽无效、大咯血有关。

2. 营养失调:低于机体需要量　与机体消耗增加、食欲缺乏有关。

3. 潜在并发症:窒息、肺部或胸膜腔感染。

【护理措施】

(一)术前护理

1. 控制感染,保持呼吸道通畅　保持室内空气清洁、湿润,遵医嘱使用抗生素,控制痰量在50ml/d以下。指导病人咳嗽排痰的方法,并通过用祛痰药物、超声雾化吸入、体位引流(图20-1)等方法,促进有效排痰。

相关链接　　　　　　　　　　　　　体位引流

体位引流的原理是将病变的肺组织置于最高位,利用重力引流肺叶内滞留的分泌物到较大的呼吸道而易于咳出。其排痰效果好,简单易行,可达到术前控制痰量、减轻肺内感染的目的。适用于痰液较多的病人,对于支气管胸膜瘘、咯血、体质虚弱等病人禁忌。一般每日3~4次,每次15~30分钟,应于餐前1小时或餐后 2 小时进行，根据病变部位确定引流体位。体位引流前给予雾化吸入，引流时鼓励病人做深呼吸、咳嗽，辅以叩背、引流区域的震颤等，使痰液松动，增强引流效果。引流过程中应观察病人的耐受程度和引流情况，病人出现不良反应时应及时停止并通知医生。引流后应协助病人卧床休息、漱口，观察并记录痰液的情况，听诊肺部呼吸音变化情况。

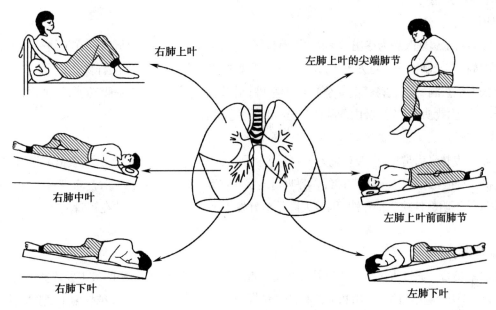

右肺上叶

左肺上叶的尖端肺节

右肺中叶

左肺上叶前面肺节

右肺下叶

左肺下叶

图 20-1　体位引流

2. **观察和处理咯血**　注意观察咯血情况，一旦发生大咯血，护士立即报告医生，同时积极抢救。立即安置病人于患侧卧位，避免血液流向健侧或窒息；尽快协助病人排出血液或用吸引器吸出口腔及上呼吸道中的血液，确保呼吸道通畅；同时注意稳定病人的情绪，嘱病人尽量平静呼吸，避免屏气和咽下血痰；迅速建立静脉通道，应用止血药物、垂体后叶素等，必要时输血；给予高浓度吸氧；严密观察并记录生命体征的变化，必要时配合医生行支气管动脉栓塞治疗。

3. **饮食护理**　给予高热量、高蛋白、高维生素、易消化的饮食，纠正营养不良和贫血，必要时给予营养支持。保持口腔清洁，消除口腔异味、增进食欲，尤其在咯血、咳痰后应及时用生理盐水溶液漱口。

4. **观察病情**　密切观察病人的生命体征、咳嗽、咳痰、咯血等情况，注意有无窒息、肺部或胸膜腔感染等发生。

5. **术前准备**　配合并指导病人进行各种术前检查，如心肺功能检查、痰细菌培养和药物敏感试验等；若术前行支气管造影检查，应指导病人术后多咳嗽以加快造影剂的排出。指导病人术前戒烟，训练腹式呼吸、有效咳嗽。

（二）术后护理

参见本章第四节肺癌病人的术后护理。

（三）健康教育

1. **疾病康复**　指导病人进行呼吸训练（腹式呼吸和缩唇呼吸），以增加肺活量。指导病人有效咳嗽的方法，促进痰液排出。

2. **出院指导**　指导病人出院后加强体育锻炼，生活规律，避免对呼吸道的不良刺激，预防呼吸道感染。

第三节　肺结核病人的护理

肺结核（pulmonary tuberculosis）是由结核分枝杆菌引起的慢性肺部传染性疾病。开放性肺结核病人是主要的传染源，传播途径以呼吸道传播为最常见。本病是我国重点控制的重大疾病之一，目前，全球肺结核的发病率有回升趋势。

【病理生理】

肺结核的基本病理改变为渗出、增生和干酪样坏死，三种病理改变可以同时存在于同一个病灶中，相互转化、交替存在。肺部病灶可发展形成以下三种类型的肺部病变：病灶干酪样坏死，形成空洞；支气管结核引起张力性空洞、支气管狭窄、扩张或者肉芽肿；肺毁损。病变可影响呼吸功能，造成限制性阻塞性通气功能障碍、弥散功能障碍、肺内静脉血分流、肺源性心脏病。

【临床表现】

1. **症状**　发热最为常见，一般表现为午后低热。同时伴有夜间盗汗、疲乏无力、食欲减退、消瘦、失眠等全身症状，女性可见月经失调甚至闭经。呼吸道症状有咳嗽、咳痰、咯血、胸痛，严重者可出现呼吸困难。

2. **体征**　不明显且缺乏特异性，因成人肺结核好发于肺尖、下叶背段，故在锁骨上下、肩胛间可闻及湿啰音。

【辅助检查】

1. **实验室检查**　通过直接涂片或培养法在痰中查到结核菌是确诊肺结核的最主要依据。酶联免疫吸附试验（ELISA）法检测结核抗体，用PCR法检测分枝杆菌。红细胞沉降率加速，结核菌素试验阳性。

2. **影像学检查**　胸部X线检查可早期发现肺结核，明确病灶部位、范围、性质、发展情况、临床分型和判断治疗效果。CT检查可发现微小或隐蔽性的病变。

3. **纤维支气管镜检查**　可发现支气管腔内结核病灶，也可取分泌物检查。

【治疗原则】

合理的抗结核治疗是治愈肺结核的关键，治疗以内科药物治疗为主，外科治疗是肺结核综合治疗的一个组成部分，在内科抗结核药物治疗以及全身支持治疗的基础上，通过外科手术切除那些不可逆转恢复的病灶或用萎陷疗法促进愈合。常用术式为：肺叶切除术、胸廓成形术。

相关链接

胸廓成形术

胸廓成形是将不同数目的肋骨节段行骨膜下切除，使该部分胸壁软组织下陷，并使其下面的肺得到萎陷，是一种萎陷疗法。手术可一期或分期完成，自上而下切除肋骨，每次切除肋骨不超过3～4根，术后加压包扎胸部，避免胸廓反常呼吸运动。

该手术主要适用于病变虽然局限但病人一般情况差不能耐受肺切除术；或病变广泛而不能耐受一侧全肺切除术者。该手术近30年来已很少采用，原因是其疗效有限，术后易并发脊柱畸形，以及疗效更佳的肺切除术得到普及。

【主要护理诊断/问题】

1. **气体交换障碍**　与肺组织破坏、胸廓活动受限、切口疼痛等有关。

2. **营养失调：低于机体需要量**　与食欲缺乏、消化不良、代谢增加有关。

3. **体温过高**　与结核感染有关。

4. 潜在并发症：肺部或胸腔继发性感染。

【护理措施】

（一）术前护理

遵医嘱进行抗结核治疗，直至病情平稳，其余护理措施参见本章第二节"支气管扩张病人的护理"。

（二）术后护理

1. 胸廓成形术后指导病人术后取术侧卧位。胸壁软化区用棉垫加压包扎，以消除胸壁的反常呼吸运动。其余护理措施参见本章第四节"肺癌病人的护理"。

2. 并发症的观察与护理

（1）支气管胸膜瘘：参见本章第四节"肺癌病人的护理"。

（2）顽固性含气残腔：大多数不产生症状，药物治疗几个月后可逐渐消失。少数病人出现呼吸困难、发热、咯血或持续肺泡漏气等，应按支气管胸膜瘘处理。

（3）脓胸：术后残腔容易并发感染引起脓胸，护理措施参见本章第五节"脓胸病人的护理"。

（4）结核播散：术前抗结核药物治疗不规范，痰量多、痰菌阳性，活动性结核未能有效控制，加上麻醉创伤、术后排痰不畅、并发支气管胸膜瘘等因素，易导致结核播散。因此术前抗结核治疗、手术时机的选择是减少本并发症的关键。

（三）健康教育

1. **疾病知识** 向病人及家属讲解疾病的病因、临床表现、传染途径及预防方法等，以提高其自护能力并消除其恐惧心理。

2. **用药指导** 告知病人要维持足够的用药剂量和时间，做到遵医嘱服药，同时指导病人观察药物的不良反应，若有异常及时就医。

3. **出院指导** 指导病人生活规律，充分休息，避免劳累，合理饮食以增强机体抵抗力。定期复查。

第四节　肺癌病人的护理

案例 20-1

男，48 岁，因反复干咳、胸痛住院治疗，经抗感染治疗近 1 个月，病情未见好转，并逐渐消瘦、无力、咯血，后经肺部 CT 检查诊断为肺癌，支气管镜病理诊断为肺鳞癌。病人吸烟 30 余年，每日半包~1 包。

思考：

1. 结合病例谈谈如何早期发现肺癌？

2. 如何指导病人进行术前准备？

肺癌（lung cancer）又称原发性支气管肺癌（primary bronchopulmonary carcinoma），是指源于支气管黏膜上皮的恶性肿瘤。近 50 年来，肺癌全世界发病率有逐年上升的趋势。在 20 世纪末，肺癌已成为恶性肿瘤死因中的首位。肺癌发病年龄大多在 40 岁以上，男性高于女性。

【病因】

肺癌病因尚不完全明确。目前认为与下列因素有关：

1. **吸烟** 长期大量吸烟是肺癌的重要风险因素，吸烟量越大、开始年龄越小、吸烟时间越长则肺癌的危险性越高。

2. **职业因素** 在工作中长期接触石棉、镉、铬、镍、砷、煤炼焦过程、氡、电离辐射等，肺癌发病率较高。

3. **基因变异** 近年发现 *P53*、*mm23-H*、*EGFR*、*Ras* 等基因突变及表达的变化与肺癌的发病关系密切。

4. **其他** 大气污染、人体的免疫状态、代谢活动、遗传因素、慢性肺部感染、支气管慢性刺激、结核病史等也可能与肺癌的发病有关。

【病理及临床分期】

肺癌起源于支气管黏膜上皮或肺泡上皮，好发部位以右肺多于左肺、上叶多于下叶。临床上，将起源于肺段支气管开口以近，位置靠近肺门的称为中心型肺癌；起源于肺段支气管开口以远，位于肺周围部分的称为周围型肺癌。

1. **组织学分类** 肺癌通常分为小细胞肺癌和非小细胞肺癌两大类。采用2004年世界卫生组织（WHO）修订的病理分型标准，根据细胞类型将肺癌分为9种：①鳞状细胞癌（鳞癌）；②小细胞（未分化小细胞癌）；③腺癌；④大细胞癌；⑤腺鳞癌；⑥多型性，肉瘤样或含肉瘤成分癌；⑦类癌；⑧唾液腺型癌；⑨未分类癌。临床上常见的有下列4种：

（1）鳞状细胞癌：与吸烟密切相关，男性多发。多为中心型肺癌，鳞癌生长速度较为缓慢，先经淋巴转移，血行转移发生较晚。

（2）腺癌：近年来发病率上升明显，已超过鳞癌成为最常见的肺癌。发病年龄较小。多为周围型，癌肿生长较慢，早期易发生血行转移，淋巴转移发生较晚。

（3）大细胞癌：甚少见，与吸烟有关。老年男性、周围型多见。分化程度低，生长快，预后差。

（4）小细胞癌：与吸烟关系密切。老年男性，中心型多见。癌肿生长快，恶性程度高，早期即可发生淋巴、血行转移。对放疗及化疗敏感，但迅速耐药，预后差。

2. **转移途径**

（1）直接扩散：癌肿可直接沿支气管壁向支气管腔内生长，造成管腔的部分或全部阻塞，也可直接侵入邻近肺叶，继而侵及胸膜、胸壁、纵隔内其他组织和器官。

（2）淋巴转移：是常见的扩散方式，先侵入临近肺段或肺叶支气管周围的淋巴结，然后向同侧或对侧区域淋巴结转移。

（3）血行转移：小细胞癌和腺癌的血行转移较鳞癌常见。主要由于癌细胞侵入肺静脉，然后随着体循环而转移到全身各处组织、器官，常累及肝、骨骼、脑、肾上腺等。

3. **TNM 分期** 肺癌的临床分期对估计肺癌的预后和选择合适的治疗方法有重要意义。目前各国均采用国际抗癌联盟（UICC）修订的肺癌 TNM 分期（第 8 版），T 表示肿瘤的大小、位置和侵犯程度，N 表示淋巴结转移情况，M 表示有无远处转移。

【临床表现】

1. **早期表现** 肺癌的早期多无明显表现，尤其周围型肺癌，多数病人在胸部 X 线检查中发现。癌肿逐渐增大后可出现相应的表现：

（1）咳嗽：最常见，癌肿在较大的支气管内生长可引起刺激性咳嗽和少量黏痰。当癌肿增大，较大的支气管不同程度的阻塞，继发肺部感染，病人痰量增多，可有脓性痰，同时伴有发热，有的病人还可以出现胸闷、哮鸣、气促等症状。

（2）血痰：常见于中心型肺癌，临床常见痰中带血点、血丝或间断少量咯血，大量咯血则很少见。

（3）胸痛：可以出现在肿瘤发展的任何阶段，多由于肿瘤侵犯胸膜、肋骨和胸壁引起。

2. **晚期表现** 晚期癌肿压迫侵犯邻近器官、组织，即产生相应的临床表现，如膈肌麻痹、声带麻痹、声音嘶哑、上腔静脉阻塞综合征、胸膜腔血性积液、吞咽困难、颈交感神经综合征（Horner 综合征）等。发生血行转移时，产生不同器官的转移表现：如肝转移可有右上腹痛、肝大、厌食、黄疸、腹水等；骨转移可有骨痛、病理性骨折等；脑转移可出现头痛、恶心或其他神经系统表现；皮下转移可出现皮下结节。

3. **肺外表现** 常见于小细胞肺癌，因癌细胞可产生内分泌物质，患者表现出非转移性的全身症状，如骨关节病综合征（骨关节痛、骨膜增生等）、Cushing 综合征、重症肌无力、男性乳腺增大、多发性肌肉神经痛等。在肺癌切除后以上症状可消失。

【辅助检查】

1. **影像学检查** 胸部 X 线检查可发现大部分肺内病灶，可以用于肺癌的筛查。CT 检查对发现胸部 X 线检查隐藏区的早期病变极有帮助，对中心型肺癌有重要诊断价值，还能显示肿瘤范围、与邻近器官的关系，有助于制定治疗方案、评价肺癌对化疗和放疗的效果，也是发现早期肺癌的最有效手段。还可通过磁共振（MRI）、正电子发射体层显像（PET）、骨扫描、超声检查进一步明确诊断、发现转移灶。

2. **病理学检查法**

（1）痰细胞学检查：癌肿表面脱落的癌细胞可随痰咳出，晨起痰细胞学检查可明确诊断。临床上应对疑似病人连续 3 次或 3 次以上送检痰液。

（2）纤维支气管镜检查：对中心型肺癌诊断阳性率较高，可以观察气管和支气管中的病变，获取组织进行病理检查，也可经支气管镜刷检或冲洗气道进行细胞学检查。

（3）其他检查：包括抽取胸腔积液检查寻找癌细胞、经胸壁穿刺活检、淋巴及远处转移部位活检，也采用胸腔镜、纵隔镜等方法直接观察局部情况，进行活检明确病理诊断及分期。

【治疗原则】

1. **手术治疗** 手术的目的是尽量彻底切除肺部原发癌肿，包括局部和纵隔淋巴结，尽可能保留健康的肺组织。手术的方式一般取决于病变的部位和肿瘤的大小，以及病人的肺功能和一般状况。解剖性肺叶切除和淋巴结清扫为首选手术方式，常见的术式有肺叶切除术、一侧全肺切除术、支气管袖状肺叶切除术、支气管袖状肺动脉袖状肺叶切除术等。目前常用的手术入路包括传统的开胸切口、胸部小切口和胸腔镜套管切口。胸腔镜套管切口具有创伤小、效果好的特点，正在逐步替代大部分传统开胸手术切口。

2. **放射治疗** 是肺癌局部治疗手段之一。临床上常采用的是手术后放射治疗；晚期肺癌、复发病例也可进行姑息性放疗，以减轻症状。放疗对小细胞肺癌效果较好，其次为鳞癌。

3. **化学药物治疗** 化疗可以起到防止癌肿转移复发、提高治愈率的作用。肺癌的化疗分为新辅助化疗（术前化疗）、辅助化疗（术后化疗）和系统化疗。辅助化疗疗程一般是 4 个周期，系统化疗最多不超过 6 个周期。目前有多种化疗药物和化疗方案，应根据肺癌的类型和病人的全身情况合理选择。

4. **靶向治疗** 针对肿瘤特有的基因异常进行的治疗称为靶向治疗。它具有针对性强、疗效较好、副作用轻的特点。目前肺癌领域应用的靶点有表皮生长因子受体（EGFR）、血管内皮生长因子（VEGF）和间变淋巴瘤激酶（ALK），其中 EGFR 基因突变的靶向药物（如吉非替尼、厄洛替尼）对于中国的非小细胞肺癌病人意义重大。

【护理评估】

（一）**术前评估**

1. **健康史** 重点了解肺癌的危险因素，如病人的吸烟史、职业性接触史、是否患有慢性支气管炎或其他呼吸系统慢性疾病、家族史等。有无其他伴随疾病，如糖尿病、冠心病等。评估病人的营养状态，有无近期体重下降等。

2. **身体状况**

（1）症状：评估病人有无刺激性咳嗽，有无咳痰、咯血，痰液是否带血，咯血的量、次数，胸痛的部位、程度。重点评估病人的呼吸情况，有无气促、胸闷、呼吸困难等异常。

（2）体征：评估晚期病人有无癌肿压迫侵犯邻近器官组织、发生远处转移的相应体征。

（3）辅助检查：影像学、痰脱落细胞、支气管镜等检查的结果，血液检查有无低蛋白、贫血等。

（二）术后评估

了解病人的麻醉方式、术式及术中情况，手术过程是否顺利，术中出血、输液情况，有无输血及用量；评估病人生命体征是否平稳，伤口有无渗液、渗血，留置引流管的位置，引流管是否通畅，引流液的颜色、性状及量；有无出血、肺部并发症、支气管胸膜瘘、心脏并发症等发生。

（三）心理 - 社会状况

评估病人是否有不良心理反应，如抑郁、焦虑、恐惧、悲观等；是否了解有关术前及术后护理配合的知识；病人及家属对术后康复过程及出院健康教育知识的掌握程度。病人家庭经济承受能力及家属对病人的关心、支持程度。

【主要护理诊断 / 问题】

1. 气体交换障碍　与肺组织病变、手术切除全部或部分肺组织等有关。

2. 清理呼吸道无效　与癌肿阻塞支气管及分泌物、术后疼痛、咳嗽无力等有关。

3. 急性疼痛　与肿瘤压迫侵犯周围器官组织、远处转移、手术切口有关。

4. 潜在并发症：出血、肺部感染、肺不张、支气管胸膜瘘、心律失常等。

【护理目标】

1. 病人呼吸平稳，维持正常的呼吸功能。

2. 病人能够有效排痰，保持呼吸道通畅。

3. 病人主诉疼痛减轻。

4. 病人未发生并发症或并发症得到及时发现和处理。

【护理措施】

（一）手术前护理

1. 改善呼吸功能

（1）戒烟：术前应嘱病人戒烟两周以上，因为吸烟会增加呼吸道内的分泌物和肺部感染的机会。

（2）吸氧：观察病人的呼吸情况，出现气促、胸闷、呼吸困难、缺氧症状者，酌情给氧，指导病人深呼吸。

（3）控制感染：注意口腔卫生，若有龋齿或上呼吸道感染应先治疗，以免引起肺部感染。并发肺部感染者，遵医嘱予以抗生素、支气管扩张剂、祛痰剂等。

2. 保持呼吸道通畅　观察病人痰液的量、颜色、黏稠度、气味。若病人痰液较多，指导病人进行有效咳嗽、体位引流；痰液黏稠时可给予雾化。观察和处理咯血（参见本章第二节"支气管扩张病人的护理"）。

3. 改善营养状况　提供高蛋白、高热量、高维生素饮食，保证足够的饮水。对咳脓痰、咯血的病人要保持口腔清洁以增进食欲。有吞咽困难者，应给流质饮食，采用坐位缓慢进食，避免误吸、呛咳。必要时给予肠外营养支持。

4. 心理护理　明显的症状和体征容易导致病人恐惧、焦虑、猜测病情，当得知肺癌的诊断，病人往往难以相信，表现为否认或沉默、暴躁。疾病晚期病人恐惧感强烈，易产生懊悔、绝望甚至自杀等现象。面对手术，病人容易担心手术对呼吸功能的影响和手术效果。应多与病人及家属交谈，鼓励病人表达自己所关心的问题，适时向病人及家属介绍治疗和护理的有关知识。解释病情时应避免病人没有心理准备而遭受沉重的打击。鼓励病人家属在病人的心理和生理照顾中起到积极的作用。

（二）术后护理

1. 促使肺膨胀和气体交换

（1）严密监测：肺部手术直接影响病人的呼吸功能，应监测病人的呼吸频率、深度、呼吸音、氧饱和度、血气分析的结果和变化。

（2）吸氧：由于麻醉、切除部分肺组织、术后排痰不畅等原因，病人容易出现不同程度的缺氧，术后立即给氧，根据缺氧程度调整氧流量为 2 ~ 4L/min。心脏功能不全者应延长吸氧时间。

（3）保持呼吸道通畅：一般开胸病人在术后 3～5 天内，呼吸道分泌物多而黏稠，不易咳出。病人生命体征平稳后，应鼓励并协助病人进行有效的排痰，如疼痛剧烈，可在给予镇痛剂后进行。协助病人排痰的方法：①通过按压胸骨上窝的气管诱发病人的咳嗽反射，为加强咳嗽效果，可先进行腹式深呼吸和叩背；②湿化呼吸道：保持室内温度为 20～25℃、相对湿度为 50%±10%；用糜蛋白酶、氨茶碱、地塞米松、抗生素等进行超声雾化吸入，还可起到解痉、抗感染的作用；③环甲膜穿刺气管内药物注入刺激咳嗽；④鼻导管吸痰；⑤纤维支气管镜吸痰；⑥气管切开吸痰。

（4）取合适的卧位：一般情况下，全麻未完全清醒的病人，应平卧并头转向一侧，避免误吸。血压平稳即可改为半卧位，有利于增加肺活量、咳痰和引流。特殊情况下为了避免影响肺的通气功能，促进病人健侧肺或术侧残余肺的膨胀与扩张的体位有：①肺段切除术或楔形切除术者，尽量采取健侧卧位；②一侧肺叶切除者，呼吸功能尚可，可取健侧卧位；呼吸较差者，可取平卧位。

（5）鼓励活动：帮助病人术后逐渐增加活动量，有助于增加肺活量，促使肺膨胀。运动时应密切观察病人是否有气促、呼吸困难、乏力等。

2. 镇痛 开胸手术创伤较大，病人术后疼痛明显，影响病人的康复进程。护士应观察病人疼痛的程度，指导病人采用放松技术缓解疼痛。避免诱发或加重疼痛：在病人咳嗽、深呼吸、翻身、活动时保护胸部切口，避免过度牵拉胸部引流管，协助病人采用舒适的体位等。疼痛剧烈时遵医嘱给予镇痛药物，用药后注意观察镇痛效果，以及药物的副作用。

3. 术后并发症的观察和护理

（1）胸腔内活动性出血：多在术后数小时内发生。注意观察病人血压、脉搏的变化，尤其应注意观察胸膜腔闭式引流液的颜色和量。

（2）肺部并发症：包括肺炎、肺不张、呼吸衰竭等，是开胸术后最常见的并发症。表现为发热、气促、呼吸困难、痰多且黏稠、发绀、脉速、心律失常等。术前、术后呼吸道的管理是有效的预防措施。一旦发现并发症，应协助医生积极处理，护理措施包括：①遵医嘱给予抗生素；②促使肺膨胀，如咳嗽、深呼吸、吹气球、使用深呼吸训练器等；③保持呼吸道通畅等。

（3）支气管胸膜瘘：多出现在术后 1～2 周内，病人出现持续高热、患侧胸痛、呼吸困难、刺激性咳嗽、咳脓血性痰并随体位的改变而加重、患侧呼吸音低、呼吸困难时，应疑为支气管胸膜瘘。胸片见患侧气胸征象，胸膜腔穿刺可抽出大量与病人咳出物性质相同的脓液，如胸膜腔内注入亚甲蓝，病人咳出的痰呈蓝染。一旦发现上述表现，应立即通知医生，并协助病人患侧卧位，防止胸膜腔内脓液涌入健侧或窒息。对胸膜腔闭式引流管拔除者，协助医生重新置管。可按急性脓胸护理。

（4）心脏并发症：病人在术后可能出现心律失常（常见的有心动过速、房颤、室性或室上性期前收缩等）、急性心肌缺血或心肌梗死、急性心功能衰竭等。术后应密切心电监护，及时识别异常心电图；严格控制输液量和速度；必要时遵医嘱应用抗心律失常药物、强心药物等。

4. 胸膜腔闭式引流的护理 参见第十九章胸部损伤病人的护理。

5. 全肺切除术后护理

（1）胸膜腔闭式引流：一侧全肺切除后，纵隔可因两侧胸膜腔压力的不平衡而移位。明显、快速的纵隔移位能造成胸腔内大血管扭曲、心排出量减少、影响健侧肺的通气和换气，甚至可导致循环、呼吸衰竭。所以，胸膜腔引流管在术后早期应持续钳闭、间断开放，通过术侧胸膜腔内保留的适量气体及液体来维持两侧胸膜腔内压力的相对平衡。开放引流时一定要控制引流速度，可逐渐放开引流管，使胸膜腔内液体或气体缓缓引出，并注意观察病人的反应。过快、过多的排出气体和液体，可使纵隔移向患侧，可见病人气管偏向患侧，出现胸痛、胸闷、呼吸困难、心动过速，甚至低血压、休克。

（2）观察和维持健侧肺的呼吸功能：术后病人的呼吸功能完全依靠健侧肺。应观察病人的呼吸情况，注意保持呼吸道的通畅，防止发生肺部并发症。尤其警惕健侧有无气胸的发生，一旦发生应紧急救护，立即行胸膜腔闭式引流术,避免窒息。

（3）体位:半坐卧位或1/4侧卧位。应避免完全卧向患侧,以免使纵隔过度移位;避免完全卧向健侧,以免影响健侧肺的扩张,造成严重缺氧。

（4）控制静脉输液量和速度,避免发生肺水肿及急性心功能衰竭。必要时监测中心静脉压,根据心功能情况确定补液量和速度。全肺切除术应严格限制钠盐的摄入,24小时补液量在2000ml以内,速度在20～30滴/分。

（5）左全肺切除,因胃体升高影响病人食物的消化和排空功能,甚至出现胃扩张。术后可禁食1～2天,待胃肠蠕动恢复后进清淡流质饮食。如胃扩张明显甚至影响呼吸者,应进行胃肠减压。

（三）健康教育

1. 早期诊断 肺癌的早期诊断对于提高治疗效果至关重要。对中年以上成人,尤其是肺癌发病的高危人群,定期进行胸部X线普查,一旦发现阴影应进一步检查,避免误诊。中年以上久咳不愈或出现血痰的病人,应提高警惕。

2. 指导训练 指导病人腹式呼吸、咳嗽、深呼吸的方法,促进肺膨胀。

3. 疾病康复 指导病人加强营养,禁烟酒;适当活动,劳逸结合;避免出入公共场所或与上呼吸道感染者接触,以免感冒;坚持化疗和放疗、观察和及时发现副作用,定期复查。

【护理评价】

通过治疗和护理,病人是否:①呼吸平稳,维持正常的呼吸功能;②有效排痰,保持呼吸道通畅;③自述疼痛减轻或消失;④并发症得到预防或及时发现并处理。

第五节 脓胸病人的护理

脓胸(empyema)是指脓性渗出液积聚在胸膜腔内的化脓性感染。多发生于青壮年。脓胸按病理进程分为急性、慢性脓胸。按致病菌分为化脓性、结核性和特异病原性脓胸。按病变范围分为全脓胸、局限性脓胸(包裹性脓胸),局限性脓胸常位于肺叶间、膈肌上方、胸膜腔后外侧及纵隔面等处(图20-2)。若厌氧菌感染则称为腐败性脓胸;若脓腔分隔称为多房性脓胸;若伴有食管、气管瘘,脓腔内有气体,称为脓气胸;若脓胸穿破胸壁称为自溃性或外穿性脓胸。致病菌以肺炎球菌、链球菌多见,葡萄球菌、大肠埃希菌、铜绿假单胞菌、真菌等有增多趋势。

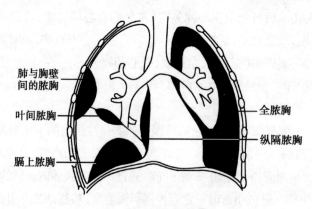

图20-2 脓胸分类示意图

【病因】

1. 急性脓胸 多为继发性感染,最主要的原发病灶是肺部,少数是胸内和纵隔内其他脏器或身体其他部位感染灶。致病菌侵入胸膜腔的途径有:

（1）直接播散：化脓性病灶直接侵入或破入胸膜腔，或因手术、外伤污染胸膜腔。

（2）经淋巴途径：肝脓肿、纵隔脓肿、膈下脓肿等，可通过淋巴管侵犯胸膜腔。

（3）血源性播散：全身性感染时致病菌经血液循环进入胸膜腔。

2. 慢性脓胸　脓胸病程超过3个月即进入慢性脓胸期，形成慢性脓胸的主要原因有：

（1）急性脓胸未及时就诊治疗或处理不当。

（2）特殊病原菌长期存在，如结核菌、放线菌等所致慢性炎症。

（3）脓腔内异物残留未及时处理，脓胸合并支气管或食管瘘形成而处理不及时，或邻近的原发病灶未被控制而反复有致病菌感染胸膜腔。

【病理】

1. 渗出期　胸膜感染后，出现充血、水肿，大量胸水渗出，此时脓液稀薄，为浆液性。

2. 纤维化脓期　随着炎症的发展，胸水转为脓性，纤维蛋白沉积于胸膜表面形成纤维素膜。脏胸膜附着的纤维素膜即限制肺的膨胀。初期的纤维素膜质软易脱落，以后逐渐增厚，且质硬易粘连。以上两期的病理变化基本属于临床的急性期。

3. 机化期　纤维蛋白机化，在胸膜表面形成韧厚的纤维板，牵拉纵隔移位，胸廓和肺扩张进一步受限。纤维板成为脓腔壁，脓腔内脓液沉积、肉芽组织生长。此时临床上进入慢性脓胸期。

【临床表现】

1. 急性脓胸

（1）症状：常有高热、呼吸急促、脉快、食欲差、全身乏力、胸痛等，积脓较多者则有胸闷、咳嗽、咳痰等，严重者可有发绀和休克。

（2）体征：患侧呼吸运动减弱、肋间隙饱满，气管向健侧移位，患侧胸部压痛、叩诊呈浊音、呼吸音减弱或消失。

2. 慢性脓胸

（1）症状：表现为低热、乏力、消瘦、贫血、低蛋白血症。有时可有气促、咳嗽、咳脓痰等。

（2）体征：患侧呼吸运动减弱、肋间隙变窄、胸廓塌陷，气管向患侧移位，患侧叩诊呈实音、呼吸音减弱或消失，脊柱侧弯，杵状指（趾）。

【辅助检查】

1. 实验室检查　①急性脓胸：血白细胞计数和中性粒细胞比例升高；②慢性脓胸：红细胞计数、血细胞比容和血清蛋白水平降低。

2. 影像学检查

（1）胸部X线片：①急性脓胸：站立位X线检查，可显示不同程度、部位的胸腔积液。若伴有支气管瘘、食管瘘，可出现气液平面。②慢性脓胸：可显示胸膜增厚，肋间隙变窄，膈肌升高，纵隔向患侧偏移。

（2）脓腔造影或瘘管造影：可明确脓腔范围和部位，但支气管胸膜瘘者禁忌。

3. 胸膜腔穿刺　抽出脓液即可确诊。

【治疗原则】

1. 急性脓胸

（1）根据致病菌的药物敏感试验选用有效抗生素。

（2）彻底排净脓液：尽早反复胸膜腔穿刺抽脓，并向胸膜腔内注入抗生素。脓液黏稠不易抽出，或发现气管、食管胸膜瘘者，应尽早行胸膜腔闭式引流术。

（3）控制原发病灶，全身营养支持：补充营养和维生素，纠正贫血和低蛋白血症，提高机体免疫力。

2. 慢性脓胸

（1）改善全身情况，加强营养支持，提高机体免疫力。

（2）消灭致病原因和脓腔。

（3）使受压肺复张,恢复肺功能。手术治疗时,常用术式有:改进引流手术、胸膜纤维板剥除术、胸廓成形术、胸膜肺切除术。

【护理评估】

（一）术前评估

1. 健康史 评估病人有无胸部外伤、异物残留、胸膜邻近器官感染史,有无结核病史或接触史等。

2. 身体状况

（1）症状:有无发热及发热的程度和热型,有无胸闷、胸痛、气促,有无咳嗽、咳痰,痰液的颜色、量及性状如何。

（2）体征:有无肋间隙改变、气管移位,了解有无胸部叩诊、呼吸音异常,有无胸廓塌陷、杵状指(趾)等。

（3）辅助检查:胸部 X 线有无积液及其他病理改变,胸腔穿刺有无脓液,了解脓液细菌培养和药物敏感试验结果。

（二）术后评估

了解病人的麻醉、术式及术中情况,术中出血、输液、输血情况;评估病人生命体征是否平稳,呼吸功能是否正常,呼吸道是否通畅;伤口有无渗液、渗血,留置引流管的位置,引流管是否通畅,引流液的颜色、性状及量;有无出血、肺不张、肺部感染、支气管胸膜瘘等发生。

（三）心理 - 社会状况

了解病人对疾病的认识程度,有无因脓痰臭味、病程迁延等原因引起的不良心理反应,了解家属对病人的照顾程度、家庭经济条件等。

【主要护理诊断／问题】

1. 气体交换障碍 与脓液积聚压迫肺组织、胸廓及肺扩张受限有关。

2. 清理呼吸道无效 与脓痰较多不易排出、排痰无力有关。

3. 体温过高 与胸膜腔感染有关。

4. 营养失调：低于机体需要量 与感染性消耗及营养摄入不足有关。

【护理目标】

1. 病人呼吸平稳,维持正常的呼吸功能。

2. 病人能够有效排痰,保持呼吸道通畅。

3. 病人体温逐渐恢复正常。

4. 病人营养状态逐步改善。

【护理措施】

（一）术前护理

1. 体位 病人侧卧时应避免患侧在上,以免脓液流入健侧或窒息。

2. 保持呼吸道通畅 指导病人有效的咳嗽排痰,咳痰无力者给予叩背、雾化吸入等方法协助。

3. 降温 高热病人应给予物理或药物降温,保证病人足够的饮水量,作好高热的护理。根据脓液的细菌培养和药敏试验选用有效、足量的抗生素,遵医嘱及时给药。

4. 改善营养 积极改善营养不良,给予高蛋白、高热量、高维生素的饮食,注意根据病人的口味调整饮食,增进病人的食欲。必要时可通过静脉补充营养,对出现贫血、低蛋白血症的病人酌情给予少量、多次的成分输血。

5. 生活护理 对体质虚弱、重病卧床的病人,应注意皮肤护理,避免压疮的发生。咳脓痰后协助病人漱口,必要时给予口腔护理,以减轻口腔异味、预防感染。

6. 心理护理 病人常因病程迁延、治疗费用高等原因产生不良的心理反应,如紧张、焦虑、情绪低落等。脓胸的臭味，甚至有的病人脓胸穿破胸壁，更会使病人感到形象受损，产生自卑、孤独、痛苦等。护士应多与病人接触，了解病人的思想动态，耐心解答病人提问并满足其合理要求。进行生活护理时，应热情主动，避免伤及病人自尊心的言行。

（二）手术后护理

1. 吸氧与体位　根据病情给予吸氧。术后一般取半卧位，利于引流和呼吸。胸廓成形术后取术侧向下卧位。

2. 改善呼吸功能

（1）促使肺膨胀：应鼓励并协助病人有效的咳嗽、咳痰、深呼吸、吹气球等，以促使肺充分膨胀，消除脓腔。

（2）胸部加压包扎：胸廓成形术后要用大而厚的棉垫加压包扎胸部，以消除反常呼吸运动。加压包扎应松紧适宜，护士应注意病人的主诉和松紧度。过松会使软化胸壁浮起，产生反常呼吸；过紧则可严重限制胸廓运动而导致缺氧。

（3）缓解疼痛：指导病人进行腹式呼吸，减少胸廓的活动。必要时给予药物镇痛，以免因疼痛限制呼吸运动的幅度。

3. 有效的胸膜腔引流

（1）排除脓液：协助医生对急性脓胸病人进行胸腔穿刺抽脓，每次不超过 1000ml，观察病人在穿刺、抽液及抽液后的反应。

（2）保持引流管通畅：是引流的关键，尤其是对于脓液多而黏稠的病人，应定时挤压引流管。对于胸膜腔开放引流者，应妥善固定引流管，及时更换敷料，涂氧化锌软膏保护引流口周围的皮肤。

4. 术后常见并发症的观察及护理

（1）胸腔内出血：胸膜纤维板剥除术后病人容易发生大量渗血。应密切观察引流量及颜色，尤其是术后早期数小时内。监测病人的生命体征，及时发现血压变化。如发生进行性血胸而保守治疗效果不佳，即应作好急诊手术准备。

（2）肺不张和肺部感染：术后病人如出现气促、发绀、脉快、气管向术侧移位、术侧肺呼吸音明显降低且叩诊呈实音，则往往提示肺不张。如同时出现高热、咳出脓性痰、血白细胞计数升高，则应考虑为肺部感染。处理方法除应用有效足量的抗生素、对症及支持治疗外，护理的重点是保持病人呼吸道通畅，促进肺复张。

（3）支气管胸膜瘘：参见本章第四节"肺癌病人的护理"。

（三）健康教育

1. 营养与活动　加强饮食营养，增强体质，禁烟酒，避免上呼吸道感染。注意休息，适当增加活动量，逐步进行户外活动。

2. 康复锻炼　胸廓成形术后病人应尽早开始，避免手术切断某些肌群引起的功能障碍；指导病人采用正确的姿势，如头端正、肩摆平、腰挺直，以避免上体畸形。

3. 出院指导　指导带管出院的病人作好胸膜腔闭式引流的自我护理。

【护理评价】

通过治疗与护理，病人：①呼吸平稳，维持正常的呼吸功能；②有效排痰，保持呼吸道通畅；③体温逐渐恢复正常；④营养状态逐步改善。

（宋英茜）

复习参考题

1. 肺癌病人的主要护理诊断/问题及相关因素有哪些(至少列出3个)?

2. 支气管扩张的临床表现有哪些?

3. 全肺切除术后的护理措施有哪些?

第二十一章　食管癌病人的护理

21

男性,68 岁,因"1 年前无明显诱因出现进食哽噎感,吞咽困难 1 周"就诊。病人近来体重明显下降,胸骨后疼痛,有时喝稀饭也感难以下咽。查体:消瘦,血压 140/80mmHg。食管镜检查结果:胸中段食管癌。拟行手术治疗。病人饮酒 30 余年,每日半斤白酒,吸烟 50 余年,家境贫寒。

思考:

1. 手术前应协助病人作好哪些准备?

2. 术后可能存在哪些护理问题?

3. 为了预防并发症,护士手术后应注意观察病人哪些方面的情况?

食管癌是一种常见的消化道恶性肿瘤,我国是世界上食管癌高发地区之一,其中河南、河北、山西三省发病率位列前三名,此外,江苏、福建、陕西、安徽、湖北、山东、新疆等省均有相对集中高发区。食管癌发病年龄多在 40 岁以上,男性多于女性。

【解剖】

食管上端在第 6 颈椎下缘平面起自咽部,行于气管和脊柱之间,下端与贲门相连。食管全长约 25cm,分为颈段、胸上段、胸中段、胸下段(包括食管腹段)。食管自身有三个狭窄,分别是咽与食管相连处、主动脉弓水平位、食管经膈肌裂孔处,三处狭窄分别距中切牙 15cm、25cm、40cm。食管的狭窄部位容易滞留异物,也是肿瘤的好发部位。食管的血液供应呈节段性,动脉间交通支缺乏,故食管手术愈合较慢。

【病因】

食管癌的确切病因尚不清楚,目前认为与下列因素有关:

1. **吸烟、饮酒** 吸烟和重度饮酒已经证实是其重要的原因。

2. **化学物质** 亚硝胺及其前体在自然界分布很广,致癌性强。

3. **生物因素** 霉菌及其毒素的致癌作用。

4. **缺乏某些微量元素** 钼、铁、锌、氟、硒等在食物和饮水中含量偏低;缺乏维生素 A_1、B_2、C 及动物蛋白等。

5. **不良的饮食习惯** 饮食过热、过硬、进食过快等可能与食管癌有关。

6. **遗传易感因素。**

【病理】

胸中段食管癌较多见,其次为下段,上段较少。

1. **组织学分型** 大多为鳞癌,食管下段腺癌多来源于贲门部黏膜。

2. **大体分型** 髓质型、蕈伞型、溃疡型、缩窄型(即硬化型)。

3. **转移途径** 癌肿可直接扩散,先向黏膜下层扩散,继而向上、下及全层浸润,容易穿过疏松的外膜侵入邻近器官。淋巴转移是主要途径,可向区域淋巴结转移。血行转移发生较晚。

【临床表现】

1. **症状**

(1)早期:症状不明显,仅在吞咽粗硬食物时可偶有不适,如胸骨后出现烧灼样、针刺样或牵拉摩擦样疼痛。食物通过缓慢,有停滞感或异物感,饮水可使哽噎感缓解、消失。上述症状间歇出现,时轻时重。

(2)中晚期:典型症状表现为进行性吞咽困难,从难咽干硬食物到只能进半流质、流质饮食,最后甚至难以下咽水和唾液。病人逐渐消瘦、乏力、贫血,出现明显的脱水及营养不良症状,最后出现恶病质状态。癌肿侵犯喉返神经,可发生声音嘶哑;侵入气管,可形成食管气管瘘,吞咽食物和水产生剧烈呛咳;压迫颈交感神经节可产生 Horner 综合征。若发生肝、脑等转移,还可出现昏迷。

2. 体征 中、晚期病人可有锁骨上淋巴结肿大、肝肿块、腹水、胸水、黄疸等远处转移体征。

【辅助检查】

1. X 线检查 对可疑病例进行食管吞钡 X 线双重对比造影。早期可见：食管黏膜皱襞紊乱、粗糙或有中断现象；小的充盈缺损；局限性管壁僵硬，蠕动中断；小龛影。中晚期可有明显的不规则狭窄和充盈缺损，管壁僵硬。食管有狭窄部位的上方有不同程度的扩张。

2. CT 检查 能显示癌肿向腔外扩展的范围、深度以及有无腹腔内器官和淋巴结转移。

3. 超声内镜检查（EUS） 可用于判断食管癌浸润、扩展程度以及有无局部淋巴结转移等。

4. 纤维食管镜 可直视下钳取活组织做病理组织学检查，对临床已有症状或怀疑而又未能明确诊断者，应尽早行纤维食管镜检查。

相关链接

食管镜下食管黏膜染色检查

纤维食管镜检查的同时还可以作染色检查法，即将 3% Lugol 碘溶液喷布于食管黏膜上。正常食管鳞状上皮被染成棕黑色，这是上皮细胞内糖原与碘的反应，而肿瘤组织因癌细胞内糖原消耗殆尽，故仍呈碘本身的黄色。

【治疗原则】

食管癌的治疗原则是多学科综合治疗，包括外科治疗、放射治疗、化学治疗。首选方法是手术。

1. 早期食管癌及癌前病变可以采用氩离子束凝固术（APC）或内镜下黏膜切除术（EMR）治疗。

2. **手术治疗** 手术径路常用左胸切口，中段食管癌切除术可右胸切口，联切口有胸腹联合切口或颈、胸、腹三切口。根治性切除原则上应切除食管大部分，常用的代食管器官是胃，有时用结肠或空肠（图 21-1、图 21-2），目前以胸（腹）腔镜为代表的微创技术也应用到食管癌外科治疗；对晚期食管癌，不能根治或放射治疗、进食困难者，可作姑息性减状手术。

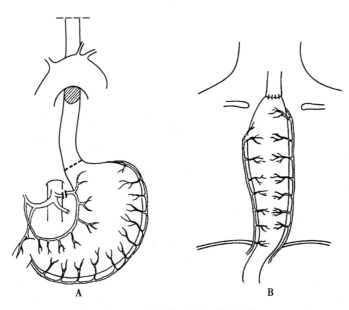

A   B

图 21-1 食管癌切除后胃代食管术

A. 上、中段食管癌的切除食管范围；B. 胃代食管，颈部吻合术

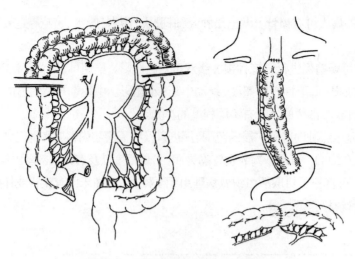

图 21-2　食管癌切除后横结肠代食管术

问题与思考

食管癌的发病率在我国正处于下降趋势，但在我国某些地区仍是高发肿瘤之一。食管癌给病人造成身心障碍，也给家庭、社会带来巨大的负担。食管癌病人的生活质量也得到全社会的关注。

思考：如何提高食管癌病人的生活质量？

【护理评估】

（一）术前评估

1. **健康史**　了解病人的居住地是否为食管癌的高发地区，有无家族史；了解病人的饮食习惯及饮食性质，有无饮食过硬、过热、进食过快等情况；有无吸烟、饮酒等习惯；有无心脏病、糖尿病、高血压等慢性病史。

2. **身体状况**

（1）症状：有无进行性吞咽困难、胸骨后疼痛、脱水、营养不良症状，晚期病人有无癌肿侵入邻近组织、远处转移的相应症状。

（2）体征：有无锁骨上淋巴结肿大、相应的远处转移体征。

（3）辅助检查：了解食管吞钡 X 线双重对比造影、CT、超声内镜、纤维食管镜等检查结果。

（二）术后评估

了解病人的麻醉方式、术式及术中情况，术后诊断，术中输液、输血情况；评估病人术后生命体征是否平稳，是否出现呼吸困难、伤口有无渗液、渗血，留置引流管的位置，引流管是否通畅，引流液的颜色、性状及量；术后有无吻合口瘘、吻合口狭窄、肺不张、肺炎、呼吸衰竭、乳糜胸等并发症发生。

（三）心理 - 社会状况

评估病人是否知道病情及对疾病的认知程度，是否有恐惧、愤怒、悲伤、焦虑等不良的心理反应。评估病人对手术和术后康复情况是否了解，能否配合手术治疗和护理，是否配合禁食和饮食护理。评估病人的医疗费用支付情况，家属对病人的关心、照顾程度等。

【主要护理诊断 / 问题】

1. 营养失调：低于机体需要量　与进食困难或不能进食、肿瘤消耗等有关。

2. 体液不足　与水分摄入不足、吞咽困难有关。

3. 焦虑　与面对恶性肿瘤的威胁、担心手术及预后有关。

4. 潜在并发症:吻合口瘘、吻合口狭窄、肺部感染、乳糜胸等。

【护理目标】

1. 病人的营养状况改善。

2. 病人体液维持平衡。

3. 病人情绪稳定,自述焦虑减轻或消失。

4. 病人未发生并发症或并发症得到及时发现和处理。

【护理措施】

（一）术前护理

1. **改善营养状况** 指导尚能经口进食的病人进食高热量、高蛋白、维生素丰富的流质或半流质饮食,如鱼汤、肉汤、菜汤、米汤、牛奶、蛋花汤、鸡蛋羹等。对梗阻严重的病人,应禁食水,给予全胃肠外营养,也可给予肠内营养。合并低蛋白血症或贫血的病人,应静脉输入白蛋白制剂或输成分血。

相关链接

食管癌患者营养支持的护理

食管癌患者的营养支持可提高手术的耐受性,减少手术的并发症和降低疾病的病死率,同时也可协同对抗肿瘤并减少放化疗毒性反应。营养支持分为肠外营养和肠内营养,近年大量的临床研究发现,肠外营养在免疫功能保护、肠黏膜屏障功能保护、心肺肝功能的保护、营养状态指标以及卫生经济学价值等方面不如肠内营养。在术中置管的方法,科学合理的营养制剂和管饲护理技术已经得到解决的前提下,早期肠内营养支持无疑是食管癌术后患者的最佳治疗选择。

---

2. **缓解疼痛** 观察病人疼痛的部位、性质、程度及持续时间。应避免进食过热、粗糙、辛辣、酸性等刺激性食物,以减少局部刺激。教会病人采用自我放松疗法缓解疼痛,疼痛剧烈时遵医嘱给予镇痛药物。

3. **心理护理** 护士应经常巡视病人,取得病人的信赖,充分了解病人的内心感受,分析其心理状况、病人及家属对疾病和手术等治疗方法的认知程度。根据具体情况,适时向病人讲解治疗方法和护理的作用、配合与注意事项等,鼓励亲朋好友对病人进行安慰,必要时陪伴。

4. **术前特殊准备** 除胸外科常规术前准备外,术前的特殊准备有:

（1）口腔准备:指导病人进食后漱口,保持口腔清洁。对口腔、咽部感染性疾病应积极治疗。

（2）呼吸道准备:术前戒烟至少两周,指导并训练病人有效咳嗽、排痰和腹式深呼吸;必要时使用抗生素控制呼吸道炎症。

（3）食管准备:嘱病人每餐进食后饮水以冲洗食管。术前1周遵医嘱给予病人口服抗生素溶液,术前1日晚遵医嘱予生理盐水100ml加抗生素冲洗食管及胃。起到减少术中污染、预防吻合口瘘的作用。

（4）胃肠道准备:术前3日进流质饮食,术前1日禁食。拟行结肠代食管手术的病人,术前3日进食少渣饮食,并口服抗生素,如甲硝唑、庆大霉素等,术前晚行清洁灌肠或全肠道灌洗后禁食水。术日晨酌情置胃管,梗阻严重者,不可强行通过,可于术中直视下留置胃管。

5. **生活护理** 对体质虚弱的病人,嘱其卧床休息,病人活动时应有人陪伴,避免发生意外。

（二）术后护理

1. **病情观察** 严密监测生命体征,若发现病人烦躁不安、脉搏细速、血压下降、面色苍白,尿少等血容量不足的表现,引流液增多并呈血性时,应及时报告医生给予处理,同时作好配合抢救的准备,并做好记录。

2. **引流管的护理**

（1）胸膜腔闭式引流管护理:按胸膜腔闭式引流常规护理。术后3小时内引流量＞100ml/h,颜色鲜红并有较多血凝块,提示活动性出血;引流液中有食物残渣,提示食管吻合口瘘;引流液量多,由清亮渐转浑浊,提示有乳糜胸。

（2）胃肠减压护理：持续胃肠减压,妥善固定胃管,保持胃管通畅,严密观察引流颜色、量、性状并记录。待病人肠蠕动恢复、肛门排气后,可停止减压或拔除胃管。

（3）胃肠造瘘管护理：应妥善固定,防止造瘘管脱出、阻塞。造瘘管周围如有胃液漏出,应及时更换敷料,在瘘口周围涂氧化锌软膏或凡士林纱布保护皮肤,防止发生皮炎。

（4）结肠袢内减压管护理：结肠代食管术后需留置结肠袢内减压管,应保持通畅,观察引流液的情况。若从减压管内吸出大量血性液或呕吐大量咖啡样液,并伴有全身中毒症状,应考虑代食管的结肠袢坏死。

3. 饮食护理　术后3～4天应严格禁食水,避免咽下唾液,在拔除胃管24小时后,排除吻合口瘘,即可开始进食。先试饮水少量,如无不适,可进流质饮食;术后5～6日可给予全量流质饮食,如水、果汁、菜汤等,每2小时100ml,每日6次;以后逐渐加入半流质饮食,如烂面条、米粥等;术后2周进软食,术后3周后进普食。应注意少食多餐、由稀到干、细嚼慢咽,避免进食生、冷、硬食物。术后病人可因吻合口水肿引起进食后呕吐,对于呕吐严重者应禁食,给予肠外营养,待3～4日水肿消退后再继续进食。若病人术后3～4周再次出现吞咽困难,应考虑吻合口狭窄,可行食管扩张术。

4. 结肠代食管病人的护理　注意观察腹部体征。病人术后常嗅到粪便气味,应向病人解释原因,是由于结肠逆蠕动引起的,一般半年后能逐步缓解,指导病人注意口腔卫生。

5. 并发症的观察与护理

（1）吻合口瘘：主要表现为呼吸困难、胸腔积液及寒战、高热、血白细胞计数升高、休克甚至脓毒症等全身中毒症状。一旦发现吻合口瘘,应立即通知医生并配合处理。护理措施包括：嘱病人立即禁食,直至吻合口瘘愈合,一般需要6周;行胸膜腔闭式引流并常规护理;遵医嘱及时静脉抗感染及营养支持治疗;严密观察生命体征、肺部及全身情况,若出现休克症状,应积极治疗;需再次手术者,应积极配合医生完善术前准备。

（2）肺部并发症：食管癌术后病人易发生呼吸困难、缺氧,并发肺不张、肺炎,甚至呼吸衰竭。应密切观察呼吸频率、节律、双肺呼吸音,注意病人有无呼吸困难、缺氧征兆。术后第1日,每1～2小时鼓励病人进行深呼吸、吹气球、深呼吸训练器,促使肺的膨胀。应保持呼吸道通畅,协助病人翻身叩背,给予雾化吸入,必要时经鼻导管吸痰,或行纤维支气管镜、气管切开吸痰。

（3）乳糜胸：密切观察胸膜腔闭式引流的情况,病人在未进食时发生乳糜胸,胸膜腔闭式引流可为浅黄色液、透明微混,进食后则为乳白色,量可达数百毫升至一两千毫升。病人表现为两大症状：①压迫症状,乳糜液积聚在胸腔内,压迫肺及纵隔并使之向健侧移位,病人出现气促、胸闷、心悸甚至呼吸困难;②消耗症状,乳糜液中含有大量水,还有脂肪、蛋白质、胆固醇、酶、抗体和电解质,若不及时治疗,病人可出现脱水、全身消耗、衰竭而死亡。一旦出现乳糜瘘应迅速处理,放置胸膜腔闭式引流,同时给予全胃肠外营养支持治疗。若10～14天未愈,应协助医生进行胸导管结扎术的准备。

（三）健康教育

1. 饮食指导　手术后指导病人遵循饮食原则,逐渐恢复正常饮食,避免因饮食不当引起吻合口瘘和呕吐等情况。告知病人餐后应适当活动,促进胃肠蠕动,以免胸腔内的胃对心肺压迫产生胸闷、气短等。压迫症状一般需要3个月可缓解,安慰病人不必惊慌。

2. 体位与活动　病人术后取半卧位,防止进食后反流、呕吐,利于引流和肺的膨胀。根据病人的耐受情况指导病人术后早期活动,以达到减少肺部并发症、促进肠蠕动恢复、减少下肢静脉栓塞等目的。

3. 功能锻炼　指导病人进行术侧肩关节活动,预防关节强直、肌肉萎缩。麻醉清醒后即可被动活动肩关节,术后第一日开始进行肩关节的主动运动,如过度伸臂、内收和前屈上肢。

4. 定期复查　出现吞咽困难等食管狭窄的情况,应及时就诊。

5. **坚持放疗化疗**　作好放疗化疗的自我护理。

【护理评价】

通过治疗和护理,病人是否:①营养状况改善;②无体液紊乱的表现;③焦虑好转或消失,能积极配合治疗护理;④并发症得到预防或及时发现和处理。

(宋英茜)

学习小结

本章介绍了食管癌的发病因素,其与吸烟和饮食有很大相关性,在临床对病人进行健康教育时可以体现此部分内容。此外,应掌握食管癌病人的临床表现,帮助病人早发现、早治疗。治疗上,手术治疗是食管癌的首选治疗方法,同时辅助放疗、化疗等综合治疗。在护理评估中,重点阐述了食管癌病人身体状况的评估,包括病人的症状、体征及辅助检查。对于术前护理中应重点掌握心理护理及病人呼吸道、胃肠道准备。在术后护理中应重点掌握饮食指导、胃肠减压的护理、胃肠造瘘管的护理及并发症的预防。

复习参考题

1. 简述食管癌病人术前应做哪些特殊准备?

2. 如何对食管癌术后病人进行饮食护理?

3. 食管癌病人术后常见的并发症有哪些?应如何观察和护理?

第二十二章　心脏疾病病人的护理

22

第一节 概述

一、解剖生理概要

【解剖】

心脏是一个中空的近似圆锥体的肌性纤维性器官,位于胸腔纵隔内(图22-1),它是血液循环的动力装置,将来自静脉系统未氧合的血液泵入肺,形成肺循环;并将氧合的血液泵入全身组织器官,形成体循环,供应全身组织代谢所需的氧和营养素。其解剖生理主要包括以下部分:

1. **心包** 包裹心脏和出入心脏的大血管根部的圆锥形纤维浆膜囊,由外向内分为壁层心包和脏层心包,两层之间的间隙为心包腔,含少量浆液起润滑作用,可减少心脏在搏动时的摩擦。

2. **心壁** 由心内膜、心肌层和心外膜组成。

3. **心房和心室** 心脏分为左右两侧,右侧为右心房和右心室,左侧为左心房和左心室。左、右心房之间由房间隔分开,左、右心室的间隔,称为室间隔。来自上、下腔静脉和冠状窦的血液汇集到右心房,收缩期时将血液通过三尖瓣挤入右心室;在舒张期右心室接受来自右心房的静脉血,之后收缩将血液通过肺动脉瓣排入肺动脉干。左心房构成心底的大部分,接受来自肺静脉的氧合血,然后将血液通过二尖瓣排入左心室;左心室在收缩期将血液通过主动脉瓣射入主动脉而供应全身。由于左心室要将血液灌注到各组织和器官,必须克服较高的全身循环阻力,故其室壁肌厚达8~15mm,约为右心室肌壁厚度的3倍。

4. **瓣膜** 正常人体心脏有4个瓣膜,分别是肺动脉瓣、主动脉瓣、二尖瓣和三尖瓣。肺动脉瓣和主动脉瓣均由3个半月形瓣叶组成,分别位于肺动脉和右心室的交界处、主动脉和左心室的交界处,使血液由心室单向流向动脉;二尖瓣和三尖瓣是一对房室瓣,分别分隔左心房室和右心房室,房室瓣使血液由心房单向流向心室。心脏和血管中的瓣膜使血液在循环系统中保持单一方向流动。

5. **心脏的血液供应** 心脏的血液供应来自左、右冠状动脉。冠状动脉的主干走行于心脏的表面,其分支穿行于心肌,并在心内膜下层形成网络。

6. **传导系统** 心脏的传导系统是由特殊分化的心肌细胞构成。窦房结产生的节律性兴奋通过结间束、房室结区、房室束、左右束支和浦肯野纤维传导系统扩布到心房肌和心室肌,引起心房和心室的节律性收缩与舒张。

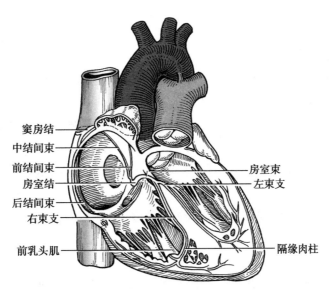

图22-1 心脏外形和血管(前面观)

7. **心音**　心动周期中,由于心肌收缩、瓣膜开闭、血液流速改变以及血液流动过程形成的涡流等因素引起机械振动,振动通过周围组织传递到胸壁形成的特殊声音称为心音。正常心脏在一次搏动时产生4个心音。第一心音,因二尖瓣和三尖瓣关闭时振动而产生,标志心室收缩开始,呈浊音,持续时间较长,在心尖部(第五肋间左锁骨中线上)听诊最清楚。第二心音,由主动脉瓣和肺动脉瓣关闭时振动产生,标志心室舒张开始,音调比第一心音高而清脆,持续时间较短,在心底部(胸骨旁第二肋间处)听诊最清楚。第三心音,主要是心室舒张早期血液从心房急流入心室,使心室振动而产生。第四心音,在心室舒张晚期出现,心房收缩使血液进入心室引起振动而产生。一般听不到第三、四心音。杂音是由于血流加速形成漩涡、致心壁或血管振动而产生。因此在临床上,心音听诊有助于心脏疾病的诊断。

8. **神经支配**　心脏由交感神经和副交感神经支配,共同作用调节心脏的心率、心肌收缩以及心脏外周血管的收缩和舒张。

二、体外循环

体外循环(extracorporeal circulation)指将利用一系列特殊人工装置将回心静脉血引流到体外,经人工心肺机(artificial heart-lung machine)进行氧合并排出 CO_2,经过调节温度和过滤后,再由人工心泵输回体内动脉继续血液循环的生命支持技术。

相关链接

体外循环的发展与历史

体外循环历经了漫长的发展和完善过程,世界各国众多科学家为之作出了不懈的努力乃至耗费了毕生精力。贡献最大的是 John H. Gibbon 和他的夫人。1930 年,Gibbon 在参与一次肺动脉栓塞的抢救工作时萌生了研制替代人体自身心肺功能设备的想法。Gibbon 与其妻子从设想到动物实验成功,直至进入临床运用,执着探寻了23 个春秋。1953 年 5 月 6 日他为一位 18 岁的女孩成功实施了体外循环下的继发孔房间隔缺损直视修补术。后人为了纪念 Gibbon 夫妇,将体外循环历史的纪年从1953 年计起。

国内体外循环研究始于1957 年,石美鑫、顾凯时、叶春秀在这一年开始了人工血泵和氧合器的研制。1958 年,苏鸿熙首次应用进口人工心肺机为一例先天性心脏病病人成功实施了室间隔缺损直视修补手术。20 世纪70 年代后,上海、广州、天津、西安等地分别制成各自的氧合器和人工心肺机。

【人工心肺机的基本组成】

1. **血泵**　即人工心,是代替心脏排血功能的主要部件,具有驱动体外氧合器内的氧合血单向流动回输入体内动脉,继续参与循环的功能。

2. **氧合器**　即人工肺,代替肺进行气体交换的部件,具有氧合静脉血、排出二氧化碳的功能。

3. **变温器**　是利用循环水温和导热薄金属隔离板,降低或升高体外循环血液温度的装置。

4. **过滤器**　体外循环的动、静脉系统均有过滤装置,用于有效滤除血液成分,如血小板、纤维素或气体等形成的微栓等。

5. **血液浓缩器**　又称血液超滤器。其原理是利用半透膜两侧的压力阶差,滤出水分和小于半透膜孔隙的可溶性中小分子物质。

【体外循环的建立】

心内直视手术一般从胸骨正中切口进入胸腔暴露心脏,套绕上、下腔静脉阻断带和升主动脉牵引带,随后全身肝素化(体内肝素用量以 400U/kg 计算)。经升主动脉插管与人工心肺机动脉端连接;经上、下腔静脉分别插腔静脉引流管,连接人工心肺机静脉血回收管。监测全血活化凝血酶时间(ACT),使其达到480~600秒,开动心肺机转流,建立体外循环(图22-2)。心肺转流结束后需静脉注射适量鱼精蛋白拮抗肝素;适时拔除动脉插管和上、下腔静脉插管。

【体外循环后的病理生理变化】

体外循环作为一种非生理过程,可能会导致人体产生下列病理生理变化。

1. 凝血机制紊乱　主要为红细胞破坏、血红蛋白下降、溶酶激活、纤维蛋白原和血小板减少等,常引起凝血机制紊乱,导致术后大量渗血。

2. 酸碱失衡　主要为代谢性酸中毒和呼吸性碱中毒。前者是由于组织灌注不良、代谢产物堆积所致;后者则常因过度换气所致。

3. 重要器官功能减退　体外循环可对心肌细胞产生损害;同时长时间的低血压、低灌注量、酸中毒造成脑损伤和脑循环障碍;低灌注量和大量游离血红蛋白等可影响肾脏功能,甚至造成肾衰竭;微栓、氧自由基等毒性物质的释放、炎性反应引起的肺间质水肿、出血和肺泡萎缩等可导致呼吸功能不全,甚至呼吸功能衰竭。

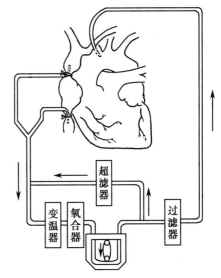

图 22-2　体外循环示意图

4. 电解质失衡　主要为低血钾,多见于术前长期服用强心、利尿药物而转流过程中尿量多者。

【治疗原则】

维持血流动力学稳定,保持血容量平衡;应用呼吸机辅助呼吸,促进有效通气;及时纠正水、电解质和酸碱失衡;应用抗生素预防感染。

【主要护理诊断/问题】

1. 焦虑与恐惧　与心脏疾病和体外循环手术有关。

2. 低效性呼吸型态　与手术、麻醉、人工辅助呼吸、体外循环和术后伤口疼痛有关。

3. 心排血量减少　与心脏疾病、心功能减退、血容量不足、心律失常、水电解质失衡有关。

4. 潜在并发症:急性心脏压塞、肾功能不全、感染、脑功能障碍等。

【护理目标】

1. 病人及家属焦虑、恐惧的情绪减轻或消失。

2. 病人恢复正常的气体交换。

3. 病人心功能正常,恢复全身有效循环。

4. 病人未发生并发症或并发症得到及时发现和处理。

【护理措施】

(一)术前准备和非手术病人的护理

1. 卧床休息　尽量减少活动量,避免情绪激动,养成良好的起居习惯。

2. 改善循环功能,纠正心衰　注意观察心率和血压情况;吸氧,改善缺氧情况;限制液体摄入;遵医嘱应用强心、利尿、补钾药物。

3. 加强营养　指导病人进食高热量、高蛋白及富含维生素食物,以增强机体对手术耐受力,限制钠盐摄入。

4. 避免感染　①保持室内空气新鲜,温度、湿度适宜,注意保暖,预防呼吸道和肺部感染;②保持口腔和皮肤卫生,避免黏膜和皮肤损伤;③积极治疗感染灶,预防术后感染;④吸烟患者指导其戒烟。

5. 心理护理　向患者及家属介绍心脏手术相关知识以及手术室、监护室的环境等,消除其恐惧心理。

（二）术后护理

1. 加强呼吸系统管理，维持有效通气 体外循环术后病人常规使用机械通气以支持呼吸功能，最终达到改善氧合、减少呼吸肌做功、降低肺血管阻力、促进心功能恢复的目的。

（1）密切观察：观察病人有无发绀、鼻翼扇动、点头或张口呼吸；定期听诊双肺呼吸音并记录；注意病人的呼吸频率、节律和幅度，呼吸机是否与其呼吸同步；监测动脉血气分析，根据情况及时调整呼吸机的各项参数。

（2）妥善固定气管插管：定时测量气管插管位置，防止气管插管脱出或移位。

（3）保持呼吸道通畅：及时清理呼吸道分泌物和呕吐物；吸痰前后充分给氧，每次吸痰时间不超过15秒，以免机体缺氧；吸痰时动作要轻柔、敏捷，并注意观察病人反应，出现心电图异常或血氧饱和度持续下降应立即停止吸痰；痰多、黏稠时，可经气管滴入糜蛋白酶稀释后再吸痰。频繁呕吐和腹胀的病人，可行胃肠减压以免误吸。拔除气管插管后，给予超声雾化或氧气雾化吸入，减轻喉头水肿、降低痰液黏稠度；定期吸氧，维持充分的氧合状态；指导病人深呼吸和有效咳嗽，促进排痰。

2. 监测心功能，维持有效循环血容量

（1）病情观察：监测心率、心律、血压、中心静脉压、肺动脉压、左心房压等数值的变化，发现异常，及时报告医生处理。

（2）观察皮肤色泽和温度：密切观察病人皮肤的颜色、温度、湿度、口唇、甲床、毛细血管充盈和动脉搏动情况，及早发现微循环灌注不足和组织缺氧，给予相应的处理。

（3）监测和记录液体出入量：包括24小时或每小时尿量，评估容量是否充足。

（4）补液的护理：保留必需的静脉输液通道；严格无菌操作；应用血管活性药物时，严格遵医嘱配制药物浓度和剂量，并应用输液泵控制输液速度和用量。

3. 并发症的预防与护理

（1）急性心脏压塞：体外循环会破坏血小板，使纤维蛋白原、凝血因子损耗增多造成凝血功能障碍，加之应用止血药物后形成血凝块等因素均可造成心包腔内积血、血块凝聚，从而引起急性心脏压塞。表现为静脉压升高，心音遥远，心搏微弱，脉压小、动脉压降低的Beck三联征。其主要护理措施包括：①保持引流管通畅，观察并记录引流液的量、性质；②监测中心静脉压，使其维持在5~12cmH_2O；③严密观察病情，若病人出现颈静脉怒张，动脉压降低，心音遥远，中心静脉压≥25cmH_2O，引流量由多突然减少，挤压引流管有血凝块流出等症状应警惕心脏压塞的发生，及时报告医生处理。

（2）肾功能不全：体外循环的低流量和低灌注压、红细胞破坏而致的血浆游离血红蛋白增多、低心排血量或低血压、缩血管药物应用不当或肾毒性药物的大量应用等因素均可造成病人肾功能不全。主要表现为：少尿、无尿、高血钾、尿素氮和血清肌酐升高等，因此应密切监测肾功能。其主要护理措施包括：①术后留置无菌导尿管，每小时记录尿量1次，保持尿量在1~2ml/(kg·h)，观察尿色变化、有无血红蛋白尿等。发生血红蛋白尿者，应给予高渗性利尿或静脉滴注5%碳酸氢钠碱化尿液，防止血红蛋白沉积在肾小管内导致肾功能损害；②尿量减少时应及时找出原因，停用肾毒性药物；怀疑肾衰竭者应限制水和电解质的摄入；若确诊为急性肾衰竭，应考虑做透析治疗。

（3）感染：由于心脏手术创伤大、手术时间长、体外循环的实施以及心衰、缺氧等因素都会引起病人自身抵抗力降低，增加术后感染的机会。主要表现为术后体温上升至38℃以上且持续不退，伤口局部隆起、触痛明显、并溢出白色分泌物等感染现象。因此术后应积极采取护理措施预防感染：①密切监测体温；②严格遵守无菌操作原则；③保持病人口腔和皮肤卫生；④病人病情平稳后，及时撤除各种管道；⑤合理应用抗生素；⑥加强营养支持。

（4）脑功能障碍：长时间体外循环及灌注压过低造成脑缺血缺氧的损伤，以及体外循环中产生的各种微栓子造成脑梗死等，可作为造成脑功能障碍常见的因素。其临床表现与脑病灶的部位、性质和病变程度有关,常见的有清醒延迟、昏迷、躁动、癫痫发作、偏瘫、失语等症状。因此术后应严密观察病人的意识、瞳孔、肢体活动情况;病人若出现头痛、呕吐、躁动、嗜睡等异常表现及神经系统的阳性体征时,应及时通知医师,协助处理。

第二节 先天性心脏病

先天性心脏病(congenital heart disease,CHD)简称先心病,是胎儿心脏及大血管在母体内发育异常所造成的先天畸形,是小儿最常见的心脏病。

近年来,医疗技术的不断发展为先天性心脏病的治疗开辟了新途径。比如:应用先天性心脏病介入治疗封堵动脉导管、房间隔缺损和室间隔缺损;心脏外科手术方面,体外循环、深低温麻醉下心脏直视手术的发展以及带瓣管道的使用,使某些复杂心脏畸形在婴儿期、甚至新生儿期就可以进行手术,从而大大提高了先天性心脏病根治手术效果。

先天性的心脏病种类很多,可有两种以上畸形并存,根据左、右两侧及大血管之间有无分流可将先心病分为三类。

1. 左向右分流型(潜伏青紫型) 正常情况下由于体循环压力高于肺循环,平时血液从左向右分流而不出现青紫,当大哭、屏气或任何病理情况下导致肺动脉或右心室压力增高并超过左心压力时,则可使血液自右向左分流而出现暂时性青紫,如动脉导管未闭、房间隔缺损和室间隔缺损等。

2. 右向左分流型(青紫型) 当右心室流出道狭窄,使右心压力增高并超过左心时,血流从右向左分流;或因大动脉起源异常,使大量静脉血流入体循环,均可出现持续性青紫,如法洛四联症和大动脉转位等。

3. 无分流型(无青紫型) 心脏左、右两侧或动、静脉之间无异常通路或分流,不产生发绀,如肺动脉狭窄和主动脉缩窄等。

一、动脉导管未闭

动脉导管未闭(patent ductus arteriosus,PDA)是最常见的小儿先天性心脏病之一,占先天性心脏病发病率的 12% ~ 15%。动脉导管是胎儿期连接升主动脉峡部和肺动脉根部之间的正常结构,是胎儿期血液循环的重要通道。足月产婴儿出生后 10 ~ 20 小时内导管即发生功能性闭合;约 85% 的足月产婴儿在出生后 2 个月内动脉导管闭合(图 22-3)。动脉导管未闭可单独存在,或与主动脉缩窄、室间隔缺损、法洛四联症并存。

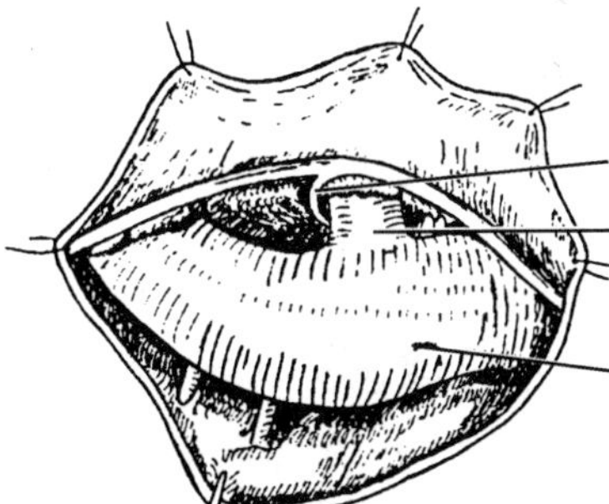

右上图标注:喉返神经、动脉导管、主动脉

图 22-3 动脉导管未闭

【病因】
与胎儿发育的宫内环境因素、母体情况和遗传基因有关。

【发病机制】
动脉导管通常位于升主动脉峡部和肺动脉根部。动脉导管未闭的患儿出生后主动脉压力的升高,肺动脉压力的下降,主动脉血持续流向肺动脉,分流量取决于主动脉和肺动脉之间的压力阶差和动脉导管粗细。

左向右分流,肺循环血量增加,左心容量负荷增加,导致左心室肥大,甚至左心衰竭。肺循环血量增加使肺动脉压力升高,并引发肺小动脉反应性痉挛,长期痉挛导致肺小动脉管壁增厚和纤维化,造成右心阻力负荷加重和右心室肥大。随着肺循环阻力持续升高,若肺动脉压接近或超过主动脉压力,呈现双向甚至逆转为右向左分流,发展为艾森曼格(Eisenmenger)综合征,最终可死于右心衰竭。

【临床表现】

1. **症状** 动脉导管细、分流量小者,临床上可无症状,常在体检时发现;动脉导管粗、分流量大者,可出现心悸、气促、咳嗽、乏力和多汗等症状。婴儿可出现喂养困难及生长发育迟缓等,易反复发生肺部感染、呼吸窘迫和心力衰竭。

2. **体征**

(1)心脏杂音:在胸骨左缘第 2 肋间可闻及粗糙响亮的连续性机器样杂音,杂音占据整个收缩期和舒张期,向颈部和背部传导,局部常可触及震颤;肺动脉高压明显者可闻及收缩期杂音,肺动脉瓣区第二心音亢进;左向右分流量大者,可闻及心尖部舒张中期隆隆样杂音。

(2)周围血管征:由于动脉舒张压降低,脉压增大,出现周围血管征,如颈动脉搏动加强、甲床毛细血管搏动、水冲脉和股动脉枪击音等,但随着肺动脉压力的增高和分流量的下降而不明显,甚至消失。

【辅助检查】

1. **心电图** 正常或左心室肥大;肺动脉高压者表现为左、右心室肥大。

2. **X 线** 心影随分流量增加而增大,左心缘向左下延长;主动脉结突出,可呈漏斗状;肺动脉圆锥平直或隆出;肺血管影增粗。

3. **超声心动图** 左心房、左心室内径增大;二维超声心动图可直接探查到未闭的动脉导管,并可测其长度和内径;多普勒超声可发现异常血液信号。

【治疗原则】

主要为手术治疗。

1. **适应证和禁忌证** 早产儿、婴幼儿反复发生肺炎、呼吸窘迫、心力衰竭或喂养困难者应及时手术治疗。无明显症状者,多主张学龄前择期手术。近年来,随着麻醉、手术安全性的提高,也有人主张更早期手术。并发艾森曼格综合征者禁忌手术。

2. **手术方法** ①导管封堵术:应用心导管释放一适当的封堵器材达到闭塞动脉导管的目的;②动脉导管结扎术:可经胸部后外侧切口或胸腔镜技术进入左侧胸腔进行手术;③动脉导管直视闭合术:用两把导管钳钳闭动脉导管后,在两钳之间边切边连续缝合主动脉和肺动脉边缘;④肺动脉直视闭合术:在全麻低温体外循环条件下阻断心脏血液循环,经肺动脉切口显露并直接缝闭动脉导管内口。

【护理评估】

(一)**术前评估**

1. **健康史及相关因素** 评估病人的一般情况,包括年龄、身高、体重及生长发育情况;疾病发生及诊治的经过,家族遗传史、用药史等。

2. **身体状况**

(1)症状:评估病人有无心悸气短、乏力多汗,心肺功能情况,营养及生长发育情况。

(2)体征:评估病人颈静脉搏动是否增强、甲床毛细血管有无搏动征、有无水冲脉和枪击音等。

(3)辅助检查:了解各项实验室检查的结果,辅助检查情况等。

(二)**术后评估**

评估手术方式、麻醉方式及术中情况,了解伤口及引流管情况;观察有无并发症的迹象。

(三)**心理 - 社会状况**

评估病人及家属对疾病相关知识的了解,家庭情况、经济状况等。

【主要护理诊断 / 问题】

1. **有感染的危险** 与心脏疾病引起肺充血和机体免疫力低下有关。

2. 低效性呼吸型态 与缺氧、手术、麻醉、应用呼吸机、体外循环、术后伤口疼痛有关。

3. 潜在并发症：高血压、喉返神经损伤等。

【护理目标】

1. 病人无感染发生，或感染得到及时发现和处理。

2. 病人能够维持正常的呼吸型态。

3. 病人未发生并发症或并发症得到及时发现和处理。

【护理措施】

（一）术前准备和非手术病人的护理

1. **注意休息** 尽量减少活动量，养成良好的作息习惯。

2. **饮食护理** 提供合理的膳食结构，保证蛋白质、钾、维生素及微量元素的摄入。

3. **避免感染** 保持室内空气新鲜，温度、湿度适宜，注意保暖，防止感冒。

4. **心理护理** 向患儿及家属介绍心脏手术相关知识以及手术室、监护室的环境等，消除其恐惧心理。

（二）术后护理

1. **预防感染** ①防寒保暖，避免感冒；②保持手术切口清洁、干燥；③做好各种管路的护理，严格执行无菌技术操作；④遵医嘱合理使用抗生素，监测体温，定期检查血常规。

2. **加强呼吸道管理** ①术后机械辅助通气，及时清理呼吸道分泌物；②病情稳定并完全清醒后，拔出气管插管，改用面罩吸氧，同时结合有效的肺部物理治疗，预防肺不张；③密切观察呼吸频率、节律、幅度和双肺呼吸音，及时发现异常情况。

3. **心包纵隔引流管的护理** 间断挤压引流管，观察并记录引流液的性状及量。若引流量持续 2 小时超过 4ml/（kg·h），考虑有活动性出血，及时报告医师，并做好再次开胸止血的准备。

4. **并发症的预防和护理**

（1）高血压：手术结扎导管后导致体循环血流量突然增大，术后会出现高血压。若血压持续增高可导致高血压危象，表现为烦躁不安、头痛、呕吐，有时伴腹痛。主要护理措施包括：①监测血压：术后密切监测血压变化，并观察患儿有无烦躁不安、头痛、呕吐等高血压脑病的表现；②控制血压：限制液体入量。若血压偏高时，遵医嘱用微量注射泵给予硝普钠或酚妥拉明等降压药。给药后密切观察血压的变化、药物疗效和不良反应，准确记录用药剂量；根据血压变化遵医嘱随时调整剂量，保持血压稳定。硝普钠应现配现用，注意避光，4 小时后更换药液，以免药物分解，影响疗效；需要延续使用时，要预先配好药液，更换操作要迅速，避免因药物中断引起血压波动；③保持患儿镇静，必要时遵医嘱给予镇痛、镇静药物。

（2）喉返神经损伤：左喉返神经由左侧迷走神经经主动脉弓下方发出，紧绕导管下缘，向后沿食管、气管沟上行，支配左侧声带。由于喉返神经的解剖位置，手术中极易误伤，导致左侧声带麻痹，出现声音嘶哑。因此术后拔除气管插管后，先鼓励患儿发音，及时发现异常。若术后 1~2 日出现单纯性声音嘶哑，可能是术中牵拉、挤压喉返神经或局部水肿所致，告知患儿应噤声和休息；也可应用激素和营养神经药物，一般 1~2 个月后可逐渐恢复。

（三）健康教育

1. **加强孕期保健** 妊娠早期适量补充叶酸，应积极预防风疹、流感等病毒性疾病，注意避免与发病有关的因素接触，保持健康的生活方式。

2. **合理饮食** 食用高蛋白、高维生素、易消化的食物，保证充足的营养，以利生长发育。

3. **休息和活动** 养成良好的起居习惯，交代患儿活动的范围、活动量及方法，循序渐进，避免劳累。

4. **遵医嘱服药** 严格遵医嘱服用药物，不可随意增减药物剂量，并按时复诊。

5. **自我保健** 指导患儿家属观察用药后反应及疾病康复情况，自测尿量、脉搏、体温、血压、皮肤颜色、术后切口情况等，出现不适及时就诊。

【护理评价】

通过治疗与护理,病人是否:①未发生感染或感染症状得到有效控制;②恢复正常的气体交换功能;③未发生并发症或并发症得到及时发现和处理。

二、房间隔缺损

房间隔缺损(atrial septal defect,ASD)是指左、右心房之间的间隔先天性发育不全导致的左、右心房之间的异常通路,是常见的小儿先天性心脏病之一,占我国先天性心脏病发病率的 5%～10%。

【病因与分类】

1. **病因**　与胎儿发育的宫内环境因素、母体情况和遗传基因有关。

2. **分类**　房间隔缺损分为原发孔缺损和继发孔缺损。

(1)原发孔缺损:位于冠状静脉窦前下方,多伴有二尖瓣大瓣裂缺。

(2)继发孔缺损:多见,位于冠状静脉窦后上方。

根据缺损的解剖位置又分为中央型、上腔型、下腔型、混合型。

【病理生理】

正常左心房压力高于右心房,房间隔缺损时,左心房血液经缺损向右心房分流,分流量的大小取决于两心房压力差、缺损大小和肺血管阻力,初生婴儿两心房压力接近,缺损几乎无分流;随年龄增大,房压差增加,血液自左向右分流量增多,可达体循环血流量的 2～4 倍。

右心容量负荷加重,造成右心房、右心室增大和肺动脉扩张;肺循环血量增加使肺动脉压力逐渐升高,并引发肺小动脉反应性痉挛,长期痉挛引起继发性管壁内膜增生和中层增厚、纤维化,管腔狭小,肺血管阻力增加,最终导致梗阻性肺动脉高压。当右心房压力高于左心房时,出现右向左逆流,引起发绀、艾森曼格综合征,最终可因右心衰竭而死亡。

原发孔缺损伴二尖瓣大瓣裂缺时,因存在二尖瓣反流,心房压差更大,增加了左向右的分流量,肺动脉高压出现较早,病理生理和病程进展重于继发孔缺损。

【临床表现】

1. **症状**　继发孔房间隔缺损分流量较小的病人,儿童期可无明显症状,常在体检时发现。一般到了青年期,才出现劳力性气促、乏力、心悸等症状,易出现呼吸道感染和右心衰竭。原发孔房间隔缺损伴有严重二尖瓣关闭不全者,早期可出现心力衰竭及肺动脉高压等症状。严重肺动脉高压时,可导致右向左分流,出现发绀。

2. **体征**

(1)视诊:原发孔缺损者心脏明显增大,心前区隆起。继发孔缺损可出现发绀、杵状指(趾)。

(2)触诊:心前区有抬举冲动感,少数可触及震颤。

(3)听诊:肺动脉瓣区可闻及Ⅱ～Ⅲ级吹风样收缩期杂音,伴第二心音亢进和固定分裂。分流量大者心尖部可闻及柔和的舒张期杂音。肺动脉高压者,肺动脉瓣区收缩期杂音减轻,第二心音更加亢进和分裂。

【辅助检查】

1. **心电图**　原发孔缺损,显示电轴左偏,P-R 间期延长,呈Ⅰ度房室传导阻滞;继发孔缺损显示电轴右偏,右室肥大,不完全或完全性右束支传导阻滞。

2. **X线**　右房、右室增大;肺纹理增多;肺动脉段突出;主动脉结缩小。

3. **超声心动图**　右心房、右心室增大。二维彩色多普勒超声可明确显示缺损位置、大小、心房水平分流的血流信号、肺静脉的位置和右心大小,并可明确原发孔缺损病人大瓣裂和二尖瓣反流的程度。

【治疗原则】

以手术治疗为主。适宜的手术年龄为 2～5 岁。

1. **适应证和禁忌证**　原发孔房间隔缺损、继发孔房间隔缺损合并肺动脉高压者应尽早手术。艾森曼格综合征是手术禁忌证。

2. **手术方法**　在体外循环下切开右心房，直接缝合或修补缺损；近年来也可通过介入性心导管术，应用双面蘑菇伞关闭缺损，此方法具有创伤小、术后恢复快的特点，但须严格选择病例，远期效果需进一步评估。

【护理措施】

见本章第一节"体外循环"及本节"动脉导管未闭"的术后护理措施。

三、室间隔缺损

案例 22-1

　　患儿，男性，2 岁，9kg，发热、咳嗽和呼吸困难 5 天入院。查体：T 38.8℃，R 43 次 / 分，P 173 次 / 分，BP 89/57mmHg，心前区轻度隆起，胸骨左缘第 3、4 肋间能扪及收缩期震颤，并可闻及 Ⅳ 级全收缩期杂音，双肺底闻及湿性啰音，颈静脉怒张。

　　思考：

　　1. 根据该病人的症状和体征你考虑他的疾病诊断是什么？术前护理措施有哪些？

　　2. 病人术后护理观察的重点是什么？

室间隔缺损（ventricular septal defect，VSD）是指室间隔在胎儿期因发育不全导致的左、右心室之间形成的异常交通，在心室水平产生左向右的血液分流。可单独存在，也可为复杂先天性心脏病合并室间隔缺损。室间隔缺损在所有先天性心脏病中发病率最高，约占我国先天性心脏病发病率的 20%～30%。

【病因与分类】

1. **病因**　与胎儿发育的宫内环境因素、母体情况和遗传基因有关。

2. **分类**　根据缺损解剖位置不同，分为膜部缺损、漏斗部缺损和肌部缺损三类，其中以膜部缺损最多，肌部缺损最少见。

【病理生理】

室间隔缺损引起血液自左向右分流，分流量取决于左、右心室的压力阶差、缺损大小和肺血管阻力。缺损小、分流量小，不会引起肺动脉压力升高；缺损大、分流量大，右心容量负荷增大，肺动脉压力逐渐增高，早期肺小动脉痉挛，引起梗阻性肺动脉高压，致使左向右分流明显减少，后期当右心室压力超过左心室压力时，出现右向左分流，导致艾森曼格综合征。

【临床表现】

1. **症状**　缺损小、分流量少者一般无明显症状。缺损大、分流量大者在出生后即出现症状，婴儿期可表现为反复发生呼吸道感染、充血性心力衰竭、喂养困难和发育迟缓；能度过婴幼儿期的较大室间隔缺损则表现为活动耐力较同龄人差，有劳累后气促、心悸；发展为进行性梗阻性肺动脉高压者，逐渐出现发绀和右心衰竭。

2. **体征**　胸骨左缘 2～4 肋间闻及 Ⅲ 级以上粗糙响亮的全收缩期杂音，向四周广泛传导。分流量大者，心前区轻度隆起，收缩期杂音最响的部位可触及收缩期震颤，心尖部可闻及柔和的功能性舒张中期杂音。肺动脉高压导致分流量减少者，收缩期杂音逐渐减轻，甚至消失，而肺动脉瓣区第二心音显著亢进，分裂明显,并可伴肺动脉瓣关闭不全的舒张期杂音。

【辅助检查】

1. **心电图** 缺损小者心电图正常或电轴左偏;缺损大者左心室高电压、左心室肥大。重度肺动脉高压者,显示双心室肥大、右心室肥大或伴劳损。

2. **X 线** 缺损小、分流量小,X 线改变轻;中等以上的缺损和分流量者,心影轻度到中度扩大,左心缘向左下延长,肺动脉段凸出,肺野充血。

3. **超声心动图** 左心房、左心室内径增大;二维超声可明确缺损部位及大小。多普勒超声可判断血液分流方向和分流量,并可了解肺动脉压力。

【治疗原则】

1. **非手术治疗** 缺损小、无血流动力学改变者,可门诊随访观察,有自行闭合的可能。

2. **手术治疗**

(1)适应证和禁忌证:缺损大和分流量大或伴肺动脉高压的婴幼儿,应尽早手术;缺损较小,已有房室扩大者需在学龄前手术;合并心力衰竭或细菌性心内膜炎者需控制症状后方能手术。艾森曼格综合征者禁忌手术。

(2)手术方法:主要手术方法是在低温体外循环下行心内直视修补术。导管伞堵法是近年来治疗室间隔缺损的新方法,该方法创伤小,但目前仅适用于严格选择的病例,远期效果尚需进一步评估。

【护理评估】

(一)术前评估

1. **健康史及相关因素** 评估病人的一般情况,包括年龄、身高、体重及生长发育情况;疾病发生的诊治经过,家族遗传史、用药史等。

2. **身体状况**

(1)症状:评估病人有无发绀、心悸气短、乏力多汗,心肺功能情况,营养及生长发育情况。

(2)体征:评估病人有无贫血外观、指甲和口唇有无发绀,心前区是否隆起、能否触及震颤等。

(3)辅助检查:了解各项实验室检查的结果,辅助检查情况等。

(二)术后评估

评估手术方式、麻醉方式及术中情况,体外循环转流时间,补片修补情况等;观察有无并发症的迹象。

(三)心理 - 社会状况

评估病人及家属对疾病相关知识的了解,对治疗和预后的期望,对手术风险的预知,家庭情况、经济状况等。

【主要护理诊断 / 问题】

1. **生长发育迟缓** 与先天性心脏病引起缺氧、疲乏、心功能减退、营养摄入不足有关。

2. **焦虑与恐惧** 与陌生环境、心脏疾病、手术和使用呼吸机等仪器有关。

3. **心排血量减少** 与心脏疾病、心功能减退、血容量不足、心律失常、水电解质失衡等有关。

4. **气体交换障碍** 与缺氧、手术、麻醉、应用呼吸机、体外循环、术后伤口疼痛等有关。

5. **潜在并发症:**感染、心律失常、急性左心衰竭、急性心脏压塞、肾功能不全、脑功能障碍等。

【护理目标】

1. 病人营养状况得到改善。

2. 病人及家属焦虑、恐惧减轻或消失。

3. 病人心功能正常,恢复全身有效循环。

4. 病人恢复正常的气体交换。

5. 病人未发生并发症或并发症得到及时发现和处理。

【护理措施】

见本章第一节"体外循环"术后和本节"动脉导管未闭"的护理措施。并发症的预防与护理如下：

1. 心律失常 与缺损部位离房室结和希氏束较近、手术操作技巧等因素有关，以交界性心动过速和右束支传导阻滞、房室传导阻滞多见。主要护理措施包括：①持续心电监护，密切观察病人心律、心率的变化；②如出现心律失常，及时通知医师，遵医嘱给予抗心律失常药物；③在用药期间应严密观察心律、心率、血压、意识变化，观察药物的疗效及副作用；④安置心脏起搏器者按护理常规维护。

2. 急性左心衰竭 VSD 修补术后，左向右分流消除，左心血容量增大，输液量过多、速度过快均可导致急性左心衰竭，临床表现为呼吸困难、咳嗽、咳痰、咯血等急性肺水肿症状。其主要护理措施包括：①持续监测心功能；②术后早期应控制静脉输入晶体液，以 1ml/(kg·h) 为宜，持续监测中心静脉压；③记录 24 小时出入量；④绝对卧床休息、给氧、限制钠盐摄入；⑤遵医嘱给予强心、利尿剂，观察用药后的疗效和副作用，特别是洋地黄毒性反应。其他并发症参见本章第一节"体外循环"术后并发症的预防和护理。

3. 健康教育

（1）孕期保健、饮食、活动与休息：参见本节"动脉导管未闭"的健康教育。

（2）预防感染：先天性心脏病的病人体质弱，易感染疾病，应嘱咐其注意个人和家庭卫生，减少细菌和病毒入侵；天气变化注意防寒保暖，避免呼吸道感染；勿在寒冷或湿热的地方活动，以防加重心脏负担。

（3）遵医嘱服药：严格遵医嘱服用强心、利尿、补钾药，不可随意增减药物剂量，并教会病人及家属观察用药后反应，如尿量、脉搏、体温、皮肤颜色等情况。

（4）定期复查、不适随诊：如病人有烦躁、心率过快、呼吸困难、尿量减少等症状，可能发生心力衰竭，及时送医院就诊。

【护理评价】

通过治疗与护理，病人是否：①焦虑、恐惧的情绪减轻或消失；②营养状况得到改善；③心功能改善，维持有效循环；④恢复正常的气体交换功能；⑤并发症得到有效预防或发生后得到及时处理。

四、法洛四联症

案例 22-2

患儿，男，10 个月，消瘦，出生后有青紫表现，且随年龄增加青紫加重。今晨吃奶时有溢奶，大哭大闹，呼吸困难，青紫加重，出现昏厥抽搐，急诊入院。经急救处理后，对患儿进行体格检查。T 36.7℃，P 142 次 / 分，BP 68/42mmHg，患儿口唇发绀、杵状指（趾）。实验室检查：血红蛋白180g/L。胸廓轻度畸形，心前区稍膨隆，心尖搏动弥散，心浊音扩大，胸骨左缘第 2～4 肋间在收缩期闻及Ⅱ～Ⅲ级粗糙喷射状杂音。患儿父母称患儿常喜膝胸卧位，抱起时双下肢屈曲状。

思考：

1. 根据病人的症状、体征及辅助检查判断该病人为何种疾病？

2. 假如你作为该患儿的责任护士，你认为该病人目前存在的主要护理问题有哪些？护理要点是什么？

法洛四联症（tetralogy of Fallot，TOF）是右室漏斗部或圆锥动脉干发育不全引起的一种心脏畸形，主要包括四种解剖畸形，即肺动脉狭窄、室间隔缺损、主动脉骑跨和右心室肥厚。本病是一种最常见的发绀型先天性心脏病，约占所有先天性心脏病的 12%～14%。

【病因】

近年来研究认为，与胎儿发育的宫内环境因素、母体情况和遗传基因有关。

【病理生理】

法洛四联症的病理生理改变取决于肺动脉狭窄的程度。由于主动脉瓣口靠近室间隔缺损，故左、右心室收缩期峰压相等，而血液经室间隔缺损分流的方向和多少就取决于肺动脉狭窄的程度。轻度肺动脉狭窄，心室水平主要是左向右分流，肺循环血量超过体循环血量，临床称之为淡红色四联症，发绀不明显，有的在婴幼儿期会出现心力衰竭。中度的肺动脉狭窄，心室水平的分流是双向的，婴儿多在开始活动时出现发绀。重度肺动脉狭窄，心室水平主要是右向左分流，病人发绀明显，行动受限，常有蹲踞或昏厥现象（图22-4）。

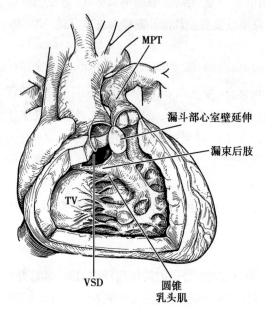

图22-4 法洛四联症病理解剖

【临床表现】

1. **症状**

（1）发绀：是法洛四联症病人的主要症状。由于组织缺氧，动脉血氧饱和度降低，新生儿即可出现发绀，常表现在口唇、指（趾）甲、耳垂、鼻尖、口腔黏膜等毛细血管丰富的部位，啼哭、情绪激动时症状加重，引起喂养困难、生长发育迟缓，体力和活动力较同龄人差，且发绀随年龄增长而加重。

（2）喜爱蹲踞：喜爱蹲踞是特征性姿态。蹲踞时，患儿下肢屈曲，静脉回心血量减少，减轻了心脏负荷；同时增加体循环阻力，提高了肺循环血流量，使发绀和呼吸困难症状暂时有所缓解。

（3）缺氧发作：表现为活动后突然呼吸困难，发绀加重，出现缺氧性昏厥和抽搐，甚至死亡，常见于漏斗部重度狭窄患儿。

2. **体征** 生长发育迟缓，口唇、指（趾）甲床发绀，杵状指（趾）。缺氧越严重，杵状指（趾）越明显。胸骨左缘第2~4肋间可闻及Ⅱ~Ⅲ级喷射性收缩期杂音，肺脉瓣区第二心音减弱或消失，严重肺动脉狭窄者可听不到杂音。

【辅助检查】

1. **实验室检查** 由于机体缺氧，骨髓造血系统代偿性增生，红细胞计数和血细胞比容均升高，且与发绀成正比。血红蛋白在150~200g/L，动脉血氧饱和度在40%~90%。

2. **心电图** 电轴右偏或右室肥大。

3. **X线** 心影正常或稍扩大,肺动脉段凹陷,心尖钝圆,呈"靴状心"。升主动脉增宽,肺血管纹理纤细。

4. **超声心动图** 大多数法洛四联症可通过超声心动图检查明确诊断。二维/切面超声心动图显示升主动脉内径增宽,骑跨于室间隔上方,室间隔连续性中断,右心室增大,右心室流出道、肺动脉瓣或肺动脉主干狭窄。多普勒超声可见心室水平右向左分流的血流信号。

【治疗原则】

治疗主要依赖于手术,包括姑息手术和矫治手术。

1. **适应证** 绝大多数肺动脉及左、右分支发育正常的法洛四联症患儿均应力争在1岁内行矫治术。对于出生后病情发展严重、婴儿期严重缺氧、屡发呼吸道感染和昏厥者,或不具备手术医疗条件者可先行姑息手术。

2. **手术方式**

(1)姑息性手术:即在全麻下行锁骨下动脉-肺动脉吻合术或右心室流出道补片扩大术,以增加肺循环血流量,改善缺氧,待条件成熟后再作矫形根治手术。

(2)矫治手术法:即指在低温体外循环下疏通右室流出道、修补室间隔缺损,同时矫正所合并的其他心内畸形。

【护理评估】

(一)术前评估

1. **健康史及相关因素** 评估病人的一般情况,包括年龄、身高、体重及生长发育情况;母亲妊娠分娩是否顺利,有无接触病毒性疾病;疾病发生及诊治经过,家族遗传史、用药史等。

2. **身体状况**

(1)症状:评估病人发绀、缺氧程度,心肺功能情况,活动耐力,是否有晕厥史,营养状态及生长发育延迟情况等。

(2)体征:评估病人有无贫血貌、血氧饱和度数值,杵状指(趾)的发生程度,有无蹲踞体位等。

(3)辅助检查:了解血气分析值和各项实验室检查的结果,辅助检查情况等。

(二)术后评估

评估手术方式、麻醉方式及术中情况,体外循环转流时间,术中畸形矫正情况等;观察有无并发症的迹象。

(三)心理-社会状况

评估病人及家属对疾病相关知识的了解,对治疗和预后的期望,对手术风险的预知,家庭情况、经济状况等。

【主要护理诊断/问题】

1. 活动无耐力 与发绀和呼吸困难有关。

2. 低效性呼吸型态 与缺氧、手术、麻醉、体外循环和术后伤口疼痛等有关。

3. 潜在并发症:灌注肺、低心排出量综合征等。

【护理目标】

1. 病人的营养状态得到改善,活动不受限制。

2. 病人恢复正常的呼吸型态。

3. 病人未发生并发症,或及时发现并配合处理。

【护理措施】

(一)术前准备和非手术病人的护理

1. **注意休息** 严格限制病人活动量,避免患儿哭闹和情绪激动,减少不必要的刺激,以免加重心脏负担,减少急性缺氧性昏厥的发作。

2. 纠正缺氧　①吸氧，氧流量 4～6L/min，每日 2～3 次，每次 20～30 分钟；②改善微循环，纠正组织严重缺氧。必要时遵医嘱输注改善微循环的药物。嘱病人多饮水，以防止脱水导致血液黏稠度增加，诱发缺氧发作。

3. 预防感染　注意保暖，预防呼吸道感染，注意口腔卫生，防止口腔黏膜感染。

4. 加强营养　根据病人口味，进食易消化、高蛋白、高热量、高维生素饮食。少量多餐，避免过饱。对于婴儿，喂养比较困难，吸奶时往往因气促乏力而停止吮吸，且易呕吐和大量出汗，故喂奶时可用滴管滴入，减轻患儿体力消耗。

（二）术后护理

护理措施参见"室间隔缺损"，其并发症的护理如下：

1. 灌注肺　是四联症矫治术后的一种严重并发症，发生的原因可能与肺动脉发育差、体 - 肺侧支多或术后液体输入过多有关。临床主要表现为急性进行性呼吸困难、发绀、血痰和难以纠正的低氧血症，其主要护理措施包括：①用呼气末正压通气方式辅助通气。②密切监测呼吸机的各项参数，特别注意气道压力的变化。③促进有效气体交换：及时清理呼吸道内分泌物，吸痰时注意无菌操作，动作轻柔；注意观察痰液的颜色、性质、量以及唇色、甲床颜色、血氧饱和度、心率、血压等；拔除气管插管后，延长吸氧时间 3～5 日，并结合肺部体疗协助病人拍背排痰。④严格限制入量，经常监测血浆胶体渗透压，在术后急性渗血期，根据血浆胶体渗透压的变化，遵医嘱及时补充血浆及清蛋白。

2. 低心排血量综合征　病人由于术前肺血减少和左心室发育不全，术后可能出现低心排血量综合征，表现为低血压、心率快、少尿、多汗、末梢循环差、四肢湿冷等。其主要护理措施包括：①密切观察病人生命体征、外周循环及尿量等情况；②遵医嘱给予强心、利尿药物，并注意保暖。

（三）健康教育

参见"室间隔缺损"的健康教育。

【护理评价】

通过治疗与护理，病人是否：①营养状态得到改善，活动不受限制；②恢复正常的呼吸型态；③未发生并发症或并发症得到及时发现和处理。

第三节　后天性心脏病

后天性心脏病（acquired heart disease）是指出生后由于各种原因导致的心脏疾病。后天性心脏瓣膜病是临床最常见的心脏病之一，约占我国心脏外科病人的 30%，其最常见的原因是风湿热所致的风湿性瓣膜病。风湿性瓣膜病最常累及二尖瓣，其次为主动脉瓣、三尖瓣，肺动脉瓣则较少累及。风湿性病变可单独累及一个瓣膜区，也可同时累及几个瓣膜区，以二尖瓣合并主动脉瓣病变较多见。除心脏瓣膜病之外，随着人们生活水平的提高，冠状动脉粥样硬化性心脏病及胸主动脉瘤的发病率亦呈逐年上升趋势。

一、二尖瓣狭窄

案例 22-3

　　王女士，45 岁，务农，劳累后胸闷、气促 4 年，逐渐加重。3 月前曾有突发咯血、血性泡沫痰及端坐呼吸史，既往有四肢关节酸痛史。体检：心尖部舒张期隆隆样杂音，肺动脉瓣区第 2 音增强。

思考：

1. 请说出该女士的疾病诊断，她目前的主要护理问题有哪些？

2. 假如你是她的责任护士，应如何配合医生进行术前准备？

二尖瓣狭窄（mitral stenosis）指二尖瓣瓣膜受损、瓣膜结构和功能异常所导致的瓣口狭窄。发病率女性高于男性，在儿童和青年期发作风湿热后，往往在 20～30 岁以后才出现临床症状。

【病因】

主要是风湿热所致。风湿热反复发作并侵及二尖瓣，使瓣膜交界处黏着融合，造成瓣口狭窄，瓣叶增厚、挛缩、变硬和钙化，进一步加重了瓣口狭窄，并限制瓣叶活动。

【发病机制】

正常成人二尖瓣瓣口的横截面积为 4～6cm^2，当瓣口面积小至 2.5cm^2 时可能出现心脏杂音，但无明显临床症状；当瓣口面积小于 1.5cm^2，即可出现血流动力学改变和临床症状；当瓣口面积小于 1.0cm^2 时，跨瓣压差显著增加，血流障碍更加明显，出现严重的临床症状。此时左心房压力升高，左心房逐渐扩大；肺静脉压升高，肺毛细血管扩张、淤血，影响肺内气体交换；活动时肺毛细血管压力增高更加明显，肺顺应性降低，发生劳力性呼吸困难；当肺毛细血管压力增高超过正常血浆胶体渗透压 30mmHg（4.0kPa）时，即可发生急性肺水肿。发病早期，病人极易出现急性肺水肿，晚期由于肺小动脉阻力和肺动脉压力增高，增加右心负荷，右心逐渐肥厚、扩大，最终导致右心衰竭。

【临床表现】

1. **症状**　因肺淤血和肺水肿而出现劳力性呼吸困难、咳嗽、咯血、端坐呼吸和夜间阵发性呼吸困难；还可出现心悸、头晕、乏力等心排量不足的表现。

2. **体征**

（1）视诊：二尖瓣面容，面颊和口唇轻度发绀；右心衰竭者可见颈静脉怒张、肝大、腹水和双下肢水肿。

（2）触诊：多数病人在心尖部能扪及舒张期震颤；右心室肥大者，心前区可扪及收缩期抬举样搏动。

（3）听诊：心尖部第一心音亢进，舒张中期隆隆样杂音；在胸骨左缘第 3、4 肋间可闻及二尖瓣开放拍击音；肺动脉高压和右心衰竭者第二心音亢进、轻度分裂。

【辅助检查】

1. **心电图**　轻度狭窄者心电图正常；而中、重度狭窄者表现为电轴右偏、P 波增宽；肺动脉高压者可出现右束支传导阻滞或右心室肥大；病程长者常显示房颤。

2. **X 线**　病变轻者无明显异常，而中度、重度狭窄者常可见到左心房和右心室扩大，心脏显影呈梨形。长期肺淤血者表现为肺门增大而模糊。

3. **超声心动图**　超声可观察到二尖瓣瓣叶活动差、增厚和变形，瓣口狭窄，左心房、右心室、右心房扩大，而左心室正常。

【治疗原则】

1. **非手术治疗**　适用于无症状或心功能 I 级的病人。注意休息，避免剧烈体力活动，控制钠盐摄入，并积极预防感染，定期（6～12 个月）复查；呼吸困难者口服利尿剂，避免和控制诱发急性肺水肿的因素，如急性感染、贫血等。

2. **手术治疗**

（1）适应证：心功能 II 级以上且瓣膜病变明显者，需择期手术。心功能 IV 级、急性肺水肿、大咯血、风湿热活动和感染性心内膜炎等情况，原则上应积极内科治疗，病情改善后尽早手术；如内科治疗无效，则应急诊手术，挽救生命。已出现心房颤动的病人，心功能进行性减退，易发生血栓栓塞，应尽早手术。

（2）手术方法：在全麻低温体外循环直视下进行二尖瓣交界切开及瓣膜成形术，临床上使用的人工瓣膜有机械瓣膜、生物瓣膜两大类(图22-5、图22-6)。

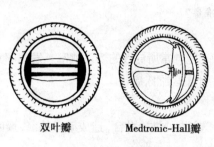

双叶瓣　　　　Medtronic-Hall瓣

图22-5　机械瓣膜

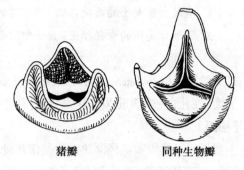

猪瓣　　　　同种生物瓣

图22-6　生物瓣膜

相关链接

人造心脏瓣膜简介

目前,临床上常用的人造心脏瓣膜为机械瓣和生物瓣两种,其各自的优缺点及适应证如下。

机械瓣:是我国目前使用量最大的人造心脏瓣膜,具有耐久性好的优点。缺点包括:①有诱发血栓形成的副作用,术后病人需终身抗凝治疗;②抗感染性差,术后有细菌性心内膜炎的易感倾向;③无生长扩大的能力。机械瓣适用于绝大多数需瓣膜置换的病例,但对有生育要求的育龄妇女、正在生长发育的儿童、抗凝禁忌证者以及感染性心内膜炎感染控制不好者需慎重选用。

生物瓣:其优点是中心性血流、血流动力学优于机械瓣、无需终身抗凝治疗。缺点则是耐久性差,会发生钙化毁损;年龄越小,生物瓣钙化毁损速度越快;同时,生物瓣还具有无生长性、抗感染能力差等缺点。生物瓣主要适用于65岁以上的病人;此外,希望生育的育龄妇女,为避免抗凝药的致胎儿畸形和生产时的大出血,也可选择生物瓣。

【护理评估】

(一)术前评估

1. **健康史及相关因素**　评估病人的一般情况,包括年龄、身高、体重及生长发育情况;居住环境是否寒冷潮湿,有无风湿活动、细菌感染等;本次疾病发生的诊治经过,家族遗传史、用药史等。

2. **身体状况**

(1)症状:评估病人咳嗽的性质,咳痰颜色,有无夜间憋醒等呼吸困难症状;是否咯血及咯血量,活动耐力,营养状态,烟酒史等。

(2)体征:评估病人发绀的程度、有无二尖瓣面容、颈静脉是否怒张,有无肝大、腹水、双下肢水肿;杂音的部位和性质等。

(3)辅助检查:了解各项实验室检查的结果,心电图是否有房颤及辅助检查情况等。

(二)术后评估

评估手术方式、麻醉方式及术中情况,体外循环转流时间,术中瓣膜应用的类型,开启功能状态是否完好等;观察有无并发症的迹象。

(三)心理-社会状况

评估病人及家属对疾病相关知识的了解,对治疗和预后的期望,对手术风险的预知,手术方案的了解,瓣膜选择的情况,家庭情况、经济状况等。

【主要护理诊断/问题】

1. **活动无耐力**　与心排血量减少有关。

2. 低效性呼吸型态　与缺氧、手术、麻醉、应用呼吸机、体外循环、术后伤口疼痛有关。

3. 潜在并发症：出血、动脉栓塞。

【护理目标】

1. 病人循环功能稳定，活动不受限制。

2. 病人恢复正常的呼吸型态。

3. 病人未发生术后并发症或并发症得到及时发现和处理。

【护理措施】

（一）术前准备和非手术病人的护理

1. 限制病人活动量　促进休息，避免情绪激动。

2. 改善循环功能，纠正心衰　注意观察心率和血压情况；吸氧，改善缺氧情况；限制液体摄入；遵医嘱应用强心、利尿、补钾药物。

3. 加强营养　指导病人进食高热量、高蛋白及丰富维生素食物，以增强机体对手术耐受力，限制钠盐摄入。低蛋白血症和贫血者，给予清蛋白、新鲜血输入。

4. 预防感染　①指导病人戒烟；②冬季注意保暖，预防呼吸道和肺部感染；③保持口腔和皮肤卫生，避免黏膜和皮肤损伤；④积极治疗感染灶，预防术后感染性心内膜炎的发生。

5. 心理护理　许多病人因缺乏疾病和手术相关知识，对疾病和手术产生不确定感、恐惧，导致失眠，甚至诱发高血压、心律失常等，护士要鼓励病人说出自己的感受和问题，介绍疾病和手术相关知识，使病人积极配合治疗和护理。

（二）术后护理

1. 加强呼吸道管理　对气管插管的病人，及时吸痰和湿化气道；气管插管拔除后定期协助病人翻身、拍背，指导其咳嗽、咳痰，保持气道通畅。

2. 改善心功能和维持有效循环血容量

（1）加强病情观察：密切监测生命体征及心电图变化，警惕出现心律失常；观察尿量、外周血管充盈情况和中心静脉压等变化。

（2）补充血容量：记录每小时尿量和24小时液体出入量，排除肾功能因素影响，若尿量＜1ml/（kg·h），提示循环血容量不足，及时补液，必要时输血，但术后24小时出入量应基本呈负平衡。

（3）遵医嘱应用强心、利尿、补钾药物；对服用洋地黄的病人，注意观察其有无洋地黄中毒；若发现心率慢、胃肠道不适、黄绿视等，立即通知医师。

（4）控制输液速度和输液量：使用血管活性药时应用输液泵或注射泵控制输液速度和输液量。

3. 抗凝治疗　机械瓣置换术后的病人，必须终生不间断抗凝治疗；置换生物瓣的病人需抗凝3～6个月。行瓣膜置换术的病人，术后24～48小时即给予华法林抗凝治疗，抗凝治疗效果以凝血酶原时间活动度国际标准比值（INR）保持在2.0～2.5之间为宜。定期抽血查看INR，调整华法林的剂量。

4. 并发症的观察、预防与处理

（1）出血：①间断挤压引流管，观察并记录引流液的颜色、性状及量。若引流量持续2小时超过4ml/（kg·h）或有较多血凝块，伴血压下降、脉搏增快、躁动、出冷汗等低血容量表现，考虑有活动性出血，及时报告医师，并积极准备再次开胸止血；②在服用华法林抗凝药物期间，应密切观察病人有无牙龈出血、鼻出血、血尿等出血征象，重者可出现脑出血，出现异常及时通知医师处理。

（2）动脉栓塞：抗凝不足的表现。警惕病人有无突发晕厥、偏瘫或下肢厥冷、疼痛、皮肤苍白等血栓形成或肢体栓塞的现象，出现异常及时通知医师。

（三）健康教育

1. 疾病预防　注意个人和家庭卫生，减少细菌和病毒侵入；天气变化注意防寒保暖，避免呼吸道感染。出现感染时,及时应用抗生素,直至感染控制满意。

2. 饮食指导 进食高蛋白、富含纤维素、低脂肪的均衡饮食,少食多餐,避免进食过量而加重心脏负担。少吃维生素K含量高的食物,如菠菜、白菜、菜花、胡萝卜、西红柿、蛋、猪肝等,以免降低抗凝药物的作用。

3. 休息与活动 一般术后休息3~6个月,避免劳累,保持良好的生活习惯;根据心功能恢复情况,适当进行户内外活动,并逐渐增加活动量,以不引起胸闷、气促为宜,避免剧烈运动和重体力劳动。

4. 防治感染 注意保暖,预防呼吸道感染;如出现皮肤感染、牙周炎、感冒、肺炎及胃肠道感染等症状应及时治疗,避免引起感染性心内膜炎。

5. 遵医嘱服药 嘱病人严格遵医嘱服用强心、利尿、补钾及抗凝药物,并教会病人及其家属观察药物的作用及副作用。

6. 抗凝用药指导

(1)治疗意义:生物瓣抗凝3~6个月,机械瓣需终身抗凝。指导病人按时服药,不可随意加、减药量;否则会造成瓣膜无法正常工作,引起机体出血或血栓发生。

(2)定期复查:术后半年内,每个月定期复查凝血酶原时间(PT)和国际标准比值(INR),根据结果遵医嘱调整药量。半年后,置入机械瓣膜病人每6个月定期复查。

(3)药物反应:苯巴比妥类药物、阿司匹林、双嘧达莫(潘生丁)、吲哚美辛(消炎痛)等药物能增强抗凝作用;维生素K等止血药则降低抗凝作用,使用上述药物时,需在医生指导下进行。

(4)自我监测:如出现牙龈、口腔黏膜、鼻腔出血,皮肤青紫、瘀斑、血尿等情况考虑抗凝药物过量;若出现下肢厥冷、疼痛、皮肤苍白等现象则是抗凝剂不足的表现。

(5)及时咨询:若需要做其他手术,应咨询医生,术后36~72小时重新开始抗凝治疗。

7. 婚姻与妊娠 术后不妨碍结婚与性生活,但一般在术后1~2年心功能完全恢复为宜。女性病人婚后一般应避孕,如坚持生育,应详细咨询医生获取保健指导。

8. 自我保健 定期复诊,若出现心悸、胸闷、呼吸困难、皮下出血等不适时应及时就诊。

【护理评价】

通过治疗与护理,病人是否:①循环功能稳定,活动不受限制;②能够恢复正常的呼吸型态;③未发生术后并发症或并发症得到及时发现和处理。

二、二尖瓣关闭不全

二尖瓣关闭不全(mitral regurgitation)指二尖瓣瓣膜受损害、瓣膜结构和功能异常导致的瓣口关闭不全。

【病因】

二尖瓣关闭不全病因复杂,主要由于风湿性炎症累及二尖瓣所致;感染性心内膜炎可造成二尖瓣叶赘生物或穿孔;其他原因所致的腱索断裂、乳头肌功能不全或二尖瓣脱垂等均可造成二尖瓣关闭不全。

【病理生理】

左心室收缩时因二尖瓣关闭不全,部分血液反流入左心房,致使左心房因血量增多而压力升高,逐渐产生代偿性扩大或肥厚。左心室舒张时,心房过多的血流入左心室,使之负荷加重,左心室也逐渐扩大和肥厚,进而肺静脉淤血,肺循环压力升高引起右心功能不全。左心功能长期负荷过重,最终导致左心衰竭。

【临床表现】

1. 症状 病变轻、心功能代偿良好者可无明显症状;病变较重或病程长者,常见症状为心悸、乏力和劳累后气促等。急性肺水肿和咯血较二尖瓣狭窄者少见,病人一旦出现以上临床症状,病情可在短时间内恶化。

2. 体征 ①心尖搏动增强,并向左下移位。心尖部可闻及全收缩期杂音,向腋部传导,第一心音减弱或消失,肺动脉瓣区第二心音亢进。②晚期病人出现右心衰竭体征,如颈静脉怒张、肝大及周围水肿等。

【辅助检查】

1. 心电图 轻者可正常,重者显示电轴左偏、二尖瓣型 P 波、左心室肥大和劳损。

2. X 线 左心房和左心室均明显扩大,钡餐 X 线检查可见食管受压向后移位。

3. 超声心动图 左心房、左心室扩大,二尖瓣活动度大且关闭不全。

【治疗原则】

1. 非手术治疗 主要为药物治疗,包括洋地黄制剂、血管扩张剂和利尿剂等,改善心功能和全身状况。

2. 手术治疗 症状明显、心功能改变、心脏扩大者均应及时在体外循环下实施直视手术。手术方法有两种:

(1)二尖瓣修复成形术:适用于瓣膜病变轻、活动度较好者。利用病人自身组织和部分人工代用品修复二尖瓣,以恢复瓣膜完整性。

(2)二尖瓣替换术:适用于二尖瓣损伤严重、不宜实施修复成形术者。

【护理评估】

护理评估、主要护理诊断/问题、护理措施与健康教育参见第一节"体外循环"和本节"二尖瓣狭窄"的相关护理内容。

三、主动脉瓣狭窄

主动脉瓣狭窄(aortic stenosis)是风湿热累及主动脉瓣,导致瓣叶纤维化增厚,粘连和挛缩,使瓣口狭窄。单纯主动脉瓣狭窄较少见,常合并主动脉瓣关闭不全和二尖瓣病变等。

【病因】

多由于风湿热累及主动脉瓣所致,也可由于先天性狭窄或老年性主动脉瓣钙化所造成。

【发病机制】

正常成人主动脉瓣瓣口横截面积为 $3cm^2$,收缩期跨瓣压力阶差 <5mmHg。主动脉瓣狭窄会增加左心室后负荷,并阻碍收缩期左心室排空。左心室后负荷增加促使左心室收缩压力升高,进而导致向心性左心肥厚。在进行性左心肥厚的代偿期,病人可长时期无明显症状。由于左心室肥厚和顺应性降低,心排血量减少,进入冠状动脉和脑的血流量减少,常出现心、脑供血不足的症状。

【临床表现】

1. 症状 主动脉瓣狭窄的病人病程早期常无症状,中度和重度狭窄者可表现为乏力、眩晕、心绞痛、劳累后气促、运动时昏厥、端坐呼吸、急性肺水肿,还可并发感染性心内膜炎,甚至出现猝死。

2. 体征 主动脉瓣狭窄最突出的表现是收缩期喷射性、高调、粗糙的杂音,在胸骨右缘第 2 肋间隙最为明显且能扪及收缩期震颤,杂音向两侧颈动脉传导。重度狭窄者血压偏低、脉压小和脉搏细弱。

【辅助检查】

1. 心电图 电轴左偏,左心室肥大伴劳损,T 波倒置,部分病人可出现左束支传导阻滞、房室传导阻滞或房颤。

2. X 线 早期心影无改变;病变加重后可见左心室增大,升主动脉扩张;晚期可有肺淤血。

3. 超声心动图 M 型超声心动检查显示主动脉瓣叶开放振幅减小,瓣叶曲线增宽;二维或切面超声检查显示主动脉瓣增厚、变形或钙化,活动度减小和瓣口缩小等征象。

4. 心导管 左心导管检查可测定左心室与主动脉之间的收缩压力阶差,明确狭窄的程度;选择性左心室造影可显示狭窄的瓣口、左心室腔大小以及是否伴有二尖瓣关闭不全。

【治疗原则】

1. **非手术治疗** 无症状的轻、中度狭窄者无手术指征可进行内科治疗。

2. **手术治疗** 主动脉瓣置换术为治疗成人主动脉瓣狭窄的主要方法。通过手术可以消除主动脉瓣跨瓣压力阶差,减轻左心室后负荷,缓解左心室肥厚。

(1)适应证:重度狭窄者伴心绞痛、昏厥或心力衰竭等症状应尽早实施手术。无症状的重度狭窄者,如伴有心脏进行性增大和(或)明显左心室功能不全,也需手术治疗。

(2)手术方式:常用手术方式包括:①直视主动脉瓣切开术,适用于瓣膜柔软、弹性好的病人;②主动脉瓣置换术,切除病变的瓣膜,进行人工瓣膜替换,适用于严重瓣膜病变或伴关闭不全的成年病人。

【护理评估】

护理评估、主要护理诊断/问题、护理措施与健康教育参见第一节"体外循环"和本节"二尖瓣狭窄"的相关护理内容。

四、主动脉瓣关闭不全

主动脉瓣关闭不全(aortic regurgitation)指主动脉瓣膜受损害引起的瓣叶变形、纤维化、增厚、钙化,活动受限,影响瓣叶边缘对合,使瓣口关闭不全,常伴有不同程度的主动脉瓣狭窄。

【病因】

主要是风湿热和老年主动脉瓣变性钙化。此外,梅毒、感染性心内膜炎、马方综合征(Marfan syndrome)、先天性主动脉瓣畸形、主动脉夹层等也均可引起主动脉瓣关闭不全。

【发病机制】

因主动脉血液经主动脉瓣反流至左心室致肌纤维伸长,收缩力增强,左心室接受来自左心房和主动脉的血液而过度充盈,容量负荷过重,左心室代偿性扩大和肥厚。失代偿后可出现左心衰竭。瓣膜关闭不全时还可引起动脉舒张压显著下降,影响冠状动脉与脑动脉血流,出现心肌与脑供血不足。

【临床表现】

1. **症状** 轻度关闭不全、心脏功能代偿好的病人无明显症状。关闭不全早期表现乏力、心悸、心前区不适、眩晕和头部强烈搏动感;重度关闭不全者常发生心绞痛、气促、阵发性呼吸困难、端坐呼吸或急性肺水肿。

2. **体征**

(1)心脏体征:心界向左下方增大,心尖部可见抬举性搏动。胸骨左缘第3、4肋间和主动脉瓣区可闻及叹息样舒张早、中期或全舒张期杂音,向心尖传导。

(2)周围血管征:重度关闭不全者出现周围血管征,包括颈动脉搏动明显,水冲脉,股动脉枪击音,口唇、甲床毛细血管搏动等征象。

【辅助检查】

1. **心电图** 电轴左偏,左心室肥大伴劳损。

2. **X线** 左心室明显增大,向左下方延长;主动脉结隆起,升主动脉和弓部增宽,左心室和主动脉搏动幅度增大;左心衰竭可见肺淤血征象。

3. **超声心动图** ①M型超声心动图检查显示主动脉关闭和开放速度均增快,舒张期血液反流入左心室时冲击二尖瓣,可呈现二尖瓣前叶快速高频振动,左心室扩大;②二维或切面超声图显示主动脉瓣增厚,主动脉瓣叶在舒张期不能完全闭合;③多普勒超声显示主动脉瓣下方舒张期涡流,检测可估计反流程度。

4. **心导管** 左心导管检查可测定左室舒张末容积、左室收缩末容积、左室射血分数、左室舒张末压及左室厚度。

【治疗原则】

手术治疗主要为主动脉瓣置换术。若病人出现以下临床征象,如心绞痛、左心衰竭或心脏逐渐扩大,可在数年内死亡,故应尽早施行主动脉瓣置换术。

【护理评估】

护理评估、主要护理诊断/问题、护理措施与健康教育参见第一节"体外循环"和本节"二尖瓣狭窄"的相关护理内容。

五、冠状动脉粥样硬化性心脏病

冠状动脉粥样硬化性心脏病(atherosclerotic coronary artery disease)简称冠心病,是由于冠状动脉粥样硬化使管腔狭窄或阻塞,引起冠状动脉供血不足,导致心肌缺血、缺氧或坏死的一种心脏病。主要侵及冠状动脉主干及其近段分支,左冠状动脉的前降支和回旋支的发病率高于右冠状动脉。近20年来,我国冠心病发病率明显上升,多见于中年以上人群,男性多于女性。

【病因】

病因尚未完全明确,已公认的主要危险因素有高脂血症、高血压、吸烟与糖尿病等。

【发病机制】

冠状动脉血流量是影响心肌供氧最主要的因素。冠状动脉粥样硬化使管腔狭窄时,冠状动脉血流量减少,心肌供氧和需氧失去平衡。粥样硬化斑块破裂和急性冠状动脉血栓形成后可导致相应区域心肌血液供应锐减,立即降低心肌工作性能;若心肌梗死后1小时内恢复再灌注,部分心肌细胞功能可以恢复,再灌注时间若超过2~6小时,则心肌梗死无法逆转。急性心肌梗死可引起严重心律失常、心源性休克、心力衰竭甚至心室破裂。

【临床表现】

本病与冠状动脉粥样硬化狭窄的程度及受累血管及支数密切相关。

1. 心绞痛 情绪激动、体力劳动或饱餐等情况下,可因心肌需氧量增加而引起或加重心肌供血供氧不足,出现心绞痛。表现为胸闷、胸骨后压榨样疼痛,向上、向左放射至左肩、左臂、左肘甚至小指和无名指。

2. 心肌梗死 冠状动脉急性阻塞或长时间痉挛,以及血管腔内血栓形成,引起心肌梗死。心肌梗死时心绞痛剧烈,持续时间长,休息和含服硝酸甘油片不能缓解;可伴恶心、呕吐、大汗、发热、发绀、血压下降、心律失常、心源性休克、心力衰竭,甚至猝死。

【辅助检查】

1. 心电图 心肌缺血发生心绞痛时心电图以R波为主的导联中可见ST段压低、T波低平或倒置的心内膜下心肌缺血性改变,以及室性心律失常或传导阻滞。心肌梗死时,表现为坏死性Q波、损伤性ST段和缺血性T波改变。

2. 实验室检查 急性心肌梗死早期磷酸肌酸激酶及其同工酶的活性或质量、肌红蛋白、肌钙蛋白均出现异常改变。

3. 超声心动图 可对冠状动脉、心肌、心腔结构以及血管、心脏的血流动力学状态提供定性、半定量或定量的评价。

4. 冠状动脉造影术 可准确了解粥样硬化的病变部位、血管狭窄程度和狭窄远端冠状动脉血流通畅情况。

【治疗原则】

冠心病的治疗可分为药物治疗、介入治疗和外科手术治疗,应根据病人具体情况选择最佳的治疗方案。

1. 药物治疗 主要目的是缓解症状、减缓冠脉病变的发展,尽快恢复心肌的血液灌注。

2. **介入治疗**　是应用心导管技术，在冠状动脉造影的基础上经皮穿刺血管，将导管送达冠状动脉并以球囊扩张狭窄的病变部位，达到解除狭窄、增加血供和使闭塞的冠状动脉再通的目的。

3. **外科手术**　治疗主要目的是通过血管旁路移植绕过狭窄的冠状动脉，为缺血心肌重建血运通道，以改善心肌供血、供氧，缓解和消除心绞痛等症状，提高病人生活质量。

（1）适应证：药物治疗不能缓解的心绞痛，且冠状动脉造影显示冠状动脉两支或两支以上的狭窄病变大于70%；左冠状动脉主干狭窄和前降支狭窄者；出现心肌梗死并发症，如室壁瘤形成、室间隔穿孔、二尖瓣乳头肌断裂或功能失调；经皮冠状动脉腔内成形术术后狭窄复发者。

（2）手术方式：冠状动脉旁路移植术（coronary artery bypass graft, CABG）为常用的手术方式，即取一段自体血管移植到冠状动脉主要分支狭窄的远端，以恢复病变冠状动脉远端的血流量，改善心肌功能（图22-7）。自体血管主要有乳内动脉、桡动脉、胃网膜右动脉、大隐静脉、小隐静脉等。

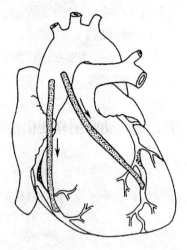

图22-7　升主动脉-冠状动脉的大隐静脉旁路移植术

【护理评估】

（一）术前评估

1. **健康史及相关因素**　评估病人的一般情况，包括年龄、身高、体重；饮食有无特殊习惯，有无高血压、高血脂及糖尿病病史；本次疾病发生的诊治经过，家族遗传史、用药史、烟酒史等。

2. **身体状况**

（1）评估病人胸痛的部位、程度、性质、持续的时间及诱因，使用扩血管药物后的效果，是否伴有恶心、呕吐、大汗、发热、发绀、血压下降、心律失常、心源性休克及心力衰竭等。

（2）辅助检查：了解实验室检查、心电图、超声心电图及冠状动脉造影结果。

（二）术后评估

评估手术方式、麻醉方式及术中情况，体外循环转流时间，观察有无并发症的迹象。

（三）心理-社会状况

评估病人及家属对疾病相关知识的了解，对治疗和预后的期望，对手术风险的预知，手术方案的了解，家庭情况、经济状况等。

【主要护理诊断/问题】

1. 活动无耐力　与心功能不全和心绞痛有关。

2. 焦虑与恐惧　与对疾病、手术及术后经历感到恐惧有关。

3. 有心排血量减少的危险　与术后低心排综合征有关。

4. 潜在并发症：出血、肾衰竭等。

【护理目标】

1. 病人活动耐力恢复，心功能正常。

2. 病人焦虑及恐惧减轻。

3. 病人循环功能稳定。

4. 病人的并发症得到预防、及时发现并得到控制。

【护理措施】

（一）术前准备和非手术病人的护理

1. **心理护理**　取得病人信任，加强沟通，了解其心理状态；鼓励病人提出疾病、检查和治疗相关问题并及时解答；为病人介绍手术室及监护室环境，告知其手术简要过程及术后注意事项，消除其焦虑、紧张、恐惧心理。

2. 减轻心脏负担　①适当的活动与休息：避免劳累，保证充足的睡眠时间，避免情绪波动；②合理膳食：多食高维生素、富含纤维素、低脂的食物，防止便秘发生；③给氧：间断或持续氧气吸入，以保证重要器官心、脑的氧供，预防组织缺氧发生；④戒烟：术前戒烟3周，有呼吸道感染者应积极抗感染治疗。

3. 术前指导　指导病人深呼吸、有效咳嗽，并训练床上大小便，床上腿部肌肉锻炼等。

（二）术后护理

1. 病情监测　密切监测血压、心率、心律和心电图变化，预防心律失常和心肌梗死的发生；观察病人的呼吸功能，呼吸频率、幅度和双侧呼吸音；监测血氧饱和度和动脉氧分压，防止低氧血症的发生；监测体温变化，术后早期积极复温，注意保暖，促进末梢循环尽快恢复；观察取静脉的手术肢体足背动脉搏动情况和足趾温度、肤色，水肿情况等。

2. 低心排血量的护理　①监测心排血量（CO）、中心静脉压、尿量等数值变化，及早发现低心排血量，及时报告医生处理；②补充血容量，维持水、电解质及酸碱平衡，纠正低氧血症；③及时、合理、有效地使用正性肌力药物，恢复心脏和其他重要器官的供血供氧；④当药物治疗不佳或反复出现室性心律失常时，可做经皮主动脉内球囊反搏（intra-aortic balloon pumping，IABP）。

3. 术后功能锻炼　术后2小时对手术肢体可以进行小腿、脚掌和趾的被动功能锻炼；坐位时，注意抬高患肢，避免足下垂；术后24小时根据病人情况鼓励其下床运动，但站立时间勿久；根据病人耐受程度，逐渐进行运动训练。

4. 并发症的预防和护理

（1）出血：因术后应用阿司匹林等药物进行抗凝治疗，预防搭桥血管发生梗死，有发生局部和全身出血的可能。密切观察全身皮肤状况及凝血酶原时间；观察切口及下肢取血管处伤口有无渗血；观察并记录引流液的量及性质，判断有无胸腔内出血或心脏压塞的预兆，发现异常及时报告医生并协助处理。

（2）肾衰竭：术后加强肾功能监护，密切观察尿量、尿比重、血钾、尿素氮和血清肌酐等指标的变化；疑似肾衰竭者，要限制水和钠的摄入，并禁用肾毒性药物；对急性肾衰竭者，应遵医嘱做透析治疗。

（三）健康教育

1. 健康生活方式的指导

（1）心血管疾病危险因素：通过健康教育使病人及家属了解影响心血管健康的主要危险因素，包括：吸烟，过量饮酒，高胆固醇、高盐饮食，熬夜，缺少锻炼，性格急躁，情绪波动，压力事件等，提高疾病预防的意识。

（2）倡导健康的生活方式：①合理饮食，进食低盐、低胆固醇和高蛋白质饮食，多吃蔬菜水果，保持均衡饮食；少食多餐，切忌暴饮暴食；②控制体重，养成定期锻炼的习惯，术后按照个体耐受和心功能恢复情况逐渐增加运动量；③了解压力时生理和心理的表现，积极应对以缓解压力，学会放松的技巧；④养成良好的生活习惯，戒烟、少量饮酒、不熬夜、规律生活。

2. 用药指导　出院前详细介绍用药目的，药物的名称、剂量、用法、常见的副作用，用药禁忌，出现异常及时就诊。

3. 自我保健

（1）保持正确的姿势：术后病人胸骨愈合大约需要3个月时间，在恢复期内，避免胸骨受到较大的牵张，如举重物、抱小孩等。当身体直立或坐位时，尽量保持上半身挺直，两肩向后展。每天做上肢水平上抬练习，避免肩部僵硬。

（2）促进腿部血液循环：在腿部恢复期可穿弹力护袜，以改善下肢血液供应；床上休息时，应脱去护袜，抬高下肢。

（3）定期复诊，不适随诊。

【护理评价】

通过治疗与护理，病人是否：①活动耐力逐渐恢复，心功能正常；②焦虑及恐惧减轻或消失；③循环功能稳定；④并发症得到预防或被及时发现和处理。

第四节　胸主动脉瘤

各种疾病造成的主动脉壁正常结构损害，尤其是承受压力和维持大动脉功能的弹力纤维层变脆弱和破坏，使局部主动脉在血流压力的作用下逐渐膨大扩张，形成主动脉瘤（aortic aneurysm）。胸主动脉各部包括升主动脉、主动脉弓、降主动脉均可发生主动脉瘤，称为胸主动脉瘤（thoracic aortic aneurysm）。

【病因】

主动脉瘤是多种致病因素相互影响、共同作用的结果，常见的原因包括：

1. 动脉粥样硬化　动脉粥样硬化斑块影响管腔内血液营养向动脉壁输送、供应，使主动脉壁变性、坏死，易形成动脉瘤。

2. 主动脉中层囊性坏死　某些先天性疾病和遗传性疾病如马方综合征，使主动脉壁中层发生囊性坏死，弹力纤维消失，伴有黏液性变，主动脉壁薄弱，形成主动脉瘤；有时还形成夹层。

3. 创伤性动脉瘤　多因胸部挤压伤、碰撞或从高处坠下，引起胸主动脉破裂。主动脉全层破裂者，病人在短时间内即因大量失血死亡；如主动脉内膜和中层破裂，但外层或周围组织仍保持完整，则可形成假性动脉瘤或夹层。

4. 感染性因素　常继发在感染性心内膜炎的基础上；梅毒等因素也可引起。

【病理生理及分类】

1. 按照主动脉壁病变的层次和范围　①真性动脉瘤，即全层瘤变和扩大；②假性动脉瘤，瘤壁无主动脉的全层结构，仅有内膜面覆盖的纤维结缔组织；③主动脉夹层动脉瘤。

2. 按照胸主动脉瘤病理形态　囊状动脉瘤、梭状动脉瘤、夹层动脉瘤。

【临床表现】

主动脉瘤早期多无症状，胸主动脉瘤仅在当瘤体增大到一定程度、压迫或侵犯邻近器官和组织后才出现临床症状和体征。

1. 症状

（1）胸痛：胸背部呈间歇性或持续性胀痛或跳痛，若肋骨、胸骨、脊椎受侵蚀以及脊椎神经受压迫时，胸痛加重。

（2）邻近器官组织受压迫和侵蚀：①主动脉弓部动脉瘤压迫气管和（或）支气管，出现咳嗽、呼吸困难；压迫喉返神经引起声音嘶哑；压迫交感神经可引起 Horner 综合征；压迫膈神经引起膈肌麻痹；压迫左无名静脉可使左上肢静脉压高于右上肢。②急性主动脉夹层动脉瘤压迫和阻塞主动脉的分支导致昏迷、偏瘫（颈动脉受压）、急腹痛（肠系膜动脉受压）、无尿、肢体疼痛等症状。

（3）主动脉瘤破裂：血压增高导致瘤体破裂，表现急性胸痛、失血性休克、心脏压塞、死亡，是一种极其危险的外科急症。

2. 体征　早期多无异常体征。合并主动脉瓣关闭不全者，主动脉瓣区可闻及舒张期杂音，动脉搏动增强、周围血管征阳性，左心室扩大；上腔静脉或无名静脉受压使静脉回流受阻，出现颈静脉怒张或水肿；弓部动脉瘤可有气管受压移位，胸骨上窝搏动性包块。

【辅助检查】

1. 心电图　无异常改变，合并高血压和主动脉瓣病变的病人可出现左室肥厚。

2. **X线** 显示后前位纵隔增宽,气管、食管被推挤移位,并可见主动脉壁钙化。

3. **超声心动图** 对主动脉根部、升主动脉和主动脉弓的病变诊断明确,多平面食道超声对区别主动脉瘤、主动脉夹层壁间血肿有意义。

4. **其他影像学检查** CT、MRI 检查可清楚地了解主动脉瘤的部位、范围、大小、与周围器官的关系以及动脉瘤体结构有无动脉硬化斑块和附壁血栓形成等。

【治疗原则】

主动脉瘤是一种局限不可复原的病变,若不及时治疗,绝大多数病人可因动脉瘤破裂而突然死亡。急性主动脉夹层动脉瘤的病人一经确诊应立即行急诊手术。

【护理评估】

(一)术前评估

1. **健康史** 评估病人的一般情况,包括年龄、身高、体重及生长发育情况;饮食有无特殊习惯,有无家族血管遗传疾病,高血压,细菌、梅毒感染等;本次疾病发生的诊治经过,家族遗传史、用药史;外伤史,烟酒史,是否吸毒等。

2. **身体状况**

(1)症状:评估病人胸痛的部位、性质,程度;有无邻近器官的压迫症状,有无呼吸困难症状;声音嘶哑等。

(2)体征:评估病人胸部有无杂音,颈部有无肿块;周围血管有无搏动征;血压波动情况等。

(3)辅助检查:了解各项实验室检查的结果,心电图是否有房颤及辅助检查情况等。

(二)术后评估

了解病人的麻醉方式、术式及术中情况,手术过程是否顺利,有无输血及用量;评估病人生命体征是否平稳,循环和内环境是否稳定及有无并发症的发生。

(三)心理 - 社会状况

评估病人及家属对疾病相关知识的了解,对治疗和预后的期望,对手术风险的预知,承受能力,疾病治愈的期望,手术方案的了解,血管类型选择的情况,家庭情况、经济状况等。

【主要护理诊断 / 问题】

1. 急性疼痛 与肋骨、胸骨、脊椎受动脉瘤侵蚀以及脊椎神经受压迫有关。

2. 恐惧 与病情凶险并对疾病预后的不确定性有关。

3. 低效性呼吸型态 与手术、麻醉、应用呼吸机、体外循环、术后伤口疼痛等有关。

4. 潜在并发症:出血、感染、动脉瘤破裂、电解质失衡等。

【护理目标】

1. 病人疼痛能够得到暂时缓解或减轻。

2. 病人和家属恐惧的情绪能够缓解或减轻。

3. 病人恢复正常的呼吸型态。

4. 病人的并发症得到预防、及时发现并得到控制。

【护理措施】

(一)术前准备和非手术病人的护理

1. **卧床休息** 限制病人运动,绝对卧床休息,保持安静,避免情绪激动,必要时应用镇静剂。

2. **病情监测** 严密监测生命体征和重要脏器的功能;主动脉弓部病变的病人注意观察神志的改变。如有主动脉破裂的先兆,立即通知医生,并做好抢救准备。

3. **调整全身状况** 改善营养状况,嘱病人多食高蛋白、高纤维素、丰富维生素、易消化的软食,保持大、小便通畅。

4. 疼痛管理 评估疼痛的位置、性质、持续时间、诱因等；集中护理操作，减少环境刺激，指导病人放松的技巧，遵医嘱使用镇痛药物。

5. 心理护理 向病人及家属介绍疾病和手术相关知识及术后注意事项；理解病人的异常心理反应并耐心解答病人及家属的问题，以缓解其对手术的恐惧和焦虑。

（二）术后护理

1. 加强病情监测 ①动态监测病人的心率、心律、血压和心电图变化；②监测皮肤温度、色泽，四肢末梢动脉搏动以及动脉血乳酸水平，了解远端血供是否充足；③监测呼吸功能、呼吸频率、呼吸幅度和双侧呼吸音；④观察尿量、尿颜色、尿比重，监测肾功能指标，记录每小时尿量，了解肾功能；⑤观察病人意识状态，四肢活动情况及病理征等，了解中枢神经系统的功能状态。

2. 维持循环和内环境稳定 ①补充有效血容量：主动脉手术吻合口多，创面大，维持血压稳定，积极补充循环血量，保证重要器官的血液灌注；②纠正电解质、酸碱平衡紊乱：监测血气分析结果，根据血气分析报告及时评估病人的酸碱平衡及电解质情况并提前干预。

3. 加强呼吸道管理 术后辅助通气，并适当延长辅助通气时间，减少呼吸做功，减轻心脏负担；根据呼吸监测结果调整呼吸机参数；及时清理呼吸道内分泌物。待病人完全清醒、病情稳定且达到满意自主呼吸后，拔出气管插管；拔管后改用面罩雾化吸氧，同时结合有效的肺部体疗，鼓励病人深呼吸、咳痰，预防肺不张。密切观察病人的呼吸频率、节律、幅度和双肺呼吸音，及时发现异常情况。

4. 并发症的预防和护理 参见本章第一节"体外循环"术后并发症的预防与护理。

（三）健康教育

参见本节"冠状动脉粥样硬化性心脏病"相关内容。

【护理评价】

通过治疗与护理，病人是否：①疼痛能得到暂时缓解或减轻；②家属恐惧的情绪能够缓解或减轻；③恢复正常的呼吸型态；④未出现并发症或并发症得到及时发现和处理。

（黄　莉）

学习小结

本章主要介绍了心脏解剖、体外循环术后的病理生理改变、先天性心脏病、后天性心脏病及胸主动脉瘤的护理评估、护理措施及健康教育。手术是治疗心脏疾病的主要方法之一，因此要做好相应的围术期护理，包括全面的护理评估、术前准备以及术后护理。

本章中重点掌握各种心脏疾病的概念、护理评估、主要护理问题及护理措施，体外循环术后病人并发症的观察；熟悉各种心脏疾病的临床表现及治疗原则、病因、病理生理；了解体外循环的建立过程。

复习参考题

1. 什么是体外循环？

2. 简述室间隔缺损术后的并发症及护理。

3. 简述二尖瓣狭窄病人的临床表现。

第二十三章　腹部疾病病人的护理

23

学习目标	
掌握	腹部损伤的临床表现、护理诊断、现场急救及护理措施；急性腹膜炎病人的护理评估与护理措施。
熟悉	腹股沟斜疝和直疝的区别。
了解	腹部损伤患者的整体护理。

第一节 腹部损伤病人的护理

案例 23-1

李先生，41 岁，因车祸撞伤左季肋部 30 分钟入院。患者面色苍白、出冷汗、脉搏细速，腹部轻压痛，无明显反跳痛和肌紧张。查体：体温 37.5℃，呼吸 26 次 / 分，脉搏 120 次 / 分，血压 78/52mmHg。腹部移动性浊音阳性，腹腔穿刺抽出 20ml 不凝血。

思考：
1. 该患者可能发生了什么脏器损伤？为什么？
2. 护士应如何配合医生进行抢救？

腹部损伤（abdominal injuries）在外科急症中较为常见，其发生率在平时约占各种损伤的 0.4%～1.8%，战争时可高达 50% 左右。腹部损伤常伴有内脏损伤而伤情严重，死亡率可高达 10% 左右。致死原因包括休克、大出血、严重腹腔感染或全身感染等。早期正确的诊断和及时、有效的处理是降低腹部损伤病人死亡率的关键。

问题与思考

腹部损伤在各类型创伤中较为常见，临床所见病例往往有合并伤，其中，可见胸腹联合伤。此类损伤类型较重，部分损伤可危及患者生命，随着外科手术水平的提高，应对此类损伤已有较大程度的进步，但也存在部分重型胸腹联合伤无法有效救治。

思考：对于重型胸腹联合伤，如何对其进行诊断及治疗、如何给予相应急救护理措施？

【分类】
腹部损伤可分为开放性和闭合性两类。

1. **开放性腹部损伤** 是指腹壁皮肤破损。多由刀刺、枪弹、弹片、霰弹等锐器或火器伤所致。腹膜穿破者为穿透伤（多伴内脏损伤），无腹膜破损者为非穿透伤（偶伴内脏损伤）。穿透伤中，有入口和出口者为贯通伤；只有入口而无出口者为非贯通伤（也称盲管伤）。

2. **闭合性腹部损伤** 是指腹壁皮肤完整无伤口。常由高空坠落、撞击、打击、挤压、冲击（气浪或水波）、扭转、突然减速、拳打脚踢等钝性暴力伤所致。闭合伤可能仅累及腹壁，也可累及腹腔内脏器。

【病因】
1. **外力因素** 腹部损伤的类型、严重程度、是否涉及腹腔内脏器、涉及哪些脏器等情况，很大程度上取决于暴力的强度、速度、着力部位和作用方向及作用方式等因素。此外，还受到解剖特点、内脏原有病理情况和功能状态等因素影响。常见受损腹腔内脏依次是肝、脾、肾、小肠、胃、结肠、大血管等，胰、十二指肠、膈、直肠、肠系膜等由于解剖位置较深，损伤概率较低。

2. **内在因素** 因腹部解剖特点、内脏原有病理情况和功能状态等内在因素的影响。
（1）肝、脾、肾的组织结构脆弱，血供丰富，位置固定，受暴力撞击后极易破裂。
（2）上腹部受到撞击、挤压时，胃窦、十二指肠水平部、胰腺易断裂。
（3）饱餐后、尿液未排空时，胃、膀胱等空腔脏器极易破裂。

【临床表现】
由于伤情不同，腹部损伤后的临床表现有很大差异，主要病理变化是腹腔内出血和腹膜炎。腹痛和压痛、反跳痛、肌紧张、肠鸣音减弱或消失是最常见的症状和体征。

1. 单纯性腹壁损伤 常见表现是受伤部位疼痛、局限性腹壁肿痛和压痛，有时可见皮下瘀斑，随时间推移逐渐缓解或缩小。一般无恶心、呕吐等胃肠道症状，肠鸣音存在，无腹膜炎征象。较严重的腹肌挫伤可发生腹壁血肿。开放性损伤腹壁上有伤口，伤口有出血或腹腔液体流出。

2. 腹腔内器官损伤 腹腔内器官如仅有挫伤，伤情通常不重，也无明显的临床表现，如腹腔内器官或血管破裂则病情严重。

（1）实质器官和血管损伤：①失血性表现：以腹腔内（或腹膜后）出血为主要表现。主要有面色苍白、脉搏增快、细弱、脉压变小、收缩压下降，甚至发生失血性休克。出血量大于 500ml 可有腹胀和腹部移动性浊音。②腹痛：多呈持续性，一般不很剧烈。腹肌紧张、压痛、反跳痛也不如空腔脏器破裂时严重，但肝、肾、脾、胰腺破裂时，若有胆汁、尿液或胰液进入腹腔，可出现剧烈的腹痛和明显的腹膜刺激征，肩部放射痛提示肝（右）或脾（左）损伤。

相关链接

脾

脾（spleen）是一个重要的淋巴器官，呈暗红色，质软而脆，受暴力冲击时易破裂。脾被腹膜包被，属内位器官。脾能产生淋巴细胞，具有破坏衰老的红细胞，吞噬微生物和异物的功能，在胚胎时期还是造血器官之一。它的主要功能是参与机体的免疫反应。

（2）空腔脏器损伤：弥漫性腹膜炎为胃肠道、胆道、膀胱等破裂时的主要症状。病人出现持续性的剧烈腹痛和腹肌紧张、压痛、反跳痛及胃肠症状（恶心、呕吐、呕血、便血等），继而出现体温升高、脉搏增快、呼吸急促等全身感染症状，严重者可发生感染性休克；重要的体征是有明显的腹膜刺激征，其程度因进入腹腔的内容物不同而异，通常是胃液、胆汁、胰液刺激性最强，肠液次之，血液最轻。直肠损伤常可见鲜血便，膀胱破裂可有少尿、血尿或无尿。

【辅助检查】

（一）实验室检查

腹腔内实质性脏器破裂大量失血时红细胞、血红蛋白及血细胞比容等数值明显下降。空腔脏器破裂时，白细胞计数和中性粒细胞升高。血、尿淀粉酶升高提示胰腺损伤或胃肠道穿孔或是腹膜后十二指肠破裂。血尿是泌尿系统损伤时的重要标志。

（二）影像学检查

1. X 线检查 最常用的是胸片、平卧位及左侧卧位腹平片，可辨别有无气胸、膈下积气、腹腔内积液以及某些器官的大小、形态和位置的改变。条件允许时可行选择性动脉造影。肝、脾破裂时，X 线可有右、左横膈抬高的表现，严重时肝、脾的正常外形改变。腹腔游离气体是胃肠道（主要是胃、十二指肠和结肠，少见于小肠）破裂的主要证据，腹部立位片可见膈下新月形阴影。腹膜后积气可有典型的花斑状阴影，常提示腹膜后十二指肠或结、直肠穿孔。

2. B 超检查 对肝、脾、肾等实质性脏器损伤的确诊率达 90% 左右，可提示有无脏器损伤、部位和大致程度。对腹腔积血、积液也具有重要诊断价值。发现腹腔内的积气，有助于空腔脏器破裂或穿孔的诊断。

3. CT 检查 对实质性脏器损伤及其范围和程度有重要的诊断价值，精确率可达 95% 以上。能清晰地显示肝、脾、肾的被膜是否完整，大小及形态结构是否正常，出血量的多少，对显示胰腺损伤及腹膜后间隙的异常变化比 B 超更准确。

（三）**诊断性腹腔穿刺术和腹腔灌洗术**

1. **禁忌证**

（1）严重腹腔内胀气者。

（2）妊娠后期。

（3）既往手术或炎症造成腹腔内广泛粘连者。

（4）躁动不能合作者。

2. **诊断性腹腔穿刺术**　穿刺点选择：①脐与耻骨联合上缘间连线的中点上方1cm、偏左或右1～2cm，此处无重要脏器，穿刺较安全且容易愈合。②下腹部穿刺点：脐与髂前上棘连线的中、外1/3交界处，放腹水时通常选用左侧穿刺点，此处不易损伤腹壁动脉。③侧卧位穿刺点：脐平面与腋前线或腋中线交点处。此处穿刺多适于腹膜腔内少量积液的诊断性穿刺。避开手术瘢痕，肿大的肝、脾，充盈的膀胱及腹直肌。有骨盆骨折者，应在其平面以上穿刺，以免误入腹膜后血肿而误诊为腹腔内出血（图23-1、图23-2）。抽到液体后观察其性状以推断哪类脏器受损。

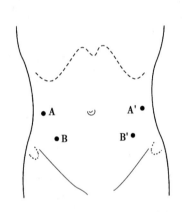

图23-1　诊断腹腔穿刺术的进针点

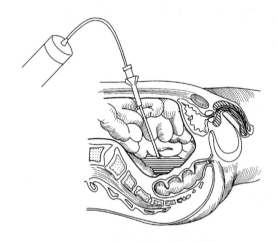

图23-2　诊断腹腔穿刺抽液方法

（1）若为不凝血，提示为实质性脏器或大血管破裂所致的内出血。

（2）若抽出血液迅速凝固，多为误入血管或血肿所致。

（3）胰腺或胃、十二指肠损伤时，穿刺液中淀粉酶含量会增高。

（4）若抽出肠内容物或粪样物多为肠管损伤。

3. **诊断性腹腔灌洗术**　1965年Root首先倡导使用腹腔灌洗术，适用于临床高度怀疑有化脓性腹膜炎而腹腔穿刺阴性者，并可用作连续动态观察。

（四）**诊断性腹腔镜探查手术**

主要用于临床难以决定是否需要剖腹的病人，因为其损伤比剖腹探查小得多，其诊断价值接近于剖腹探查术，也可直接观察内脏损伤的性质、部位、程度。但病人应符合血流动力学状况稳定，能耐受全身麻醉，腹腔内无广泛粘连等情况。

【治疗原则】

（一）**救治原则**

优先处理对生命威胁最大的损伤。在积极控制休克、迅速恢复循环血量的前提下，治疗原发损伤，实质性脏器损伤常发生威胁生命的大出血，比空腔脏器损伤处理应更为紧急。

（二）**非手术治疗**

1. **适应证**

（1）适用于诊断已明确，为轻度的单纯性实质性脏器损伤，生命体征平稳或仅有轻度变化者。

（2）经过各项检查一时不能确定有无内脏损伤者。

（3）腹膜炎体征者。

（4）尚未发现其他脏器的合并伤。

（5）血流动力学稳定，收缩压＞90mmHg，心率＜100次/分，应在非手术治疗的同时，进行严密的病情观察，尽早明确诊断。

2. 治疗措施 对确定或疑有空腔脏器破裂或明显腹胀者，应禁食并行持续胃肠减压；积极采取抗休克措施；诊断明确后，可使用镇静剂和止痛剂。

（三）手术治疗

对非手术治疗症状不缓解或加重者可选择手术治疗。方式主要为清创术、剖腹探查术。

【护理评估】

（一）术前评估

1. 健康史

（1）一般资料：包括病人姓名、性别、年龄、职业、经济能力、婚姻状况及饮食情况；女性病人有无停经或不规则阴道出血。

（2）受伤经过：询问伤者或现场目击者及护送人员，了解受伤具体经过，包括受伤时间、地点、部位、致伤源、伤情及暴力方向、强度，就诊前的病情变化及急救措施、效果等。

（3）既往史：病人是否有结核病、糖尿病、高血压等慢性病史；是否有酗酒、吸烟和吸毒史；有无腹部手术史及药物过敏史等。

2. 身体状况

（1）症状：腹壁伤口：①对于开放性腹外伤，应观察腹壁伤口部位、大小、自腹壁伤口有无脏器脱出；②腹痛：腹痛的特点、部位、持续时间、伴随症状、有无放射痛和进行性加重；③伴随症状：有无伴随的恶心、呕吐、腹胀、呕血、便血等；④全身症状：面色苍白、出冷汗、昏迷。

（2）体征：①腹膜刺激征：腹部压痛、肌紧张和反跳痛及其程度和范围；②腹部有无移动性浊音；③肝浊音界是否缩小或消失；④肠蠕动是否减弱或消失；⑤直肠指检有无阳性发现；⑥有无合并胸部、颅脑、四肢及其他部位损伤。

3. 辅助检查 评估红细胞计数、白细胞计数、血红蛋白和血细胞比容等数值变化，其他辅助检查和腹腔穿刺/腹腔灌洗、X线、B超、CT、MRI等影像学检查的结果。

（二）术后评估

观察病人生命体征的变化，了解实验室检查各项数值的变化。了解手术的种类、麻醉方式、术中病人情况以及病人手术耐受程度。了解体腔放置引流的种类及位置，评估术后病人康复情况。

（三）心理-社会状况

了解意外的腹部损伤对病人及家属的精神心理刺激强度，了解病人和家属对损伤后的治疗和可能发生的并发症的认知程度、家庭经济承受能力以及对预后的担忧程度。

【主要护理诊断/问题】

1. 体液不足 与损伤致腹腔内出血、渗出、失液、呕吐、禁食及严重腹膜炎有关。

2. 急性疼痛 与腹部损伤有关。

3. 焦虑/恐惧 与创伤的刺激、出血及担心预后等有关。

4. 潜在并发症：腹腔感染、腹腔脓肿、休克及损伤器官再出血。

【护理目标】

1. 病人体液平衡能得到维持，生命体征平稳。

2. 病人腹痛程度缓解。

3. 病人焦虑／恐惧程度减轻或消失。

4. 病人未发生并发症或并发症得以及时发现并处理。

【护理措施】

（一）现场急救

在急救时应根据腹部多发性损伤的轻、重、缓、急进行施救；首先处理危及生命的创伤。

（二）术前准备和非手术病人的护理

1. 卧位与观察　绝对卧床休息，若病情稳定可取半卧位。观察生命体征的变化；注意腹膜刺激征的程度和范围变化。

2. 维持体液平衡　禁食期间需补充足够的平衡盐溶液及电解质，防止水、电解质及酸碱平衡失调。

3. 预防感染、镇静、止痛，给予心理护理。

4. 禁食、禁止灌肠及胃肠减压　因腹部损伤病人可能有胃肠道穿孔，故诊断未明确之前应绝对禁食、禁饮、禁灌肠，避免肠内容物进一步溢出造成腹腔污染或加重病情；行胃肠减压可减少胃内容物的漏出并缓解疼痛。注意在胃肠减压期间观察并记录引流情况，同时作好口腔护理。

（三）术后护理

1. 体位与观察　全身麻醉尚未清醒的病人除非有禁忌，均应平卧，头转向一侧；密切观察病情变化。

2. 饮食护理　禁食、胃肠减压，待肠蠕动恢复、肛门排气后停止胃肠减压，若无腹胀不适可拔除胃管。从进少量流质饮食开始，根据病情逐渐过渡到半流质饮食，再过渡到普食。

3. 静脉输液与用药。

4. 鼓励病人早期活动，但注意评估患者受伤情况及手术方式，复合伤或伤情较重者，可适当延缓活动时间，以免引起受损器官再出血。

5. 腹腔引流护理　术后应正确连接引流装置，妥善固定，保持引流通畅。观察并记录引流液的性质和量，若发现引流液突然减少，病人伴有腹胀、发热，应及时检查管腔有无堵塞或引流管是否滑脱。

6. 并发症的观察与护理

（1）受损器官再出血：密切观察和记录生命体征及面色、神志、末梢循环情况，观察腹痛的性质、持续时间和辅助检查结果的变化。若病人腹痛缓解后又突然加剧，同时出现烦躁、面色苍白、肢端温度下降、呼吸及脉搏增快、血压不稳或下降等表现；腹腔引流管间断或持续引流出鲜红色血液；血红蛋白和血细胞比容降低；常提示腹腔内有活动性出血。一旦出现以上情况，报告医生并协助处理。

（2）腹腔脓肿：剖腹探查术后数日，病人体温持续不退或下降后又升高，伴有腹胀、腹痛、呃逆、直肠或膀胱刺激症状，多提示腹腔脓肿形成。伴有腹腔感染者可见腹腔引流管引流出较多浑浊液体，或有异味。主要护理措施：合理使用抗生素；较大脓肿多采用经皮穿刺置管引流或手术切开引流；盆腔脓肿较小或未形成时应用40～43℃温水保留灌肠或采用物理透热等疗法。

【健康教育】

1. 科普宣传加强安全教育。

2. 及时救治，不可因为腹部无伤口、无出血而掉以轻心，贻误诊治。

3. 出院指导。

【护理评价】

通过治疗和护理，评估病人是否：①体液平衡得到维持；②腹痛得到良好的缓解或减轻；③情绪稳定；④未发生出血、腹腔脓肿等并发症或并发症能够及时发现及处理。

第二节　急性腹膜炎病人的护理

【腹膜生理功能】

1. 润滑作用　正常情况下腹腔内含有 50～100ml 浆液,具有减少胃肠道蠕动或其他器官移动时接触而产生的摩擦作用。

2. 吸收和渗出作用　腹腔为一潜在空腔,能容纳大量液体,既可以吸收大量的渗液、血液、空气和毒素,也能渗出大量的电解质和非蛋白氮;腹腔灌洗就是利用腹膜这一作用来达到治疗尿毒症的目的。

3. 防御作用　腹膜能渗出大量吞噬细胞,急性炎症时可以有中性多形核细胞和嗜酸性粒细胞的大量增加,吞噬及包围进入腹腔的异物颗粒和细菌,故腹膜对于感染具有强大的防御作用。

4. 修复作用　腹膜具有很强的修复能力,因此容易形成粘连,故腹部手术时,应尽量保护组织,减少腹膜损伤,避免发生过多粘连。

一、急性弥漫性腹膜炎

【概念与分类】

腹膜炎(peritonitis)是发生于腹腔壁腹膜与脏腹膜的炎症,可由细菌感染、化学或物理损伤等因素引起。按发病机制分为原发性腹膜炎与继发性腹膜炎;按病因分为细菌性腹膜炎与非细菌性腹膜炎;按炎症波及范围分为弥漫性腹膜炎与局限性腹膜炎,按临床过程有急性、亚急性和慢性之分,各型之间可以相互转化。临床所称急性腹膜炎多指继发性的化脓性腹膜炎,是一种常见的外科急腹症。

【病因与发病机制】

原发性腹膜炎(primary peritonitis)又称自发性腹膜炎,腹腔内无原发病灶,较为少见。致病菌多为溶血性链球菌、肺炎双球菌或大肠埃希菌。儿童多见,病人常伴有营养不良或抵抗力低下。细菌经血行、泌尿道、女性生殖道等途径播散至腹膜腔,引起腹膜炎。感染范围很大,与脓液的性质及细菌种类有关。

继发性腹膜炎(secondary peritonitis)是外科最常见的腹膜炎。腹腔内空腔脏器穿孔、外伤导致的内脏破裂是继发性化脓性腹膜炎最常见的原因。此外,腹腔内脏器炎症扩散、腹部手术时污染腹腔、胃肠道吻合口瘘等也可引起腹膜炎。主要致病菌是胃肠道内的常驻菌群,其中以大肠埃希菌最多见,其次为厌氧拟杆菌、链球菌、变形杆菌等;大多为混合感染,故毒性较强。引起继发性腹膜炎常见的原因有:

1. 腹内脏器穿孔或破裂　损伤引起的腹壁或内脏破裂,是急性继发性化脓性腹膜炎最常见的原因。其中,急性阑尾炎合并穿孔最常见,胃十二指肠溃疡急性穿孔次之。胃肠内容物流入腹腔,首先引起化学性刺激,产生化学性腹膜炎,继发感染后导致化脓性腹膜炎;急性胆囊炎时,胆囊壁的坏死穿孔常造成极为严重的胆汁性腹膜炎;术后胃肠道、胆道、胰腺吻合口渗漏及外伤造成的肠管、膀胱破裂等,均可很快形成腹膜炎。

2. 腹内脏器缺血及炎症扩散　是引起继发性腹膜炎的常见原因。如绞窄性疝、绞窄性肠梗阻以及急性胰腺炎时含有细菌的渗出液在腹腔内扩散引起腹膜炎。

3. 其他　如腹部手术等原因污染腹腔,细菌经腹壁伤口进入腹膜腔,腹前、后壁严重感染等也可引起腹膜炎。

【临床表现】

(一)症状

腹膜炎症状因病因不同而异。发病可急可缓,过程可长可短。由空腔脏器破裂、穿孔引起者,发病较突然,因阑尾炎、胆囊炎等引起者多先有原发病症状,以后才逐渐出现腹膜炎表现。

1. 腹痛　是最主要的表现,一般呈持续性、剧烈腹痛,常难以忍受。深呼吸、咳嗽、腹压增加、变换体位或活动时加剧。疼痛范围多自原发病部位开始，随炎症扩散而波及全腹，但仍以原发病灶最显著。年老衰弱病人，因反应较差，腹痛表现也常不很严重。

2. **消化道症状**　最初为腹膜受刺激引起的反射性恶心、呕吐，较轻微，以后因感染中毒继发麻痹性肠梗阻可发生持续性呕吐，呕吐物为胃内容物，含黄绿色胆汁，甚至呈粪汁样。发生急性腹膜炎后，因肠蠕动减弱，病人多无排气或排便。盆腔腹膜炎或者直肠受到渗出液或脓液的刺激，病人也可有下坠感及便意，或只排出少量黏液便。

3. **体温、脉搏变化**　骤然发病的病人，开始时体温正常，后逐渐上升，脉搏逐渐加快，多在 90 次/分以上。原有炎性病变者，发生腹膜炎时体温已上升，继发腹膜炎后更趋增高。但年老体弱者体温可不升。多数病人的脉搏会随体温升高而加快，但如果脉搏快体温反而下降，是病情恶化的征象之一。

4. **全身中毒表现**　随着病情进展，病人可相继出现高热、寒战、脉搏细速、呼吸增快变浅、大汗及口干、血压降低、神志不清等一系列感染中毒症状。病情进一步发展，可出现重度缺水、代谢性酸中毒及感染性休克等表现。

（二）体征

1. **视诊**　腹胀明显，腹式呼吸减弱或消失。

2. **触诊**　腹部有压痛、反跳痛、肌紧张，称为腹膜刺激征，消瘦病人腹部可出现凹陷，以原发病灶处最明显。胃肠、胆囊穿孔时腹肌可呈板样强直，婴幼儿、老年病人或极度衰弱者，肌紧张不明显，易被忽视。

3. **叩诊**　因胃肠胀气叩诊呈鼓音，胃肠穿孔时肠内气体移至膈下，可使肝浊音界缩小或消失。腹腔内积液较多时，可叩出移动性浊音。

4. **听诊**　有肠鸣音减弱或消失，系肠麻痹所致。

5. **肛管指诊**　直肠前窝饱满并有触痛，提示盆腔感染或脓肿形成。

【辅助检查】

（一）实验室检查

血常规白细胞计数及中性粒细胞比例增高，病情危重或机体反应能力下降者，白细胞计数可不增高，仅中性粒细胞比例增高，甚至有中毒颗粒。

腹腔穿刺抽液或腹腔灌洗有助于病情的判断，适于诊断不明确而又有腹腔内积液的病例。

（二）影像学检查

1. **腹部 X 线检查**　腹部立、卧位平片可为腹腔积液、脓肿提供直接或间接依据。腹膜炎时腹脂线及腰大肌影消失，肠麻痹时可有大小肠普遍胀气，并有多个小液平面；立位平片发现膈下游离气体是胃、十二指肠穿孔的特有表现。

2. **B 超检查**　可显示腹腔内有不等量积液及病变脏器的病理改变等。腹腔脓肿常显示为低回声区，并能通过 B 超定位和引导进行穿刺抽样检查，但不可鉴别液体的性质。

3. **CT 检查**　可显示腹腔脓肿为边界清楚的圆形或椭圆形的低密度影，对腹腔内实质性脏器的病变（如急性胰腺炎）有较高诊断价值，并对病变定位及病理信息提供相关的参考，对评估腹腔内有无渗液量具有一定的帮助。

【治疗原则】

积极处理原发病灶，消除引起腹膜炎的病因，控制炎症，清理或引流腹腔渗液，促使渗出液局限，形成脓肿者予脓腔引流。化脓性腹膜炎的治疗包括非手术治疗和手术治疗。

二、腹腔脓肿

腹腔脓肿（abdominal abscess）指腹腔内脓液积聚在某些间隙，由肠袢、内脏、肠壁、网膜或肠系膜等粘连包裹,与游离腹腔隔开而形成。腹腔脓肿可为一个或数个,常继发于急性化脓性腹膜炎或腹腔内手术后,原发性感染少见,多位于原发病灶附近,以膈下脓肿和盆腔脓肿多见(图 23-3)。

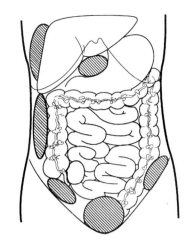

图 23-3　腹腔脓肿好发部位

(一)膈下脓肿

脓液积聚于一侧或两侧膈肌以下、横结肠及其系膜以上的间隙内者,统称为膈下脓肿(subphrenic abscess)。病人平卧位时,左膈下间隙处于较低位,腹腔内的脓液易积聚于此。此外,细菌亦可经门静脉和淋巴系统到达膈下。小的膈下脓肿经非手术治疗可被吸收,较大脓肿因长期感染,自身组织耗竭,死亡率甚高。

【临床表现】

1. **全身症状**　早期可被原发病或手术后的反应所掩盖,一般多在原发病或手术后的反应好转后又出现全身感染症状,如寒战、发热(初为弛张热,脓肿形成以后呈持续性高热);脉率增快、舌苔厚腻、逐渐出现乏力、消瘦、厌食、盗汗等症状。

2. **局部情况**　病人可感到上腹部胀痛不适,上腹部或下胸部隐痛,深呼吸时加重,可牵涉肩部或腰部疼痛。脓肿刺激膈肌可引起呃逆,感染影响至胸膜、肺时,出现胸水、气促、咳嗽、胸痛等表现。

【辅助检查】

1. **实验室检查**　血常规检查常示白细胞计数升高、中性粒细胞比例增高。

2. **影像学检查**　胸部 X 线检查可见患侧膈肌升高,随呼吸活动受限或消失,肋膈角模糊或有胸腔积液,膈下偶见占位阴影。部分脓肿腔内含有气体,可有液气平面。B 超或 CT 检查对膈下脓肿确诊的帮助较大。

【治疗原则】

脓肿尚未形成,采用非手术治疗,宜选用有效的广谱抗生素控制,加强支持治疗,必要时输血、血浆,消耗严重者应给予全胃肠外营养。小的膈下脓肿也可被吸收。一旦脓肿形成,必须定位引流。近年来,多采用超声指引经皮穿刺插管引流术,可同时抽尽脓液、冲洗脓腔、并注入有效的抗生素进行治疗。该引流术适用于与体壁贴近的、局限的单房脓肿,创伤小,可在局部麻醉下施行,一般不污染游离腹腔,引流效果较好。经此法治疗,约 80% 的膈下脓肿可治愈,必要时根据脓肿位置行手术切开引流术。

(二)盆腔脓肿

盆腔处于腹腔的最低位,腹腔内炎性渗出及脓液易积聚于此形成盆腔脓肿(pelvic abscess)。因盆腔腹膜面积较小,吸收能力有限,故盆腔脓肿时全身中毒症状较轻。

【临床表现】

1. 常发生在急性腹膜炎治疗过程中,如阑尾穿孔、结直肠手术后,出现体温下降后又升高、脉速倦怠等表现,而腹部检查常无阳性发现。但全身感染中毒症状较轻,病人多感下腰部下坠不适。病人出现典型的直肠或膀胱刺激症状,如里急后重、排便次数增多而量少,大便可混有黏液便,有排便不尽感;膀胱刺激症状如出现尿频、排尿困难等。

2. 直肠指诊有触痛,可发现肛管括约肌松弛,直肠前壁饱满,有时有波动感,盆腔脓肿较小或未形成时,通过应用抗生素、热水坐浴、温盐水保留灌肠及物理治疗等,多数病人的炎症能吸收消散。脓肿较大者须切开引流,可经直肠前壁切开排脓,已婚女性亦可经阴道检查,或经后穹窿穿刺抽脓,有助于诊断。

【辅助检查】

下腹部 B 超或直肠 B 超检查可明确脓肿的位置及大小,必要时可行 CT 检查,进一步明确诊断。

【治疗原则】

盆腔脓肿较小或尚未形成时,采用非手术治疗。给予有效抗生素,辅以热水坐浴、温热盐水灌肠和物理透热等疗法,多可自行完全吸收。脓肿较大、临床症状较重,经一段抗感染治疗收效不显著者须手术切开引流，可经肛门在直肠前壁波动处穿刺，抽出脓液后，切开脓腔，排出脓液，然后放入软橡皮管引流 3～4 日。已婚女病人可经阴道后穹窿穿刺切开引流。

三、急性腹膜炎病人的护理

【护理评估】

（一）术前评估

1. **健康史**　了解病人的年龄、性别、职业等一般资料。

2. **了解病人既往史**　①注意有无胃十二指肠溃疡病史，慢性阑尾炎、胆囊炎发作史；②有无其他腹腔器官疾病和手术史；③近期有无腹部外伤史；④对于儿童应注意近期有无呼吸道、泌尿道感染病史、营养不良或其他导致抵抗力下降的情况。

3. **身体状况**

（1）症状：①有无腹痛、恶心、呕吐、发热；②有无感染中毒反应，如寒战、高热、脉速、呼吸浅快、面色苍白或口唇发绀等；③有无休克表现，如口干、肢端发冷、血压下降或神志恍惚等。

（2）体征：①腹痛：发生的时间、部位、性质、程度、范围及其伴随症状等；②有无腹膜刺激征及其部位、程度和范围；③生命体征的改变；④病人精神状态、饮食、身体活动。

（3）辅助检查：了解血常规检查、腹部 X 线、B 超、CT 检查及诊断性腹腔穿刺等辅助检查的结果。

4. **心理 - 社会状况**　了解病人患病后的心理反应，有无焦虑、恐惧等表现以及对本病的认知程度和心理承受能力。

（二）术后评估

评估麻醉方式、手术类型，腹腔内炎症情况，原发病变类型，重点了解腹腔引流管放置的作用、部位、引流状况、切口愈合情况等。

【主要护理诊断／问题】

1. 急性疼痛　与腹膜炎症刺激、毒素吸收有关。

2. 体温过高　与腹膜炎毒素吸收有关。

3. 有体液不足的危险　与大量腹腔渗出、高热、体液丢失过多有关。

4. 潜在并发症：腹腔脓肿、切口感染。

【护理目标】

1. 疼痛缓解或减轻，舒适感增强。

2. 病人体温恢复至正常范围。

3. 病人水电解质平衡得以维持，没有发生体液不足的危险。

4. 病人未发生并发症或并发症得以及时发现并处理。

【护理措施】

（一）术前／非手术病人的护理

1. **减轻腹胀、腹痛**

（1）体位：①无休克情况下一般取半卧位，促进腹腔内渗出液流向盆腔，有利于炎症的局限和引流，减轻中毒症状，同时可促使腹内脏器下移，减轻因明显腹胀挤压膈肌而对呼吸和循环造成的影响。②休克病人取平卧位或中凹位。

（2）禁食、胃肠减压：作好口腔护理，注意营养支持，保持水、电解质、酸碱平衡。胃肠减压的目的：①抽出胃肠道内容物和气体；②减少消化道内容物继续流入腹腔；③减少胃肠内积气、积液；④改善胃肠壁的血运；⑤有利于炎症的局限和吸收；⑥促进胃肠道恢复蠕动。

（3）对症护理、缓解不适：①高热病人给予物理降温；②已确诊的病人可酌情使用止痛剂；③控制感染，增强营养支持。

2. 维持体液平衡和生命体征平稳　应迅速建立静脉输液通道，遵医嘱补充液体和电解质等，以纠正水、电解质及酸碱失衡；急性腹膜炎中毒症状明显并有休克时，给予抗休克治疗。

3. 病情观察　给予心电监护、记录出入量，必要时监测中心静脉压、血气分析等。

4. 心理护理　作好病人及家属的解释安慰工作，讲解有关腹膜炎疾病的相关知识，稳定病人情绪，消除焦虑，使病人能够配合治疗和护理。

（二）术后护理

1. 体位与活动　全麻未清醒者应给予平卧位并使头偏向一侧，待生命体征平稳后改为半卧位。鼓励病人多翻身，早期活动，预防肠粘连。

2. 禁食、胃肠减压　术后继续禁食、胃肠减压。肠蠕动恢复后，拔除胃管并逐步恢复经口饮食。

3. 观察病情变化　监测生命体征的变化；注意腹部情况，观察有无膈下脓肿或盆腔脓肿的表现；观察并记录出入液体量及引流情况等。

4. 维持体液平衡和生命体征平稳　根据医嘱合理补液，维持水、电解质、酸碱平衡及有效循环血量。

5. 营养支持治疗　及时评估病人的营养状况，给予合理的肠内、外营养支持。

6. 各种引流护理　引流管需标明管路名称、引流部位及时间等；正确连接并妥善固定；保持引流通畅；准确记录引流液的量、颜色和性状；当引流量小于10ml/d，且引流液非脓性、病人无发热、无腹胀、白细胞计数恢复正常时，可考虑拔管。

7. 切口护理　观察切口敷料是否干燥，如有渗血及时换药。

【健康教育】

1. 提供疾病护理、治疗知识　说明非手术期间禁食、胃肠减压的重要性；讲解术后饮食从流质开始逐步过渡到半流-软食-普食的知识，鼓励其循序渐进、少量多餐；解释术后早期活动的重要性。

2. 随访　指导术后定期门诊随访，若出现腹胀、腹痛、恶心、呕吐或原有消化系统症状加重时，应立即就诊。

【护理评价】

通过治疗与护理，病人是否：①腹痛、腹胀程度得以缓解；②炎症得到控制，体温恢复正常；③生命体征平稳；④未发生腹腔脓肿、切口感染等并发症。

第三节　腹外疝病人的护理

一、概述

体内某个脏器或组织离开其正常解剖部位，通过先天或后天形成的薄弱点、缺损或孔隙进入另一部位，称为疝（hernia）。疝最多发生于腹部，有腹内疝（abdominal internal hernia）和腹外疝（abdominal external hernia）之分，以腹外疝多见。

【病因与发病机制】

腹壁强度降低和腹内压力增高是腹外疝发病的两个基本因素。

1. 腹壁强度降低　引起腹壁强度降低的常见因素。某些组织穿过腹壁的部位是先天形成的腹壁薄弱点，如精索或子宫圆韧带穿过腹股沟管，脐血管穿过脐环、股动静脉穿过股管等处；腹白线因发育不全也可成为腹壁的薄弱点；手术切口愈合不良、腹壁神经损伤、外伤、感染、年老、久病、肥胖等所致肌萎缩可使腹壁强度降低。此外,生物学研究发现,胶原代谢紊乱、成纤维细胞异常增生、血浆中促弹性组织离解活性增高等异常改变都会影响筋膜、韧带和肌腱的韧性和弹性,导致腹壁强度降低。

2. 腹内压力增高 腹内压力增高既可引起腹壁解剖结构的病理性变化,又可使腹腔内器官经腹壁薄弱区域或缺损处突出而形成疝。引起腹内压力增高的常见原因有慢性咳嗽(尤其是老年慢性支气管炎)、慢性便秘、排尿困难(如包茎、前列腺增生症、膀胱结石)、腹水、腹内巨大肿瘤、妊娠晚期、重体力劳动、婴儿经常啼哭等。正常人因腹壁强度正常,虽时有腹内压增高的情况,但不至于发生疝。

【病理解剖】

典型的腹外疝由疝环、疝囊、疝内容物和疝外被盖组成。疝囊是壁腹膜憩室样突出部,由囊颈、囊体组成,其中囊颈是疝囊比较狭窄的部分,是疝环所在的位置。疝环是疝突向体表的门户,又称疝门,是腹壁薄弱区或缺损所在。疝内容物是进入疝囊的腹内脏器或组织,以小肠最为多见,大网膜次之。盲肠、阑尾、乙状结肠、横结肠、膀胱等作为疝内容物进入疝囊较少见。疝外被盖指疝囊以外的各层组织,通常由筋膜、皮下组织和皮肤等组成。

【临床类型】

结合疝内容物的病理状态和临床特点,腹外疝有以下四种临床类型:

1. 易复性疝(reducible hernia) 最常见,疝内容物很容易回纳入腹腔,称为易复性疝。腹外疝在病人站立、行走、奔跑、咳嗽、喷嚏、排便、劳动等所致腹内压增高时突出,于平卧、休息或用手将疝内容物向腹腔推送时可回纳入腹腔,使肿块消失。

2. 难复性疝(irreducible hernia) 滞留的疝内容物不能或不能完全回纳入腹腔内,但并不引起严重症状者,称难复性疝。

3. 滑动性疝(sliding hernia) 也属难复性疝,常见于病程较长的巨型腹股沟斜疝,因内容物进入疝囊时产生的下坠力,将囊颈上方的腹膜逐渐推向疝囊,尤其是髂窝区后腹膜与后腹壁结合的极为松弛,更易被推移,以致盲肠(包括阑尾)、乙状结肠或膀胱随之下移而成为疝囊壁的一部分。

4. 嵌顿性疝(incarcerated hernia) 疝环较小而腹内压突然增高时,疝内容物可强行扩张疝囊颈而进入疝囊,随后因囊颈的弹性回缩而将内容物卡住,使其不能回纳,成为嵌顿性疝。

5. 绞窄性疝(strangulated hernia) 疝发生嵌顿后,嵌顿如不能及时解除,肠管及其系膜受压情况不断加重可使动脉血流减少,最后导致完全阻断,即为绞窄性疝。

二、腹股沟疝

腹股沟疝可分为斜疝和直疝两种。疝囊经过腹壁下动脉外侧的腹股沟管深环(内环)突出,向内、向下、向前斜行经过腹股沟管,再穿出腹股沟管浅环(皮下环),并可进入阴囊,称腹股沟斜疝(indirect inguinal hernia)。疝囊经腹壁下动脉内侧的直疝三角区直接由后向前突出,不经过内环,也不进入阴囊,称腹股沟直疝(direct inguinal hernia)。腹股沟斜疝最多见,约占全部腹外疝的75%～90%,占腹股沟疝的85%～95%,多见于儿童及成年人;腹股沟直疝多见于老年人。

相关链接

直疝三角

直疝三角(Hesselbach 三角,海氏三角)的外侧边是腹壁下动脉,内侧边为腹直肌外侧缘,底边为腹股沟韧带。此处腹壁缺乏完整的腹肌覆盖,且腹横筋膜又比周围部分薄,故易发生疝。腹股沟直疝即在此由后向前突出,故称直疝三角。

【病因与发病机制】

由于腹外斜肌在腹股沟区移行为较薄的腱膜；腹内斜肌在腹股沟韧带的外侧二分之一，腹横肌在腹股沟韧带的外侧三分之一，两者附着于腹股沟韧带而成为游离缘，在腹股沟内侧二分之一形成一空隙，无肌覆盖；精索和子宫圆韧带通过股管时形成潜在性裂隙使腹股沟区成为腹前壁的薄弱区域，此外，当人站立时腹股沟所承受的腹内压力比平卧时增加3倍，故腹外疝多发生于此区域。腹股沟疝的发生有先天性和后天性的因素。

1. **腹股沟斜疝**

（1）先天性因素：胚胎早期，睾丸位于腹膜后第2~3腰椎旁，以后逐渐下降，带动内环处腹膜、腹横筋膜以及各肌经腹股沟管逐渐下移，形成腹膜鞘状突，并推动皮肤而形成阴囊。婴儿出生后，若鞘突不闭锁或闭锁不完全，则与腹腔相通，就成为先天性腹股沟斜疝的疝囊，当小儿啼哭、排便等致腹内压力增加时，可使未闭合的鞘突扩大，肠管、大网膜等即可进入鞘突形成疝。鞘突就成为先天性斜疝的疝囊。右侧睾丸下降比左侧略晚，鞘突闭锁也较迟，故右侧腹股沟疝较多。

（2）后天性因素：主要与腹股沟区解剖缺损、腹壁肌肉或筋膜发育不全有关。此外，腹横肌和腹内斜肌发育不全或萎缩对发病也起重要作用。当腹横筋膜、腹横肌发育不全或萎缩时，在其收缩时就不能牵拉凹间韧带到合适的位置以在腹内斜肌深面关闭腹股沟深环，当腹内压增加时，内环处的腹膜自腹壁薄弱处向外突出形成疝囊，腹腔脏器组织随之疝入。

2. **腹股沟直疝** 直疝三角处腹壁缺乏完整的腹肌覆盖，且腹横筋膜较周围部分薄，故易发生疝。老年人由于肌组织发生退行性变而使肌组织更加薄弱，故双侧多见。

【临床表现】

1. **腹股沟斜疝** 多见于青壮年。主要表现是腹股沟区有一突出的肿块。有的病人开始时肿块较小，仅在深环处进入腹股沟管，疝环处仅有轻微坠胀感。

（1）易复性斜疝：腹股沟区有坠胀感伴以该区隐时现的肿块，并无其他症状。肿块常在站立、行走、咳嗽或劳动时出现，多呈带蒂柄的梨形，可降至阴囊或大阴唇，用手按压肿块同时嘱病人咳嗽，可有膨胀性冲击感。若病人平卧休息或用手将肿块向腹腔推送，肿块可向腹腔回纳而消失。回纳后，以手指通过阴囊皮肤伸入浅环，可感觉浅环扩大、腹壁软弱；此时嘱病人咳嗽，指尖有冲击感。用手指紧压腹股沟管浅环，让病人起立并咳嗽，疝块并不出现；一旦移去手指，则可见疝块由外上向内下突出。疝内容物如为肠袢，则肿块触之柔软、光滑，叩之呈鼓音。如为大网膜，则肿块坚韧呈浊音，回纳缓慢。

（2）难复性斜疝：除坠胀感稍明显外，主要特点是疝块不能回纳或不能完全回纳，同时可伴有胀痛。滑动性斜疝除了疝块不能完全回纳外，尚有消化不良和便秘等症状。

（3）嵌顿性斜疝：多发生在强体力劳动或用力排便等腹内压骤增时。表现为疝块突然出现，并伴有进行性加重的胀痛，平卧或用手推送不能使之回纳。肿块紧张发硬，有明显触痛。嵌顿内容物如为大网膜，局部疼痛常较轻微；如为肠袢，可伴有腹部发硬、绞痛、恶心、呕吐、腹胀、停止排气排便等机械性肠梗阻的表现。若不及时处理将发展成绞窄性疝。

（4）绞窄性斜疝：临床症状多较严重。但在肠袢坏死穿孔时，疼痛可因疝块压力骤降而暂时有所缓解，故疼痛减轻而肿块仍存在者应警惕观察。绞窄时间较长者，由于疝内容物发生感染，侵及周围组织而引起疝外被盖组织的急性炎症，严重者可发生脓毒血症。

2. **腹股沟直疝** 多见于年老体弱者。主要表现为病人直立时，在腹股沟内侧端、耻骨结节外上方出现一半球形肿块，并不伴有疼痛或其他症状。直疝囊颈宽大，疝内容物又直接由后向前顶出，故平卧后疝块多能自行回纳腹腔而消失，不需用手推送复位，极少发生嵌顿。

【分型】

根据疝环缺损大小、疝环周围腹横筋膜的坚实程度和腹股沟管后壁的完整性，把腹股沟疝分为以下四型：

Ⅰ型：疝环缺损直径为1.5cm（约一指尖），疝环周围腹横筋膜有张力，腹股沟管后壁完整。

Ⅱ型：疝环缺损直径为1.5～3.0cm（约两指尖），疝环周围腹横筋膜存在，但薄且张力降低，腹股沟管后壁已不完整。

Ⅲ型：疝环缺损直径＞3.0cm（大于两指），疝环周围腹横筋膜薄而无张力或已萎缩，腹股沟管后壁缺损。

Ⅳ型：复发疝。

【辅助检查】

1. **透光试验** 因腹股沟斜疝疝块不透明，透光试验呈阴性；而鞘膜积液多为透光，呈阳性。此检查方法可与鞘膜积液鉴别。但是幼儿的疝块，因组织菲薄，透光试验常呈阳性。

2. **实验室检查** 疝内容物发生感染时，血常规检查白细胞计数和中性粒细胞比例升高；粪便检查显示隐血试验阳性或见白细胞。

3. **X线检查** 嵌顿疝或绞窄疝时X线检查可见肠梗阻征象。

【治疗原则】

（一）非手术治疗

1. **棉线束带法或绷带压深环法** 婴幼儿腹肌可随躯体生长逐渐强壮，疝有自行消失的可能，故1岁以下婴幼儿可暂不手术，可采用棉线束带或绷带压住腹股沟管深环，阻挡疝块突出。

2. **医用疝带的使用** 适用于年老体弱或伴有其他严重疾病而禁忌手术者。白天可在回纳疝内容物后，将医用疝带一端的软压垫对着疝环顶住，阻止疝块突出。

（二）手术治疗

手术方法分为传统疝修补术、无张力疝修补术、经腹腔镜疝修补术3种。腹股沟疝早期手术效果好、复发率低；若历时过久，疝块逐渐增大后，加重腹壁的损坏而影响劳动力，也使术后复发率增高；斜疝常可发生嵌顿或绞窄而威胁病人的生命。因此，除少数特殊情况外，腹股沟疝一般均应尽早施行手术治疗。术前应积极处理引起腹内压力增高的情况，如慢性咳嗽、排尿困难、便秘等，否则术后易复发。

三、股疝

腹腔内脏器官或组织通过股环、经股管向股部卵圆窝突出形成的疝，称为股疝（femoral hernia）。多见于40岁以上的经产妇。发病率占腹外疝的5%左右。女性骨盆较宽广、联合肌腱和腔隙韧带较薄弱，致股管上口宽大、松弛而易发病。妊娠是腹内压增高引起股疝的主要原因。

【股管解剖概要】

股管是腹股沟韧带内侧下方一狭长的漏斗形间隙，长约1～1.5cm，内含脂肪、疏松结缔组织和淋巴结。股管有上下两口，上口称股环，直径1.5cm，有股环隔膜覆盖；下端为盲端，为腹股沟韧带下方的卵圆窝。

【病理生理】

腹压增高时，腹内脏器连带壁腹膜和腹膜外脂肪组织进入股管中。疝内容物常为大网膜或小肠。由于股管几乎是垂直的，疝块在卵圆窝处向前转折时形成一锐角，由于股环较小，周围为坚韧的韧带，因此容易嵌顿。股疝是腹外疝中嵌顿最多者，高达60%。一旦嵌顿，可迅速发展为绞窄性疝。

【临床表现】

易复性股疝症状较轻微，一般在病人久站、咳嗽等腹内压增高时感到大腿根部及其邻近腹股沟区有坠胀感或疼痛，并出现可复性肿块。疝块往往不大，表现为腹股沟韧带下方卵圆窝处有一半球形的突起。平卧回纳内容物后，疝块可消失。易复性股疝的症状较轻，常不为病人所注意，尤其在肥胖者更易疏忽。部分病人可在久站或咳嗽时感到患处胀痛，应有可复性肿块。股疝若发生嵌顿，除引起局部明显疼痛外，常伴有较明显的急性机械性肠梗阻症状，严重者甚至可以掩盖股疝的局部症状。

【治疗原则】

股疝容易嵌顿。一旦嵌顿又可迅速发展为绞窄性疝。无论疝块大小、有无症状,确诊后均需手术治疗。对于嵌顿性或绞窄性股疝,则应紧急手术。目的是封闭股管,以阻断内脏向股管下坠的通道。

四、其他腹外病

(一)切口疝

切口疝(incisional hernia)是发生于腹壁手术切口处的疝,指腹腔内器官或组织自腹壁手术切口突出形成的疝。临床上比较常见,其发生率约为腹外疝的第3位,约占腹外疝总数的1.5%。

【病因】

1. **解剖因素** 多见于腹部纵向切口,原因是除腹直肌外,腹壁各层肌及筋膜、鞘膜等组织的纤维大都是横向走行的,纵向切口必然切断上述纤维;缝合时,缝线容易在纤维间滑脱;而已缝合的组织又经常受到肌肉的横向牵引力而易发生切口裂开。

2. **手术因素** 手术操作不当是导致切口疝的重要原因。其中切口感染所致腹壁组织破坏,由此引起的腹部切口疝占50%左右。其他如留置引流过久,切口过长以致切断肋间神经过多,腹壁切口缝合不严密,缝合时张力过大而致组织撕裂等情况均可导致切口疝的发生。

3. **切口愈合不良** 也是引起切口疝的一个重要因素。切口内血肿形成、肥胖、高龄、合并糖尿病、营养不良或使用皮质激素等,均可导致切口愈合不良。

4. **切口感染** 可使一些腹壁组织坏死而形成薄弱区或缺损。一般情况下,腹部手术切口疝的发病率在1%以下;若切口发生感染,发病率可达10%;若切口裂开再缝合者,发病率可高达30%。

【临床表现】

1. **症状** 较大的切口疝有腹部牵拉感,伴食欲减退、恶心、便秘、腹部隐痛、肠鸣音增多等表现。多数切口疝无完整疝囊,故疝内容物易与附近组织粘连而成为难复性疝,有时还伴有不完全性肠梗阻表现。

2. **体征** 表现为腹壁切口处逐渐膨隆、出现大小不一的肿块,通常在站立或用力时更为明显,平卧休息时缩小或消失。肿块小者直径数厘米,大者可达10~20cm,甚至更大。疝内容物有时可达皮下,若为肠管常可见到肠型和肠蠕动波。疝内容物回纳后,多数能扪及腹肌裂开所形成的疝环边缘。若是腹壁肋间神经损伤后腹肌薄弱所致切口疝,虽有局部膨隆,但无边缘清楚的肿块,也无明显疝环可扪及。切口疝疝环一般比较宽大,很少发生嵌顿。

【治疗原则】

手术治疗为主。对于较小的切口疝,手术基本原则包括切除疝表面的原有瘢痕组织,回纳内容物后在无张力的条件下拉拢疝环边缘,逐层细致缝合健康的腹壁组织,必要时重叠缝合;对于较大的切口疝,在无张力前提下拉拢健康组织有一定困难,可用人工高分子修补材料或自体筋膜组织加以修补,避免术后复发。

(二)脐疝

腹腔内脏器或组织通过脐环突出形成的疝,称脐疝(umbilical hernia)。脐疝有小儿脐疝和成人脐疝之分,其中小儿脐疝多见。

1. **小儿脐疝** 为先天性,以易复性居多,嵌顿者不多。发病原因是脐环闭锁不全或脐部组织不够坚强,在腹内压增高如经常啼哭和便秘情况下即可发生。由于未闭锁的脐环迟至2岁时多能自行闭锁,因此,除了嵌顿或穿破等紧急情况外,在小儿2岁之前可采取非手术治疗。在回纳疝块后,用一大于脐环、外包纱布的硬币或小木片抵住脐环,然后用胶布或绷带加以固定。5岁以上儿童的脐疝均应采取手术治疗。

2. **成人脐疝** 为后天性,有咳嗽冲击感。多数为中年经产妇,也常见于肝硬化腹水、肥胖等病人。脐环处有脐血管穿过,是腹壁的薄弱点。此外,由于妊娠或腹水等原因腹内压长期增高,引起腹壁结构发生病理性结构变化,从而降低了腹壁强度,同时,腹内压也促使腹腔内器官或组织通过脐环形成疝。由于疝环狭小,成人脐疝发生嵌顿或绞窄者较多,故应采取手术疗法。手术原则为切除疝囊、缝合疝环,必要时重叠缝合疝环两旁的组织。

五、腹外疝病人的护理

【护理评估】

(一)术前/非手术病人的评估

1. **健康史** 了解病人一般情况:年龄、性别、职业,女性有无生育史;腹股沟疝发生状况、进展及影响;了解病人有无慢性咳嗽、便秘、排尿困难、妊娠、腹水、婴儿啼哭、腹内压增高等情况;有无手术、外伤、切口感染等病史;了解其营养发育及平时身体状况;了解有无糖尿病及血糖控制情况及其他慢性病;有无阿司匹林、华法林等药物服用史。

2. **身体状况**

(1)症状:有无肿块;有无腹部绞痛、恶心、呕吐、肛门停止排气等肠梗阻症状;有无发热、脉搏细速、血压下降等感染征象;有无水、电解质平衡紊乱的征象。

(2)体征:①突出疝块的部位、大小、质地、有无压痛、能否降入阴囊、能否完全回纳。对于能回纳的疝块,了解突出与体位、用力动作等的关系。②有无压痛、反跳痛、腹肌紧张等腹膜刺激征及腹腔内感染的征象。③有无感染性休克的体征。

(3)辅助检查:了解阴囊透光试验结果,血常规检查结果以及粪便隐血试验是否为阳性,腹部X线检查有无肠梗阻等。

(4)心理-社会状况:病人有无因疝块长期反复突出影响工作和生活而感到焦虑不安,了解家庭经济承受能力,病人及家属对预防腹内压升高、治疗慢性疾病的相关知识的掌握程度。

(二)术后评估

评估病人手术情况,询问麻醉方式、手术方式,术中情况。观察局部切口的愈合情况,有无发生切口感染,有无发生阴囊水肿,有无腹内压增高因素存在,评估术后病人康复情况。

【主要护理诊断/问题】

1. 急性疼痛 与疝块嵌顿或绞窄、手术创伤有关。

2. 舒适度减弱 与腹内压突然增高造成疝内容物嵌顿或绞窄有关。

3. 潜在并发症:术后阴囊水肿、术后疝复发、切口感染。

【护理目标】

1. 病人疼痛程度减轻或缓解。

2. 病人舒适度有所增加。

3. 病人未发生并发症或并发症得以及时发现并处理。

【护理措施】

(一)术前准备和非手术病人的护理

1. **休息** 疝块较大者应减少活动,多卧床休息。病人离床活动时建议使用疝带压住疝环,避免腹腔内容物脱出而造成疝嵌顿。

2. **病情观察及护理** 病人若出现明显腹痛,伴疝块突然增大、紧张发硬且触痛明显,不能回纳腹腔,要高度警惕嵌顿疝发生的可能,立即通知医生紧急处理。若发生疝嵌顿、绞窄,引起肠梗阻等情况,应予禁食、胃肠减压,纠正水、电解质平衡失调,抗感染,必要时备血,作好急诊手术准备。行手法复位的病人,若疼痛剧烈,可根据医嘱注射吗啡或哌替啶。手法复位后24小时内严密观察病人生命体征,尤其是脉搏、血压的变化,注意观察腹部情况,有无腹膜炎或肠梗阻的表现。

3. 避免腹内压升高 择期手术的病人,若有咳嗽、便秘、排尿困难、妊娠等可引起腹内压升高的因素,应对症处理,控制症状后再手术。指导病人注意保暖,预防呼吸道感染,多饮水、多吃蔬菜等粗纤维食物,保持排便通畅。吸烟者应在术前2周戒烟。对年老、腹壁肌薄弱者或切口疝、复发疝的病人,术前注意加强腹壁肌锻炼,并练习床上排便、使用便器等。

4. 棉线束带或绷带压深环的护理 1岁以内婴幼儿若疝较小或未发生嵌顿或绞窄,一般暂不行手术治疗。可用棉线束带法或绷带压住深环,以防疝块突出。在使用棉线或绷带时应注意局部皮肤的血运情况,睡觉时可暂时不用。避免长时间的哭闹,防止嵌顿疝的形成。

5. 术前准备

(1)术前晚灌肠,清除肠内积存粪便,防止术后腹胀及排便困难;进入手术室前,嘱病人排尿,以防术中误伤膀胱;嵌顿性疝及绞窄性疝病人多需急诊手术。除一般护理外,应予禁食、输液、抗感染。纠正水、电解质及酸碱平衡失调,必要时胃肠减压、备血。

(2)对年老体弱、腹壁肌肉薄弱或复发疝的病人,术前应加强腹壁肌肉锻炼,并练习卧床排便,使用便器等。

(3)术前两周停止吸烟。

(4)服用阿司匹林的病人术前7日停药,需要抗凝治疗的病人术前根据医嘱停药,或选用合适的拮抗药物。

(5)术前完成阴囊及会阴部的皮肤准备。

(二)术后护理

1. 一般护理

(1)休息与活动:病人术后取平卧位,膝下垫一软枕,使髋关节微屈,以降低腹股沟切口的张力和减少腹腔内压力,利于切口愈合和减轻切口疼痛。术后1~2日改半卧位。卧床期间鼓励床上翻身及四肢活动,一般术后3~5天可考虑离床活动。采用无张力疝修补术的病人可早期离床活动,年老体弱、复发性疝、绞窄性疝、巨大疝等病人适当延迟下床活动。

(2)饮食指导:术后6~12小时,若无恶心、呕吐,可进流食,次日可逐步改为半流食、软食及普食。行肠切除吻合术者,术后应禁食,待肠功能恢复后方可进食。

2. 防止腹内压升高 术后需注意保暖,防止受凉引起咳嗽;指导病人在咳嗽时用手掌按压、保护切口和减轻震动引起的切口疼痛。保持排便通畅,便秘者给予通便药物,避免用力排便。因麻醉或手术刺激引起尿潴留者,积极诱导排尿或针灸,促进膀胱平滑肌的收缩,必要时导尿。

3. 预防并发症

(1)阴囊水肿:为避免阴囊内积血、积液并促进淋巴回流,术后可用丁字带托起阴囊,并密切观察阴囊肿胀情况,预防阴囊水肿。

(2)切口感染:切口感染时引起疝复发的主要原因之一,绞窄性疝行肠切除、肠吻合术后,易发生切口感染,术后须应用抗生素,及时更换污染或脱落的敷料,一旦发现切口感染征象,应及时处理。

【健康教育】

1. 疾病相关知识讲解 向病人介绍造成腹外疝的病因、手术治疗的必要性;解除病人的顾虑,以便其安心配合治疗。

2. 出院指导

(1)活动:病人出院后应逐渐增加活动量,3个月内避免重体力劳动或提举重物等。

(2)降低危险因素:减少和消除引起腹外疝复发的因素,如剧烈咳嗽、用力排便等,防止术后复发。

（3）饮食指导：调整饮食习惯，多吃营养丰富且含粗纤维食物，保持排便通畅。

（4）定期随访。

【护理评价】

通过治疗与护理，病人是否：①疼痛得到有效的缓解；②舒适度增加；③未发生阴囊水肿、术后疝复出、切口感染等并发症或并发症得到了及时发现和处理。

（王桂红）

学习小结

腹部损伤是常见的外科急症。根据体表有无伤口，腹部损伤可分为开放性和闭合性两大类；根据损伤的腹内器官性质又分为实质性脏器损伤和空腔脏器损伤。腹部损伤因致伤原因、损伤器官、损伤部位和程度不同而有不同的临床表现。本章详尽介绍了不同类型腹部损伤的临床表现、治疗原则和护理措施。

本章讲述了急性腹膜炎病因及发病机制、临床表现及治疗原则；常见腹腔脓肿的类型、临床表现及治疗原则。重点阐述了急性化脓性腹膜炎病人非手术治疗及手术治疗的护理。护士应详细了解病人病情，便于对病人进行全面评估，制订有针对性护理措施。

在介绍腹外疝概况的基础上，详细讲述了腹股沟疝的概念、病因、临床表现及治疗原则，同时简要介绍了其他腹外疝；重点阐述了腹外疝病人围术期护理与健康教育。腹外疝在治疗方面一般应尽早手术治疗，而嵌顿性和绞窄性疝原则上应紧急手术治疗。在护理方面应对病人进行全面的评估，提出护理诊断，制订切实可行的护理措施。

复习参考题

1. 腹部损伤的临床表现及现场急救措施。

2. 腹外疝的临床类型、治疗原则、护理措施。

3. 急性腹膜炎的临床表现。

24

学习目标

掌握	胃十二指肠溃疡及并发症、胃癌的病因与临床表现；护理评估与护理措施；胃十二指肠的解剖生理特点。
熟悉	胃十二指肠溃疡及并发症、胃癌病人的主要护理诊断/问题及治疗原则。
了解	胃十二指肠溃疡及并发症、胃癌的发病机制、病理生理与分型。

第一节　解剖生理概要

【胃的解剖】

1. **胃的位置和分区**　胃位于食管和十二指肠之间,为一弧形囊状器官,上端与食管相连的入口称贲门,是胃唯一的相对固定点。下端与十二指肠相连接的出口称幽门。腹段食管与胃大弯的交角称贲门切迹,其黏膜面形成贲门皱襞,有防止胃内容物向食管逆流的作用。将胃大弯和胃小弯各作三等分,再连接各对应点而将胃分为三个区域,上 1/3 为贲门胃底部 U(upper)区;中 1/3 为胃体部 M(middle)区;下 1/3 为幽门部 L(lower)区(图 24-1)。胃与周围器官有韧带相连,凭借韧带固定于上腹部。

2. **胃壁结构**　胃壁从外向内分为浆膜层、肌层、黏膜下层和黏膜层。黏膜层含大量胃腺,分布在胃底和胃体。胃腺由功能不同的细胞组成,分泌胃酸、电解质、蛋白酶原和黏液等。主细胞分泌胃蛋白酶原与凝乳酶原;壁细胞分泌盐酸和抗贫血因子;黏液细胞

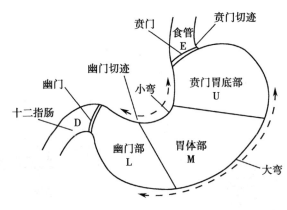

图 24-1　胃的解剖和分区

分泌碱性因子。贲门腺分布在贲门部,主要分泌黏液。幽门腺分布在胃窦和幽门区,除含主细胞和分泌黏蛋白原细胞外,还含有分泌胃泌素的 G 细胞、分泌生长抑素的 D 细胞,此外,还有嗜银细胞以及多种内分泌细胞。

3. **胃的血管**　胃的动脉血液供应丰富,来源于腹腔动脉。来自腹腔动脉干的胃左动脉和来自肝固有动脉的胃右动脉形成胃小弯动脉弓对胃小弯供血。来自胃十二指肠动脉的胃网膜右动脉和来自脾动脉的胃网膜左动脉构成胃大弯的动脉弓进行胃大弯的供血。胃底部由胃短动脉供应,胃后动脉供应胃体上部与胃底后壁。上述动脉之间有丰富的吻合,形成网状分布。胃的静脉与同名动脉伴行,彼此之间有丰富的交通支,分别注入脾静脉、肠系膜上静脉并汇集或直接注入门静脉(图 24-2)。

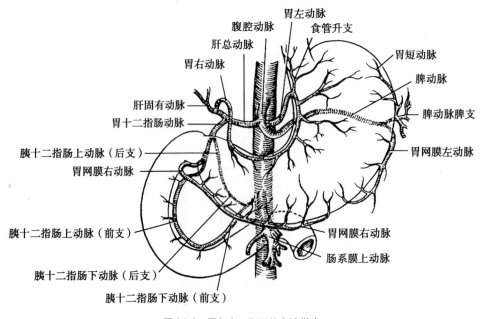

图 24-2　胃和十二指肠的血液供应

4. 胃的淋巴引流　胃黏膜下淋巴管网非常丰富,胃壁各层中都分布着毛细淋巴管。胃周共有16组淋巴结。按淋巴的主要引流方向可分为以下四群:①腹腔淋巴结群,引流胃小弯上部淋巴液;②幽门上淋巴结群,引流胃小弯下部淋巴液;③幽门下淋巴结群,引流胃大弯右侧淋巴液;④胰脾淋巴结群,引流胃大弯上部淋巴液(图24-3)。

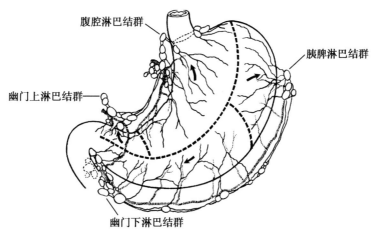

图24-3　胃的淋巴引流

5. 胃的神经　胃的神经属于自主神经系统,包括交感神经和副交感神经。胃的交感神经主要抑制胃的分泌和运动并传出痛觉。胃的副交感神经来自迷走神经,主要促进胃的分泌和运动。两种神经纤维在肌层和黏膜下层组成神经网,以协调胃的分泌和运动功能。

【胃的生理功能】

胃具有运动和分泌两大功能,通过接纳、储藏食物,将食物与胃液研磨、搅拌、混匀、初步消化,形成食糜并逐步分次排入十二指肠。此外,胃黏膜还有吸收某些物质的功能。

1. 胃的运动　胃通过运动完成胃内食物的混合、搅拌及有规律的排空。胃的蠕动波起自胃体通向幽门,幽门发挥括约肌作用,调控食糜进入十二指肠。每次胃蠕动后食糜进入十二指肠的量取决于蠕动的强度与幽门的开闭状况。幽门关闭时食物在胃内往返运动,幽门开放时,每次将5~15ml食糜送入十二指肠。混合性食物从进食至胃完全排空需4~6小时。

2. 胃液分泌　胃腺分泌胃液,正常成人每日分泌量为1500~2500ml。胃液的主要成分为胃酸、胃酶、电解质、黏液和水。胃液的酸度取决于酸性和碱性成分的配合比例,并和分泌速度、胃黏膜血液流速有关。

胃液分泌可分为基础分泌(或称消化间期分泌)和餐后分泌(即消化期分泌)。基础分泌是指不受食物刺激时的自然胃液分泌,量较小。餐后分泌可分以下3个时相:

(1)迷走相(头相):指食物经视觉、味觉、嗅觉等刺激兴奋神经中枢,使其分泌胃酸、胃蛋白酶原和黏液。这一时相的作用时间较短,仅占消化期泌酸量的20%~30%。

(2)胃相:指食物进入胃后引起的胃酸大量分泌。

(3)肠相:指食物进入小肠后引起的胃酸分泌,占消化期胃酸分泌量的5%~10%。

【十二指肠的解剖和生理功能】

十二指肠位于幽门和十二指肠悬韧带(Treitz韧带)之间,长约25cm,呈C形环绕胰腺头部。十二指肠分为四部分:①球部:长为4~5cm,是十二指肠溃疡的好发部位;②降部:与球部呈锐角下行,固定于后腹壁,胆总管和胰管开口于此部中下1/3交界处内侧肠壁的十二指肠乳头;③水平部:自降部向左走行,长约10cm,完全固定于腹后壁,横部末端的前方有肠系膜上动、静脉跨越下行;④升部:先向上行,然后急转向下、向前,与空肠相接形成十二指肠空肠曲,由十二指肠悬韧带(Treitz韧带)固定于后腹壁。此韧带是十二指肠和空肠分界的解剖标志。十二指肠的血液供应来自胰十二指肠上动脉和胰十二指肠下动脉,两者分别起源于胃十二指肠动脉与肠系膜上动脉。胰十二指肠上、下动脉的分支在胰腺前后吻合成动脉弓。

十二指肠是胆汁、胰液和胃内排出食糜的汇集处,十二指肠黏膜内有 Brunner 腺,分泌的十二指肠液内含多种消化酶,如肠蛋白酶、脂肪酶、蔗糖酶、麦芽糖酶等。十二指肠黏膜内的内分泌细胞分泌胃泌素、抑胃肽、胆囊收缩素、促胰液素等肠道激素。

第二节　胃十二指肠溃疡疾病病人的护理

一、胃十二指肠溃疡

案例 24-1

　　魏女士,47 岁,上腹剧烈疼痛半小时急诊入院。病人反复上腹痛 8 年,好发于进餐后半小时,服用抑酸药物无效果。最近 1 个月腹痛症状加重。半小时前进刺激性饮食后上腹部突发刀割样剧痛,查体见面色苍白、出冷汗、脉搏细速。全腹有明显的压痛、反跳痛、腹肌紧张呈"板样"强直,肝浊音界消失,肠鸣音消失。

　　思考:

　　1. 该病人最可能的诊断是什么?

　　2. 还需做哪些辅助检查?

　　3. 你认为目前的治疗原则是什么?

　　4. 病人存在哪些护理问题? 护士应做哪些护理工作?

胃十二指肠溃疡(gastroduodenal ulcer)是指胃、十二指肠局限性圆形或椭圆形的全层黏膜缺损,因溃疡的形成与胃酸 - 蛋白酶的消化作用有关,也称消化性溃疡。主要表现为慢性病程和周期性发作的节律性腹痛。纤维内镜技术的不断完善、新型制酸剂和抗幽门螺杆菌药物的应用使溃疡病的诊断和治疗有了很大改变。大多数胃十二指肠溃疡病例经严格内科治疗可以痊愈,外科治疗主要用于急性穿孔、出血、瘢痕性幽门梗阻或药物治疗无效的溃疡病人以及胃溃疡恶变等情况。

【发病机制】

多个因素综合作用的结果。最为重要的是幽门螺杆菌感染、胃酸分泌过多和黏膜防御机制的破坏。

1. 幽门螺杆菌(helicobacter pylori, HP)感染　与消化性溃疡密切相关。95% 以上的十二指肠溃疡与近 80% 的胃溃疡病人中检出 HP 感染。清除 HP 感染可以明显降低溃疡病的复发率。HP 可产生多种酶,约 1/2 的 HP 菌株还可产生毒素,作用于胃黏膜,引起黏液降解,改变胃黏膜细胞的通透性,导致局部组织损伤,破坏黏膜层的保护作用。

2. 胃酸分泌过多　溃疡只发生在与胃酸相接触的黏膜,抑制胃酸分泌可使溃疡愈合,充分说明胃酸分泌过多是胃十二指肠溃疡的病理生理基础。十二指肠溃疡病人的胃酸分泌高于健康人,除与迷走神经的张力及兴奋性过度增高有关外,与壁细胞数量的增加也有关。

3. 非甾体类抗炎药与黏膜屏障损害　非甾体类抗炎药(NSAID)、肾上腺皮质激素、胆汁酸盐、酒精等均可破坏胃黏膜屏障,造成 H^+ 逆流入黏膜上皮细胞,引起胃黏膜水肿、出血、糜烂甚至溃疡。长期使用 NSAID 胃溃疡发生率显著增加。正常情况下,酸性胃液对胃黏膜的侵蚀作用和胃黏膜的防御机制处于相对平衡状态。如平衡受到破坏,侵害因子的作用增强,胃黏膜屏障等防御因子的作用削弱,胃酸、胃蛋白酶分泌增加,最终导致溃疡。在十二指肠溃疡的发病机制中,胃酸分泌过多起重要作用。胃溃疡病人平均胃酸分泌比正常人低,胃排空延缓、十二指肠液反流是导致胃黏膜屏障破坏形成溃疡的重要原因。HP 感染和 NSAID 是影响胃黏膜防御机制的外源性因素,可促进溃疡形成。

【病理生理与分型】

典型溃疡呈圆形或椭圆形,黏膜缺损深达黏膜下层。胃溃疡好发于胃小弯,以胃角最多见,胃窦部与胃体也可见,胃大弯和胃底少见。十二指肠溃疡主要发生在球部。胃溃疡发病年龄平均要比十二指肠溃疡高 15~20 年,发病高峰在 40~60 岁。约 5% 胃溃疡可发生恶变,而十二指肠溃疡很少恶变。

胃溃疡根据其部位和胃酸分泌量可分为以下四型:

Ⅰ型:占 50%~60%,低胃酸,溃疡位于胃小弯角切迹附近,最为常见。

Ⅱ型:约占 20%,高胃酸,胃溃疡合并十二指肠溃疡。

Ⅲ型:约占 20%,高胃酸,溃疡位于幽门管或幽门前。

Ⅳ型:约占 5%,低胃酸,溃疡位于胃上部 1/3,胃小弯高位接近贲门处,常为穿透性溃疡,易发生出血或穿孔,老年病人多见。

【临床表现】

主要为慢性病程和周期性发作的节律性腹痛。

1. 症状

(1)胃溃疡:腹痛多发生在进餐后 0.5~1 小时,持续 1~2 小时消失。进食后疼痛不能缓解,有时反而加重,服用抑酸药物疗效不明显。

(2)十二指肠溃疡:主要为餐后延迟痛、饥饿痛或夜间痛,进食后腹痛可暂缓解,服用抑酸药物或进食能使疼痛缓解或停止。疼痛多为上腹部或剑突下烧灼痛或钝痛。秋冬季或冬春季好发。

2. 体征　溃疡活动期,局部有一固定的局限性轻压痛点,十二指肠溃疡压痛点在脐部偏右上方,胃溃疡压痛点在剑突与脐间的正中线或略偏左。缓解期无明显体征。

【辅助检查】

1. 内镜检查　是确诊胃十二指肠溃疡的首选检查方法,可明确溃疡部位,并可取活组织行幽门螺杆菌检测及病理学检查。

2. X 线钡餐检查　可在胃十二指肠溃疡部位显示一周围光滑、整齐的龛影或见十二指肠球部变形。

【治疗原则】

无严重并发症的胃十二指肠溃疡一般均采取内科治疗,外科手术治疗主要针对胃十二指肠溃疡的严重并发症。

1. 非手术治疗　包括养成规律的饮食作息习惯、劳逸结合、避免精神高度紧张等。使用根除 HP、抑酸及保护胃黏膜等的药物。

2. 手术治疗

(1)适应证

1)胃溃疡:临床上胃溃疡手术治疗适应证主要有:①包括抗 HP 措施在内的严格内科治疗 3 个月以上仍不愈合的顽固性溃疡,或愈合后短期内又复发者;②发生溃疡出血、瘢痕性幽门梗阻,溃疡穿孔及溃疡穿透至胃壁外者;③溃疡巨大(直径>2.5cm)或高位溃疡;④胃十二指肠复合溃疡;⑤溃疡不能排除恶变或已经恶变者。

2)十二指肠溃疡:主要是出现严重并发症,如急性穿孔、大出血和瘢痕性幽门梗阻以及经正规内科治疗无效的顽固性溃疡,由于药物治疗的有效性,后者已不多见。

(2)手术方式:治疗胃十二指肠溃疡最常见的两种手术方式是胃大部切除术和迷走神经切断术。

1)胃大部切除术(subtotal gastrectomy):在我国是治疗胃十二指肠溃疡的首选术式。胃大部切除术治疗溃疡的原理是：①切除胃窦部，减少 G 细胞分泌的胃泌素所引起的胃酸分泌；②切除大部分胃，壁细胞和主细胞数量减少，胃酸和胃蛋白酶分泌大为减少；③切除了溃疡本身及溃疡的好发部位。胃大部切除术的范围是胃远侧 2/3 ~ 3/4，包括胃体的远侧部分、胃窦部、幽门和十二指肠球部的近胃部分。胃大部切除术后胃肠道重建的基本方式包括胃十二指肠吻合或胃空肠吻合。

毕（Billroth）Ⅰ式胃大部切除术：即在胃大部切除后将残胃与十二指肠吻合（图 24-4），多适合于胃溃疡。优点是重建后的胃肠道接近正常解剖生理状态，胆汁、胰液反流入残胃较少，术后因胃肠功能紊乱而引起的并发症较少。缺点是当十二指肠溃疡有炎症、瘢痕或粘连时，采用这种术式技术上常有困难，有时为避免残胃与十二指肠吻合口的张力过大致使胃的切除范围不够，增加了术后溃疡复发的机会。

毕（Billroth）Ⅱ式胃大部切除术：即切除远端胃后，缝合关闭十二指肠残端，残胃与上端空肠端侧吻合（图 24-5）。适用于各种胃十二指肠溃疡，特别是十二指肠溃疡。十二指肠溃疡切除困难时可行溃疡旷置。该术式的优点是即使胃切除较多，胃空肠吻合口也不至于张力过大，术后溃疡复发率低。缺点是吻合方式改变了正常的解剖生理关系，术后发生胃肠道功能紊乱的可能性较毕Ⅰ式多。

胃大部切除术后胃空肠 Roux-en-Y 吻合：即远端胃大部切除后关闭十二指肠残端，在距十二指肠悬韧带 10 ~ 15cm 处切断空肠，将残胃和远端空肠吻合，距此吻合口以下 45 ~ 60cm 处将空肠与空肠近侧断端吻合（图 24-6）。该手术方法有防止术后胆胰液逆流入残胃，减少反流性胃炎发生的优点。

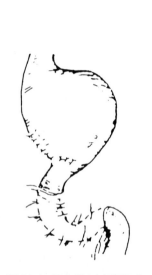

图 24-4　毕Ⅰ式胃大部切除术

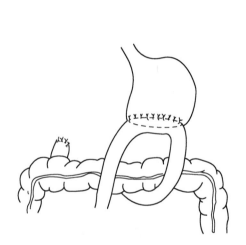

图 24-5　毕Ⅱ式胃大部切除术

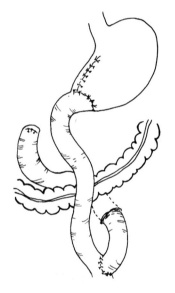

图 24-6　胃空肠 Roux-en-Y 吻合

2）胃迷走神经切断术：此手术方法目前临床已较少应用。迷走神经切断术治疗溃疡的原理是：①阻断迷走神经对壁细胞的刺激，消除神经性胃酸分泌；②阻断迷走神经引起的胃泌素的分泌，减少体液性胃酸分泌。可分为三种类型：①迷走神经干切断术；②选择性迷走神经切断术；③高选择性迷走神经切断术。

理论与实践

迷走神经切断术的应用

迷走神经切断术因能消除神经性胃酸分泌和减少体液性胃酸分泌，而成为治疗十二指肠溃疡的另一类术式。最早由 Dragstedt 于 1942 年提出并应用于临床。此后，各国学者对其进行了深入研究和改良，目前该术式已经定型和成熟。4 种迷走神经切断术均具有良好的抑酸效果，其中尤以高选择性迷走神经切断术最为突出。因其具有创伤小、病死率低、并发症少等优点，在欧美国家已作为治疗十二指肠溃疡的首选术式。在我国该术式没有得到广泛的推广,其中最主要的原因是高选择性迷走神经切断术后溃疡复发率高,远远高于胃大部切除术,这可能与迷走神经切断不全有关。

【护理评估】

（一）术前评估

1. **健康史** 包括年龄、性别、性格特征、职业、饮食习惯、药物使用情况,特别是非甾体类抗炎药和皮质类固醇用药史等。

2. **身体状况**

（1）症状:评估病人是否有腹痛,如果有则需了解腹痛发生在进餐前还是进餐后、腹痛部位、腹痛持续时间,进食后疼痛是否能够缓解。

（2）体征:评估压痛、反跳痛、肌紧张等腹部体征的部位、范围和程度。有无消瘦、贫血等。

3. **辅助检查** 了解内镜、X线钡餐检查等结果。

（二）术后评估

1. **手术情况** 病人的麻醉方式、术式、术中失血、补液、输血情况。

2. **康复状况** 术后病人生命体征的变化,胃肠减压引流液的颜色、性质、量,切口愈合情况,肠蠕动恢复情况等。

3. 是否有并发症发生,如术后出血、十二指肠残端破裂、吻合口瘘、术后梗阻等。

（三）心理 - 社会状况评估

评估病人对疾病的态度、情绪是否稳定,对疾病检查、治疗及护理是否配合,对医院环境是否适应,对手术是否接受,是否了解康复知识及掌握程度。了解家属及亲友的心理状态,家庭经济承受能力等。

【主要护理诊断／问题】

1. **急性疼痛** 与胃、十二指肠黏膜受侵蚀,手术切口有关。

2. **潜在并发症**:出血、十二指肠残端破裂、吻合口瘘、术后梗阻、倾倒综合征等。

【护理目标】

1. 病人疼痛缓解或减轻。

2. 病人并发症得到预防、及时发现和处理。

【护理措施】

（一）术前准备和非手术病人的护理

1. **心理护理** 关心、了解病人,告知有关疾病和手术的知识,术前和术后的配合,解释病人的各种疑问。应根据病人的个体情况提供信息,增强其信心,使病人能积极配合治疗和护理。

2. **饮食和营养** 给予高蛋白、高热量、富含维生素、易消化的食物。术前12小时禁食、禁饮。

3. 手术日晨给予病人留置胃管,防止麻醉及手术过程中呕吐、误吸,便于术中操作,减少手术时腹腔污染。

（二）术后护理

1. **病情观察** 每30分钟测量生命体征1次,血压平稳后可延长测量间隔时间。同时观察病人的神志、尿量、切口渗血、渗液和引流液情况。

2. **体位** 术后全麻未醒取去枕平卧位,血压平稳后取低半卧位,可减轻腹部切口张力,减轻疼痛,有利于呼吸和循环,利于引流。

3. **引流管的护理** 胃十二指肠溃疡术后留置多根管道,如胃管、腹腔引流管、尿管等。护理时应注意:

（1）固定:妥善固定各管道并准确标记,避免脱出:认真观察胃管留置长度,防止病人因咳嗽、打喷嚏导致胃管脱出,更换固定用胶布时,应确保胃管固定在规定的位置。

（2）保持引流管通畅：避免扭曲、折叠、受压，可经常挤压引流管，如遇堵塞及时报告医生并配合处理。

（3）观察引流液的颜色、性质和量并准确记录：留置胃管进行胃肠减压可起到减轻胃肠道张力，利于吻合口愈合的作用。术后24小时内可由胃管内引流出少量血液或咖啡样液体，若有较多鲜血，需及时报告医生并配合处理。

4. 输液护理 禁食期间需静脉补充液体，提供病人所需的水、电解质和营养素。了解病人各项检查结果，为合理补液提供依据。改善病人的营养状况，纠正贫血，以利于吻合口及切口的愈合。禁食者应做好口腔护理，每日2次，保持口腔清洁。

5. 活动 除年老体弱或病情较重者，鼓励病人术后早期活动，促进肠蠕动，预防肠粘连，促进呼吸和血液循环，预防深静脉血栓形成。卧床期间，每2小时翻身1次。一般术后第1日可协助病人坐起并做轻微的床上活动，第2日协助病人在床边活动，第3日可在病室内活动。活动量应根据病人个体差异而定。

6. 饮食护理 拔除胃管当日可饮少量水或米汤；如无不适，第2日进半量流质饮食，每次50~80ml；第3日进全量流质饮食，每次100~150ml；若进食后无腹痛、腹胀等不适，第4日可进半流质饮食。进食应少量多餐、食物应易于消化。少食牛奶、豆类等产气食物，忌生、冷、硬和刺激性食物。开始时每日5~6餐，以后逐渐减少进餐次数并增加每次进餐量，逐渐恢复至正常饮食。

7. 并发症的观察和处理

（1）胃大部切除术后并发症

1）术后胃出血：胃大部切除术后，可有少许暗红色或咖啡色胃液自胃管引出，一般24小时内不超过300ml，以后胃液颜色逐渐变少变清，出血自行停止。若术后胃管不断引出新鲜血液，24小时后仍未停止，则为术后出血。术后24小时以内的胃出血，多属术中止血不确切；术后4~6天发生出血，常为吻合口黏膜坏死脱落；术后10~20天发生出血，常为吻合口缝线处感染或黏膜下脓肿腐蚀血管所致。术后胃出血多可采用非手术疗法，严密观察病人生命体征的变化，观察胃管引流液的颜色、性质和量，若短期内从胃管引出大量鲜血，应立即报告医生处理。遵医嘱给予止血药物和输新鲜血等。若非手术疗法不能达到止血效果或出血量>500ml/h时，应积极完善术前准备，再次行手术止血。

2）胃排空障碍：发病机制尚不完全清楚，常发生在术后4~10日。术后拔除胃管后，病人出现上腹部饱胀、钝痛，并呕吐带有食物和胆汁的胃液。X线上消化道造影检查，可见残胃扩张、无张力，蠕动波少而弱，胃肠吻合口通过欠佳。处理包括禁食、胃肠减压、肠外营养支持治疗、维持水电解质和酸碱平衡、应用胃动力促进药物等，多数能好转。

3）吻合口破裂或瘘：吻合口破裂或瘘多发生在术后1周左右。多数因缝合技术不当、吻合处张力过大、组织血供不足造成，在贫血、低蛋白血症、组织水肿的病人中更易出现。临床表现有高热、脉速、腹痛以及弥漫性腹膜炎，须立即手术修补、腹腔引流；症状较轻无弥漫性腹膜炎时，可先行禁食、胃肠减压、充分引流、肠外营养、抗感染等综合措施，必要时手术治疗。

4）十二指肠残端破裂：是毕Ⅱ式胃切除术后近期的严重并发症，可因缝合处愈合不良或因胃空肠吻合口输入袢梗阻，使十二指肠腔内压力升高而致残端破裂。一般多发生在术后24~48小时，表现为右上腹突发剧痛、发热、腹膜刺激征，白细胞计数增高，腹腔穿刺可有胆汁样液体。一旦确诊，应立即手术处理。术后给予持续减压引流，纠正水、电解质的失衡，给予肠外营养或术中行空肠造瘘术后进行肠内营养。应用广谱抗生素，涂氧化锌软膏保护引流管周围皮肤。

5）术后梗阻：根据梗阻部位分为输入袢梗阻、吻合口梗阻和输出袢梗阻。

输入袢梗阻：多见于毕Ⅱ式胃大部切除术后，可分为两类：①急性完全性输入袢梗阻：系输出袢系膜悬吊过紧压迫输入袢，或输入袢过长，穿入输出袢与横结肠系膜之间的间隙孔形成内疝所致，属闭袢性肠梗阻，易发生绞窄，病情不缓解者应手术解除梗阻。典型症状是病人突然发生上腹部剧痛，呕吐伴上腹压痛，呕吐物量少、多不含胆汁，呕吐后症状不缓解，且上腹部有压痛性肿块；②慢性不完全性梗阻：多由于输入袢过长扭曲,或输入袢受牵拉在吻合口处形成锐角,使输入袢内消化液排空不畅而滞留。进食后消化液分泌增加,输入袢内压力突增,刺激肠管而发生强烈的收缩,引起喷射状呕吐,称为输入袢综合征。应采取禁食、胃肠减压、营养支持等治疗,若症状在数周或数月内不能缓解,亦需手术治疗。

吻合口梗阻:可因吻合口过小、吻合口的胃壁或肠壁内翻太多引起,也可因术后吻合口炎症水肿出现暂时性梗阻引起。病人表现为进食后上腹饱胀、呕吐,含或不含胆汁。X线检查可见造影剂完全停留在胃内,若非手术治疗无效须再次手术解除梗阻。

输出袢梗阻:多由于粘连、大网膜水肿、炎性肿块压迫等所致。表现为上腹饱胀,呕吐食物和胆汁。若非手术治疗无效,应手术解除梗阻。

6)倾倒综合征(dumping syndrome):是胃大部切除术和各式迷走神经切断术附加引流性手术后常见的并发症。根据进食后出现症状的时间可分为早期与晚期两种类型。部分病人也可同时出现。

早期倾倒综合征:多发生在餐后30分钟内,因胃容积减少及失去对胃排空的控制,大量高渗食物快速进入肠道,引起肠道内分泌细胞大量分泌肠源性血管活性物质,渗透作用使细胞外液转移至肠腔,病人可出现心悸、心动过速、出汗、无力、面色苍白等一过性血容量不足表现,并有恶心、呕吐、腹部绞痛、腹泻等消化道症状。多数病人经调整饮食,症状可减轻或消失。应指导病人少食多餐,避免过甜、过咸、过浓的流质饮食,宜进低碳水化合物、高蛋白饮食,进餐时限制饮水,进餐后平卧10~20分钟,多数病人在术后半年到1年内能逐渐自愈。极少数症状严重而持久的病人,需手术治疗。

晚期倾倒综合征:又称低血糖综合征,多在餐后2~4小时出现症状,病人出现头昏、苍白、出冷汗、脉细弱甚至晕厥等。为高渗食物迅速进入小肠,快速吸收,引起高血糖,后者致使胰岛素大量释放,发生反应性低血糖。指导病人出现症状时,稍进饮食,尤其是糖类即可缓解。饮食中减少碳水化合物含量,增加蛋白质比例,少量多餐可防止其发生。

(2)迷走神经切断术后并发症

1)胃小弯坏死穿孔:是高选择性胃迷走神经切断术后的严重并发症,主要表现为突发上腹部剧烈疼痛和急性弥漫性腹膜炎症状。因手术因素或术中断了胃小弯侧的血液供应,致局部易缺血坏死甚至形成溃疡。一旦发生,护士须快速完善术前准备,行急诊修补术。

2)腹泻:是迷走神经切断术后常见的并发症,以迷走神经干切断术后最为严重多见。与迷走神经切断术后肠转运时间缩短、肠吸收减少、胆汁酸分泌增加以及刺激肠蠕动的体液因子释放等有关。指导病人遵医嘱口服抑制肠蠕动的药物控制腹泻。

3)吞咽困难:多见于迷走神经干切断术后,与食管下段局部水肿、痉挛或神经损伤致食管弛缓障碍有关。病人在术后早期开始进固体食物时有胸骨后疼痛,X线吞钡见食管下段狭窄、贲门痉挛。多于术后1~2个月能自行缓解。

(三)健康教育

1. **生活指导** 劝导病人避免工作过于劳累,不熬夜,注意劳逸结合,保持乐观情绪。

2. **戒烟酒** 告知病人饮酒、吸烟对其疾病的危害性,劝导病人戒烟、戒酒。

3. **用药指导** 指导病人药物的服用时间、方式、剂量,说明药物副作用。避免服用对胃黏膜有损害性的药物,如阿司匹林、吲哚美辛、皮质类固醇等。

4. **合理饮食** 胃大部切除术后一年内胃容量受限,指导病人饮食应少量多餐,进食营养丰富易消化的饮食,以后逐步过渡至均衡饮食。饮食宜定时定量,少食腌制、熏烤食品,避免过冷、过烫、过辣及煎炸食物。

5. **并发症预防** 告知病人手术后并发症的临床表现和防治方法。

6. **定期复查** 定期门诊随访,若有不适及时就诊。

【护理评价】

通过治疗与护理,病人是否:①疼痛缓解或减轻;②并发症得到预防、及时发现和处理。

二、急性胃十二指肠溃疡穿孔

急性穿孔（acute perforation）是胃十二指肠溃疡的严重并发症。起病急、病情重、变化快，需要紧急处理，若诊治不当可危及生命。

【病因与病理】

活动期的胃十二指肠溃疡可以逐渐向深部侵蚀，穿破浆膜而形成穿孔。90%的十二指肠溃疡穿孔发生于十二指肠球部前壁，而胃溃疡穿孔60%发生在胃小弯，40%发生于胃窦及其他部位。急性穿孔后，有强烈刺激性的胃酸、胆汁、胰液等消化液和食物溢入腹腔，引起化学性腹膜炎，导致剧烈腹痛和大量腹腔渗出液，6～8小时后细菌开始繁殖并逐渐转变为化脓性腹膜炎。因强烈的化学刺激、细胞外液的丢失及细菌毒素吸收等因素，可导致病人休克。

【临床表现】

1. **症状** 多数病人既往有溃疡病史，穿孔前数日溃疡病症状加重。情绪波动、过度疲劳、进刺激性饮食或服用皮质激素药物等常为诱发因素。多于夜间空腹或饱食后突然发生，表现为骤起上腹部刀割样剧痛，迅速波及全腹，疼痛难忍，可伴面色苍白、出冷汗、脉搏加速、血压下降等表现。溃疡穿孔后病情的严重程度与病人的年龄、全身情况、穿孔部位、穿孔大小和时间以及是否空腹穿孔密切相关。

2. **体征** 病人表情痛苦，仰卧微屈膝，不愿移动，腹式呼吸减弱或消失；全腹有明显的压痛、反跳痛、腹肌紧张呈"木板样"强直，以右上腹部最为明显；肝浊音界缩小或消失，可有移动性浊音；肠鸣音减弱或消失。

【辅助检查】

1. **X线检查** 病人站立位X线检查80%可见膈下新月状游离气体影。

2. **实验室检查** 血白细胞计数及中性粒细胞比例增高。

3. **诊断性腹腔穿刺** 抽出液可含有胆汁或食物残渣。

【治疗原则】

1. **非手术治疗**

（1）适应证：①一般情况良好，症状体征较轻的空腹状态下的溃疡穿孔；②穿孔超过24小时，腹膜炎已局限；③胃十二指肠造影检查证实穿孔已封闭的病人；④无出血、幽门梗阻及恶变等并发症。

（2）治疗措施：①禁食、持续胃肠减压，减少胃肠内容物继续外漏；②静脉输液以维持水、电解质平衡并给予营养支持；③全身应用抗生素控制感染；④经静脉给予H_2受体阻断剂或质子泵拮抗剂等制酸药物。若治疗6～8小时后病情仍继续加重，应立即行手术治疗。

2. **手术治疗** 根据病人情况结合手术条件选择手术方式。包括单纯穿孔缝合术和彻底性溃疡切除术。

（1）单纯穿孔缝合术：适应证：①穿孔时间超过8小时，腹腔感染及炎症水肿严重，有大量脓性渗出液；②以往无溃疡病史或有溃疡病史未经正规内科治疗，无出血、梗阻并发症，特别是十二指肠溃疡病人；③有其他系统疾病不能耐受急诊彻底性溃疡手术者。

（2）彻底性溃疡切除术：适应证：①病人一般情况较好，穿孔时间在8小时内或超过8小时，腹腔污染不严重；②慢性溃疡病特别是胃溃疡病人，曾行内科治疗或治疗期间穿孔；③十二指肠溃疡穿孔修补术后再穿孔，有幽门梗阻或出血史者。除胃大部切除术外，对十二指肠溃疡穿孔可选用穿孔缝合术加高选择性迷走神经切断术或选择性迷走神经切断术加胃窦切除术。

【主要护理诊断/问题】

1. **急性疼痛** 与胃十二指肠溃疡穿孔后胃肠内容物对腹膜的强烈刺激及手术切口有关。

2. **体液不足** 与溃疡急性穿孔后消化液的大量丢失有关。

【护理目标】

1. 病人疼痛缓解或消失。

2. 病人体液维持平衡,表现为生命体征平稳,肢体温暖,面色红润,尿量正常。

【护理措施】

(一)术前准备和非手术病人的护理

1. **病情观察** 严密观察病人生命体征及腹部情况的变化,若病情继续加重做好急诊手术准备。

2. **体位** 伴有休克者应将其上身及下肢各抬高20°,生命体征平稳后改为半卧位,利于漏出的消化液积聚于盆腔最低位,减少毒素的吸收,降低腹壁张力,减轻疼痛。

3. **禁食、胃肠减压** 保持胃管通畅和有效负压引流,可减少胃肠内容物继续流入腹腔。避免胃管扭曲、打折、受压、脱出;观察引流液的颜色、性质和量并准确记录。

4. **输液护理** 通过静脉输液为病人补充所需的水、电解质和营养素,维持水、电解质和酸碱平衡。

5. **预防和控制感染** 遵医嘱使用抗生素。

(二)术后护理

参见本节"胃十二指肠溃疡疾病"病人的护理。

【护理评价】

通过治疗与护理,病人是否:①疼痛缓解或减轻;②保持体液平衡。

三、胃十二指肠溃疡大出血

胃十二指肠溃疡出血是上消化道出血中最常见的原因,约占50%以上,约10%的病人需要急诊手术止血。

【病因与病理】

溃疡基底部的血管壁被侵蚀而导致破裂出血,多数为动脉破裂出血。胃溃疡大出血多发生于胃小弯,出血源自胃左、右动脉及其分支。十二指肠溃疡大出血多发生于球部后壁,出血源自胃十二指肠动脉或胰十二指肠上动脉及其分支。大出血后血容量减少、血压降低、血流缓慢,可使血管破裂处形成凝血块而暂时止血。由于胃肠道蠕动和胃十二指肠内容物与溃疡病灶的接触,暂时停止的出血可能再次出血。

【临床表现】

取决于出血量和出血速度。

1. **症状** 病人的主要症状是呕血和排柏油样便。多数病人只有黑便而无呕血,如出血迅猛则为大量呕血与紫黑血便。呕血前常有恶心,便血前后可有心悸、头晕、目眩、乏力、全身疲软、眼前发黑甚至晕厥。多数病人曾有典型溃疡病史。

若出血缓慢,病人血压、脉搏改变不明显。若短时间内失血量超过400ml,病人可出现面色苍白、口渴、脉搏快速有力、血压正常、脉压减少等;若短时间内失血量超过800ml,可出现休克症状,表现为焦虑不安、四肢湿冷、脉搏细速、呼吸浅快、血压降低等。

2. **体征** 不明显,腹部稍胀,上腹可有轻度压痛,肠鸣音亢进。

【辅助检查】

1. **纤维内镜检查** 可明确出血的原因和部位,出血24小时内阳性率可达70%～80%。

2. **血管造影** 选择性腹腔动脉或肠系膜上动脉造影可明确病因与出血部位,并可采取栓塞治疗或动脉注射垂体加压素等介入性止血措施。

3. **血常规检查** 大量出血早期,由于血液浓缩,血常规变化不大,以后红细胞计数、血红蛋白、血细胞比容均呈进行性下降。

【治疗原则】

1. 非手术治疗

（1）补充血容量：建立静脉通道，快速补充平衡盐溶液，输血。失血量达全身总血量的20%时，应输注羟乙基淀粉、右旋糖酐或其他血浆代用品；出血量较大时应输注浓缩红细胞，也可输全血，维持血细胞比容不低于30%。

（2）禁食、留置胃管：用生理盐水冲洗胃腔，清除血凝块，直至胃液变清，可经胃管注入200ml含8mg去甲肾上腺素的冰生理盐水使血管迅速收缩达到止血目的，每4～6小时一次。

（3）使用止血、制酸、生长抑素等药物：静脉或肌注止血药，应用 H_2 受体拮抗剂如西咪替丁或质子泵抑制剂，静脉使用生长抑素。

（4）急诊纤维内镜下止血：内镜检查明确出血病灶的同时可直视下向出血灶注射或喷洒止血药物、电凝、激光灼凝进行止血治疗。

2. 手术治疗

（1）手术止血的指征包括：①迅猛出血，短期内发生休克或较短时间内（6～8小时）需要输入大量血液（>800ml）方能维持血压和血细胞比容者；②60岁以上伴有动脉硬化症的病人，难以自行止血，对再出血耐受性差，应及早手术；③近期出现过类似大出血或合并穿孔或幽门梗阻；④正在进行药物治疗的胃十二指肠溃疡病人发生大出血；⑤纤维内镜检查发现动脉搏动性出血，或溃疡底部血管显露，再出血危险很大。

（2）手术方式：①包括溃疡在内的胃大部切除术；②溃疡底部贯穿缝扎术，对于十二指肠后壁穿透性溃疡出血，先切开十二指肠前壁，贯穿缝扎溃疡底的出血动脉，再行选择性迷走神经切断加胃窦切除或幽门成形术；③重症病人难以耐受较长时间手术者可采用溃疡底部贯穿缝扎止血方法。

【主要护理诊断／问题】

1. **焦虑／恐惧** 与突发胃十二指肠溃疡大出血有关。

2. **体液不足** 与溃疡大出血致血容量降低有关。

【护理目标】

1. 病人焦虑减轻。

2. 病人体液维持平衡，表现为生命体征平稳，肢体温暖，面色红润，尿量正常。

【护理措施】

（一）术前准备和非手术病人的护理

1. **心理护理** 安慰病人，减轻其焦虑、恐惧心理。

2. **体位** 给予平卧位，有呕血者头偏一侧。

3. **补充血容量** 建立畅通的静脉通路，快速输液、输血，开始输液时速度宜快，休克纠正后减慢输液速度。

4. **给予止血措施** 遵医嘱应用止血药物或给予冰生理盐水洗胃。

5. **饮食** 暂禁食，出血停止后，可进流质或无渣半流质饮食。

6. **病情观察** 严密观察病人生命体征的变化，若出血持续，及时报告医生，作好急诊手术准备。

（二）术后护理

参见本节"胃十二指肠溃疡疾病"病人的护理。

【护理评价】

通过治疗与护理，病人是否：①焦虑缓解或减轻；②保持体液平衡。

四、胃十二指肠溃疡瘢痕性幽门梗阻

由于幽门管或幽门溃疡或十二指肠球部溃疡的反复发作而形成瘢痕狭窄,合并幽门痉挛水肿而引起幽门梗阻。

【病因与病理】

溃疡引起幽门梗阻的原因有痉挛、炎症水肿和瘢痕三种。前两种梗阻是暂时的,可逆性的,在炎症消退、痉挛缓解后梗阻解除。瘢痕性幽门梗阻则是永久性的,必须手术解决梗阻问题。梗阻初期,为克服幽门狭窄,胃蠕动增强,而使胃壁肌层代偿性肥厚,胃轻度扩大。后期,胃代偿功能减退,失去张力,胃高度扩大,蠕动消失。胃内容物滞留而出现呕吐,引起水、电解质丢失,导致脱水、低钾低氯性碱中毒。病人因吸收不良,常有贫血、营养障碍。

【临床表现】

1. **症状** 腹痛与反复呕吐是幽门梗阻的主要表现。早期,病人有上腹部饱胀不适感并伴有阵发性胃收缩痛,伴嗳气、恶心、呕吐。呕吐多发生在下午或夜间,量大,一次可达 1000～2000ml,呕吐物含大量宿食,有腐败酸臭味,不含胆汁。呕吐后自觉胃部饱胀改善,因此病人常自行诱发呕吐以缓解症状。长期呕吐病人常有面色苍白、消瘦、皮肤干燥、弹性消失等营养不良表现。

2. **体征** 上腹部隆起可见胃型和蠕动波,用手轻拍上腹部可闻及振水音。

【辅助检查】

1. **纤维胃镜检查** 可见胃内有大量潴留的胃液和食物残渣。

2. **X线钡餐检查** 可见胃扩大,张力减低,钡剂入胃后有下沉现象。24 小时后仍有钡剂存留(正常 4 小时内排空)提示有瘢痕性幽门梗阻。已明确为幽门梗阻者避免此检查。

【治疗原则】

瘢痕性幽门梗阻是外科手术治疗的绝对适应证。主要术式是胃大部切除术,也可行迷走神经干切断术加胃窦部切除术。但在年龄较大、身体状况极差或合并其他严重内科疾病者,也可行胃空肠吻合加迷走神经切断术。

【主要护理诊断/问题】

1. **体液不足** 与大量呕吐、胃肠减压引起水、电解质丢失有关。

2. **营养失调:低于机体需要量** 与幽门梗阻致大量呕吐、摄入不足、禁食和消耗、丢失有关。

【护理目标】

1. 病人体液维持平衡,表现为生命体征平稳,肢体温暖,面色红润,尿量正常。

2. 病人营养状况得以维持或改善。

【护理措施】

1. **术前护理**

(1)洗胃:完全梗阻者除禁食、胃肠减压外,还应进行术前洗胃。术前 3 日,每晚用温生理盐水 300～500ml 洗胃,以减轻胃黏膜水肿,利于术后吻合口愈合。

(2)静脉输液:根据电解质检测结果,合理纠正脱水和低钾低氯性碱中毒;密切观察出入量,并以此调整输液速度和种类。

(3)营养支持:非完全性梗阻病人可给予无渣半流质饮食,完全梗阻病人手术前需禁食,以减少胃内容物潴留。根据医嘱给予营养治疗,纠正营养不良、贫血和低蛋白血症。

2. **术后护理** 参见本节"胃十二指肠溃疡疾病"病人的护理。

【护理评价】

通过治疗与护理,病人是否:①保持体液平衡;②营养状况得到改善。

第三节 胃癌病人的护理

问题与思考

胃癌是源自胃黏膜上皮的恶性肿瘤,占全部恶性肿瘤的第3位,占消化道恶性肿瘤的首位,占胃恶性肿瘤的95%。可见胃癌是威胁人类健康的一种常见病。我国常见的癌症中,胃癌的死亡率仅次于肺癌、肝癌和肠癌。由于80%的早期胃癌患者没有明显的症状,故胃癌有"隐形杀手"之称。因此,揪住胃癌的"狐狸尾巴",早发现、早治疗就显得至关重要。

思考:如何发现早期胃癌?

胃癌(gastric carcinoma)是我国常见的消化道肿瘤之一。2005年发病率为32.23/10万,同期胃癌死亡率为23.9/10万,占恶性肿瘤死亡率的第3位。好发年龄在50岁以上,男性发病率明显高于女性,男女比例约为2:1。

【病因】

胃癌的病因尚未完全清楚,但目前认为与下列因素有关:

1. 地域环境及饮食生活因素 胃癌发病有明显的地域性差别,在我国西北及东部沿海地区胃癌发病率比南方地区明显为高。长期食用盐腌、烟熏、碳烤食品的人群中胃远端癌发病率高,与食品中的亚硝酸盐、真菌毒素、多环芳烃化合物等致癌物或前致癌物含量高有关。

2. 癌前病变 指一些使胃癌发病危险性增高的良性胃疾病和病理改变。胃癌的癌前病变(precancerous diseases)有慢性萎缩性胃炎、胃息肉及胃部分切除后的残胃。这些病变常伴有不同程度的长期慢性炎症过程、胃黏膜肠上皮化生或非典型增生。癌前病变本身不具备恶性特征,是交界性的病理变化。胃黏膜上皮的异型增生属于癌前病变,根据异型程度可分为轻、中、重三度。重度异型增生易发展成胃癌。

3. 幽门螺杆菌 幽门螺杆菌(HP)感染是引发胃癌的主要因素之一。我国胃癌高发区人群HP感染率高,在60%以上。HP能促使硝酸盐转化成亚硝酸盐及亚硝胺而致癌;HP感染引起胃黏膜慢性炎症并通过加速黏膜上皮细胞的过度增殖导致畸变致癌;HP的毒性产物可能具有促癌作用。

4. 遗传和基因 遗传与分子生物学研究表明,与胃癌病人有血缘关系的亲属其胃癌发病率比对照组高4倍。

【病理生理与分型】

胃癌好发于胃窦部,约占50%,其次为胃底贲门部,约占1/3,发生在胃体者较少。

1. 大体分型 分为早期胃癌和进展期胃癌。

(1)早期胃癌:癌肿仅限于黏膜或黏膜下层,不论病灶大小或是否有淋巴转移。癌灶直径在10mm以下称为小胃癌,5mm以下时为微小胃癌。早期胃癌根据病灶形态分三型:Ⅰ型为隆起型,癌灶向胃腔突出;Ⅱ型为浅表型,癌灶比较平坦,没有明显的隆起与凹陷;Ⅲ型为凹陷型,为较深的溃疡。

(2)进展期胃癌:分为中期胃癌和晚期胃癌。病变超过黏膜下层侵入胃壁肌层为中期胃癌;病变达浆膜下层或超出浆膜向外浸润至邻近脏器或有转移为晚期胃癌。国际多按Borrmann分型法将其分为四型:①Ⅰ型:息肉(肿块)型,为边界清楚突入胃腔的块状癌灶;②Ⅱ型:无浸润溃疡型,为边界清楚并略隆起的溃疡状癌灶;③Ⅲ型(溃疡浸润型):为边界模糊不清的浸润性溃疡状癌灶;④Ⅳ型:弥漫浸润型,癌肿沿胃壁各层向四周弥漫性浸润生长导致边界不清。若全胃受累胃腔缩窄、胃壁僵硬如革囊状,称为皮革胃,几乎都为低分化腺癌或印戒细胞癌引起,恶性程度极高。

2. 组织学分型 按世界卫生组织提出的分类法,将胃癌分为:①腺癌:占绝大多数,包括乳头状腺癌、管状腺癌、低分化腺癌、黏液腺癌和印戒细胞癌；②腺鳞癌；③鳞状细胞癌；④未分化癌。

3. 扩散与转移

（1）直接浸润：贲门胃底癌易侵及食管下端，胃窦癌可向十二指肠浸润。分化差浸润性生长的胃癌突破浆膜后，可直接侵犯横结肠系膜、大网膜、肝脏、胰腺、脾脏、横膈等组织。

（2）淋巴转移：胃癌的主要转移途径，发生较早，早期胃癌可发生淋巴转移。进展期胃癌的淋巴转移率高达 70% 左右。胃癌的淋巴结转移率和癌灶的浸润深度呈正相关。胃癌的淋巴结转移通常是循序渐进的，但有的癌肿可超越常规转移方式，直接侵及远处淋巴结，即跳跃式转移。恶性程度较高或者较晚期的胃癌可经胸导管转移到左锁骨上淋巴结，或经肝圆韧带转移到脐部。

（3）血行转移：发生于晚期，癌细胞进入门静脉或者体循环向身体其他部位播散，形成转移灶。常见转移的器官有肝、肺、胰、骨骼等处，以肝转移为多。

（4）腹膜种植转移：癌肿浸润穿透浆膜层，癌细胞可脱落并种植在腹膜和脏器浆膜上，形成转移结节。腹膜广泛播散可出现大量癌性腹水。

相关链接

胃癌临床病理分期

日本第 14 版《胃癌处理规约》与国际抗癌联盟（UICC）第 7 版在胃癌分期上形成了新的 TNM 分期：

T 代表胃癌的胃壁浸润深度。T_X：癌的浸润深度不明确；T_0：无癌细胞；T_1：癌局限于黏膜或黏膜下层；T_2：癌的浸润越过黏膜下层，但局限于固有肌层；T_3：癌的浸润越过固有肌层，但局限于浆膜下层；T_4：癌的浸润达到浆膜表面，或浸透露出于游离腹腔。

N 代表淋巴结转移的程度。N_X：区域淋巴结转移有无不明确者；N_0：区域淋巴结无转移；N_1：区域淋巴结转移 1～2 个；N_2：区域淋巴结转移 3～6 个；N_3：区域淋巴结转移 7 个以上。

M 代表其他转移的有无和部位。M_X：区域淋巴结以外的转移有无不明确者；M_0：区域淋巴结以外的转移不存在；M_1：区域淋巴结以外的转移存在。

【临床表现】

1. **症状**　早期胃癌多无明显症状，少数病人可有恶心、呕吐或类似溃疡病的上消化道症状，无特异性。因此，早期胃癌的诊断率很低。进展期胃癌最常见的临床症状是疼痛与体重减轻。病人常有上腹不适，进食后饱胀，而后病情进展出现上腹疼痛加重，食欲下降、乏力、消瘦等。肿瘤的部位不同其临床表现也不尽相同。幽门附近癌有幽门梗阻表现。贲门胃底癌可有胸骨后疼痛和进行性吞咽困难。肿瘤破坏血管可有呕血和黑便等消化道出血症状。晚期胃癌病人常出现贫血、消瘦、营养不良甚至恶病质状态。

2. **体征**　早期无明显体征，可仅有上腹部深压不适感或疼痛。晚期可扪及上腹部肿块。若出现肝脏等远处转移时，可有肝大、腹水、锁骨上淋巴结肿大等。发生直肠前凹种植转移时，直肠指诊可摸到肿块。

【辅助检查】

1. **X 线钡餐检查**　采用 X 线气钡双重造影，通过黏膜相和充盈相的观察可做出诊断。早期胃癌的主要改变为黏膜相异常，进展期胃癌的形态与大体分型基本一致。

2. **纤维胃镜检查**　是诊断胃癌的最有效方法，可直接观察病变部位，并做活检确定诊断。超声胃镜能了解肿瘤浸润深度以及周围脏器和淋巴结有无侵犯和转移。

3. **腹部超声**　用于观察胃的邻近脏器（尤其是肝、胰）受浸润及淋巴结转移的情况。

4. **CT 检查**　有助于胃癌的诊断和术前作出临床分期。

5. **实验室检查**　粪便隐血试验常呈持续阳性，胃液游离酸测定多显示酸缺乏或减少。

【治疗原则】

早期发现、早期诊断和早期治疗是提高胃癌疗效的关键。手术治疗仍是首选的治疗方法。随着医学技术的进展,内镜、腹腔镜治疗应用于早期胃癌的治疗,对进展期胃癌,辅以化疗、放疗、分子靶向治疗及免疫治疗等综合治疗,以提高疗效。

1. 手术治疗 分为根治性手术和姑息性手术两类。

(1)根治性手术:原则为整块切除包括癌灶和可能受浸润胃壁在内的胃的部分或全部,按临床分期标准清除胃周围淋巴结,重建消化道。切除范围:胃壁的切线必须距肿瘤边缘 5cm 以上;十二指肠侧或食管侧的切线应距离幽门或贲门 3～4cm。术式根据肿瘤部位、进展程度以及临床分期来确定。

早期胃癌由于病变局限,较少发生淋巴结转移,可行腹腔镜或开腹胃部分切除术。

扩大的胃癌根治术:适用于胃癌侵及邻近组织或脏器,是指包括胰体、尾及脾的根治性胃大部切除或全胃切除;有肝、结肠等邻近脏器浸润可行联合脏器切除术。

(2)姑息性手术:原发灶无法切除,为了减轻由于梗阻、穿孔、出血等并发症引起的症状而做的手术,如姑息性胃切除术、空肠造口术、穿孔修补术等。

2. 化学治疗 应用于根治性手术的术前、术中、术后,以延长生存期。常用的给药方法有口服、静脉、腹腔、动脉插管区域灌注等。

3. 其他治疗 包括放疗、热疗、免疫治疗、中医中药治疗等。

【主要护理诊断/问题】

1. 恐惧/焦虑 与病人对癌症的恐惧,担心治疗效果及预后有关。

2. 急性疼痛 与手术切口有关。

3. 营养失调:低于机体需要量 与摄入不足及消耗增加有关。

4. 潜在并发症:出血、十二指肠残端破裂、吻合口瘘、消化道梗阻、倾倒综合征等。

【护理目标】

1. 病人恐惧/焦虑减轻。

2. 病人疼痛缓解或消失。

3. 病人营养状况得到改善。

4. 病人的并发症得到预防、及时发现并得到控制。

【护理措施】

(一)术前护理

1. 心理护理 关心、了解病人,告知有关疾病和手术的知识,围术期的配合,解释病人的各种疑问。胃癌病人对癌症有很大恐惧,担忧治疗效果及预后,应根据病人的个体情况提供信息,增强其信心,消除消极悲观情绪,使病人能积极配合治疗和护理。

2. 饮食 择期手术病人饮食应少量多餐,给予高蛋白、高热量、富含维生素、低脂肪、少渣易消化的食物。对不能进食者,应遵医嘱予以静脉输液,补充足够的热量,改善病人的营养状态,提高对手术的耐受性。

3. 胃肠道准备 术前 3 日给病人口服肠道不吸收的抗生素,必要时清洁肠道。对有幽门梗阻的病人,给予禁食及胃肠减压,术前 3 日起用温生理盐水洗胃,以减轻胃黏膜水肿。

(二)术后护理

1. 病情观察 密切观察生命体征,同时观察病人的神志、肤色、尿量、切口渗血情况。

2. 体位 全麻清醒前给予去枕平卧位,头偏向一侧。全麻清醒血压平稳后取半卧位,有利于呼吸和循环,可减轻腹部切口张力,减轻疼痛,利于引流。

3. 禁食、胃肠减压 术后早期禁食、胃肠减压可减少胃内积气积液,利于吻合口的愈合。

4. 营养治疗

（1）肠外营养治疗：遵医嘱给予病人肠外营养治疗，改善病人营养状况，促进切口愈合。

（2）肠内营养治疗：术后早期经空肠喂养管输入肠内营养液，可维护肠道屏障功能，促进肠功能早期恢复，增强机体免疫功能，促进切口愈合，改善病人全身营养状况。根据病人情况制订个性化的营养治疗方案。肠内营养的护理要点：①妥善固定喂养管，避免扭曲、受压、折叠、脱出；②保持喂养管通畅，每次输注营养液前后用生理盐水或温开水 20 ～ 30ml 冲管，输注过程中每 4 小时冲管一次；③控制营养液的温度、速度、浓度，温度以接近体温为宜，过低会导致腹泻，过高会灼伤肠道黏膜，速度宜先慢后快；④观察有无并发症的发生。

（3）饮食：少量多餐，开始时每日 5 ～ 6 餐，以后逐渐减少进餐次数并增加每次进餐量，逐渐恢复正常饮食。忌食生、冷、硬和刺激性食物。全胃切除术后开始宜进少量、清淡的全流质饮食，避免发生不适。

5. 早期活动　参见本章第二节"胃十二指肠溃疡疾病病人的护理"。

6. 并发症的观察和护理　参见本章第二节"胃十二指肠溃疡疾病病人的护理"。

（三）健康教育

1. 保持情绪乐观　指导病人自我调节情绪，强调保持乐观积极心态的重要性。

2. 劳逸结合　劝导病人避免工作过于劳累，不熬夜，参加一定的活动或锻炼，注意劳逸结合。

3. 饮食指导　告知病人饮酒、吸烟对其疾病的危害性。指导病人饮食上注意定时定量、少量多餐，进食营养丰富的食物。避免进食腌制、熏烤食品，避免过冷、过热、过辣及煎炸食物。

4. 定期复查　指导病人定期复查，若有不适及时就诊。

【护理评价】

通过治疗与护理，病人是否：①恐惧 / 焦虑缓解或减轻；②疼痛缓解或减轻；③营养状况得到改善；④并发症得到预防、及时发现和处理。

（高　薇）

学习小结

本章介绍了胃十二指肠溃疡及其并发症的护理。主要讲解了胃十二指肠溃疡及其并发症的病因、病理生理改变与分型、临床表现、辅助检查及治疗原则，重点介绍了胃十二指肠溃疡及其并发症的护理，包括非手术治疗和手术治疗的护理措施。通过本章的学习，应学会运用相关知识为胃十二指肠疾病病人作出正确的评估，制订好护理目标及计划，为病人提供有效的护理措施，并作好健康教育工作。

复习参考题

1. 胃十二指肠溃疡的并发症有哪些？

2. 胃大部切除术后并发症有哪些？

3. 如何指导胃十二指肠疾病病人术后饮食？

第二十五章　小肠疾病病人的护理

25

第一节 概述

【解剖】

小肠包括十二指肠、空肠及回肠。上始于胃幽门,回肠末端接盲肠,正常成人全长约 3~5.5m,但个体差异较大。十二指肠全长约 25~30cm,呈 C 形。空、回肠间没有明确解剖标志,小肠上段 2/5 称空肠,下段 3/5 称回肠。小肠肠壁的组织结构由内而外分黏膜、黏膜下层、肌层及浆膜四层。

空肠和回肠的血液供应来自肠系膜上动脉,该动脉跨过十二指肠水平部,进入小肠系膜根部;分出胰十二指肠下动脉、中结肠动脉、右结肠动脉、回结肠动脉和 12~16 支空、回肠动脉;各支相互吻合形成动脉弓,最后发出直支,到达肠壁。小肠的静脉分布与动脉类似,最后集合形成肠系膜上静脉,与脾静脉汇合而成门静脉干。

空肠黏膜下有散在性孤立淋巴小结,回肠则有许多淋巴集结(Peyer 集结)。小肠淋巴液自黏膜绒毛中央的乳糜管,流经肠系膜根部的淋巴结,再经肠系膜上动脉周围淋巴结、腹腔淋巴结而到达乳糜池。

小肠接受交感和副交感神经支配。交感神经兴奋可使小肠蠕动减弱,血管收缩;迷走神经兴奋则促进肠蠕动、使肠腺分泌增加。小肠的痛觉由内脏神经的传入纤维传导。

【生理】

小肠是食物消化和吸收的主要部位。除了接受来自肝、胰腺的消化液外,小肠黏膜还分泌含多种酶的碱性肠液。食糜在小肠内消化分解为葡萄糖、果糖、半乳糖、氨基酸、二肽、三肽、脂肪酸、单酸甘油酯后,由小肠黏膜吸收。小肠还吸收水和电解质,以及包括胃肠道分泌液、脱落的胃肠道上皮细胞成分在内的大量内源性物质,此外,还有某些微量物质如铜、铁、维生素 B_{12} 等。正常成人每日经小肠重吸收的液体量可达 8000ml,而仅 500ml 左右进入结肠,因此小肠疾病如肠梗阻、肠瘘等发生时,将引起严重的营养障碍和水、电解质失调。

小肠还可分泌多种胃肠激素,如促胰液素、胰高血糖素、生长抑素、肠抑胃肽、胃动素、胆囊收缩素、血管活性肠多肽、胃泌素、脑啡肽、神经降压素等。

肠有丰富的肠淋巴组织,发挥重要的免疫功能。包括抗体介导和细胞介导的免疫防御反应。

第二节 肠梗阻

案例 25-1

闻女士,69 岁,以"腹痛腹胀 10 天,停止排气排便 7 天"为主诉入院。病人 10 天前无明显诱因出现腹痛腹胀,腹痛呈持续性,伴恶心呕吐,呕吐物含胆汁,呕吐后腹部疼痛较前明显缓解,无发热,当时未行治疗,7 天前病人停止排气排便,腹痛腹胀较前明显加重,伴呕吐数次。

思考:

1. 病人目前的初步诊断是什么?

2. 还需要做哪些辅助检查?

3. 目前的护理问题是什么?

4. 应给予哪些护理措施?

肠内容物不能正常运行、顺利通过肠道,称为肠梗阻(intestinal obstruction),是常见的外科急腹症之一。

【病因与分类】

1. 按肠梗阻发生的基本原因分三类。

（1）机械性肠梗阻（mechanical intestinal obstruction）：是由各种原因引起的肠腔狭小、肠内容物通过发生障碍，是最常见的肠梗阻类型。原因包括：①肠腔堵塞，如大结石、粪块、寄生虫、异物等；②肠管受压，如肠扭转、嵌顿病、肿瘤压迫、粘连带压迫等；③肠壁病变，如肿瘤、炎症性狭窄、先天性肠道闭锁等。

（2）动力性肠梗阻（dynamic intestinal obstruction）：是神经反射或毒素刺激引起肠壁肌肉功能紊乱，使肠蠕动消失或肠管痉挛，以致肠内容物无法正常运行，无器质性肠腔狭窄。可分为麻痹性肠梗阻（paralytic ileus）及痉挛性肠梗阻（spastic ileus）两类。前者常见，多见于急性弥漫性腹膜炎、腹膜后血肿或细菌感染及某些腹部手术后等；后者较少见，可继发于慢性铅中毒和肠功能紊乱等。

（3）血运性肠梗阻：是由于肠系膜血管栓塞或血栓形成，使肠管血运障碍，继而发生肠麻痹而使肠内容物不能通过。随着人口老龄化，动脉硬化等疾病增多，此类型已不少见。

2. 按肠壁有无血运障碍分两类。

（1）单纯性肠梗阻：只有肠内容物通过受阻，而无肠管血运障碍。

（2）绞窄性肠梗阻：梗阻并伴有肠壁血运障碍，可由肠系膜血管受压，血栓形成或栓塞等引起。

3. 其他分类 肠梗阻可以根据梗阻部位分为高位肠梗阻（如空肠上段）和低位肠梗阻（如回肠末段与结肠）；根据梗阻的程度分为完全性肠梗阻和不完全性肠梗阻；根据梗阻的发展过程分为急性肠梗阻和慢性肠梗阻。当发生肠扭转、结肠肿瘤时，病变肠袢两端完全阻塞，称为闭袢性肠梗阻。

随着病情的不断发展变化，某些类型的肠梗阻在一定条件下可以相互转换。

【病理生理】

肠梗阻发生后，会出现肠管局部和全身性的病理和病理生理变化。

1. **肠管局部变化** 单纯性机械性肠梗阻发生后，一方面，梗阻以上肠管肠蠕动增加，以克服肠内容物通过障碍；另一方面，肠腔内因液体和气体的积贮而膨胀。肠梗阻部位越低，时间越长，肠膨胀越明显。急性完全性梗阻时，肠管迅速膨胀，肠壁变薄，肠腔压力持续升高，到一定程度时可使肠壁血运障碍。最初主要表现为静脉回流受阻，肠壁的毛细血管及小静脉淤血，肠壁充血、水肿、增厚，呈暗红色。由于组织缺氧，毛细血管通透性增加，肠壁上有出血点，并有血性渗出液渗入肠腔和腹腔。随着血运障碍的发展，继而出现动脉血运受阻，血栓形成，肠壁失去活力，肠管变成紫黑色。由于肠壁变薄、缺血和通透性增加，腹腔内出现带有粪臭的渗出液，最后，肠管可缺血坏死而破溃穿孔。

慢性肠梗阻多为不完全性梗阻，梗阻以上肠腔有扩张，由于长期肠蠕动增强，肠壁代偿性肥厚。痉挛性肠梗阻多为暂时性，肠管多无明显病理改变。

2. **全身变化**

（1）水、电解质、酸碱失衡：胃肠道每日大约分泌8000ml液体，正常情况下绝大部分被再吸收。急性肠梗阻病人，由于不能进食及频繁呕吐，大量丢失胃肠道分泌液，使水及电解质大量丢失。高位肠梗阻时由于早期频繁呕吐、不能进食，更容易出现脱水；加之酸性胃液及大量氯离子丢失产生代谢性碱中毒。低位肠梗阻时病人呕吐发生迟，其体液的丢失主要是由于肠管活力丧失，无法正常吸收胃肠道分泌的大量液体，丢失的体液多为碱性或中性，丢失的钠、钾离子多于氯离子；加之毛细血管通透性增加，导致血浆渗出，积存在肠腔、腹腔内，即丢失于第三间隙；同时组织灌注不良导致酸性代谢产物增加，尿量减少等均极易引起严重的代谢性酸中毒；大量的钾离子丢失还可引起肠壁肌张力减退，加重肠腔膨胀，并可引起肌无力及心律失常。

（2）感染和中毒：由于梗阻以上的肠腔内细菌数量显著增加，细菌繁殖产生大量毒素。由于肠壁血运障碍，通透性增加，肠道细菌移位，细菌和毒素渗透至腹腔内引起严重的腹膜炎和感染、中毒。

（3）休克及多器官功能障碍：水分的严重丢失、血液浓缩、血容量减少、电解质紊乱、酸碱平衡失调以及细菌感染等均可引起严重休克。当肠坏死、穿孔、发生腹膜炎时，全身中毒尤为严重。肠腔大量积气、积液导致腹内压升高，膈肌上升，腹式呼吸减弱，影响肺内气体交换；同时腹内压增高阻碍了下腔静脉血液回流，从而导致呼吸、循环功能障碍。最后可因多器官功能障碍乃至衰竭而死亡。

【临床表现】

不同类型肠梗阻的临床表现有其自身的特点，但共同表现为腹痛、呕吐、腹胀及停止排气排便等。

（一）症状

1. **腹痛** 机械性肠梗阻由于梗阻部位以上肠管剧烈蠕动，病人表现为阵发性绞痛。疼痛发作时，病人自觉有"气块"在腹内窜动，并受阻于某一部位，有时可见肠型及肠蠕动波。如腹痛间歇期缩短，呈持续性剧烈腹痛，应警惕可能发展为绞窄性肠梗阻。

2. **呕吐** 在肠梗阻早期，呕吐多呈反射性，呕吐物为胃液及食物。一般梗阻部位越高，呕吐发生越早、越频繁。高位肠梗阻呕吐频繁，主要为胃及十二指肠内容物等；低位肠梗阻呕吐出现较迟而少，呕吐物可呈粪样；若吐出蛔虫，多为蛔虫团引起的肠梗阻，麻痹性肠梗阻时呕吐呈溢出性；绞窄性肠梗阻呕吐物为血性或棕褐色液体。

3. **腹胀** 程度与梗阻部位有关。高位肠梗阻腹胀较轻；低位肠梗阻腹胀及麻痹性肠梗阻腹胀明显。肠扭转时腹部隆起不均匀对称。

4. **停止排便排气** 完全性肠梗阻多不再排便排气，这是临床判断肠梗阻是否为完全性或不完全性的重要标志之一。但在肠梗阻早期，尤其是高位肠梗阻，由于梗阻以下肠腔内仍残存粪便及气体，可自行或在灌肠后排出，故不应因此而否定肠梗阻的存在；绞窄性肠梗阻可排血性黏液样便。

（二）体征

1. 局部

（1）腹部视诊：机械性肠梗阻可见肠型和蠕动波。

（2）触诊：单纯性肠梗阻因肠管膨胀，可有轻度压痛，但无腹膜刺激征。绞窄性肠梗阻时，可有固定压痛和腹膜刺激征。肿瘤或蛔虫性肠梗阻，常在腹部触及包块或条索状团块。

（3）叩诊：绞窄性肠梗阻时，腹腔有渗液，移动性浊音可呈阳性。

（4）听诊：机械性肠梗阻时有肠鸣音亢进，有气过水声或金属音；麻痹性肠梗阻时，肠鸣音减弱或消失。

2. **全身** 肠梗阻初期，病人全身情况可无明显变化。梗阻晚期或绞窄性肠梗阻病人可出现唇干舌燥、眼窝凹陷、皮肤弹性消失、尿少或无尿等明显缺水征，还可能出现脉搏细速、血压下降、面色苍白、四肢发冷等中毒和休克征象。

【辅助检查】

1. **实验室检查** 若肠梗阻病人出现脱水、血液浓缩时可引起血红蛋白、血细胞比容升高，尿比重也增高。白细胞计数和中性粒细胞比例显著升高多见于绞窄性肠梗阻。血气分析、血清离子、血尿素氮及肌酐检查出现异常结果，则表示存在电解质、酸碱失衡或肾功能障碍。呕吐物和粪便检查有大量红细胞或隐血试验阳性，应考虑肠管有血运障碍。

2. **X线检查** 一般在梗阻发生 4～6 小时后，腹部立位或侧卧位透视或拍片可见多数气液平面及气胀肠袢（图 25-1）。对诊断肠梗阻有很大价值。空肠梗阻时，空肠黏膜环状皱襞可显示"鱼肋骨刺"状；当怀疑肠套叠、乙状结肠扭转或结肠肿瘤时，可行钡剂灌肠或 CT 检查以帮助诊断。

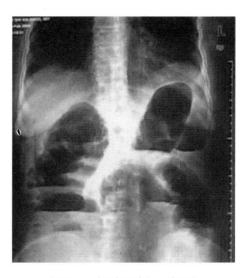

图 25-1 小肠梗阻腹部 X 线平片

【治疗原则】

治疗原则是纠正肠梗阻引起的全身性生理紊乱和解除梗阻。具体治疗方法应根据肠梗阻的类型、部位以及病人的全身情况而定。

1. 基础治疗　基础治疗为单纯性粘连性肠梗阻、麻痹性肠梗阻或痉挛性肠梗阻、蛔虫或粪块肠堵塞等引起的肠梗阻的主要治疗方法,也是肠梗阻手术治疗前需采取的措施。包括禁食、胃肠减压;纠正水、电解质紊乱及酸碱失衡;防治感染和中毒;明确诊断后可酌情应用解痉剂、镇静剂等。

2. 解除梗阻

(1)非手术治疗:适用于单纯性粘连性肠梗阻、麻痹性或痉挛性肠梗阻、蛔虫或粪块堵塞引起的肠梗阻、肠结核等炎症引起的不完全性肠梗阻、肠套叠早期等。具体措施除上述基础治疗外还包括中医中药治疗、口服或胃肠道灌注生植物油、针刺疗法、根据不同病因采用低压空气或钡灌肠,腹部按摩等。

(2)手术治疗:适用于各种类型的绞窄性肠梗阻、肿瘤、先天性肠道畸形引起的肠梗阻及非手术治疗无效的病人。手术大体可归纳为以下四种:①解除引起梗阻的原因:如粘连松解术、肠切开取异物、肠套叠复位、肠扭转复位术等;②肠切除肠吻合术:如肠肿瘤、炎症性狭窄或局部肠袢已失活坏死,则应作肠切除肠吻合术;③短路手术:当肠梗阻原因既不能简单解除,又不能切除,如晚期肿瘤已浸润固定,或肠粘连成团与周围组织愈着,则可做梗阻近端与远端肠袢短路吻合术;④肠造口或肠外置术:如病人情况极严重或局部病变所限不能耐受和进行复杂手术,可行肠造口术,暂时解除梗阻。对单纯性结肠梗阻,一般采用梗阻近侧(盲肠或横结肠)造口,以解除梗阻。如已有肠坏死,则宜切除坏死肠段并将两断端外置作造口术,以后行二期手术治疗结肠病变。

【护理评估】

(一)术前评估

1. 健康史　了解病人的一般情况,包括年龄、性别、饮食习惯。了解病人既往有无腹部手术、外伤、各种急慢性肠道疾病史等。发病前有无体位不当、饮食不当、饱餐后剧烈活动等诱因。

2. 身体状况

(1)症状:评估腹痛、腹胀、呕吐、停止排气排便等症状的程度,有无进行性加重;呕吐的频率、量、颜色、性质、气味。

(2)体征:观察病人神志及生命体征的变化情况;有无口唇干燥、眼窝凹陷、皮肤弹性降低、尿少或无尿等缺水征;有无血压下降、四肢冰冷等中毒性休克表现;有无压痛、腹膜刺激征;叩诊时肝浊音界大小,有无移动性浊音;听诊肠鸣音有无亢进或减弱、消失。

(3)辅助检查:实验室检查是否提示有水、电解质紊乱及酸碱失衡,腹部 X 线平片检查有无液气平面等异常表现。

(二)术后评估

评估病人麻醉和手术方式、术中失血、补液情况;了解引流管放置的位置、是否通畅;评估引流液的颜色、量、性质;评估切口敷料是否清洁,有无渗血、渗液情况等;了解病人有无腹胀、恶心呕吐等不适症状;评估切口愈合及术后康复的情况;有无并发症发生等。

(三)心理 - 社会状况

评估病人的心理情况,有无烦躁、焦虑、恐惧,评估病人及家属是否了解肠梗阻的相关知识;评估家属对病人心理和经济的支持情况等。

【主要护理诊断 / 问题】

1. 急性疼痛　与肠蠕动增强、肠缺血或腹膜炎等有关。

2. 舒适度减弱:腹痛、腹胀　与梗阻部位以上肠管膨胀有关。

3. 体液不足　与频繁呕吐、腹腔及肠腔积液、胃肠减压等有关。

4. 潜在并发症:术后肠粘连、腹腔感染、肠瘘。

【护理目标】

1. 病人腹痛缓解或减轻。

2. 病人腹痛、腹胀程度减轻,舒适感增强。

3. 病人体液维持平衡状态,能维持重要器官的有效灌注。

4. 病人未发生并发症或并发症得到及时发现和处理。

【护理措施】

（一）术前准备和非手术病人的护理

1. **胃肠减压**　是治疗肠梗阻的重要方法之一。胃肠减压可减少胃肠道积存的气体、液体,减轻腹胀,降低肠腔压力,减少肠腔内的细菌和毒素,有利于肠壁血液循环的恢复,减轻肠壁水肿;通过降低腹内压,还可改善因膈肌抬高而导致的呼吸与循环障碍。胃肠减压期间保持胃管通畅和保证有效地负压,注意观察引流液的颜色、性质、量,并准确记录。如发现血性液体,应考虑肠绞窄的可能。

2. **饮食与营养支持**　一般需绝对禁食,应给予胃肠外营养。若梗阻解除,病人开始排气、排便,腹痛、腹胀消失后,可进流质饮食,忌甜食与牛奶等产气食物,以后逐渐过渡到半流质饮食。

3. **体位**　生命体征平稳后取半卧位,减轻腹肌紧张,缓解疼痛,使膈肌下降,利于病人的呼吸和循环。

4. **解痉止痛**　明确诊断并确定无绞窄或肠麻痹后,可应用阿托品等药物,以解除胃肠道平滑肌的痉挛,缓解腹痛。禁用吗啡、哌替啶等镇痛药,以免掩盖症状,延误治疗。

5. **合理输液**　根据病情决定补充液体的量与种类,观察呕吐次数、量、胃肠减压量及尿量;根据出入量、血清电解质、血气分析结果等合理安排输液。必要时遵医嘱给予输血。

6. **按摩或针刺疗法**　若为不完全性、痉挛性或单纯蛔虫所致的肠梗阻,可适当顺时针轻柔按摩腹部,并遵医嘱配合应用针刺疗法,缓解疼痛。

7. **对症护理**　呕吐时坐起或头偏向一侧,及时清除口腔内呕吐物,以免误吸引起吸入性肺炎或窒息。呕吐后给予漱口,保持口腔清洁,同时观察和记录呕吐物颜色、性状和量。

8. **严密观察病情变化**　定时测量生命体征,观察腹痛、腹胀和呕吐等变化,及时了解病人各项实验室指标。若出现以下情况之一应警惕绞窄性肠梗阻发生的可能,及时报告医师并作好术前准备:①腹痛发作急骤,发病起始即可表现为持续性剧烈疼痛,或持续性疼痛伴阵发性加重;有时出现腰背痛;②早期出现频繁而剧烈的呕吐;③腹胀不对称,腹部有局限性隆起或触及压痛性包块;④呕吐物、胃肠减压液或肛门排出物为血性,或腹腔穿刺抽出血性液体;⑤出现腹膜刺激征,肠鸣音可不亢进或由亢进转为减弱甚至消失;⑥体温升高、脉率增快、白细胞计数升高;⑦病情进展迅速,早期出现休克,抗休克治疗无效;⑧经积极非手术治疗而症状体征未见明显改善;⑨腹部 X 线检查可见孤立、突出胀大的肠袢,位置固定不变,或有假肿瘤状阴影;或肠间隙增宽,提示腹腔积液。此类病人病情危重,应在抗休克、抗感染的同时,快速作好术前准备。

9. **心理护理**　安慰病人,向其讲解疾病相关知识,治疗护理方法,使其配合。

（二）术后护理

1. **体位**　全麻术后给予去枕平卧位,头偏向一侧;血压、脉搏平稳后给予半卧位,利于呼吸、引流,减轻疼痛。

2. **饮食**　术后禁食期间给予静脉补液。待肠蠕动恢复、肛门排气后可开始进少量流质;进食后若无不适,逐步过渡至半流质。原则是少量多餐,禁食油腻,逐渐过渡。

3. **活动**　鼓励病人早期离床活动,促进肠蠕动,防止发生肠粘连。

4. **引流管的护理**　妥善固定并保持通畅,观察并记录引流液颜色、性质、量。引流管护理时注意无菌操作。观察切口敷料是否清洁,有无渗血、渗液情况。

5. **病情观察** 密切观察病人生命体征,若术后3~5日出现体温升高、切口红肿及剧痛时应怀疑切口感染;若出现局部或弥漫性腹膜炎表现,腹腔引流管周围流出液体带粪臭味时,应警惕腹腔内有感染或肠瘘的可能。根据医嘱进行积极的全身营养支持和抗感染治疗。引流不畅或感染不能局限者需再次手术处理。

(三)健康教育

1. 鼓励病人术后及早离床活动,防止肠粘连。

2. 保持排便通畅,老年便秘者应注意通过调节饮食、腹部按摩等方法保持大便通畅,无效者可适当给予缓泻剂,避免用力排便。

3. 出院后注意调节饮食,忌暴饮暴食,避免饭后剧烈运动。

4. 指导病人自我监测病情,若出现腹痛、腹胀、呕吐、停止排便等不适,及时就诊。

【护理评价】

通过治疗与护理,病人是否达到:①腹痛得到缓解或控制;②腹胀、腹痛程度减轻;③体液维持平衡;④并发症得到预防或得到及时发现和处理。

第三节 肠瘘

问题与思考

根据临床资料分析,肠瘘中以继发于腹腔脓肿、感染和手术后肠瘘最为多见,肠内瘘常见于恶性肿瘤。放射治疗和化疗也可导致肠瘘,比较少见。肠瘘伴有严重腹腔感染时,常有革兰阴性菌败血症及多器官功能障碍,可并发感染性休克、胃肠道大出血、黄疸、急性呼吸窘迫综合征、神志昏迷等情况。

思考: 肠瘘给患者带来的痛苦较大,且治疗不及时会导致严重后果发生,应如何有效预防及治疗?

肠瘘(intestinal fistula)是指肠与其他器官,或肠与腹腔、腹壁外有不正常的通道。肠瘘分为外瘘和内瘘,肠瘘穿破腹壁与外界相通的称为外瘘,如小肠瘘、结肠瘘;与其他空腔脏器相通,肠内容物不流出肠腔外者称内瘘,如胆囊十二指肠瘘、胃结肠瘘、肠膀胱瘘等。

【病因】

1. 先天性肠瘘较少见,与胚胎发育异常有关,如卵黄肠管未闭所致脐肠瘘。

2. 后天性肠瘘占大多数 常见病因有:①腹部手术损伤:绝大多数肠瘘都是手术后并发症;②腹部创伤:腹部损伤,受损的肠管未及时处理可发展为肠瘘;③腹腔或肠道感染:如腹腔脓肿、克罗恩(Crohn)病、溃疡性结肠炎等;④腹腔内脏器或肠道的恶性病变:如肠道恶性肿瘤。

3. 治疗性肠瘘是指根据治疗需要实施的人工肠造瘘,如空肠造瘘、结肠造瘘等。

【临床表现】

肠瘘的临床表现可因瘘管的部位及其所处的病理阶段不同而呈现不同表现。

1. **腹膜炎期** 多在创伤或手术后3~5天。

(1)局部:肠外瘘者,腹壁可找到一个或多个瘘口,并见肠液、胆汁、气体或食物排出,是肠外瘘的主要临床表现。瘘口周围皮肤被腐蚀,出现红肿、糜烂、剧痛,若合并感染,可导致瘘口部位皮肤糜烂、破溃、出血。

(2)全身:继发感染的病人体温升高,达38℃以上;病人可出现严重水、电解质紊乱及酸碱平衡失调,严重脱水者可出现低血容量性休克。若继续发展,则有可能并发脓毒症、多器官功能障碍或衰竭甚至死亡。

2. **腹腔内脓肿期** 多发生于瘘形成后7~10日。排至腹腔的肠内容物引起腹腔内纤维素性渗出等炎性反应,漏出物和渗出液若能局限,则形成腹腔内脓肿。全身症状可继续表现为发热,若给予有效引流,症状可逐渐减轻。

3. 瘘管形成期 若引流通畅,腹腔内脓肿将逐渐缩小,沿肠内容物排出的途径形成瘘管。病人的感染症状已基本控制,仅留有瘘口局部刺激征及肠粘连表现,全身症状较轻甚至消失,营养状况逐渐恢复。

4. 瘘管闭合 瘘管炎症反应消失,瘢痕愈合,病人临床症状消失。

【辅助检查】

1. 实验室检查 血红蛋白值、红细胞计数下降;严重感染时白细胞计数及中性粒细胞比例升高。血生化检查可有血清 Na^+、K^+ 浓度降低等电解质紊乱的表现;血清白蛋白、转铁蛋白、前白蛋白水平和总淋巴细胞计数下降;肝酶谱(GPT、GOT、AKP、γ-GT 等)及胆红素值升高。

2. 特殊检查

(1)口服或胃管内注入亚甲蓝后,观察创口或引流管,记录亚甲蓝排出的时间及量,以初步判断瘘口的部位和大小。此法适用于肠外瘘形成初期。

(2)瘘管组织活检及病理学检查:可明确有无肿瘤、结核等病变。

3. 影像学检查

(1)B 超及 CT 检查:有助于发现腹腔深部脓肿、积液、占位性病变及其与胃肠道的关系等。

(2)瘘管造影:适用于瘘管已形成者,利于明确瘘的部位、大小、瘘管的长度、走行及脓腔范围。

(3)胃肠道钡剂造影:了解全消化道情况,尤其是瘘远端肠管有无梗阻。

【治疗原则】

1. 非手术治疗

(1)输液及营养支持治疗:静脉补液,纠正水、电解质紊乱及酸碱失衡;根据病情给予肠外或肠内营养支持治疗。

(2)控制感染:根据肠瘘的部位及其常见菌群或药物敏感性试验结果选择抗生素。

(3)药物治疗:为减少液体丢失可使用生长抑素。当肠液明显减少时,改用生长激素,可促进蛋白质合成,加速组织修复。

(4)经皮穿刺置管引流:对肠瘘后腹腔感染比较局限,或少数脓肿形成而病人全身情况差、不能耐受手术引流者,可在 B 超或 CT 引导下,经皮穿刺置管引流。

(5)封堵处理:对于瘘管比较直的单个瘘,可用胶片、胶管、医用胶等材料进行封堵瘘口,也可取得一定疗效。

2. 手术治疗

(1)早期腹腔引流术:肠瘘发生后,腹膜炎症状明显,甚至有明显中毒症状者,及有局限性腹腔内脓肿或瘘管形成早期经皮穿刺置管引流有困难者,应早期行腹腔引流术。术中可在瘘口附近放置引流管或双套管,以有效引流外溢肠液、促进局部炎症消散、组织修复及瘘管愈合。

(2)瘘口造口术:对于瘘口大、腹腔污染严重、不能耐受一次性彻底手术者,可行瘘口造口术。待腹腔炎症完全控制、粘连组织大部分吸收、病人全身情况改善后再行二次手术,切除瘘口,肠管行端端吻合。

(3)肠段部分切除吻合术:对经以上处理不能治愈的肠瘘均需进一步手术治疗。可切除瘘管附近肠袢后行肠段端端吻合,该方法是最主要、效果最好、采用最多的术式。

(4)肠瘘局部楔形切除缝合术:较简单,适合于瘘口较小且瘘管较细的肠瘘。

【主要护理诊断/问题】

1. 体液不足 与禁食、肠液大量外漏有关。

2. 体温过高 与腹腔感染有关。

3. 营养失调:低于机体需要量 与肠液大量丢失、炎症和创伤引起的机体高消耗状态有关。

4. 皮肤完整性受损　与瘘口周围皮肤被消化液腐蚀有关。

5. 潜在并发症：出血、腹腔感染、粘连性肠梗阻。

【护理措施】

（一）术前准备和非手术病人的护理

1. **静脉补液**　补充液体和电解质，纠正水、电解质紊乱及酸碱失衡，并根据医嘱及时调整液体与电解质的种类及量。

2. **控制感染**

（1）体位：取低半坐卧位，利于漏出液积聚于盆腔，减少毒素的吸收，同时有利于呼吸及引流。

（2）合理应用抗生素：遵医嘱合理应用抗生素。

（3）负压引流的护理：经双套管行腹腔灌洗并保持持续负压吸引，以充分稀释肠液，保持引流通畅，减少肠液的溢出，减轻瘘口周围组织的腐蚀程度，促进局部炎症消散、肉芽组织生长，从而为瘘管的愈合创造有利条件。

3. **营养支持**　在肠瘘发病初期，原则上应停止经口进食，可通过中心静脉置管行全胃肠外营养，达到既迅速补充所需热量又减少肠液分泌的目的。应注意输液的速度和中心静脉导管的护理，避免导管性感染。随着病情的好转，漏出液的减少和肠功能的恢复，逐渐恢复肠内营养，增强肠黏膜屏障功能。可通过胃管或空肠喂养管给予要素饮食，灌注的量及速度应逐渐增加，避免引起渗透性腹泻。

4. **瘘口周围皮肤的护理**　由于从瘘管渗出的肠液具有较强的腐蚀性，造成周围皮肤糜烂，甚至溃疡、出血。因此须保持充分有效地腹腔引流，减少肠液漏出；及时清除漏出的肠液，保持皮肤清洁干燥，可选用中性皂液或 0.5% 氯己定清洗皮肤；局部清洁后涂抹复方氧化锌软膏、皮肤保护粉或皮肤保护膜加以保护；若局部皮肤发生糜烂，可采取红外线或超短波等进行理疗。

5. **瘘口堵塞护理**　对应用堵片治疗的病人，须注意观察堵片有无发生移位或松脱。若发生异常，及时通知医师，予以调整或更换合适的堵片。

6. **心理护理**　由于肠瘘多发生于术后，且疾病初期病人的局部及全身症状严重，病情易反复，因此病人容易产生悲观、失望情绪。可通过集体讲座、个别辅导等方法向病人及其家属解释肠瘘的发生、发展过程和治疗方法，并向病人介绍愈合良好的康复病人，通过病人间的经验交流，消除心理顾虑，增强对疾病治疗的信心，以积极配合各项治疗和护理。

7. **术前准备**　除胃肠道手术前的常规护理外，还应加强以下护理措施：

（1）肠道准备：术前 3 日进少渣半流质饮食，并口服肠道不吸收抗生素，术前 2 日进无渣流质，术前 1 日禁食。术前 3 日起每日以生理盐水灌洗瘘口 1 次，术日晨从肛门及瘘管行清洁灌肠。

（2）皮肤准备：术前认真清除瘘口周围皮肤的污垢及油膏，保持局部清洁。

（3）保持口腔卫生：由于病人长期未经口进食，易发生口腔炎和口腔溃疡等，应予口腔护理每日两次，并观察口腔黏膜改变，及时处理口腔病变。

（二）**术后护理**

除肠道手术后常规护理，还应注意以下几点：

1. **饮食**　为避免再次发生肠瘘，可适当延长禁食时间至 4~6 日，禁食期间继续全胃肠外营养支持，并作好相应护理。

2. **引流管护理**　肠瘘术后留置的引流管较多，包括腹腔负压引流管、胃肠减压管、导尿管等。应妥善固定并标记各种管道，避免扭曲、受压、打折、脱出；保持各管道引流通畅，负压引流管须根据引流情况及时调整负压；观察并准确记录引流液的颜色、性质和量。

3. **并发症的观察与护理**

（1）术后出血：常见原因包括：①术中止血不彻底导致创面渗血；②创面感染侵蚀血管，引起出血；

③负压过大，损伤肠黏膜。一旦发现出血，及时报告医生，并协助处理。

（2）腹腔感染：观察有无切口局部或腹部疼痛、腹胀、恶心呕吐等，切口有无发红、发热、肿胀；腹部有无压痛、反跳痛、肌紧张等腹膜刺激征表现以及生命体征的变化，及早发现感染征象。

（3）粘连性肠梗阻：术后病人麻醉反应消失、生命体征平稳，给予半坐卧位。指导病人及早进行床上活动，如多翻身；在病情允许时，鼓励其尽早离床活动，以促进肠蠕动，避免术后发生肠粘连。观察病人有无腹痛、腹胀、恶心呕吐、停止排便排气等肠梗阻症状，一旦发生，应及时报告医生，并协助处理。

（三）健康教育

1. 告诫病人出院后切忌暴饮暴食，早期应以低脂肪、适量蛋白质、高碳水化合物、清淡低渣饮食为宜；随着肠道功能的恢复，可逐步增加蛋白质及脂肪含量。

2. 保持心情愉快，坚持每天进行适量户外锻炼。

3. 定期门诊随访，若发现腹痛、腹胀、排便不畅等现象应及时就医。

（马冬梅）

学习小结

本章第一节概述了小肠的解剖和生理功能，第二节详细阐述了肠梗阻的病因及分类、临床表现、辅助检查及治疗原则，重点介绍了肠梗阻的护理，包括非手术治疗和手术治疗的护理措施。第三节介绍了肠瘘的相关知识，包括肠瘘的病因、临床表现、治疗原则、护理措施等。

通过本章的学习应掌握瘘口周围皮肤的护理、肠道准备、营养支持治疗及术后并发症的观察与护理；运用相关知识为小肠疾病病人作出正确的评估，制订好护理目标及计划，为病人提供有效地护理措施。

复习参考题

1. 各类型肠梗阻共同的临床表现是什么？

2. 肠梗阻的术后护理措施有哪些？

3. 如何护理肠瘘病人的瘘口周围皮肤？

26

学习目标	
掌握	阑尾炎的病因与临床表现；阑尾炎病人的护理评估与护理措施。
熟悉	阑尾炎病人的主要护理诊断／问题及治疗原则。
了解	阑尾炎的发病机制、病理类型及转归。

第一节　概述

阑尾（appendix）位于右髂窝部，形似蚯蚓，长度为 5～10cm，直径为 0.5～0.7cm，起自盲肠根部，是 3 条结肠带的会合点。因此，沿 3 条结肠带向顶端追踪可找到阑尾基底部。其体表投影在脐与右髂前上棘连线中外 1/3 交界处，称为麦氏（McBurney）点，是阑尾手术切口的标记点。绝大多数人的阑尾属于腹膜内器官。由于阑尾基底部与盲肠关系恒定，因此阑尾的位置随盲肠位置而变异，其尖端指向有 6 种类型：①回肠前位；②盆位；③盲肠后位；④盲肠下位；⑤盲肠外侧位；⑥回肠后位。

阑尾系膜为两层腹膜包裹阑尾形成的一个三角形皱襞，其内含有血管、淋巴管和神经。阑尾系膜内的血管主要有阑尾动、静脉。阑尾动脉是回结肠动脉的分支，是无侧支的终末动脉。当有血运障碍时，易致阑尾坏死。阑尾静脉与动脉伴行，血液最终回流入门静脉。当阑尾炎症时，菌栓脱落可引起门静脉炎和细菌性肝脓肿。阑尾的淋巴管与系膜内的血管相伴行，引流至回结肠淋巴结。阑尾的神经由交感神经纤维经腹腔丛和内脏小神经传入，由于其传入的脊髓节段在第 10、11 胸节，所以在急性阑尾炎发病初始，常表现为脐周牵涉痛，属内脏性疼痛。

阑尾黏膜由结肠上皮构成。黏膜上皮细胞能分泌少量黏液。黏膜和黏膜下层中含有丰富的淋巴组织。人在出生后阑尾的淋巴组织就开始出现，12～20 岁时达高峰，以后逐渐减少，60 岁后完全消失，故切除成人的阑尾，无损机体的免疫功能。阑尾黏膜深部有嗜银细胞，是发生阑尾类癌的组织学基础。

第二节　急性阑尾炎病人的护理

> **案例 26-1**
>
> 　　李先生，26 岁，因出现中上腹及脐周疼痛，后转移到右下腹疼痛，呈持续性隐痛，伴有恶心呕吐 2 小时就诊。查体：体温 37.9℃，呼吸 20 次 / 分，脉搏 86 次 / 分，血压 125/75mmHg，腹平软，右下腹麦氏点有压痛、反跳痛，白细胞 14.8×10⁹。
>
> 　　**思考：**
>
> 　　1. 该病人最可能的诊断是什么？
>
> 　　2. 还需做哪些辅助检查？
>
> 　　3. 你认为目前的治疗原则是什么？
>
> 　　4. 病人存在哪些护理问题？护士应做哪些护理工作？

急性阑尾炎（acute appendicitis）是最多见的外科急腹症。

【病因】

1. **阑尾管腔阻塞**　是急性阑尾炎最常见的病因。导致阑尾管腔阻塞的主要原因是淋巴滤泡明显增生，约占 60%，多见于年轻人；粪石也是阻塞的原因之一，约占 35%；异物、炎性狭窄、食物残渣、蛔虫、肿瘤等是较少见的原因；因阑尾管腔细，开口狭小，系膜短，使阑尾卷曲，这些都是导致阑尾管腔易于阻塞的原因。

2. **细菌入侵**　阑尾管腔阻塞，细菌繁殖，分泌内毒素和外毒素，损伤黏膜上皮导致溃疡形成，细菌穿过溃疡黏膜进入阑尾肌层。阑尾壁间质压力升高，影响动脉血流，造成阑尾缺血，最终造成梗死和坏疽。致病菌多为肠道内的各种革兰阴性菌和厌氧菌。

【病理生理及分型】

1. 病理类型 根据急性阑尾炎的临床过程和病理解剖学变化,可分为四种类型。

(1)急性单纯性阑尾炎:属轻型阑尾炎或病变早期,病变多局限于黏膜和黏膜下层。阑尾外观轻度肿胀,浆膜充血并失去正常光泽,表面有少量纤维素性渗出物。镜下见阑尾各层均有水肿和中性粒细胞浸润,黏膜表面有小溃疡和出血点。

(2)急性化脓性阑尾炎:也称急性蜂窝织炎性阑尾炎,常由单纯性阑尾炎发展而来。阑尾肿胀显著,浆膜高度充血,表面覆有纤维素性渗出物。镜下阑尾黏膜溃疡面增大并深达肌层和浆膜层,各层均有小脓肿形成,腔内有积脓。阑尾周围的腹腔内有稀薄脓液,形成局限性腹膜炎。

(3)坏疽性及穿孔性阑尾炎:是一种重型阑尾炎。阑尾管壁坏死或部分坏死,呈暗紫色或黑色。由于阑尾管腔内积脓,压力升高,管壁血液循环障碍,严重者发生穿孔,穿孔部位多发生在阑尾根部和尖端。若穿孔后局部未能被大网膜包裹,感染扩散,可引起急性弥漫性腹膜炎,儿童和老年人多见。

(4)阑尾周围脓肿:急性阑尾炎化脓、坏疽或穿孔,若此过程进展较慢,大网膜可移至右下腹部,将阑尾包裹并形成粘连,可形成炎性肿块或阑尾周围脓肿(periappendicular abscess)。

2. 转归

(1)炎症消退:一部分单纯性阑尾炎经及时药物治疗后,炎症消退,大部分将转为慢性阑尾炎,易复发。

(2)炎症局限化:部分化脓、坏疽或穿孔性阑尾炎被大网膜包裹粘连后,炎症局限,形成阑尾周围脓肿。常需大量抗生素或中药治疗,治愈缓慢。

(3)炎症扩散:阑尾炎症重,发展快,未及时手术切除,又未能被大网膜包裹局限,炎症扩散,发展为弥漫性腹膜炎、化脓性门静脉炎或感染性休克等。

【临床表现】

1. 症状

(1)腹痛:腹痛发作始于上腹部,逐渐移向脐周,数小时(6～8小时)后转移并局限于右下腹,大约70%～80%的病人具有此典型的转移性腹痛特点。腹痛的过程长短取决于病变发展的程度和阑尾位置。部分病人也可在发病初即表现为右下腹痛。

不同位置的阑尾炎腹痛部位不同,如盲肠后位阑尾炎表现为右侧腰部疼痛;盆位阑尾炎表现为耻骨上区疼痛;肝下区阑尾炎可引起右上腹痛;极少数左下腹部阑尾炎表现为左下腹痛。

不同类型阑尾炎的腹痛特点也不同,如单纯性阑尾炎仅有轻度隐痛;化脓性阑尾炎表现为阵发性胀痛和剧痛;坏疽性阑尾炎呈持续性剧烈腹痛;穿孔性阑尾炎因阑尾腔压力骤减,腹痛可暂时减轻,但出现腹膜炎后,腹痛又持续加剧。

(2)胃肠道症状:发病早期可有厌食、恶心或呕吐,但程度较轻。有些病人可发生腹泻,如盆位阑尾炎时,炎症刺激直肠和膀胱,引起排便、里急后重症状。弥漫性腹膜炎可致麻痹性肠梗阻,表现为腹胀、排气排便减少。

(3)全身症状:早期乏力。炎症重时出现中毒症状,可表现心率增快,发热,体温升高可达38℃左右。阑尾穿孔后体温会更高,可达39℃或40℃。若发生门静脉炎则可出现寒战、高热和轻度黄疸。

2. 体征

(1)右下腹压痛:是急性阑尾炎最常见的重要体征。压痛点通常位于麦氏点,可随阑尾的解剖位置变异而改变。压痛程度与病变程度相关。当炎症加重波及周围组织时,压痛范围亦相应扩大,但仍以阑尾所在部位的压痛最明显。

(2)腹膜刺激征:包括腹肌紧张、反跳痛(Blumberg 征)和肠鸣音减弱或消失等。是壁腹膜受到炎症刺激的一种防御性反应,常表示阑尾炎症加重,有化脓、坏疽或穿孔等病理改变。但在小儿、老人、孕妇、肥胖、虚弱者或盲肠后位阑尾炎时,腹膜刺激征不明显。

（3）右下腹包块：查体时如在右下腹触及压痛性包块、边界不清、固定，可考虑阑尾周围脓肿形成。

（4）辅助诊断的其他体征

1）结肠充气试验（Rousing 征）：病人仰卧位，检查者右手压迫左下腹，再用左手挤压近端结肠，结肠内气体可传至盲肠和阑尾，引起右下腹疼痛者为阳性。

2）腰大肌试验（psoas 征）：病人左侧卧位，后伸右大腿，引起右下腹痛者为阳性，提示阑尾位于腰大肌前方，为盲肠后位或腹膜后位。

3）闭孔内肌试验（obturator 征）：病人仰卧位，屈曲右髋和右大腿，然后被动向内旋转，引起右下腹痛者为阳性，提示阑尾靠近闭孔内肌。

4）直肠指检：引起炎症阑尾所在位置有压痛。压痛常位于直肠右前方。当阑尾穿孔时直肠前壁压痛广泛。当形成阑尾周围脓肿时，有时可触及痛性肿块。

【辅助检查】

1. **实验室检查**　大多数急性阑尾炎病人白细胞计数和中性粒细胞比例增高。但老年病人或部分单纯性阑尾炎病人，白细胞可无明显升高。

2. **影像学检查**

（1）腹平片：可见盲肠和回肠末端扩张和液气平面，偶见钙化的粪石和异物影。

（2）B超检查：有时可发现肿大的阑尾或脓肿。

（3）CT检查：可获得与B超检查相似的结果，有助于阑尾周围脓肿的诊断。

这些检查对于急性阑尾炎的诊断并不是必需的，诊断不明确时可选择使用。

3. **腹腔镜检查**　可用于急性阑尾炎的诊断，并可同时做阑尾切除术。

【治疗原则】

1. **手术治疗**　一旦确诊，绝大多数急性阑尾炎应早期手术治疗。因其临床类型不同，选择手术方法也不同。

（1）急性单纯性阑尾炎：行阑尾切除术，切口一期缝合。有条件时也可采用腹腔镜阑尾切除术。

（2）急性化脓性或坏疽性阑尾炎：行阑尾切除术，若腹腔有脓液，应仔细清除，用湿纱布蘸净脓液后关腹。术中注意保护切口，一期缝合。

（3）穿孔性阑尾炎：宜采用右下腹经腹直肌切口切除阑尾，术中注意保护切口，清除腹腔脓液或冲洗腹腔后，冲洗切口，一期缝合，根据情况放置腹腔引流。

（4）阑尾周围脓肿：阑尾脓肿未破溃穿孔时按急性化脓性阑尾炎处理。如阑尾周围脓肿病情稳定，先行抗生素治疗或同时联合中药治疗促进脓肿吸收消退，或在超声引导下穿刺抽脓或置管引流。脓肿扩大无局限趋势者，宜先行B超检查确定切口部位，再行手术切开引流，以引流为主。如阑尾显露方便，也应切除阑尾。术后正确合理使用抗生素。

2. **非手术治疗**　适用于单纯性阑尾炎及急性阑尾炎的早期阶段，病人拒绝手术治疗或客观条件不允许，或伴有其他严重器质性疾病有手术禁忌证者。治疗上选择有效的抗生素和补液治疗等。

【护理评估】

（一）**术前评估**

1. **健康史**　了解病人性别、年龄，女性病人有无妇产科疾病史及手术治疗史；评估有无不洁饮食史、急性胃肠炎病史；既往有无胃十二指肠疾病等。老年人还需了解是否有心血管、肺部等方面的疾病以及有无肾功能不全的病史。

2. **身体状况**

（1）症状：评估有无转移性右下腹痛，有无胃肠道及全身症状。

（2）体征：有无右下腹固定压痛、腹膜刺激征、腹部包块及辅助诊断的其他体征。

3. **辅助检查**　评估血白细胞计数和中性粒细胞比例；了解影像学检查结果等。

（二）术后评估

评估病人麻醉和手术方式、术中失血、补液情况。留置引流管的病人，了解引流管放置的位置、是否通畅，评估引流液的颜色、量、性质，评估切口敷料是否清洁干燥，有无渗血、渗液情况等。评估术后切口愈合情况，有无并发症发生等。

（三）心理-社会状况评估

了解病人及家属对阑尾炎的认知及对手术的认知程度；病人及家属术前与术后配合治疗和护理相关知识的了解程度；病人及家属的心理、经济承受能力。

【主要护理诊断/问题】

1. **急性疼痛**　与阑尾炎症刺激腹膜及手术创伤有关。

2. **体温过高**　与阑尾炎症有关。

3. **潜在并发症**：腹腔脓肿、门静脉炎、出血、切口感染、阑尾残株炎、粘连性肠梗阻及粪瘘等。

【护理目标】

1. 病人疼痛减轻或缓解。

2. 病人体温接近正常。

3. 病人未发生并发症或并发症得到及时发现和处理。

【护理措施】

（一）术前准备和非手术病人的护理

1. **病情观察**　严密观察病人的生命体征、腹痛及腹部体征，尤其注意腹痛变化。非手术治疗期间，出现右下腹痛加剧、发热、血白细胞计数和中性粒细胞比例增高，应作好急诊手术准备。

2. **控制感染**　遵医嘱按时使用有效的抗生素；脓肿形成者可配合医生行脓肿穿刺抽液，根据脓液的检查结果选用有效的抗生素。

3. **缓解疼痛**　协助病人取舒适体位，如半卧位，可使腹肌放松，减轻腹部张力，缓解腹痛。已明确诊断或已决定手术的病人疼痛明显时可遵医嘱给予解痉剂或止痛药，以缓解疼痛。

4. **心理护理**　向病人及家属讲解疾病相关知识，减轻或消除其恐惧心理，使其更好地配合治疗与护理。

5. **对症处理**　予以禁食，通过静脉输液保持水、电解质平衡，同时给予肠外营养；高热病人给予物理降温；便秘者禁用泻药及灌肠，以免刺激肠蠕动，增加肠内压力，导致阑尾穿孔或炎症扩散。

6. **并发症的观察和护理**

（1）腹腔脓肿：是阑尾炎未经及时有效治疗的结果。以阑尾周围脓肿最常见，也可在腹腔其他部位如盆腔、膈下或肠间隙等处形成脓肿。临床表现有压痛性包块、麻痹性肠梗阻所致的腹胀等表现，也可出现全身中毒症状等。B超和CT检查可协助定位。一经诊断应立即在超声引导下穿刺抽脓冲洗或置管引流。必要时手术切开引流。

（2）化脓性门静脉炎（pylephlebitis）：急性阑尾炎时阑尾静脉中的细菌栓子脱落可沿肠系膜上静脉至门静脉导致化脓性门静脉炎。病人表现为寒战、高热、轻度黄疸、肝大、剑突下压痛等。若进一步加重可致感染性休克和脓毒症，延误治疗可发展为细菌性肝脓肿。一旦发现，应行阑尾切除并使用大剂量抗生素有效治疗。

（二）术后护理

1. **观察病情变化**　定时监测生命体征并准确记录；观察病人腹部体征等变化，发现异常及时通知医生。

2. **体位**　全麻术后未清醒或硬膜外麻醉去枕平卧6小时，待血压、脉搏平稳后改为半卧位，以减轻腹壁切口张力，减轻切口疼痛，有利于呼吸和引流，并可预防膈下脓肿的形成。

3. **引流管的护理**　妥善固定引流管，防止扭曲、受压、折叠、脱出；保持通畅，按时挤压引流管，防止引流管堵塞；观察并记录引流液的颜色、性质及量；保持切口敷料清洁干燥，有潮湿污染及时通知医生。

4. 饮食 术后给予禁食、胃肠减压，待肠蠕动恢复，肛门排气后，可进流质饮食，避免进食牛奶或甜饮料等产气食物引起腹胀；无不适后逐步恢复至正常饮食。

5. 并发症的观察和护理

（1）出血：多因阑尾系膜结扎线脱落导致系膜血管出血。表现为腹痛、腹胀和失血性休克等症状。一旦发生出血，应立即输血、补液，紧急手术止血。

（2）切口感染：是术后最常见的并发症，多见于化脓性或穿孔性阑尾炎。近年来随着外科技术的提高和抗生素的有效应用，现已少见。表现为术后 2～3 日体温升高，切口胀痛或跳痛，局部红肿、压痛等。治疗原则是先行穿刺抽出脓液，或在波动处拆除缝线，排出脓液，放置引流，定期换药。

（3）粘连性肠梗阻：也是较常见的阑尾切除术后并发症。与局部炎症、手术损伤、切口异物、术后长期卧床等很多因素有关。术后早期离床活动可预防肠粘连的发生。

（4）阑尾残株炎：阑尾残端保留超 1cm 或粪石残留，术后残株易复发炎症，症状为阑尾炎表现，钡剂灌肠检查可明确诊断。症状较重者，应再次手术切除阑尾残株。

（5）粪瘘：非常少见。产生粪瘘的原因有多种，如残端单纯结扎致结扎线脱落；盲肠原有结核或癌症；因盲肠组织水肿脆弱手术缝合时损伤等。可见切口处排出粪便样物。经非手术治疗后，粪瘘多可自行闭合，长期不愈合需手术修补。

6. 活动 鼓励病人术后早期离床活动，以促进肠蠕动恢复，减少肠粘连等并发症发生。

（三）健康教育

1. 预防指导 指导健康人群改变不良生活习惯，如改变高脂肪、高糖、低膳食纤维的饮食习惯，注意饮食卫生。积极治疗和控制消化性溃疡及慢性结肠炎等。

2. 疾病知识指导 告知病人阑尾炎的相关知识，术前术后配合要点。

3. 出院指导 病人出院后应进行自我监测，若出现腹痛、腹胀等不适，应及时就诊。阑尾炎脓肿尚未切除者，出院时告知病人 3 个月后再进行阑尾切除手术。嘱病人出院后若发现异常如腹痛等应及时就诊。

【护理评价】

通过治疗与护理，病人是否：①疼痛减轻或缓解；②体温恢复正常；③并发症得到预防或得到及时发现与处理。

第三节　其他常见类型的阑尾炎病人的护理

问题与思考

妊娠阑尾炎是妊娠期最常见的外科疾病，其发病率与非妊娠期相同，但妊娠中、晚期罹病，因子宫增大、阑尾移位及妊娠期生理性白细胞增高等，可造成诊断困难。妊娠期阑尾炎若能早期诊断及时正确处理，母子都会平平安安。但无论保守疗法中使用抗生素还是手术中的麻醉药，都要充分考虑到胎儿的因素，尤其在妊娠早期，应选择相对安全的药物。

思考：护理妊娠期阑尾炎病人要注意哪些问题？

一、特殊类型急性阑尾炎

（一）新生儿急性阑尾炎

新生儿阑尾呈漏斗形，不易发生由淋巴滤泡增生或者粪石所致阑尾管腔阻塞。因此新生儿急性阑尾炎很少见。由于新生儿不能提供病史,早期临床表现仅有厌食、恶心、呕吐、腹泻和缺水等症状,无特殊性临床表现,发热及白细胞升高均不明显,因此早期诊断较困难,穿孔率高达 50%~80%,病死率也较高。查体时应认真检查患儿的右下腹压痛和腹胀等体征。应早期手术治疗。

【主要护理诊断/问题】

1. 体液不足　与高热、呕吐、腹泻有关。

2. 体温过高　与阑尾炎症有关。

3. 潜在并发症:弥漫性腹膜炎。

【护理措施】

1. 及时纠正水、电解质紊乱和酸碱失衡。

2. 采取有效措施给予患儿降温。

3. 其他护理同急性阑尾炎病人的护理。

(二)小儿急性阑尾炎

小儿大网膜发育不全,不能起到足够的保护作用。患儿也不能够清楚地提供病史,早期诊断困难。临床特点如下:

1. 病情发展快且较重,早期即出现高热、呕吐等症状。

2. 右下腹体征不明显、不典型,但有局部压痛和肌紧张,是小儿阑尾炎的重要体征。

3. 穿孔率较高。治疗原则为早期手术,配合输液、纠正脱水,应用广谱抗生素等。

【主要护理诊断/问题】

参见第二节急性阑尾炎病人的主要护理诊断/问题。

【护理措施】

参见第二节急性阑尾炎病人的护理措施。

(三)妊娠期急性阑尾炎

妊娠期急性阑尾炎较常见。妊娠期盲肠和阑尾被增大的子宫推挤,向右上腹移位,压痛点随之上移。腹壁被抬高,炎症阑尾刺激不到壁腹膜,故压痛、反跳痛、肌紧张均不明显。大网膜不易包裹住阑尾,腹膜炎不易被局限,易在腹腔内扩散。炎症刺激子宫,易引起流产或早产,威胁母子安全。治疗原则为早期手术切除阑尾,围术期加用黄体酮,尽量不用腹腔引流。术后应用青霉素类广谱抗生素。临产期急性阑尾炎如并发阑尾穿孔、全身感染症状严重时,可考虑经腹剖宫产术,同时切除阑尾。

【主要护理诊断/问题】

1. 焦虑/恐惧　与阑尾炎刺激子宫可能导致早产或流产有关。

2. 潜在并发症:弥漫性腹膜炎。

【护理措施】

1. 遵医嘱正确使用抗生素。

2. 手术前后遵医嘱应用黄体酮肌内注射,减少子宫收缩,防止流产和早产发生。

3. 其他护理同急性阑尾炎病人的护理。

(四)老年人急性阑尾炎

随着人口老龄化,老年人急性阑尾炎发病率呈明显升高趋势。老年人对疼痛感觉迟钝,腹肌薄弱,防御功能减退,因此主诉不强烈,体征不典型,临床表现轻而病理改变重。体温和白细胞升高不明显,易延误诊断和治疗。老年人多伴动脉硬化,阑尾动脉亦有相应变化,易导致阑尾缺血坏死。老年人常伴发心血管疾病、糖尿病、肾功能不全等,使病情更趋复杂严重,治疗原则为一旦诊断明确,及时手术治疗,同时处理伴发的内科疾病。

【主要护理诊断／问题】

参见第二节急性阑尾炎病人的主要护理诊断／问题。

【护理措施】

1. 术前检查重要脏器功能。

2. 其他护理　参见第二节急性阑尾炎病人的护理措施。

（五）AIDS/HIV 感染病人的阑尾炎

临床表现及体征与免疫功能正常者相似，但不典型，病人的白细胞计数不高，常被延误诊断和治疗。B 超和 CT 检查有助于诊断。治疗原则为早期手术治疗，可获较好的短期生存，否则穿孔率较高（占 40%）。不应将 AIDS/HIV 视为阑尾炎切除术的手术禁忌证。

二、慢性阑尾炎

慢性阑尾炎（chronic appendicitis）多由急性阑尾炎转变而来，少数病变开始呈慢性过程。主要病理改变是阑尾壁有程度不同的纤维化和慢性炎性细胞浸润。多数慢性阑尾炎病人由于阑尾腔内有粪石或粘连、淋巴滤泡过度增生，导致阑尾管腔变窄。由于阑尾纤维组织增生、脂肪增多和管壁变厚，导致管腔狭窄甚至闭塞，妨碍了阑尾排空并压迫阑尾壁内神经而引起疼痛等症状。

【临床表现】

1. 症状　病人既往有急性阑尾炎发作病史，经常右下腹疼痛，部分病人只有隐痛或不适，剧烈活动或饮食不洁可诱发急性发作。

2. 体征　阑尾部位的局限性压痛，位置较固定。部分病人左侧卧位时右下腹可扪及阑尾条索。

【辅助检查】

X 线钡剂灌肠检查：可见阑尾不充盈或充盈不全，阑尾腔不规则，72 小时后透视复查阑尾腔内仍有钡剂残留，即可诊断为慢性阑尾炎。

【治疗原则】

诊断明确后手术切除阑尾，并行病理检查证实诊断。

【主要护理诊断／问题】

1. 慢性疼痛　与阑尾慢性炎症刺激有关。

2. 潜在并发症：出血、粘连性肠梗阻及粪瘘等。

【护理措施】

参见第二节急性阑尾炎病人的护理措施。

（高　薇）

急性阑尾炎是临床上常见的急腹症。在护理过程中要及时了解病人病情变化，给予相应的护理。本章重点掌握阑尾炎的病因与临床表现，阑尾炎病人的护理评估与护理措施。熟悉阑尾炎病人的主要护理诊断 / 问题，阑尾炎病人的治疗原则。了解阑尾炎的发病机制、病理类型及转归。通过学习，应学会运用相关知识为阑尾炎病人作出正确的评估，制订好护理目标及计划，为病人提供有效的护理措施。

复习参考题

1. 急性阑尾炎的症状、体征有哪些?

2. 急性阑尾炎的治疗原则是什么?

3. 急性阑尾炎术后护理措施是什么?

第二十七章　结肠、直肠和肛管疾病病人的护理

27

第一节 解剖生理概要

【结肠解剖与生理】

1. 结肠的解剖 成人结肠全长平均约 150cm，包括盲肠、升结肠、横结肠、降结肠和乙状结肠，下接直肠。结肠有三个解剖标志，即结肠袋、肠脂垂和结肠带。盲肠以回盲瓣为界与回肠相连接。回盲瓣具有括约功能，可防止结肠内容物反流至回肠，并可阻止回肠内容物过快进入结肠。盲肠在成人中长度约 6cm，有一定活动度，过长易发生扭转。升结肠与横结肠交界段称为结肠肝曲，横结肠与降结肠交界段称为结肠脾曲，肝曲和脾曲位置相对固定。升结肠和降结肠为腹膜间位器官，前面及两侧有腹膜遮盖，后面以疏松结缔组织与腹腔后壁相贴，故其后壁穿孔时可引起严重的腹膜后感染。横结肠和乙状结肠为腹膜内位器官，腹膜完全包裹且活动度较大，乙状结肠系膜过长易发生扭转。结肠的肠壁由内至外分为黏膜层、黏膜下层、肌层和浆膜层。

结肠的供应动脉以脾曲为界，肠系膜上动脉发出的回结肠动脉、右结肠动脉、中结肠动脉供应右半结肠；肠系膜下动脉发出的左结肠与乙状结肠动脉供应左半结肠。结肠的静脉和动脉相伴行，分别经肠系膜上、下静脉汇入门静脉。

结肠的淋巴结分为四组，即结肠上淋巴结、结肠旁淋巴结、中间淋巴结和中央淋巴结。右、左半结肠的淋巴分别汇入肠系膜上、下动脉根部周围的中央淋巴结，再引流至腹主动脉周围的腹腔淋巴结。结肠受交感神经和副交感神经双重支配。交感神经纤维分别来自肠系膜上和肠系膜下神经丛。支配结肠的副交感神经纤维左右侧不同，迷走神经支配右半结肠，盆腔神经支配左半结肠。

2. 结肠的生理功能 主要功能是吸收水分，储存和转运粪便，也能吸收葡萄糖、电解质和部分胆汁酸。吸收部位主要在右半结肠。此外，结肠能分泌碱性黏液以保护黏膜并润滑粪便，也分泌数种胃肠激素。

【直肠肛管解剖与生理】

1. 直肠肛管的解剖

（1）直肠：位于盆腔后部，上接乙状结肠，沿骶尾骨前方下行，至尾骨平面穿过盆膈与肛管相连，全长约 12～15cm。上部直肠与结肠粗细相同，下部扩大成直肠壶腹，是暂存粪便的部位。以腹膜返折为界，直肠分为上、下段直肠。上段直肠的前面和两侧有腹膜覆盖，前面的腹膜返折成直肠膀胱陷凹或直肠子宫陷凹（Douglas 窝），该陷凹是腹腔的最低点；下段直肠全部位于腹膜外。

直肠肌层分为外层纵肌和内层环肌。环肌层在直肠下端增厚成为肛管内括约肌，受自主神经支配，可协助排便，无括约肛门的功能。纵肌层下端与肛提肌和内、外括约肌相连。直肠黏膜在直肠壶腹部有上、中、下三条半月形的直肠横襞，称为直肠瓣。直肠下端由于与口径较小且呈闭缩状态的肛管相接，其黏膜呈现 8～10 个隆起的纵形皱襞，称为肛柱。两个相邻肛柱基底之间有半月形皱襞，称为肛瓣。肛瓣与肛柱下端共同围成的小隐窝，称肛窦。肛管与肛柱连接的部位，有三角形的乳头状隆起，称为肛乳头。肛瓣边缘和肛柱下端共同在直肠和肛管交界处形成一锯齿状的环形线，称齿状线。齿状线上、下的血管、神经及淋巴来源都不同，是重要的解剖学标志，约 85% 的肛门直肠疾病发生在其附近。

肛垫位于直肠、肛管结合处，亦称直肠肛管移行区（痔区），呈一环状、纵长约 1.5cm 的海绵状组织带，富含血管、结缔组织及与平滑肌纤维相混合的纤维肌性组织（Treitz 肌）。Treitz 肌呈网络状结构缠绕直肠静脉丛，构成一个支持性框架，将肛垫固定于内括约肌上。肛垫似一胶垫协助括约肌封闭肛门。

（2）肛管：肛管解剖学中，上自齿状线，下至肛门缘，长约 1.5～2cm。外科学肛管：上自肛管直肠环上缘（齿状线上方约 1.5cm），下至肛门缘，范围较大，包括直肠末端和解剖学肛管。肛管被肛管内、外括约肌环绕，平时呈环状收缩封闭肛门。肛管内括约肌属不随意肌；肛管外括约肌属随意肌，分为皮下部、浅部和深部。肛管外括约肌深部、耻骨直肠肌、肛管内括约肌和直肠纵肌纤维共同组成肛管直肠环，发挥肛管括约肌功能,若手术过程中不慎完全切断,可致大便完全失禁。

（3）直肠肛管周围间隙:在直肠与肛管周围有数个间隙,包括:①骨盆直肠间隙,在直肠两侧,左右各一,位于肛提肌之上,盆腔腹膜之下;②直肠后间隙,在直肠与骶骨间,与两侧骨盆直肠间隙相通;③坐骨肛管间隙(亦称坐骨直肠间隙);④肛门周围间隙,位于坐骨肛管横膈以下至皮肤之间,左右两侧也于肛管后相通(亦称浅部肛管后间隙)。以上间隙由脂肪组织填充,易感染形成脓肿。

直肠肛管的供应动脉、静脉、淋巴引流及神经分布均以齿状线为界(图27-1、表27-1)。

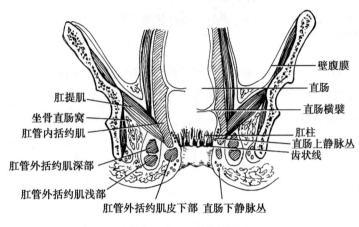

图27-1 直肠肛管纵剖面图

表27-1 直肠肛管的供应动脉、静脉、淋巴引流及神经

	齿状线以上	齿状线以下
动脉	直肠上、下动脉及骶正中动脉	肛管动脉
静脉	直肠上静脉丛穿过直肠肌层汇成直肠上静脉(痔上静脉),经肠系膜下静脉回流入门静脉	直肠下静脉丛在直肠、肛管外侧汇集成直肠下静脉和肛管静脉,分别经髂内静脉和阴部内静脉回流到下腔静脉
淋巴回流	三个引流方向: 向上至腹主动脉旁淋巴结;向两侧至髂内淋巴结;向下至髂外淋巴结	两个引流方向: 向下至腹股沟淋巴结,然后到髂外淋巴结;向周围至髂总动脉旁淋巴结
神经	交感神经和副交感神经,无疼痛感	阴部神经的分支,疼痛敏感

2. 直肠的生理功能 直肠主要功能是排便、吸收和分泌功能,可吸收少量水、盐、葡萄糖和一部分药物,也能分泌黏液利于排便。肛管的主要功能是排泄粪便。排便过程有着非常复杂的神经反射,直肠下端是排便反射的始发部位,是排便功能中的重要环节。

第二节 直肠肛管良性疾病

一、痔

问题与思考

痔是人类特有的常见病、多发病,我国18岁以上成人群体肛肠疾病发病率高达50.1%,痔占肛肠疾病的98%,然而其中45.75%的患者认为痔疮是小病,24.36%的患者认为痔疮涉及隐私羞于就诊,64.81%的患者发病后没有采取任何治疗措施,但痔的发生影响舒适感,严重时可能发生嵌顿甚至坏死。

思考:如何对这类人群进行指导,促进其来院就诊及治疗?

刘女士,28岁,教师。自诉肛门部有肿物脱出5年,可自行回纳,1月前肿物脱出频繁,不能自行回纳,需用手指送回,且大便表面带血,肛门部有疼痛感。查体:体温36.3℃,呼吸20次/分,脉搏78次/分,血压114/70mmHg。肛门部肿物红肿、触痛。诊断为"混合痔"。

思考:

1. 针对刘女士病情,应如何进行护理评估?

2. 刘女士目前存在哪些护理问题,应如何进行护理呢?

痔(haemorrhoid)是最常见的肛肠疾病,任何年龄均可发病,且随年龄增长发病率增高。内痔(internal hemorrhoid)是肛垫的支持结构、静脉丛及动静脉吻合支发生病理性改变或移位。外痔(external hemorrhoid)是齿状线远侧皮下静脉丛的病理性扩张或血栓形成。内痔通过丰富的静脉丛吻合支和相应部位的外痔相互融合为混合痔(mixed hemorrhoid)。

【病因】

病因尚未明确,目前主要有以下学说。

1. **肛垫下移学说** 肛垫起闭合肛管、节制排便作用。正常情况下,肛垫疏松地附着在肛管肌壁上,排便时受到向下的压力被推向下,排便后自身具有一定收缩作用,缩回到肛管内。弹性回缩作用减弱后,肛垫则充血、下移形成痔。

2. **静脉曲张学说** 门静脉系统及其分支直肠静脉均无静脉瓣;直肠上下静脉丛管壁薄、位置浅,直肠末端黏膜下组织松弛,易出现血液淤积和静脉扩张。若存在久站、便秘等使腹内压增高的因素可致直肠静脉回流受阻淤血、静脉扩张及形成痔。

此外,长期饮酒、进食大量刺激性食物、肛周感染和营养不良等因素也可能诱发痔的形成。

【分类与临床表现】

根据其所在部位分为三类(图27-2)。

1. **内痔** 临床上最为多见,位于齿状线上方,表面为直肠黏膜所覆盖。早期常见症状为无痛性间歇性便后出鲜血,少数呈喷射状出血,可自行停止。未发生血栓、嵌顿、感染时无疼痛,部分病人可伴发排便困难。

根据痔脱出程度,分为四度:Ⅰ度:只在排便时出血,痔不脱出肛门外;Ⅱ度:排便时痔脱出肛门外,排便后自行还纳;Ⅲ度:痔脱出于肛门外需用手辅助才可还纳;Ⅳ度:痔长期在肛门外,不能还纳或还纳后又立即脱出。

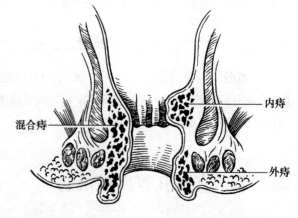

图27-2 痔的分类

2. **外痔** 位于齿状线下方,表面为肛管皮肤所覆盖。分为静脉曲张性外痔、血栓性外痔和结缔组织性外痔。主要表现是肛门不适感、常有黏液分泌物流出,有时伴有瘙痒。若发生血栓性外痔,疼痛剧烈,排便、咳嗽时加重,数日后可缓解,肛周可看见暗紫色椭圆形肿物,表面皮肤水肿、质硬、压痛明显。

3. **混合痔** 表现为内痔和外痔同时存在。严重时痔块可呈环状脱出肛门,若发生嵌顿,可引起水肿、瘀血及坏死。

【辅助检查】

可进行肛门视诊、直肠指检。肛门镜检查可确诊痔的发生。

直肠肛管疾病检查体位

根据病人的身体情况和检查的具体要求选择不同的体位。①左侧卧位:病人左侧卧位,左下肢略屈,右下肢屈曲贴近腹部,是直肠指诊及结肠镜检查的常用体位;②膝胸位:病人双膝跪于检查床上,肘关节贴床,臀部抬高,与髋关节呈60°,头偏一侧,用于检查直肠肛管;③截石位:病人仰卧于检查床上,双下肢抬高并外展,屈髋屈膝,是直肠手术的常用体位;④蹲位:取下蹲姿势,用于检查内痔、脱肛和直肠息肉;⑤弯腰前俯位:双下肢略分开站立,身体前倾,双手扶于支撑物上,用于肛门视诊。

【治疗原则】

遵循三个原则:①无症状痔无需治疗;②有症状痔重在减轻或消除症状,而非根治;③以保守治疗为主。

(一)非手术治疗

1. **一般治疗** 对于痔的初期和无症状的痔,主要采取以下方法:①增加纤维性食物摄入,改变不良排便习惯,保持大便通畅,防治便秘和腹泻;②热水坐浴可改善局部血液循环;③血栓性外痔有时经局部热敷,外敷消炎止痛药物后,疼痛可缓解而不需手术;④嵌顿痔初期用手将脱出的痔块推回,阻止再脱出。

2. **注射疗法** 治疗Ⅱ、Ⅲ度出血性内痔的效果较好。注射硬化剂促使痔和痔周围产生无菌性炎症反应,黏膜下组织纤维化,使肛垫回缩固定于内括约肌上。

3. **胶圈套扎疗法** 适用于治疗Ⅰ、Ⅱ、Ⅲ度内痔及混合痔的内痔部分。将特制的胶圈套至内痔根部,利用胶圈的弹性回缩阻断痔血液供应,使痔缺血、坏死。

(二)**手术疗法**

手术治疗只限于非手术治疗失败或不宜行非手术治疗的病人。手术方法包括①痔切除术:适用于Ⅱ、Ⅲ、Ⅳ度内痔和混合痔的治疗;②吻合器痔上黏膜环形切除术:适用于Ⅲ、Ⅳ度内痔、非手术治疗失败的Ⅱ度内痔和环形痔;③血栓外痔剥离术:用于治疗血栓性外痔。

【护理评估】

(一)**术前评估**

1. **健康史** 了解病人饮食习惯,是否吸烟、饮酒、好食辛辣食物等;了解病人工作性质,有无长期导致腹内压增高的因素;了解病人有无肛瘘、肛腺慢性感染病史等。

2. **身体情况**

(1)症状:了解病人是否有便血、便血量、肛门异物感;了解病人肛门部疼痛、肛周瘙痒、潮湿等情况。

(2)体征:了解局部症状,尤其是痔块脱出情况、有无坏死或嵌顿。

(3)辅助检查:了解肛门视诊、直肠指检、肛门镜检查等结果。

(二)**术后评估**

1. 了解病人术中所采取的麻醉、手术方式及术中输液等情况。

2. 评估病人术后生命体征、疼痛及伤口情况;评估引流液的颜色、性质和量。

(三)**心理-社会状况**

评估病人和家属对疾病和手术治疗相关知识的了解程度;病人及家属对有关痔的健康教育内容了解和掌握程度等;了解病人和家属的焦虑和恐惧程度。

【主要护理诊断/问题】

1. **疼痛** 与血栓形成、痔块嵌顿、术后创伤等有关。

2. **便秘** 与不良饮食、排便习惯等有关。

3. **潜在并发症**:贫血、肛门狭窄、尿潴留、出血、切口感染等。

【护理目标】

1. 病人疼痛缓解或能耐受。

2. 病人便秘缓解。

3. 病人未发生并发症,或能及时发现和处理。

【护理措施】

（一）术前护理 / 非手术治疗护理

1. 保持大便通畅 告知病人进食高纤维素饮食,多进食蔬菜、水果、蜂蜜,多饮水,忌食辛辣刺激食物。适当增加活动量,促进肠蠕动,忌久站、久坐、久蹲。养成定时排便的习惯,必要时遵医嘱给予缓泻剂协助排便。

2. 疼痛护理 可进行温水坐浴,使用 1∶5000 高锰酸钾溶液 3000ml 坐浴,温度为 43～46℃,每日 2～3 次,每次 20～30 分钟;痔块脱出应及时回纳;血栓性外痔局部应用抗生素软膏。

3. 术前准备 术前指导病人口服缓泻剂或灌肠以保持肠道清洁;严重贫血者,应及时纠正;多与病人沟通,减轻其心理压力。

（二）术后护理

1. 病情观察 密切观察病人生命体征及伤口渗液情况,观察创面有无渗血或结扎线脱落造成出血等。

2. 饮食与活动 术后 1～2 日进流食或半流食,以后逐渐过渡到普食。术后 24 小时内可床上活动;24 小时后可适当下床活动,指导病人进行轻体力活动。伤口愈合后可恢复正常生活。

3. 控制排便 为利于切口愈合,尽量避免术后 3 日内解大便,可于术后 48 小时内服用阿片酊减少肠蠕动;之后应保持大便通畅,避免用力排便。可口服缓泻剂,但禁忌灌肠。

4. 疼痛护理 术后病人因肛周末梢神经敏感或括约肌痉挛、肛管内敷料填塞过多而导致创面疼痛。若发现肛管内敷料填塞过紧,应予以松解。若括约肌痉挛,可进行温水坐浴、局部热敷或涂消炎止痛软膏。必要时遵医嘱给予镇痛药。

5. 并发症的观察与护理 若病人肛管内有血液排出、敷料渗血、心慌伴肛门坠胀感和急迫排便感进行性加重,应考虑出现术后出血,及时通知医师行相应处理;观察病人有无排便困难及大便变细等肛门狭窄表现,若发生肛门狭窄应尽早扩肛;协助病人排尿以避免发生尿潴留。

【护理评价】

通过治疗与护理,病人是否:①疼痛缓解或能耐受;②病人便秘缓解;③未发生并发症,防治措施恰当及时,术后恢复顺利。

二、直肠肛管周围脓肿

案例 27-2

　　王先生,49 岁,工人,主诉两周前无明显诱因出现肛旁肿块,疼痛难忍,排便时疼痛加重,且带脓性黏液,伴有肛门坠涨感,伴发热、食欲不振等不适,无腹胀、腹痛、腹泻。查体:体温 37.8℃,呼吸 22 次 / 分,脉率 96 次 / 分,血压 130/86mmHg。可见肛周皮肤红肿、压痛,且有波动感,白细胞计数 14×10⁹/L。诊断为"肛周脓肿"。

　　思考:

　　1. 依据王先生病情应如何对其进行治疗?

　　2. 王先生目前存在哪些护理问题?

直肠肛管周围脓肿（perianorectal abscess）是直肠肛管周围软组织或其周围间隙发生的急性化脓性感染，并形成脓肿。

【病因和病理】

绝大部分直肠肛管周围脓肿由肛腺感染引起。肛窦存留粪便易引发肛窦炎，感染延及肛腺后导致括约肌间感染。直肠肛管周围间隙为疏松脂肪结缔组织，感染极易向上、下、外和后扩散形成脓肿（图27-3）。本病亦可继发于肛裂、血栓性外痔破裂、内痔、药物注射或肛周皮肤感染、损伤等。克罗恩病、溃疡性结肠炎及血液病病人易并发直肠肛管周围脓肿。

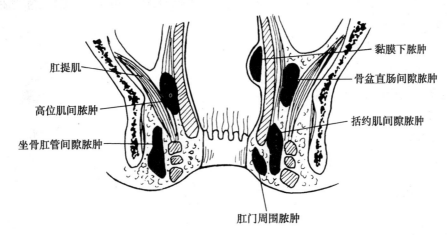

图27-3　直肠肛管周围脓肿位置

【临床表现】

1. **肛门周围脓肿**　最常见，约占40%～48%。主要症状是肛周持续跳动性疼痛，全身感染症状不明显。局部可有明显红肿、硬结和压痛，脓肿形成可有波动感，穿刺可抽出脓液。

2. **坐骨肛管间隙脓肿**　约占20%～25%。发病时患侧出现持续性胀痛，继而发展为明显持续性跳痛，坐立不安，排便或行走时疼痛加剧，可有排尿困难和里急后重；全身感染症状明显，发热最常见。早期局部体征不明显，之后患侧肛门红肿，双臀不对称；局部触诊或直肠指检时患侧有深压痛，甚至波动感。如不及时切开，可形成肛瘘。

3. **骨盆直肠间隙脓肿**　较少见，全身感染症状明显。早期即出现发热、寒战、疲倦不适等全身症状，局部表现为直肠坠胀感、排便不尽感，常伴排尿困难。直肠指检在患侧直肠壁上可触及肿块隆起，有压痛和波动感。

4. **其他**　如肛管括约肌间隙脓肿、直肠后间隙脓肿等由于位置较深，局部症状大多不明显，主要表现为会阴、直肠部坠胀感，排便时疼痛加重；病人有不同程度的全身感染症状。直肠指诊可触及痛性肿块。

【辅助检查】

通过直肠指检、直肠超声、MRI检查及局部穿刺抽脓可协助诊断。

【治疗原则】

1. **非手术治疗**　发病初期应用对革兰阴性菌有效的抗生素控制感染，也可行局部理疗、热水坐浴；口服缓泻剂促进排便，减轻疼痛。

2. **手术治疗**　脓肿形成后应及时手术治疗，予以切开引流。为避免形成肛瘘，可进行一期挂线手术。

【护理评估】

（一）术前评估

1. **健康史**　了解病人有无长期便秘、粪便干结史；有无肛裂、血栓性外痔破裂、内痔、直肠脱垂、药物注射或肛周皮肤感染、损伤等病史。

2. 身体情况

（1）症状：评估病人有无局部疼痛和肿胀；有无高热等全身感染症状。

（2）体征：评估病人局部有无持续性跳痛；有无直肠或会阴部坠胀感、里急后重、排尿困难等表现。

（3）辅助检查：了解直肠指检、超声检查及穿刺抽脓的结果。

（二）术后评估

了解病人麻醉及手术方式，术后生命体征、伤口情况等。

（三）心理-社会状况

观察病人有无因疼痛引起的情绪改变；了解病人及家属对疾病防治和手术相关知识的知晓情况。

【主要护理诊断/问题】

1. 疼痛　与急性化脓性感染有关。

2. 便秘　与疼痛惧怕排便有关。

3. 体温过高　与脓肿引起的中毒症状有关。

【护理目标】

1. 病人疼痛缓解或能耐受。

2. 便秘得到缓解，能自行排便。

3. 体温下降或趋于正常，感染得到及时控制。

【护理措施】

（一）术前护理

协助病人采取舒适体位，避免局部受压加重疼痛，也可行局部理疗、热水坐浴等；告知病人进食富含纤维素饮食，多进食蔬菜、水果、蜂蜜，多饮水，忌食辛辣刺激饮食；遵医嘱应用抗生素，可穿刺抽取脓液根据药敏试验结果选择合适的抗生素予以治疗。

（二）术后护理

行脓肿切开引流者，密切观察引流液颜色、性质和量，予以甲硝唑等定时冲洗脓腔。其余措施参见本节痔的护理。

【护理评价】

通过治疗与护理，病人是否：①病人疼痛缓解或能耐受；②便秘得到缓解，能自行排便；③病人体温下降或趋于正常，感染得到及时控制。

三、肛瘘

案例 27-3

　　黄先生，46岁，销售人员。自述近半年来肛旁肿痛反复发作，进食辛辣刺激食物后疼痛加重，伴肛周瘙痒不适，无畏寒、发热、头晕、恶心等不适。查体：体温37℃，呼吸22次/分，脉搏80次/分，血压130/80mmHg。肛缘后侧距肛门3cm处有一乳头状突起，挤压后有少量脓液溢出，皮下可探及条索硬结通向肛内。诊断为"肛瘘"。

　　思考：

　　1. 针对黄先生的病情，应如何进行治疗？

　　2. 黄先生目前存在哪些护理问题？

肛瘘（anal fistula）是指肛管周围的肉芽肿性管道，由内口、瘘管、外口三部分组成。任何年龄都可发病，多见于青年男性。

【病因和病理】

大部分肛瘘由直肠肛管周围脓肿引起，由内口、瘘管和外口组成。内口即原发感染灶；脓肿自行破溃或切开引流处形成外口，位于肛周皮肤上；内、外口之间由脓腔周围增生的纤维组织包绕的管道为瘘管。由于外口生长较快，脓肿常假性愈合，导致脓肿反复发作破溃或切开，形成多个瘘管和外口，使单纯性肛瘘发展为复杂性肛瘘。

【分类】

1. 根据瘘口与瘘管数目分类　①单纯性肛瘘：只存在单一瘘管；②复杂性肛瘘：存在多个瘘口和瘘管，甚至有分支。

2. 按瘘管位置高低分类　①低位肛瘘：瘘管位于外括约肌深部以下；②高位肛瘘：瘘管位于外括约肌深部以上。

3. 按瘘管与括约肌的关系分类　①肛管括约肌间型；②经肛管括约肌型；③肛管括约肌上型；④肛管括约肌外型。

【临床表现】

主要症状为瘘外口流出少量脓性、血性、黏液性分泌物。较大的高位肛瘘，因不受括约肌控制，可有粪便及气体排出。由于分泌物的刺激，使肛门处潮湿、瘙痒，有时形成湿疹。当外口愈合，瘘管中有脓肿形成时，可感到明显疼痛，同时可伴发热、寒战、乏力等全身感染症状，脓肿穿破或切开引流后，症状缓解。上述症状常反复发作。

【辅助检查】

1. 肛门镜检查　有时可发现内口。

2. 影像学检查　碘油瘘管造影可明确瘘管分布；MRI检查可显示瘘管位置及与括约肌之间的关系。

3. 特殊检查　若无法判断内口位置，可将白色纱布条填入肛管及直肠下端，并从外口注入亚甲蓝溶液，根据纱条染色部位确定内口。

【治疗原则】

肛瘘难以自愈，非手术治疗无效且症状较重者需采用手术治疗。原则是将瘘管切开或切除，形成敞开创面，促使愈合。

1. 堵塞法　1%甲硝唑、生理盐水冲洗瘘管后，用生物蛋白胶自外口注入。用于单纯性肛瘘。

2. 手术治疗　尽量减少肛门括约肌损伤，防止肛门失禁，避免瘘复发。

（1）瘘管切开术：适用于低位肛瘘，将瘘管全部切开，靠肉芽组织生长使伤口愈合。

（2）挂线疗法：适用于距肛缘3～5cm内，有内外口的低位或高位单纯性肛瘘或作为复杂性肛瘘切开、切除的辅助治疗（图27-4）。是利用橡皮筋或有腐蚀作用的药线的机械性压迫作用，缓慢切开肛瘘的方法。

（3）肛瘘切除术：适用于低位单纯性肛瘘。切开瘘管并将瘘管壁全部切除至健康组织，创面不予缝合；若创面较大，可部分缝合。

【护理评估】

（一）术前评估

1. 健康史　了解病人的居住环境及饮食习惯；了解病人既往是否有直肠肛管周围脓肿、克罗恩病、溃疡性结肠炎等相关病史。

2. 身体情况

（1）症状：了解病人是否存在肛门部潮湿、瘙痒、湿疹；了解病人肛周是否有脓液排出，是否存在畏寒、发热等全身感染症状。

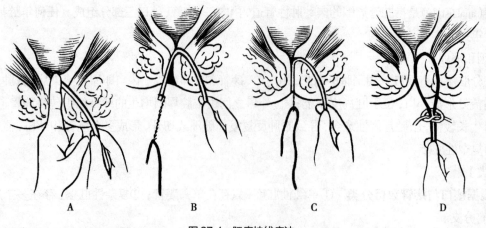

图 27-4 肛瘘挂线疗法

（2）体征：评估病人肛周皮肤是否存在外口；瘘管位置表浅处是否存在硬结样内口及条索样瘘管。

（3）辅助检查：肛门镜检查、碘油瘘管造影、亚甲蓝检查可协助诊断。

（二）术后评估

1. **术中** 了解病人术中所采取的麻醉、手术方式及术中输液等情况。

2. **术后** 评估病人生命体征、疼痛及伤口情况；评估引流液的颜色、性质和量。

（三）心理 - 社会状况

了解病人和家属对疾病及治疗知识的掌握情况、心理和情绪状态。

【护理诊断】

1. 疼痛 与肛周炎症及手术相关。

2. 皮肤完整性受损 与肛周脓肿破出皮肤、皮肤瘙痒等有关。

3. 潜在并发症：肛门狭窄、肛门松弛等。

【护理目标】

1. 病人疼痛缓解或能耐受。

2. 病人皮肤恢复正常。

3. 病人未发生并发症，或能及时发现和处理。

【护理措施】

（一）术前护理

指导病人采取舒适卧位，避免局部受压。可适当增加活动量以促进肠蠕动；告知病人多饮水、进食粗纤维食物，便后应保持局部清洁舒适，及时处理脓液、粪便，也可行温水坐浴。手术前做好肠道准备。

（二）挂线疗法术后护理

1. **皮肤护理** 保持肛门部皮肤清洁，瘙痒时不可搔抓，可进行高锰酸钾或中成药坐浴，创面换药至药线脱落后 1 周。

2. **饮食护理** 进食清淡、易消化食物，保持大便通畅。

3. **健康教育** 告知病人每 5～7 日到门诊收紧药线，直至药线脱落，局部可用抗生素软膏以促进愈合；为防止肛门狭窄，可行扩肛；肛门括约肌松弛者可行提肛运动。

其余护理措施见本节痔的护理。

【护理评价】

通过治疗与护理，病人是否：①疼痛缓解或能耐受；②皮肤恢复正常；③未发生并发症，防治措施恰当及时，术后恢复顺利。

四、肛裂

案例27-4 •------

陈先生,32岁,货车司机。自诉便秘1年余,经常需要口服药物促进排便。近一个月来大便时肛门剧烈疼痛,伴鲜血,无畏寒、发热、恶心、呕吐等不适。查体:体温36.5℃,呼吸22次/分,脉搏84次/分,血压120/74mmHg。肛缘处可见一裂口,裂口上端肛乳头肥大,伴有"前哨痔"。

思考:

1. 陈先生最可能的诊断是什么?为明确诊断还需进行什么检查?

2. 针对陈先生的病情,应如何进行治疗?

肛裂(anal fissure)是齿状线以下肛管皮肤层裂伤后形成的小溃疡。多见于中青年,肛裂常位于肛管的后正中线上。

【病因】

病因尚不清楚,可能与长期便秘、粪便干结引起的排便时机械性创伤有关。排便时肛管后壁承受压力最大,故后正中线处易受损伤。

【病理】

急性肛裂可见裂口边缘整齐,底浅,呈红色并有弹性,无瘢痕形成。

慢性肛裂因反复发作,底深不整齐,质硬,边缘增厚纤维化,肉芽灰白。裂口上端肛门瓣和肛乳头水肿,形成肥大乳头;下端皮肤因炎症、水肿等形成"前哨痔"。肥大乳头、肛裂和前哨痔常同时存在,称为肛裂"三联症"(图27-5)。

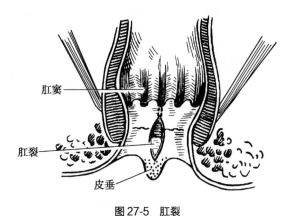

肛窦

肛裂

皮垂

图 27-5 肛裂

【临床表现】

1. **疼痛** 疼痛剧烈,呈周期性。排便时由于肛裂内神经末梢受刺激,立刻感到肛管烧灼样或刀割样疼痛,称为排便时疼痛;数分钟可缓解,称为间歇期;随后因肛门括约肌收缩痉挛,再次剧痛,此期可持续半到数小时,直至括约肌疲劳、松弛后疼痛缓解,但再次排便时又发生疼痛。

2. **便秘** 因害怕疼痛不愿排便,久而久之引起便秘,粪便更为干硬,便秘又加重肛裂,形成恶性循环。

3. **出血** 排便时常在粪便表面或便纸上见到少量血迹或滴鲜血,大量出血少见。

【辅助检查】

根据临床病史、肛裂典型表现可进行诊断。已确诊者不宜行直肠指检或肛门镜检查,避免增加病人痛苦;可取活组织做病理检查以明确诊断。

【治疗原则】

急性或初发的肛裂可用坐浴和润便的方法治疗；慢性肛裂可用坐浴、润便加以扩肛的方法；经久不愈、非手术治疗无效且症状较重者可采用手术治疗。

1. **非手术治疗** 原则是解除括约肌痉挛，止痛，协助排便，中断恶性循环，促使局部愈合。具体措施：①排便后用 1 : 5000 高锰酸钾温水坐浴，保持局部清洁；②口服缓泻剂，保持大便通畅；③肛裂局部麻醉后，病人侧卧位，先用食指扩肛后，逐渐伸入两指，维持扩张 5 分钟。

2. **手术疗法** 包括肛裂切除术和肛管内括约肌切断术。

【护理评估】

（一）术前评估

1. **健康史** 了解病人工作性质、既往饮食习惯、排便习惯；了解病人有无长期便秘史或相关病史。

2. **身体情况**

（1）症状：评估病人疼痛的性质和时间，是否出现便秘及出血。

（2）体征：评估病人是否出现肛裂、肛乳头肥大、前哨痔的体征。

（3）辅助检查：了解活组织病理检查结果。

（二）术后评估

1. **术中** 了解病人术中所采取的麻醉、手术方式及术中输液等情况。

2. **术后** 评估病人生命体征、疼痛及伤口情况；评估引流液颜色、性质和量。

（三）心理 - 社会状况

了解病人和家属对肛裂、手术治疗及教育内容相关知识的掌握程度等；了解病人和家属的焦虑和恐惧程度。

【主要护理诊断／问题】

1. **疼痛** 与粪便刺激及肛管括约肌痉挛、手术创伤有关。

2. **便秘** 与病人惧怕疼痛不愿排便有关。

3. **潜在并发症**：出血、大便失禁等。

【护理目标】

1. 病人疼痛缓解或能耐受。

2. 病人便秘症状得到缓解。

3. 病人未发生并发症，或能及时发现和处理。

【护理措施】

1. **心理支持** 为病人讲解肛裂的相关知识，鼓励病人克服因惧怕疼痛而不敢排便的状况。

2. **保持大便通畅** 指导病人养成定时排便的习惯，可温水坐浴缓解疼痛，必要时口服缓泻剂。

3. **术后常见并发症的观察与护理**

（1）出血：应观察其生命体征、伤口渗血渗液情况。若出现切口大量渗血，应紧急压迫止血，并报告医师处理。

（2）排便失禁：若病人出现肛门括约肌松弛，应指导病人术后 3 日起进行提肛运动；若发现病人会阴部常有黏液及粪便沾染等肛门失禁表现或不能控制排便时，立即报告医生，及时处理。

其余措施参见本节痔的护理。

【护理评价】

通过治疗与护理，病人是否：①疼痛缓解或能耐受；②病人便秘缓解；③未发生并发症，防治措施恰当及时，术后恢复顺利。

第三节　大肠癌

问题与思考

据 2014 年世界卫生组织报告，在近五年的癌症病例中大肠癌占 10.9%，我国大肠癌发病率在所有恶性肿瘤中排第五位，部分病人手术治疗后需做永久性肠造口。肠造口病人需终身佩戴造口袋收集排泄物，对病人的日常生活及生活方式等产生一定程度的影响。

思考：永久性肠造口的病人可能存在哪些心理问题？应该如何解决？

案例 27-5

> 杨先生，70 岁，退休教师，因大便出血 10 天入院。病人 10 天前无明显诱因出现大便带血，鲜血便，无发热、畏寒，无尿频、尿急，无腹痛、腹胀等不适。病人近半年来体重下降 5kg，小便正常，大便不规律，常便秘与腹泻交替出现。且粪便稀薄。病人喜食肉类、辛辣、油炸食物，无烟酒史。病人查体：体温 36.8℃，呼吸 20 次 / 分，脉搏 72 次 / 分，血压 134/80mmHg。右下腹可扪及一个 2cm×4cm 肿块，质硬，表面不光滑、无压痛，肠鸣音亢进。初步诊断为"结肠癌"，拟行手术治疗。
>
> **思考**：
> 1. 杨先生还需要做哪些检查来明确诊断？
> 2. 针对杨先生的病情，应如何对其进行护理评估？

大肠癌是消化道常见的恶性肿瘤，包括结肠癌（carcinoma of colon）和直肠癌（carcinoma of rectum）。中国人中直肠癌比结肠癌发生率高，约（1.2～1.5）：1；中低位直肠癌在直肠癌中约占 70%；青年人（＜30 岁）直肠癌比例高，约占 12%～15%。

【病因】

大肠癌的病因未明确，根据流行病学调查和临床观察发现可能与下列因素有关。

1. 饮食因素　大肠癌的发生与高脂肪、高蛋白和低纤维素饮食有关。摄入腌制、油炸食品及体内缺乏维生素、微量元素及矿物质均会增加大肠癌的发病概率。

2. 遗传因素　遗传性结直肠癌发病率约占总体结直肠癌发病率的 6%，部分病人有家族史。

3. 癌前病变　多数大肠癌来自腺瘤癌变，其中以绒毛状腺瘤及家族性肠息肉病变率最高，还包括溃疡性结肠炎、克罗恩病及血吸虫肉芽肿等。

【病理与分型】

1. 大体分型

（1）隆起型：肿瘤的主体向肠腔突出，好发于右侧结肠，特别是盲肠。

（2）浸润型：向肠壁各层呈浸润生长，引起肠腔狭窄，多发于左侧结肠。

（3）溃疡型：最为常见，其特点是向肠壁深层生长并向周围浸润，肿瘤中央形成较深的溃疡，溃疡底部深达或超过肌层。

2. 组织学分类

（1）腺癌：结直肠腺癌细胞主要是柱状细胞、黏液分泌细胞和未分化细胞，进一步分类主要为管状腺瘤和乳头状腺瘤，其次为黏液腺癌。

（2）腺鳞癌：由腺癌细胞和鳞癌细胞组成，中度或低度分化，常见于直肠下端或肛管。

（3）未分化癌：癌细胞弥漫呈片或团状，不形成腺管状结构，细胞排列无规律，癌细胞较小，形态较一致，预后差。

3. 转移途径

（1）淋巴转移：主要转移途经。首先转移到结肠壁和结肠旁淋巴结，再到动脉旁淋巴结，后经肠系膜上下动脉根部淋巴结至腹主动脉旁淋巴结。

（2）直接浸润：可穿透浆膜层侵入临近脏器如肝、肾、子宫、膀胱等。下端直肠癌由于缺乏屏障作用，易向四周浸润，侵入前列腺、精囊、阴道等。

（3）血行转移：晚期病人癌细胞可经门静脉系统进入人体循环向远处转移，常见部位为肝，其次还可转移至肺、骨、脑等。

（4）种植转移：腹腔内播撒，结直肠癌如出现血性腹水增多则多为腹腔内播散转移。

4. 临床分期 TNM分期是国内外公认的大肠癌分期标准。

T代表原发肿瘤：Tx原发肿瘤无法评价；T_0无原发肿瘤证据；T_{is}原位癌局限于上皮内或侵犯黏膜固有层；T_1侵及黏膜下层；T_2侵及固有肌层；T_3穿透肌层至浆膜下或浸润未被腹膜覆盖的结直肠旁组织；T_4直接侵及其他脏器或组织和（或）穿透脏腹膜。

N区域淋巴结：Nx区域淋巴结无法评估；N_0区域淋巴结无转移；N_1 1~3个区域淋巴结转移；$N_2 \geq 4$个区域淋巴结转移。

M远处转移：Mx远处转移无法评估；M_0无远处转移；M_1有远处转移。

【临床表现】

1. 结肠癌

（1）排便习惯及粪便性状改变：常为最早出现的症状，多表现为排便次数增加、粪便不成形或稀便，当发生部分肠梗阻时，可腹泻、便秘交替出现，粪便中带血、脓或黏液。

（2）腹痛：常见的早期症状，常为定位不确切的持续性隐痛或仅为腹部不适、腹胀感。当癌肿并发感染或肠梗阻时腹痛加重或出现阵发性绞痛。

（3）腹部肿块：右半结肠癌多见，位于横结肠或乙状结肠的癌肿可有一定活动度。若癌肿穿透肠壁并发感染，可出现固定压痛的肿块。

（4）肠梗阻：多为晚期症状，表现为腹胀、便秘，伴腹部胀痛或阵发性绞痛等慢性、低位、不完全性肠梗阻征象；当发生完全性肠梗阻时，症状加剧。

（5）全身症状：因长期慢性失血、癌肿破溃、感染以及毒素吸收等，病人可出现贫血、消瘦、乏力、低热等全身性表现。晚期还可出现肝大、黄疸、水肿、腹水、锁骨上淋巴结肿大及恶病质等。

左、右结肠癌由于癌肿部位及病理类型不同，临床表现存在差异。右半结肠癌癌肿多呈肿块型，突出于肠腔，粪便稀薄，常腹泻、便秘交替出现，便血与粪便混合，临床特点是贫血、腹部包块、消瘦无力，肠梗阻症状较少见；左半结肠以肠梗阻症状较为多见，肿瘤破溃时，可有便血或黏液。

2. 直肠癌

（1）直肠刺激症状：便意频繁，排便习惯改变，便前有肛门下坠感，伴里急后重、排便不尽感，晚期有下腹痛。

（2）肠腔狭窄症状：癌肿侵犯致肠管狭窄，初时大便变形、变细，严重时出现肠梗阻表现。

（3）癌肿破溃感染症状：大便表面带血及黏液，甚至脓血便。

（4）转移症状：癌肿侵犯前列腺、膀胱时，可出现尿频、尿痛、血尿等表现；侵犯骶前神经可出现骶尾部持续性剧烈疼痛；晚期出现肝转移可有腹水、肝大、黄疸、贫血、消瘦等。

【辅助检查】

1. 大便隐血检查 用于大规模普查或高危人群初筛，阳性者需进一步检查。

2. **直肠指诊** 诊断直肠癌最重要的方法,我国约 70% 直肠癌为低位直肠癌,可在直肠指诊中触及。对于有便血、大便习惯改变、大便变形等症状的病人需进行直肠指诊。

3. **内镜检查** 包括肛门镜、乙状结肠镜和结肠镜检查。内镜检查时同时可取组织进行病理检查。

4. **影像学检查**

(1)钡剂灌肠:是结肠癌的重要检查方法,可观察到结肠壁僵硬、皱襞消失、存在充盈缺损及小龛影。

(2)超声、CT:有助于了解癌肿的部位、大小、浸润深度及局部淋巴结转移情况,同时检查有无侵犯临近脏器、淋巴结肿大等。

(3)MRI:可评估肿瘤在肠壁内的浸润深度,对低中位直肠癌的诊断及术前分期有重要价值。

(4)PET-CT 检查:即正电子发射体层显像与 X 线计算机断层成像相结合,针对病程较长、肿瘤固定的病人,用以排除远处转移。

5. **肿瘤标记物** 在大肠癌中有意义的肿瘤标记物是癌胚抗原(carcinoembryonic antigen,CEA)和 CA19-9,但不能用于早期诊断。CEA 主要用于监测复发,但对术前不伴有 CEA 升高的结、直肠癌病人术后监测复发价值不大。

6. **其他检查** 低位直肠癌伴有腹股沟淋巴结肿大时,应行淋巴结活检。癌肿位于直肠前壁的女性病人应做阴道检查及双合诊检查;男性病人有泌尿症状时应行膀胱镜检查。

相关链接

结直肠癌风险分层

根据危险因素对不同人群进行个体化风险分层,可以筛选出高危受检者,具有重要临床意义;可根据分层方案对病人进行风险评分,识别出高危人群。推荐高危患者(3~6 分)进行结肠镜检查,低危患者(0~2 分)可考虑粪隐血筛查或(和)血清标志物筛查。

危险因素	标准	分值
年龄	50~55 岁	0
	56~75 岁	1
性别	女性	0
	男性	1
家族史	一级亲属无结直肠癌	0
	一级亲属有结直肠癌	1
吸烟	无吸烟史	0
	吸烟史(包括戒烟)者	1
体质指数	<25kg/m²	0
	≥25kg/m²	1
糖尿病	无	0
	有	1

【治疗原则】

主要采取手术治疗,结合放疗、化疗等提高治疗效果。

(一)**手术治疗**

1. **结肠癌根治术** 切除范围包括癌肿及其两端足够肠段,一般要求距肿瘤边缘 10cm,还包括所属系膜和区域淋巴结。包括右半结肠切除术(图 27-6)、横结肠切除术(图 27-7)、左半结肠切除术(图 27-8)和单纯乙状结肠切除术(图 27-9)。

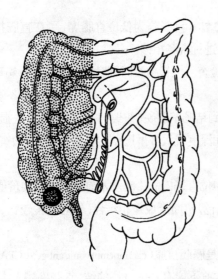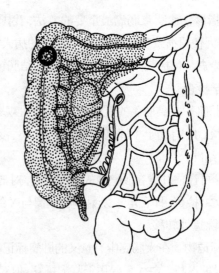

图 27-6　右半结肠切除范围

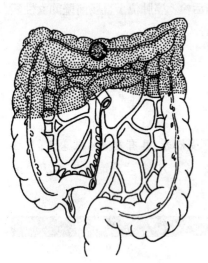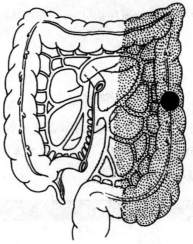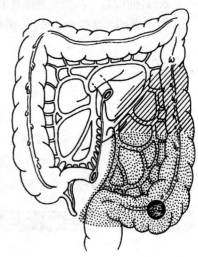

图 27-7　横结肠切除范围　　　　图 27-8　左半结肠切除范围　　　　图 27-9　单纯乙状结肠切除范围

　　2. 直肠癌根治术　切除范围包括癌肿及其两端足够肠段、受累器官的全部或部分、周围可能被浸润的组织及全直肠系膜。根据癌肿部位、大小、活动度、细胞分化程度等选择手术方式,主要包括:①局部切除术:适用于瘤体直径≤2cm、分化程度高、局限于黏膜或黏膜下层的早期直肠癌;②腹会阴联合直肠癌根治术:即 Miles 手术,适用于腹膜返折以下的直肠癌(图 27-10);③直肠低位前切除术:即 Dixon 手术,适用于腹膜返折以上的直肠癌(图 27-11);④经腹直肠癌切除、近端造口、远端封闭术:适用于全身情况差,无法耐受 Miles 手术或因急性肠梗阻不宜行 Dixon 手术的病人。

　　3. 姑息性手术　适用于已有远处转移但局部癌肿尚能切除的晚期病人。无法切除的晚期结肠癌,可行梗阻近、远端肠管短路手术,或将梗阻近端结肠拉出行造口术,以解除梗阻。并发肠梗阻的晚期直肠癌病人可行乙状结肠双腔造口。

　　(二)非手术治疗

　　1. 放射疗法　术前辅助放疗可缩小癌肿体积、降低癌细胞活力,从而提升手术切除率。术后放疗多用于晚期癌肿、手术无法根治或局部复发者。

　　2. 化学疗法　术前辅助化疗有助于缩小原发灶,使肿瘤降期,降低术后转移发生率,但不适用于 I 期大肠癌;术后化疗主要用于杀灭残余肿瘤细胞。

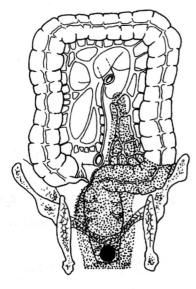

图27-10 Miles手术

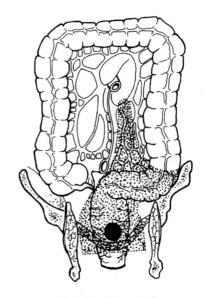

图27-11 Dixon手术

3. 局部治疗 对直肠癌病人可使用电灼、液氮冷冻和激光烧灼等治疗。

4. 其他 采用中医疗法或仍处于探索阶段的基因治疗、靶向治疗、免疫治疗等治疗方法。

【护理评估】

（一）术前评估

1. 健康史 了解病人年龄、性别、饮食情况；了解病人是否有过腺瘤病、溃疡性结肠炎、克罗恩病等相关病史或手术史；了解病人是否有家族史等。

2. 身体状况

（1）症状：评估病人排便习惯有无改变、是否出现腹泻、便秘、腹痛、腹胀、肛门停止排气排便等肠梗阻症状，有无大便表面带血、黏液和脓液，有无贫血、消瘦、乏力、低热等全身性表现及腹水、肝大等远处转移表现。

（2）体征：能否扪及肿块；肿块的大小、部位、硬度、活动度、有无压痛等。

（3）辅助检查：了解大便潜血检查、直肠指诊、影像学检查、内镜检查、肿瘤标志物检测等检查结果。

（二）术后评估

1. 术中情况 了解手术、麻醉方式与效果、病变组织切除情况、术中出血、补液、输血情况。

2. 术后情况 评估病人术后生命体征是否平稳，有无留置引流管，留置引流管的位置，引流液的颜色、性质和量，引流管是否通畅，有无发生术后出血、切口感染、吻合口瘘等并发症。

（三）心理 - 社会状况

评估病人是否有不良心理反应，如抑郁、焦虑、恐惧、悲观等；是否了解有关结肠造口知识及术前、术后护理配合的知识；了解病人行永久性人工肛门手术术后的心理适应情况，能否接受及正确使用造瘘袋；了解病人家庭经济承受能力及家属对病人的关心、支持程度。

【主要护理诊断／问题】

1. **焦虑** 与担心或害怕癌症、手术、化疗、结肠造口等影响生活、工作有关。

2. **营养失调：低于机体需要量** 与肿瘤慢性消耗、手术创伤、放化疗反应等有关。

3. **自我形象紊乱** 与行肠造口后排便方式改变有关。

4. **知识缺乏：** 缺乏术前准备知识及造口术相关知识。

5. **潜在并发症：** 切口感染、吻合口瘘、泌尿系统损伤、感染、造口并发症等。

【护理目标】

1. 病人焦虑减轻。

2. 病人的营养状况得以维持或改善。

3. 病人能适应新的排便方式,并自我认可。

4. 病人能复述疾病相关知识,并能配合治疗与护理。

5. 病人未发生术后并发症或能及时发现和处理。

【护理措施】

(一)术前护理

1. **心理护理** 了解病人的心理、情绪状态,向病人与家属讲解治疗过程及疾病相关知识,促使病人积极配合。对于进行结肠造口的病人,应使其了解肠造口不会对日常生活造成太大影响,以增强病人治疗疾病的信心及术后适应能力。

2. **营养支持** 给予高蛋白质、高热量、高维生素、易消化的少渣饮食;必要时输注血制品等以纠正贫血和低蛋白血症,增强手术耐受力。

3. **肠道准备** 充分的肠道准备可减少术中污染,避免术后腹胀和切口感染等并发症。

(1)传统肠道准备法:①术前 3 日进少渣半流质饮食,术前 2 日进流质饮食,术前 12 小时禁食、4 小时禁水。②术前 3 日番泻叶 6g 泡茶饮用或术前 2 日口服硫酸镁 15～20g 或蓖麻油 30ml;术前 2 日每晚用 1%～2% 肥皂水灌肠 1 次,术前 1 日晚清洁灌肠。③口服肠道不吸收抗生素,如甲硝唑等。

(2)全肠道灌洗法:病人手术前 12～14 小时开始服用 37℃左右等渗平衡电解质液,临床常用聚乙二醇电解质散溶液,约 3000～4000ml,引起容量性腹泻,以达到清洁肠道目的。一般 3～4 小时完成灌洗全过程。可根据情况,在灌洗液中加入抗生素。对于年老体弱,心、肾等器官功能障碍和肠梗阻者,不宜使用。

(3)口服甘露醇肠道准备法:病人术前 1 日午餐后 0.5～2 小时内口服 20% 甘露醇 250ml 左右。高渗性甘露醇口服后可吸收肠壁水分,促进肠蠕动,达到清洁肠道的效果。因甘露醇在肠道内被细菌酵解,术中使用电刀易引起爆炸,应予注意。年老体弱,心、肾功能不全者禁用。

4. **肠造口腹部定位** 定位要求:①根据手术方式选择符合病人生活习惯、便于自我护理的位置;②位于腹直肌内,以减少造口旁疝并发症的发生;③避开皮肤瘢痕、凹陷、多褶皱等位置。

5. **其他准备** 女性病人为减少或避免切口感染,应在术前 3 日每晚进行阴道冲洗;手术日晨常规留置胃管。

(二)术后护理

1. **体位与活动** 术后病人取去枕平卧位,头偏向一侧;麻醉清醒、血压平稳后取半卧位,以利呼吸和腹腔引流。指导病人早期床上活动;2～3 日后根据病人情况,协助床下活动,促进肠蠕动恢复。

2. **饮食护理** 病人术后禁食、胃肠减压期间,主要采用肠外营养和肠内营养支持。术后 2～3 日待肠蠕动功能恢复、肛门排气或造口开放后即可拔除胃管,进流质饮食。若无不良反应,进半流质饮食,1 周后进少渣饮食,2 周左右可进普食。注意补充高热量、高蛋白、高维生素、低渣饮食。

3. **引流管护理**

(1)腹腔引流管:妥善固定引流管,避免受压、扭曲、堵塞,保持腹腔引流管通畅。观察引流液的颜色、性质和量,及时更换伤口敷料。

(2)导尿管:保持导尿管通畅,做好尿道口消毒,若出现脓尿、血尿等及时处理。遵医嘱定期夹闭导尿管,以训练膀胱收缩功能。

4. **结肠造口护理**

(1)心理护理:及时了解结肠造口病人术后的心理适应情况,多与病人沟通交流,缓解病人的焦虑情绪,也可让病人与佩戴造口袋适应良好的病人进行交流,鼓励病人正确认识造口并尽快恢复正常生活。

（2）饮食护理：告知病人进食易消化、高热量、高蛋白的少渣饮食，避免食用过多的粗纤维、刺激性食物及大豆、洋葱、山芋等易产生胀气、刺激性气味的食物。

（3）造口开放前护理：肠造口周围用凡士林纱布保护，术后3日予以拆除，及时清理渗血、渗液，避免感染，观察有无肠段回缩、出血、坏死等。

（4）肠造口观察：早期肠黏膜呈轻度水肿，1周左右水肿消退。正常肠黏膜呈新鲜红色，表面光滑湿润。若出现暗红色或淡紫色提示胃肠造口黏膜缺血；若局部或全部肠管变黑提示肠管缺血坏死。肠造口高度一般突出皮肤表面1～2cm，形状呈圆形或椭圆形。

（5）造口袋的正确使用：选择合适的造口袋，妥善固定造口袋底盘，必要时可在造口周围涂抹防漏药膏保护皮肤；造口袋内满1/3排泄物，应倾倒或更换造口袋；造口袋袋囊朝下，可用有弹性的腰带固定造口袋。

5. 病情观察 严密观察生命体征变化，观察切口敷料渗血、渗液情况并记录，及时观察并发症的发生并妥善处理。

（1）切口感染：预防性应用抗生素；及时更换敷料，避免造口肠管排泄物污染腹壁切口，并密切观察切口有无充血、水肿、剧烈疼痛等；会阴部伤口，术后4～7日可用1:5000高锰酸钾温水坐浴，每日2次。换药时先处理腹部伤口再处理会阴部伤口；若有感染，则开放伤口，彻底引流。

（2）吻合口瘘：术中误伤、吻合处缝合过紧、术前肠道准备不充分等都可能导致吻合口瘘。术后7～10日内禁忌灌肠，病人若出现突发腹痛或腹痛加重、明显腹膜炎体征，甚至能触及腹部包块时，应立即通知医生。一旦发生吻合口瘘应予以禁食、胃肠减压，行盆腔持续滴注、负压吸引、肠外营养支持等，做好急诊手术的准备。

（3）造口相关并发症：包括造口出血、缺血坏死、狭窄等，术后应加强造口护理，若有异常，及时通知医生和造口治疗师采用针对性的治疗护理措施。

相关链接

加速康复外科理念在结直肠手术中的应用

加速康复外科（enhanced recovery after surgery, ERAS）采用有循证医学证据的围术期处理的一系列优化措施，以减少手术病人的生理及心理的创伤应激，达到快速康复。在结直肠手术中应用的具体措施包括加强术前知识宣教；术前肠道准备适用于需术中结肠镜检查或有严重便秘的病人；缩短术前禁食禁饮的时间；术前麻醉用药及抗生素应用；术后应重视镇痛、营养治疗及早期下床活动，避免肠粘连等并发症发生。病人恢复进食固体食物，无须静脉补液，口服止痛药止痛，可以自由活动后可给予出院。

（三）健康教育

1. 日常生活 定期进行健康体检，积极预防和治疗结直肠的各种慢性炎症及癌前病变；注意饮食及个人卫生，避免高脂肪、低纤维饮食。

2. 饮食 根据病人情况调节饮食，保肛手术者应多吃新鲜蔬菜、水果、多饮水，避免高脂肪、辛辣及刺激性食物；行肠造口病人需注意控制过多粗纤维及易产生刺激性气味、胀气的食物。

3. 活动指导 参加适量体育锻炼，生活规律，保持心情舒畅，但需避免腹部压力过大。鼓励病人重新融入社会，可积极参与社会、医院组织的联谊会等活动。

4. 复查 每3～6个月定期门诊复查。行永久性结肠造口者若出现腹痛、腹胀、排便困难等造口狭窄征象立即到医院就诊。行术后放、化疗的病人定期进行复查。

【护理评价】

通过治疗与护理,病人是否:①焦虑情绪得到缓解;②营养状况得以维持或改善;③能接受肠造口,且能正常生活;④复述疾病相关的知识,主动配合治疗和护理;⑤未发生并发症,防治措施恰当及时,术后恢复顺利。

(韩斌如)

学习小结

痔、肛瘘、肛裂及直肠肛管脓肿是常见的直肠肛管良性疾病,应根据不同的治疗方法制订针对性的护理措施;大肠癌是常见的消化道恶性肿瘤之一,以手术治疗为主,其中进行肠造口的病人常存在较大的心理问题及社会适应问题,因此应积极帮助病人接纳及自我认可,使其恢复正常生活。

本章中重点掌握痔、肛裂、肛瘘和直肠肛管周围脓肿的临床表现、护理评估、护理诊断及措施;大肠癌的治疗原则、护理评估、护理诊断及措施。熟悉痔、肛裂、肛瘘和直肠肛管周围脓肿治疗原则及辅助检查;大肠癌的临床表现、辅助检查、护理目标与评价。了解结肠和直肠肛管的解剖结构与生理功能;痔、肛裂、肛瘘和直肠肛管周围脓肿的病因、病理;大肠癌的病因。

复习参考题

1. 应如何识别内痔的分期?

2. 结肠癌的临床表现包括哪些?

3. 肠造口的病人应如何进行造口护理?

28

李女士，48 岁，1 小时前进食炸鱼后突然呕血 600ml，后又排黑色便 2 次，共约 200ml，病人乙肝病史 20 余年，曾多次入院治疗。近一个半月来感觉乏力、食欲减退，腹胀，巩膜黄染，尿色深黄。体格检查：体温 37.3℃，脉搏 120 次 / 分，呼吸 25 次 / 分，血压 85/55mmHg。贫血貌，意识模糊，巩膜轻度黄染，胸前可见蜘蛛痣 1 枚，心肺听诊无异常，腹壁静脉曲张，腹软，脾肋下 3cm，移动性浊音（＋）。超声检查提示肝硬化，脾大，腹水，粪潜血试验阳性。

思考：

1. 此病人护理问题包括哪些？
2. 如何给予护理措施，应注意哪些？

正常门静脉压力为 13 ～ 24cmH₂O。当门静脉血流受阻、血液淤滞、造成门静脉系统压力持续 >24cmH₂O 时，临床表现有脾大和脾功能亢进、食管胃底静脉曲张和呕血、腹水等临床综合征，称门静脉高压症（portal hypertension）。

【解剖概要】

肠系膜上、下静脉和脾静脉汇合成门静脉主干。左右门静脉分支进入对应的半肝后分支，再与肝动脉小分支的血流汇合于肝窦（肝毛细血管网）后汇入肝小叶中央静脉，再汇入小叶下静脉、肝静脉，最终汇入下腔静脉。

门静脉系与腔静脉系之间存在四个交通支（图 28-1），分别是胃底、食管下段交通支；直肠下端、肛管交通支；前腹壁交通支；腹膜后交通支。其中以胃底、食管下段交通支最为重要，其余交通支都很小，血流量少。

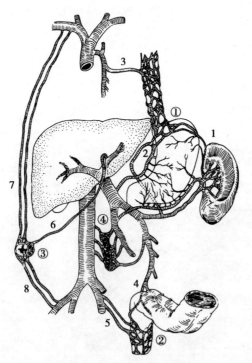

1. 胃短静脉；2. 胃冠状静脉；3. 奇静脉；
4. 直肠上静脉；5. 直肠下静脉；
6. 脐旁静脉；7. 腹上深静脉；
8. 腹下深静脉：①胃底、食管下段交通支；
②直肠下端、肛管交通支；③前腹壁交通支；
④腹膜后交通支

图 28-1　门静脉与腔静脉交通支

【病因】

门静脉高压症约 90% 以上由肝硬化引起。在南方地区，主要是血吸虫病性肝硬化，其他地区主要是肝炎后肝硬化。亦可见于肝外门静脉阻塞，如门静脉主干的先天性畸形、布加综合征、海绵窦样变等，但比较少见。门静脉系统无静脉瓣，其压力通过流入的血量和流出阻力形成并维持。门静脉血流阻力增加，常是门静脉高压症的始动因素。按引起阻力增加的部位可将门静脉高压症分为肝前、肝内和肝后三型。肝内型又可分为窦前、窦后和窦型。在我国，肝炎后肝硬化是引起肝窦和窦后阻塞性门静脉高压症的常见病因。肝内窦前性阻塞的病因主要是血吸虫性肝硬化。血吸虫卵直接沉积在汇管区门静脉小分支内，引起这些小分支栓塞，周围呈现肉芽肿反应，致门静脉血流受阻和压力增高。

门静脉高压症主要有以下病理改变：①脾大和脾功能亢进；②交通支扩张；③腹水。

【临床表现】

1. 症状

（1）呕血和黑便：食管胃底曲张静脉破裂出血，是门静脉高压症最危险的并发症，出血多发生在食管下段和胃上端。一次出血量可达 1000~2000ml，表现为呕出鲜红色血液，排出柏油样黑便。由于肝功能损害引起凝血功能障碍及脾功能亢进导致的血小板计数减少，因此出血不易自止。因大出血引起肝细胞严重缺氧，易诱发肝性脑病。

（2）腹水：是肝功能严重受损的表现，临床表现为腹胀、气急、食欲减退，伴有低蛋白血症和下肢水肿。部分病人大出血后可形成顽固性腹水，甚难消退。

（3）其他：可伴有肝性脑病症状如疲乏、无力、恶心、呕吐、腹泻、嗜睡，以及黄疸、蜘蛛痣、前腹壁静脉曲张、痔、肝掌等。

2. 体征
脾大、脾功能亢进：门静脉高压症的早期即可有脾充血、肿大，程度不一，在左肋缘下可以叩及；早期质软、活动；晚期，脾内纤维组织增生而变硬，活动度减少，脾窦长期充血使脾内纤维组织增生、脾髓细胞再生、单核-吞噬细胞系统增生和脾脏破坏血细胞的功能增强，使脾功能出现亢进。

【辅助检查】

1. 血常规检查
脾功能亢进时，全血细胞减少，以白细胞和血小板计数下降最为明显。白细胞 $<3\times10^9/L$，血小板 $<(70~80)\times10^9/L$。

2. 肝功能检查
常伴有血浆白蛋白降低而球蛋白升高，白蛋白与球蛋白比例倒置，凝血酶原时间延长。肝炎后肝硬化病人血清转氨酶和血胆红素增高明显。

3. 影像学检查

（1）腹部超声：可了解肝脏和脾脏的形态、大小，有无腹水及门静脉扩张。多普勒超声可以测定血流量。

（2）食管吞钡 X 线检查：可发现食管和胃底静脉曲张的征象。食管钡剂充盈时，可见食管黏膜呈虫蚀状改变；排空时，黏膜像则表现为蚯蚓样或串珠状负影。

（3）CT、MRI：CT 用于测定肝体积从而推断分流术后肝性脑病发生率；MRI 用于推测门静脉血流量及方向，为确定手术方案提供依据。

（4）腹腔动脉或肝静脉造影：造影剂使门静脉系统和肝静脉显影后，可明确门静脉受阻部位及其侧支回流情况；可为选择手术方式提供参考。

【治疗原则】

（一）食管胃底曲张静脉破裂出血的治疗

门静脉高压症外科治疗的主要目的是防止食管胃底曲张静脉破裂引起的上消化道大出血，解除或改善脾大、脾功能亢进及顽固性腹水。

1. 非手术治疗
适应证：①术前准备的病人；②尚未确诊的上消化道出血病人；③上消化道大出血伴有肝功能受损严重、大量腹水、黄疸的病人。

（1）紧急处理：绝对卧床休息；立即开通有效的静脉通道，快速输液、输血扩充血容量；肝硬化病人宜输入新鲜全血，便于止血和防止诱发肝性脑病。维持呼吸道通畅，防止呕吐物误吸引起窒息或吸入性肺炎。严密监测病人生命体征。

（2）药物止血：应用血管加压素收缩内脏血管，可使门静脉血流量减少，降低门静脉压力。冠心病和高血压病人慎用，必要时加用硝酸甘油以降低并发症。常用药物有垂体后叶素、三甘氨酰酸加压素和生长抑素；急性出血控制率可达80%。

（3）内镜治疗：采用硬化剂注射疗法、经内镜食管曲张静脉套扎术、电凝、激光、微波等方法。

1）硬化剂注射疗法：经纤维内镜将硬化剂直接注入曲张静脉内，使之闭塞及其黏膜下组织硬化，达到止血和预防再出血的目的，成功率可达80%～90%。主要并发症是食管黏膜溃疡、狭窄和穿孔。

2）经内镜食管曲张静脉套扎术：方法相对简单、安全，经内镜用结扎器在曲张静脉基底部套扎。是控制急性出血首选方法。

（4）三腔二囊管压迫止血：利用充气的气囊分别压迫胃底和食管下段的曲张静脉，达到止血目的。该方法简单有效，但不能长时间应用，以此争取时间作紧急手术准备。三腔二囊管有三个腔，一腔用于压迫胃底、可充气150～200ml的圆形气囊；一腔用于压迫食管、可充气100～150ml的椭圆形气囊；一腔为胃管用于吸引、注药、冲洗（图28-2）。

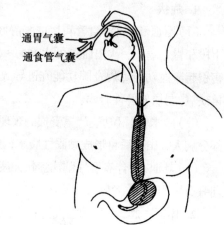

通胃气囊
通食管气囊

图28-2　三腔二囊管压迫止血法

（5）介入放射疗法：经颈静脉途径在肝静脉与门静脉的主要分支间建立通道，并置入支架，实现门体分流，即肝内门体分流术（TIPS）适用于食管胃底曲张静脉破裂出血经药物和硬化剂治疗无效、肝功能失代偿、不宜行急诊手术的病人或等待肝移植的病人。

2. 手术治疗　①经非手术治疗24～48小时无效者；②无黄疸和明显腹水病人大出血者。手术治疗止血效果显著，避免复发，也是预防肝性脑病的主要措施。

（1）门体分流术：包括非选择性分流、选择性分流（限制性分流）。

1）非选择性分流：门静脉的血液完全转流至体循环，易诱发肝性脑病，导致肝衰竭。术式有：①门静脉与下腔静脉端侧分流术；②肠系膜上静脉与下腔静脉分流术；③中心性脾-肾静脉分流术。

2）选择性门体分流术：保存门静脉正常入肝血流，降低食管、胃底曲张静脉压力。优点是肝性脑病发生率低但大量腹水和脾静脉口径小的病人不适宜。常用术式有远端脾-肾静脉分流术。

（2）断流术：是指在脾切除的同时，阻断门-奇静脉交通支的反常血流，达到止血的目的。断流手术术式较多，目前以脾切除加贲门周围血管离断术最为有效。

（二）严重脾大合并脾功亢进的治疗

多见于血吸虫病晚期，脾静脉栓塞引起的左侧门静脉高压症，单纯脾切除效果好。

（三）肝硬化引起的顽固性腹水

肝移植是最有效的治疗方法，但供体短缺、手术风险及费用昂贵限制了临床推广。其他治疗方法也包括TIPS和腹腔-上腔静脉转流术。

【护理评估】

（一）术前评估

1. 健康史　①一般情况：了解病人年龄、性别及有无大量饮酒史等。②病因及相关因素：发病诱因是否与腹内压增高有关，及与饮食的关系。③既往史：询问病人既往是否有肝炎病史及血吸虫病史及诊疗经过；对没有肝炎或血吸虫病史且肝功能检查正常的病人，应注意询问有无急性阑尾炎、胰腺炎等腹腔感染史。

2. 身体状况

（1）症状及体征：①评估局部体征，脾大、脾功能亢进情况。有无黏膜及皮下出血情况；②病人生命体征、意识状态、有无出血性休克,有无呕血和黑便,呕吐物或排泄物的色、质、量;③腹水情况,有无腹胀、气急、食欲减退;④黄疸、肝掌、蜘蛛痣及皮下出血点和肝性脑病的症状。

（2）辅助检查:血常规、肝功能的变化,影像学检查结果。结合临床情况判断出血部位及食管静脉曲张程度。

3. 心理 - 社会状况 了解病人心理情况,因肝硬化是导致门静脉高压症的主要病因,且是一个慢性疾病过程。评估病人是否感到焦虑、恐惧、悲观失望,评估病人及家属对疾病的诊疗、护理、转归、预后的了解程度,家属是否理解并有能力提供心理和经济的双重支持。

（二）术后评估

1. 术中情况 评估麻醉、手术方式,术中出血、输血、输液情况。

2. 身体状况 评估病人的生命体征、意识、尿量、肝脏功能等。了解有无并发症发生。

3. 心理 - 社会状况 了解病人及家属术后心理应激反应,对于术后护理相关知识的了解程度。

【**主要护理诊断 / 问题**】

1. 恐惧 与大量呕血、便血,肝性脑病造成精神刺激和对治疗效果及担心预后有关。

2. 体液不足 与食管静脉曲张破裂出血造成血容量不足有关。

3. 体液过多 与肝功能损害致低蛋白血症、血浆胶体渗透压降低及醛固酮分泌增加有关。

4. 营养失调:低于机体需要量 与肝功能减退、营养摄入不足、消化吸收障碍有关。

5. 潜在并发症:肝性脑病、门静脉血栓形成、肝肾综合征、出血、感染。

6. 知识缺乏:缺乏预防上消化道出血、肝脏疾病的有关知识。

【**护理目标**】

1. 病人焦虑、恐惧缓解或减轻,积极配合治疗和护理。

2. 病人血容量增加,体液不足得以改善。

3. 病人的腹水减少,体液平衡能得到维持。

4. 病人能主动进食富含蛋白、能量、膳食纤维等营养均衡的食物或接受营养支持治疗。

5. 病人未发生并发症或及时发现并正确处理。

6. 病人能正确叙述预防上消化道出血、肝脏疾病的有关知识。

【**护理措施**】

（一）术前准备和非手术病人的护理

1. 心理护理 耐心、细致地作好病人的心理护理,给病人以安慰、解释,稳定病人情绪,以免情绪紧张而加重出血。关心、体贴病人,减轻病人的焦虑恐惧心理,必要时遵医嘱给予镇静剂,使之能够积极配合各项治疗和护理。

2. 病情观察 观察生命体征、尿量及中心静脉压的变化,病人体液平衡情况,注意有无水电解质及酸碱平衡失调,严密观察皮肤、牙龈有无出血,有无呕血及黑便,若有出血征象,及时报告医生。

3. 止血的护理 对于大出血的病人,要迅速建立有效静脉通道,输液、输血,恢复血容量。最好输新鲜血,病人出血量较多输血有困难时,可给予白蛋白、血浆、羟甲淀粉(代血浆),以提高胶体渗透压并维持循环血容量。并采取以下止血措施:

（1）药物止血:遵医嘱应用止血药,并密切观察其疗效和副作用。

（2）局部灌洗:用冰盐水或冰盐水加血管收缩剂,如肾上腺素,作胃内灌洗。

（3）三腔二囊管压迫止血的护理

1）准备:此管有三个腔,一个腔通圆形的胃气囊,充气后压迫胃底;一个腔通椭圆形的食管气囊,充气后压迫食管下段;一个管通胃腔,经此管可进行吸引、冲洗和注入止血药。置管前先检查三腔管有无老化、漏气,向病人解释放置三腔二囊管的目的、意义、方法和注意事项,以取得病人的配合;先将食管气囊和胃气囊分别注入约150ml和200ml气体,观察充盈后的气囊是否膨胀均匀、弹性良好,有无漏气,然后抽空气囊,并分别做好标记备用。

2）插管方法:将管壁涂上液状石蜡后,经病人一侧鼻孔轻轻插入,边插边嘱病人做吞咽动作,直至插入50~60cm,用注射器从胃管内抽得胃液后,提示管端已达胃腔,然后向胃气囊注入150~200ml空气,用止血钳夹闭管口,将三腔管向外提拉,感到有阻力感时,表明胃气囊已压于胃底贲门部,利用滑车装置在管端悬以0.5kg重物作牵引压迫。然后抽取胃液观察止血效果,若仍有出血,再向食管气囊注入100~150ml空气以压迫食管下端。置管后,胃管接胃肠减压器或用生理盐水反复灌洗,观察胃内有无新鲜血液吸出。若无出血,同时脉搏、血压渐趋稳定,说明出血已得到控制;反之,表明三腔管压迫止血失败。

3）置管后护理:①病人取半卧位或头偏向一侧,及时清除口腔、鼻咽腔内分泌物,防止吸入性肺炎。②保持鼻腔黏膜湿润,可涂液状石蜡,观察调整牵引绳松紧度,防止鼻黏膜或口腔长期受压发生糜烂、坏死。③三腔管压迫期间应每隔12小时放气20~30分钟,使胃黏膜局部血液循环暂时恢复,避免黏膜因长期受压而糜烂、坏死。④观察、记录胃肠减压引流液的量、颜色,判断出血是否停止,这是决定是否需要紧急手术的关键。⑤床旁备剪刀,若气囊破裂或漏气,气囊可上移阻塞呼吸道,引起呼吸困难甚至窒息,应立即用剪刀将三腔管剪断。⑥拔管:三腔管放置时间不宜超过3日,以免食管、胃底黏膜长期受压而缺血、坏死。气囊压迫48~72小时（或止血24小时后）,可考虑拔管。放松牵引,先抽空食管气囊,再抽空胃气囊,然后继续观察12~24小时,若无出血即可拔管,让病人口服液状石蜡30~50ml,缓慢拔出三腔管。⑦若气囊压迫48小时后,胃管内仍有新鲜血液抽出,表明压迫止血无效,应紧急手术止血。

（4）手术治疗:非手术止血的同时应作好术前准备,当非手术止血失败时应及时手术治疗。

4. 术前护理

（1）除常规术前准备外,术前2~3日口服肠道不吸收的抗生素,以减少肠道氨的产生,预防术后肝性脑病。

（2）术前1日晚清洁灌肠,避免术后因肠胀气而导致血管吻合口受压破裂出血。

（3）脾-肾静脉分流术前应明确肾功能是否正常。

（4）术前必要时可以输全血,应用维生素K、B、C;改善凝血功能,同时要注意纠正低蛋白血症等。

（5）术前一般不放置胃管,必要时选用细软胃管涂液状石蜡,以轻巧手法协助病人缓慢吞入。

（6）避免引起腹内压增高的出血诱因。

5. 减少腹水形成

（1）休息与活动:卧床休息可以增加肝脏的血流量,有助于肝细胞功能的恢复,减轻腹水和水肿。活动要适度,避免劳累,以防肝脏病变的加重。

（2）饮食:应给予低脂、高糖、高维生素饮食,一般要限制蛋白质,但肝功能较好者可给予富含蛋白质的饮食,营养不良、低蛋白血症者可静脉输入支链氨基酸、人体白蛋白。指导病人避免进食粗糙或刺激性强的或过热食物。

（3）口腔护理:注意口腔护理,呕吐者及时清理血迹和呕吐物,保持口腔清洁。

6. 预防肝性脑病

（1）一般护理:①休息:以卧床休息为主,减少活动量;②补充营养,给予富含能量、高蛋白、高维生素饮食,必要时输入全血及白蛋白,防止贫血及低蛋白血症;③给予氧气吸入,保护肝脏功能;④注意保持个人卫生,预防感染;

（2）药物治疗:①遵医嘱使用保肝药物,避免使用损伤肝功药物;②为减少肠道细菌数量,避免胃肠道残余血液被分解产生氨,诱发肝性脑病,可服用肠道不吸收的抗生素如新霉素或链霉素等抑制肠道细菌,用缓泻剂或生理盐水灌肠刺激排泄,以减少肠道细菌进而减少氨的产生。保持肠道畅通,及时清除肠道内积血、粪便;口服硫酸镁导泻,灌肠液选择酸性液,禁忌使用碱性液如软皂。

（3）纠正水电解质失衡，预防、控制上消化道出血，及时处理呕吐、腹泻，避免大量放腹水及快速利尿。

（二）术后护理

1. 一般护理

（1）体位与活动：分流术后 48 小时内，病人取平卧位或 15° 低坡卧位，2～3 日后改为半卧位；避免过多活动，翻身时动作宜轻柔；手术后不宜过早下床活动，一般需卧床 1 周，以防血管吻合口破裂出血。

（2）饮食护理：术后禁食，静脉补充营养，待肠蠕动恢复，肛门排气后给予流质饮食，指导病人从流质饮食开始逐步过渡到正常饮食。分流术后病人应限制蛋白质饮食，忌食粗糙和过热食物。

（3）基础护理：注意生活护理和口腔护理，防止压疮发生，抵抗力较差者可进行病室隔离，防止交叉感染。

2. 病情观察
密切观察病人生命体征及病情变化，神志、面色、尿量、胃肠减压和腹腔引流量、性质、颜色等。若引流出新鲜血液量较多，应考虑是否发生出血。

3. 保护肝脏
缺氧可加重肝功能损害，因此术后应予吸氧；加强保肝治疗，禁用或慎用对肝有损害的药物，如吗啡、巴比妥类、盐酸氯丙嗪等。

4. 并发症的观察和预防

（1）肝性脑病：分流术后部分门静脉血液未经肝脏解毒直接进入体循环，同时因肝功能受损、解毒功能下降，使血氨含量升高，术后易诱发肝性脑病。若发现病人出现神志淡漠、嗜睡、轻微性格异常、定向力减退、谵妄与躁动交替应立即通知医生，注意观察有无发热、厌食、肝臭、黄疸加深等肝功能衰竭表现。遵医嘱检测肝功能、血氨浓度，应用谷氨酸钠或谷氨酸钾降低血氨水平；限制蛋白质的摄入，减少血氨的产生，可给予导泻，弱酸性溶液灌肠，忌用肥皂水灌肠。以减少氨的吸收。

（2）静脉血栓形成：分流术或断流术后均可形成门静脉系统血栓，以断流术为多，病人脾切除术后血小板迅速增高，有诱发静脉血栓形成的危险；应定期做超声检查，观察是否有血栓发生；无严重凝血功能障碍的病人分流术后应给予抗凝治疗，注意检测凝血功能变化。术后 2 周内每日或隔日复查一次血小板，若血小板超过 $600 \times 10^9/L$ 应立即通知医生，协助抗凝治疗并注意应用抗凝药物前后凝血时间的变化。

（3）出血：定期观察生命体征及有无出血征象，腹腔放置引流管者注意观察引流液性质、量、色，如在 1～2 小时引流液 200ml 以上，提示有活动性出血，应立即通知医师妥善处理。

（4）感染：术后密切观察有无感染征象①卧床病人，预防发生压疮；黄疸病人加强皮肤护理；预防发生肺部并发症，鼓励病人深呼吸、咳嗽、咳痰、雾化吸入；禁食者加强口腔护理；②遵医嘱按时应用抗生素治疗。

（三）健康教育

1. 康复指导
①避免过劳，注意休息，合理休息与适当活动，一旦出现头晕、心慌和出汗等不适，立即卧床休息；②避免引起腹压升高的因素，如剧烈咳嗽、打喷嚏、便秘、用力排便等，以免引起腹内压升高诱发曲张静脉破裂出血；③保持心情平稳、乐观，避免不良情绪；④禁烟、酒，少喝咖啡和浓茶，避免进食粗糙、干硬、带刺、油炸及辛辣刺激性食物；饮食不宜过热，以免损伤食管黏膜而诱发上消化道出血。腹水病人限制水钠摄入；⑤避免外伤，观察有无黑便，皮肤、牙龈出血等征兆；⑥肝功能损害轻者适当摄取优质蛋白（50～70g/d），肝功能损害重者及分流术后病人应限制蛋白摄入。

2. 定期复诊
告知病人和家属出血征象及急救措施。

相关链接

巴德 - 吉亚利综合征

巴德 - 吉亚利综合征，也称布 - 加综合征（Budd-Chiari syndrome）。它指的是由肝静脉或其开口以上的下腔静脉阻塞引起的以门静脉高压或门静脉和下腔静脉高压为特征的一组疾病。最常见者为肝静脉开口以上的下腔静脉隔膜和肝内静脉血栓形成。

【护理评价】

通过治疗与护理,病人是否:①焦虑得到缓解,情绪稳定;②得到适当营养,肝功能得到改善;③掌握了有关促进康复及预防再次大出血的有关知识;④生命体征平稳,尿量正常;⑤腹水减轻,症状缓解;⑥术后未发生并发症,或及时发现并解决。

(岳　波)

学习小结

门静脉压增高是肝脏疾病,尤其是肝硬化常见的临床表现,本章主要介绍了门静脉的解剖、病因、病理与治疗原则,便于对于疾病的理解,重点讲解了门静脉高压症的临床表现及治疗原则,其中三腔二囊管的应用应重点掌握。对门静脉高压症病人进行护理评估时要注意病人有无肝性脑病的征象,评估病人有无黄疸、肝掌、蜘蛛痣及皮下出血点、下肢有无水肿等,应掌握门静脉高压症病人的常用护理诊断和护理措施,其中并发症的观察尤为重要。

复习参考题

1. 简述分流术后饮食注意事项。

2. 简述门静脉高压症术前预防出血的方法。

第二十九章　肝脏疾病病人的护理

29

学习目标	
掌握	肝脏疾病的概念、病因与临床表现；肝脏疾病病人的护理措施。
熟悉	肝脏疾病病人护理评估及主要护理诊断/问题；肝脏疾病病人的治疗原则。
了解	肝脏疾病的发病机制与病理生理。

第一节 概述

【概述】

肝是人体最大的实质性器官,重约1200~1500g。肝外形呈不规则楔形,大部分位于右上部膈肌下和季肋深面,左外叶横过腹中线达左季肋部;肝上界相当于右锁骨中线第5~6肋间,下界与右肋缘平行。正常肝在右肋缘下不能触及。肝以正中裂为界,分成左、右两半;左右半肝又以叶间裂为界,分成左外叶、左内叶、右前叶、右后叶和尾状叶。肝的膈面和前面经左右三角韧带、冠状韧带、镰状韧带和肝圆韧带与膈肌和前腹壁固定;肝的脏面还有肝胃韧带和肝十二指肠韧带,后者包含肝动脉、门静脉、胆总管、淋巴管、淋巴结和神经,又称肝蒂(图29-1)。门静脉、肝动脉和肝总管在肝的脏面横沟内各自分出左、右侧支进入肝实质,称第一肝门。在肝实质内门静脉、肝动脉和肝胆管三者的分布行径大致相同,且被Glisson纤维鞘包裹,因此,可以用门静脉的分布来代表,称为门静脉系统或Glisson系统。右纵沟的后上端为肝静脉系统汇入下腔静脉处,称第二肝门。肝静脉系统是肝内血液输出道,与门静脉系统分布不一致;三条主要的肝静脉在第二肝门处注入下腔静脉后入心脏。

肝血液供应丰富,25%~30%来自肝动脉,70%~75%来自门静脉。肝动脉压力大、血液含氧量高,供给肝所需氧量的40%~60%。

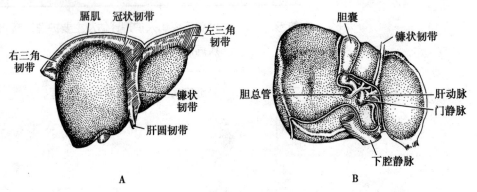

图29-1 肝外观
A. 膈面;B. 脏面

【生理】

1. 代谢功能

(1)葡萄糖代谢:肝是糖异生的主要器官。食物在消化、吸收后,由门静脉带到肝,在肝内进行代谢。从消化道吸收入血的葡萄糖、蛋白质、脂肪在肝内转化为糖原贮存在细胞中。一般成人肝内糖原约100g,仅够禁食24小时之用。当血糖水平下降时,肝糖原又被分解为葡萄糖释放入血液。肝糖原在调节血糖浓度以维持其稳定中有重要作用。饥饿状态下和创伤、手术后,在无外源性供给时,体内能源来自蛋白质和脂肪分解。

(2)蛋白质代谢:肝起合成、脱氨和转氨作用。肝利用经消化道吸收和体内蛋白质分解产生的氨基酸重新合成人体代谢所需的多种蛋白质,如清蛋白、球蛋白和多种凝血因子。此外,肝内储存的维生素K对凝血酶原和凝血因子Ⅶ、Ⅸ、Ⅹ的合成亦必不可少。若肝细胞受损,可出现低蛋白血症和凝血功能障碍。代谢过程中产生的氨大部分经肝合成尿素,由肾排出;若肝细胞受损,脱氨或转氨作用减退,血氨即升高。肝细胞内多种转氨酶,在肝细胞受损时被释放入血液,故血中转氨酶含量升高常提示肝功能受损和肝疾病。

(3)脂肪代谢:肝具有维持体内磷脂和胆固醇等脂质恒定的作用,使其保持一定的浓度和比例。

(4)维生素的代谢:肝可将胡萝卜素转化为维生素A并储存,其他可被肝储存的维生素还有维生素B族、维生素C、维生素D、维生素E和维生素K。

（5）胆红素的生物转化：红细胞破坏释放的游离胆红素在肝细胞内与葡萄糖醛酸结合，形成水溶性结合型胆红素，小部分结合型胆红素被吸收入血，大部分与胆汁一起排入胆囊或肠道，在肠道细菌的作用下，变为尿胆原，一部分随粪便排出，还有一部分通过肠肝循环再次进入肝。

2. **分泌作用** 肝细胞能不断地生成胆汁酸和分泌胆汁。每天分泌胆汁量约 600~1000ml，经胆管流入十二指肠，帮助脂肪消化及脂溶性维生素的吸收。胆汁中的主要成分胆盐在肝内由从小肠吸收后运送到肝的胆固醇或肝在脂肪代谢过程中合成的胆固醇转变而来。

3. **解毒作用** 肝通过分解、氧化和结合等方式使体内代谢过程中产生的毒素或外来有毒物质失去毒性并排出体外。

4. **灭活作用** 肝对血管升压素和雌激素具有灭活作用。肾上腺皮质醇和醛固酮增多则促使体内水钠潴留，导致腹水和水肿。

5. **吞噬或免疫功能** 肝是产生免疫球蛋白和补体的主要器官，也是处理抗原、抗体的重要场所，对机体免疫起重要作用。肝通过具有吞噬作用的巨噬细胞将细菌、抗原抗体复合物、色素和其他碎屑从血液中排出。

6. **肝的储备与再生** 肝有巨大的储存和再生能力。动物实验证明保留 25% 正常肝组织可维持正常的生理功能，且能在 6 周后修复生长到接近原来的重量。行肝部分切除后，1 个月后可见残余肝叶明显增大，6 个月后可恢复到术前大小。但肝细胞对缺氧十分敏感，常温下阻断肝血流超过一定时限，会导致肝细胞不可逆的缺氧和坏死。故常温下一次阻断入肝的血流以不超过 10~20 分钟为宜。

第二节　肝脓肿病人的护理

一、细菌性肝脓肿

案例 29-1

　　张女士，36 岁，因急性阑尾炎入院，入院后病人及家属拒绝行手术治疗，给予抗感染治疗后，病人再次出现右上腹疼痛，寒战、高热。查体：T 39.5℃，急性面容，黄疸，肝大，肝区叩击痛明显。实验室检查：白细胞计数 $12.3 \times 10^9/L$，中性粒细胞比例为 0.97。影像学检查：B 超显示肝右叶有一 2.5cm×2.5cm 的液性暗区。

　　思考：

　　1. 目前患者存在哪些主要护理问题？

　　2. 针对护理问题提出相应的护理措施。

　　细菌性肝脓肿（bacterial liver abscess）是指化脓性细菌引起的肝内化脓性感染。常见致病菌为大肠埃希菌和金黄色葡萄球菌，其次为链球菌、类杆菌属等。

【病因与病理】

（一）病因

　　肝有门静脉及肝动脉双重血液供应，又通过胆道与肠道相通，因而受细菌感染的机会多。细菌入侵肝的常见病因和途径如下：

　　1. **胆道系统** 最主要的入侵途径和最常见的病因。胆管结石、胆道蛔虫症等并发急性化脓性胆管炎时，细菌沿胆管上行感染肝而形成肝脓肿。胆道疾病所致的肝脓肿常为多发性，以左外叶最多见。

2. 肝动脉　体内任何部位的化脓性病变，如急性上呼吸道感染、肺炎、骨髓炎、亚急性细菌性心内膜炎、痈等，病原菌均可能随肝动脉入侵而在肝内形成多发性脓肿。

3. 门静脉系统　化脓性阑尾炎、化脓性盆腔炎、痔核感染及细菌性痢疾等可引起门静脉属支的血栓性静脉炎及脓毒栓子脱落进入肝引起肝脓肿。但随着抗生素的广泛应用，此途径感染已不多见。

4. 淋巴系统　肝毗邻部位的化脓性感染，如膈下脓肿、肾周脓肿、化脓性腹膜炎或胆囊炎等，细菌可经淋巴系统入侵肝。

5. 肝开放性损伤　细菌直接从伤口入侵；肝脏闭合性损伤伴有肝内小胆管破裂或肝内血肿形成均可能使细菌入侵而引起肝脓肿。

6. 隐匿性感染　由于抗生素的广泛应用和耐药，隐匿性肝脓肿的发病率呈上升趋势。该类病人常伴有免疫功能低下和全身性代谢疾病，目前大部分细菌性肝脓肿病人多伴有糖尿病。

（二）病理

细菌进入肝后，即引起肝的炎症反应。在机体抵抗力低下或治疗不及时的情况下，炎症将进一步扩散。随着肝组织的感染和破坏，可以形成单发或多发的脓肿。由于肝血供丰富，一旦脓肿形成后，大量毒素被吸收入血，临床出现严重的毒血症表现。当脓肿转为慢性后，脓肿壁肉芽组织生长及纤维化形成，临床症状可逐渐减少或消失。肝脓肿如果未能得到适当的控制，可向膈下、腹腔、胸腔穿破。因胆道感染而引起的肝脓肿还可伴发胆道出血。

【临床表现】

1. 症状

（1）寒战和高热：是最常见的早期症状，体温可高达 39～40℃，一般为稽留热或弛张热，伴大汗，脉率增快。

（2）肝区疼痛：由于肝大、肝包膜急性膨胀和炎性渗出物的局部刺激而引起。多数病人出现肝区持续性胀痛或钝痛，有时可伴有右肩牵涉痛或胸痛。

（3）消化道及全身症状：由于细菌毒素吸收引起的脓毒血症及全身消耗，病人出现乏力、食欲减退、恶心、呕吐；少数病人可有腹泻、腹胀及难以止住的呃逆等症状。炎症累及胸部可致刺激性咳嗽或呼吸困难。

2. 体征　病人常在短期内呈现严重病容。最常见的体征为肝区压痛、肝大、右下胸部和肝区有叩击痛。若脓肿位于右肝前下缘比较表浅部位，可伴有右上腹肌紧张和局部明显触痛；巨大的肝脓肿可使右季肋呈饱满状态甚至局限性隆起；局部皮肤呈凹陷性水肿。严重者或并发胆道梗阻可出现黄疸。病程较长者，常有贫血、消瘦、恶病质等表现。

3. 并发症　细菌性肝脓肿可引起严重并发症，死亡率极高。脓肿可自发性破溃进入游离腹腔引起急性化脓性腹膜炎。右肝脓肿向上穿破可形成膈下脓肿，也可向右胸穿破形成脓胸。向胸内破溃时病人常有突然出现的剧烈胸痛、寒战、高热、气管向健侧移位，患侧胸壁凹陷性水肿，胸闷、气急伴呼吸音降低或消失，不明原因的缺氧或心力衰竭表现及难以纠正的休克等。左肝脓肿可穿破心包，发生心包积液，严重者导致心包填塞。少数肝脓肿可穿破血管壁引起上消化道大出血。

【临床表现】

1. 实验室检查　血白细胞计数增高，中性粒细胞可高达 90% 以上，有核左移现象和中毒颗粒，有时血细胞比容下降；血清转氨酶增高。

2. 影像学检查

（1）X 线检查：示肝阴影增大，右膈肌抬高、局限性隆起和活动受限；X 线钡餐造影偶见胃小弯受压和推移。

（2）B 超：为首选方法。能分辨肝内直径约 2cm 的液性病灶，并明确其部位及大小。

（3）放射性核素扫描、CT、MRI 和肝动脉造影对诊断肝脓肿有很大帮助。

【治疗原则】

早期诊断，早期治疗，包括处理原发病、防治并发症。

1. 非手术治疗　适用于多发性小脓肿、较大脓肿的基础治疗、急性期肝局限性炎症及脓肿尚未形成等。

（1）全身支持治疗：包括肠内、肠外营养支持；纠正水、电解质、酸碱失衡；必要时反复多次输血，纠正低蛋白血症；补充维生素 B、维生素 C 及维生素 K；改善肝功能和增强机体抵抗力。

（2）应用抗生素：大剂量、联合应用抗生素。在未确定病原菌前，一般选用青霉素、氨苄西林、先锋霉素等；或根据细菌培养及药敏实验结果选择有效的抗生素。

（3）经皮肝穿刺抽脓或脓肿置管引流术：单个较大的脓肿可在 B 超引导下穿刺抽脓，抽出脓液后可向脓腔注入抗生素，或安置细硅胶管作持续引流。

（4）中医中药治疗：多与抗生素和手术治疗配合应用，以清热解毒为主。

（5）积极处理原发病灶：尽可能早期处理胆道结石、胆道感染或阑尾炎等腹腔感染。

2. 手术治疗

（1）脓肿切开引流术：适用于较大的脓肿，估计有穿破可能或已并发腹膜炎、脓胸以及胆源性肝脓肿或慢性肝脓肿者。常用的手术途径有经腹腔、经前侧腹膜外和经后侧腹膜外脓肿切开引流术。如果脓肿已向胸腔穿破，或由胆道感染引起的肝脓肿，应同时行胸腔引流和胆道引流。

（2）肝叶切除术：适用于慢性厚壁肝脓肿切开引流术后长期不愈或肝内胆管结石合并左外叶多发性肝脓肿且该肝叶功能丧失者。

二、阿米巴性肝脓肿

案例 29-2

　　患者男，37 岁，因咳嗽、低热和盗汗到急诊科就诊，既往有乙肝病史。入院第二天，病人出现了呼吸困难，听诊发现右肺呼吸音减弱，伴语音共振减弱。胸部 X 线显示右胸有胸腔积液。胸腹部计算机断层摄影（CT）扫描显示胸腔积液和肝脏有一大小为 14cm×9cm×7cm 脓肿，占据肝右叶大部分。肝脏超声回波图显示脓肿内有间隔，因病情需要立即行急诊手术，术后留置一根胸腔引流管。脓液培养所有微生物均为阴性。病理科医师在手术碎屑里鉴定出了阿米巴原虫。

　　思考：

　　1. 病人急诊手术后，你作为管床护士应给予哪些术后护理？

　　2. 如何对该类病人行出院指导？

阿米巴性肝脓肿（amebic liver abscess）是肠道阿米巴病最常见的并发症，大多为单发性的大脓肿，好发于肝右叶，尤以右叶顶部多见。

【病因与病理】

阿米巴原虫从结肠溃疡处肠壁小静脉经门静脉血液、淋巴管或直接侵入肝门。原虫产生溶组织酶，可致肝细胞坏死，液化的肝组织和血液组成脓肿。阿米巴脓肿的脓腔较大，充满脓液，可多达 1000～2000ml。典型的脓液为果酱色，较黏稠，无臭、无菌。

【临床表现】

1. 症状

（1）发热：体温波动于 38～39℃，呈弛张热或间歇热；伴畏寒、多汗。

（2）全身表现：可有恶心、呕吐、食欲缺乏、腹胀，甚至腹泻、痢疾等症状，体重减轻、消瘦、贫血也较常见。

2. **体征** 肝大，局部有明显压痛和叩击痛。

【辅助检查】

血白细胞计数升高，血清阿米巴抗体检测阳性；粪便中也可找到阿米巴滋养体；部分病人乙状结肠镜检、溃疡面刮片可找到阿米巴滋养体。

【治疗原则】

1. **非手术治疗** 主要采用抗阿米巴药物（甲硝唑、氯喹、依米丁、环丙沙星等）治疗，必要时反复B超定位穿刺抽脓及支持疗法，一般较小的脓肿可经非手术治疗治愈。

2. **手术治疗切开引流** ①对病情重、脓腔较大者，或非手术治疗脓腔未见缩小者，可行套管针穿刺留置导管作闭式引流。②如遇以下情况应在严格无菌原则下手术切开排脓并采用持续负压闭式引流：经抗阿米巴治疗及穿刺抽脓，脓腔未见缩小、高热不退者；脓肿位于左肝外叶，有穿入心包危险者；脓肿伴继发细菌感染，经综合治疗不能控制者；脓肿已穿破胸腹腔或邻近器官；直径大于10cm的巨大脓肿或较浅表脓肿。

三、护理

【护理评估】

（一）术前评估

1. **健康史** 了解病人发育营养状况，有无抵抗力低下。是否患有胆道疾病、细菌性肠炎、肝的开放性损伤等。

2. **身体状况**

（1）症状：了解肝区疼痛的范围，全身症状，如寒战、发热、恶心、呕吐等。

（2）体征：了解肝区肿大的范围，有无压痛及局限性隆起等腹部体征。

（3）辅助检查：血培养结果，脓液的性状、有无臭味，病人营养状况等。

3. **心理 - 社会状况** 评估病人及家属对本病的认知程度，对治疗方案、疾病预后及康复知识的掌握程度。病人的心理承受能力，是否会出现恐惧、焦虑等，病人家庭对本病治疗的经济承受能力。

（二）术后评估

1. **术中情况** 评估病人的手术及麻醉方式、出血量等。

2. **术后情况** 评估病人术后生命体征、腹部伤口情况，术后引流情况。

【主要护理诊断 / 问题】

1. **疼痛** 与肝脏肿大致包膜张力增加及炎性介质刺激有关。

2. **体温过高** 与肝脓肿及其产生的毒素吸收有关。

3. **有感染的危险** 与肝脓肿有关。

4. **营养失调：低于机体需要量** 与进食减少、感染引起分解代谢增加有关。

【护理目标】

1. 病人疼痛减轻或消除。

2. 病人体温降至正常。

3. 病人未发生腹膜炎、膈下脓肿等其他部位的细菌感染。

4. 病人营养状况得到改善。

【护理措施】

（一）术前准备和非手术病人的护理

1. 病情观察 密切观察病人生命体征、腹部和胸部体征,注意有无脓肿破溃引起的急性腹膜炎、膈下脓肿、胸腔内感染等严重并发症。长期应用抗生素治疗的病人,应注意观察有无继发伪膜性肠炎及二重感染的表现。肝脓肿可并发脓毒血症、中毒性休克、急性化脓性胆管炎等危及病人生命的严重并发症,应立即通知医生并协助处理。

2. 高热的护理

（1）物理降温:保持病室内空气流通,室温 18～22℃,湿度 50%～70%;根据病情给予乙醇擦浴、头枕冰袋或冷生理盐水灌肠等。

（2）药物降温:细菌性肝脓肿病人,体温多在 39～40℃,在物理降温的同时可配合使用解热镇痛药,以增强降温效果。

（3）观察降温效果:密切监测体温变化,病人出汗时,应及时更换汗湿衣服和被单,防止着凉。

（4）补充水分:鼓励病人多饮水,必要时经静脉补充液体,以防脱水。

（5）控制感染:严格遵医嘱应用抗生素控制感染,恢复正常体温。

3. 疼痛护理 动态评估病人疼痛的程度及其对疼痛的耐受情况,协助病人采取舒适体位,必要时遵医嘱应用镇痛剂。

4. 营养支持 根据病人的营养状况和饮食习惯,指导并鼓励病人进食高蛋白、高热量、富含维生素和膳食纤维的食物,改善全身营养状况;必要时经静脉补充营养,适量输注全血、血浆及白蛋白等,以增强机体的免疫力,促进脓肿局限及脓腔闭合。

（二）术后护理

1. 维持有效引流

（1）妥善固定引流管,防止引流管扭曲、折叠、滑脱。

（2）麻醉清醒后,给予半坐卧位,以借助体位的作用充分引流脓腔。

（3）保持引流通畅,每日用生理盐水多次或持续冲洗脓腔,观察并记录引流液的量、色、质。

（4）每日更换引流瓶或引流袋,并保持引流瓶或引流袋低于皮肤切口水平,防止引流液逆流。

（5）当每日脓腔引流液少于 10ml 时,可逐步将引流管向外拔出并拔除引流管,适时换药,直至脓腔闭合。

（6）阿米巴性肝脓肿应采用闭式引流,以防继发二重感染。

（7）经皮肝穿刺脓肿置管引流的护理:严密观察病人的生命体征、腹部体征;位置较高的脓肿穿刺后注意防止气胸、脓胸等并发症的发生;观察病人发热、肝区疼痛改善情况;适时复查B超,了解脓肿情况。

2. 肝叶切除护理 密切观察切口敷料有无渗血及腹腔引流管引流液的量、色、质,及时发现出血征象;同时注意观察病人腹部情况及生命体征变化,严防腹腔内出血。肝细胞对缺氧耐受力差,术后应给予氧气吸入,保证血氧浓度,促进肝创面愈合。

（三）健康教育

1. 细菌性肝脓肿的预防 积极治疗胆道系统疾病,如胆囊炎、胆道蛔虫等,防止肝脓肿的发生。

2. 阿米巴性肝脓肿的预防关键在于防止阿米巴痢疾的感染,严格粪便管理,教育大众养成讲究卫生的良好习惯,一旦感染阿米巴痢疾应作积极、彻底的治疗。

3. 自我护理,养成良好的生活及卫生习惯。

4. 嘱病人出院后多进食高热量、高蛋白、高维生素及富含纤维素的食物,多饮水。

5. 遵医嘱服药,不得擅自改变剂量或停药。在使用抗阿米巴药物时,注意观察病人的药物不良反应,在"临床治愈"后如脓腔仍存在,嘱病人继续服用1个疗程的甲硝唑。

6. 若出现发热、肝区疼痛等症状,应及时回院就诊。

【护理评价】

通过治疗与护理,病人是否:①疼痛得到缓解;②体温恢复正常;③未并发其他部位感染,无继发细菌感染;④营养均衡。

第三节 肝癌病人的护理

案例29-3

病人男,51岁,大学教授,因肝区轻微疼痛伴乏力、消瘦2个多月入院。病人有"乙肝"病史20年,2个月前感到上腹部饱胀不适,食欲减退,有时伴恶心,乏力明显,体重较前明显减轻。体格检查:消瘦,巩膜轻度黄染,右上腹轻度深压痛,肝肋下2.5cm,质硬,表面不光滑,脾肋下未触及。辅助检查:甲胎蛋白AFP>1000μg/L,CT显示:右肝后叶低密度灶,边界清,大小5cm×5cm×5cm。

思考:

1. 若需手术治疗,手术后的护理措施是什么?

2. 预防肝性脑病的护理措施有哪些?

一、原发性肝癌

原发性肝癌(primary liver cancer)是我国常见的恶性肿瘤之一,以原发性肝细胞癌(简称肝癌)最常见,高发于东南沿海地区,肝癌可发生于任何年龄,我国肝癌病人发病的中位年龄是40~50岁,男性多于女性。

【病因与病理】

1. **病因** 原发性肝癌的病因尚未明确。目前认为与肝炎病毒感染、黄曲霉素污染、饮用水污染等因素有关。

(1)病毒性肝炎:肝癌病人常有急性肝炎、慢性肝炎、肝硬化、肝癌的病史。研究表明,乙型肝炎表面抗原阳性者其肝癌发病的危险性是乙肝标志物阴性者的10倍。提示乙型肝炎与肝癌有一定关系。

(2)肝硬化:肝癌合并肝硬化的比率很高,我国约占53.9%~90%。肝癌中以肝细胞癌合并肝硬化最多,胆管细胞癌很少合并肝硬化。

(3)黄曲霉素:调查发现,肝癌相对高发区的粮食被黄曲霉及其毒素污染的程度高于其他地区。黄曲霉素B_1主要来源于霉变的玉米和花生。我国肝癌高发于温湿地带,与进食含黄曲霉素高的面食有关。黄曲霉素能诱发动物肝癌已被证实。

(4)饮水污染:污水中已发现有数百种致癌或促癌物质,如水藻毒素、六氯苯、氯仿、氯乙烯和苯并芘等,这些都是强致癌物质。

(5)其他:烟酒、肥胖、亚硝胺等可能与肝癌的发病有关。此外,肝癌还有明显的家族聚集性。

2. **病理类型**

(1)按原发性肝癌大体类型分类可分为三类:①结节型:多见,常为单个或多个大小不等的结节,多伴有肝硬化,恶性程度高,愈后较差;②巨块型:常为单发,也可由多个结节融合而成,癌块直径较大,易出血坏死;但肝硬化程度较轻,手术切除率高,预后较好;③弥漫型:少见,结节大小均等,呈灰白色散在分布于全肝,常伴有肝硬化,病情发展迅速,愈后极差。

(2)按组织学类型分类:分为肝细胞型、胆管细胞型和混合型三类。我国以肝细胞型为主,约占91.5%,

以男性多见。

（3）按肿瘤直径大小可分为：①微小肝癌（直径≤2cm）；②小肝癌（2cm＜直径≤5cm）；③大肝癌（5cm＜直径≤10cm）；④巨大肝癌（直径＞10cm）。

3. 转移途径

（1）直接蔓延：癌肿直接侵犯邻近组织及器官，如膈肌、胸腔等。

（2）血运转移：肝外血行转移常见于肺，其次为骨、脑等。

（3）门静脉系统转移：最常见的转移途径。多为肝内转移，癌细胞在生长过程中极易侵袭门静脉的分支，形成门静脉内癌栓，癌栓经门静脉系统在肝内直接播散，甚至阻塞门静脉主干，导致门静脉高压。

（4）淋巴转移：主要累及肝门淋巴结，其次为胰周、腹膜后及主动脉旁淋巴结，晚期可侵及锁骨上淋巴结。

（5）种植转移：癌细胞脱落入腹腔可发生腹腔、盆腔转移和血性腹水。

【临床表现】

1. 症状

（1）肝区疼痛：最常见和最主要的症状，半数以上病人以此为首发症状。多呈持续性钝痛、隐痛、刺痛或胀痛，夜间或劳累后加重。疼痛部位常与病变部位密切相关，如位于肝右叶顶部的肿瘤累及横膈，疼痛可牵涉至右肩背部。当癌肿发生破裂，引起腹腔内出血时，表现为突发右上腹剧痛和压痛，腹膜刺激征和内出血。

（2）消化道症状：主要表现为食欲减退、腹胀、恶心、呕吐或腹泻等，早期症状不明显，易被忽视。

（3）全身症状：原因不明的持续性低热或不规则发热，抗生素治疗无效；早期病人消瘦乏力不明显；随着病情逐渐加重，晚期体重呈进行性下降，可伴有贫血、黄疸、腹水、出血、水肿等恶病质表现。

（4）其他症状：个别病人有癌旁综合征的表现，如低血糖、红细胞增多症、高胆固醇血症及高钙血症；如发生肺、骨、脑等肝外转移，还可出现相应部位的临床症状和体征。

2. 体征
肝大为中、晚期肝癌最常见的临床体征。肝脏呈进行性肿大，质地较硬，表面凹凸不平，有明显的结节或肿块。癌肿位于肝右叶顶部者，肝浊音界上移，甚至出现胸水。晚期病人可出现黄疸和腹水。

【辅助检查】

1. 实验室检查

（1）甲胎蛋白（alpha-fetoprotein，AFP）测定：属于肝癌血清标志物检测，是诊断原发性肝细胞癌最常用的方法和最有价值的肿瘤标志物。具有专一性，可用于普查，有助于发现无症状的早期病人，但有假阳性出现的可能，故应作动态观察。目前 AFP 诊断标准为：正常值为＜20ug/L，当 AFP≥400ug/L 且持续 4 周或 AFP≥200ug/L 且持续 8 周，并排除妊娠、活动性肝炎、生殖腺胚胎性肿瘤后，应高度怀疑为肝细胞肝癌。

相关链接

血清肿瘤标志物联合检测原发性肝癌的诊断意义

研究显示原发性肝癌患者中 α-岩藻糖苷酶呈现高表达，检测原发性肝癌时，可以与甲胎蛋白互补，提高诊断的敏感性和特异性。高尔基体蛋白 73 是高尔基Ⅱ型跨膜蛋白，在正常肝脏细胞中，高尔基体蛋白 73 主要是在汇管区的胆管上皮细胞中进行表达，在其他肝细胞中低表达或不表达，在疾病状态时，高尔基体蛋白 73 可从高尔基体顺面膜囊循环出来并到达胞内体及细胞表面，研究显示高尔基体蛋白 73 的特异度和灵敏度显著高于甲胎蛋白，且在肝转移癌中尤其显著。

（2）血清酶学检查：对原发性肝癌的诊断缺乏专一性及特异性，只能作为辅助指标，常用的有血清碱性磷酸酶（ALK）、γ-谷氨酰转肽酶（g-GT）、乳酸脱氢酶同工酶、血清 5'-核苷酸磷酸二酯酶同工酶（AAT），各种酶的联合检测可提高诊断价值。

（3）肝功能及病毒性肝炎检查：肝功能异常、乙肝标志物或 HCV-RNA 阳性，提示有原发性肝癌的肝病基础。

2. 影像学检查

（1）B 超检查：是诊断肝癌首选的定位检查方法，可作为高发人群的普查工具或用于术中病灶定位。能发现直径为 1~3cm 或更小病变，可显示肿瘤的部位、大小、形态及肝静脉或门静脉有无栓塞等情况，诊断准确率可达 90% 左右。

（2）CT 检查：CT 具有较高的分辨率，可检出直径 1.0cm 左右的微小肝癌，并能显示肿瘤的位置、大小、数目及与周围器官和重要血管的关系，对判断能否手术切除有帮助。诊断符合率达 90% 以上。

（3）MRI 检查：诊断价值与 CT 相仿，主要用于良、恶性占位性病变，特别是对肝血管瘤的鉴别优于 CT。

（4）选择性腹腔动脉或肝动脉造影：肝动脉造影可明确病变的部位、大小、数目和分布范围，此方法肝癌诊断准确率最高，可达 95% 左右，可发现直径<2.0cm 的微小肝癌。对血管丰富的肿瘤，可分辨直径约 1.0cm 的肿瘤；选择性肝动脉造影或数字减影肝血管造影（DSA），可发现直径 0.5cm 的肿瘤。有助于评估手术的可切除性和选择治疗方法。

（5）肝穿刺活组织检查：B 超或 CT 引导下行细针穿刺活检，可获得病理学确诊依据，是诊断肝癌的金标准。但有出血、肿瘤破裂和肿瘤沿针道转移的危险。

（6）放射性核素检查：放射性核素肝扫描可提高肝癌诊断的符合率。

（7）腹腔镜探查：经各种检查未能确诊而临床又高度怀疑肝癌者，必要时可行腹腔镜探查以明确诊断。

【治疗原则】

早期手术切除是目前治疗肝癌最有效的方法。早期诊断、早期治疗是提高疗效的关键。肝癌以手术治疗为主，辅以其他综合治疗。

1. 非手术治疗方法 ①放射治疗；②化学药物治疗；③中医中药治疗；④生物治疗；⑤基因治疗等。

相关链接

放疗在原发性肝癌的治疗作用

文献报道的原发性肝癌内放疗包括 ^{90}Y 玻璃微球疗法、^{131}I 单克隆抗体、放射性碘化油、^{125}I 粒子植入。^{90}Y 玻璃微球经过肝动脉进入肿瘤血管，发出 β 射线，杀灭肿瘤。放射性粒子植入是局部治疗肝细胞肝癌的一种有效方法，放射性粒子可持续产生低能 X 射线或 γ 射线，在肿瘤组织或受肿瘤侵犯的管腔（门静脉、下腔静脉或胆道）内植入放射性粒子后，通过持续低剂量辐射，最大程度杀伤肿瘤细胞。

2. 手术治疗

（1）肝切除术应遵循彻底性和安全性两个基本原则。

1）适应证：全身状况良好，心、肺、肾无严重障碍，肝功能代偿良好、转氨酶和凝血酶原时间基本正常；肿瘤局限于肝的一叶或半肝以内而无严重肝硬化；第一、二肝门及下腔静脉未受侵犯。

2）禁忌证：有明显黄疸、腹水、下肢水肿、远处转移及全身衰竭及不能耐受手术者。

3）常用手术方式：①肝叶切除：癌肿局限于一个肝叶内；②半肝切除：已累及一叶或刚及邻近肝叶；③肝三叶切除：已累及半肝但无肝硬化；④肝局部切除：位于肝边缘。肝切除手术一般至少保留 30% 的正常肝组织，对于肝硬化者，肝切除量不应超过 50%。

（2）不能切除的肝癌视病情进行单独或联合应用肝动脉结扎或肝动脉栓塞、液氮冷冻、激光气化、微波热凝等方法有一定疗效；肝动脉结扎或肝动脉栓塞可使肿瘤缩小，为部分病人赢得二期手术切除的机会。

（3）肝移植：原发性肝癌是肝移植的指征之一，疗效较肝切除术好，但术后较易复发。

【护理评估】

（一）术前评估

1. **健康史** 了解病人的年龄、性别、职业；有无吸烟史、肝病史、长期进食霉变食物史等；家庭中有无肝癌或其他肿瘤。

2. **身体状况**

（1）症状：了解腹痛部位、性质，疼痛时间等局部症状。有无贫血、黄疸、水肿、消瘦、乏力等全身症状。

（2）体征：了解肿块的大小、部位、质地，表面是否光滑，有无腹水、脾大等体征；生命体征的变化情况。

（3）辅助检查：肝功能变化；肝癌血清标志物及血清酶学检测；B超、CT等检查情况。

3. **心理-社会状况** 评估病人对拟采取的治疗方法、疾病预后及手术前有关知识的了解及掌握程度，病人对手术过程及手术可能导致的并发症及疾病预后所产生的恐惧、焦虑程度和心理承受能力；家属对本病及其治疗方法、预后的认知程度及心理承受能力，家庭对病人手术、化疗、放疗等的经济承受能力，家属能否为病人提供足够的心理和经济支持，社会和医疗保障系统支持程度。

（二）术后评估

1. **术中情况** 评估手术方式、麻醉方式及术中出血情况。

2. **术后情况** 评估病人术后生命体征及腹部体征，伤口情况及各引流管情况，引流液的色、质、量。

【主要护理诊断/问题】

1. 焦虑 与担忧疾病愈后和生存期限有关。

2. 疼痛 与肿瘤迅速生长导致肝包膜张力增加或手术、介入治疗、放疗、化疗后不适有关。

3. 营养失调：低于机体需要量 与食欲减退、胃肠道功能紊乱及肿瘤导致的消耗有关。

4. 潜在并发症：腹腔内出血、肝性脑病、膈下积液或脓肿、肺部感染等。

【护理目标】

1. 病人焦虑缓解或减轻，能正确面对疾病、手术和预后，积极配合治疗和护理。

2. 病人疼痛缓解。

3. 病人能主动进食富含蛋白、能量、膳食纤维等营养均衡的食物或接受营养支持治疗。

4. 未发生并发症，或并发症能被及时发现及处理。

【护理措施】

（一）术前准备和非手术病人的护理

1. **改善机体营养** 饮食以高蛋白、高热量、高维生素和富含纤维膳食为原则，少量多餐。合并有肝功能损害的病人，适当限制蛋白质摄入。鼓励家属按病人饮食习惯提供食物。创造舒适的进餐环境，必要时提供肠内、外营养支持或补充蛋白等。遵医嘱使用维生素K和凝血因子等，纠正凝血功能，改善贫血。

2. **疼痛护理** 半数以上肝癌病人出现疼痛，应评估患者疼痛发生的时间、部位、性质、诱因和程度，遵医嘱按照三级阶梯止痛原则给予止痛剂或采用镇痛治疗，观察药物疗效及有无不良反应。指导病人分散注意力及控制疼痛的方法。

3. **保护肝功能** 遵医嘱予以支链氨基酸治疗，避免使用对肝功能有损害的药物，如红霉素、巴比妥类、盐酸氯丙嗪等；保证充足的休息与睡眠，戒烟、酒。

4. **维持体液平衡** 肝功能差伴腹水者，严格控制水、钠盐的摄入；遵医嘱合理使用利尿剂；准确记录24小时出入量，每日测腹围一次。

5. **预防出血** 术前3日给予维生素K_1，适当补充血浆及凝血因子，改善凝血功能；反复告知病人避免导致癌肿破裂出血的诱因，如用力排便、剧烈咳嗽、情绪激动等；密切观察病人生命体征及腹部体征，若病人突发腹痛，应及时通知医生，积极配合抢救。

6. **心理护理** 大部分肝癌病人因长期肝炎、肝硬化病史造成心理负担过重,应通过沟通交流,了解病人及家属情绪和心理变化,采取诱导方法逐渐使病人接受并正视现实;医护人员应热情、耐心、服务周到,使其增强应对能力,树立战胜疾病的信心,积极接受和配合治疗;实施治疗前向病人及其家属介绍其必要性、方法和注意事项;或请手术成功病人现身说教,消除不良情绪。对晚期病人应给予情感上的支持,鼓励家属与病人共同面对疾病。

(二)术后护理

1. **体位** 手术后病人血压平稳,术后 1～2 日应卧床休息,一般不鼓励病人早期活动,避免剧烈咳嗽、打喷嚏等,防止术后肝断面出血。

2. **病情观察** 严密观察病人的生命体征的变化、心、肺、肝、肾等重要器官的功能变化及血清学指标的变化等。

3. **体液平衡的护理** 对肝功能不良伴腹水者,积极保肝治疗,严格控制水、钠盐的摄入,准确记录 24 小时出入液量,每天测量体重及腹围的变化并记录。监测电解质,保持内环境的相对稳定。

4. **引流管的护理** 肝叶和肝局部切除术后常放置双腔引流管。应妥善固定,避免受压、扭曲和折叠,保持引流通畅;定期更换引流袋或引流瓶,严格遵守无菌原则;准确记录引流液的量、色、质。一般情况下,手术当日可从肝周引流管引出鲜红色液体约 100～300ml,若引流液为血性且持续性增加,应警惕腹腔内出血的可能,及时通知医生,协助予以相应的处理,必要时完善术前准备行手术探查止血;若引流液含有胆汁,或患者发生腹痛、发热和腹膜刺激征等症状,应考虑发生胆瘘,立即调整引流管,保持引流通畅,若发生胆汁性腹膜炎,应尽早行手术治疗。

5. **用药护理** 术后遵医嘱应用保肝药和合理应用抗生素预防感染,避免使用对肝功能有损害的药物。

6. **肝性脑病的预防和护理** 肝性脑病常发生于肝功能失代偿或濒临失代偿的原发性肝癌病人。术后应加强生命体征和意识状态的观察,若出现性格行为改变,如出现欣快感、表情淡漠或扑翼样震颤等前驱症状时,应及时通知医生。对此类病人护理上应注意:

(1)避免肝性脑病的诱因,如高蛋白饮食、上消化道出血、感染、便秘、应用麻醉剂、镇静催眠药及手术等。

(2)禁用肥皂水灌肠,可用生理盐水或弱酸性溶液(如食醋 1～2ml 加入生理盐水 100ml),使肠道 pH 保持为酸性。

(3)口服新霉素或卡那霉素,以抑制肠道细菌繁殖,有利于减少氨的产生。

(4)使用降血氨药物,如谷氨酸钾或谷氨酸钠静脉滴注。

(5)给予富含支链氨基酸的制剂或溶液,以纠正支链/芳香族氨基酸比例失调。

(6)肝性脑病者限制蛋白质摄入,以减少血氨的来源。

(7)便秘者可口服乳果糖,促使肠道内氨的排出。

7. **防止膈下积液和脓肿** 多发生在术后 1 周左右,病人术后体温下降后再度升高或术后发热持续不退,并伴有右上腹胀痛、呃逆、脉速、白细胞计数增高、中性粒细胞达 90% 以上。术后应妥善固定引流管,保持引流管引流通畅,若引流量逐渐减少,可于术后 3～5 日拔除引流管;若已经形成膈下脓肿,应鼓励病人取半卧位,有利于呼吸和引流;高热者予以物理降温或药物降温;鼓励病人多饮水;加强营养支持;协助医生在 B 超引导下行穿刺抽脓或置管引流;遵医嘱使用抗生素。

(三)肝动脉插管化疗病人的护理

1. **肝动脉插管化疗前准备** 向病人解释肝动脉插管化疗的目的及注意事项。注意各种检查结果,判断有无禁忌证。术前禁食 4 小时,备好所需物品及药品,并做好穿刺处皮肤准备。

2. **肝动脉插管化疗后的护理预防出血** 术后 24～48 小时卧床休息;穿刺处沙袋加压 1 小时,穿刺侧肢体制动 6 小时;严密观察术肢肢端皮肤颜色、温度、足背动脉搏动是否良好;穿刺处有无出血现象等。

3. 导管护理

（1）妥善固定和维护导管。

（2）严格遵守无菌原则，每次注药前消毒导管，注药后用无菌纱布包扎，防止发生逆行性感染。

（3）防止导管堵塞，注药后用肝素稀释液（25U/ml）2～3ml 冲洗导管。

（4）治疗期间多数病人可出现剧烈腹痛、恶心、呕吐、食欲缺乏及不同程度的白细胞数减少，当 WBC＜4×10^9/L 时，暂停化疗；若出现胃、胆、胰、脾动脉栓塞导致上消化道出血及胆囊坏死等并发症时，密切观察生命体征和腹部体征，及时通知医生进行处理。

4. 拔管后护理　拔管后压迫穿刺点 15 分钟并卧床休息 24 小时，防止穿刺处出血，局部形成血肿。

（四）健康教育

1. 避免进食霉变食物，积极治疗肝炎、肝硬化。原有肝硬化病史的病人应定期行 AFP 监测，发现异常早期诊断、早期治疗。

2. 肝切除术后的病人注意保护肝功能，定期复查甲胎蛋白（AFP）、B 超，若病人出现水肿、体重减轻、出血倾向、黄疸等症状时应及时就诊。

3. 预防肝性脑病　肝功能不良者注意保持排便通畅，以避免肠腔内氨吸收导致血氨升高而导致肝性脑病的发生。

4. 帮助病人树立战胜疾病的信心，遵医嘱坚持综合治疗。给予晚期病人精神上的支持。

【护理评价】

通过治疗与护理，病人是否：①能正确面对疾病、手术和预后；②疼痛减轻或缓解；③营养状况改善，体重稳定或有所增加；④未发生并发症，或发生并发症能及时发现和处理。

二、继发性肝癌

问题与思考

人体全身各部位发生的恶性肿瘤，都可以通过血液或淋巴系统转移至肝脏，邻近器官的肿瘤更可以直接浸润肝脏，形成继发性肝癌。在这种情况下，肝脏往往是一个无辜的受害者，本身没有什么疾病，只是被其他肿瘤连累了而已。而原发性肝癌患者的肝脏大都有肝炎或肝硬化的基础，肝癌只是长期肝病的结果而已。

思考： 如何鉴别原发性肝癌与继发性肝癌？

继发性肝癌（secondary hepatic cancer）系人体其他部位的恶性肿瘤转移至肝而发生的肿瘤，称为转移性肝癌。许多器官的癌肿都可转移到肝，尤其多见于腹腔内器官的癌肿，如胃癌、结肠癌、胆囊癌、胰腺癌、子宫癌、卵巢癌等，其次为乳腺、肺、肾、鼻咽部等部位的癌肿。

【病因】

恶性肿瘤死亡的病人，约 40% 有肝转移，其发生率仅次于淋巴系统转移。继发性肝癌可以是单个结节，但多发结节更常见。癌结节外观呈灰白色，质地较硬，与周围正常组织分界明显，结节的病理结构和类型与肝外原发肿瘤相似。

【临床表现】

大多数病人有肝外癌症病史。常以原发癌所引起的症状和体征为主要表现，并有肝区疼痛的临床表现。往往在体检或剖腹探查时发现癌肿已转移至肝。若原发癌切除后出现肝区间歇性不适或疼痛，应考虑有肝转移。随病情发展，病人可有乏力、食欲减退、体重减轻。部分病人出现肝大以及质地坚硬有触痛的癌结节；晚期病人可出现黄疸和腹水等。

【治疗原则】

处理原发病灶的同时处理肝转移癌灶。

1. 非手术治疗

（1）化学治疗：全身或局部化疗可以控制肿瘤生长，缓解病人的症状，如疼痛、黄疸和发热等。根据原发癌细胞的生物学特性以及对化疗药物的敏感性选用相应的药物治疗。

（2）间歇性放射治疗：放射治疗很少用于继发性肝癌，因放射治疗的有效治疗量很高，常可造成肝组织的损害（包括肝坏死、胆管纤维化）。

2. 手术治疗肝叶切除术 继发性肝癌通常呈多发或弥漫性并累及全肝，能接受手术切除者比例不高。适应证如下：

（1）病人全身情况好，心、肝、肺、肾功能均在正常范围。

（2）原发病灶能被切除或已被切除者。

（3）病变局限于肝小叶而全身其他部位或腹腔内无转移者。

（郑思琳）

学习小结

本章介绍了各种肝脏疾病的发病原因、临床表现、治疗原则及护理措施。在掌握相关疾病的基本概念的同时还应着重掌握其临床表现。了解疾病的病理生理的前提下做好各类肝脏疾病的术前、术后护理，病人出院后行健康教育，以保证疾病治疗效果，确保病人安全。同时心理护理对于肝癌病人也十分重要，要掌握一定的心理护理方法和技巧，缓解病人的心理压力。

复习参考题

1. 试述原发性肝癌病人手术治疗的适应证与禁忌证。

2. 试述原发性肝癌病人发生肝性脑病应采取的治疗及护理措施。

3. 试述原发性肝癌常见并发症的预防和护理。

第三十章　胆道疾病病人的护理

30

学习目标	
掌握	胆囊结石及胆囊炎、胆管结石及胆管炎、急性梗阻性化脓性胆管炎、胆道蛔虫的概念、临床表现、治疗原则和手术前后的护理，尤其是 T 管引流的护理。
熟悉	胆石的形成原因及分类；各种胆道疾病术前术后评估、主要护理问题、护理目标、护理评价及健康指导。
了解	胆道系统的解剖和生理；胆道疾病的特殊检查。

第一节　概述

【胆道的解剖】

胆道系统起于肝内毛细胆管,逐渐汇合成肝内胆管,于第一肝门处形成肝外左、右肝管,左、右肝管再汇合成肝总管,胆囊管与肝总管相接成胆总管,最后开口于十二指肠。胆囊外观呈梨形,位于肝脏面的前缘,容积 30～60ml,直径 3.0～5.0cm,长 7.0cm 左右,分底、体、颈三部,颈部稍膨大的部分为 Hartmann 袋,是胆囊结石嵌顿的常见部位,胆囊管由胆囊颈延伸形成,长 2.0～4.0cm。管壁内有黏膜皱襞,称为 Heister 瓣,具有调节胆汁进出流动的作用,胆囊管的解剖变异很多,对胆囊管变异的了解,有助于避免在术中误伤肝外管或胆总管。胆总管长 6.0～8.0cm,内径 0.5～0.8cm,分为十二指肠上段、十二指肠后段、胰腺段和十二指肠壁内段四部分。胆总管末端斜行进入十二指肠降部后内侧的中部,约 70%～80% 和主胰管相互汇合构成共同开口,即胆胰管乏特(Vater)壶腹,后者将黏膜推向肠腔形成突起,即十二指肠乳头,内有 Oddi 括约肌围绕壶腹部和胆总管的末端,可调节胆汁分泌。

【生理作用】

1. 胆汁的组成和代谢　胆汁是一种复杂的溶液,其中 97% 是水,其他成分主要有胆汁酸、胆盐、胆固醇、卵磷脂、胆色素等。胆固醇溶解在胆汁酸和卵磷脂中形成微胶粒,这种现象使胆固醇在胆汁中保持相对高的浓度而又呈溶解状态。Admirand 和 Small 用等边三角形坐标代表这三种成分的最高溶解度,这三种成分的任何溶度比例的聚合点(P),均可在三角形坐标范围内标记出。正常胆汁中的三种成分聚合点均落在胆固醇饱和曲线(ABC 曲线)内,此时胆固醇在胆汁中成溶解状态,不易析出结晶。如胆汁中三种成分聚合点落在 ABC 曲线范围外,此时胆固醇则呈过饱和状态,可沉淀析出结晶,这种胆汁成为致石性胆汁。胆汁酸减少或胆固醇增加,都会导致胆固醇呈过饱和状态而沉淀析出结晶,特别是前一种情况,如回肠切除术后,胆盐不能重吸收回肝内,胆盐的肠肝循环被破坏,导致胆汁和胆汁酸的分泌减少。这些都会使胆汁中胆盐浓度下降,胆盐和卵磷脂所形成的微胶粒不足,影响了胆固醇的溶解度,胆固醇即呈过饱和状态而析出结晶。

2. 胆囊与胆管的生理功能　两者密切相关,肝细胞分泌胆汁经肝内胆管,再经肝外胆管流入胆囊,胆囊黏膜具有吸收水分的功能,将胆汁浓缩 5～10 倍,因胆总管开口处的 Oddi 括约肌在空腹时处于收缩状态,使胆总管压力升到 2.94kPa(30cmH$_2$O)左右,相当于胆囊收缩时排胆汁的压力,这样使胆汁得以贮存于胆囊内。胆囊黏膜亦每日分泌 20ml 的黏液以保护自身。当进食特别是高脂肪饮食及酸性胃液进入十二指肠后,刺激黏膜分泌胆囊收缩素,致使胆囊收缩,囊内压力可升高到 2.94kPa(30cmH$_2$O);而胆囊收缩素却可使 Oddi 括约肌和十二指肠舒张,胆总管压力下降到 0.98kPa(10cmH$_2$O)左右,此时贮存于胆囊内的胆汁即可排空。

第二节　胆道疾病的特殊检查

20 世纪 70 年代以来,现代影像学诊断技术迅速发展,胆道疾病的诊断有了明显的改善,对检查的准备及配合也提出了不同的要求。目前临床常用的检查是:

1. **B 超检查**　是普查和诊断胆道疾病的首选方法,其无创、经济而又简单准确。对胆囊结石的诊断准确率高达 95% 以上,对胆道结石的诊断准确率亦可达到 70%～90%;根据胆管有无扩张、扩张部位及程度可对黄疸原因进行定位和定性的诊断。

(1)目的:了解肝内、外胆管及胆囊病变部位和大小;引导肝胆管穿刺、引流、取石;判断胆道梗阻部位及原因。

（2）适应证：胆囊结石、胆囊炎、胆道肿瘤、胆道蛔虫、胆道畸形等胆道系统疾病的诊断。

（3）护理

1）检查前准备：检查前常规禁食8小时以上，检查前1天晚餐进清淡饮食，以保证胆囊和胆管内胆汁充盈，减少胃肠道内容物和气体的影响；肠道气体过多或便秘者事先可口服缓泻剂或予以灌肠，避免气体干扰。超声检查应安排在内镜和钡餐检查3天后、胆系造影2天后进行。

2）检查中护理：检查时多取仰卧位，有利于减少腹腔脏器重叠效应；左侧卧位有利于显示胆囊颈及肝外胆管病变；坐位或站位可用于胆囊位置较高者。

2. 放射学检查

（1）经皮肝穿刺胆管造影（PTC）：是在X线电视或B超引导下，用特制细针经皮肤穿入肝胆管，再将造影剂注入胆道使整个胆道系统迅速显影的一种顺行性胆道造影方法。本法为有创检查，可发生胆瘘、出血、胆道感染等并发症，故术前应作充分的准备，术后加强观察，及时发现和处理并发症。经皮肝穿刺胆管引流是在前者基础上向扩张的肝内胆管置入导管减压并引流，可用于术前减轻患者黄疸，对不能手术的梗阻性黄疸病人也可作为永久性的治疗措施。

1）目的：了解肝内外胆管的情况、病变部位、范围、程度及性质。

2）适应证：原因不明的梗阻性黄疸行ERCP失败者、术后疑有残余结石或胆管狭窄者、B超提示肝内胆管扩张者。

3）禁忌证：心肺功能不全、凝血时间异常、急性胆道感染及碘过敏者。

4）护理：①检查前准备：检测凝血酶原时间及血小板计数。有出血倾向者，予以维生素K₁注射，待出血倾向纠正后再行检查；检查前行碘过敏试验；感染者遵医嘱使用抗生素2～3天；术前1日晚口服缓泻剂或灌肠，术日晨禁食。②检查中护理：根据穿刺位置采取相应的体位，经肋间穿刺时病人取仰卧位，经腹膜外穿刺时取俯卧位；指导病人保持平稳呼吸，避免屏气或做深呼吸。③检查后护理：术后禁食2小时，平卧4～6小时，每小时监测血压、脉搏一次直至平稳；严密观察腹部体征，注意穿刺点有无出血；置管引流者应仔细观察并维持有效引流，注意观察引流液的量、颜色及性质；遵医嘱应用抗生素及止血药。

（2）经内镜逆行胰胆管造影（ERCP）：是在纤维十二指肠镜直视下，将导管通过十二指肠乳头插入胆管或胰管内进行造影的方法，也适用于低位胆管梗阻的诊断。

1）目的：①直接观察十二指肠及乳头部的病变，并取病变部位做活检；②收集十二指肠液、胆汁及胰液进行理化及细胞学检查；③通过造影显示和诊断胆道系统和胰管的病变；④用于治疗，如鼻胆管引流、Oddi括约肌狭窄切开术、胆总管下端取石及蛔虫等。

2）适应证：胆道疾病伴黄疸；疑为胆源性胰腺炎、胆胰或壶腹部肿瘤；先天性胆胰异常。

3）禁忌证：急性胰腺炎、碘过敏者禁忌作此项检查。

4）护理：①检查前准备：检查开始前15～20分钟肌内注射地西泮5～10mg、山莨菪碱10mg，必要时使用哌替啶50mg；②检查中护理：内镜插入时指导病人进行深呼吸并放松，造影过程中若出现呼吸抑制、血压下降、呛咳、呕吐等异常情况，应及时终止操作、留院观察并做相应的处理；③检查后护理：造影后2小时方可进食；由于本检查可能诱发急性胰腺炎和胆管炎等并发症，故造影后3小时内及第2日晨各检测血清淀粉酶1次，注意观察病人的体温及腹部体征，发现异常及时处理；遵医嘱预防性使用抗生素。

（3）电子计算机断层扫描（CT）、磁共振成像（MRI）或磁共振胰胆管造影（MRCP）：具有成像无重叠、分辨率高等特点，尤其是MRCP能更好地显示肝内胆管扩张及梗阻的情况，但由于费用较高，故不作为常规检查的手段。近年来，在MRCP基础上采用的磁共振仿真内镜（MRVC）三维重建技术，能较好地显示胆囊、胆管、胰管，尤其是扩张胰胆管腔内的三维解剖及病理病变。

1）目的：了解肝、胆、胰的形态结构及其内部的结石、肿瘤、梗阻、扩张等情况。

2）适应证：主要用于 B 超诊断不清、疑有胆道肿瘤及指导术中定位。

3）禁忌证：置有心脏起搏器、神经刺激器、人工心脏瓣膜、心脏血管支架、眼球异物、动脉瘤夹及金属节育环等的病人。

4）护理：①检查前准备：CT 检查前 2 天进食少渣和产气少的食物，以减少肠道内气体的产生，检查当日禁食 4 小时；检查前 1 日行碘过敏试验；近期内若行钡剂检查的病人，应在钡剂排尽后再行 CT 检查，以防钡剂形成伪影。腹部 CT 检查前 30 分钟口服 1.5%～3% 泛影葡胺溶液 500～800ml，临检查前再口服 200ml，使造影剂充盈胃及中上段小肠。备好急救器械和药品，以备造影剂引起的过敏反应或休克时紧急使用；MRI 检查前嘱咐病人取下义齿、发夹、戒指、耳环、钥匙、手表、硬币等一切金属物品，以免造成金属伪影而影响成像质量。手机、磁卡亦不能带入检查室。对儿童及不能配合检查的病人，检查前可给予镇静剂，如水合氯醛或地西泮等。②检查中护理：指导病人取平卧位，保持身体制动状态，采用正确的呼吸方式配合检查。

相关链接

肝胆管胆石三维可视化

肝胆管胆石三维可视化是指用于显示、描述和解释肝胆管结石三维解剖和形态特征的一种工具。其借助 CT 和（或）MRI 图像数据，利用计算机图像处理技术对数据进行分析、融合、计算、分割、渲染等，将肝脏、胆道、血管、结石等目标的形态、空间分布等进行描述和解释，并可直观、准确、快捷地将目标从视觉上分离出来，为术前准确诊断、手术方案个体化规划和手术入路选择提供决策。三维可视化模型清晰，立体显示结石在肝胆管的部位、大小、形态、分布及伴随的胆管状态、与门静脉、肝动脉、肝静脉的空间解剖关系。应用于临床后大大降低肝胆管结石的术后残石率、胆管炎的复发率。

（4）术中及术后胆管造影：手术中可经胆囊通过胆囊颈插管至胆总管或经 T 形引流管（以下简称 T 管）作胆道造影。拔除 T 管前常规经 T 管行胆道造影。

1）目的：了解胆道有无残余结石、异物及通畅情况；了解胆总管与肠吻合口是否通畅。

2）适应证：术中疑有胆道残余结石、狭窄或异物者；胆总管切开留置 T 管引流者。

3）护理：①检查前准备：向病人说明检查的目的，以取得合作。T 管造影检查一般于术后 2 周进行，检查前嘱病人排便，必要时给予灌肠。②检查中护理：病人取仰卧位，左侧抬高约 15°，常规消毒 T 管的体外部分并排出管内空气后，将抽有造影剂的注射器连接 T 管，使造影剂借助自身重力作用自行流入胆道，注入后立即摄片。③检查后护理：造影完毕，将 T 管连接引流袋、开放引流 24 小时以上，以排出造影剂，必要时遵医嘱使用抗生素。

（5）放射性核素显像：是一种无创检查，辐射量小，对病人无损害。将示踪剂标记的二乙基亚氨二醋酸经静脉注射后再随肝脏分泌的胆汁进入胆道，其在胆道系统流经的路径可以利用 γ 相机或单光子束发射计算机断层扫描仪连续摄影作动态观察。多数情况下胆管、十二指肠在 10 分钟左右相继显影，一般不超过 60 分钟。胆道梗阻时显影时间延迟或延长。

1）目的：了解肝内外胆管有无结石及通畅情况。

2）适应证：适用于肝脏、肝内外胆管病变的检查，如肝内胆管结石、急慢性胆囊炎、胆道畸形、胆道术后检查及黄疸的鉴别诊断。

3）护理：胆囊检查前可进食少量素食早餐，不宜进高脂肪餐；拟诊为急性胆囊炎者应禁食 2 小时以上，必要时行灌肠后再作检查。

3. 纤维胆道镜检查　协助诊断和治疗胆道结石，了解胆道有无狭窄、畸形、肿瘤和蛔虫等。亦可在胆道镜直视下行取石术或取活组织行病理检查。

（1）术中胆道镜（IOC）：采用纤维胆道镜或硬质胆道镜通过胆总管切口或胆囊切口进行检查和治疗。检查顺序为先肝内胆管，后肝外胆管。

1）目的：了解胆道有无结石、肿瘤、畸形、狭窄或蛔虫等；了解胆囊取石术后有无残留结石。

2）适应证：术前胆道疾病诊断不明，高度怀疑胆管内肿瘤；疑有胆管内残留结石；胆总管下段及肝内主要胆管分支开口处有狭窄；经胆囊造瘘或腹腔镜胆囊取石术后疑有残余结石者。

3）护理：操作过程中随时协助吸尽溢出的胆汁和腹腔内渗出物，防止发生并发症。

（2）术后胆道镜（POC）：经 T 管窦道或皮下空肠盲袢插入纤维胆道镜进行检查和治疗。

1）目的：判定有无残余结石或胆管狭窄，进行取石、取虫、冲洗、止血等治疗。

2）适应证：胆道术后残余结石、胆道蛔虫、狭窄、出血等；胆道冲洗或灌注药物。

3）禁忌证：严重心功能不全、胆道感染或有出血倾向者。

4）护理：①检查前准备：术后单纯胆道镜检查应于术后 4 周，胆道镜取石于术后 6 周方可进行；②检查后护理：观察病人有无发热、恶心、呕吐、腹泻和胆道出血等；观察病人腹部情况，注意有无腹膜炎的症状和体征，及时发现和处理。

第三节　胆石症和胆道感染病人的护理

案例30-1

刘女士，38 岁，因"反复右上腹绞痛 3 年，伴寒战、高热 3 日"入院。病人 3 年前开始出现右上腹疼痛，开始时多为胀痛不适，逐渐发展为阵发性绞痛，并向右肩背部放射，常于进油腻饮食后发作，无发热及黄疸，经抗炎输液治疗后均能好转，曾行 B 超检查，提示"胆囊结石、胆囊炎"。3 日前进食油腻食物后再次出现右上腹阵发性绞痛，伴寒战、高热，体温 39.5℃，并伴有皮肤巩膜黄染，经当地医院抗炎、补液、解痉治疗病情无明显好转。既往有胆道蛔虫史，无肝炎或结核病病史。体格检查：体温 39.5℃，脉搏 108 次 / 分，呼吸 21 次 / 分，血压 80/60mmHg。表情淡漠，皮肤巩膜黄染，心肺无异常，腹部平坦，未见肠型及蠕动波，右上腹压痛，伴反跳痛及肌紧张，肝脾肋下未触及，肠鸣音正常。辅助检查：血常规 Hb 130g/L，WBC 27.5×10⁹/L，总胆红素 40μmol/L，直接胆红素 29.80μmol/L，腹部 B 超检查提示：胆管结石、急性胆管炎。

思考：

1. 刘女士入院后行手术治疗，主要护理问题及手术前后的护理措施有哪些？

2. 术后如何对"T"形管引流进行护理？

3. 如何对刘女士进行健康指导？

胆石症（cholelithiasis）包括发生在胆囊和胆管的结石；是胆道系统的常见病、多发病，在急腹症中仅次于急性阑尾炎、肠梗阻居第三位。在我国，胆石症发病率为 10% 左右，女性发病率高于男性，男女发病率之比为 1∶（1.9~3），经产妇或肥胖者也多见。胆囊结石的发病率高于胆管结石；胆固醇结石的发病率高于胆色素结石。从地域来看，在中国及日本，原发性结石特别是肝内胆管结石发病率高，我国南方农村更为常见，而欧美等西方国家较少见。

【病因】

胆石的成因十分复杂，多数学者认为主要与胆道感染和代谢异常等因素密切相关。

1. 病因

（1）胆道感染：胆汁淤积、细菌感染等使可溶性的结合性胆红素水解为非结合性胆红素，后者与钙盐结合成为胆色素结石的起源。

（2）胆道梗阻：梗阻引起胆汁瘀滞，胆汁中胆色素在细菌作用下分解为非结合性胆红素，形成胆色素结石。

（3）胆道异物：蛔虫、华支睾吸虫等虫卵或成虫的尸体可以成为结石核心，促发结石的形成；胆道术后的手术线结或 Oddi 括约肌功能紊乱时食物残渣可随肠内容物反流入胆道成为结石形成的核心。

（4）代谢因素：胆汁中浓度过高的胆固醇析出、沉淀、结晶，形成结石。

（5）胆囊功能异常：胆囊收缩功能减弱，使胆汁瘀滞而增加发生结石的可能。

（6）致石基因及其他因素：遗传因素与胆结石的成因有关；雌激素可促进胆汁中胆固醇过饱和，亦与胆固醇结石成因有关。

2. 胆石的类型

（1）胆固醇结石：以胆固醇为主要成分，呈多面体、圆形或椭圆形，表面平滑或稍呈结节状，外观呈灰黄、黄色或白黄色，质硬，剖面呈放射状排列的条纹，X 线平片上多不显影。此种结石多在胆囊内，约占 50%。

（2）胆色素结石：以胆色素为主要成分，质软易碎，呈粒状、长条状或铸管形，为棕黑色或棕红色。大小不等，因含钙少，X 线平片上多不显影。多在肝内、外胆管中，约占 37%。

（3）混合型结石：由胆固醇、胆红素和钙盐等多种成分混合而成。外形不一，为多面形颗粒，表面光滑，边缘钝圆，呈深绿色或棕色，切面呈环层状。因含钙质较多，在 X 线平片上有时显影（即称阳性结石）。多在胆囊内，亦可见于胆管中，约占 6%。

3. 结石的部位 可分为以下三种（图 30-1）。

（1）胆囊结石：多数是以胆固醇为主的混合型结石。我国的各类结石中，胆固醇结石约占 50%，且 80% 是胆囊结石。

（2）胆管结石：多数是胆色素结石或以胆色素为主的混合型结石。胆色素结石占各类结石的 37% 左右，其中 75% 分布在胆总管中下段。

（3）肝内胆管结石：是原发性结石，在我国较常见。结石性质与肝外胆管的结石相同，左肝管结石多于右肝管，其形成与胆道感染有关，治疗相对困难。

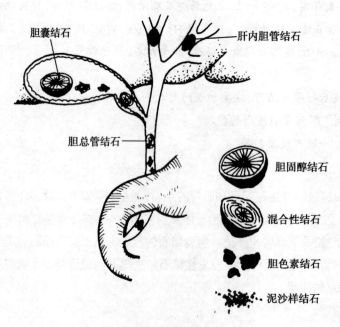

图 30-1 胆石的类型

一、胆囊结石及急性胆囊炎

胆囊结石（cholecystolithiasis and cholecystitis）是指发生在胆囊内的结石，常与急性胆囊炎并存。

【病因和病理】

胆囊炎症和结石互为因果关系，结石引起梗阻，导致胆汁淤积，细菌侵入繁殖，而致胆囊感染；炎症刺激胆囊分泌异常，导致胆汁成分和理化性质改变，促使结石形成。

1. **主要致病原因**

（1）胆囊管梗阻，如结石等。

（2）细菌感染：常见的致病菌主要为大肠埃希菌，其他有链球菌、葡萄球菌、伤寒杆菌、产气杆菌、铜绿假单孢菌等。各种原因所致胆汁滞留，细菌侵入胆道而致感染时，胆汁内的大肠埃希菌产生的葡萄糖醛酸酶和磷脂酶，能使可溶性的结合胆红素水解为游离胆红素，游离胆红素与钙结合形成胆红素钙，促发胆红素结石的形成。

（3）其他：创伤、化学性刺激、手术、长时间应用 TPN 等引起炎性反应。虫卵和成虫的尸体，感染脱落的细胞，也可作为核心形成结石。

2. **病理** 结石刺激胆道黏膜，使其分泌大量的黏液糖蛋白；结石形成后引起胆囊收缩能力减低；胆道阻塞使胆汁瘀滞；胆汁引流不畅又易致结石形成。主要病理变化有：

（1）单纯性胆囊炎：可见胆囊壁充血，黏膜水肿，上皮脱落，白细胞浸润，胆囊与周围并无粘连，解剖关系清楚，易于手术操作，属炎症早期，可吸收痊愈。

（2）化脓性胆囊炎：胆囊明显肿大、充血水肿、肥厚，表面可附有纤维素性脓性分泌物，炎症已波及胆囊各层，中性多核细胞浸润，有片状出血灶，黏膜发生溃疡，胆囊腔内充满脓液，并可随胆汁流入胆总管，引起 Oddi 括约肌痉挛，造成胆管炎、胆源性胰腺炎等并发症。

（3）坏疽性胆囊炎：胆囊过度肿大，导致胆囊血运障碍，胆囊壁有散在出血、灶性坏死，小脓肿形成或全程坏死，呈坏疽改变。

（4）胆囊穿孔：在坏疽的基础上，胆囊底或颈部出现穿孔，常在发病后3天发生，其发生率为6%～12%，穿孔后可形成弥漫性腹膜炎、膈下感染、内或外胆瘘、肝脓肿等，但多被大网膜及周围脏器包裹，形成胆囊周围脓肿，呈现局限性腹膜炎征象。此时手术甚为困难，需行胆囊造瘘术。若胆囊颈（管）为结石或炎性粘连压迫引起梗阻，胆汁持久滞留，胆汁原有的胆色素被吸收，代之以胆囊分泌的黏液，为无色透明的液体，称为"白胆汁"，胆囊胀大称为胆囊积液。

【临床表现】

临床表现取决于结石的大小、部位，是否合并感染、梗阻。单纯性胆囊结石未合并梗阻或感染时，常无临床症状或仅有轻微的消化系统症状；当结石嵌顿时，则出现明显症状和体征。

1. **症状**

（1）腹痛：为典型症状，于饱餐、进食油腻食物后发生。疼痛多位于上腹部或右上腹部，呈阵发性，可向右肩胛部和背部放射。老年病人胆绞痛发作时可诱发心绞痛，须警惕。慢性胆囊炎常表现为右上腹部和肩背部隐痛，易误诊为"胃病"。

（2）消化道症状：常有食欲缺乏、腹胀、腹部不适、厌食油腻食物等消化道症状。腹痛的同时常伴有恶心、呕吐。

（3）寒战、高热：当胆囊积脓、坏死穿孔时，可出现寒战、高热，体温可高达39～40℃。

2. **体征** 急性期右上腹部有不同程度、不同范围的腹膜刺激征，胆囊肿大时可被触及，并有触痛。急性胆囊炎者，因其炎症波及胆囊周围和腹膜，表现为局部腹膜刺激征，腹式呼吸减弱受限，右上腹或剑突下压痛，腹肌紧张，或有反跳痛，以胆囊区较明显，有时有 1/3～1/2 的病人可扪及肿大并有压痛的胆囊，墨菲（Murphy）征阳性，即在右肋缘下胆囊区触诊时，嘱病人缓慢深吸气，至胆囊被触及时，病人感到疼痛而停止呼吸。如发生胆囊穿孔，可有弥漫性腹膜炎的体征。慢性期胆囊区有轻压痛和压之不适感。

【辅助检查】

（一）实验室检查

1. **血常规**　白细胞计数及中性粒细胞升高。

2. **血清学检查**　可有血尿胆红素、转氨酶和（或）碱性磷酸酶升高等。

（二）影像学检查

1. **B超检查**　为首选方法，对胆囊结石的诊断率接近100%。

2. **CT、MRI检查**　也可显示胆囊结石，主要用于B超诊断不清，疑有肿瘤的病人。但不作为常规检查。

【治疗原则】

结石直径较小时，可采用非手术治疗。结石性胆囊炎最终需行手术治疗。

1. **非手术治疗**　包括禁食、胃肠减压、补液；解痉、止痛；应用抗生素控制感染。胆囊炎症状控制后合并结石者，可行手术治疗。

2. **手术治疗**　包括胆囊切除术和胆囊造口术。手术时机：①急性胆囊炎无论非手术治疗与否，具备急诊手术指征者，在短期术前准备后，宜在发病48小时以内，施行急诊手术。已逾48小时者宜行非手术治疗，但有不同见解。②慢性胆囊炎胆石症者若无明显禁忌证，胆道影像学证实有结石存在或胆囊不显示者，均应择期施行手术。

（1）胆囊切除术：是胆囊结石、急慢性胆囊炎的主要外科治疗方法，可彻底消除病灶，手术效果满意。但非结石性胆囊炎胆囊切除效果不及结石者，故宜取慎重态度。手术方法有两种：由胆囊底开始的所谓逆行法和自胆囊颈开始的顺行法胆囊切除术。胆囊结石可采用腹腔镜胆囊切除（laparoscopic cholecystectomy, LC）治疗。

相关链接

腹腔镜胆囊切除术

对于有症状和（或）并发症的胆囊结石，首选腹腔镜胆囊切除（LC）治疗，与开腹胆囊切除相比同样有效，且具有恢复快、损伤小、疼痛轻、瘢痕不易发现等优点。病情复杂或没有腹腔镜条件也可作开腹胆囊切除。目前，美国每年实行胆囊切除术患者数目近70万。无症状的胆囊结石一般不需预防性手术治疗，可观察和随诊。但是，长期观察表明，约30%以上的病人会出现症状及合并症而需要手术。

腹腔镜胆囊切除术（LC）的适应证如下：

1）有症状的胆囊结石、慢性胆囊炎；直径>3cm的胆囊结石。

2）急性胆囊炎经过治疗后症状缓解，有手术指征者。

3）胆囊单发息肉直径超过1.0cm；蒂粗大者，尤其是位于胆囊颈部；胆囊多发息肉合并胆囊结石；有症状，年龄大于50岁；胆囊息肉伴有临床症状。

腹腔镜胆囊切除术（LC）的禁忌证如下：

1）伴有严重并发症的急性胆囊炎，如胆囊积脓、坏疽、穿孔等。

2）伴有急性胆管炎、原发性胆总管结石及肝内胆管结石、梗阻性黄疸、胆囊癌。

3）腹腔感染、腹膜炎、伴有出血性疾病、凝血功能障碍。

腹腔镜胆囊切除术（LC）术前特殊准备：

1）皮肤准备：腹腔镜手术进路多在脐部附近，应嘱病人用肥皂水清洗，若有污垢可用松节油或液状石蜡清洁。

2）呼吸道准备：术前应教会病人进行呼吸功能锻炼；避免感冒；戒烟，以减少呼吸道分泌物。

腹腔镜胆囊切除术（LC）术后护理：

1）饮食指导：术后禁食6小时，术后24小时内以进食无脂流质、半流质食物为主。

2）肩背部酸痛的护理：由于腹腔中 CO_2 聚集在膈下产生碳酸，刺激膈肌及胆囊创面，引起术后不同程度的腰背部、肩部疼痛不适。一般无需特殊处理，可自行缓解。

3）高碳酸血症的护理：表现为呼吸浅慢、$PaCO_2$ 升高。LC 术后常规予以低流量吸氧，鼓励病人深呼吸，有效咳嗽，促进体内 CO_2 排出。

（2）胆囊造瘘术：仅适用于胆囊周围炎症粘连严重、切除胆囊困难很大，可能误伤胆（肝）总管等重要组织者；胆囊周围脓肿；胆囊坏疽、穿孔、腹膜炎；病情危重者；或年老全身情况衰竭，不能耐受胆囊切除术者。此术目的是切开减压引流、取出结石，度过危险期后再酌情行胆囊切除术。

二、胆管结石及急性胆管炎

胆管结石及胆管炎（choledocholithiasis and cholangitis）常同时存在，胆管结石分肝外胆管结石及肝内胆管结石两种。肝外胆管结石可原发于胆总管或继发于肝内胆管结石，少部分来自胆囊结石。临床上大多发生在胆总管下端。肝内胆管结石则发生于左右肝管汇合部分支以上胆管内，左侧多于右侧，常与肝外胆管结石并存。

【病因与病理】

1. **病因**　胆管结石和胆道蛔虫是最常见的梗阻因素。致病菌常为大肠埃希菌、变形杆菌和产气杆菌，厌氧菌混合感染时病情加重。

2. **病理**　主要取决于结石造成梗阻的程度及有无继发感染的发生。

（1）胆管梗阻：胆管结石可引起不同程度的梗阻，阻塞近段的胆管扩张、胆汁瘀滞、结石积聚。

（2）胆管炎：结石导致胆汁引流不畅，容易引起胆管内感染，反复感染加重胆管的炎性狭窄；急性感染可引起化脓性胆管炎、肝脓肿、胆道出血和全身脓毒血症等。

（3）胆石嵌顿于壶腹时可引起急、慢性胰腺炎。

（4）胆道长期受结石、炎症及胆汁中致癌物质的刺激，可发生癌变。

【临床表现】

临床表现取决于结石的大小、部位，是否合并感染、梗阻。

（一）症状

1. **腹痛**　为典型症状，于饱餐、进食油腻食物后发生。疼痛多位于上腹部或右上腹部，呈阵发性，可向右肩胛部和背部放射，常伴有恶心、呕吐。

2. **寒战、高热**　胆管感染时病人寒战、高热明显，体温可达 39～40℃。

3. **黄疸**　胆管梗阻后即可出现黄疸，黄疸时常有尿色变深，粪色变浅。10%～25% 病人出现轻度黄疸，是因胆色素通过受损的胆囊黏膜进入血液循环或 Oddi 括约肌痉挛所致。腹痛、寒战、高热和黄疸的典型临床表现称为 Charcot 三联征。

4. **消化道症状**　多于进食油腻食物后，出现上腹不适、隐痛、饱胀、嗳气、呃逆等。

（二）体征

胆道结石未合并感染时，仅有剑突下和右上腹部深压痛。如胆管内压过高或合并感染时，则剑突下及右上腹部有明显压痛。肝内胆管结石主要表现为肝脏不对称性肿大，肝区有压痛及叩击痛。

【辅助检查】

1. **血常规**　白细胞计数及中性粒细胞升高。

2. **血清学检查**　可有血尿胆红素、转氨酶和（或）碱性磷酸酶升高等。

3. **B超**　可发现结石并明确其大小和部位，作为首选检查。

4. **放射学检查**

（1）经皮肝穿刺胆管造影（PTC）：在X线透视或B超引导下经皮肝穿刺胆管造影。

（2）内镜逆行胰胆管造影（ERCP）：了解胆道胰管有无梗阻、狭窄，取胆道结石等。

（3）CT、MRI：可显示梗阻的部位、程度及结石大小、数量等，并能发现胆管癌。

（4）核素扫描检查：适用于肝内胆管结石、胆道畸形等的鉴别诊断。

【治疗原则】

结石直径较小时，可应用药物排石治疗。目前主要以手术治疗为主。常用的手术方法有：

1. **胆总管切开取石、T管引流术**　是治疗胆管结石的首选方法。目的：探查胆道通畅情况，取出其中结石，冲洗胆道，T管引流，消除胆道感染。胆总管探查的指征是：①有梗阻性黄疸病史；②慢性胆囊炎，胆总管扩张1.0cm以上或胆管壁增厚者；③胆（肝）总管内有结石、蛔虫、肿瘤等；④胆道感染、胆管穿刺抽出的胆汁混浊、呈脓性或有絮状物、残渣等；⑤胆囊内有多个细小结石，有可能下降至胆总管者；⑥肝胆管结石；⑦胆囊与胆总管内虽无结石，但肝脏表面有炎性粘连，有扩张的小胆管，肝纤维组织增多，肝叶（段）有萎缩或肿大者；⑧慢性复发性胰腺炎，或全胰腺肿大、变硬者；⑨静脉胆道造影有"滞留密度增加征"者等。探查应仔细，防止遗漏病变，必要时配合术中胆道造影或使用胆道镜。

2. **胆肠内引流术**

（1）胆总管十二指肠吻合术：可使胆汁经短路流入肠道。手术指征：①缩窄性十二指肠乳头炎、胆总管明显增粗，直径在1.5～2.0cm以上者；②慢性胰腺炎所致的胆总管下端较长范围的管状狭窄与梗阻；③原发性胆管结石、慢性胆管炎、复发性胆管结石等。此术要求吻合口近端不能有梗阻因素存在，如肝内胆管狭窄与结石、胆总管扩张不明显等，否则将发生难以控制的上行感染。吻合口应大于2.0cm，并应尽量低位，应切除胆囊。

（2）Oddi括约肌切开成形术：当胆总管直径在1.5～2.0cm以内时，胆总管下端结石嵌顿、其下端狭窄范围不长者，同时合并有胰管开口狭窄者，应选此术。

（3）胆管空肠Roux-en-y吻合术：是治疗胆管结石、胆管炎常用的手术方法。其适应证为：①慢性化脓性胆管炎、胆（肝）总管明显扩大者；②复发性胆管结石、胆管明显扩张者；③胆道残余结石合并复发性胆管炎者；④肝内胆管结石、无法完全清除的结石或肝内广泛结石者。此术操作复杂，一般在良好的术前准备后择期进行。其吻合方式有：端-端、端-侧和侧-侧吻合，其中端-侧、侧-侧吻合较为常用。要求吻合口内放置引流管，防止术后早期胆漏，促进吻合口愈合；常规放置腹腔引流管，避免膈下胆汁积聚与感染。

3. **肝叶切除术**　适用于肝内胆管结石多、局限于一侧肝叶（段）内，不能采用其他手术取净结石或伴有肝组织萎缩，应切除病变肝叶（段），以根除病灶。

4. **中西医结合治疗**　在手术和其他综合治疗的同时，可配合针灸和服用消炎利胆类中药，对控制炎症、排出结石有一定作用。

5. **残石的处理术后**　T管造影发现胆道残留结石时，沿T管经其窦道插入纤维胆道镜取石或经T管注入接触性溶石药物。

6. **经皮肝穿刺胆道引流术（PTCD）**　对胆管严重梗阻者或化脓性胆管炎者，可行PTCD术，以引流胆汁、降低胆道压力、控制感染、减少死亡率、赢得手术时间等。

三、急性梗阻性化脓性胆管炎

急性梗阻性化脓性胆管炎（acute obstructive suppurative cholangitis，AOSC）亦称急性重症型胆管炎，是在胆

道梗阻的基础上发生的胆道系统的急性化脓性细菌感染性炎症。由于胆管梗阻和细菌感染，胆管内压升高、肝脏胆血屏障受损，大量细菌和毒素进入血循环，造成以肝胆系统病损为主、合并多器官损害的全身严重感染性疾病。急性胆管炎和急性梗阻性化脓性胆管炎是胆管感染发生和发展的不同阶段和程度。

【病因与病理】

最常见原因为胆管结石，其次为胆道蛔虫和胆管狭窄，胆管及壶腹部肿瘤；胆道梗阻后，胆管内压升高，梗阻以上胆管扩张，大量细菌和毒素经肝静脉进入体循环引起全身化脓性感染和多脏器功能损害或衰竭。

【临床表现】

本病发病急剧，病情进展快，并发症严重。病人多有胆道疾病病史或胆道手术史。除具有急性胆管炎的 Charcot 三联征外，还出现休克、中枢神经系统受抑制的表现，即 Reynolds 五联征。

1. 症状

（1）发热：起病初期即出现明显寒战、发热，体温持续升高达 39～40℃或更高，呈弛张热。

（2）疼痛：肝外梗阻者明显上腹部阵发性剧烈绞痛或持续性胀痛，肝内者较轻或无。

（3）黄疸：多数病人可出现不同程度的黄疸，行胆肠内引流术后的病人黄疸较轻或无。

（4）神经系统症状：神志淡漠、嗜睡、神志不清、昏迷；合并休克者可表现为躁动、谵妄等。

2. 体征　肝大及肝区叩击痛，Murphy 征阳性，有时可扪及肿大的胆囊；剑突下或右上腹有不同程度的压痛，可出现腹膜刺激征。

【辅助检查】

1. 实验室检查　白细胞计数常大于 $20×10^9/L$，中性粒细胞比例升高。血小板计数降低，如小于（10～20）$×10^9/L$ 表示愈后严重，凝血酶原时间延长，肝、肾功能受损。低氧血症、脱水、代谢性酸中毒、电解质紊乱较常见，特别是老年人或合并休克者。

2. 影像学检查　以 B 超为主，必要时可行 CT、ERCP 等检查进一步明确诊断。

（1）B 超检查：可显示胆管扩大范围和程度以估计梗阻部位，可发现结石、直径大于 1cm 的肝脓肿、膈下脓肿等。

（2）CT 检查：不仅可以看到肝胆管扩张、结石、肿瘤、肝脏增大、萎缩等征象，有时尚可发现肝脓肿。

（3）经内镜逆行胆管引流（ERBD）、经皮经肝胆管引流（PTCD）：既可确定胆道阻塞的原因和部位，又可做应急的减压引流，但有加重胆道感染或胆汁溢漏入腹腔的危险。

（4）磁共振胆胰管成像（MRCP）：可以详尽地显示肝内胆管的阻塞部位和范围。图像不受梗阻部位的限制，是一种无创伤性的胆道显像技术，目前已成为较理想的影像学检查手段。

【治疗原则】

紧急手术解除胆道梗阻，及时有效地降低胆道压力，改善病人情况，争取时间做进一步治疗。

1. 非手术治疗　既是治疗的手段，又可作为术前准备。①联合足量运用抗生素控制感染；②纠正水、电解质及酸碱紊乱；③恢复血容量，纠正休克；④对症治疗：给予解痉镇痛、降温、营养支持等处理；⑤禁食、胃肠减压。

2. 手术治疗　目的是解除梗阻，去除病灶，胆道减压，通畅引流，挽救病人生命。

（1）手术适应证：手术时机应掌握在 Charcot 三联征至 Reynold 五联征之间，如在已发生感染性休克或发生多器官功能衰竭时手术，往往为时已晚，恰当地掌握手术时机是提高疗效的关键。若出现下列情况时应及时手术：①经积极非手术治疗，感染未控制，病情无明显好转，黄疸加深、腹痛加剧、体温在 39℃以上，胆囊肿大并有持续压痛；②出现精神症状或预示出现脓毒性休克；③肝脓肿破裂、胆道穿孔引起弥漫性腹膜炎。对于年老体弱或有全身重要脏器疾病者因代偿功能差易引起脏器损害，一旦发生，难以逆转，故应放宽适应证，尽早手术。

（2）手术方法：应根据病人具体情况采用个体化的手术方法。手术方法应简单、有效，一般采用胆总管切开减压、T 管引流术。在病情允许的情况下,常用的方法还有经皮肝胆管穿刺置管引流术(PTBD),经内镜鼻胆管引流术(ENBD)。急诊手术不能完全去除病因,待 1~3 个月后病人一般情况恢复,再根据病因选择彻底的手术治疗方法。

四、护理

【护理评估】

（一）术前评估

1. **健康史**　了解病人年龄、性别、饮食习惯、营养状况、工作环境、妊娠史等;有无反酸、嗳气、餐后饱胀、厌食油腻食物、进食后腹痛发作等不适感;有无粪便排出蛔虫史。了解有无胆道疾病、胆道手术史;有无慢性疾病和重要器官功能不全史;家族中有无类似疾病史。

2. **身体状况**

（1）症状:了解腹痛的诱因、性质、部位、程度,有无放射性痛及疼痛部位的变化,有无消化道症状;有无黄疸,出现的时间、变化过程及程度;有无皮肤瘙痒、尿黄等;有无发热、寒战等症状。

（2）体征:了解局部有无腹膜刺激征,其部位、范围、程度;有无肝大、肝区压痛和叩击痛,有无胆囊肿大,有无压痛性包块、Murphy 征阳性等。

（3）辅助检查:B 超、CT 检查有无阳性发现,血常规、血清学各项检查结果有无异常及其程度,重要器官功能状态。

3. **心理 - 社会状况**　了解病人及其家属对疾病的发生、发展、治疗及护理措施的了解程度;对术前治疗和护理配合知识的掌握程度;了解病人的心理承受能力,家庭经济承受能力,其家属和社会对病人的关心、支持程度。

（二）术后评估

1. **术中情况**　麻醉方式、手术名称、引流管的位置。

2. **术后情况**　术后疼痛情况、出血情况及生命体征情况。

【主要护理诊断/问题】

1. 焦虑　与胆道疾病反复发作,担心手术预后有关。

2. 急性疼痛　与炎症反应刺激、胆道梗阻、感染、手术创伤有关。

3. 体温过高　与术前感染、术后炎症反应等有关。

4. 营养失调:低于机体需要量　与摄入量不足、消耗增加等有关。

5. 体液不足　与呕吐、禁食、胃肠减压、T 管引流和感染性休克等有关。

6. 潜在并发症:胆道出血、胆瘘、多器官功能障碍或衰竭等。

【护理目标】

1. 病人焦虑减轻或消失,心情舒畅,能够积极配合治疗和护理。

2. 病人疼痛缓解或减轻。

3. 病人体温恢复正常,感染未发生或得到控制。

4. 病人营养状况得到改善,恶心、呕吐消失,消化功能恢复正常。

5. 病人体液维持正常,休克得到控制、纠正。

6. 病人并发症得到预防或被及时发现和处理。

【护理措施】

（一）术前准备和非手术病人的护理

1. **一般护理**　急性期或准备手术者,应禁食或胃肠减压。治疗期间应积极补充体液、电解质和足够的热量等，以维持病人的水、电解质、酸碱平衡和良好的营养状态。慢性或非手术治疗病情稳定者，根据病情决定饮食种类，一般可给予低脂肪、高蛋白、高热量、高维生素易消化饮食。根据病人的体温情况，采取物理降温和（或）药物降温。

2. 病情观察 动态观察病人神志、生命体征、腹部体征及循环血容量，心、肺功能状态变化，皮肤黏膜情况等；定时检查血清学等各项化验指标变化。若出现寒战、高热、腹痛、黄疸等情况，应考虑发生急性胆管炎，及时报告医生，并积极配合处理。

3. 防治休克 建立两条以上有效静脉通路，必要时应放置中心静脉导管；快速补液，恢复有效循环血容量；留置尿管监测尿量；准确记录24小时出入液量，保持水、电解质和酸碱平衡。

4. 疼痛护理 根据疼痛的部位、性质、发作的时间、诱因及缓解的相关因素，对诊断明确且剧烈疼痛者，可给予消炎利胆、解痉镇痛药物。禁用吗啡，以免引起Oddi括约肌痉挛。

5. 防止感染 遵医嘱合理应用抗生素，选用对革兰阴性细菌及厌氧菌有效的抗生素并联合用药。

6. 术前准备 急诊病人在抢救、治疗的同时，应完善各项术前准备，留置胃肠减压、配血等。需手术治疗的非急诊病人，应行常规术前准备。

7. 心理护理 耐心倾听病人及其家属的诉说，根据病人及其家属受教育程度和病情的不同给予安慰和解释，说明治疗的目的、意义、疾病的转归、手术的重要性和必要性，使病人及家属消除顾虑，积极配合治疗和护理。

（二）术后护理

1. 一般护理 术后禁食、胃肠减压期间通过肠外营养途径补充足够的热量、氨基酸、维生素、水及电解质等，待病情平稳、胃肠功能恢复后给予流质饮食，3～5天后给予低脂肪、高蛋白、高维生素易消化食物，禁油腻食物及饱餐。

2. 病情观察 术后早期注意观察病人的生命体征、腹部体征，有无腹膜刺激征出现，胃肠功能恢复情况等。急性梗阻性化脓性胆管炎病人多在术前已发生休克，手术虽使病情缓解，但对重要器官功能仍有损害，术后在严密观察病人生命体征变化的同时，准确记录各项指标；观察引流液的色、量、性质，发现异常及时报告医生，并积极配合医生进行治疗。

3. 防治感染 观察病人体温变化，遵医嘱合理应用抗生素。

4. 维持水、电解质和酸碱平衡 禁食、胃肠减压、胆管引流使消化液和体液丢失较多，应准确记录引流量；及时补充晶体和胶体液，以保持内环境稳定。

5. 引流管的护理 术后常规放置胃肠减压和腹腔引流管，胃肠功能恢复后可拔除胃管；腹腔引流液小于10ml，无腹膜刺激征，可拔除腹腔引流管。若腹腔引流管引流液含有胆汁，应考虑胆瘘发生，应妥善固定引流管，保持引流通畅，密切观察腹部体征变化。

6. 并发症的预防和护理

（1）出血：腹腔内出血，多发生于术后24～48小时内，多与术中血管结扎线脱落、肝断面渗血及凝血功能障碍有关；胆管内出血，多为结石、炎症引起血管壁糜烂、溃疡或术中操作不慎引起。护理措施：严密观察病人生命体征和腹部体征，当腹腔引流管内血性液超过100ml/h、持续3小时以上并伴有心率增快、血压波动时，提示腹腔内出血；当T管引流出血性胆汁或鲜血，粪便呈柏油样，提示胆管内出血。及时报告医生，协助予以处理，防止发生低血容量性休克；改善及纠正凝血功能，遵医嘱肌内注射维生素 K_1 10mg，每日2次。

（2）胆瘘：与胆总管下端梗阻、胆管损伤、T管脱出等有关。病人会出现发热、腹胀和腹痛，或腹腔引流液呈黄绿色胆汁样等表现。护理措施：将漏出的胆汁充分引流出体外；长期胆瘘者应注意维持水、电解质平衡；若引流管周围敷料被胆汁浸湿，应及时更换并涂以氧化锌软膏予以保护皮肤。

（三）T管引流的护理

胆总管探查或切开取石术后常规放置T形管引流（图30-2）。

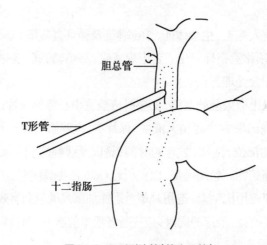

图30-2　T形引流管（简称T管）

1. 目的

（1）引流胆汁。

（2）引流残余结石。

（3）支撑胆道。

（4）造影通道。

（5）胆道镜检查及取石。

2. 固定方法　除术中用缝线将T管固定于腹壁外，术后还应用胶布将其妥善固定于腹壁皮肤。但不可固定于床上，以防因翻身、活动、搬动时受到牵拉而脱出。对躁动不安的病人应有专人守护或适当约束，避免将T管拔出。

3. 保持有效引流　平卧时引流袋应低于腋中线，站立或活动时应低于腹部切口，以防止胆汁逆流引起感染。避免T形管受压、扭曲、折叠，引流管中有血凝块、絮状物、泥沙样结石时经常挤捏，保持引流通畅。

4. 观察并记录引流液的颜色、量和性状　术后24小时内引流量约300~500ml，常呈淡红色血性或褐色、深绿色，有时可含有少量细小结石和絮状物；恢复进食后引流量逐渐增加至每日600~700ml，呈淡黄色，逐渐加深呈橘黄色，清亮；随胆道末端通畅，引流量逐渐减少至每日200ml左右。若胆汁突然减少甚至无胆汁流出，则可能发生受压、扭曲、折叠、阻塞或脱出，应立即检查，并通知医生及时处理；若引流量较多，常提示胆道下端引流不畅或梗阻；若胆汁浑浊，考虑结石残留或胆管炎症未被控制。

5. 预防感染　长期置管者，每周更换无菌引流袋1~2次。引流管周围皮肤每日用75%乙醇消毒，予以无菌纱布覆盖，保持局部干燥，防止胆汁浸渍皮肤引起红肿、糜烂。行T管造影后，应立即接好引流袋开放引流，以减少造影剂对胆道的刺激和继发胆道感染。

6. 拔管　术后放置10~14天；病人无腹痛、发热，黄疸已消退；血常规、血清黄疸指数正常；胆汁引流量减少至200~300ml/d左右，引流液呈黄色清亮、无沉渣；胆管造影或胆道镜证实胆管无狭窄、结石、异物、通畅良好；试夹管24~36小时以上无不适可经T管作胆道造影，如胆道通畅无结石或其他病变可考虑拔管。拔管前引流管应开放24小时以上，使造影剂完全排出。拔除后残留窦道用凡士林纱布填塞，1~2日内可自行闭合。若胆道造影发现有残余结石，则保留T管6周以上，再经T管行取石或其他处理。

（四）健康教育

1. 饮食指导　选择低脂、高糖、高蛋白、高维生素易消化饮食，避免暴饮暴食。养成良好的饮食和休息习惯。

2. **培养良好的卫生习惯**　做到餐前、便后洗手，水果等彻底清洗后再食用。有排虫史者应及时驱虫，或秋末预防性驱虫，驱虫时宜于清晨空腹或睡前服药。

3. **出院指导**　带 T 管出院的病人，告知出院后的注意事项，着宽松柔软的衣服；淋浴时，用塑料薄膜覆盖引流管处，以防感染；避免提举重物或剧烈活动；妥善固定引流管，按时更换引流袋，注意观察引流液的颜色、量和性质，发现异常及时就诊和定期复查。

【护理评价】

通过治疗与护理，病人是否：①焦虑得到缓解；②疼痛得到有效控制，无疼痛的症状和体征；③体温恢复正常，感染得到有效控制；④营养需求能维持，体重无减轻，饮食、消化吸收良好；⑤体液维持正常，休克被及时发现和纠正；⑥未发生出血、胆瘘等并发症，或发生后得到及时发现和处理。

第四节　胆道蛔虫症病人的护理

胆道蛔虫病（biliary ascariasis）指肠道蛔虫上行钻入胆道后所引起的一系列临床症状。以青少年和儿童多见，农村发病率高于城市。随着卫生条件的改善，近年来，本病发病率已明显下降。

【病因与病理】

蛔虫寄生于中下段小肠内，喜碱厌酸。当其寄生条件改变时，如胃肠道功能紊乱、饥饿、发热、驱虫不当等，蛔虫可窜行至十二指肠，如有 Oddi 括约肌功能失调，有钻孔习性的蛔虫即可钻入胆道。蛔虫的钻入刺激 Oddi 括约肌引起强烈痉挛导致胆绞痛，亦可诱发急性胰腺炎。虫体带入的细菌可引起胆道感染，甚至引起急性梗阻性化脓性胆管炎、肝脓肿等。蛔虫可经胆囊管钻入胆囊，引起胆囊穿孔。虫体在胆道内死亡后，其残骸及虫卵可成为结石形成的核心。

【临床表现】

1. **症状**　突发性剑突下阵发性钻顶样剧烈绞痛，疼痛向右肩或左肩部放射，病人多坐卧不安，呻吟不止，大汗淋漓；常伴恶心、呕吐或呕出蛔虫。疼痛可突然缓解，缓解期宛如正常人，片刻后可突然再次发作。

2. **体征**　体格检查一般仅有剑突下或稍右方有轻度深压痛。若合并感染、胰腺炎时，出现相应体征。

【辅助检查】

1. **影像学检查**　B 超为本病首选检查方式，可显示蛔虫体影。ERCP 可用于检查胆总管下段的蛔虫。

2. **实验室检查**　血常规检查可见白细胞计数和嗜酸性粒细胞计数及二者比例增高。

【治疗原则】

剧烈的腹部绞痛与轻微的腹部体征两者不相称是本病的特点，结合 B 超或 ERCP 检查，一般可明确诊断。以非手术治疗为主，仅在非手术治疗无效或出现严重并发症时才考虑手术治疗。

1. **非手术治疗**　①解痉止痛：疼痛发作时可注射山莨菪碱、阿托品等，必要时可遵医嘱使用哌替啶；②利胆驱虫：发作时可口服乌梅汤、食醋、33% 硫酸镁、驱虫药或经胃管注入氧气；③抗感染治疗：选择合适的抗生素预防和控制感染；④ ERCP 取虫：ERCP 检查过程中如发现虫体，可用取石钳将其取出。

2. **手术治疗**　无合并症者可采用胆总管探查取虫及 T 管引流；有合并症时选用相应术式。术中和术后均应行驱虫治疗，以防复发。

【主要护理诊断/问题】

1. **急性疼痛**　与蛔虫刺激导致 Oddi 括约肌痉挛有关

2. **知识缺乏**：缺乏饮食卫生保健知识。

3. **有感染的危险**　与蛔虫感染有关。

【护理目标】

1. 病人疼痛减轻或缓解。

2. 病人了解胆道蛔虫病的病因及预防知识。

3. 病人通过抗感染治疗没有发生感染。

【护理措施】

1. 非手术病人的护理 减轻或控制疼痛,根据疼痛的程度,采取非药物或药物方法止痛。

(1)卧床休息:协助病人卧床休息和采取舒适体位,指导病人进行有节律的深呼吸,达到放松和减轻疼痛的目的。

(2)解痉止痛:遵医嘱通过口服或注射等方式给予解痉、止痛药,以缓解疼痛。

(3)健康教育

1)养成良好的饮食及卫生习惯:不喝生水,蔬菜要洗净煮熟,水果应洗净或削皮后吃,饭前便后要洗手。

2)正确服用驱虫药:应于清晨空腹或晚上临睡前服用,服药后注意观察大便中是否有蛔虫排出。

(4)对症处理:病人呕吐时应作好呕吐的护理,大量出汗时应及时协助病人更衣。疼痛间歇期指导病人注意休息,合理饮食,保证足量水分的摄入。必要时作好取虫的准备。

2. 手术治疗的护理 对于手术治疗的病人,按胆总管探查及 T 管引流术后的护理措施进行护理。

【护理评价】

通过治疗与护理,病人是否:①疼痛得到有效控制,或无疼痛的症状和体征;②了解预防该疾病的相关知识;③未发生感染,或感染得到有效控制。

(郑思琳)

学习小结

本章介绍了胆道疾病的解剖和生理、胆道疾病的特殊检查,胆囊结石及胆囊炎、胆管结石及胆管炎、急性梗阻性化脓性胆管炎、胆道蛔虫症的发病原因、临床表现、治疗原则及护理措施。胆道系统疾病通常发病较急,疼痛难忍且病情较重,因此要做好相应的围术期护理,包括全面评估各种疾病的临床症状和体征,做好术前准备以及术后护理,尤其是并发症的监测及护理等,并且做好出院前的健康教育,尽可能地保证病人安全。同时还应了解病人及其家属对疾病的发生、发展、治疗及护理措施的了解程度;对术前治疗和护理配合知识的掌握程度;了解病人的心理承受能力,家庭经济承受能力,并做好相应的心理护理。

复习参考题

1. 试述行 PTC 检查前病人的准备。

2. 试述 T 管引流的护理要点。

3. 急性重症胆管炎术前准备的主要措施有哪些?

第三十一章　胰腺疾病病人的护理

31

学习目标

掌握	急性胰腺炎及胰腺癌的概念、病因与临床表现；急性胰腺炎病人的护理评估与护理措施。
熟悉	急性胰腺炎、胰腺癌病人的主要护理诊断/问题；急性胰腺炎病人的治疗原则。
了解	急性胰腺炎及胰腺癌的发病机制与病理生理。

第一节　解剖生理概要

【解剖】

胰腺(pancreas)是人体内仅次于肝的第二大腺体,属腹膜后器官,斜向左上方紧贴于第1~2腰椎,成人胰腺长10~20cm,宽3~5cm,厚1.5~2.5cm。重75~125g。胰腺可分为头、颈、体、尾四部分,各部无明显界限。胰头膨大,嵌入十二指肠环内。胰体位于胰颈和胰尾之间,后方紧贴腰椎体,上腹部发生钝挫伤时受挤压机会最大。胰尾是胰左端狭细部分,行向左上方抵达脾门,脾切除时易损伤胰尾形成胰瘘。

胰管(Wirsung管)也称主胰管,由胰尾行至胰头,横贯胰腺全长,直径约为2~3mm。约85%的人胰管和胆总管汇合形成"共同通道",下端膨大部称Vater壶腹,开口于十二指肠乳头,内有Oddi括约肌,部分人胰管与胆总管虽有共同开口,但两者之间仍有分隔;少数人分别开口于十二指肠(图31-1)。副胰管在胰头部主胰管上方,并单独开口于十二指肠,较主胰管细且短。

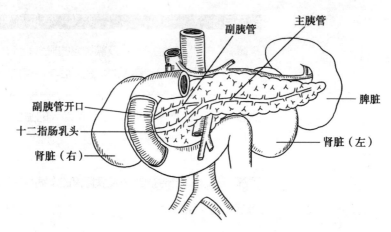

图 31-1　胰管的解剖关系

胰腺血液供应丰富。胰头主要由胃十二指肠动脉的分支、胰十二指肠上动脉和肠系膜上动脉的分支及胰十二指肠下动脉供血,其前、后分支分别吻合形成十二指肠前弓和后弓。胰腺体尾部由脾动脉分支(胰背动脉和胰大动脉)供血(图31-2)。胰腺淋巴管极为丰富,起自腺泡周围毛细血管,沿血管达胰表面,注入胰上、下淋巴结与脾淋巴结,然后注入腹腔淋巴结。胰腺受交感神经及副交感神经支配,由交感神经支配胰腺的疼痛,而副交感神经对胰岛、腺泡和导管起到调节作用。

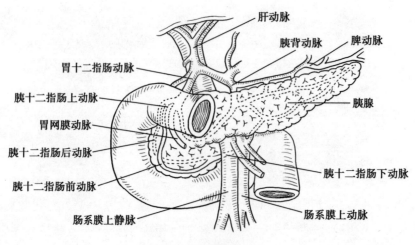

图 31-2　胰腺的血液供应

【生理功能】

胰腺具有外分泌和内分泌功能。

1. **外分泌**　产生胰液,主要成分包括中心腺泡细胞和导管细胞分泌的水和碳酸氢钠以及腺泡细胞分泌的各种消化酶,每日分泌量约为 750～1500ml,为无色透明的等渗碱性液体,pH 7.4～8.4。胰液中的消化酶主要包括胰淀粉酶、胰脂肪酶和胰蛋白酶等,还包括糜蛋白酶、胶原酶、磷脂酶等。胰液分泌受迷走神经和体液双重控制,以体液调节为主。

2. **内分泌**　主要来源于胰岛,其为大小不等、形态不定的细胞团,分布于腺泡之间。胰岛有多种细胞,以 B 细胞为主,分泌胰岛素,刺激胰液分泌;其次是 A 细胞分泌胰高血糖素,抑制胰液分泌,D 细胞分泌生长抑素等。

第二节　急性胰腺炎病人的护理

案例 31-1

　　王先生,38 岁,聚餐饮酒后 2 小时突发上腹部疼痛,伴恶心、呕吐,5 小时后就诊。查体:体温 38.5℃,呼吸 24 次 / 分,脉搏 110 次 / 分,血压 74/50mmHg。全腹肌紧张、压痛及反跳痛。腹腔穿刺抽出淡粉色液体,白细胞 17×10⁹/L,血清淀粉酶 600U/dl,诊断为"急性胰腺炎"拟行手术治疗。

　　思考:

　　1. 根据上述案例分析王先生此刻有危险吗? 为什么?

　　2. 如果你是责任护士,应如何配合医生进行抢救?

　　3. 对该病人应采取哪些护理措施?

急性胰腺炎(acute pancreatitis)是胰腺分泌的消化酶在胰腺内被激活后对自身器官及其周围组织产生自身"消化"作用而引起的急性炎症反应,是外科常见急腹症之一。按临床病情分为轻型急性胰腺炎和重症急性胰腺炎,前者病情轻,有自限性,预后较好;后者病情险恶,常涉及全身多个器官,病死率高达 10%～30%。

【病因】

引起急性胰腺炎的因素较多,任何造成胰液外溢和胰酶在腺体内被激活的因素,均可引起胰腺的自身消化进而发生急性胰腺炎。常见因素有以下几种:

1. **胆道疾病**　是最常见的病因,在我国占急性胰腺炎发病原因的 50% 以上。主要原因有胆总管下端结石嵌顿、胆道蛔虫病、Oddi 括约肌水肿和痉挛及壶腹部狭窄。壶腹部狭窄时,即可引起梗阻。梗阻后可使胆汁逆流入胰管,激活胰酶。同时梗阻后又使胰管内压力增高,致使胰小管和胰腺腺泡破裂,胰液外溢,被激活的胰酶损害胰腺组织。

2. **饮酒过量**　乙醇除直接损害胰腺,还刺激胃酸、促胰液素和胰液分泌增加,可引起十二指肠乳头水肿和 Oddi 括约肌痉挛,阻碍胰液和胆汁引流,进而导致胰管内压增高,造成细小胰管破裂,胰液进入腺泡周围组织,引发一系列酶性损害,对胰腺进行"自我消化"。

3. **十二指肠液反流**　当十二指肠内压力增高时,十二指肠液可向胰管内逆流,其中的肠酶等物质可激活胰液中的各种酶,引起胰腺组织自身消化,从而导致急性胰腺炎。

4. **其他**　暴饮暴食、药物、代谢性疾病、创伤、胰腺血液循环障碍以及特异性感染等因素,也可导致急性胰腺炎的发生。

【发病机制】

急性胰腺炎的发病机制较为复杂,至今仍未完全阐明。多数研究认为是由于腺泡内的胰酶被异常激活,诱导胰腺实质发生"自身消化"。腺泡细胞释放炎性细胞因子,严重时可发生胰腺局部出血和坏死,加重全身组织器官的损害,甚至出现多脏器官功能衰竭。

【病理】

根据胰腺水肿、充血、出血和坏死的程度,分为急性水肿性胰腺炎和急性出血坏死性胰腺炎,两种病理变化不可截然分开,通常后者是由前者发展而来。

1. **急性水肿性胰腺炎** 病变轻,多局限在体尾部,肉眼可见胰腺水肿、肿胀,镜下则可见间质充血、水肿并伴有炎性细胞浸润,有可能发生局限性脂肪坏死。此类型胰腺炎约占80%,预后较好。

2. **急性出血坏死性胰腺炎** 以胰腺实质出血、坏死为主要特征,胰腺肿胀呈暗紫色,坏死灶呈灰黑色,后期坏疽时为黑色。腹腔内或腹膜后有咖啡或暗红色血性液体,含大量淀粉酶。镜下可见脂肪坏死和腺泡被破坏,小血管壁坏死,呈现片状出血,胰腺导管扩张,动脉内血栓形成。

相关链接

急性胰腺炎发展史

1652年,丹麦解剖学家杜尔(Nicholas Tulp)首次对急性胰腺炎进行了相关临床描述。1889年,Reginald H. Fitz提出了著名的急性胰腺炎分型,即出血性、化脓性、坏疽性。1896年,Chiari提出胰腺炎是胰腺自身消化的结果。Nicholas Senn通过动物胰腺手术实验,为胰腺炎外科治疗奠定了研究基础。之后,Elman于1929年建立血清淀粉酶检测,作为急性胰腺炎的诊断。1984年Kivisaari采用增强CT诊断坏死性胰腺炎及其坏死范围之后,对诊断急性胰腺炎、疾病分类、评估疾病疗效等方面起到了重要作用。1992年亚特兰大会议为急性胰腺炎分级制定了一项普遍适用全球的标准,并于2012年进行了修订。2013年,我国根据具体情况制定《中国急性胰腺炎诊治指南》,对AP严重程度进行分级,主要依据是器官衰竭是否出现及其持续的时间,据此分为轻症急性胰腺炎(MAP)、中度重症急性胰腺炎(MSAP)和重症急性胰腺炎(SAP)。

【临床表现】

1. **症状**

(1)急性腹痛:为主要症状,突然发生,非常剧烈,位于上腹部正中偏左,并向左肩及左腰背部放射。胆源性急性胰腺炎的腹痛开始于右上腹,逐渐向左侧转移。病变累及全胰时,疼痛的范围较宽且呈束带状向腰背部放射。疼痛的发生大多与饮食有关,如油腻饮食、暴饮暴食和酗酒,但不一定都具有明显的诱因。

(2)腹胀:与腹痛同时存在,大多数急性胰腺炎病人均有此症状。因胰腺的炎症累及肠道,可发生肠麻痹或肠梗阻而导致腹胀,一般都较严重。有时腹胀对病人的困扰超过腹痛,只有极少数的老年病人只有腹胀没有腹痛。

(3)恶心、呕吐:发作早且频繁,呕吐物为胃十二指肠内容物,呕吐后仍不能使腹痛缓解。

(4)发热:在急性胰腺炎的早期,病人只有中度发热,约为38℃左右。胆源性急性胰腺炎伴有胆道梗阻者,可有高热、寒战症状。胰腺坏死有感染时,持续性高热为主要症状之一。

(5)黄疸:胆道结石嵌顿或胰头肿大压迫胆总管可引起黄疸。部分病人可出现黄疸,但程度一般较轻。

(6)休克和脏器功能障碍:重症急性胰腺炎可引发休克和脏器功能衰竭。急性胰腺炎早期以全身炎症反应综合征和器官功能衰竭为主要表现。早期以低血容量休克为表现,后期坏死病灶合并感染,可继发脓毒血症,引发全身感染。呼吸衰竭主要表现为急性呼吸窘迫综合征(acute respiratory distress syndrome, ARDS),

肾功能衰竭以少尿、无尿和血清肌酐升高为主要表现。重症急性胰腺炎常合并腹腔高压或腹腔间隔室综合征（abdominal compartment syndrome，ACS），严重时引起脏器功能障碍。有胰性脑病者，可出现中枢神经系统症状，如感觉迟钝、意识模糊甚至昏迷等。

2. 体征

（1）腹膜炎体征：急性水肿性胰腺炎压痛多只限于中上腹部，无明显腹肌紧张。急性出血坏死性胰腺炎时，压痛明显，有肌紧张和反跳痛，逐渐波及全腹，肠鸣音减弱或消失，移动性浊音多为阳性。

（2）皮下出血：少数急性出血坏死性胰腺炎病人的腰部、季肋部和腹部皮肤出现大片青紫瘀斑，称 Grey-Turner 征；若出现在脐周，称 Cullen 征。主要是由胰液外溢经腹膜后途径渗至皮下，溶解皮下脂肪使毛细血管破裂出血所致。

相关链接

腹腔间隔室综合征

世界腹腔间隔室综合征联合会（World Society of the Abdominal Compartment Syndrome，WSACS）发布关于腹腔高压（intra-abdominal hypertension，IAH）/腹腔间隔室综合征（ACS）的专家共识和诊疗指南。ACS 定义为持续性的腹内压大于 20mmHg（伴或不伴腹腔灌注压 <60mmHg）并有新发生的器官功能不全或衰竭。大约 58% 的重症急性胰腺炎病人合并 IAH，19% 的病人合并 ACS。当重症急性胰腺炎病人合并 ACS 时，病死率高达 67%。

【辅助检查】

1. 实验室检查

（1）胰酶测定：血清、尿淀粉酶测定最为常用。血清淀粉酶在发病 2 小时后升高，24 小时达高峰，4～5 日后逐渐降至正常。尿淀粉酶在发病 24 小时后开始升高，48 小时达高峰，1～2 周恢复正常。血清淀粉酶值超过 500U/dl（正常值 Somogyi 法：40～180U/dl），尿淀粉酶明显升高（尿淀粉酶 Somogyi 法：正常值 80～300U/dl）有诊断价值，但淀粉酶升高幅度与病变严重程度不一定成正比。如严重的出血坏死性胰腺炎时，胰腺腺泡广泛破坏，胰酶生成减少，故血、尿淀粉酶可不增高。

（2）血清脂肪酶：明显升高，与血清淀粉酶伴行，故两者联合检测可提高诊断的准确性。

（3）其他检查：白细胞增高、血钙下降、血糖升高、肝功能异常、血气分析等指标异常。诊断性腹腔穿刺若抽出血性渗出液，所含淀粉酶值高时对诊断有帮助。

2. 影像学检查

（1）腹部 B 超：主要用于诊断胆源性胰腺炎，可发现胰腺水肿、增大和胰周液体积聚，有无出血、坏死，还可了解胆道有无异常。

（2）胸、腹部 X 线片：胸片可见左肺下叶不张、膈肌抬高、胸腔积液，腹部平片可见肠管积气、积液等。

（3）CT、MRI：对急性胰腺炎有重要的诊断价值。通过显示胰腺大小、密度是否均匀，有无出血、坏死，胰腺周围组织受侵程度、有无渗液等，能够鉴别水肿性和坏死性急性胰腺炎。MRI 在评估胰腺坏死、炎症范围及有无游离气体等方面有价值。磁共振胰胆管造影（magnetic resonance cholangio pancreatography，MRCP）可帮助判断胆管及胰管的情况。

【治疗原则】

急性胰腺炎尚无继发感染者，均首选非手术治疗。急性出血坏死性胰腺炎继发感染者需手术治疗。

1. 非手术治疗　①禁食、胃肠减压；②补液、防治休克；③抑制胰腺分泌和胰酶活性；④解痉镇痛；⑤营养支持；⑥预防和控制感染；⑦中药治疗。

2. 手术治疗

（1）适应证：①不能排除其他急腹症时；②胰腺和胰周组织继发感染；③伴胆道梗阻或胆道感染者；④合并肠穿孔、大出血或胰腺假性囊肿。

（2）手术方法：最常用的是胰周坏死组织清除引流术，其他术式有：①坏死组织清除术；②腹腔引流术；③胃造瘘、空肠造瘘及胆道引流术；④伴有胆道下端梗阻或胆道感染的重症病人，应急诊或早期（72 小时内）行胆管探查术。

3. 常见局部并发症的处理

（1）出血：由于胰液对胰周组织的消化作用，有时会造成腹腔或腹膜后大出血；急性出血坏死性胰腺炎可使胃肠道黏膜防御能力减弱，易引起应激性溃疡出血。主要应用 H_2 受体拮抗剂和抗酸药物预防和治疗；胃内出血时可应用血管收缩剂加冰盐水配制的溶液行胃内降温灌注治疗，常需手术止血。

（2）胰瘘：急性出血坏死性胰腺炎经坏死组织清除或引流术后常遗有胰瘘，多数病人在 3～6 个月内经引流可自行愈合，不能自行愈合者需手术治疗。

（3）肠瘘：为胰腺和胰外坏死组织感染侵犯肠管所致。肠瘘的治疗一般首选非手术方法，将瘘口与敞开的切口隔开，局部可用 0.3% 乳酸溶液持续灌洗，部分瘘口可自行愈合。对经久不愈的肠瘘，待病情稳定后行手术治疗。

（4）胰腺假性囊肿：囊肿较小、无感染、全身症状较轻者，可行非手术治疗，但应及时行 B 超检查，如一旦发现囊肿增大，不能自行消散，应及时手术治疗。

（5）胰腺及胰周脓肿：由胰腺组织和（或）胰周坏死组织液化继发感染所形成的包裹性积脓。

【护理评估】

（一）术前评估

1. 健康史　评估病人既往有无胆道疾病史，近期有无腹部手术、外伤、感染及用药等诱发因素；评估病人的饮食习惯，有无长期大量饮酒、暴饮暴食等。

2. 身体状况

（1）症状：了解腹痛的性质、程度、时间及部位，呕吐次数、呕吐物性状及量；生命体征变化，意识、尿量、皮肤黏膜色泽、有无呼吸增快和呼吸音减弱等。

（2）体征：了解腹部体征，尤其是腹膜刺激征、腹胀及肠鸣音变化，了解腰部、季肋部皮肤有无出现大片青紫瘀斑等。

（3）辅助检查：血、尿淀粉酶值的变化；有无水、电解质失衡及凝血功能障碍；病人营养状况等。

（二）术后评估

了解病人术中所采取的麻醉、手术方式及术中输血、输液等情况，评估病人回病房后的神志、生命体征及切口情况；评估腹腔引流管是否通畅有效，引流液的颜色、性状和量；评估病人疼痛是否缓解，有无休克、出血、多器官功能衰竭、胰瘘等并发症的发生。

（三）心理 - 社会状况

由于本病（尤其是急性出血坏死性胰腺炎）具有发病急、病情发展快，且凶险、并发症多、病程长、预后差、易复发、花费大等特点，常使病人及家属产生焦虑、恐惧、失眠等不良情绪反应。评估病人的社会地位、工作职务、经济状况，对疾病治疗方案及预后的了解程度及其反应，对治疗、护理的配合，尤其是否能理解与配合改变长期的饮食习惯，对长期接受治疗的心理反应，对防止胰腺炎复发和有关疾病康复知识的掌握情况；评估家属对疾病、治疗方案及预后的了解程度及其反应，是否能为病人提供精神和物质的支持，以及家庭经济条件能否支付较高昂的治疗花费。

【主要护理诊断 / 问题】

1. 急性疼痛　与胰腺及其周围组织炎症反应、创伤、胆道梗阻有关。

2. 有体液不足的危险　与炎性渗出、呕吐、禁食、出血、引流等有关。

3. 体温过高　与组织坏死、感染有关。

4. 营养失调：低于机体需要量　与恶心、呕吐、禁食、机体消耗等有关。

5. 潜在并发症：休克、出血、多器官功能衰竭、胰瘘等。

【护理目标】

1. 病人疼痛减轻或缓解。

2. 病人体液平衡得以维持。

3. 病人感染得到控制，体温逐渐下降并维持在正常范围内。

4. 病人营养状态逐渐得到改善。

5. 病人未发生并发症，或及时发现并配合处理。

【护理措施】

（一）术前准备和非手术病人的护理

1. **疼痛护理**　对诊断明确、腹痛较重的病人遵医嘱给予镇痛、解痉药物，如哌替啶、阿托品等，禁用吗啡，以免引起 Oddi 括约肌痉挛。协助病人取弯腰屈膝侧卧位，以减轻疼痛；按摩背部，增加舒适感。如有剧烈腹痛辗转不安者应防止发生坠床。遵医嘱准确应用抑制胰腺分泌及抗胰酶药物，以减少胰液的分泌，减轻病人的痛苦。

2. **维持水、电解质及酸碱平衡**　密切监测生命体征，观察病人意识状态，体温、脉搏、呼吸、血压，腹部体征，皮肤黏膜温度和色泽变化；准确记录 24 小时液体出入量和水、电解质失衡状况；必要时给予留置导尿，观察并记录每小时尿量；防止发生休克，水、电解质失衡及多器官功能衰竭。

3. **降低体温**　急性胰腺炎病人容易合并细菌感染，引起病人体温升高。发热的病人可以使用物理降温，如冷敷、温水或酒精擦浴，必要时可以使用药物进行降温。遵医嘱合理使用抗生素可以有效地预防和控制细菌感染。

4. **维持营养供给**　急性胰腺炎发作期，应禁食水，减少胰液分泌，促进胰腺恢复。禁食期间给予肠外营养支持。当病人症状消退，可进食无脂、低蛋白流质饮食，如藕粉、米汤、果汁；随着病人病情逐步好转，饮食由低脂流质饮食逐渐过渡到低脂半流食，每日 5～6 餐；痊愈后应禁烟酒、忌辛辣、低脂肪、严禁暴饮暴食，以免复发。重症急性胰腺炎在病情稳定、淀粉酶恢复正常以及肠麻痹消失后，可通过空肠造瘘管行肠内营养支持，逐渐过渡为全肠内营养并经口进食。在进行肠内、肠外营养治疗时，应注意有无导管性、代谢性或胃肠道并发症。

5. **胃肠减压护理**　持续胃肠减压可引流出胃液，减少胰酶和胰液的分泌，使胰腺得到休息，并可减轻恶心、呕吐和腹胀。因此，在留置胃肠减压期间应妥善固定，保持通畅，观察胃液的颜色、性质和量并准确记录，确保负压吸引在有效状态。此外，应每日给予病人口腔护理。

6. **心理护理**　急性胰腺炎病人因突然发病，病情进展快，多在重症监护病房治疗，病人往往没有准备，容易产生焦虑和恐惧心理；此外，由于病程长、病情不稳定，病人易产生悲观消极情绪，有时甚至不配合治疗。因此，护士应为病人提供舒适安静的治疗环境，保证病人睡眠，使胰腺负担减轻和脏器血流量增加，促进组织修复和体力恢复。与病人沟通时，了解病人感受，耐心恰当地解答病人提出的问题，向病人及家属介绍治疗方案及其意义、康复预防等知识，增加病人对疾病预后的信心。

7. **术前准备**　遵医嘱为病人进行皮肤准备和备血，进行药物过敏试验并记录。非急症手术病人可嘱其术前禁食 12 小时，禁水 4 小时，并做好肠道准备。同时护士应向病人及家属说明手术前准备的过程及其意义，使其积极配合；保持环境的安静和整洁，使病人得到充分的休息。术后病人返回病房时，应按要求备好监护仪、氧气等用物。

（二）术后护理

1. 病情观察 严密观察生命体征，记录 24 小时出入量，观察腹部症状，及时发现和预防并发症，如出血、休克、多器官功能衰竭等。遵医嘱监测血、尿淀粉酶、血糖、血钙等的动态变化。

2. 引流管护理 急性胰腺炎病人术后常留置多根引流管，包括胃肠减压管、T 形管、腹腔双套管、胰引流管、胃空肠造瘘管和导尿管等。应分别标明每根引流管的名称、放置部位并与相应引流装置正确连接，妥善固定。保持各引流管通畅，防止扭曲、堵塞、受压和滑脱，确保有效引流。定时更换引流装置，严格无菌操作，观察并准确记录各引流液的颜色、性质和量，动态监测引流液的胰淀粉酶值，以便了解病情变化。

（1）腹腔双套管灌洗引流护理：腹腔双套管灌洗引流可清除腹腔内有害物质，如坏死组织、脓液等，护士在灌洗过程中应注意：①冲洗液应现配现用，常用生理盐水加抗生素，滴速为 20～30 滴 / 分为宜；②维持一定的负压，吸引力不宜过大，以免损伤腹腔内脏组织和血管；③保持灌洗引流通畅，如有脱落坏死组织、脓液或血块堵塞管腔，可用生理盐水缓慢冲洗，若疏通困难需协助医生在无菌条件下更换内套管；④观察灌出液的颜色和量，保证灌洗液出入量的平衡；⑤保持引流管周围皮肤清洁干燥，局部可用氧化锌软膏涂抹或凡士林纱布覆盖，防止胰液腐蚀皮肤并发感染；⑥拔管护理：术后 10 天左右，如病人体温正常且稳定，白细胞计数正常，引流液少于 5ml/d 且淀粉酶值正常后可考虑拔管。拔管后应注意观察拔管处有无渗漏，若有渗出应及时更换敷料。

（2）空肠造瘘管护理：空肠造瘘可保证肠内营养（EN）物质的供给。护理措施：①妥善固定：将管道固定于腹壁，避免牵拉，防止管道脱出。②保持管道通畅：在给予营养液滴注前后使用生理盐水或温开水冲洗管道，持续输注时应每隔 4 小时冲洗管道一次。③营养液输注注意事项：术后从空肠造瘘给予要素饮食时，要现配现用，自小剂量、低浓度开始，逐步递增；温度适宜，以接近正常体温为宜，过高会灼伤胃肠道黏膜，过低则会刺激胃肠道、引起痉挛等；滴速不宜太快，滴注时观察病人的反应，如有无腹痛、腹泻等；滴完后，用清水冲洗管道，滴注瓶每日更换；记录 24 小时滴注量。

3. 营养支持 由于病人术后需长时间禁食、留置胃管又同时有多根引流管，机体消耗较大。因此，要注重及时补充营养，使机体达到正氮平衡，以利于组织修复。术后早期给予肠外营养，约 2～3 周，以减少对胰腺分泌的刺激，待病情稳定，血、尿淀粉酶恢复正常，肠功能恢复后，可在肠外营养同时，通过空肠造瘘管给予肠内营养，约 3～4 周。饮食以选择要素膳或短肽类制剂为宜，病人若无不良反应，可逐步过渡到肠内营养和经口进食。护士应做好肠外、肠内营养的护理，防止并发症发生。

4. 并发症的观察与护理

（1）术后出血：定时监测血压、脉搏，观察病人呕吐物、排泄物及引流液颜色、性质和量。若腹腔大血管受腐蚀破裂继发出血，则引流液为血性；若因胰腺炎引起应激性溃疡出血，胃肠减压引流液为血性，应及时倾倒引流液和清理血迹，立即通知医生，遵医嘱给予止血药物等，监测凝血功能，必要时做好急诊手术止血的准备。

（2）多器官功能障碍：常引发急性呼吸窘迫综合征、休克、急性肾衰竭等。

1）观察病人呼吸型态，监测血气分析；有无呼吸困难、发绀、血氧饱和度下降等异常表现。保持呼吸道通畅，及时给予氧气吸入，遵医嘱给予药物治疗，必要时准备气管插管或气管切开，应用呼吸机辅助呼吸应做好气道护理。

2）监测病人生命体征的变化，观察有无脉搏细速、血压下降、面色苍白、四肢厥冷等休克表现。如发生上述症状，立即通知医生，迅速建立静脉通道，快速输液，监测中心静脉压的变化，给予休克体位、保暖、积极抗休克治疗，并备好抢救物品。

3）留置导尿护理，保持尿管通畅，观察尿液的颜色、性质和量。如发现病人少尿或无尿时，应通知医生。遵医嘱给予利尿剂并观察用药后的反应。必要时给予血滤或血液透析。

4）观察病人的意识状态，如出现反应迟钝、谵妄、昏迷或出现弥漫性头痛及脑膜刺激症状时，警惕胰性脑病的发生。

（3）胰瘘或肠瘘：部分急性出血坏死性胰腺炎病人可并发胰瘘或肠瘘。若从腹壁切口渗出或引流管引流出无色透明的液体时，应疑为胰瘘；合并感染时引流液可呈脓性。若术后腹部出现明显的腹膜刺激征，且引流出胃肠液或输入的肠内营养液样液体时，则应考虑肠瘘。除观察和保持引流通畅外，还应涂氧化锌软膏保护切口周围皮肤，防止胰液、肠液腐蚀皮肤。同时要加强营养，维持水、电解质平衡。指导病人正确使用造口袋，必要时做好手术准备。

相关链接

胰瘘定义和分级系统

国际胰腺外科研究组（International Study Group on Pancreatic Surgery, ISGPS）发布了2016年版术后胰瘘的定义和分级系统。术后胰瘘的定义为"胰腺导管系统和另一个上皮表面之间形成的富含胰腺来源酶液体的异常通道"。明确胰瘘的诊断需满足：术后第3天或以上引流液的淀粉酶数值达正常上限的3倍以上，同时产生了一定的临床影响，需积极进行治疗。仅仅是淀粉酶升高达正常上限3倍以上而无临床影响的不再诊断为胰瘘。A级胰瘘更新为"生化漏"（biochemical leak, BL），其不再作为胰瘘分级中的一级，而是被认为是一个胰瘘前状态，也不属于术后并发症。持续引流超过3周和经皮或超声下穿刺引流均被划分为B级胰瘘。C级胰瘘是指出现以下情况之一：术后胰瘘引起二次手术、单或多器官衰竭、死亡。

（4）胰腺或腹腔脓肿：急性胰腺炎病人术后2周出现发热，腹部可触及包块时，应检查有无胰腺脓肿或腹腔脓肿发生。

（5）控制感染：遵医嘱应用抗生素，并评估其效果。加强基础护理，预防口腔、肺部和尿路感染的发生。

（三）健康教育

1. 减少诱因 向病人及家属讲解急性胰腺炎的有关知识，帮助病人及家属正确认识胰腺炎易复发的特点。多数急性胰腺炎由胆道疾病引起，因此待病情稳定、全身情况好转后，应积极治疗胆道结石和胆道疾病，防止诱发胰腺炎。

2. 配合治疗 对于非手术病人，向其解释禁食、胃肠减压的目的和意义，鼓励病人积极配合治疗，缩短住院时间，减少费用支出。对于手术病人除做好术前准备外，还应向其讲解手术对病情恢复的重要意义、术后长期禁食的原因及注意事项、负责医生的医技水平等，帮助病人树立战胜疾病的信心。

3. 合理膳食 讲解暴饮暴食、酗酒与胰腺炎的关系。告诉病人及家属痊愈后要养成良好的饮食习惯，饮食以低脂清淡为主，忌辛辣刺激性食物，少量多餐、定时、定量。对于糖尿病病人，嘱其不吃含糖量较高的水果，多食蔬菜，严格控制主食的摄入量，适度锻炼。

4. 用药指导 指导病人遵医嘱服药并让其了解服药须知，如药名、作用、每次剂量、用药途径、不良反应和注意事项。因胰腺内分泌功能不足而血糖升高的病人，遵医嘱应用降糖药物；行胰腺全切者，需终生注射胰岛素。定时检测尿糖和血糖；高脂血症者应长期服用降脂药物。

5. 出院指导 告知病人出院后4～6周内应避免过度疲劳和举重物。要保持良好的情绪，适当参加活动，做到劳逸结合。教会病人自我观察，如发现腹部肿块逐渐增大，并有腹痛、腹胀、呕吐等症状，需及时就医。

【护理评价】

通过治疗与护理，病人是否：①腹痛缓解或得到控制；②体液平衡，生命体征平稳；③感染得到控制，体温恢复正常；④营养状况改善，体重得以维持或增加；⑤并发症得到预防或被及时发现和处理。

第三节　胰腺癌病人的护理

问题与思考

胰腺癌被称为"万癌之王",是恶性度非常高的消化系统肿瘤,随着外科理念及技术的进步,手术切除率及手术安全性大大提高,但病人的总体预后并无明显改善,其根治性切除术后 5 年存活率<20%。近年来胰腺癌的发病率呈明显上升且年轻化。

思考: 胰腺癌恶性程度较高且存活率较低,如何对其进行诊断及治疗?

> **案例 31-2**
>
> 宋先生,67 岁,退休干部,上腹部持续性隐痛半年入院。病人 3 个月前开始出现腹痛,阵发性加重,并向左肩背部放射,伴恶心、呕吐、食欲缺乏、体重下降,无多饮、多食、多尿、发热等。近 10 余年每周饮白酒 1000~1500ml。体检:皮肤巩膜黄染;腹壁静脉轻微曲张;腹软,左中上腹压痛、无反跳痛,墨菲征阴性。肝脾肋下未触及,肝脾区无叩击痛。上消化道钡餐未见异常;血糖 9.1mmol/L。CT 检查示:主胰管及小胰管内广泛结石,胰腺实质严重萎缩,有广泛钙化斑,肝内胆管扩张,胰体尾部有 5cm×6cm 实质肿块。肿瘤标志物 CEA、CA19-9 升高。诊断为"晚期胰腺癌",准备行手术治疗。
>
> **思考:**
>
> 1. 如何让病人接受患病的信息并使其配合手术?
>
> 2. 应如何对胰腺癌术后病人进行护理?

胰腺癌(cancer of the pancreas)是消化系统较常见的恶性肿瘤,在我国发病率有逐年上升的趋势。好发年龄在 40 岁以上,男女发病比例为 1.5:1,90% 的病人在确诊后 1 年内死亡,5 年存活率仅 1%~3%。

【病因与病理】

病因尚不确定。嗜酒、吸烟,高蛋白和高脂肪饮食是胰腺癌的危险因素,其中吸烟是唯一公认的危险因素。糖尿病、慢性胰腺炎和胃大部切除术后的病人,胰腺癌的发病率高于一般人群;其他包括遗传因素等。

胰腺癌包括胰头癌和胰体尾部癌。其中胰头癌是最常见的一种,约占胰腺癌的 70%~80%,其次为胰腺体尾部癌。90% 的胰头癌为导管细胞癌,其次是黏液性囊腺癌、腺泡细胞癌和胰母细胞癌等。胰头癌转移和扩散的主要途径为淋巴转移和局部浸润,部分经血行转移至肝、肺、骨、脑等处。此外,还可经腹腔种植转移。该病早期诊断困难,手术切除率低,预后较差。

【临床表现】

1. 症状　早期多无特异症状,出现临床症状时往往已为晚期。由于癌肿发生部位不同其表现也各不相同,常见症状以上腹部疼痛、饱腹不适和黄疸、食欲下降和消瘦为主。

(1)上腹饱胀不适、疼痛:是最常见的首发症状。早期因胰管梗阻致管腔内压力增高,甚至小胰管破裂及胰液外溢,病人表现为进行性加重的上腹部闷胀不适,或隐痛、钝痛、胀痛,中晚期可出现持续性剧烈腹痛,疼痛常向腰背部放射,不能平卧,常呈蜷曲坐位,影响睡眠和饮食。胰头癌疼痛多位于上腹正中,胰体尾部癌疼痛多位于左上腹部或脐周,出现疼痛时已属较晚期。

(2)黄疸:是主要的症状。约 80% 胰腺癌病人在发病过程中出现黄疸,以胰头癌最为常见,黄疸进行性加重,可伴有皮肤瘙痒、小便深黄及陶土色大便。少数病人表现为无痛性黄疸。黄疸伴无痛性胆囊增大称库瓦西耶征(Courvoisier sign),对胰头癌具有诊断意义。

（3）消化道症状：病人可有食欲缺乏、腹胀、消化不良、腹泻等。部分病人可有恶心、呕吐。晚期癌肿侵及十二指肠可出现上消化道梗阻或消化道出血。

（4）消瘦和乏力：病人因消化不良、饮食减少、睡眠不足及肿瘤消耗等造成消瘦、乏力、体重下降，同时伴有贫血、低蛋白血症等，晚期可出现恶病质。

（5）其他：病人可出现发热、胰腺炎发作、糖尿病、脾功能亢进及游走性血栓性静脉炎等。

2. 体征　肝大、胆囊肿大、胰腺肿块，可在左上腹或脐周闻及血管杂音。晚期可出现腹水或扪及左锁骨上淋巴结肿大。

相关链接

壶腹周围癌

壶腹周围癌（periampullary adenocarcinoma）主要包括壶腹癌、胆总管下端癌和十二指肠腺癌。壶腹周围癌的恶性程度明显低于胰头癌，手术切除率和 5 年生存率都明显高于胰头癌。组织类型主要是腺癌，其次为乳头状癌、黏液癌等。淋巴转移比胰头癌出现晚。远处转移多至肝脏。常见临床症状为黄疸、消瘦和腹痛，与胰头癌的临床表现易于混淆。治疗上行 Whipple 手术或保留幽门的胰头十二指肠切除术（PPPD），远期效果较好，5 年生存率可达 40%～60%。

【辅助检查】

1. 实验室检查

（1）血清生化检查：血、尿淀粉酶可有一过性升高，空腹或餐后血糖升高，糖耐量实验异常。胆道梗阻时血清总胆红素、直接胆红素、碱性磷酸酶、转氨酶可轻度升高，尿胆红素阳性。

（2）免疫学检查：多数血清学标记物升高。包括糖类抗原 19-9（CA19-9）、血清癌胚抗原（CEA）、胰胚抗原（POA）等，其中 CA19-9 最常用于胰腺癌的辅助诊断和随访。

2. 影像学检查　是胰腺癌定位和定性诊断的重要手段。

（1）B 超：可显示肝内、外胆管及胰管扩张、胆囊增大，胰头部占位病变及有无淋巴结或肝转移；内镜超声优于普通 B 超。

（2）CT 检查：胰腺区动态薄层扫描可获得优于 B 超的效果，对术前判断肿瘤可切除性有重要意义，目前可作为胰腺肿瘤病人的首选影像学检查手段。

（3）胃肠道钡餐造影：胰头癌在胰头处可见十二指肠曲扩大，局部黏膜皱襞异常、充盈缺损、不规则、僵直等；低张力造影可提高阳性发现率。

（4）内镜逆行胰胆管造影（ERCP）：可直接观察十二指肠乳头区的病变，可显示胆管或胰管的狭窄或扩张等，并能进行活检，也可在胆管内置入内支撑管，达到术前减轻黄疸的目的。但此检查可引起急性胰腺炎或胆道感染，应予以注意。

（5）磁共振胰胆管造影（MRCP）：能显示胰、胆管梗阻的部位和扩张的程度，具有无创性、多维成像、定位准确、无并发症等优点。

（6）经皮肝穿刺胆管造影（PTC）：可显示梗阻上方肝内、外胆管扩张情况，对判定梗阻部位，胆管扩张程度有重要价值。

3. 细胞学检查　收集胰液查找癌细胞。在 B 超或 CT 指引下，经皮细针穿刺胰腺病变组织，涂片行细胞学检查。

【治疗原则】

最有效的方法是手术切除，辅以放疗或化疗。以延长病人生存时间，改善质量。

1. 根治性手术

（1）胰头十二指肠切除术（Whipple手术）：适用于无远处转移的胰头癌。手术切除范围包括：胰头（含钩突部）、远端胃、十二指肠、上段空肠、胆囊和胆总管。同时清除周围淋巴结，切除后再将胰、胆和胃与空肠吻合，重建消化道（图31-3）。

（2）保留幽门的胰头十二指肠切除术（PPPD）：适用于无幽门上下淋巴结转移、十二指肠切缘无癌细胞残留者。

（3）胰体尾部切除术：适用于胰体尾部癌，原则上作胰体尾部及脾切除。

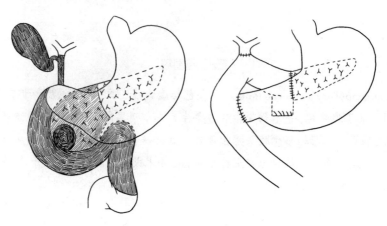

图31-3　胰头十二指肠切除术（Whipple手术）

2. 姑息性手术　对于高龄、已有肝转移、肿瘤不能切除者或合并严重心肺功能障碍不能耐受较大手术者可采用姑息手术。包括胆肠吻合术以解除胆道梗阻；胃空肠吻合术解除或预防十二指肠梗阻等，以减轻疼痛。对不能切除者可作区域性介入治疗。

3. 辅助治疗　可在术前做区域性介入治疗、放疗、化疗，对胰腺癌有治疗作用，争取手术的机会。常用化疗药物以氟尿嘧啶和吉西他滨为主，辅以其他抗癌药物。此外，可用介入疗法、放射疗法、免疫疗法、基因治疗等。

【护理评估】

（一）术前评估

1. 健康史　评估病人的饮食习惯，是否长期进食高蛋白、高脂肪饮食；是否有长期吸烟、饮酒史，每天吸烟量；是否有糖尿病、慢性胰腺炎等病史；有无胰腺肿瘤或其他肿瘤家族史。

2. 身体状况

（1）症状：评估病人腹痛的部位及特点，影响疼痛的因素及药物镇痛的效果，是否伴有腹胀、恶心、呕吐；是否能触及肿大的肝脏及胆囊；是否有消化道症状及黄疸出现的时间和程度，有无皮肤瘙痒。

（2）体征：评估病人是否有肝大、胆囊肿大、胰腺肿块体征，能否在左上腹或脐周闻及血管杂音，了解病人是否出现腹水或扪及左锁骨上淋巴结肿大。

（3）辅助检查：了解实验室检查、影像学检查及细胞学检查结果等有无异常。

（二）术后评估

了解病人的麻醉方式、术式及术中情况，手术过程是否顺利，术中输血及补液量；评估病人生命体征是否平稳，有无留置引流管，留置引流管的位置，引流液的颜色、性状及量，引流管是否通畅；有无出血、胰瘘或肠瘘、感染、血糖异常等并发症发生。

（三）心理-社会状况

评估病人是否有不良心理反应，如抑郁、焦虑、恐惧、悲观等；是否了解有关术前及术后护理配合的知识;病人及家属对术后康复过程及出院健康教育知识的掌握程度。病人家庭经济承受能力及家属对病人的关心、支持程度。

【主要护理诊断/问题】

1. **焦虑** 与对癌症的诊断、治疗过程及对预后的担心有关。

2. **急性疼痛** 与胰管梗阻,癌肿侵犯腹膜后神经丛及手术创伤有关。

3. **营养失调:低于机体需要量** 与食欲下降、消化不良、呕吐和癌肿消耗有关。

4. **潜在并发症:胰瘘、胆瘘、出血、感染、血糖异常等。**

【护理目标】

1. 病人焦虑减轻。

2. 病人疼痛缓解或消失。

3. 病人营养状况得到改善。

4. 病人的并发症得到预防、及时发现并得到控制。

【护理措施】

(一)术前准备和非手术病人的护理

1. **心理护理** 多数病人就诊时已处于中晚期,很难接受胰腺癌的诊断,常会出现否认、悲哀、畏惧和愤怒等不良情绪,对治疗及疾病预后缺乏信心。护理人员应多与病人及家属进行沟通和交流,鼓励病人表达内心真实感受,以同情、理解的心态对待病人,满足病人的需要。向病人及家属讲解有关疾病和手术知识时要慎重,对于那些对自己真实病情不了解的病人,作宣教时内容不宜过于真实、详尽,以保守为宜,但需将治疗方案及预后向家属讲解清楚。每次检查及护理前给予详细解释,帮助病人和家属进行心理调节。鼓励家属给予病人积极的心理支持,使病人逐渐地正视现实,树立战胜疾病的信心,积极地配合治疗和护理。

2. **疼痛护理** 对于疼痛剧烈的胰腺癌病人,及时给予有效的镇痛治疗,评估镇痛药的效果,可指导病人采取舒适卧位,以减轻疼痛。改善病房环境,分散病人注意力,以缓解疼痛。

3. **改善营养状况** 给予高蛋白、高热量、高维生素和低脂饮食;营养不良或饮食不足者给予肠外营养支持,低蛋白血症时可应用白蛋白。术前改善病人的营养状况对于减少术后并发症和降低死亡率有很重要的作用。营养支持治疗期间,应注意观察病人营养状况,关注与营养相关的检测指标和人体测量指标,如血清蛋白水平、皮肤弹性、体重等。

4. **改善肝功能** 由于胆汁不能进入十二指肠,影响脂肪和脂溶性维生素 K 的吸收,病人会出现出血倾向。因此需要补充维生素 K,以改善凝血功能,提高手术耐受力。遵医嘱给予保肝药、复合维生素 B 等,静脉输入高渗葡萄糖加胰岛素和钾盐,增加肝糖原的储备。

5. **皮肤护理** 由于胆道梗阻,部分胰腺癌病人伴有皮肤瘙痒,护士应告知病人勤沐浴、勤更衣。瘙痒时,可用温凉水擦拭或用手拍打,切忌搔抓,以免抓伤皮肤。

6. **肠道准备** 需手术治疗的病人,术前 3 天口服抗生素以抑制肠道细菌,预防术后感染;术前 2 天给予流质饮食;术前 12 小时禁食;术前晚清洁灌肠,以减少术后腹胀和并发症的发生。

7. **术前常规准备** 如备血、抗生素皮试、腹部备皮、术晨留置胃管及尿管。

(二)术后护理

1. **观察病情** 严密监测生命体征,若发现病人脉搏细速、血压下降、面色苍白,引流液增多并呈血性时,应及时报告医生给予处理,同时做好配合抢救的准备,并做好记录。观察病人黄疸消退及粪便颜色改变情况,监测血、尿胆红素的含量,了解胆道通畅情况。

2. **引流管护理** 胰十二指肠切除术后,一般放置有胰肠引流管、胆肠引流管、T 管引流、留置胃管及导管尿等(引流管护理参见本章第二节"急性胰腺炎病人的护理")。

3. 控制血糖水平 动态监测血糖,对合并高血糖者,应注意调节饮食,遵医嘱应用胰岛素,将血糖控制在适当的水平;出现低血糖者适当补充葡萄糖。

4. 营养支持 术后禁食、胃肠减压,由静脉及时补充营养物质,以保证机体的需要。对体质虚弱、营养不良者可行完全肠外营养支持,待肠功能恢复后拔出胃管,可先进少量流质饮食,逐渐过渡到半流质饮食、普食。饮食以高热量、低脂、少量多餐为宜。护士应注意观察病人进食后的反应,有无食欲缺乏、腹胀、腹痛等症状,若发现异常,及时通知医生予以处理。

5. 并发症的观察与护理

(1)出血:术后密切观察病人的生命体征、伤口渗血及引流情况,准确记录液体出入量。有出血倾向者,遵医嘱补充维生素 K 和维生素 C,预防出血。术后 1~2 天和 1~2 周时均可发生出血,如:经引流管引出血性液、呕血、便血等,病人同时出现出汗、脉搏细速、血压下降等现象。少量出血者给予静脉补液,应用止血药,输血等治疗,大量出血者需手术止血。

(2)感染:由于病人体质较差,手术暴露时间长,易发生感染。更换伤口敷料时,要注意无菌操作。遵医嘱合理应用抗生素,控制感染。胰十二指肠切除术后,一般放置有 T 管、腹腔引流管、烟卷引流、胰腺断面引流管等引流管。需妥善固定各种引流管,保持引流通畅,注意观察引流液的量和性质,若引流液浑浊或呈脓性,需考虑吻合口瘘或继发感染的可能,应及时通知医生并协助处理。

(3)胰瘘:多发生在术后 1 周左右,常与胰腺残端及空肠吻合不严密、吻合口张力过大、病人贫血或低蛋白血症及吻合口处感染等有关。表现为病人突发剧烈腹痛、持续腹胀、发热、伤口流出清亮液体,腹腔引流液增多,引流液淀粉酶值增高。需严密观察引流液情况,记录引流液的颜色、性质和量。保证引流通畅,可采用双套管冲洗或负压吸引。多数病人可自愈。遵医嘱应用抑制胰腺分泌的药物,如生长抑素。保持皮肤清洁,用氧化锌软膏保护瘘口周围皮肤,避免胰液侵蚀皮肤。

(4)胆瘘:多发生于术后 5~10 天,常与胆管及空肠吻合不严、吻合口张力过大、T 管脱出、胆总管下端梗阻、病人贫血或低蛋白血症等因素有关。主要表现为发热、右上腹痛及腹膜刺激征阳性;T 管引流液突然减少;在腹腔引流管或腹壁伤口可见溢出黄绿色胆汁样液体。应保持 T 管引流通畅,注意观察和记录;给予腹腔引流,加强支持治疗;同时配合医生做好手术准备。

(三)健康教育

1. 自我监测 对短期内出现持续性上腹部疼痛、闷胀、食欲减退、消瘦、年龄在 40 岁以上者,建议行胰腺疾病筛查。

2. 饮食与活动 宜食低脂、高蛋白、丰富维生素、易消化、无刺激性食物。少量多餐,禁烟酒,忌暴饮暴食。劳逸结合,切勿过量、过度活动。

3. 按计划放疗、化疗 化疗期间需定期复查血常规,一旦白细胞计数低于 $4×10^9/L$,应暂停放、化疗。

4. 定期复查 术后每 3~6 个月复查一次,出现进行性消瘦、贫血、乏力、发热等症状,应及时到医院复查。

【护理评价】

通过治疗与护理,病人是否:①情绪稳定,焦虑减轻;②疼痛得到控制,采取有效方法减轻疼痛;③营养需要得到满足,体重得以维持,低蛋白血症未发生;④并发症得到预防或发生并发症得到及时发现和处理。

(芦桂芝)

急性胰腺炎和胰腺癌是消化系统常见的疾病。在护理过程中要及时了解病人的心理需求,有针对性地进行心理护理,同时要关注病人疼痛程度、饮食状况并给予相应的护理。本章重点掌握急性胰腺炎和胰腺癌的概念、临床表现、治疗原则和手术前后护理;熟悉急性胰腺炎、胰腺癌病人的病因、护理目标、护理评价、术前术后评估、主要护理问题和健康指导;了解胰腺的解剖和生理。

1. 急性胰腺炎病人的常见护理诊断 / 问题及相关因素有哪些(至少列出 3 个)?

2. 急性胰腺炎的临床表现有哪些?

3. 急性胰腺炎术前准备包括哪些?

32

学习目标	
掌握	周围血管疾病的概念、护理问题、护理措施；周围血管疾病病人的健康教育。
熟悉	周围血管疾病病人的临床表现和处理原则。
了解	周围血管疾病的病因、病理生理。

第一节 周围血管损伤

案例 32-1

王先生,38岁,建筑工人,因施工划破左上臂血管后半小时就诊。查体:体温36.3℃,呼吸22次/分,脉搏110次/分,血压74/50mmHg。面色苍白,脉搏细速,血管彩超示左上肢肱动脉破裂,诊断为"外伤所致肱动脉破裂",拟行急诊手术。

思考:

1. 从上述案例分析王先生此刻有危险吗?为什么?

2. 假如你是责任护士,应如何配合医生进行抢救?

3. 对该病人应采取哪些护理措施?

周围血管损伤(peripheral vascular trauma)多见于战争时期,但在和平时期也屡有发生。在血管损伤中,以四肢血管损伤较多见,其次为颈部、骨盆部、胸部和腹部血管。主干血管损伤,可能导致永久性功能障碍或肢体丢失,甚至死亡等严重后果,严重创伤时,及时发现血管损伤并予以正确的修复是挽救生命和保全肢体的关键。

【病因】

1. **直接损伤** 包括锐性损伤,如刀伤、刺伤、枪弹伤、手术及血管腔内操作等开放性损伤;钝性损伤,如挤压伤、挫伤、外来压迫(止血带、绷带、石膏固定等)、骨折断端与关节脱位等,大多为闭合性损伤。

2. **间接损伤** 包括创伤造成的动脉强烈持续痉挛;过度伸展动作引起的血管撕裂伤;快速活动中突然减速造成的血管震荡伤。

【病理】

主要病理改变有:①血管连续性破坏,如血管壁穿孔,部分或完全断裂,甚至部分缺损;②血管壁损伤,但血管连续性未中断,可表现为外膜损伤、血管壁血肿、内膜撕裂或卷曲,最终因继发血栓形成导致管腔阻塞;③由热力造成的血管损伤,多见于枪弹伤,除了直接引起血管破裂外,同时引起血管壁广泛烧灼伤;④继发性病理改变,包括继发性血栓形成,血管损伤部位周围血肿,假性动脉瘤,损伤性动-静脉瘘等。

【临床表现】

1. **症状** 创面部位伤口大量出血,肢体明显肿胀、疼痛。

2. **体征** 动脉损伤表现为搏动性出血,呈鲜红色,动脉搏动消失并伴有远端缺血征象,局部血肿进行性扩大。静脉出血表现为自伤口深部持续涌出暗红色血液,局部出现缓慢增大的非搏动性血肿。病情急剧而危险者,易发生休克。

【辅助检查】

在创伤远侧部位行超声多普勒检测,若出现单相低抛物线波形,提示近端动脉阻塞。若动脉压低于10～20mmHg,需做动脉造影。动脉造影是诊断四肢动脉损伤的金标准,可明确血管损伤部位和范围,为手术方式的选择提供依据。

【治疗原则】

血管损伤的处理包括急救止血及手术治疗两个方面。

1. **急救止血** 创口垫以纱布后加压包扎止血;创伤近端用止血带或空气止血带压迫止血,必须记录时间;损伤血管暴露于创口时可用血管钳或无损伤血管钳钳夹止血。

2. **手术处理** 基本原则是止血清创,处理损伤血管。

（1）止血清创：用无损伤血管钳钳夹，或经血管断端插入 Fogarty 导管并充盈球囊阻断血流。修剪无活力的血管壁，清除血管腔内的血栓、组织碎片及异物。

（2）处理损伤血管：主干动、静脉损伤在病情和技术条件允许时，应积极争取修复重建，方法有：①侧壁缝合术；②补片成形术；③端端吻合术；④血管移植术。非主干动、静脉损伤或病人不能耐受血管重建术等情况下，可行血管结扎术。

【护理评估】

1. **环境评估**　现场环境是否有利于止血及急救。

2. **健康史**　了解病人的一般情况，如年龄、性别、有无外伤等；既往有无血管疾病史、过敏史、家族史等。

3. **心理-社会状况**　了解病人对突然大量出血是否感到恐惧、焦虑；有无因工作生活受影响而焦虑不安与悲观失望；病人和家庭成员对疾病认知程度，是否能提供足够的心理和经济支持。

【主要护理诊断／问题】

1. **急性疼痛**　与创伤、手术刺激有关。

2. **体液不足**　与大量失血有关。

3. **潜在并发症**：感染、筋膜间隔综合征。

【护理目标】

1. 病人疼痛得到缓解。

2. 病人体液得以维持平衡。

3. 患者并未出现并发症，或出现后被及时发现及处理。

【护理措施】

（一）急救与术前护理

1. **安全转移**　迅速排除造成继续损伤的原因，让病人安全快速地脱离危险环境。

2. **评估伤情**　根据病人的外伤史、受伤部位和生命体征变化，进行初步检查，快速评估伤情。及时发现危及生命的创伤，并给予对症处理，如急救止血、积极抢救休克；给予氧气吸入，昏迷病人头偏向一侧，保持呼吸道通畅，防止窒息；对有骨折或疑有骨折的病人应妥善固定患肢。

3. **建立静脉通路**　迅速建立静脉通路，遵医嘱尽快输血、输液。

4. **监测生命体征**　密切观察生命体征、意识、瞳孔、肢端皮肤颜色及温度、尿量变化；病情危重者，给予中心静脉压监测，维持循环稳定。

5. **术前准备**　备血，需植皮者做好植皮区的皮肤准备。

（二）术后护理

1. **体位**　患肢保暖、制动，静脉血管术后患肢宜高于心脏水平 20～30cm，动脉血管术后患肢平置或低于心脏水平。

2. **病情观察**　①肢体血运的观察：术后严密观察肢体血供情况，包括肢体的动脉搏动、皮肤颜色及温度、浅静脉充盈情况等；②用药观察：抗凝治疗时注意观察有无出血、渗血等抗凝过度现象，发现异常及时通知医师。

3. **并发症的观察与护理**

（1）感染：①保持皮肤清洁、干燥，观察切口敷料有无渗血、渗液，浸湿后予及时更换；②每隔24～48小时观察创面，一旦发现感染，及时通知医师并协助处理；③遵医嘱应用抗生素预防感染。

（2）筋膜间隔综合征：四肢血管损伤病人，术后如出现肢体剧痛、明显肿胀、颜色苍白、感觉、运动障碍及无法解释的发热和心率加快，应警惕筋膜间隔综合征的发生，立即通知医师并做好深筋膜切开减压的准备。

（三）健康教育

1. 疾病预防 应尽量避免外伤和末梢组织受压；注意安全生产，加强劳动保护等。

2. 功能锻炼 术后肢体功能锻炼遵循主动、循序渐进的原则，促进侧支循环的建立，增加末梢组织的血流灌注。

3. 定期复查 出院1~2个月后门诊行彩色多普勒超声检查，了解血管通畅情况，如有不适，及时就诊。

【护理评估】

通过治疗与护理，病人是否：①疼痛缓解或得到控制；②体液平衡，生命体征平稳；③并发症得到预防或被及时发现和处理。

第二节　动脉硬化闭塞症

案例 32-2

张先生，68岁，轮椅推入病房。主诉双下肢凉，半年前步行100米后双下肢有疼痛感，休息后缓解，今日疼痛加重，夜间明显。门诊以"双下肢 ASO"收入院。查体：T 38.5℃，R 18次/分，P 81次/分，BP 117/74mmHg，双下肢皮温低，皮色潮红，血运差，右足为重，右第一趾可见1.0cm×1.0cm皮肤溃疡面，有少量分泌物。双股动脉搏动正常，双腘动脉及远端未触及搏动。入院三日后病人在局麻下行经皮腔内血管成形术，术毕安返病房。术后制动，留置导尿管，遵医嘱予抗炎、抗凝治疗，患肢恢复佳。

思考：

1. 该病人目前主要的护理诊断有哪些？

2. 该病人术后应如何观察和护理患肢？

3. 该病人应如何进行健康教育？

动脉硬化闭塞症（arteriosclerosis obliterans，ASO）是一种全身性疾病，表现为动脉内膜增厚、钙化、继发血栓形成等，是导致动脉狭窄甚至闭塞的一组慢性缺血性疾病。本病多见于50岁以上的中老年男性，以腹主动脉远端及髂-股-腘等大动脉、中动脉最易受累。

【病因】

尚不清楚，血管内膜损伤、脂质代谢紊乱和动脉分叉处血流动力学改变等可能在动脉硬化形成过程中起到重要作用。流行病学研究发现易患因素包括高脂血症、高血压、吸烟、糖尿病、血浆纤维蛋白原升高等。

【病理生理分型】

动脉硬化病变先起于动脉内膜，再延伸至中层，一般不累及外膜。内膜损伤后暴露深层的胶原组织，形成血小板和纤维蛋白组成的血栓；或者内膜通透性增加，低密度脂蛋白和胆固醇聚集在内膜下，进而局部形成血栓并纤维化、钙化成硬化斑块。脂质不断沉积，斑块下出血凝固，病变处管壁逐渐增厚，管腔狭窄，最终闭塞。斑块表面若形成溃疡，碎屑脱落常栓塞远端的细小分支动脉，造成末梢动脉床减少，指（趾）端缺血坏死。根据病变范围可分为三型：主-髂动脉型，主-髂-股动脉型，累及主-髂动脉及其远侧动脉的多节段型，部分病例可伴有腹主动脉瘤。

【临床表现】

症状的轻重与病程的进展、动脉狭窄及侧支代偿的程度相关。病程按 Fontaine 法分为四期。

1. **I期(轻微症状期)** 多数病人无明显临床症状,或仅有患肢怕冷、行走易疲劳等轻微症状。

2. **II期(间歇性跛行期)** 是ASO的特征表现,主要症状为活动后出现间歇性跛行。病人在行走时,由于缺血和缺氧,小腿的肌肉产生痉挛、疼痛及疲乏无力,必须停止行走,休息片刻,症状缓解后继续行走,症状反复出现。临床上常以跛行距离200m作为间歇性跛行期的分界,II期常常被划分为IIa期(绝对跛行距离>200m)和IIb期(绝对跛行距离≤200m)。

3. **III期(静息痛期)** 以静息痛为主要症状。随着病变进一步发展,病变动脉不能满足静息时下肢血供需求,因组织缺血或缺血性神经炎引起持续性疼痛,即静息痛,夜间更甚。疼痛迫使病人屈膝护足而坐,或辗转不安,或借助肢体下垂以减轻疼痛。此期患肢常有营养性改变,表现为皮肤菲薄呈蜡纸样,患足下地时潮红,上抬时苍白,小腿肌肉萎缩等。静息痛是患肢趋于坏疽的前兆。

4. **IV期(溃疡和坏死期)** 除静息痛外,症状持续加重,出现指(趾)端发黑、干瘪、坏疽和缺血性溃疡。如继发感染,干性坏疽转为湿性坏疽,出现发热、烦躁等全身毒血症状。病变动脉完全闭塞,侧支循环供应的血流不能维持组织存活。

【辅助检查】

1. **Buerger实验** 病人平卧抬高下肢45°,持续60秒,正常者指(趾)皮肤保持淡红色或稍微发白,若呈苍白或蜡纸样色,则提示患肢供血不足;待病人坐起,将下肢垂于床旁,正常人皮色可在10秒内恢复,如果恢复时间超过45秒,进一步提示下肢供血缺乏,可以明确肢体缺血存在。

2. **节段性测压和测压运动实验** 踝/肱指数(ankle brachial index, ABI),即踝部动脉与同侧肱动脉压比值,正常值≥1.0。若ABI<0.8提示动脉缺血,病人可出现间歇性跛行;ABI<0.4提示严重缺血,病人可出现静息痛。踝部动脉收缩压在30mmHg以下时,病人会很快出现静息痛、溃疡或者坏疽。

3. **超声检查** 能显示血管形态、内膜斑块的位置和厚度等。利用多普勒血流射频分析动脉、静脉,显示血流的流速、方向和阻力等。

4. **CT血管造影(CTA)** 可得到动脉的立体图像。因其无创、血管显影清晰,已逐渐成为ASO首选检查方法。

5. **数字减影血管造影(DSA)** 是诊断ASO的金标准,典型特征为:受累动脉严重钙化,血管伸长、扭曲,管腔弥漫性不规则"虫蛀状"狭窄或者节段性闭塞。

【治疗原则】

控制易患因素、合理用药,症状严重影响生活和工作时,考虑手术治疗。

1. **非手术治疗** 主要目的是降低血脂和血压,控制糖尿病,改善高凝状态,促进侧支循环的建立。一般治疗包括严格戒烟,进行适当的步行锻炼,注意足部护理,避免损伤。药物治疗适用于早期、中期病人、术后病人和无法耐受手术的病人,可使用血管扩张药物、抗血小板药物和降脂药物等。

2. **手术治疗** 目的在于通过手术或血管腔内治疗方法,重建动脉通路。临床上根据病人动脉硬化部位、范围、血管流入道及流出道条件和全身情况,选择不同的手术方法。常见的手术方法有:①经皮腔内血管成形术(percutaneous transluminal angioplasty, PTA)合并支架术(stenting),是目前治疗ASO的首选治疗方法;②动脉旁路手术;③血栓内膜切除术;④静脉动脉化;⑤截肢术。

相关链接

经皮腔内血管成形术

1964年,Dotter和Judkins首先采用同轴导管系统为一八旬老人成功复通了因粥样硬化所致的下肢动脉闭塞,开创了PTA之先例。1974年,Gruntzig等率先研制出球囊扩张导管,使PTA技术得到迅速的发展。随着各类新型球囊导管(如高压球囊、微球囊、切割球囊导管等)的不断出现,PTA已成为开展最广泛的介入治疗之一。目前 PTA 技术在临床上已被广泛应用于四肢动脉、肾动脉、主动脉、颈动脉、冠状动脉以及腔静脉等的狭窄闭塞性病变,包括动脉粥样硬化、多发性大动脉炎、血管及纤维发育不良、Budd-Chiari 综合征以及由手术、外伤而引起的血管狭窄。PTA 技术与传统血管外科手术相结合,开创了微创腔内治疗血管疾病的新纪元。

【护理评估】

(一)术前评估

1. **健康史** 了解病人有无心脏病、高血压、高胆固醇血症、糖尿病及长期大量吸烟史,有无感染史、外伤史,有无长期在湿冷环境下工作史。

2. **身体状况** 患肢缺血情况;评估患肢皮肤温度、颜色及足背动脉搏动情况,评估疼痛程度、性质、持续时间,是否采取过镇痛措施及镇痛效果;指(趾)有无坏疽、溃疡与感染。

3. **辅助检查** 了解动脉闭塞的部位、范围、性质、程度及侧支循环建立情况。

4. **心理 - 社会状况** 评估病人的心理反应,有无抑郁、悲观心理,评估病人对预防本病发生的相关知识的了解程度,病人的家庭及社会支持系统对病人的支持帮助能力。

(二)术后评估

1. **手术情况** 了解麻醉方式、手术方式和范围。

2. **身体状况** 局部伤口无渗血、渗液等;患肢血液供应情况,评估患肢远端皮肤的温度、色泽和足背动脉搏动情况。

【主要护理诊断 / 问题】

1. 慢性疼痛 与患肢缺血、组织坏死有关。

2. 有皮肤完整性受损的危险 与肢端坏疽、脱落有关。

3. 活动无耐力 与患肢远端供血不足有关。

4. 潜在并发症:出血、远端血管栓塞、移植血管闭塞、感染、吻合口假性动脉瘤。

【护理目标】

1. 病人疼痛减轻或缓解。

2. 病人患肢皮肤无破损。

3. 病人活动耐力逐渐增加。

4. 并发症能得到预防或被及时发现和处理。

【护理措施】

(一)非手术治疗护理 / 术前护理

1. **疼痛护理** 创造安静、舒适的住院环境,选择合适的体位;早期轻症病人可遵医嘱应用血管扩张剂,解除血管痉挛,促进侧支循环建立,改善肢体血供,缓解疼痛;疼痛剧烈的中晚期病人可遵医嘱应用麻醉性镇痛药。

2. **患肢护理** ①保暖:勿使患肢暴露于寒冷的环境中,以免血管收缩;保暖可促进血管扩张,但应避免热疗,以免增加组织需氧量、加重肢体病变程度。②保持足部清洁:皮肤瘙痒时,避免用手抓,以免造成开放性伤口或继发感染;如有皮肤溃疡或坏死,保持溃疡部位清洁、避免受压及刺激;加强创面换药,并遵医嘱应用抗生素。

3. **心理护理** 由于患肢剧烈疼痛,致使病人辗转不安、彻夜难眠,甚至对治疗失去信心。故应关心体贴病人,引导其说出自身感受,给予情感支持,以减轻病人的焦虑不安,帮助其树立战胜疾病的信心。

4. **体位** 保持病人睡觉或歇息时取头高脚低位,避免长时间维持站位或坐位不变,坐位时避免双膝交叉,以防动、静脉受压,影响下肢血液循环。

5. **功能锻炼** 鼓励病人每日步行,指导病人进行 Buerger 运动,促进侧肢循环的建立。Buerger 运动方法:平卧,抬高患肢 45°以上,维持 2~3 分钟;再坐起,患肢自然下垂于床旁 2~5 分钟,同时做足背屈、跖屈和旋转运动,将患肢放平休息 5 分钟,每日如此循环运动数次。

6. **饮食护理** 以低热量、低糖及低脂食物为主,多进食新鲜蔬菜、水果等富含纤维的食物,可预防动脉粥样硬化;嘱其戒烟,消除烟碱对血管的收缩作用。

（二）术后护理

1. **体位** 四肢动脉重建术后,取平卧位,患侧肢体安置于水平位置,避免关节过屈挤压、扭曲血管。卧床制动 2 周后,自体血管移植者若愈合较好,卧床制动时间可适当缩短。

2. **病情观察**

（1）生命体征:密切观察病人生命体征的变化,记录 24 小时尿量,维持体液平衡。

（2）患肢远端血运:①观察皮肤温度、色泽、感觉及脉搏强度,以判断血管通畅度;②患肢保暖,避免肢体暴露于寒冷环境中,以免血管收缩;③若动脉重建术后肢体出现肿胀、剧烈疼痛、麻木、皮肤发紫、皮温降低,及时报告医师,协助处理或做好再次手术的准备;④观察术后肢体肿胀情况,主要由组织间液增多及淋巴回流受阻所致,一般可在数周内消失。

3. **引流管护理** 引流管通常放置在血管鞘膜外,注意观察引流的量、颜色及性状,保持引流管通畅,维持有效引流并准确记录。

4. **功能锻炼** 鼓励病人早期在床上进行肌肉收缩和舒张交替运动,促进血液回流和组织间液吸收,亦可利于减轻患肢肿胀,防止下肢深静脉血栓形成。

5. **并发症的观察与护理**

（1）出血:严密观察敷料有无渗血,如有渗出及时更换;若术后血压急剧下降,警惕吻合口大出血,立即报告医师并做好再次手术准备。

（2）远端血管栓塞、移植血管闭塞:观察肢体远端血供情况,如皮肤温度、颜色,出现皮肤温度降低或发绀等情况,及时通知医师给予相应处理。

（3）感染:观察切口有无渗液,有无红、肿、热、痛等局部感染征象,有无畏寒、发热等全身感染征象,发现异常及时通知医师。遵医嘱合理应用抗生素。

（4）吻合口假性动脉瘤:表现为局部疼痛,位置表浅者可触及动脉型搏动,造影显示动脉侧壁局限性突出于血管壁外的囊状瘤腔,一经确诊,及时手术治疗。

（三）健康教育

1. **保护患肢** 切勿赤足行走,避免外伤;选择宽松的棉质鞋袜并勤更换;旁路术后病人出院 6 个月内避免吻合口附近关节的过屈、过伸和扭伤,以防止移植物再闭塞或吻合口撕裂。

2. **饮食指导** 进食低热量、低糖、低胆固醇及低脂食物,预防动脉粥样硬化;多摄取维生素,以维持血管平滑肌的弹性;戒烟。

3. **药物指导** 旁路术后病人遵医嘱服用抗血小板聚集或抗凝、降血脂及降血压等药物,每 1~2 周复查凝血功能。

4. **定期复诊** 出院 3~6 个月后到门诊复查,以了解血管通畅情况。

【护理评价】

通过治疗与护理,病人是否:①患肢疼痛程度减轻或得到有效控制;②皮肤无破损,无溃疡和感染发生;③病人活动耐力增加;④并发症得到预防或被及时发现和处理。

第三节　血栓闭塞性脉管炎

案例 32-3

　　李先生,59岁,吸烟30年,每天30支左右,在冷库工作。半年前开始行走2km左右即出现左小腿持续性剧烈疼痛,被迫停下休息,后疼痛缓解。近三天,左小腿因疼痛无法行走而入院就诊。查体示:左小腿皮肤苍白,肌萎缩,足背动脉搏动消失。诊断为"左下肢血栓闭塞性脉管炎"。

　　思考:

　　1. 目前病人最主要的护理诊断/问题是?

　　2. 对该病人应首先采取什么措施?

　　血栓闭塞性脉管炎(thromboangitis obliterans,TAO)又称Buerger病,是血管的炎性、节段性和反复发作的慢性闭塞性疾病。多侵袭四肢中、小动静脉,以下肢多见,好发于男性青壮年。

　　【病因】

　　病因尚不甚清楚,与多种因素有关,可归纳为两方面:①外来因素,主要与吸烟、寒冷潮湿的生活环境、慢性损伤及感染有关;②内在因素,包括自身免疫功能紊乱、性激素和前列腺素失调及遗传因素。上诉因素中,主动或被动吸烟是本病发生和发展的重要环节。

　　【病理生理】

　　血栓闭塞性脉管炎多见于下肢中小动脉,常起始于动脉,累及伴行静脉,由远端向近端发展,病变呈节段性分布。活动期为受累动静脉管壁全层非化脓性炎症。后期血栓机化,新生毛细血管形成,血管壁和血管周围广泛纤维化并有侧支循环形成,以代偿血液供应。当动脉血管完全闭塞后,侧支循环失代偿时,最终可造成肢体远端缺血性改变。

　　【临床表现】

　　根据病程可分为三期:

　　1. **局部缺血期**　表现为患肢苍白、怕冷、发凉、酸胀乏力和感觉异常,包括麻木、刺痛和烧灼感等,随后出现间歇性跛行。此期还可能表现为反复发作的游走性血栓性静脉炎,即浅表静脉发红、发热、呈条索状,且有压痛。

　　2. **营养障碍期**　患肢出现静息痛,皮温明显下降,肢端苍白、潮红或发绀。患肢动脉搏动消失,但尚未出现肢端溃疡或坏疽。

　　3. **组织坏死期**　患肢肢端发黑、干瘪、溃疡或坏疽。大多为干性坏疽,若并发感染,坏疽即转为湿性。严重者出现全身中毒症状。

　　【辅助检查】

　　1. **多普勒超声检查**　可以评价缺血程度,检查动静脉是否狭窄或者闭塞,还能测定血流方向、流速和阻力。

　　2. **CTA**　能在整体上显示患肢动脉、静脉的病变节段及狭窄程度,但对四肢末梢血管的显像常出现假阴性。

　　3. **DSA**　主要表现为肢体远端动脉的节段性受累,有时近端动脉也有节段性病变。病变的血管狭窄或闭塞,而受累血管之间的血管壁光滑平整。DSA检查还可显示闭塞血管周围有无侧支循环,能与动脉栓塞鉴别。

　　【治疗原则】

　　解除血管痉挛,促进侧支循环建立及防治局部感染,尽可能地保全肢体,减轻伤残程度。

1. **非手术治疗** ①一般治疗：严格戒烟、防止受冷受潮和外伤，肢体保暖但不作热疗，以免组织需氧量增加而加重症状。疼痛严重者，可用镇痛和镇静剂。早期病人进行患肢适度锻炼，促进侧支循环建立。②药物治疗：选用抗血小板聚集、改善血液循环的药物与扩张血管的药物。③高压氧疗法：通过高压氧治疗，提高机体血氧含量，改善组织的缺氧程度。

2. **手术治疗** 目的是重建动脉血流通路，增加肢体血供，改善缺血引起的后果。手术方法有多种，可根据病情选用，腰交感神经节切除术、自体大隐静脉或人工血管旁路术、动静脉转流术、腔内血管成形术（PTA）、截肢术等。

【护理评估】

1. **健康史** 了解病人一般情况，有无吸烟嗜好、受寒及外伤史等。

2. **身体状况** 起病隐匿，临床表现取决于动脉阻塞的程度、范围和侧支循环失代偿情况。

3. **心理 - 社会状况** 病人是否有焦虑、悲观，对治疗和生活丧失信心。家庭成员能否给予病人足够的支持。评估病人预后。

【主要护理诊断／问题】

1. 慢性疼痛 与患肢缺血、组织坏死有关。

2. 组织完整性受损 与肢端坏疽、脱落有关。

3. 活动无耐力 与患肢远端供血不足有关。

4. 潜在并发症：出血、远端血管栓塞、移植血管闭塞、感染、吻合口假性动脉瘤。

5. 知识缺乏：缺乏本病的预防知识和患肢锻炼方法的知识。

【护理目标】

1. 病人疼痛缓解或消失。

2. 尽可能保留病人肢体的完整性。

3. 增强病人的活动能力。

4. 病人的并发症得到预防、及时发现并得到控制。

5. 增强病人对该疾病的认识和掌握。

【护理措施】

（一）术前护理

1. **患肢护理** ①防止外伤，注意保暖，促进血管扩张，但应避免热疗，以免增加组织需氧量，加重肢体病变程度；②保持足部清洁、干燥，有足癣者要及时治疗，以免继发感染；③已发生皮肤溃疡或坏疽者，应保持局部清洁干燥，避免受压及刺激，加强创面换药。

2. **疼痛护理** ①早期：可遵医嘱应用血管扩张药物，中医中药等治疗；②中、晚期：遵医嘱应用镇痛药物，必要时可用连续硬膜外阻滞止痛。

3. **术前准备** 做好手术前的皮肤准备，如需植皮，注意供皮区的皮肤准备。

（二）术后护理

1. **一般护理** 静脉血管重建术后，抬高患肢30°，并卧床制动1周。动脉血管重建术后，平放患肢，并卧床制动2周。对卧床制动者，应鼓励病人做足背伸屈活动，以利静脉血回流。

2. **病情观察** 密切观察生命体征的变化和切口渗血情况；观察患肢远端的皮肤温度、色泽、感觉和脉搏强度以判断血管重建后的通畅度。

3. **防止感染** 密切观察病人体温变化和伤口情况，如体温增高或伤口有红、肿、热、痛时，应及时处理。

4. **并发症的观察与护理** 若切口处、穿刺点出现渗血或血肿，提示切口处出血；若动脉搏动消失、皮肤温度降低、颜色苍白、感觉麻木，提示动脉栓塞；若动脉重建术后出现肿胀，皮肤颜色发紫、温度降低，可能为重建部位的血管发生痉挛或继发性血栓形成。一旦出现，立即通知医师处理。

（三）健康指导

1. **保护患肢** 切勿赤足行走,避免外伤;注意患肢保暖,避免受寒;穿合脚的棉质鞋袜,勤更换,预防真菌感染。

2. **饮食指导** 规律饮食,多食水果、蔬菜,保持大便通畅。

3. **功能锻炼** 指导病人进行 Buerger 运动,促进侧支循环的建立。方法:病人平卧,抬高患肢 45°,维持 2～3 分钟,然后双足下垂于床边 2～3 分钟,同时进行足背曲与跖曲、左右摆动的运动,其次将足趾向上翘并尽量伸开,再往下收拢。恢复平卧姿势,双腿平放,并盖被保暖,卧床休息 5 分钟,完成运动(图 32-1)。如此反复运动 5～6 次,每日 3～4 次。

4. **自我保健** 绝对戒烟,消除烟碱对血管的毒性作用,遵医嘱服药,定期门诊复查。

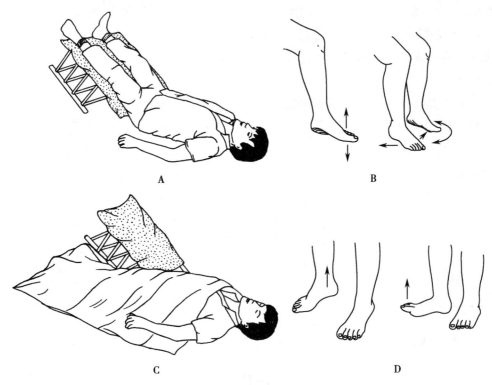

图 32-1 Buerger 运动

【护理评价】

通过治疗与护理,病人是否:①疼痛得到控制,采取有效方法减轻疼痛;②肢体完整;③活动能力得到提高;④并发症得到预防或发生并发症得到及时发现和处理;⑤病人能正确认识该疾病,具有对疾病的自我护理能力。

第四节　原发性下肢静脉曲张

案例 32-4

张先生,50 岁,以"左下肢静脉曲张"入院,拟 2 天后行手术。

思考:

1. 术前应该完成哪些护理评估?

2. 张先生手术后的护理措施有哪些?应对张先生进行哪些健康指导?

原发性下肢静脉曲张（primary lower extremity varicose veins）是指仅涉及隐静脉，浅静脉伸长、迂曲而呈曲张状态，持久站立工作、体力劳动强度高、久坐者多见。

【病因和病理】

静脉壁薄弱、瓣膜功能不良和浅静脉内压增高是引起浅静脉曲张的主要原因。在大隐静脉注入股静脉和小隐静脉注入腘静脉处都有较坚韧的瓣膜，对阻止股静脉和腘静脉内的血液反流起重要作用（图32-2）。当下肢静脉内压力升高，静脉腔扩大，以致静脉瓣膜关闭不全，静脉血就会由上而下、由深向浅倒流，最终导致浅静脉淤血、扩张迂曲，形成下肢静脉曲张。

【临床表现】

原发性下肢静脉曲张主要发生在大隐静脉，左下肢多见，双下肢可先后发病。

1. **症状**　主要表现为长时间站立或行走后患肢小腿感觉沉重、发胀、酸痛、乏力、疲劳。

2. **体征**　下肢浅静脉扩张、隆起和迂曲。后期出现足靴区皮肤营养不良，皮肤色素沉着、湿疹和溃疡形成（图32-3）。也可继发曲张静脉的血栓性浅静脉炎、曲张静脉破裂出血等。

【辅助检查】

为确定深静脉是否通畅和了解浅静脉及交通支瓣膜功能状态，通常进行以下检查。

1. **深静脉回流试验（Perthes test）**　病人取站立位，于腹股沟下方缚止血带压迫大隐静脉，待静脉充盈后，嘱病人用力踢腿或下蹲10余次，若充盈的曲张静脉明显减轻或消失，表示深静脉通畅；反之，则可能深静脉有阻塞（图32-4）。

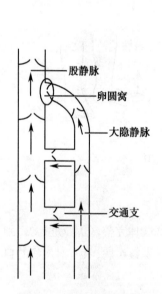

图32-2　深静脉回流示意图

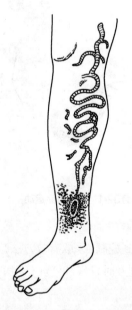

图32-3　小隐静脉曲张及小腿慢性溃疡

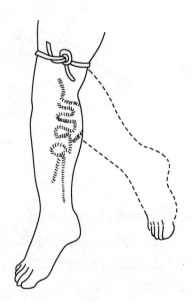

图32-4　Perthes试验

2. **大隐静脉瓣膜功能试验（Trendelenburg test）**　病人平卧，抬高下肢使静脉血液排空，在腹股沟下方缚止血带阻断大隐静脉，嘱病人站立，放松止血带后10秒内若出现自上而下静脉逆向充盈，则提示大隐静脉瓣膜功能不全。同样的原理在腘窝部扎止血带，可检测小隐静脉瓣膜功能（图32-5）。

目前检查下肢静脉通畅情况和瓣膜功能的辅助检查方法有下肢静脉压测定、多普勒超声检查等，下肢静脉造影最可靠和最有效。

【治疗原则】

1. **非手术治疗**　适用于病变局限、症状较轻者，或妊娠期间发病及症状虽然明显但不能耐受手术者。①弹力治疗：指穿弹力袜或使用弹力绷带外部加压，适用于大多数病人。②药物治疗：黄酮类和七叶皂苷

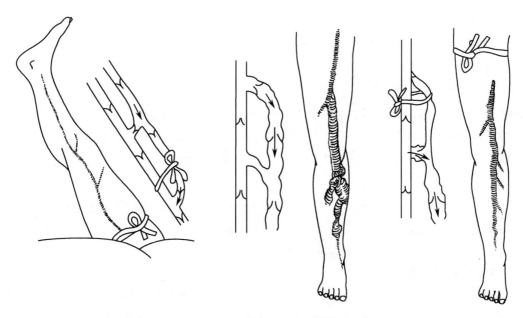

图 32-5 Trendelenburg 试验

类药物可缓解酸胀和水肿等症状。③注射硬化剂：将硬化剂注入曲张的静脉后引起的炎症反应使之闭塞，适用于局部轻度静脉曲张或手术后残留的静脉曲张。④处理并发症：血栓性静脉炎者给予抗生素及局部热敷治疗；湿疹和溃疡者，抬高患肢并给予创面湿敷；曲张静脉破裂出血者，经抬高患肢和局部加压包扎止血，必要时予以缝扎止血，待并发症改善后择期手术治疗。

2. 手术治疗 手术是根本的治疗方法，适用于深静脉通畅、无手术禁忌证者。近年来应用激光进行静脉闭合的手术也开展较多，远期疗效还有待观察。

相关链接

透照器动力静脉切除术治疗曲张静脉

通过 TriVex 系统进行透照器动力静脉切除术是一种革新的方法，运用抽吸作用和旋转刀片切除曲张静脉。在粗套管传来的光照下，静脉切除器可以准确地切除曲张静脉，对周围组织创伤很小。与人工操作技术相比，使曲张静脉切除方法彻底变革，降低了操作和麻醉时间。达到了极好的美容效果，消除了与曲张静脉有关的疼痛。适用于原发性静脉曲张和慢性静脉功能不全病人、脂性硬化症、静脉瘀滞性溃疡、陈旧性或急性血栓性静脉炎。

【护理评估】

1. 健康史 了解病人一般情况及有无长期站立工作、重体力劳动、慢性咳嗽、习惯性便秘、妊娠等。

2. 心理 - 社会状况 病人是否因静脉曲张而影响正常的生活和工作，是否因慢性溃疡经久不愈而紧张焦虑。病人对本病基本知识的了解程度及家庭、社会支持情况。

【主要护理诊断／问题】

1. 活动无耐力 与下肢静脉回流障碍有关。

2. 皮肤完整性受损 与皮肤营养障碍、慢性溃疡有关。

3. 潜在并发症：血栓性浅静脉炎、溃疡形成、曲张静脉破裂出血。

【护理目标】

1. 病人的活动能力增强。

2. 病人皮肤完整。

3. 病人未发生并发症,或及时发现并配合处理。

【护理措施】

（一）非手术治疗病人的护理

1. **促进下肢静脉回流,改善活动能力** 活动时,由足背至大腿缚扎弹性绷带或穿弹力袜。避免长时间站立,坐时尽量双膝不要交叉,以免压迫腘窝而影响静脉回流。休息或卧床时抬高患肢30°～40°,以利于静脉回流。保持大、小便通畅,防止腹内压增高。观察患肢远端皮肤的温度、颜色、肿胀、渗出、疼痛等情况。

2. **并发症的护理** ①小腿慢性溃疡和湿疹:做好湿疹和溃疡的治疗和换药,促进创面愈合,预防创面继发感染;②血栓性浅静脉炎:局部热敷、理疗、抗凝治疗及应用抗生素,禁止局部按摩;③曲张静脉破裂出血:立即抬高患肢,加压包扎,必要时手术止血。

（二）手术治疗病人的护理

1. **术前护理** ①患肢水肿者:术前数日抬高患肢,减轻水肿,利于术后切口愈合。②并发小腿慢性溃疡者:加强换药,术前2～3天用酒精擦拭周围皮肤,每日1～2次。③皮肤准备:备皮范围包括:腹股沟部、会阴部和整个下肢。若需要植皮时,应做好供皮区的皮肤准备。

2. **术后护理** ①一般护理:卧床休息,抬高患肢30°～40°,并指导病人作足背伸屈和旋转运动,以促进静脉血回流,避免深静脉血栓形成。术后24小时,鼓励病人下床活动。②病情观察:注意观察有无切口或皮下渗血,局部有无感染,发现异常应及时报告医生处理。③应用弹性绷带:注意保持弹性绷带的松紧度,以能扪及动脉搏动和保持足部正常皮肤温度为宜,使用弹性绷带或弹力袜一般需维持1～3个月。

（三）健康指导

1. **去除影响下肢静脉回流的因素** 避免使用过紧的衣物;避免肥胖,保持大便通畅;避免久站和久坐,平时注意保持良好的坐姿,坐时避免双膝交叉过久。

2. **休息与活动** 间歇抬高患肢;指导病人进行适当体育锻炼,增强血管壁弹性。

3. **弹力治疗** 非手术病人坚持使用弹力袜或弹力绷带;手术后应继续用弹性绷带或弹力袜1～3个月。

【护理评价】

通过治疗与护理,病人是否:①活动能力增强;②皮肤完整性得到保护;③并发症得到预防或被及时发现和处理。

第五节　深静脉血栓形成

案例 32-5

　　小李是血管外科病房护士,今天急诊收入一名病人:王女士,62岁,轮椅推入病房,王女士自诉无明显诱因出现右下肢肿胀3日,直立行走时症状加重,休息后不缓解。入院查体:T 36.5℃,P 103次/分,R 21次/分,BP 102/66mmHg,右下肢张力性肿胀,皮温降低,皮肤呈青紫色,足背动脉搏动未能扪及。

　　思考:

　　1. 该病人主要的护理诊断是什么?

　　2. 小李护士应对该病人采取哪些护理措施?

深静脉血栓形成（deep venous thrombosis，DVT）是指血液在深静脉腔内不正常凝结，阻塞静脉腔，导致静脉回流障碍，如未予及时治疗，急性期可并发肺栓塞（致死性或非致死性），后期则因血栓形成后综合征，影响生活和工作能力。全身主干静脉均可发病，尤其多见于下肢。

【病因和病理】

静脉损伤，血流缓慢和血液高凝状态是造成深静脉血栓形成的三大因素。

典型的血栓包括：头部为白血栓，颈部为混合血栓，尾部为红血栓。血栓形成后可向主干静脉近端和远端滋长蔓延；其后在纤维溶解酶的作用下，血栓可溶解消散，血栓脱落或裂解的碎片成为栓子，随血流进入肺动脉引起肺栓塞，或血栓与静脉壁粘连并逐渐纤维机化；最终形成边缘毛糙、管径粗细不一的再通静脉。同时因静脉瓣膜的破坏，导致继发性下肢深静脉瓣膜功能不全及深静脉血栓形成后综合征。

【临床表现】

主要表现为血栓静脉远端回流障碍的症状，具体如下：

1. 患肢肿胀　是下肢静脉血栓形成后最常见的症状。急性期患肢组织张力高，呈非凹陷性水肿。皮色泛红，皮温较健侧高。肿胀严重时，皮肤可出现水疱。血栓部位不同，肿胀部位也有差异：①髂-股静脉血栓形成者，整个患侧下肢肿胀明显；②小腿静脉丛血栓形成者，肿胀仅局限在小腿；③下腔静脉血栓形成者，双下肢均出现肿胀。

2. 疼痛、压痛和发热　疼痛的原因主要有两方面：①血栓在静脉内引起炎症反应，使患肢局部产生持续性疼痛；②血栓堵塞静脉，使下肢静脉回流受阻，患侧肢体胀痛，直立时疼痛加重。压痛主要局限在静脉血栓产生炎症反应的部位，如股静脉或小腿处。小腿腓肠肌压痛又称 Homans 征阳性。急性期因局部炎症反应和血栓吸收可出现低热。

3. 浅静脉曲张　属于代偿性反应，当主干静脉堵塞后，下肢静脉血通过浅静脉回流，浅静脉代偿性曲张。

4. 股青肿　是下肢静脉血栓中最严重的一种情况。临床表现为剧烈疼痛，患肢皮肤发亮，伴有水疱或血疱，皮色呈青紫色，皮温低，足背动脉、胫后动脉搏动不能扪及。病人全身反应强烈，伴有高热、神志淡漠，有时有休克表现。

【辅助检查】

1. 彩色多普勒超声　可显示下肢深静脉是否有血栓和血栓部位，能区别静脉阻塞是来自外来压迫还是静脉内血栓形成，对小腿静脉丛及静脉血栓再通的病人也有满意的检出率。

2. 下肢静脉造影　可直接显示下肢静脉的形态、有无血栓、血栓的形态、位置、范围和侧支循环。

3. 放射性核素检查　是一种无损伤检查方法，灵敏度高，通过测定肺通气/血流比值，检测有无肺栓塞的发生。

4. 血液检查　下肢深静脉血栓形成的同时纤溶系统也被激活，血液中 D-二聚体浓度上升。

【治疗原则】

手术、制动、血液高凝状态是发病的高危因素，给予抗凝药物，鼓励病人作四肢的主动运动和早期离床活动，是主要的预防措施。

1. 急性期治疗　①一般治疗：卧床休息，抬高患肢。病情缓解后，可进行轻便活动。病情允许时，应使用弹力绷带或穿医用弹力袜后起床活动。②药物治疗：包括抗凝、溶栓、祛聚等治疗。③手术治疗：髂-股静脉血栓病期不超过 48 小时者，可做导管取栓术，手术方法是采用 Fogarty 导管取栓术，术后辅用抗凝、祛聚疗法 2 个月，防止再发。股青肿者则常需手术取栓。

2. 慢性期治疗　主要是保守治疗，如穿弹力袜和间歇性腿部充气压迫法。

左下肢髂股静脉血栓形成，应用 Fogarty 导管取栓术

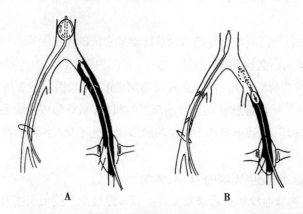

图 32-6 左下肢髂股静脉血栓形成，应用 Fogarty 导管取栓术

A. 通过右下肢大隐静脉分支，插入第一根 Fogarty 导管至下腔静脉，充盈球囊阻断血流，以防栓子脱落进入肺动脉，从左下肢股静脉切开插入第二根导管达血栓近侧；B. 充盈左侧第二根导管的球囊后，连同球囊，缓慢地拉出血栓，萎瘪第一根导管的球囊后拔除双侧导管，恢复血液回流

【护理评估】

1. **健康史** 了解病人的一般情况；有无血栓形成的诱因，如近期是否有外伤、手术、分娩、感染等病史，是否妊娠；既往有无肿瘤或出血性疾病；是否长期服用避孕药、输液、卧床及肢体固定等。

2. **心理 - 社会状况** 了解病人对肢体肿胀是否恐惧、焦虑；有无因长时间反复发病，工作生活受影响而焦虑不安与悲观失望；病人和家庭成员对疾病认知程度，家人是否能提供足够的心理和经济支持。

【主要护理诊断 / 问题】

1. 疼痛 与深静脉回流障碍或手术创伤有关。

2. 自理缺陷 与急性期需卧床休息有关。

3. 潜在并发症：出血、肺动脉栓塞。

【护理目标】

1. 病人疼痛缓解或消失。

2. 病人自理能力提高。

3. 病人的并发症得到预防、及时发现并得到控制。

【护理措施】

（一）**非手术治疗的护理**

1. **休息与缓解疼痛** 急性期嘱病人 10～14 日内绝对卧床休息，床上活动时避免动作幅度过大；禁止热敷、按摩患肢，以防血栓脱落。患肢宜高于心脏平面 20～30cm，可促进静脉回流并降低静脉压，减轻疼痛与水肿。必要时遵医嘱给予镇痛药物。

2. **病情观察** 密切观察患肢疼痛的时间、部位、程度、动脉搏动、皮肤温度、色泽和感觉；每日测量、比较并记录患肢不同平面的周径，注意固定测量部位，以便进行对比。

3. **饮食护理** 宜进食低脂、富含纤维素的食物，以保持大便通畅，尽量避免因排便困难引起腹内压增高而影响下肢静脉回流。

（二）**术后护理**

1. **病情观察** 观察生命体征的变化；观察伤口敷料有无出血、渗血；观察患肢远端皮肤的温度、色泽、感觉和动脉搏动强度，以判断术后血管的通畅程度。

2. **体位**　患肢宜高于心脏平面 20~30cm，膝关节微屈，可行足背伸屈运动。恢复期病人逐渐增加活动量，以促进下肢深静脉再通和侧支循环的建立。

3. **用药护理**　遵医嘱应用抗凝、溶栓、祛聚等药物对症治疗。药物治疗期间观察有无出血倾向。

4. **并发症的观察与护理**

（1）出血：是抗凝、溶栓治疗最严重的并发症。因此在应用抗凝血药物期间，观察病人有无创口渗血或血肿，有无牙龈、消化道或泌尿道出血等抗凝过度的现象，发现异常立即通知医师，并遵医嘱予以鱼精蛋白或维生素 K_1，必要时输注新鲜血液。

（2）肺动脉栓塞：若病人出现呼吸困难、胸痛、咯血、血压下降和低氧血症等异常情况，提示可能发生肺动脉栓塞，立即嘱病人平卧，避免深呼吸、咳嗽及剧烈翻动，同时给予高浓度氧气吸入，配合抢救。

（三）健康教育

1. **保护患肢**　指导病人正确使用弹力袜以减轻症状。避免久站久坐，当患肢肿胀不适时及时卧床休息，并抬高患肢高于心脏水平 20~30cm。

2. **饮食指导**　进食低脂、高纤维素饮食；保持大便通畅，避免腹内压升高；戒烟。

3. **适当运动**　鼓励病人加强日常锻炼，避免膝下垫硬枕、用过紧的腰带和穿紧身衣物而影响静脉回流。

4. **定期复诊**　出院 3~6 个月后到门诊复查，告知病人若出现下肢肿胀疼痛，平卧或抬高患肢仍不缓解时，及时就诊。

【护理评价】

通过治疗与护理，病人是否：①疼痛得到控制，采取有效方法减轻疼痛；②生活能够自理；③并发症得到预防或发生并发症得到及时发现和处理。

（崔丽君）

学习小结

　　周围血管疾病是临床上非常常见的一种疾病。在护理过程中要及时了解病人的心理需求，有针对性地进行心理护理，同时要关注病人病情发展程度、活动状况并给予相应的护理。本章重点掌握五大周围血管疾病概念、护理问题、护理措施；熟悉周围血管病人的临床表现、处理原则；了解周围血管的解剖、病因和病理生理。

复习参考题

1. 简述下肢静脉曲张病人常见的并发症及其各自的处理措施。

2. 简述血管闭塞性脉管炎病人的护理措施。

3. 简述周围血管损伤病人的常见护理问题。

第三十三章　泌尿、男性生殖系统疾病病人的护理

33

学习目标	
掌握	泌尿系统损伤、尿石症、泌尿系统梗阻、泌尿系统肿瘤、肾上腺疾病的病因、临床表现；泌尿系统损伤、尿石症、泌尿系统梗阻、泌尿系统肿瘤、肾上腺疾病病人的护理评估与护理措施。
熟悉	泌尿系统损伤、尿石症、泌尿系统肿瘤、肾上腺疾病、男性性功能障碍的分类方式；泌尿系统损伤、尿石症、泌尿系统梗阻、泌尿系统肿瘤、肾上腺疾病、男性性功能障碍病人的治疗原则、主要护理诊断/问题。
了解	泌尿系统损伤、尿石症、泌尿系统梗阻、泌尿系统肿瘤、肾上腺疾病、男性性功能障碍的发病机制、病理生理及常用检查方法。

第一节　泌尿系统损伤病人的护理

案例 33-1

刘某，男，30 岁，工人，6 小时前左腰部被钝物撞击后出现受伤部位疼痛，呈持续性，并进行性加重。有肉眼血尿，无排尿疼痛。入院时查体：体温 36.4℃，脉搏 87 次 / 分，血压 135/90mmHg，胸廓挤压试验阴性，心肺听诊无异常。腹软，左侧上腹部较对侧稍饱满，触诊时有压痛，左腰部叩痛阳性。膀胱区无压痛。辅助检查：血常规 WBC $7.1 \times 10^9/L$，N 0.73，RBC $3.9 \times 10^{12}/L$，Hb 134g/L。尿常规示尿中红细胞满野。B 超提示肝脾未见异常，左肾下极被膜模糊，肾实质可见裂痕，肾周少量积液，呈混合型回声。初步诊断为"肾损伤"，拟住院治疗。

思考：

1. 从上述案例分析刘先生需要立即手术吗？为什么？

2. 该病人住院期间应采取哪些护理措施？

泌尿系统损伤大多是胸、腹、腰部或骨盆严重损伤时的合并伤，以男性尿道损伤较多见，肾和膀胱次之，输尿管损伤较少见。泌尿系损伤的共同表现是疼痛、血尿、尿外渗。

一、肾损伤

肾损伤（injury of kidney）多见于 20～40 岁男性。肾脏的解剖位置隐蔽，受到腰肌、脊柱、肋骨、腹壁及腹腔脏器的保护，加之其本身有一定的活动度，故不易受伤。但肾实质质地较脆，一旦临近肾脏的背部、腰部、下胸或上腹部受到暴力打击时也会发生肾损伤。

【机制】

按照肾损伤的机制可分为闭合性损伤（如肾挫伤和肾裂伤）、开放性损伤（如枪弹伤、刺伤）、医源性损伤和自发性肾破裂。

【分类】

可分为轻度肾损伤和重度肾损伤。

1. 轻度肾损伤　包括：①浅表肾实质撕裂伤；②包膜下小血肿；③肾挫伤，可伴有包膜下局部淤血或血肿形成。

2. 重度肾损伤　包括：①肾实质深度裂伤，裂伤达肾皮髓质结合部和集尿系统；②肾血管蒂损伤，包括肾动、静脉主干或分支血管撕裂或离断；③肾粉碎伤，肾实质破碎成多块（图 33-1）。

【临床表现】

1. 症状

（1）血尿：多为肉眼血尿，血尿的严重程度与肾损伤程度常不一致。如肾蒂血管断裂、肾动脉血栓形成、肾盂破裂及血凝块阻塞输尿管时，血尿轻微，甚至无血尿。

（2）疼痛：肾包膜下血肿、肾周围软组织损伤、出血或尿外渗等可引起患侧腰腹部钝痛。血液、尿液进入腹腔或合并腹腔内器官损伤时，可出现腹膜刺激征、全腹痛等。血块通过输尿管时，可引起同侧肾绞痛。

2. 体征　损伤严重时血液和外渗尿积存于肾周围，可形成腰腹部包块并有明显触痛。外伤处常有皮下瘀斑或擦伤。

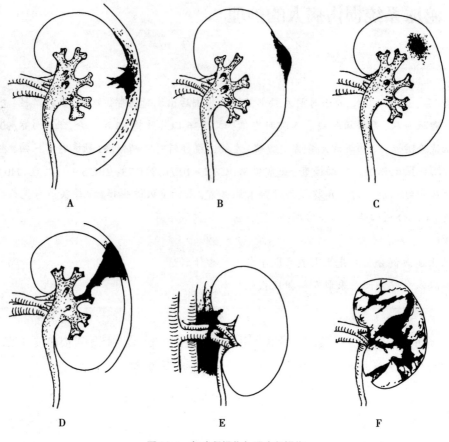

图 33-1 轻度肾损伤与重度肾损伤

3. 并发症

（1）休克：由创伤和失血引起，多发生于重度肾损伤。

（2）发热：血肿及尿外渗易继发感染，引起发热等全身中毒症状。

【辅助检查】

1. **实验室检查**　尿常规可见大量红细胞，血红蛋白与红细胞比容持续降低提示有活动性出血，血白细胞增多提示并发感染。

2. **影像学检查**　CT 作为肾损伤的首选检查，能够清楚显示肾损伤部位、尿外渗及血肿发生部位和范围。MRI 对血肿的显示比 CT 更具特征性。B 超是常用的筛选和评价肾损伤的便捷检查，可随访血肿的大小和进展，也可用于鉴别肝、脾包膜下血肿。静脉尿路造影（intravenous urography, IVU）可观察两侧肾功能、形态及肾损伤的范围和程度。

【治疗原则】

1. **紧急处理**　严重休克时应迅速输血和积极复苏。一旦病情稳定，应尽快行定性检查，以确定肾损伤的程度和范围及有无合并其他脏器损伤。

2. **非手术治疗**　轻度肾损伤及未合并胸腹脏器损伤的病人应绝对卧床休息 2～4 周，给予抗生素预防感染，补充血容量，维持水、电解质平衡，并使用镇痛、镇静和止血药物，同时严密观察病情变化。

3. **手术治疗**　肾粉碎伤、肾破裂、肾蒂损伤及开放性肾损伤，应尽早手术。出现以下情况的非手术病人也需手术治疗：①积极抗休克后生命体征未改善，怀疑有活动性出血；②血尿进行性加重，血红蛋白与红细胞比容继续降低；③腰腹部肿块明显增大；④怀疑有腹腔内脏器损伤。手术原则为尽量保留肾组织，手术方式包括肾修补、肾部分切除或全肾切除术。血、尿外渗引起肾周脓肿时应行肾周引流术。

4. **介入治疗**　选择性肾动脉栓塞术。

【护理评估】

（一）术前评估

1. **健康史** 了解病人的性别、年龄、职业及运动爱好等；致伤因素、时间、部位、姿势、暴力性质及强度，受伤至就诊前的病情变化及就诊前采取的急救措施。

2. **身体状况**

（1）症状：评估病人有无血尿，是否有腹痛、腰痛及疼痛的性质、程度和持续时间。

（2）体征：评估病人伤处有无皮肤擦伤或瘀斑，腰、腹部有无包块。

（3）辅助检查：了解病人血、尿常规变化情况及影像学检查结果。

（二）术后评估

了解病人采取的麻醉、手术方式及术中输血、输液情况；评估病人的神志、生命体征及切口情况；观察引流管是否通畅有效，引流液的颜色、性状和量；了解病人尿量及肾功能情况。

（三）心理 - 社会状况

肾损伤常在意外情况下突然发生，病人在心理上难以承受，担心预后，应评估病人及家属对伤情的认知程度、对突发事故及预后的心理承受能力、对治疗及护理措施的知晓程度等。

【主要护理诊断 / 问题】

1. 焦虑与恐惧 与外伤打击、担心预后有关。

2. 自理能力缺陷 与疼痛、卧床有关。

3. 体液不足 与大出血有关。

4. 潜在并发症：感染、出血或再出血、下肢深静脉血栓等。

【护理目标】

1. 病人焦虑与恐惧减轻，配合治疗与护理。

2. 病人基本生活需要得到满足。

3. 病人生命体征平稳，尿量 >30ml/h。

4. 病人未发生并发症或并发症得到及时发现和处理。

【护理措施】

（一）术前准备和非手术治疗病人的护理

1. **心理护理** 及时向病人解释伤势情况、相应临床表现及检查结果，说明治疗及护理措施的必要性及注意事项，鼓励病人表达自身感受，教会病人自我放松，并争取病人家属及朋友的支持与帮助。

2. **卧床休息** 绝对卧床休息，非手术治疗病人需绝对卧床 2～4 周，待病情稳定、尿检正常后方可离床活动。

3. **维持体液平衡** 遵医嘱及时输液，保持足够尿量，在病情允许情况下鼓励病人经口摄入。应用止血药物，及时补充血容量，以预防休克发生。

4. **病情观察** ①定时测量血压、脉搏、呼吸，直到生命体征稳定；②严密观察尿量、尿色，及时发现进行性血尿；③准确测量并记录腰腹部肿块，若肿块逐渐增大，提示有活动性出血或尿外渗；④观察腹部症状和体征，如出现腹痛加重，腹膜刺激征，提示病情加重；⑤动态监测血红蛋白及红细胞比容，以了解出血情况及其变化；⑥定时观察体温和血白细胞计数，以判断有无继发感染。

5. **饮食护理** 非手术治疗期间指导病人进食高蛋白、高热量、高维生素，易消化、富含粗纤维的蔬菜、水果，适当多饮水。保持排便通畅，避免腹压增高导致继发性出血。对肾粉碎伤、肾蒂损伤及有严重合并伤者，应禁饮禁食，静脉补充水、电解质、热量及其他营养物质。

6. **术前准备** 有手术指征者，在抗休克治疗的同时，紧急做好各项术前准备。完善术前检查，除常规检查外，应注意病人凝血功能是否正常。术前应禁食、禁饮，并行肠道准备。

（二）术后护理

1. **卧位与活动** 麻醉作用消失且血压平稳者，取半卧位以利于呼吸和引流。肾修补术、肾部分切除术后病人绝对卧床1～2周；肾切除术后24～48小时鼓励下床活动。卧床期间应给予病人下肢按摩，预防下肢血栓形成。

2. **伤口及引流管护理** 保持手术切口清洁干燥。妥善固定导尿管和肾周引流管，保持各引流管的通畅和无菌，及时更换引流袋。鼓励病人多饮水，保持尿量＞2000ml/d。

3. **病情观察** 注意观察生命体征、引流量及色、血尿情况。肾切除病人应注意观察尿量，若术后6小时无尿或24小时尿少，提示健侧肾功能不良，应及时报告医生。

（三）健康教育

1. **自我护理** 非手术治疗的肾损伤病人需长期卧床，应定时改变体位和翻身，预防压疮。对带引流管回家病人，说明留置引流管的意义和注意事项，教会病人引流管自我护理方法。

2. **康复指导** 非手术治疗恢复后2～3个月内不宜从事体力劳动或竞技运动，避免挤压、碰撞腰部，以防继发出血。严重损伤致肾脏切除者，应注意保护对侧肾脏，避免服用损害肾功能的药物，如氨基糖苷类、抗结核药物等。

3. **定期复查** 术后1个月复查肾脏形态和功能，观察血压变化情况，如出现腰痛及血尿，应及时就诊。

【护理评价】

通过治疗与护理，病人是否：①焦虑与恐惧好转，情绪稳定，能积极配合治疗护理；②基本需要得到满足；③生命体征平稳，尿量＞30ml/h；④未发生并发症或并发症被及时发现和纠正。

二、膀胱损伤

膀胱损伤（injury of bladder）是指膀胱壁在受到外力的作用时发生膀胱浆膜层、肌层、黏膜层的破裂，引起膀胱壁完整性破坏、血尿外渗。

【病因】

1. **开放性损伤** 由弹片或锐器所伤，常合并腹部其他脏器损伤。

2. **闭合性损伤** 膀胱充盈时，下腹部遭撞击或骨盆骨折端刺破膀胱壁所致。

3. **医源性损伤** 经尿道膀胱器械检查或治疗，以及下腹部手术时造成的膀胱损伤。

4. **自发性膀胱破裂** 可见于病理性膀胱，如膀胱结核、晚期肿瘤、长期接受放射治疗的膀胱等。

【病理】

1. **膀胱挫伤** 仅伤及黏膜层或肌层，膀胱壁未破，局部出血或形成血肿，无尿外渗，可出现血尿。

2. **膀胱破裂** 分腹膜内型、腹膜外型和混合型（图33-2）。①腹膜内型：多发生于膀胱充盈时，膀胱壁连同覆盖它的腹膜一并破裂，尿液流入腹腔，引起急性腹膜炎，多见于膀胱顶部和后壁损伤；②腹膜外型：常发生于骨盆骨折时，膀胱壁破裂，尿液外渗至膀胱周围组织，引起盆腔炎或脓肿；③混合型：同时有腹膜内及腹膜外膀胱破裂，多由火器伤、利器伤所致，常合并其他脏器损伤。

【临床表现】

1. **休克** 骨盆骨折导致剧痛、大出血，膀胱破裂致尿外渗或腹膜炎时，可发生休克。

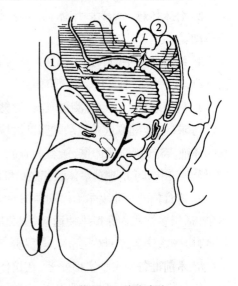

图33-2 膀胱破裂

2. **血尿和排尿困难**　膀胱破裂后,膀胱内及周围的血块和尿液均可导致病人有尿意,但尿液很难排出。

3. **疼痛**　与尿外渗的范围有关。腹膜外膀胱前壁破裂,尿外渗可引起耻骨上疼痛;后壁破裂可引起直肠周围疼痛。腹膜内膀胱破裂时,尿液流至腹腔可导致化学性腹膜炎,引起下腹剧痛。

4. **尿瘘**　常见于贯通伤患者,尿液可经由创口流出体表或经由直肠、阴道流至体外。

【辅助检查】

1. **导尿试验**　导尿时仅流出少量血尿或无尿流时,可经导尿管注入 200ml 无菌生理盐水,5 分钟后抽出,若液体进出量有明显差异,提示膀胱破裂。

2. **影像学检查**　X 线平片可了解骨盆骨折情况;膀胱造影(cystography)可通过造影剂是否外溢来判断有无膀胱破裂,是首选的检查方法;CT 可发现膀胱周围血肿。

【治疗原则】

1. **紧急处理**　积极抗休克治疗,如输液、输血、镇静及止痛。

2. **非手术治疗**　膀胱挫伤或较小的膀胱破裂,留置导尿持续引流尿液 7～10 天,破口常可自愈,同时应预防感染并止痛。

3. **手术治疗**　膀胱破裂伴出血和尿外渗者,应尽早手术,修补膀胱壁缺损,行尿流改道,同时充分引流外渗尿液。

【主要护理诊断/问题】

1. 焦虑与恐惧　与损伤和担心预后有关。

2. 有体液不足的危险　与膀胱破裂、骨盆骨折引起出血、尿外渗或腹膜炎有关。

3. 排尿形态改变　与损伤、留置导尿或膀胱造瘘有关。

4. 潜在并发症:出血、感染、尿瘘等。

【护理措施】

（一）术前准备和非手术病人的护理

1. **心理护理**　主动关心、安慰病人,解释病情及各项处理措施的目的及效果,消除病人和家属的焦虑和恐惧。

2. **病情观察**　密切观察生命体征,判断有无面色苍白、出冷汗、四肢发冷等休克表现;观察血尿、排尿困难、腹痛及腹膜刺激症状,判断有无再出血发生。

3. **留置导尿管的护理**　保持留置导尿管通畅、清洁,嘱病人多饮水以达到每日尿量 2000～3000ml,记录尿液颜色、量及性状,及时更换引流袋。

4. **术前准备**　有手术指征者,在抗休克治疗同时做好各项术前准备。

（二）术后护理

1. **体位**　术后取半卧位,使外渗尿液和腹腔渗液积聚盆腔,利于引流,同时减轻腹膜张力,利于伤口愈合。鼓励病人早期下床活动。

2. **耻骨上膀胱造瘘病人的护理**

（1）保持引流通畅:正确固定引流管,防止受压或过度牵拉,酌情进行膀胱冲洗。

（2）定时观察:引流液的量、色、性状及气味。

（3）预防感染:造瘘口周围定期换药,保持造瘘口周围皮肤清洁、干燥。每周行尿常规化验及尿培养一次。

（4）拔管护理:造瘘管留置 10～12 天拔管,拔管前先试行夹管,拔管后若造瘘口有少量漏尿,可用纱布适当堵塞并覆盖。长期留置者应定期在无菌条件下更换造瘘管。

（三）健康教育

1. **自我护理**　解释留置导尿和膀胱造瘘的意义和注意事项,教会长期置管病人自我护理方法。指导膀胱造瘘病人拔管前、后多饮水,达到冲洗尿路防止感染的目的。

2. 康复指导 骨盆骨折需长期卧床的病人应定时改变体位,并在床上进行肌肉锻炼。部分骨盆骨折合并膀胱破裂病人由于血管神经损伤,可能发生阴茎勃起障碍,应指导病人进行心理性勃起训练及采取辅助性治疗。

三、尿道损伤

尿道损伤(urethral trauma)是泌尿系统最常见的损伤,主要发生于青壮年男性。男性尿道以尿生殖膈为界分为前后两段,前尿道包括球部和阴茎部,后尿道包括前列腺部和膜部。前尿道损伤多发生在球部,后尿道损伤则多见于膜部。尿道损伤根据损伤原因可分为开放性、闭合性和医源性三类。临床上以闭合性损伤最为常见。

【分类与病理】

1. 尿道挫伤 仅有水肿和出血,愈后不会发生尿道狭窄。

2. 尿道裂伤 可致尿道周围血肿和尿外渗,愈后可有瘢痕性尿道狭窄。

3. 尿道断裂 断端退缩、分离,血肿和尿外渗明显,可发生尿潴留。

4. 尿外渗

(1)尿道球部损伤时,尿液渗入会阴浅袋,可致会阴、阴囊、阴茎和下腹壁肿胀、瘀血。若延误治疗,会发生广泛皮肤及皮下组织坏死、感染和脓毒症(图33-3)。

(2)骨盆骨折致尿道膜部断裂时,尿液则外渗至耻骨后间隙和膀胱周围(图33-4)。

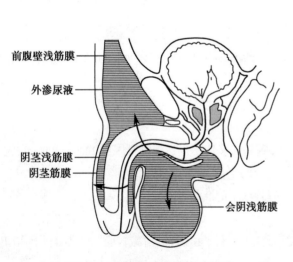

图33-3 尿道球部破裂的尿外渗范围

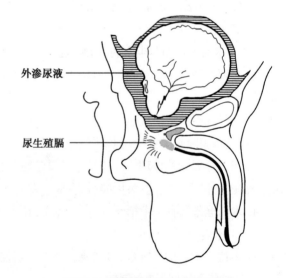

图33-4 尿道膜部破裂的尿外渗范围

【临床表现】

1. 症状与体征

(1)血尿和尿道出血:前尿道损伤后即有鲜血自尿道口溢出或滴出;后尿道损伤可无尿道口流血或仅有少量血液流出,病人如能排尿,常有肉眼血尿。

(2)排尿困难与尿潴留:尿道挫裂伤后可因尿道括约肌疼痛性痉挛,发生排尿困难。尿道断裂可导致急性尿潴留。

(3)疼痛:前尿道损伤时,伤处疼痛,排尿时加重,并向阴茎头和会阴部放射;后尿道损伤时,表现为下腹部疼痛、肌紧张及压痛,并可出现腹胀。伴骨盆骨折时,移动时疼痛加剧。

2. 并发症

（1）休克：骨盆骨折引起尿道损伤时，常因大出血而发生损伤性和失血性休克。

（2）尿外渗与血肿：尿道断裂后，尿液可从裂口处渗入周围组织，如不及时处理，可导致广泛皮肤及皮下组织坏死、感染及脓毒血症。

【辅助检查】

1. **诊断性导尿**　前尿道损伤时可用于检查尿道的完整性和连续性。导尿管若能顺利插入膀胱，提示尿道损伤不严重，可保留导尿管引流尿液并支撑尿道，如插入困难，提示尿道破裂或断裂，不可重复插管以免加重局部损伤；后尿道损伤伴骨盆骨折时，一般不宜插尿管。

2. **影像学检查**　X线平片显示骨盆有无骨折；逆行尿道造影（retrograde urethrography）可确诊损伤部位和程度。

【治疗原则】

1. **紧急处理**　损伤严重伴休克者，应给予输血、输液抗休克治疗。尿潴留不宜行导尿或未能立即手术者，可行耻骨上膀胱穿刺抽出尿液。

2. **非手术疗法**　应用抗生素预防感染。能自行排尿者不需导尿，嘱病人多饮水，保持排尿通畅，排尿困难但能够插入导尿管者，留置导尿1~2周。

3. **手术疗法**

（1）前尿道裂伤导尿失败或尿道断裂：尿道部分破裂者，应立即行清创、止血，缝合尿道裂口；尿道完全断裂并在周围形成大血肿者应及时清除血肿，行尿道端端吻合术，并留置导尿2~3周。

（2）骨盆骨折致后尿道损伤：若导尿管不能进入膀胱，可早期行尿道会师复位术，术后留置导尿管3~4周，若恢复顺利，可避免二期尿道吻合术。病人情况较差或尿道会师术不成功者可行耻骨上膀胱造瘘术，3个月后若发生尿道狭窄或闭锁，再行二期手术治疗。

相关链接

尿道会师复位术

作下腹正中切口，切开膀胱前壁，经尿道外口及膀胱颈各插入一尿道探子，使两探子尖端于尿道损伤部位会师。如会师有困难，亦可用示指从膀胱颈伸入后尿道，将从尿道外口插入的探子引进膀胱。在其尖部套上一根橡皮导尿管，退出探子，将导尿管引出尿道外口。再在此导尿管尾端缝接气囊导尿管，将其带入膀胱内。沿尿道方向牵引气囊导尿管，借牵引力使尿道两端对合。尿道会师复位术靠牵引力使已断裂的尿道复位对合，尿道断端未作直接吻合，故尿道愈合后发生尿道狭窄的可能性较尿道修补吻合术大。

【主要护理诊断/问题】

1. 恐惧与焦虑　与外伤、手术及担心预后有关。

2. 有体液不足的危险　与创伤、骨盆骨折引起出血有关。

3. 排尿困难　与尿道损伤导致疼痛、局部水肿及尿道狭窄有关。

4. 潜在并发症：感染。

【护理措施】

（一）术前准备和非手术治疗病人的护理

1. **心理护理**　尿道损伤，特别是合并骨盆骨折、大出血病人，常因疼痛、出血、活动受限等原因导致情绪低落和紧张焦虑。护士应关心和尊重病人，耐心解释病情发展及治疗护理措施，帮助病人解除思想顾虑，树立战胜疾病的信心。

2. **病情观察**　观察并记录病人腹部体征,局部出血、排尿及尿外渗情况,必要时会阴局部压迫止血;定时测血压、脉搏,并注意有无休克表现;观察体温及血白细胞变化,及时发现感染征象。

3. **解除排尿困难和尿潴留**　先尝试导尿,解除尿潴留,并留置尿管。导尿失败时,嘱病人不要用力排尿,以免加重尿液外渗,同时做好术前准备,协助医生行耻骨上膀胱造瘘引流尿液。

4. **体位与活动**　后尿道损伤合并骨盆骨折病人应平卧硬板床。卧床期间预防压疮,并协助病人活动上肢,按摩下肢。

（二）术后护理

1. **饮食护理**　前尿道损伤术后 6 小时无麻醉反应,即可正常饮食;后尿道损伤术后,需待肠功能恢复正常方可进食。鼓励多饮水,进高蛋白、高热量饮食。

2. **尿外渗引流的护理**　尿外渗行多处切开者,注意观察伤口引流情况,敷料浸湿时及时更换。耻骨后间隙和会阴、阴囊处的伤口引流管术后 2~3 天拔除。

3. **留置导尿管的护理**　尿道修补或吻合术后,导尿管留置 2~3 周;尿道会师术后,导尿管需维持牵引 1~2 周,创伤严重者可酌情延长留置时间。留置期间注意掌握牵引的角度和力度,牵引角度以尿管与体轴成 45° 为宜,尿管固定于大腿内侧,牵引力度以 0.5kg 为宜。导尿管留置时间一般为 4~6 周,创伤严重者可酌情延长留置时间。

4. **膀胱造瘘护理**　参见膀胱损伤。

（三）健康教育

1. **预防尿道狭窄**　手术修复后,尿道损伤病人尿道狭窄的发生率较高,需定期进行尿道扩张。

2. **康复指导**　部分病人可能发生阴茎勃起功能障碍,指导病人进行心理性勃起训练及采取辅助性治疗。

第二节　尿石症病人的护理

案例 33-2

　　李某,男,35 岁,因左侧腰腹部阵发性疼痛伴恶心、呕吐 1 周就诊。查体:急性痛苦面容、生命体征平稳,浅表淋巴结不大、心肺正常。腹平软、肝脾未扪及,左肾区压痛、叩击痛。超声检查示左肾集合系统分离,左输尿管上段扩张,距肾门 4.0cm 外输尿管内可探及 1.2cm×0.8cm 强回声光团伴后方声影,右肾正常。X 线平片示第 2 腰椎左侧横突旁 2.0cm 处有约 1.3cm×0.9cm 大小结石致密影,造影示左肾显影稍延迟。诊断为"左输尿管上段结石并左肾积水"拟行体外冲击波碎石治疗。

思考:

1. 体外冲击波碎石术后常见的并发症是什么?

2. 对该病人应采取哪些护理措施?

一、概述

尿石症(urolithiasis)是泌尿外科常见疾病,包括肾结石、输尿管结石、膀胱结石、尿道结石。按尿结石所在部位分为上尿路结石和下尿路结石。上尿路结石指肾、输尿管结石;下尿路结石指膀胱、尿道结石。上尿路结石较为多见。

【病因】

尿路结石的形成机制复杂，受许多因素影响。尿中成石物质浓度过高、抑制晶体形成物质不足和核基质的存在是结石形成的三大主要因素。上尿路结石与下尿路结石的形成机制、病因、结石成分和流行病学有显著差异。上尿路结石大多数为草酸钙结石，下尿路结石则多见磷酸镁铵结石。

1. 内部因素

（1）代谢异常：尿路结石大多是由人体代谢产物构成，不同成分的结石可以反映体内相应的代谢异常，任何生理紊乱引起包括钙、草酸、胱氨酸等成石物质在尿中浓度过饱和或结晶抑制因子缺乏时，都有可能启动结石形成或促进结石生长。

（2）局部因素：尿路感染时细菌可将尿素分解为氨和二氧化碳，尿 pH 值明显升高，导致尿中结晶迅速形成。尿路梗阻可引起近端尿路扩张和尿液滞留、尿流动力学改变以及妨碍微结石排出等，最终形成临床结石。尿路异物亦可作为核心诱发尿液中各种成石物质的沉淀和附着。

2. 外部因素

（1）气候：气温高、湿度大可导致尿液浓缩、成石物质浓度增高，而日照时间长可促进肠道对钙的吸收，尿钙排泄增加。因此热带和亚热带地区结石发生率较高。夏季（7、8、9月）是发病高峰。

（2）饮食：水分摄入不足、尿液浓缩是结石形成的重要原因之一。其他因素包括动物蛋白和钠摄入过多，镁和维生素 A、B_6 摄入不足等。

（3）药物：长期服用糖皮质激素、维生素和磺胺类药物等可增加体内某些成石物质的排泄率，药物本身或其代谢产物亦可直接在尿路中发生沉淀。

（4）三聚氰胺：食用三聚氰胺污染奶粉是近年儿童泌尿系结石发病的重要原因，在成分上主要为二水尿酸和尿酸铵混合结石。

【病理】

尿路结石通常在肾和膀胱形成，绝大多数结石起源于肾乳头，脱落后可移至尿路任何部位并继续长大。

尿路结石可以直接引起泌尿系的损伤、梗阻、感染甚至恶变。结石本身的直接刺激可造成尿路黏膜充血、水肿甚至糜烂或脱落。体积较大或嵌顿在管腔内的结石可在局部引起溃疡、肉芽肿或瘢痕性狭窄，并可导致恶变。结石堵塞尿路可造成完全或不完全梗阻，梗阻以上的尿路扩张和积水，导致肾功能受损甚至完全丧失。尿路结石合并梗阻时，尿液淤滞可能会并发尿路感染，感染又会引发结晶的析出和沉淀，使原有的结石体积迅速增大，导致尿路梗阻进一步加重，由此形成恶性循环。

二、肾及输尿管结石

肾脏是大多数泌尿系统结石的原发部位，输尿管结石多由肾脏移行而来。肾结石位于肾盂和肾盏中。输尿管结石常停留或嵌顿于生理狭窄处，即肾盂输尿管连接处、输尿管跨越髂血管处及输尿管膀胱连接处，以输尿管下 1/3 处最为多见。肾及输尿管结石多发生于单侧，双侧占 10%。

【临床表现】

主要症状是与活动有关的疼痛和血尿，其程度与结石的大小、部位、活动度及有无损伤、感染、梗阻有关。极少数病人可长期无自觉症状，直到出现泌尿系感染或积水时才发现。

1. 疼痛 结石致肾盏颈部梗阻或肾盂结石移动不大时，引起上腹或腰部钝痛；结石活动引起肾盂输尿管连接处或输尿管完全梗阻时，出现肾绞痛，典型表现为突发性疼痛，多在深夜或凌晨发作，疼痛先从腰部或上腹部开始，沿输尿管向下放射到膀胱甚至睾丸，持续数分钟或数小时不等。发作时病人精神恐惧，面色苍白、坐卧不安、冷汗，甚至休克，可伴恶心呕吐；输尿管膀胱壁段或输尿管入口处的结石，可伴膀胱刺激征及阴茎头部放射痛。

2. **血尿**　活动或绞痛后出现肉眼或镜下血尿,以后者多见。

3. **排石**　病人有时可自行排出细小结石,俗称尿砂,是诊断尿石症的有力证据。

4. **其他症状和体征**　结石引起严重肾积水时可触到增大的肾脏;继发急性肾盂肾炎或肾积脓时,可有发热、脓尿、肾区压痛。双侧上尿路结石导致的梗阻和感染可造成肾功能衰竭,出现一系列肾功能不全的表现。

【辅助检查】

1. **实验室检查**　尿常规可见镜下血尿,伴感染时可有脓尿。结石分析可确定结石性质。24小时尿定量分析可用于评估复发危险较高的结石。

2. **影像学检查**　尿路平片(KUB)可发现多数结石,但纯尿酸结石常不显影。B超与KUB联合使用是确诊肾结石的常规检查方法,能发现KUB不能显示的小结石,还能显示有无肾积水等,是肾结石的重要筛查手段。排泄性尿路造影(IVU)可显示结石、尿路的形态和肾脏功能,透光结石可显示充盈缺损。CT能发现X线检查不能显示或较小的输尿管中、下段结石。

【治疗原则】

根据结石的大小、数目、位置,病人的肾功能、全身情况以及有无明确病因及感染、梗阻等并发症来确定治疗方案。

1. **非手术治疗**　适用于直径<0.6cm、光滑、无尿路梗阻及感染者。治疗方法包括饮食调节、饮水利尿、解痉止痛、药物排石等。

2. **体外冲击波碎石(extracorporeal shock wave lithotripsy,ESWL)**　是治疗肾结石的首选方法。主要适用于结石直径为0.5~2.0cm,结石以下输尿管通畅、肾功能良好、未发生感染的上尿路结石病人。在X线、超声定位系统引导下,将冲击波聚焦于结石使之粉碎,然后随尿流排出。必要时可重复治疗,两次治疗间隔时间不少于7日。

3. **手术治疗**

(1)非开放手术:采用内镜取石或碎石,其优点是损伤小,恢复快。①经皮肾镜取石或碎石术,适用于一些复杂性肾结石,如>2.5cm的肾结石、鹿角形结石、多发性肾结石和胱氨酸结石;②输尿管镜取石或碎石术,适用于中、下段输尿管结石,因肥胖、结石梗阻、停留时间长而用ESWL困难者;③腹腔镜输尿管取石,适用于直径>2.0cm的输尿管结石,或经ESWL、输尿管镜手术失败者。

(2)开放性手术:主要术式有输尿管切开取石术、肾盂切开取石术、肾实质切开取石术、肾部分切除和肾切除术。

【护理评估】

(一)术前评估

1. **健康史**　了解病人的年龄、职业、生活环境、饮食饮水习惯;既往发病情况,家族史,有无泌尿系梗阻、感染史;有无长期卧床、甲状旁腺功能亢进、痛风等病史及用药情况。

2. **身体状况**

(1)症状:评估与活动有关的疼痛及血尿的特点,其程度是否与结石部位、大小、活动及损伤、感染和梗阻等有关。

(2)体征:评估有无合并疾病的体征。

(3)辅助检查:评估实验室及影像学等检查结果,了解治疗前后结石情况及对尿路的影响。

(二)术后评估

评估手术方式、麻醉方式及术中情况,病人结石排出情况;尿路梗阻是否解除;肾功能恢复情况;感染、"石街"等并发症发生情况。

（三）心理 - 社会状况

急性期病人可因剧烈疼痛而烦躁不安；疗效不佳或结石复发时，病人可能产生焦躁心理；病情严重影响肾功能时，病人会感到恐惧和无助。故应评估病人及家属对相关知识的掌握程度及对治疗效果的期望。

相关链接

石街

多见于较大肾结石患者 ESWL 术后，大量碎石屑进入输尿管内堆积成结石串，即所谓"石街"。其形成有三种形式：①结石串下端为少数较大碎石块，其上为多数细碎结石屑，此类占绝大多数；②全长皆为细小碎石屑堆积而成；③全长皆为较大碎石颗粒，很少见。

【主要护理诊断 / 问题】

1. **疼痛**　与结石刺激引起的炎症、损伤、平滑肌痉挛及排石过程有关。

2. **知识缺乏**：缺乏有关结石病因、治疗及预防复发的知识。

3. **潜在并发症**：出血、感染、"石街"形成。

【护理目标】

1. 病人疼痛减轻，自述舒适感增强。

2. 病人能述说有关结石病因及预防复发的相关知识。

3. 病人未发生并发症，或并发症得到及时发现和处理。

【护理措施】

（一）术前准备和非手术病人的护理

1. **疼痛护理**　发作期指导病人卧床休息，采用分散注意力、深呼吸等非药物性方法缓解疼痛，不能缓解时，遵医嘱应用解痉、止痛药物，必要时静脉补液，使用抗生素等。

2. **促进排石**　鼓励病人多饮水，病情允许的情况下可适当做跳跃等改变体位的活动，以利于结石排出。

3. **病情观察**　观察病人腰部症状、排尿及体温情况，及早发现感染征象；观察结石排出情况，嘱病人每次排尿于玻璃瓶或金属盆内，以便及时发现排出的结石并进行成分分析，从而为结石的防治提供依据。

4. **术前准备**

（1）ESWL：术前指导病人练习手术配合及固定体位，以确保碎石定位的准确性，术晨再次复查以了解结石是否移动或排出。手术当日空腹禁食。

（2）内镜碎石术：协助做好术前检查，注意病人凝血功能是否正常；指导病人作俯卧位练习以提高对术中体位的耐受性；术前晚行肠道准备。

（二）术后护理

1. **体位**　行碎石术后，病人若全身反应及疼痛明显，应指导其经常变换体位帮助排石。适当的运动如跳跃、慢跑等亦可帮助碎石颗粒排出。巨大肾结石碎石行 ESWL 术后应采用患侧在下的侧卧位，使碎石随尿液逐渐排出以防止"石街"形成。

2. **病情观察**　严密观察和记录尿液颜色、尿量及患侧肾功能情况；非开放性手术可能会发生肾、输尿管和周围脏器损伤等并发症，应注意观察血压、脉搏及造瘘管引流情况，及时发现肾内出血；碎石术后用纱布过滤尿液，收集结石碎渣做成分分析，定时摄腹部平片观察结石排出情况。

3. **引流管护理**　术后常见引流管有伤口引流管、导尿管、肾盂造瘘管、双 J 管（输尿管支架管）等。应妥善固定并保持各引流管通畅，同时密切观察引流液性状及有无出血、感染等发生。

（三）健康教育

针对结石形成的主要因素，坚持长期预防，以减少或延迟结石的复发。

1. 饮水与活动 指导病人睡前和半夜大量饮水，保持每日尿量在 2000ml 以上，从而减少尿中晶体沉积，同时起到冲洗尿路，减少感染发生的作用。适当运动亦有利于结石排出。

2. 饮食指导 根据结石成分调节饮食。如含钙结石者应减少牛奶、巧克力、坚果等含钙高的食物；尿酸结石不宜服用高嘌呤食物等。

3. 药物预防 合理用药可降低尿中结石有关成分，调整尿液的酸碱度可预防结石复发。

4. 疾病防治 及时治疗尿路梗阻、感染等，以减少结石形成。伴甲状旁腺功能亢进时行腺瘤摘除术。长期卧床者应加强功能锻炼以减少骨脱钙和降低尿钙。

5. 定期复查 若病人留有双 J 管，应指导病人于术后 4~6 周回院复查并在膀胱镜下拔除。定期行 X 线或 B 超检查，观察有无残余结石或复发。指导病人学会观察尿液性状，出现异常及时就诊。

【护理评价】

通过治疗与护理，病人是否：①疼痛减轻，自述舒适感增强；②能述说有关结石病因、治疗及预防复发的相关知识；③未发生并发症或并发症得到及时发现和处理。

三、膀胱及尿道结石

膀胱结石占泌尿系结石的 5%。原发性膀胱结石很少见，好发于男童，与营养不良，特别是缺乏动物蛋白摄入有关。继发性膀胱结石与下尿路梗阻有关，如尿道狭窄、膀胱颈梗阻、前列腺增生等，或因上尿路结石排至膀胱所致。尿道结石占泌尿系结石的 2% 以下，大部分来自膀胱。

【临床表现】

膀胱结石常见症状是下腹部疼痛、排尿困难和血尿。排尿困难是由于结石骤然堵塞膀胱颈而引起，特点是排尿过程中尿流突然中断，改变体位如蹲位或卧位时能缓解。结石对膀胱颈的强烈刺激，可引起阴茎根部和会阴部剧烈疼痛，甚至可放射到背部、髋部、足底部。患儿在发病时常牵拉或揉搓阴茎，并试图改变体位以排出尿液及减轻疼痛。

尿道结石主要症状是在会阴部剧烈疼痛后出现急性排尿困难，尿线变细、滴沥，甚至急性尿潴留。病人常能指明尿流受阻的部位。

【辅助检查】

1. 实验室检查 尿液分析可见红细胞，如并发感染，可见白细胞，尿培养可有细菌生长。

2. 影像学检查 KUB 能显示大多数结石。膀胱结石 B 超显示膀胱内高回声伴声影。

3. 膀胱镜检查 可直接观察膀胱结石的大小、数目和形状，同时也可观察有无其他病变。

4. 其他检查 后尿道结石可经直肠指诊触及，前尿道结石可在阴茎和会阴部被扪及。用金属探子检查可感觉到与结石的摩擦感。

【治疗原则】

1. 经尿道膀胱镜取石或碎石 适用于直径 <2.0~3.0cm 的单纯膀胱结石。应用机械、超声或气压弹道等碎石，并通过腔镜冲洗出体外。较大的结石需采用液电、超声、激光或气压弹道碎石。

2. 冲击波碎石术（SWL） 适用于体积较小并能一次性粉碎的膀胱结石。

3. 耻骨上膀胱切开取石术 适用于直径 >4.0cm 或结石质地较硬，以及有膀胱镜检查禁忌证的膀胱结石。取石同时应一并解除病因及相应并发症。

4. 经尿道口直接取出 用于大部分前尿道结石，可用小镊子取出，必要时切开尿道外口。

5. 将结石推入膀胱后取出　后尿道结石或无法经尿道口取出的前尿道结石可用尿道探子将结石推入膀胱,再按膀胱结石处理。

【护理措施】

1. 经尿道膀胱镜碎石术后护理　嘱病人多饮水,增加尿量,并适当变换体位以促进排石;观察血尿、腹痛等情况,及早发现膀胱穿孔、尿道损伤等并发症;观察记录排石情况,遵医嘱应用抗生素预防感染。

2. 耻骨上膀胱切开取石术后护理　术后暂时性膀胱造瘘引流尿液,以降低膀胱张力,促进伤口尽早愈合;保持造瘘管引流通畅,一旦发生阻塞,应在无菌操作下用生理盐水冲洗;保护造瘘口皮肤,保持切口敷料清洁干燥;膀胱造瘘管一般留置 1~2 周,拔管前夹管观察,病人能自行排尿方可拔管。

3. 经尿道取出结石后护理　观察患者排尿是否通畅,是否有膀胱刺激症状、血尿、发热及尿线变细等情况出现。

4. 健康教育　同肾及输尿管结石。

第三节　泌尿系统结核病人的护理

案例 33-3

　　林某,女,36 岁。2 年前无明显诱因出现尿频、尿急、尿痛,伴右腰部胀痛,夜尿增多,每晚 3~4 次,白天每小时 1 次,无发热、乏力,症状反复,其间多次出现肉眼血尿,严重时伴小血块。肾图示左肾功能正常,右肾功能严重受损,排泄延缓。B 超示右肾实质病变并右肾积水。尿常规:白细胞 3~7/HP,红细胞 3~5/HP。膀胱镜检示膀胱无明显炎症改变。右侧逆行肾盂造影见右肾上中盏边缘毛糙,肾盂扩张积水,输尿管僵硬,节段性狭窄。TB-IgM 阳性。诊断为"右肾结核",拟行右肾切除术。

　　思考:

　　1. 该病人主要的护理问题是什么?

　　2. 如何对病人进行健康指导?

　　泌尿系结核(urologic tuberculosis)均首发于肾脏,输尿管和膀胱结核是肾结核的次发性病变。病原菌主要来自肺结核,也可来自骨关节结核、肠结核等其他器官。好发于青壮年,平均发病年龄为 40 岁,男女之比约为 2:1,10 岁以下儿童很少发生。

【病理】

　　结核分枝杆菌经血行进入肾小球毛细血管网,在双肾皮质形成多发性微小病灶,若病人免疫状况良好,可全部愈合,不出现症状,称病理性肾结核。若病人免疫力较低,肾皮质结核病灶不愈合并发展为肾髓质结核,出现一系列临床表现,称临床型肾结核,多为单侧病变。病理改变主要是结核结节、溃疡、干酪样坏死、空洞及纤维化等。

　　肾髓质结核呈进行性发展,可扩散并累及全肾,使肾组织出现干酪样坏死、纤维化和钙化。病变向下蔓延,可累及输尿管、膀胱和尿道。纤维化的输尿管管腔狭窄,引起患侧肾积水或积脓。输尿管若完全闭合,含菌尿液不能进入膀胱,膀胱病变反而好转,膀胱刺激症状逐渐减轻,尿液检查趋于正常,称为"肾自截"(autonephrectomy),此时患肾功能已完全丧失。膀胱结核常继发于肾结核,膀胱病变可致输尿管口狭窄,引起上尿路积水。膀胱纤维化严重时,可形成挛缩性膀胱,容量不足 50ml。此时常有健侧输尿管口狭窄或闭合不全,引起该侧肾积水。

【临床表现】

肾结核病灶在肾脏,而典型症状在膀胱。

1. 症状

（1）膀胱刺激症状:肾结核的典型症状。最早为尿频,逐步出现尿急和尿痛,此为含结核菌的脓尿刺激膀胱黏膜所致。当引起膀胱结核时,膀胱刺激症状加重。晚期膀胱挛缩,每日可排尿数十次甚至百余次,常出现急迫性尿失禁。

（2）血尿:血尿常在膀胱刺激症状后出现,多为终末血尿,为存在结核性炎症及溃疡的膀胱排尿终末时收缩出血所致。病变破坏肾、膀胱血管时,可出现全程血尿。

（3）脓尿:镜下脓尿多见。肉眼脓尿者尿液呈淘米水样,内含有干酪样碎屑或絮状物,混有血液时呈脓血尿。脓尿普通细菌培养结果一般为阴性,称为"无菌性脓尿"。

（4）肾区疼痛:少数结核病变波及肾包膜或继发感染时出现腰部酸痛。

（5）全身症状:多不明显。严重肾结核合并其他器官结核时,可出现乏力、消瘦、发热、盗汗等典型结核症状。出现慢性肾功能不全时,可有食欲减退、恶心、呕吐、浮肿和贫血等表现。

2. 体征　直径较大的肾积脓或对侧巨大肾积水时,腰部可触及肿块。若肾动脉或其分支发生破坏性改变,可在肾区闻及血管性杂音。

【辅助检查】

1. 尿液检查　对泌尿系结核的诊断有决定意义。尿液呈酸性,常规检查可见脓细胞、红细胞及蛋白。尿沉渣涂片作抗酸染色,近 2/3 的病人尿液中可找到结核分枝杆菌。尿结核杆菌培养阳性率可高达 90%,但费时较长。

2. 影像学检查　X 线检查最为重要,KUB 可见肾钙化阴影。IVU 可见典型的肾盏虫蚀状破坏,肾盂、肾盏变形甚至消失,肾功能受损,输尿管呈僵直、节段性或全程痉挛,膀胱边缘粗糙、变形、容量缩小、输尿管尿液反流等改变。B 超可初步确定病变范围。CT 在病变后期诊断价值高于 IVU。

3. 膀胱镜检查　可见膀胱黏膜充血水肿、浅黄色粟粒样结节、结核样溃疡、肉芽肿、瘢痕等改变,以膀胱三角区和患侧输尿管口周围较为明显,必要时可取活组织做病理检查。膀胱挛缩或有急性膀胱炎时禁做膀胱镜检查。

【治疗原则】

抗结核化疗是泌尿系结核的基本治疗手段,手术治疗必须在化疗的基础上进行。

1. 抗结核化疗　适用于早期肾结核、病变较轻或病灶局限、无空洞性破坏及结核性脓肿。目前多采用 6 个月的短程疗法,常用药物有异烟肼、利福平、吡嗪酰胺和乙胺丁醇等。

2. 手术治疗　半数泌尿生殖系结核病人需手术治疗。包括肾切除术、保留肾组织的肾结核手术和成型手术等。

【护理评估】

（一）术前评估

1. 健康史　了解病人的年龄、生活习惯、居住环境等;有无结核病史及治疗情况;周围有无其他结核病人。

2. 身体状况

（1）症状:评估病人是否有膀胱刺激症状、血尿、脓尿及严重程度,有无低热、盗汗、乏力等结核中毒的全身表现。

（2）体征:评估病人腰部有无触及肿大的包块,触痛及疼痛的部位、程度等。有无肾外结核及抗结核治疗引起的肝肾功能损害。了解病人的营养状况和精神状态。

（3）辅助检查:了解尿结核杆菌检查及影像学等检查结果。

（二）术后评估

了解病人的手术方式，术后引流管是否通畅及固定良好；引流液的量、色及性状；肾功能情况；24小时出入量；有无出血、感染、尿瘘等并发症；术后抗结核治疗的依从性等。

（三）心理-社会状况

肾结核病程较长，且抗结核治疗需坚持长期用药，病人易出现焦虑和烦躁情绪，对手术治疗，特别是病肾切除则可能有恐惧心理。应评估病人的心理、社会、经济状况及文化程度，对疾病及治疗方案的认知和接受程度，是否知晓抗结核药物使用方法、副作用及自我护理知识等。

【主要护理诊断/问题】

1. 焦虑与恐惧　与病人对泌尿系结核的认识及担心预后有关。

2. 排尿形态改变　与结核性膀胱炎、膀胱挛缩有关。

3. 营养失调：低于机体需要量　与结核病消耗、结核病灶浸润及食欲缺乏有关。

4. 知识缺乏：缺乏术后继续抗结核治疗等相关知识。

5. 潜在并发症：出血、感染、肾功能不良。

【护理目标】

1. 病人自述焦虑与恐惧减轻。

2. 病人能维持正常排尿。

3. 病人营养状况得到改善和维持。

4. 病人能叙述疾病相关知识。

5. 病人无并发症发生或并发症得到及时发现和处理。

【护理措施】

（一）术前准备和非手术病人的护理

1. **心理护理**　由于结核病病程较长，病人情绪低落，对治疗和生活的信心不足。护士应向病人解释治疗方案及预期效果，从而缓解病人的焦虑和恐惧，保持良好的心理状态和愉快的心情，增强其战胜疾病的信心。

2. **一般护理**　指导病人摄入高蛋白、高热量、高维生素及高钙、低脂饮食，多饮水以减轻结核性脓尿对膀胱的刺激。协助病人完成清洁护理，每天进行日光浴，保证休息，适当活动，避免劳累。

3. **用药护理**　指导病人按时、足量、足疗程服药，并观察抗结核药物的疗效，及早发现药物的副作用，如对肝肾功能的损害、耳鸣、听力下降等。

4. **术前准备**　协助做好相关检查。肾积水病人应积极处理，待肾功能好转后再行手术治疗。

（二）术后护理

1. **体位与活动**　肾切除病人血压平稳后可取半卧位，鼓励其早期活动。保留肾组织的病人术后应卧床1~2周，减少活动，避免继发性出血。

2. **观察健侧肾功能**　是一侧肾切除术后护理的关键点，应观察第一次排尿的时间、尿量、颜色，并连续3天准确记录24小时尿量。若术后6小时仍无排尿或24小时尿量较少，提示可能存在健肾功能障碍。

3. **并发症的观察与护理**

（1）出血：观察血压、脉搏及术后出血的迹象。当肾病灶切除和肾部分切除的病人出现大量血尿；肾切除伤口内血性引流液24小时不见减少，且每小时超过100ml，总量达300~500ml；血压下降，脉搏增快等症状均提示有内出血的可能，应尽快报告医师。

（2）感染：观察体温及白细胞计数变化，遵医嘱合理应用抗生素，及时更换切口敷料，保持引流管通畅，从而预防感染的发生。

（三）健康教育

1. 用药指导 解释抗结核治疗长期持久用药的意义。术后继续抗结核 6 个月以上，坚持联合、规律、全程用药，服药期间注意观察药物副作用。勿用或慎用对肾有害的药物，如氨基糖苷类、磺胺类药物等。

2. 康复指导 进食高热量、高蛋白、富含维生素的食物，注意休息，避免劳累，适当活动和锻炼，增强机体抵抗力。

3. 定期复查 单纯药物治疗者，应定期做尿液检查和泌尿系造影。手术治疗者应每月复查尿常规和尿结核杆菌。5 年不复发者可视为治愈。

【护理评价】

通过治疗与护理，病人是否：①焦虑与恐惧减轻；②排尿功能恢复；③营养状况改善；④了解泌尿系结核相关知识，并积极配合术后治疗；⑤无并发症发生，或并发症得到及时发现处理。

第四节　泌尿系统梗阻病人的护理

一、概述

泌尿系统包括尿液形成系统和尿液引流系统两部分。尿液在肾脏生成后，经肾盏、肾盂、输尿管、膀胱和尿道排出体外。尿液排出的任何部位发生障碍都可引起泌尿系统梗阻，也称尿路梗阻（obstruction of urinary tract）。梗阻如不及时解除，必将造成梗阻近段的尿液淤积，最终会造成肾积水和肾功能损害。

【病因】

1. 根据梗阻发生部位可分为上尿路和下尿路梗阻（图 33-5）。

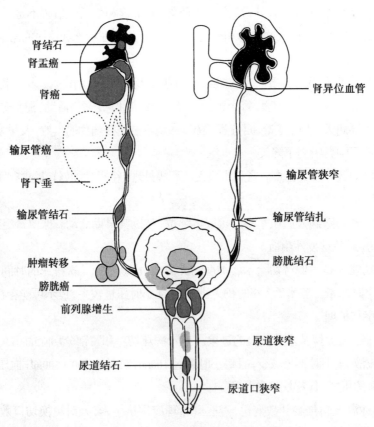

图 33-5　泌尿系统梗阻的常见病因

（1）上尿路梗阻：梗阻部位在输尿管膀胱开口以上，多由肾及输尿管先天性异常如肾盂输尿管交界处狭窄所致，后天性病因见于结石、肿瘤、结核等。腹膜后的病变压迫输尿管时也可发生上尿路梗阻。

（2）下尿路梗阻：梗阻部位发生在膀胱尿道，常见原因为前列腺增生、尿道狭窄等。

2. 根据发生原因可分为机械性梗阻和动力性梗阻。

（1）机械性梗阻：泌尿系统管道内或泌尿系统附近器官的病变均可导致尿路机械性梗阻。包括：①先天性梗阻：如肾盂输尿管交界处狭窄、输尿管膨出症、输尿管异位开口、后尿道瓣膜症等；②后天性梗阻：泌尿系统肿瘤、结石、炎症性狭窄、外伤、泌尿系统外肿瘤浸润压迫等，以及一些医源性损伤因素。

（2）动力性梗阻：由尿道器官的肌肉或其支配的神经病变引起，常见的原因为神经源性膀胱功能障碍。

【病理生理】

基本病理生理改变是梗阻部位以上的尿路扩张和管壁内压增高，影响肾小球过滤、肾小管重吸收和分泌以及尿液引流排泄等，严重时可损害肾实质导致肾功能衰竭。

泌尿系统梗阻后常见的并发症是感染，可加速肾功能损害。梗阻造成尿流停滞与感染亦可促进结石的形成。

二、肾积水

尿液从肾盂排出受阻，蓄积后肾盂内压增高，肾盂肾盏扩张，肾实质萎缩，功能减退，成为肾积水（hydronephrosis）。

【病因】

肾积水多由上尿路梗阻性疾病所致，常见原因为先天性肾盂输尿管连接部狭窄、输尿管结石等。长期的下尿路梗阻也可导致肾积水，如前列腺增生、神经源性膀胱功能障碍等。

【临床表现】

1. 症状 由于造成梗阻的病因、梗阻发生的部位、程度以及持续的时间各不相同，肾积水的临床表现存在较大差异，症状可不明显或仅有腰部隐痛不适，亦可出现肾绞痛、恶心、呕吐、血尿等。积水有时呈间歇性发作，称间歇性肾积水。双侧肾积水或孤立肾完全梗阻时可出现无尿以至肾衰竭。

2. 体征 上尿路梗阻引起的肾积水，常表现为肾体积增大，较早出现腹部包块。下尿路梗阻出现尿潴留时，耻骨上区可触及半球形膨胀的膀胱，尿液引出后消失。

【辅助检查】

1. B超检查 作为首选方法可辨别肾积水和实质性肿块。

2. X线检查 静脉肾盂造影（IVP）可观察尿路的形态，了解肾积水的程度和双侧肾的排泄功能；逆行肾盂造影（RP）适用于静脉肾盂造影显影不佳或无法使用时，能显示输尿管、肾盂的解剖形态。

3. CT 经三维重建后可清晰显示肾、输尿管、膀胱形态。

4. 磁共振泌尿系水成像（MRU） 适用于肾盂、输尿管尿路上皮细胞肿瘤、输尿管狭窄、先天性发育相关的梗阻，目前多应用于对造影剂过敏的病人或妊娠女性等。

【治疗原则】

肾积水的治疗应根据病因、发病缓急和肾功能损害程度等综合考虑。

1. 去除病因 是最根本的治疗措施。对肾盂输尿管连接部狭窄者，应将狭窄段切除并做肾盂输尿管成形术。肾、输尿管结石可行 ESWL 或经皮肾镜、输尿管镜碎（取）石。

2. 肾造瘘术 病情危重者先在梗阻以上部位进行引流，待感染控制、肾功能恢复后再施行去除病因的手术。

3. 肾切除术 重度肾积水，肾实质显著破坏或合并严重感染，而对侧肾功能正常者可行患肾切除术。

4. 置双J管 对难以修复的输尿管梗阻可经膀胱镜放置J形导管长期内引流肾盂尿液。

【主要护理诊断/问题】

1. **急性疼痛** 与尿路梗阻有关。

2. **排尿障碍** 与尿液潴留于肾盂或手术有关。

3. 潜在并发症:肾脓肿、肾衰竭。

【护理措施】

（一）术前护理

1. **心理护理** 主动与病人沟通,了解病人心理状态,向病人解释引起肾积水的原因及进行相关处理（安置引流）的意义,取得病人的配合。

2. **缓解疼痛** 观察疼痛的部位、程度及诱因等;采取缓解疼痛的措施如改变病人体位、保暖等;必要时遵医嘱给予解痉止痛剂。

3. **排尿障碍的护理** 保持各引流管的通畅,做好肾区引流或留置导尿管的护理;严格限制摄入水量,准确记录24小时出入量;注意观察病人腹部肿块的变化及排尿情况。

（二）术后护理

1. **肾切除术后护理** 见肾结核术后护理。

2. **肾造瘘术的护理**

（1）防止出血和感染:术后取仰卧位,卧床2周,以防继发出血;保持造瘘口周围皮肤清洁,及时更换敷料;鼓励多饮水,以利于尿路冲洗。

（2）保持引流管通畅:妥善固定引流管,防止尿外漏导致肾周围和腹膜后感染;观察引流液的性质、颜色、量,发现问题及时处理。

（3）拔管护理:造瘘管一般在置管2周左右拔除,拔管前应先做夹管试验,证明肾盂至膀胱引流通畅后方可拔管。拔管后取健侧卧位,嘱病人在3～4日内,每2～4小时排尿一次,以免膀胱过度膨胀而影响肾盂、输尿管引流。长期造瘘的病人应定期在无菌条件下更换造瘘管。

3. **肾盂输尿管成形术的护理** 注意观察有无吻合口漏,若尿少,吻合口附近引流管有较多淡黄色液体引出,或切口敷料有较多淡黄色液体渗出,应考虑吻合口漏的可能,需及时报告医生。肾周引流管于术后3～4日拔除,双J管一般于术后3周经膀胱镜拔除。

（三）健康教育

1. **饮食指导** 嘱病人多饮水,进食低盐、低蛋白质、高热量食物。

2. **自我护理** 指导长期置管者定期到医院换管,尿袋定期更换;教会病人观察尿液的颜色及性质,如发现尿液有混浊、异味,以及发热、肾区疼痛、尿量减少、排尿困难等情况出现时应及时就诊。

3. **定期复查** 及时了解肾积水减轻程度及肾功能恢复情况。

三、良性前列腺增生

案例33-4

　　许某,男,70岁,因排尿困难3年、排尿不出1天急诊入院。3年来病人夜尿次数增多,伴有排尿迟缓、断续、尿线细而无力,射程短,时间长等症状,有时呈点滴状,最近1天排尿不出,下腹部腹痛不适,不时有尿液溢出。查体:心率78次/分,血压150/100mmHg,心肺无特殊,腹部(−),双肾未扪及,肾区无叩击痛,留置导尿管通畅,引流出清亮尿液。决定行经前列腺电切术治疗。

良性前列腺增生(benign prostatic hyperplasia, BPH)简称前列腺增生,是老年男性常见的疾病。男性在 35 岁以后前列腺可有不同程度的增生,多在 50 岁以后出现临床症状。

【病因和病理】

老龄和有功能的睾丸是前列腺增生发病的重要因素,但确切病因尚未完全清楚,目前公认的学说有男性激素及其受体的作用、细胞增殖与凋亡失衡学说、生长因子神经递质的作用等。

前列腺腺体由移行区、中央区、外周区和尿道周围腺体区组成(图 33-6)。前列腺增生开始于围绕尿道精阜的腺体(位于移行区)、结缔组织和平滑肌的增生。逐渐将外周腺体挤压萎缩,形成与增生腺体界限明显的外科包膜。增生的腺体突向尿道,可使尿道伸长、弯曲、受压变窄,引起排尿困难。同时,增生的前列腺组织 α- 肾上腺能受体量增加,活性增强,而膀胱颈附近 α- 肾上腺能的受体含量丰富,导致膀胱颈间质平滑肌收缩,膀胱出口梗阻。

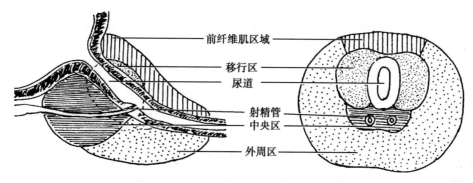

图 33-6　前列腺的组织结构

为克服排尿阻力,逼尿肌收缩力增强,逐渐代偿性肥大,加之长期膀胱内高压,膀胱壁黏膜面出现小梁、小室或假性憩室。逼尿肌代偿性肥大可发生逼尿肌不稳定收缩,出现尿频、尿急,可出现急迫性尿失禁。若尿路梗阻持续存在,逼尿肌最终失代偿而出现残余尿。随着残余尿的增加,膀胱逐渐成为无张力、无收缩力的尿液潴留囊袋,可出现充盈性尿失禁及膀胱输尿管尿液反流,导致肾积水及肾功能损害。梗阻引起尿液潴留的同时也容易继发感染和结石形成。

【临床表现】

症状取决于梗阻的程度、病变发展的速度以及是否合并感染,与前列腺体积、大小不成比例。

1. 症状

(1)尿频、尿急:尿频是最常见的早期症状,夜间更为明显。随着梗阻的加重,残余尿量增多,膀胱有效容量减少,尿频更加明显。由于前列腺充血刺激,病人亦可出现尿急或排尿不尽感。

(2)进行性排尿困难:是最重要的症状。典型的表现是排尿迟缓、断续、尿线细而无力、射程短、终末滴沥、排尿时间延长。

(3)尿潴留、尿失禁:严重梗阻者,残余尿的增多可使膀胱逼尿肌功能受损,逐渐发生尿潴留或充盈性尿失禁。前列腺增生的任何阶段都可因气候变化、劳累、饮酒、便秘、久坐等因素,使前列腺突然充血、水肿导致急性尿潴留。

2. 体征　直肠指检可触及增大的前列腺,表面光滑,质韧、有弹性,边缘清楚,中央沟变浅或消失。

3. 并发症　①前列腺增生合并感染或结石时,可出现尿频、尿急、尿痛等尿路刺激症状;②增生的腺体表面黏膜血管破裂时可出现血尿；③长期梗阻可引起严重肾积水、肾功能损害；④长期排尿困难导致腹压增高，还可引起腹股沟疝、内痔、脱肛等。

【辅助检查】

1. 影像学检查 B超可显示增生的前列腺体积大小、形态和内部结构，同时可测残余尿量。IVU可显示尿路形态及肾脏的排泄功能。

2. 尿流率检查 可判定尿流梗阻的程度。如最大尿流率<15ml/s表示排尿不畅；<10ml/s则表明梗阻较严重。

3. 血清特异性前列腺抗原（prostate specific antigen，PSA）测定 PSA对前列腺组织有特异性，血清PSA正常范围为0～4ng/mg。PSA对排除前列腺癌，尤其前列腺有结节或质地较硬时十分必要。

4. 尿动力学检查 如排尿困难主要是由膀胱逼尿肌功能失常引起，尿动力学检查可确定有无下尿路梗阻并评估逼尿肌功能。

5. 尿道膀胱镜 适用于怀疑尿道狭窄及膀胱占位的病人。

【治疗原则】

根据病情发展的不同阶段，可选择手术治疗、非手术治疗及其他治疗方案。

1. 非手术治疗

（1）观察随访：前列腺增生长期无明显症状或症状较轻，不影响正常生活、睡眠者无需治疗，可等待观察，并在第6个月第一次监测，以后每年一次。期间做好健康指导，如症状加重，应选择其他治疗方法。

（2）药物治疗：适用于刺激期及代偿早期的前列腺增生病人，常用α_1受体阻滞剂、激素、植物类药物等。α_1受体阻滞剂可降低膀胱颈及前列腺平滑肌张力，常用药物为特拉唑嗪和哌唑嗪；激素类药物可在前列腺内阻止睾酮转变为双氢睾酮，使前列腺缩小，以5α还原酶抑制剂最常用；植物类药物在缓解下尿路症状方面有较好疗效，目前在国内外有较广泛的临床应用。

2. 手术治疗 手术治疗的主要目的是切除引起膀胱出口梗阻的增生前列腺组织。手术方式包括经尿道前列腺电切术（TUR-P）、经尿道激光前列腺切除术以及开放性前列腺摘除术等。

3. 其他治疗 部分合并有心、脑、肺等重要器官疾病而不能耐受手术的老年病人，可采取如微波、射频、前列腺支架、气囊扩张等其他较为安全的治疗方法。

【护理评估】

（一）术前评估

1. 健康史 了解病人年龄和生活习惯，有无吸烟、饮酒嗜好和性生活状况；饮食、饮水和排尿情况；既往有无高血压、糖尿病及其他心肺疾病史和家庭史。

2. 身体状况

（1）症状：评估排尿困难的程度、夜尿次数，有无急性尿潴留、血尿、膀胱刺激症状。

（2）体征：评估前列腺增生结节的大小和质地，尿路梗阻的程度及逼尿肌功能情况，有无腹股沟疝、痔疮、脱肛等。

（二）术后评估

评估手术方式、麻醉方式及术中情况；膀胱引流管是否通畅，膀胱冲洗液的颜色、血尿程度及持续时间，切口愈合情况；是否出现膀胱痉挛；水、电解质平衡情况；有无出血、尿失禁、TUR综合征等并发症发生。

（三）心理-社会状况

前列腺增生对病人心理-社会状况的影响可来自症状，如夜间尿频对休息和睡眠的影响，严重时出现血尿，给身心造成的压力；亦可来自于担心手术并发症带来的不良后果，如术后可能会出现尿失禁、性功能障碍等。应评估病人对疾病的认知情况，对术后并发症的认识和接受程度，病人的经济状况和家庭支持现状等。

【主要护理诊断/问题】

1. 排尿障碍　与膀胱出口梗阻有关。

2. 睡眠型态紊乱　与尿频、夜尿增加有关。

3. 急性疼痛　与逼尿肌功能不稳定、导管刺激及血块阻塞引起膀胱痉挛有关。

4. 潜在并发症：TUR综合征、出血、感染、尿失禁。

【护理目标】

1. 病人恢复正常排尿。

2. 病人睡眠状况得到改善。

3. 病人主诉疼痛减轻或消失。

4. 病人未发生并发症或并发症得到及时发现和处理。

【护理措施】

（一）术前准备和非手术治疗病人的护理

1. 一般护理　根据前列腺增生病人年龄和疾病特点，创造舒适、安全、便捷的环境，协助病人做好生活护理。

2. 观察用药效果　观察记录用药后症状改善的时间、排尿次数、每次尿量等。

3. 保护膀胱功能

（1）控制发病诱因：避免着凉、劳累、便秘及饮酒等不良刺激导致前列腺突然充血、水肿而发生急性尿潴留。

（2）饮食指导：指导病人合理饮水，避免短时间内大量饮水或饮用有利尿作用的饮料如咖啡、茶等，使膀胱急剧扩张。

（3）排泄指导：指导病人改变憋尿的习惯，有尿意时及时排尿，防止膀胱高度扩张。

（4）观察排尿情况：观察并记录病人每日排尿的次数、量及性质，出现急性尿潴留时应及时导尿，必要时行耻骨上膀胱穿刺或造瘘术，以尽快恢复膀胱功能。

4. 术前准备　前列腺增生多为老年病人，常有不同程度的心脑血管疾病或其他合并症。应协助病人做好各项辅助检查，配合医生实施诊疗措施，纠正全身状况，提高手术的安全性。

（二）术后护理

1. 病情观察　病人多为高龄人群，麻醉及手术的刺激容易诱发心、肺疾患，应加强术后巡视，注意观察病人的意识、呼吸、血压和脉搏变化。

2. 膀胱冲洗的护理　术后需生理盐水持续冲洗膀胱，目的是防止血凝块形成堵塞尿管。护理：①冲洗的速度要根据出血量的多少调节，血色深需快速冲洗，血色变浅则减慢冲洗速度；②及时处理管腔阻塞的相关因素，如血块、黏液分泌物、连接管的折曲、导管移位等，保证冲洗系统的畅通；③鼓励病人摄取足够水分，使尿液稀释，减少感染和导尿管阻塞的机会；④观察并记录引流液的性质、颜色、量，实际尿量＝引出量－冲洗量；⑤冲洗液温度控制在25~30℃，可有效预防膀胱痉挛发生（图33-7）。

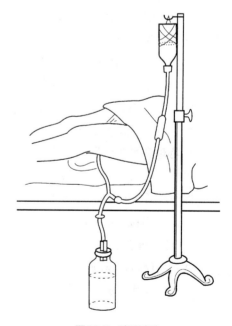

图33-7　膀胱冲洗

3. 并发症的观察与护理

（1）TUR综合征：TUR-P手术过程中由于大量冲洗液被吸收，造成血容量急剧增加，导致稀释性低钠血症（TUR综合征）。病人在术后几小时内出现烦躁不安、恶心、呕吐、抽搐、昏迷，严重者出现肺水肿、脑水肿、心力衰竭等。因此,TUR-P 术后应加强病情观察,注意监测电解质变化。一旦出现上述症状,应立即报告医生,并迅速减慢输液速度,给予脱水剂、利尿剂等对症措施。

（2）出血:前列腺术后可利用导尿管的水囊压迫前列腺窝以止血。导尿管需施以一定的牵引力,告知病人不可自行移开,并保持卧床体位,防止因坐起或肢体活动导致气囊移位;保持排便通畅,避免用力排便导致伤口出血;术后早期禁止灌肠或肛管排气;停止膀胱冲洗后应逐渐离床活动。

（3）感染:病人因手术创伤及年老体弱,机体免疫力低下,加之留置导尿,容易发生尿路和精道感染。应加强尿管和会阴部护理,注意观察体温及白细胞变化,改善全身营养状况,促进伤口愈合。

4. 缓解疼痛　术后疼痛是由于逼尿肌不稳定收缩、血块阻塞、导管刺激等引起膀胱痉挛所致。病人表现为阵发性剧痛、强烈尿意、肛门坠胀等,观察可见膀胱冲洗速度减慢、冲洗液颜色加深。护理:①在术中留置的硬膜外镇痛泵内定时注入小剂量吗啡等麻醉药;②口服镇静剂;③维拉帕米加入生理盐水进行膀胱冲洗;④指导病人放松紧张心情、变换体位或离床做短暂步行。

5. 拔管护理及功能训练　依据病情及手术方式的不同,确定引流管、导尿管留置时间的长短,注意拔管后病人会有暂时性尿路刺激症状,需指导病人有尿意时及时排尿。拔管后常出现两种情况:①病人仍然排尿困难,并有尿潴留,可采用物理疗法,通过听流水声诱导排尿或放松疗法等协助排尿;②病人出现暂时性尿频或滴尿现象甚至尿失禁,应帮助病人放松紧张情绪,术后 2～3 日指导病人呼吸时收缩腹肌、肛提肌及肛门括约肌,亦可配合针灸、理疗等措施,一般在 2 周后可逐渐恢复。

6. 饮食护理　术后 6 小时,无恶心、呕吐、腹胀等不适,可给流质饮食,逐渐过渡到正常饮食。合理膳食,注意营养搭配,适量进富含纤维的食物,鼓励病人多饮水、防止便秘。

（三）健康教育

1. 康复指导

（1）防止尿道狭窄:TUR-P 术后病人有可能出现尿道狭窄并导致排尿困难,需及时就医,定期进行尿道扩张治疗。

（2）预防出血:术后 1～2 个月内避免剧烈运动,如跑步、骑自行车、性生活等,防止继发出血。

（3）持续功能锻炼:术后病人可能有不同程度的溢尿现象,指导病人进行膀胱功能训练和盆底肌肉训练,以增强控尿能力。

1）膀胱功能训练:建立规律排尿习惯,定时使用便器,初始白天每隔 1～2 小时使用便器一次,夜间每隔 4 小时使用便器一次,以后逐渐延长间隔时间,以促进排尿功能的恢复。

2）锻炼肌肉力量:取立位、坐位或卧位,试做排尿动作,先慢慢收缩肛门,再收缩尿道,产生盆底肌肉上提的感觉,然后慢慢放松。每次 10 秒钟左右,连续做 10 次。每天训练 5～10 次。

2. 心理和性生活指导　前列腺手术后,可能会出现逆行射精、阳痿等现象,鼓励病人表达内心感受,缓解焦虑情绪,进行有针对性的心理干预和指导。告知病人因术后初期身体和心理未完全康复,应给自己及伴侣一段适应的时间,不要操之过急,一般 2 个月后,可恢复正常性生活。

3. 定期复查　定期复查尿流率及残余尿量,发现异常及时处理。

【护理评价】

通过治疗与护理,病人是否:①排尿恢复正常;②睡眠状况改善;③疼痛得到及时控制;④未发生并发症或并发症被及时发现和处理。

四、急性尿潴留

急性尿潴留（acute retention of urine）是一种因突发无法排尿导致尿液滞留于膀胱内而产生的综合征。是泌尿外科最常见的急症之一,发病急,病人痛苦,需紧急处理。

【病因和分类】

1. 机械性梗阻　导致膀胱颈部及尿道梗阻的病变均能引起急性尿潴留。如前列腺增生、尿道损伤、尿道狭窄、膀胱尿道结石、异物和肿瘤等。

2. 动力性梗阻　由于排尿动力障碍所致。最常见的原因为中枢或周围神经系统病变，如脊髓或马尾神经损伤、肿瘤、糖尿病引起的神经性膀胱功能障碍；盆腔手术或腰椎麻醉后、应用松弛平滑肌药物如阿托品等；也可见于高热、昏迷、低血钾和不习惯卧床排尿者。

【临床表现】

1. 症状　发病突然，膀胱内充满尿液不能排出，病人腹痛难忍，辗转不安，有时从尿道溢出部分尿液，但不能减轻下腹疼痛。

2. 体征　耻骨上区可触及半球形膨胀的膀胱，用手按压有明显尿意，叩诊为固定浊音。

【治疗原则】

解除病因，恢复排尿。如病因不明或梗阻一时难以解除，应先引出膀胱内尿液，再进一步针对病因治疗。

1. 病因治疗　针对尿道狭窄、尿道结石、麻醉药物、低血钾引起的尿潴留，可去除病因，恢复排尿。

2. 针灸、穴位注射　对于病因明确，但在处理尿潴留时不能同时去除病因者，可采用针灸治疗或穴位注射新斯的明的方法缓解尿潴留。

3. 导尿　是解除急性尿潴留最有效的方法。对于前列腺增生导致的尿路梗阻，应选择前端尖的弯头导尿管。必要时留置导尿。

4. 耻骨上膀胱穿刺/造瘘术　不能插入导尿管时，可用粗针头作耻骨上膀胱穿刺吸出尿液，缓解病人痛苦。也可行耻骨上膀胱穿刺造瘘术持续引流尿液。

【护理措施】

1. 解除尿潴留　对术后动力性尿潴留病人，可采取条件反射诱导排尿，如听流水声或温水冲洗会阴，也可采用针刺或艾灸等方法刺激排尿。

2. 避免膀胱出血　引流尿液时，应间歇缓慢地放出尿液，一次放尿不可超过 1000ml，避免膀胱内压骤然降低而引起膀胱内出血。

第五节　泌尿系统肿瘤病人的护理

案例 33-5

朱先生，男，55 岁。反复发作无痛全程肉眼血尿 8 个月，IVP 示膀胱右侧壁充盈缺损 4.0cm×5.0cm。CT 提示膀胱右侧壁肿块侵犯膀胱全层，膀胱镜检见膀胱内多个乳头状肿块，0.5～5cm 大小不等，无蒂。诊断为"膀胱移行细胞癌"，拟行根治性膀胱切除、乙状结肠代膀胱、原位新膀胱术。

思考：

1. 术前应如何护理？

2. 新膀胱术后应如何进行排尿功能训练？

一、肾癌

肾癌（renal carcinoma）又称肾细胞癌（renal cell carcinoma，RCC），是起源于肾实质泌尿小管上皮系统的恶性肿瘤，占原发肾脏恶性肿瘤的 85% 左右，占成人恶性肿瘤的 3%。高发年龄 50～70 岁，男女之比约为 2∶1。

【病因与病理】

1. **病因** 肾癌病因尚未清楚,可能与吸烟、肥胖、环境、职业暴露、染色体畸形、抑癌基因缺失等有密切关系。

2. **病理** 绝大多数肾癌发生于一侧肾脏,常为单个肿瘤。瘤体为类圆形实质性肿物,外有假包膜。组织来源于肾小管上皮细胞,分为三种类型,即透明细胞、颗粒细胞和梭形细胞。

3. **转移途径** 肾癌穿透假包膜后直接侵犯周围筋膜和邻近器官组织。也可直接向静脉内扩展形成癌栓,并延伸进入肾静脉、下腔静脉甚至右心房。远处转移常见部位是肺、脑、骨、肝等。淋巴转移最先到达肾蒂淋巴结。

【临床表现】

1. **肾癌三联症** 血尿、腰痛和腰部肿块被称为肾癌的三联症。血尿为间歇无痛性,若出现则提示肿瘤已侵及肾盂肾盏。疼痛常表现为腰部钝痛或隐痛,为肿瘤生长牵张肾包膜或侵犯腰大肌所致,血块通过输尿管亦可引发肾绞痛。肿块较大时在腹部或腰部容易被触及。多数病人仅出现上述症状的一项或两项,三项都出现的不到15%。

2. **肾外症状** 肾癌可出现多种肾外表现,如发热、高血压、高钙血症、红细胞增多、血沉增快、肝功能异常、同侧精索静脉曲张等,应注意与其他疾病相鉴别。

【辅助检查】

1. **实验室检查** 全血细胞计数、全套代谢指标检查(包括血清钙、肝功能检查、乳酸脱氢酶及血清肌酐)、凝血功能和尿液分析。

2. **影像学检查** B超无创、简单易行,常在体检中发现无症状的肾肿瘤,还可以鉴别诊断实质性或囊性病变。CT对肾癌诊断有重要价值,能明确显示肿瘤的大小、部位、与邻近组织器官的关系,局部淋巴结等,有助于确定肿瘤的临床分期。MRI主要适用于局部进展期肿瘤、静脉可能受累、肾功能不全,以及对血管造影剂过敏的病人。

【治疗原则】

肾癌实行以手术为主的综合治疗。可采取开放性手术或腹腔镜手术进行根治性肾切除术。对于肿瘤<4cm的小肾癌、双侧肾癌、孤立肾癌,以及对侧肾功能低下者,可采取肾部分切除术或肿瘤剜除术。免疫治疗如干扰素(INF-α),白介素-2(IL-2)对治疗中晚期肾癌有一定疗效。肾癌对放疗、化疗不敏感。

【护理评估】

（一）**术前评估**

1. **健康史** 了解病人的年龄、性别、体型、饮食习惯和职业环境,有无烟酒嗜好;既往有无高血压、糖尿病及肾脏病史;家族中有无肾癌发病者及其他病史。

2. **身体状况**

（1）症状:评估病人血尿及排尿形态的改变;是否有经常性腰痛及肾外症候群的表现如发热、高血压、高钙血症、红细胞增多、血沉快等。

（2）体征:评估肿块的位置、大小、是否有触痛;男性病人在病变同侧阴囊内是否可见精索静脉曲张。

（3）辅助检查:了解实验室和影像学检查结果。

（二）**术后评估**

了解病人采取的麻醉、手术方式及术中输血、输液情况;评估病人的切口疼痛情况,是否清洁、干燥;腹腔引流管是否通畅,引流液的颜色、性状及量;尿量、颜色及性状;肾功能情况等。

（三）**心理-社会状况**

肾癌缺乏早期临床表现,多在体检或进行其他疾病检查时发现,病人往往难以接受现实,产生恐惧、悲伤、萎靡不振等心理反应,甚至有轻生的想法。护士应注意评估病人心理承受程度,病人及家属对病情、拟采取的手术方式、术后并发症的认知情况,以及家庭经济状况等。

【护理诊断】

1. 焦虑与恐惧　与患癌症和手术有关。

2. 营养失调:低于机体需要量　与长期血尿、肿瘤消耗、手术创伤有关。

3. 潜在并发症:出血、感染、气胸、深静脉血栓形成。

4. 知识缺乏:缺乏肾脏保护及肿瘤早期发现、复发、治疗等方面的知识。

【护理目标】

1. 病人的心理压力缓解或减轻,身心舒适感增强。

2. 病人的营养失调得到纠正或改善。

3. 病人未发生并发症或并发症得到及时发现和处理。

4. 病人了解疾病相关知识,能积极配合治疗和护理。

【护理措施】

（一）术前护理

1. **心理护理**　针对病人突然得知患癌症及即将面临手术产生的恐惧和焦虑,护士应主动与病人沟通,了解其心理变化和心理需求,鼓励病人倾诉自我感受并给予疏导;适当解释病情和治疗方法,使病人了解手术的必要性和较为肯定的疗效;鼓励病人之间增加沟通,以缓解心理压力,树立共同战胜疾病的信心。

2. **改善营养状况**　指导病人选择高热量、高蛋白、高维生素、低脂、少渣易消化的食品,提供适宜配餐和就餐环境,以增进食欲。不能进食者可遵医嘱静脉补充热量及其他营养。

3. **病情观察**　观察病人生命体征、尿量、尿色和使用止血药物的效果,以及肾功能和电解质的情况等。

（二）术后护理

1. **体位与活动**　同肾结核。

2. **饮食护理**　术后胃肠功能恢复后开始进流食、半流食,逐渐过渡到普食。如进食后腹胀明显,可给予热敷、足三里穴位注射或胃肠动力药物等方法,必要时肛管排气。

3. **并发症的观察和护理**

（1）出血:定时监测血压、脉搏及引流量和颜色的变化。若引流管突然有新鲜血液流出,引流量由少变多,伤口敷料渗血,腰腹部饱满,同时伴有血压下降,脉搏增快,常提示有急性出血,应立即报告医生。

（2）感染:观察体温和白细胞的变化,保持引流管通畅,保持手术切口敷料清洁干燥,合理应用抗生素,防止感染的发生。

（3）气胸:发生在肾上极的肿瘤切除时,容易损伤患侧胸膜导致气胸。注意观察呼吸的频率、节律,有无憋气、呼吸困难等。若出现呼吸异常及时报告医生并行床边 X 线检查,确诊后协助排出气体,必要时行胸腔闭式引流。

（4）深静脉血栓形成:术后早期协助病人活动双下肢,病情允许条件下尽早下床活动;观察病人肢体肿胀、疼痛、活动情况及皮温变化,如出现异常应立即报告医生,同时嘱病人平卧和制动患肢。

【健康教育】

1. **保护肾脏**　不吸烟、酗酒,不过多进食高蛋白、高钠饮食;注意个人卫生、规律排尿、洁身自好,防止尿路感染;定期检查身体,及早诊治各种肾脏疾病。

2. **康复指导**

（1）心理:调整自我情绪,保持乐观心态接受治疗。

（2）生活:保证充分休息和睡眠;合理膳食,补充营养;适度身体锻炼,增强体质;加强对健肾的保护,防止意外损伤;保证摄入足够的水分,以利健肾的正常排泄。

3. **用药指导**　术后多采用生物治疗,讲解用药的必要性及注意事项;严格在医生的指导下用药,出现不良反应及时就诊;避免使用对肾脏有损害的药物等。

4. 定期复查 肾癌的复发率较高,应定期来院复查,以便及早发现复发或转移病灶。

【护理评价】

通过治疗与护理,病人是否:①恐惧、焦虑减轻,情绪保持稳定;②营养状况改善;③并发症得到预防或及时发现和处理;④了解疾病相关知识。

二、膀胱癌

问题与思考

膀胱癌是原发于膀胱尿路上皮的恶性肿瘤,非肌层浸润的膀胱癌可以采用经尿道膀胱肿瘤电切等保留膀胱手术,虽然术后膀胱灌注特定的化疗药物或生物免疫制剂可以减少术后复发,但术后相当多的患者可有术后多次复发,甚至有分期和分级的进展。

思考:对于侵犯膀胱肌层的膀胱肿瘤,或一些反复复发的高恶性度的膀胱癌,如何对其进行治疗?

膀胱癌(tumor of bladder)是泌尿系统常见的恶性肿瘤,其发病率居我国泌尿系统恶性肿瘤的首位,但近年来有被前列腺癌超越的趋势。膀胱癌发病年龄大多数为 50～70 岁,男女发病之比为 4:1。

【病因与病理】

1. 病因 比较明确的因素是吸烟和长期接触工业化学产品。慢性感染(细菌、血吸虫及 HPV 感染等)、长期异物刺激、长期大量饮用咖啡、人造甜味剂、应用环磷酰胺、滥用含有非那西丁的止痛药、盆腔放疗等也是可能的致病因素。

2. 病理和分型

(1)组织类型:膀胱癌 95% 以上为上皮性肿瘤,其中绝大多数为移行细胞乳头状癌,其余为鳞癌和腺癌,各占 2%～3%。

(2)生长方式:按膀胱癌的生长方式分为原位癌、乳头状癌和浸润性癌。①原位癌局限在黏膜内,无乳头亦无浸润基底膜现象;②移行细胞癌多为乳头状,低分化癌常有浸润;③鳞癌和腺癌为浸润性癌。

(3)膀胱癌的分级和分期:膀胱癌的分级与膀胱癌的复发和侵袭行为密切相关,目前采用 2004 年 WHO 分布的分级法,此法将尿路上皮肿瘤分为低度恶性潜能尿路上皮乳头状肿瘤、低级别和高级别乳头状尿路上皮癌。膀胱癌的分期指肿瘤浸润深度及转移情况,是判断膀胱肿瘤预后的最有价值的参数。目前普遍采用国际抗癌联盟的 2009 年第 7 版 TNM 分期法(图 33-8)。其中 T 为膀胱壁浸润的深度;N 为盆腔或腹腔淋巴结浸润程度;M 为其他器官转移情况。

(4)扩散、转移途径:①肿瘤扩散主要是向膀胱壁内浸润,直至累及膀胱外组织和邻近器官;②淋巴转移是最主要的转移途径,主要转移到盆腔淋巴结;③血行转移多在晚期,主要转移至肺、骨和肝等处。

【临床表现】

1. 症状

(1)血尿:是膀胱癌最常见和最早出现的症状。常表现为间歇全程无痛肉眼或镜下血尿。血尿严重时伴血块,

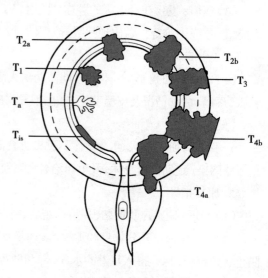

图 33-8 膀胱肿瘤分期

或排出洗肉水样尿液及腐肉组织。血尿可自行减轻或停止，容易给病人造成"好转"或"治愈"的错觉而贻误治疗。血尿出现时间及出血量与肿瘤恶性程度、分期、大小、数目、形态并不一致，非上皮性肿瘤血尿程度一般较轻。

（2）膀胱刺激症状：常为肿瘤晚期表现，因肿瘤坏死、溃疡和合并感染所致。少数弥漫性原位癌也可出现膀胱刺激症状。

（3）排尿困难或尿潴留：肿瘤较大或堵塞膀胱出口导致。

2. **体征** 多数病人无明显体征。局部进展性肿瘤可在盆腔触及包块。发生肝或淋巴结转移时，可扪及肿大的肝脏或锁骨上淋巴结。

3. **其他表现** 晚期膀胱肿瘤可引起输尿管梗阻、腰痛、尿毒症、腹痛、严重贫血、消瘦等。骨转移病人有骨痛。盆腔广泛浸润时可出现腰骶部疼痛及下肢浮肿。

【辅助检查】

1. **实验室检查** 尿常规和尿脱落细胞检查可作为血尿病人的初步筛选。膀胱肿瘤抗原（BTA）和核基质蛋白（NMP-22）可用于膀胱肿瘤的早期诊断。流式细胞计（FCM）可测定肿瘤细胞内的 DNA 含量，有助于膀胱癌的诊断或了解其生物学特性。

2. **影像学检查** B 超可经腹壁和经尿道进行，不仅可以发现膀胱癌，还有助于肿瘤分期，了解有无局部淋巴结转移及周围脏器侵犯。CT、MRI 除能够观察到肿瘤的大小、位置外，对于浸润性癌，可以判断肿瘤侵及膀胱壁的深度，并可发现盆腔转移肿大的淋巴结，有助于肿瘤的分期。IVU 可观察肾盂、输尿管有无肿瘤或其他病变以及膀胱肿瘤对上尿路的影响，同时可了解肾脏的排泄功能。

3. **膀胱镜检查** 是诊断膀胱癌最直接、最重要的方法。可以直接观察到肿瘤的数目、大小、形态、部位及周围膀胱黏膜的异常情况，同时可以对肿瘤和可疑病变进行活检以明确病理诊断。

【治疗原则】

膀胱癌以手术治疗为主，化疗、放疗和免疫治疗为辅。

1. **手术治疗**

（1）非肌层浸润性膀胱癌：经尿道膀胱肿瘤切除术（TUR-Bt）是主要的治疗手段，切除范围包括肿瘤基底部周边 2cm 的膀胱黏膜。

（2）肌层浸润性膀胱癌：一般须行膀胱部分切除术或根治性膀胱切除术。膀胱部分切除的范围应包括距离肿瘤 2cm 以内的全层膀胱壁；根治性膀胱切除术切除范围包括膀胱、前列腺和精囊。

（3）尿流改道术：膀胱切除术后须行尿流改道和膀胱替代。

理论与实践

膀胱全切术后尿流改道术的应用

膀胱尿道改道大致可分为湿性造口（回肠膀胱及输尿管皮肤造口）、干性造口（各种可控膀胱）、原位肠或胃代膀胱以及其他（如直肠膀胱）等 4 类。目前国际上大体认为原位膀胱（新膀胱）是首选的尿流改道术式，替代材料可以选择回肠、结肠、回结肠及胃，根据病人情况及医师熟悉程度而定。

2. **化学治疗和免疫治疗**

（1）膀胱灌注化疗 / 免疫治疗：根据膀胱肿瘤容易复发的特点，对保留膀胱的病人，术后应经尿道向膀胱内灌注化疗药物或免疫抑制剂，常用丝裂霉素（MMC）、阿霉素（ADM）或卡介苗（BCG）制剂。

（2）全身化疗：多用于已有转移的晚期病人，可选用甲氨蝶呤、长春碱、阿霉素、顺铂及 5- 氟尿嘧啶等药物，多联合应用。

3. 放射治疗 适用于不愿接受或不能耐受根治性膀胱切除术,以及根治性手术已不能切除肿瘤的浸润性膀胱肿瘤病人。放射治疗可配合化疗以期提高疗效。

【护理评估】

（一）术前评估

1. 健康史 了解病人的一般状况,年龄、性别、婚姻。饮食习惯和嗜好,是否长期吸烟及吸烟量等;病人的职业,是否有长期接触 β-萘胺等化学致癌物的环境;有无膀胱感染、血吸虫感染,是否使用化疗药或止痛药等;既往是否有血尿史,腰、腹部手术史、盆腔放疗史及其他病史;家族中有无类似疾病及其他遗传病史。

2. 身体状况

（1）症状:评估血尿的性状和出现时间,有无排尿困难、腰痛及膀胱刺激症状;肾功能及全身状况。

（2）体征:了解有无下腹部肿块、下肢浮肿、贫血、消瘦等。

（3）辅助检查:了解 B 超、CT 等辅助检查结果,特别是膀胱镜所确定的肿瘤的位置、大小、数量,结合临床症状和体征,判定肿瘤局部情况及是否有其他器官的侵及和转移,评估膀胱肿瘤的临床分期及能否耐受手术治疗。

（二）术后评估

1. 术中情况 了解病人采取的手术方式、过程及尿液改道情况,是否进行膀胱灌注化疗,术中输液输血情况等。

2. 术后情况 评估病人的生命体征、手术切口和腹部造口的情况;各引流管是否标记清楚、固定良好、通畅有效,引流物的量、颜色和性状;有无出血、感染、尿瘘等并发症的发生。

（三）心理 - 社会状况

病人可表现为对癌症的否认,多次复发反复手术的病人会对治疗失去信心;而需要进行膀胱全切、尿流改道手术的病人,则难以接受术后排尿型态的改变,产生恐惧、悲伤、焦虑等心理反应。应评估病人心理承受能力;评估病人及家属对病情、拟采取的手术方式、术后可能出现的并发症的认知程度:评估家庭经济状况,家庭成员的支持程度等。

【主要护理诊断／问题】

1. 恐惧与焦虑 与病人对病情及治疗缺乏信心有关。

2. 营养失调:低于身体需要量 与长期血尿、肿瘤消耗及手术创伤有关。

3. 自我形象紊乱 与膀胱全切尿流改道、造瘘口或引流装置存在,不能主动排尿有关。

4. 知识缺乏:缺乏自行导尿、造口护理及术后康复知识。

5. 潜在并发症:出血、感染、尿瘘、肠瘘等。

【护理目标】

1. 病人的恐惧与焦虑减轻或消失。

2. 病人营养失调得以纠正,机体抵抗力增强。

3. 病人对自我形象有健康、现实的认识。

4. 病人掌握自行导尿、造口护理知识及术后康复知识。

5. 病人未发生并发症或并发症得到及时发现和处理。

【护理措施】

（一）术前护理

1. 减轻恐惧与焦虑 采取有针对性的心理疏导方法主动关心和劝慰病人,介绍手术的必要性及过程,造口的管理方法及康复病例,告知病人可以逐步恢复正常生活,以消除其恐惧、焦虑甚至绝望的心理,增强信心,接受手术治疗。对于多次复发并行两次以上手术的病人应讲明膀胱肿瘤虽然易复发,但仍可有较好的疗效,并用科学严谨的语言帮助病人消除悲观失望情绪,积极配合治疗。

2. 营养支持 给予高蛋白、高热量、高维生素且易消化食品,必要时补充白蛋白,纠正营养失调状态。

3. 术前准备

（1）皮肤准备:备皮范围上至双侧乳头,下至双侧大腿上外 1/3 处（包括会阴部）,两侧至腋中线,并清洁脐部。

（2）造口术前定位:根据造口手术的类别及病人腹部的形状,与病人共同选择适合的造口位置,尽量使病人在采取不同体位时,都能看到造口且便于护理,注意避开手术切口、陈旧瘢痕、皮肤皱褶等。

此外,行尿流改道、肠代膀胱术病人应做好肠道准备。

（二）术后护理

1. 经尿道膀胱肿瘤电切术 见良性前列腺增生。

2. 回肠膀胱术

（1）出血的观察:膀胱全切术创伤大,术后易出血。应密切观察病情,若病人出现血压下降、脉搏加快,引流管持续有新鲜血液流出,2 小时内引出鲜红色血液 > 100ml 或 24 小时 > 500ml,伤口敷料持续有新鲜血液渗出等,提示有活动性出血,应及时报告医生。

（2）引流管护理:术后需留置双 J 管、肠代膀胱引流管等,护理时应注意:①分别连接各引流管,做好标记;②注意观察各管道引流液的颜色、性质,尿液的颜色由血性逐渐转变为淡黄色,并混有肠黏液,为正常现象,回肠内引流管需经常用生理盐水冲洗,防止黏液阻塞管腔;③分别准确记录引流量,以便了解双侧肾功能及肠代膀胱的功能;④耻骨后引流管一般在术后 3 ~ 5 日引流彻底后拔除,双 J 管及肠代膀胱引流管一般在术后 10 ~ 12 日拔除。

（3）胃肠减压护理:持续胃肠减压并保持通畅,每 2 小时用生理盐水冲洗胃管 1 次,密切观察引流液的性质、颜色、量,注意有无腹胀发生。做好口腔护理,预防口腔感染。胃管的留置时间依据胃肠功能恢复和肠吻合口愈合情况而定。

（4）代膀胱冲洗:代膀胱内有较多黏液,为防止引流管堵塞,术后第 3 日开始行代膀胱低压缓慢冲洗,每次冲洗液量 30 ~ 50ml,反复多次,直至冲洗液澄清为止。

3. 原位新膀胱术 原位新膀胱是利用消化道的某一部分制成储尿囊,并与尿道吻合,从而重建下尿路功能,术后经功能训练可恢复正常排尿形态。近年来,原位新膀胱术逐渐成为根治性膀胱全切术后尿流改道的主要手术方式。新膀胱的收缩主要依靠腹腔内压和新膀胱本身的收缩。术后 1 ~ 2 周或遵医嘱定时放尿,每半小时开放导尿管放尿,以后逐渐延长,开放尿管时,病人做排尿动作,用手掌按压下腹部,同时有规律收缩盆底肌肉,每天 3 ~ 4 次,每次 10 ~ 20 分钟,以重建排尿功能。当膀胱容量达 150ml 左右时即可拔管。其余护理措施见回肠膀胱术。

4. 可控回肠膀胱术 可控回肠膀胱术后,代膀胱的回肠具有一定的储尿功能,但需要定时插入导尿管引出尿液。护士应指导病人逐步完成自主操作。

（1）定时导尿:开始每隔半小时、1 小时,逐渐延长至 4 小时。

（2）导尿前准备:将镊子、导尿管煮沸消毒 10 ~ 20 分钟备用,清洗双手。

（3）导尿操作:用生理盐水或消毒液状石蜡润滑导尿管前端,用镊子或戴无菌手套将导尿管自造口处插入,将尿液引出。

（4）防止导尿管阻塞:肠液分泌较多时,容易阻塞导尿管,可用生理盐水进行冲洗。

5. 造口病人的护理要点

（1）指导病人正确使用造口用品

1）选择合适的造口用品:选择对皮肤刺激小、有防逆流装置的泌尿造口袋。术后早期选用透明度好的造口袋以便于观察,恢复期选用不透明的造口袋,以减少病人不愉快感。

2）清洁造口周围皮肤:清洁皮肤前,先取弯腰姿态 1 分钟,使近末端尿液排空,观察造口与皮肤,用棉棒蘸温水轻轻擦拭,若皮肤上有结晶物,可用醋酸溶液清除。

3)造口袋更换时间:造口袋至少应维持 24 小时不发生尿液渗漏现象。尽量保证造口袋底盘黏合紧密,从而延长换袋时间,但最长不要超过 7 天,时间过长会出现造口袋异味及结晶形成。造口袋更换步骤如图 33-9。

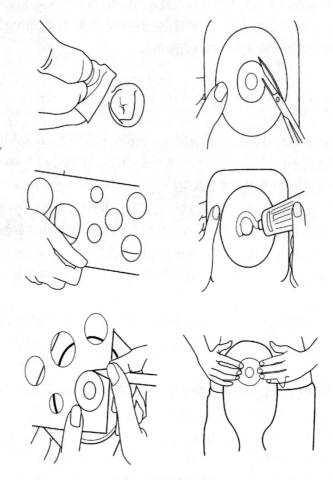

图 33-9 造口袋更换步骤

(2)造口周围皮肤的护理:碱性尿液形成结晶可刺激造口周围皮肤。处置前测量尿 pH 值,碱性尿液结晶物可用稀醋酸溶液浸泡和酸化尿液治疗。

其余护理措施见大肠癌病人的护理。

6. 膀胱灌注化疗的护理 保留膀胱的病人术后应定期行膀胱灌注化疗。嘱病人灌注前 4 小时禁饮水并排空膀胱。药物应自导尿管注入膀胱并保留 1～2 小时,协助病人每 15～30 分钟变换 1 次体位,分别取俯、仰、左、右侧卧位,使药物与膀胱各壁充分接触。灌注后嘱病人多饮水,日饮水量 2500～3000ml,起到生理性膀胱冲洗的作用,减少化疗药物对尿道黏膜的刺激。

【健康教育】

1. 康复指导 保证充分休息和睡眠。合理膳食,加强营养,保证每日摄取足够水分;禁止吸烟,避免接触联苯胺类致癌物质;适度身体锻炼,增强体质。

2. 用药指导 指导保留膀胱手术的病人,术后坚持定期膀胱灌注化疗。初始每周 1 次,共 6～8 次,以后每月 1 次,共 1～2 年。

3. 自我护理指导 指导实行尿路改道术后腹壁造口及可控膀胱术后病人学会自我护理。包括正确使用造口用品、更换造口袋及自行导尿等,以提高病人的生活质量。

4. **定期复查** 保留膀胱手术后,每3个月进行1次膀胱镜检查,2年无复发者,改为半年1次。根治膀胱手术后应终生随访。

【护理评价】

通过治疗与护理,病人是否:①情绪恢复稳定;②营养状况改善,机体抵抗力增强;③接受自我形象改变;④掌握自行导尿、造口护理及康复知识;⑤并发症得到预防或及时发现和处理。

三、前列腺癌

前列腺癌(carcinoma of prostate)多发生于50岁以上的男性,发病率随年龄增加而增高。前列腺癌的发病率有明显的地理和种族差异,美国黑人发病率最高。我国前列腺癌发病率远低于欧美国家,但近年来呈上升趋势。

【病因】

尚未完全明确,年龄、种族和遗传性是被确认的危险因素,其他包括缺乏运动、生活习惯改变、酗酒、过多摄入腌肉制品等。前列腺癌大多数为激素依赖型,一般认为其发生发展与雄激素的调控关系密切,也有研究认为是基因调控失衡的结果。

【病理】

前列腺癌最为常见,占98%。75%起源于外周带。有血行、淋巴扩散或直接浸润3种转移方式,其中血行转移至脊柱、骨盆最为常见。

1. **分级** 目前应用最广的是 Gleason 分级,按照前列腺癌细胞的分化程度由高到低分为1~5级。在此基础上建立 Gleason 评分系统,一般为2~10分,分数越高则分化越差。2~4分属于分化良好癌;5~7分属于中等分化癌;8~10分为分化不良癌。

2. **分期** 最常采用2002年 AJCC 的 TNM 分期系统,即 T_0 期为没有原发瘤的证据;T_1 期为不能被扪及和影像发现的临床隐匿肿瘤;T_2 期肿瘤限于前列腺内;T_3 期肿瘤穿透前列腺被膜;T_4 期肿瘤固定或侵犯精囊以外的组织。N、M 代表有无淋巴结转移或远处转移。

【临床表现】

前列腺癌早期无明显症状,往往在体检行前列腺直肠指诊时偶然发现有结节。肿瘤侵犯尿道、膀胱时可出现尿路梗阻或膀胱刺激症状。晚期可出现腰骶部和腿部疼痛,直肠受累者可表现排便困难或肠梗阻,转移性病变时常有下肢水肿、淋巴结肿大、贫血、骨痛、病理性骨折、截瘫等。

【辅助检查】

1. **直肠指检** 可触及前列腺结节,质地坚硬。应注意前列腺大小、外形、硬度、有无结节、腺体活动度及精囊情况。

2. **实验室检查** 前列腺癌常伴有血清 PSA 增高,极度升高者多数有转移病灶。

3. **影像学检查** 经直肠或腹壁超声检查前列腺可以发现低回声区病变,多位于前列腺外周区,少数为高回声、等回声或混合回声病灶。CT 可以发现前列腺内占位性病变,主要用于检查前列腺肿瘤是否侵及包膜外及精囊、淋巴结有无转移,有助于分期。MRI 可获得清晰的软组织影,分期优于超声。静脉造影可发现晚期前列腺癌侵及膀胱引起肾、输尿管积水的情况。KUB 可显示骨转移。

4. **放射性核素骨扫描** 可较早发现前列腺的骨转移。

5. **前列腺活检** 直肠B超引导下穿刺活检是诊断前列腺癌最可靠的检查。必要时可重复穿刺。

【治疗原则】

1. **随访观察** 前列腺癌一般发展缓慢,对于偶然发现的小病灶且细胞分化好的 T_1 期癌,可以随访观察而不作处理。

2. 根治性前列腺切除术 是治愈局限性前列腺癌最有效的方法之一,适用于局限在前列腺内的 T_2 期癌,主要术式有传统的开放性经会阴、耻骨后前列腺根治性切除术和近年开展的腹腔镜前列腺根治术及机器人辅助腹腔镜前列腺根治术等。

3. 内分泌治疗 包括手术去势及抗雄性激素治疗,适用于 T_3、T_4 期的前列腺癌。手术去势包括双侧睾丸切除术和包膜下睾丸切除术。抗雄性激素治疗的药物主要有雄激素受体阻滞剂和黄体生成素释放激素类似物(LHRH-a)。

4. 放射治疗 有内放射和外放射两种。内放射主要适用于 T_2 期以内的前列腺癌;外放射适用于内分泌治疗无效者,能够明显提高晚期前列腺癌的生存率。

【主要护理诊断/问题】

1. 焦虑和恐惧 与病人对癌症的恐惧,害怕手术以及术后可能出现排尿和性功能障碍有关。

2. 营养失调:低于机体需要量 与恶性肿瘤及手术创伤有关。

3. 潜在并发症:尿失禁、出血、感染。

4. 知识缺乏:缺乏有关疾病的康复知识。

【护理措施】

(一)手术治疗病人的护理

1. 术前护理

(1)心理护理:针对老年病人的心理特点,解释病情及手术的必要性,详细告知治疗方案;解释术后排尿功能可以通过盆底肌训练逐渐恢复,从而帮助病人稳定情绪,积极配合手术。

(2)营养支持:根据情况给予高蛋白、高维生素、适当热量、低脂、易消化的少渣食物,多饮绿茶。必要时给予肠内外营养支持。

(3)病情观察:观察并记录病人排尿情况;消瘦、尿失禁病人注意观察皮肤状况。

(4)肠道准备:术前3日进少渣半流质饮食,术前1~2日起进无渣流质饮食;口服肠道不吸收抗生素;术前晚及术晨进行肠道清洁。

2. 术后护理

(1)休息与活动:全麻清醒后手术当日可取低半卧位或侧卧位;术后1~2日可取半卧位,增加床上活动;术后第3日起可床边活动。年老或体弱病人应减慢活动进度。

(2)饮食护理:术后禁食,肛门排气后开始饮水50ml/h,3~4小时无恶心、呕吐等不适症状可进流质饮食,逐渐过渡到普食。

3. 并发症的观察与护理

(1)尿失禁:为术后常见并发症,大部分病人在一年内可改善,部分病人一年后仍会存在不同程度的尿失禁。指导病人保持会阴的清洁干爽,坚持盆底肌肉的康复锻炼及电刺激、生物反馈治疗等措施。

(2)出血:根治手术后有继发出血的可能,若创腔引流管持续有新鲜血液流出,2小时内引出鲜红色血液100ml以上或24小时超过500ml;病人血压下降、脉搏增快;伤口局部疼痛、肿胀,提示手术创面出血,应立即报告医生。

(3)感染:密切监测体温变化及实验室检查结果;保持切口清洁,敷料渗湿时及时更换;保持引流管通畅;遵医嘱使用抗生素;出现异常征象及时报告医生。

(二)内分泌治疗病人的护理

1. 心理护理 病人经内分泌治疗后可能出现性欲下降、勃起功能障碍等情况,应充分理解和尊重病人,帮助病人调整心态并争取家属的支持。

2. 不良反应的观察与护理 内分泌治疗后可能有肝功能损害、高脂血症、骨质疏松等并发症,应定时检查肝功能、血常规等,注意保护病人安全,防止跌倒。

（三）健康教育

1. 饮食指导 注意控制食物摄入总量，避免高脂饮食，尤其是动物脂肪及红色肉类，增加豆类、谷物、蔬菜、水果等富含纤维素食物的摄入；多饮绿茶，增加日光照射；适当补充钙、维生素 D、维生素 E、维生素 A 和类胡萝卜素。

2. 运动指导 指导病人根据体力适当锻炼，增强体质；多做提肛运动以增强盆底肌肉张力，促进尿道括约肌功能的恢复。

3. 定期随诊复查 定期行直肠指诊、PSA 检查及前列腺 B 超等以判断预后及复发情况。

第六节　肾上腺疾病病人的护理

案例 33-6

> 　　许女士，30 岁，干部，肥胖和月经不调 2 年余。近 2 年余身体逐渐发胖，就医时体重达 70kg，尤以面部、背部和腹部明显，伴有毛发增多，面部好发粉刺。月经不调，性情改变，常无事发脾气，失眠，记忆力减退，常感头昏乏力。查体：血压 145/85mmHg，脉搏 80 次 / 分钟。满月脸，水牛背，悬垂腹，四肢瘦小，皮质菲薄，有明显紫纹。血糖 6.5mmol/L，血钠 145mmol/L，血钾 4.7mmol/L，尿素氮 6.1mmol/L，血浆皮质醇上午 8 时为 811nmol/L，下午为 452nmol/L，24 小时游离皮质醇 329nmol/L。小剂量和大剂量地塞米松抑制试验均不被抑制。B 超发现右肾上极内侧一卵圆形肿块，包膜完整，42mm×38mm×37mm。诊断为"右肾上腺皮质腺瘤"，拟行手术治疗。
>
> **思考：**
>
> 　　1. 该病人目前最主要的护理诊断 / 问题是什么？
>
> 　　2. 术后病人出现血压下降、呼吸急促、腹痛腹泻及高热，估计出现了什么情况？原因是什么？应如何处理？

　　肾上腺位于两侧肾上极附近，组织学结构分为皮质和髓质两部分。肾上腺各部位分泌功能异常皆可引起不同的疾病。皮质功能亢进可表现为醛固酮症、皮质醇症及性征异常，髓质功能亢进可引起儿茶酚胺症。

一、皮质醇症

　　皮质醇症（hypercortisolism）又称库欣综合征（Cushing symdrome，CS），为机体组织长期暴露于异常增高糖皮质激素引起的一系列临床症状和体征。

【病因与病理】

1. ACTH 依赖性皮质醇症（corticotropin-dependent Cushing syndrome）

（1）库欣病：由于垂体瘤或下丘脑 - 垂体功能紊乱导致腺垂体分泌过量的 ACTH，引起双侧肾上腺皮质增生，分泌过量的皮质醇。目前认为与垂体微腺瘤、垂体 ACTH 细胞增生和鞍内神经节细胞有关。此病约占皮质醇症的 70%。

（2）异位 ACTH 综合征（ectopic corticotropin syndrome）：指垂体以外的肿瘤组织如小细胞肺癌、胰岛细胞瘤、胸腺瘤、支气管类癌、甲状腺髓样瘤、嗜铬细胞瘤等分泌过多的 ACTH 或 ACTH 类似物质刺激肾上腺皮质增生所致。此病约占皮质醇症的 10%～20%。

2. ACTH 非依赖性皮质醇症（corticotropin-independent Cushing syndrome）

（1）肾上腺皮质肿瘤：肾上腺皮质腺瘤和皮质癌分别占皮质醇症的 20% 和 5% 左右。肿瘤自主分泌皮质醇，下丘脑促皮质醇释放激素和 ACTH 分泌处于反馈抑制状态，由此导致肿瘤以外的同侧及对侧肾上腺皮质萎缩。腺瘤直径 2～4cm，腺癌则较大。

（2）肾上腺结节或腺瘤样增生：少数皮质醇症病人双侧肾上腺呈结节或腺瘤样增生，但 ACTH 不高，这些结节具有自主分泌皮质醇的能力，病因尚不明了。

【临床表现】

本病高发年龄 20～40 岁，女性多于男性。其典型表现为长期高皮质醇血症引起的体内三大代谢和生长发育障碍、电解质和性腺功能紊乱等。常见症状有：①向心性肥胖，其特点是满月脸、水牛背、悬垂腹、锁骨上窝脂肪垫、四肢萎缩，系皮质醇过量引起脂肪分布异常所致。②皮肤菲薄，腹部、股部及臀部可见紫纹，系皮质醇增多，蛋白质分解加强，肌肉萎缩，皮肤弹性纤维减少所致。③性腺功能紊乱，表现为皮肤粗糙，多毛，痤疮。女性可出现月经减少，性功能低下，甚至出现男性化征。在男性则有性欲减退，阳痿及睾丸萎缩等。④高血压和低血钾。⑤糖尿病或糖耐量减低。⑥精神症状，表现为急躁、抑郁、淡漠、沉默寡言及典型精神病等。⑦其他：如全身乏力、腰背疼痛、生长停滞、多血质、免疫反应延迟等。

【辅助检查】

1. 实验室检查　血浆游离皮质醇增高，且昼夜节律消失。24 小时尿游离皮质醇（UFC）常明显升高。血浆 ACTH＞3.3pmol/L 提示为 ACTH 依赖性疾病。

2. 影像学检查　B 超可发现肾上腺区肿瘤。CT 和 MRI 可发现垂体肿瘤，也可发现肾上腺区肿瘤。VU 适用于体积较大的肾上腺腺癌和怀疑癌肿者。^{131}I-19-碘胆固醇肾上腺核素显像对肾上腺肿瘤诊断率较高，但不作为常规检查。

3. 特殊检查　小剂量地塞米松试验用于鉴别 CS 和单纯性肥胖症。大剂量地塞米松抑制试验可鉴别库欣病和肾上腺皮质肿瘤、异位 ACTH 综合征。

【治疗原则】

1. 非手术治疗　药物治疗是非手术治疗的主要方式，用于术前准备或其他治疗不佳时，常用的药物有氨鲁米特、美替拉酮、米托坦及酮康唑等；围术期应用激素可防止出现急性肾上腺危象。对于垂体病源者可以选择放射治疗，包括将放射源植入的内照射和采用 ^{60} 钴或电子感应加速器的外照射。

2. 手术治疗　①库欣病：通过显微手术的方式经鼻腔蝶窦切除垂体瘤是近年来治疗库欣病的首选方法，此种方法创伤小、并发症少，可最大限度保留垂体分泌功能；②肾上腺肿瘤：肾上腺皮质腺瘤应实施腺瘤摘除术。肾上腺皮质癌以手术治疗为主，有远处转移者，亦尽可能的切除原发肿瘤和转移灶，以提高药物治疗或放射治疗的效果；③异位 ACTH 综合征：手术完整切除异位 ACTH 瘤是首选治疗方法，如异位 ACTH 瘤定位不清或肿瘤无法切除，可选择双侧肾上腺全切或一侧全切一侧大部切除，以减轻症状。

【护理评估】

（一）术前评估

1. 健康史　了解病人的年龄、性别、饮食、睡眠；有无高血压、糖尿病、骨质疏松等；有无手术创伤及过敏史。

2. 身体状况

（1）症状：评估病人是否有高血压、低血钾及糖尿病相关症状，有无失眠、注意力不集中、记忆力减退等精神神经异常。

（2）体征：评估病人有无向心性肥胖、皮肤菲薄等表现，女性病人有无胡须、多毛现象，儿童有无生长发育停滞等。

（3）辅助检查：了解病人血压、血钾、血浆皮质醇及血糖情况，影像学检查结果有无异常。

（二）术后评估

了解病人采取的麻醉、手术方式、病灶切除情况及术中输血、输液情况；监测血浆皮质醇水平；评估伤口愈合情况，有无继发气胸、感染、邻近脏器损伤和肾上腺功能不全等情况。

（三）心理 - 社会状况

由于皮质醇症会引起多系统的病变，出现皮肤、体形、外表等变化，病人易产生焦虑、烦躁和自卑等不良情绪反应。应评估病人和家属对疾病及预后的认知和态度、对治疗和护理的配合程度及家庭经济承受能力等。

【主要护理诊断 / 问题】

1. 自我形象紊乱　与糖皮质激素分泌过多引起的体型变化及性征异常有关。

2. 有受伤的危险　与肥胖、骨质疏松、高血压急性发作有关。

3. 有皮肤完整性受损的危险　与痤疮、皮肤薄、易发生皮下出血有关。

4. 潜在并发症：出血、感染、肾上腺危象。

【护理目标】

1. 病人接受自我形象改变。

2. 病人未发生意外损伤。

3. 病人未发生皮肤破损。

4. 病人未发生并发症或并发症得到及时发现和处理。

【护理措施】

（一）术前准备和非手术病人的护理

1. **心理护理**　讲解疾病相关知识，告知病人体态和形象紊乱的原因，帮助患者调整审美观，鼓励家属主动与患者沟通并给予支持。

2. **防止受伤**　骨质疏松、高血压等易导致意外伤害发生。应保证周围环境清洁干燥且没有障碍物；密切观察病人血压变化；避免剧烈活动，如厕或外出检查时应及时陪伴，防止发生碰撞或跌倒。

3. **皮肤护理**　保持床单位及衣裤的清洁、干燥、平整；注意个人卫生，沐浴时动作轻柔；术前备皮时小心剃净切口周围的体毛，避免损伤皮肤。

（二）术后并发症的观察与护理

1. **肾上腺危象**　因手术切除分泌激素的肿瘤或增生腺体导致糖皮质激素水平骤降所致。应每天遵医嘱补充肾上腺皮质激素，并根据病情逐渐减量；观察病人是否有心率加快、血压下降、呼吸急促、腹痛腹泻、高热甚至昏迷、休克等情况。一旦发生肾上腺危象，遵医嘱立即静脉补充肾上腺皮质激素，并纠正水、电解质平衡紊乱及低血糖等情况。

2. **感染**　病人免疫力低下，易发生感染。应注意观察体温变化及切口情况；遵医嘱使用抗生素。若病人体温升高、伤口处疼痛并伴有血白细胞计数和中性粒细胞比例升高时，多提示有感染，应立即报告医生。

（三）健康教育

1. **生活指导**　病人宜进低热量、低糖、高蛋白、高钾、低钠饮食，避免刺激性食物，防止水、电解质失衡；避免情绪激动；根据体力适当活动，避免碰撞或跌倒；保持皮肤清洁，预防感染。

2. **用药指导**　坚持规范使用皮质激素，根据病情需要逐渐减量，不得擅自调整剂量或停药。双侧肾上腺全切除的病人需要终生服药。

3. **定期复查**　术后定期复查 B 超、肝功能、血皮质醇水平，观察其变化。

【护理评价】

通过治疗与护理，病人是否：①能正确认识形象改变；②未发生意外伤害；③未发生皮肤破损；④并发症得到预防或被及时发现和处理。

二、原发性醛固酮增多症

原发性醛固酮增多症(primary hyperaldosteronism, PHA),简称原醛症,是因肾上腺皮质分泌过多的醛固酮,导致以高血压、低血钾、低血浆肾素活性、碱中毒为主要表现的临床综合征,亦称 Conn 综合征。高发病年龄为 30~50 岁,女性稍多于男性。

【病因与病理】

病因不明,可能与遗传有关。大部分由特发性醛固酮增多症引起,其次为肾上腺皮质腺瘤,肾上腺增生及肾上腺皮质腺癌较少见,家族性醛固酮增多症及异位分泌醛固酮的肿瘤罕见。其病理生理特点是由醛固酮增多导致轻度血钠升高、血容量增加、低血钾和轻度碱中毒。

【临床表现】

1. **高血压** 几乎所有原醛症病人均有高血压,以舒张压增高为主,一般降血压药物效果不佳。

2. **低血钾** 原醛症发展到一定阶段的表现,约 70% 病人呈持续性,30% 为间歇性。病人表现为肌无力,周期性瘫痪。由于长期缺钾,可引起心肌损害,出现心室肥大,心电图呈低血钾表现。

3. **肾浓缩功能下降** 表现为多饮、多尿、夜尿增多、尿比重低等。

【辅助检查】

1. **实验室检查** ①低血钾、高血钠、碱中毒;② 24 小时排出尿钾超过 25~30mmol/L;③血、尿醛固酮升高;④血浆肾素降低、肾素活性低于正常。

2. **影像学检查** 肾上腺 B 超可发现大于 1cm 的皮质腺瘤。CT 对腺瘤的检出率高于 B 超。MRI 空间分辨率低于 CT,可用于 CT 造影剂过敏者。

3. **特殊检查** 螺内酯试验、钠钾平衡试验、体位试验。

【治疗原则】

1. **药物治疗** 适应证为特发性肾上腺皮质增生、糖皮质激素可控制的原醛症、不能根治切除的肾上腺皮质癌、有手术禁忌的原醛症。常用药物有螺内酯(安体舒通)、氨苯蝶啶及阿米洛利等。

2. **手术治疗** 适用于肾上腺皮质腺瘤或癌、肾上腺皮质增生或异位分泌醛固酮的肿瘤等。腺瘤以外的腺体有结节性改变时宜将该侧肾上腺切除。单侧原发性肾上腺皮质增生可做同侧肾上腺切除或肾上腺次全切除。肾上腺皮质癌及异位产生醛固酮的肿瘤应尽量切除原发病灶。目前临床大多采用腹腔镜下肾上腺肿瘤切除术。

【主要护理诊断/问题】

1. **体液过多** 与肾上腺分泌过量醛固酮引起水钠潴留有关。

2. **体液不足** 与手术后激素突然减少引起血管扩张,水、电解质紊乱有关。

3. **有受伤的危险** 与醛固酮潴钠排钾,低钾性肌麻痹引起软瘫及服用降压药物引起体位性低血压有关。

【护理措施】

(一)术前准备和非手术病人的护理

1. **饮食护理** 给予高蛋白、低钠、高钾饮食,限制钠摄入量不超过 1.5g/d,必要时口服补充钾。

2. **用药护理** 静脉补钾时应注意钾的浓度及滴速,避免外渗,随时监测病人血钾变化情况;使用醛固酮拮抗剂期间注意观察病人血钠、血钾、血钙、血镁情况,以判断治疗效果,并适当补充钙剂;观察有无胃肠道不适;记录 24h 昼夜尿量,以便了解病情变化和治疗效果。

3. **预防跌倒** 给予简单安全的环境,避免过多杂物;限制病人活动范围,切忌剧烈运动,防止病人因肌无力、周期性瘫痪及体位性低血压等引起跌倒等意外。

(二)术后护理

1. **维持水电解质平衡** 手术切除原发病灶后,体内盐皮质激素突然减少,钠大量排出的同时也排出大量水,会出现体液相对不足的情况,同时大量钾离子随尿液排出,因此病人容易发生低血压及低钠、低钾。应密切观察血压、尿量及血生化检查结果,遵医嘱根据病情有计划地安排输液,纠正水、电解质及酸碱平衡紊乱。

2. 并发症的观察与处理 由于术后切除肾上腺组织,病人可能出现恶心、呕吐、全身无力等肾上腺功能不全症状。应遵医嘱应用肾上腺皮质激素,并根据病情逐渐减量。

(三)健康教育

1. 生活指导 鼓励病人生活自理,注意个人卫生和安全,适当锻炼,合理饮食。

2. 用药指导 因高血压继发血管病变,部分病人术后血压未降至正常水平,应遵医嘱服用降压药物治疗。

3. 定期复查 术后定期复查 B 超、血醛固酮、血钾等,以观察病情变化情况。

三、儿茶酚胺增多症

儿茶酚胺增多症(hypercatecholaminism)是指由肾上腺嗜铬细胞瘤(pheochromocytoma, PHEO)、副神经节瘤(paraganglioma, PGL)和肾上腺髓质增生症(adrenal medulla hyperplasia)等疾病分泌过多儿茶酚胺(catecholamine, CA),从而引起高血压、高代谢、高血糖等临床症状。多见于青壮年。

【病理】

1. 嗜铬细胞瘤 / 副神经节瘤(PHEO/PGL) 主要来源于肾上腺髓质及交感神经系统的嗜铬组织,肾上腺嗜铬细胞瘤约占 90%。肿瘤圆形或椭圆形,有完整包膜,多为良性肿瘤,恶性发生率不足 10%。PHEO/PGL 主要分泌儿茶酚胺(CA),极少可分泌多巴胺。

2. 肾上腺髓质增生 表现为肾上腺体积增大、增厚,有时可见结节样改变。

【临床表现】

1. 高血压 表现为阵发性高血压、持续性高血压或持续性高血压阵发性发作 3 种类型。发作时血压急骤升高可达 200mmHg 以上,伴有典型的头痛、心悸、多汗"三联征",严重者可出现脑出血或肺水肿等高血压危象。发作可由体位突然改变、取重物、咳嗽、情绪波动等因素诱发。

2. 心血管并发症 病人可出现儿茶酚胺性心肌病伴心律失常或心肌退行性变、坏死,以及高血压性心肌肥厚、心脏扩大等。

3. 代谢紊乱 大量儿茶酚胺分泌可引起多种代谢紊乱。由于基础代谢增高,肝糖原分解加速和胰岛素分泌受抑制,可出现高血糖、糖尿病和糖耐量下降;由于脂肪代谢加速,血中游离脂肪酸和胆固醇浓度增高,少数病人还可出现低血钾表现。

【辅助检查】

1. 实验室检查 血儿茶酚胺测定是诊断嗜铬细胞瘤最敏感的方法,高血压期明显增高。24 小时尿内儿茶酚胺及其代谢产物尿香草扁桃酸(VMA)测定适用于低危人群的筛选。

2. 影像学检查 B 超和 CT 能清楚显示肾上腺部位的肿瘤,是首选的检查方法。放射性核素 [131]I- 间位碘苄胍(^{131}I-MIBG)扫描可确定肿瘤大小和周围关系。

【治疗原则】

手术切除嗜铬细胞瘤是唯一有效的治疗手段,多采取腹腔镜下肿瘤切除术。对不能耐受手术,或未能切除的恶性嗜铬细胞瘤,以及手术后肿瘤复发等病人,可采取放射性核素治疗、放疗和化疗,亦可使用 α-受体阻滞剂、β-受体阻滞剂改善症状。

【主要护理诊断 / 问题】

1. 活动无耐力 与严重高血压有关。

2. 体液不足　与手术后激素突然减少引起血管扩张、水电解质平衡紊乱有关。

【护理措施】

1. 心理护理　大量肾上腺素和去甲肾上腺素的分泌使得病人一直处于高度紧张状态，轻微情绪刺激就可导致血压升高。应为病人创造安静、整洁、舒适环境，尽量消除对病人精神上的刺激，如过度兴奋、悲伤和激怒；做好疾病知识健康教育，帮助病人消除恐惧心理，树立战胜疾病信心。

2. 术前护理　术中触动瘤体和瘤体切除后，病人血压可有大幅度波动，因此术前应常规口服α肾上腺素能受体阻滞剂酚苄明以舒张血管，降低血压，同时注意补充血容量。每日4次测血压和脉搏，术前应控制血压至正常范围1周以上以便进行手术。

3. 术后护理　肿瘤切除后，由于血中儿茶酚胺相对不足，导致外周血管扩张，易出现低血压、心动过速等休克症状。故术后48~72小时之内应严密观察血压、脉搏和心率的变化；准确记录24小时尿量和出入量，注意肾上腺功能不全或肾上腺危象发生。

4. 避免不良刺激　当肿瘤受到按摩或挤压等刺激时，储存于瘤体内的儿茶酚胺会大量释放，导致血压骤升。因此在为病人进行检查和治疗时应注意避免按压肿瘤区；提醒病人避免剧烈运动、提重物、大声咳嗽及用力大小便等；变换体位时动作应缓慢，以防血压骤升；重症病人应绝对卧床休息，必要时给予镇静剂，防止诱发高血压危象。

第七节　男性性功能障碍与不育和节育

案例 33-7

　　王先生，35岁，公司员工，结婚6年，育有一子。因阴茎勃起不坚，性生活不和谐伴性欲下降半年就诊。体查：国际勃起功能指数（IIEF-5）总分10分，夜间阴茎勃起（NPT）试验发现阴茎每夜勃起3次，维持时间30分钟以上，阴茎干前端及根部硬度均达到70%以上并维持。海绵体注射罂粟碱10mg，10分钟内完全勃起，阴茎勃起角度120°左右，维持45分钟。诊断为"心理性勃起功能障碍"。

　　思考：

　　1. 病人主要的护理诊断/问题有哪些？

　　2. 针对该病人应采取哪些护理措施？

一、勃起功能障碍

　　勃起功能障碍（erectile dysfunction，ED）指阴茎不能持续达到或维持足以进行满意性交的勃起，病程在3个月以上。

【病因】

勃起功能障碍多数是综合因素导致，但可能以某一种病因主导。

1. 心理性　工作压力、不良性经历、配偶关系不和谐等因素。

2. 器质性　包括动脉性、静脉性、神经性、内分泌性、外伤性和医源性勃起功能障碍。

【临床表现】

病人有明确主诉，阴茎完全不能勃起，无法进行性生活。部分病人表现为阴茎部分勃起，但不坚挺，性生活不满意。

【辅助检查】

1. 实验室检查 下丘脑 - 垂体 - 性腺轴激素测定,包括黄体生成素(LH)、卵泡刺激素(FSH)、催乳素(PRL)等,有助于了解勃起功能障碍的内分泌原因。

2. 勃起功能和心理评估

(1)国际勃起功能评分(international index of erectile function-5, IIEF-5):是目前国际通用且简单易操作的评估量表,可以用来评估病人勃起功能障碍的严重程度及疗效判断。

相关链接

国际勃起功能障碍评分5项(IIEF-5)

	0	1	2	3	4	5	得分
1. 对阴茎勃起及维持勃起信心如何?	无	很低	低	中等	高	很高	
2. 受到性刺激后,有多少次阴茎能竖挺地进入阴道?	无性活动	几乎没有或完全没有	只有几次	有时或大约一半时候	大多数时候	几乎每次或每次	
3. 阴茎进入阴道后有多少次能维持阴茎勃起?	没有尝试性交	几乎没有或完全没有	只有几次	有时或大约一半时候	大多数时候	几乎每次或每次	
4. 性交时保持阴茎勃起至性交完毕有多大困难?	没有尝试性交	非常困难	很困难	有困难	有点困难	不困难	
5. 尝试性交有多少时候感到满足?	没有尝试性交	几乎没有或完全没有	只有几次	有时或大约一半时候	大多数时候	几乎每次或每次	

病人可根据自身6个月来的情况填写IIEF-5,各项得分相加 >21分为勃起功能障碍;1~7分为重度勃起功能障碍;8~11分为中度勃起功能障碍;12~21分为轻度勃起功能障碍。

(2)夜间阴茎勃起试验(NPT):主要用于鉴别心理性和器质性勃起功能障碍。

(3)阴茎海绵体注射血管活性药物试验(ICI):主要反映阴茎海绵体血管机制的功能状况。

【治疗原则】

(一)非手术治疗

1. 心理治疗 包括系统性知识教育、了解自身疾病、协调配偶关系、解除心理紧张和压力等,并进行松弛训练、性感集中训练等行为疗法。

2. 激素治疗 雄激素替代疗法的目标是维持血清睾酮于生理学范围,如烷基化睾酮和庚酸睾酮等。

3. 非激素类口服药物治疗 包括作用于中枢的药物如酚妥拉明,作用于外周的药物如枸橼酸西地那非等。

4. 其他 如经皮和尿道内给药治疗、真空负压装置治疗、海绵体内药物注射及穴位按摩等。

(二)手术治疗

包括阴茎勃起假体植入术和血管手术,只有在其他治疗方法均无效的情况下才被采用。

1. 阴茎勃起假体植入术 阴茎海绵体纤维化或血管性、神经性勃起功能障碍采取其他方法治疗失败时,如病人要求可行假体植入手术。目前应用的假体有可屈性和可充胀式勃起装置两种。

2. 血管重建术 包括动脉旁路、搭桥手术和静脉结扎手术,远期疗效差,目前很少应用。

【主要护理诊断／问题】

1. 焦虑 与性功能障碍及担心疾病疗效有关。

2. 性功能障碍 与心理和社会改变、身体结构和功能改变有关。

3. 知识缺乏：缺乏勃起功能障碍相关知识。

【护理措施】

1. **心理护理**　性功能障碍病人多合并不同程度心理障碍，应积极寻找相关的精神心理因素进行有效心理疏导；耐心倾听病人感受，了解其心态并保护病人隐私；建立良好护患关系，取得病人信任；协调配偶关系，提高自信心。

2. **其他**　劝嘱病人戒烟，配合性教育及指导。针对高血压、血管病变、糖尿病、外伤性及医源性等致病因素开展相应的护理措施。

二、男性不育

世界卫生组织（WHO）定义：夫妇同居 12 个月以上，未采用任何避孕措施，由于男方因素造成女方不孕者，称为男性不育（male infertility）。

【病因】

男性不育症是由很多疾病和因素造成的结果。常见病因有：①特发性男性不育，约占 40%～50%；②睾丸疾病（原发性性腺功能低下），约占 30%～40%；③睾丸后疾病，约占 10%～20%；④下丘脑和（或）垂体疾病（继发性性腺功能低下），约占 1%～2%。

【辅助检查】

1. **实验室检查**　①精液分析：是男性不育评价的基石，检查内容包括精子的数量、活动力和形态等。正确留取标本方法：禁欲 3～7 天，尽可能在实验室采用手淫方法取精液，全部收集到干净玻璃容器内，不要使用避孕套和塑料瓶。标本应保温，30 分钟内送检。②内分泌检查：包括血清睾酮、LH、FSH、雌二醇（PRL）等，可以鉴别下丘脑 - 垂体 - 睾丸性腺轴的功能异常。③染色体分析：颊黏膜涂片检测核染色质及细胞核型分析有助于诊断 Klinefelter 综合征等染色体异常的疾病。

2. **影像学检查**　输精管精囊造影和尿道造影用于检查输精管通畅性，而头颅摄片用以排除垂体肿瘤和颅内占位性病变。

3. **睾丸活检**　无精症或少精症病人，睾丸体积 15ml 以上，可行睾丸组织活检。

【治疗原则】

1. **药物治疗**　目的是改善生精功能、提高精子活力。方法包括内分泌药物治疗，针对男性生殖系统感染应用抗生素，以及使用维生素 C、维生素 E、锌及中药等非特异性治疗。

2. **手术治疗**　睾丸下降异常病人应行睾丸复位术，主张 2 岁前手术。精索静脉曲张病人应行精索内静脉高位结扎术。附睾或输精管局限性梗阻及缺如者可行显微外科手术治疗。

3. **辅助受孕技术**　包括对精子和（或）卵子的体外处理，目的是提高受孕率和出生率。方法有宫腔内人工授精、体外受精和胎盘移植、配子输卵管移植、卵胞质内精子显微注射等。

【主要护理诊断／问题】

1. 焦虑　与不育及担心预后有关。

2. 生育功能障碍　与引起生育能力损害的多种因素有关。

3. 知识缺乏：与缺乏男性不育的相关知识有关。

【护理措施】

1. **心理护理**　主动与病人沟通，让病人充分倾诉并有机会发泄；积极争取病人家属支持，缓解心理压力；讲解不育的原因及治疗等相关知识，使病人对不育症有正确认识，保持乐观心态，增强对治疗的信心。

2. **消除引发生育功能障碍因素**

（1）避免与不育相关的高危因素，如化学品、辐射、高温环境等。

（2）养成良好生活习惯，戒烟酒、避免熬夜、避免婚外性行为、注意个人卫生、不穿紧身及透气性差的裤子等。

（3）禁服影响生育的药物，积极治疗生殖道和性传播疾病以及其他影响生育能力的疾病。

3. **用药指导**　遵医嘱指导病人应用改善生精功能的药物，因此类药物起效慢，常需服药1年以上才有明显疗效。

三、男性节育

正常男子的生育能力取决于下列三个因素：①正常精液合成甾体和产生精子；②男子的附属性腺促使精子成熟并产生精液；③性功能。理想的男性节育方法是不影响性功能，不干扰内分泌的整体平稳，对精子生成和精子功能产生可逆性的抑制作用。

【节育措施】

1. **避孕套**　使用简便，无副作用，效果可靠，同时还可预防性传播疾病。目前应用非常广泛。

2. **输精管结扎术（vasoligation）**　通过手术结扎和切除一小段输精管后，使精子不能进入结扎远端的输精管，而射精过程仍能正常进行，不影响性功能。是最为安全有效的永久性节育方法，也是当前男性计划生育的主要方法。

3. **经皮输精管注射粘堵法**　为中国医生首创，经阴囊皮肤直接穿刺输精管腔，注入苯酚混合剂，药物在短时间内凝固，达到堵塞输精管腔的目的。

【主要护理诊断/问题】

1. 焦虑与恐惧　与担心手术及预后有关。

2. 潜在并发症：出血和血肿、感染、痛性结节、附睾郁积症等。

【护理措施】

（一）术前护理

1. **心理护理**　解释男性节育手术的安全性和有效性，解除节育者及配偶思想顾虑，积极配合手术。

2. **术前准备**　严格掌握手术适应证；做好手术部位的清洗、备皮准备；精神高度紧张者遵医嘱服用镇静剂。

（二）术后并发症的观察与护理

1. **出血和血肿**　术后24小时节育者可出现阴囊皮下淤血、精索血肿和阴囊血肿，应严密观察，发现出血征象及时报告医生。

2. **痛性结节**　输精管结扎术后局部多有结节样改变，一般无症状，若触之有明显疼痛称为痛性结节，多与血肿、感染、线头异物有关。应协助医生采用局部封闭、热敷等方式处理，必要时手术切除。

3. **感染**　术后2～3天，若节育术者诉切口疼痛并伴体温升高时提示感染，应遵医嘱及时应用抗生素或理疗，脓肿形成后应切开引流。

4. **附睾郁积**　术后局部坠胀不适，疲劳或性生活后加重，系附睾分解吸收睾丸产生的精子和分泌物障碍。应协助医生采用阴囊托起、局部微波等措施抑制生精功能，并改善局部血液循环，无效时可考虑行输精管吻合术或附睾切除术。

5. **勃起功能障碍**　与病人对手术有顾虑或误解、心理压力过大有关，也可因术后出现痛性结节、附睾淤积，以及性生活疼痛等影响勃起功能。应向病人解释手术过程及安全性，并协助医生处理并发症，以改善性功能。

（三）健康教育

1. **自我护理**　保持伤口局部清洁、干燥；术后短期内避免骑车等活动以防出血；如有阴囊坠胀感可托起阴囊或穿紧身内裤;避免长时间骑坐。

2. 注意避孕 因为精囊内残留的精子仍可导致再孕,术后短时间内不宜直接进行性生活。

3. 定期复查 3个月后复查精子常规,如精子数量仍维持较高水平提示有输精管复通可能,应及时就诊。

(高 骥)

学习小结

泌尿外科疾病包括肾脏、输尿管、膀胱、尿道、前列腺疾病及男性性功能障碍。常见病变包括损伤、结石、梗阻、结核和肿瘤。泌尿外科常见的临床症状有:排尿异常、尿液的性质改变、疼痛、肿块、性功能障碍症状;排尿异常的相关症状有尿频、尿急、排尿困难、尿潴留、尿失禁等;评估疼痛时应注意不同疾病疼痛的特点,包括疼痛的部位、性质、持续时间、放射方向等。辅助检查方面,X线平片和尿路造影是常见的检查项目,主要用于显示肾脏和输尿管全程情况;B超可用于结石、损伤及肿瘤的初筛及随

诊;CT对泌尿系统损伤和肿瘤的诊断十分重要;同时应了解尿液、前列腺液、精液以及肾功能检查结果的分析和判断。

泌尿外科疾病的处理方式包括手术和非手术治疗。术后病人的引流管包括导尿管、肾及膀胱造瘘管、双J管、腹腔引流管等,各引流管应标识清楚、妥善固定、引流通畅。行肾切除术后病人,应注意观察出血及健肾功能情况。多喝水、勤排尿可预防尿路感染及促进碎石术后微小结石的排出。前列腺增生及膀胱癌原位新膀胱术后病人还应坚持功能锻炼,以促进恢复正常排尿功能。

复习参考题

1. 肾损伤非手术治疗病人的护理要点有哪些?

2. 如何预防经尿道前列腺切除术后出血?

3. 简述膀胱灌注化疗病人的护理要点?

4. 原位新膀胱术后的护理措施有哪些?

第三十四章　骨折病人的护理

34

学习目标

掌握	骨折的特有体征、影响骨折愈合的因素、骨筋膜室综合征的表现；四肢骨折、脊柱骨折、脊髓损伤和骨盆骨折的临床表现和护理措施。
熟悉	骨折的概念、临床表现、急救方法、治疗原则和护理措施；四肢骨折、脊柱骨折、脊髓损伤和骨盆骨折的治疗原则。
了解	骨折的病因、分类、病理生理和辅助检查；四肢骨折、脊柱骨折、脊髓损伤和骨盆骨折的病因、分类。

第一节　概述

骨折(fracture)是指骨的完整性与连续性中断。

【病因】

骨折由创伤和骨骼疾病所致。创伤性骨折多见,如交通事故、高空坠落或跌倒等。后者如骨髓炎、骨肿瘤等疾病可致骨质破坏,受轻微外力作用即可发生的骨折,称为病理性骨折。本章主要讨论创伤性骨折。

1. **直接暴力**　暴力直接作用于局部使受伤部位发生骨折,常会伴有不同程度的软组织损伤(图34-1)。

2. **间接暴力**　暴力通过传导、杠杆、旋转和肌肉收缩等使受力部位以外的骨骼部位发生骨折(图34-2)。如突然跪倒时,股四头肌发生猛烈收缩,可致髌骨骨折。

3. **疲劳性骨折**　长期、反复、轻微的直接或间接外力作用可致使肢体某一特定部位骨折,称为疲劳性骨折。如远距离行军易导致第2、3跖骨和腓骨下1/3骨干骨折。

4. **病理性骨折**　是骨质本身的病变,当受到轻微外力或肌肉的拉力而发生的骨折,如骨质疏松、骨肿瘤等引起的骨折。

5. **肌肉牵拉**　当肌肉剧烈收缩时,拉断附着部位的骨折,如投掷手榴弹造成肱骨结节撕脱骨折。

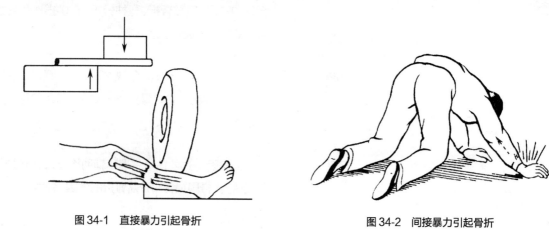

图34-1　直接暴力引起骨折　　　　　　　图34-2　间接暴力引起骨折

【骨折移位】

由于暴力作用、肌肉牵拉、骨折远端肢体重量的牵拉及不恰当搬运或治疗等原因,大多数骨折都有不同程度的移位。常见的有以下5种(图34-3),常同时存在,即:①成角移位;②侧方移位;③短缩移位;④分离移位;⑤旋转移位。

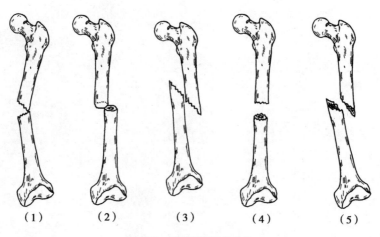

　　（1）　　　　（2）　　　　（3）　　　　（4）　　　　（5）

图34-3　骨折端不同的移位

【分类】

（一）按骨折的程度与形态分类

1. **不完全骨折**　骨的完整性和连续性部分中断。按其形态可分为：

（1）裂缝骨折：骨质发生裂缝，无移位。

（2）青枝骨折：骨质和骨膜部分断裂，可有成角畸形，多见于儿童，因与青嫩树枝被折断相似而得名。

2. **完全骨折**　骨的完整性和连续性完全中断，按骨折线的方向及形态可分为：

（1）横断骨折：骨折线与骨的纵轴接近垂直。

（2）斜形骨折：骨折线与骨的纵轴呈一定角度。

（3）螺旋形骨折：骨折线围绕骨的纵轴呈螺旋状。

（4）粉碎性骨折：骨质碎裂成3块以上。

（5）嵌入性骨折：骨折块相互嵌入，多见于干骺端骨折。

（6）压缩性骨折：骨质因压缩而变形，多见于松质骨，如脊椎骨骨折。

（7）骨骺分离：是指经过骨骺的骨折。

（二）按骨折的稳定程度分类

1. **稳定性骨折**　骨折端不易发生移位，如裂缝骨折、青枝骨折等。

2. **不稳定性骨折**　骨折端易发生移位的骨折，如粉碎性骨折、螺旋骨折。

（三）按受影响组织分类

1. **开放性骨折**　骨折处皮肤及筋膜破裂，骨折端与外界相通。

2. **闭合性骨折**　骨折处皮肤及筋膜完整，骨折端与外界不通。

【骨折愈合】

1. **骨折愈合生理过程**　骨折愈合，是一个复杂而连续的过程，从组织学和细胞学的变化一般分为三个阶段：

（1）血肿炎症机化期：骨折导致骨髓腔、骨膜下及周围组织血管破裂出血，在骨折的断端及其周围形成血肿。受伤后6~8小时，因内外凝血系统被激活，骨折断端的血肿凝结成为血块。严重的损伤和血管破坏使骨折断端缺血，致部分骨质和软组织坏死，从而引起局部发生炎症反应，继之血肿机化，形成肉芽组织之后转化为纤维组织形成纤维连接。此过程大约需要2周。

（2）原始骨痂形成期：先形成内、外骨痂，骨内、外膜增生，新生血管长入，骨折断端附近形成的骨样组织，逐渐骨化形成新骨，即膜内成骨。之后形成桥梁骨痂，充填于骨折断端间，与骨髓腔内血肿机化形成的纤维组织一起，逐渐转化为软骨组织，进一步增生、钙化，进而骨化，即骨内成骨，形成环状骨痂和髓腔内骨痂，即连接骨痂。连接骨痂与内、外骨痂相连接，形成桥梁骨痂，这标志着原始骨痂的形成。这一过程大约需要4~8周。

（3）骨痂改造塑形期：原始骨痂中新生骨小梁逐渐增粗，排列规则致密。随着肢体的活动和负重，在应力轴线上的骨痂不断得到加强和改造，轴线以外的骨痂渐被清除，原始骨痂渐成为永久骨痂，此过程需8~12周（图34-4）。为骨性愈合期。

2. **影响骨折愈合的因素**　影响骨折愈合的因素包括以下几个方面：①全身因素：如年龄、营养状态和代谢因素、健康状况；②局部因素：如骨折的类型与数量、骨折部位的血供情况、软组织损伤的程度、软组织嵌入及感染因素等；③治疗方法。

【临床表现】

（一）全身表现

大多数骨折一般只引起局部症状，严重骨折和多发性骨折可能导致全身反应。

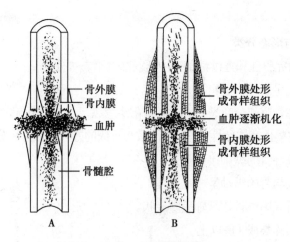

A.骨折后血肿形成；B.血肿逐渐机化；
骨内、外膜开始形成骨样组织

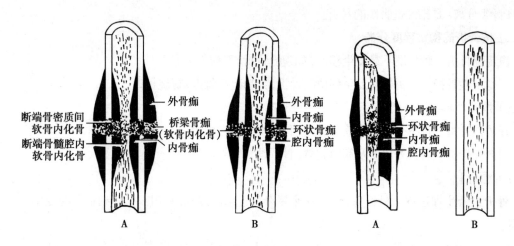

A. 膜内化骨及软骨内化骨过程逐渐完成；
B. 膜内化骨及软骨内化骨过程基本完成

A. 外骨痂、内骨痂、环状骨痂及
腔内骨形成后的立体剖面示意图；
B. 骨痂塑造形已完成

图 34-4　骨折的愈合过程

1. **休克**　主要是出血所致，特别是骨盆骨折、股骨骨折、多发骨折出血量较大，出血量多者可超过 2000ml。

2. **发热**　出血量较大的骨折，血肿吸收时可出现低热，但一般不会超过 38℃。若开放性骨折出现高热时，应考虑有感染的可能。

（二）局部表现

1. **一般表现**

（1）局部疼痛：骨折部位出现疼痛，移动患肢时加剧，伴明显压痛。

（2）肿胀和瘀斑：骨折时周围血管破裂出血，在骨折处形成血肿，加之软组织损伤导致水肿，导致患肢严重肿胀，甚至出现张力性水疱及皮下瘀斑。由于血红蛋白的分解，可呈紫色、青色或黄色。

（3）功能障碍：局部肿胀和疼痛可使患肢活动受限。如为完全性骨折，可致受伤肢体活动功能完全丧失。

2. **特有体征**

（1）畸形：骨折端移位可致患肢外形改变，主要表现为缩短、成角或旋转畸形。

（2）反常活动：正常时肢体不能活动的部位，骨折后出现不正常的活动。

（3）骨擦音或骨擦感：发生骨折后，两骨折断端相互摩擦时，可产生骨擦音或骨擦感。

具有以上三种骨折特征之一即可诊断为骨折，但不出现以上骨折的三个特征也不能排除骨折，如裂缝骨折。应在初次检查时注意是否有反常活动、骨擦音或骨擦感，不可反复多次检查，以免加重周围组织的损伤，特别是重要的血管及神经损伤。

（三）并发症

骨折常由较严重的创伤所致，有时骨折伴有重要组织、器官的损伤比骨折本身更严重，甚至危及病人的生命。

1. 早期并发症

（1）休克：病人发生严重创伤、骨折引起大出血或重要脏器损伤所致。

（2）脂肪栓塞综合征：多见于成人，多发生于较粗大的骨干骨折，如股骨干骨折。由于骨折处的骨髓被破坏，血肿张力过大，脂肪滴进入破裂的静脉窦，引起肺、脑、肾等部位的脂肪栓塞。临床上典型表现是出现进行性呼吸困难、发绀，胸部摄片有广泛性肺实变。动脉低血氧可导致烦躁不安、嗜睡，甚至昏迷和死亡。

（3）重要内脏器官损伤：骨折导致肝、脾破裂、肺损伤、膀胱和尿道损伤、直肠损伤，如骶尾骨骨折导致直肠破裂。

（4）重要周围组织损伤：骨折可导致重要血管、周围神经、脊髓损伤，如脊柱骨折和脱位引起脊髓损伤。

（5）骨筋膜室综合征：是由骨、骨间膜、肌间隔和深筋膜所形成的骨筋膜室内肌肉和神经因急性缺血而产生的一系列早期综合征，常由创伤、骨折的血肿及组织水肿致骨筋膜室内容物体积增加或包扎过紧局部压迫使骨筋膜室容积减小，而导致室内压力增高所致。当压力达到一定程度时，供应肌肉血液的小动脉关闭（图34-5），可形成缺血-水肿-缺血的恶性循环。多见于前臂掌侧和小腿。

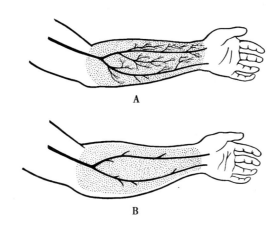

图34-5　前臂骨筋膜室综合征发展过程示意图
A 期肌肉的毛细血管血液循环开始受压；B 若骨筋膜室内张力继续增加，
肌肉的血液供应可完全丧失，但远侧的动脉搏动还可以存在

2. 晚期并发症

（1）坠积性肺炎：多见于因骨折长期卧床的病人，尤以老年、体弱和伴有慢性病者，有时可因此危及病人生命。

（2）压疮：严重创伤骨折，长期卧床，身体骨隆突处受压时，局部血液循环障碍，易形成压疮。常见部位有骶尾部、髋部、足跟等。截瘫病人更易发生压疮，且发生后更难治愈。

（3）下肢深静脉血栓形成：多见于骨盆骨折、下肢骨折等卧床时间长的病人。因骨折致下肢长时间制动，使静脉血液回流缓慢，以及创伤导致血液高凝状态等而引起。

静脉血栓栓塞症

静脉血栓栓塞症（venous thromboembolism, VTE）是指血液在静脉内不正常地凝结，使血管完全或不完全阻塞，属静脉回流障碍性疾病。包括两种类型：深静脉血栓形成（deep vein thrombosis, DVT）和肺栓塞（pulmonary embolism, PE）即 VTE 在不同部位和不同阶段的两种临床表现形式。DVT 可发生于全身各部位静脉，以下肢静脉最常见。下肢近端（腘静脉或其近侧部位）DVT 是 PE 栓子的主要来源。PE 是指来自静脉系统或右心的血栓栓子，阻塞肺动脉或其分支，导致肺循环和呼吸功能障碍的疾病，是病人围术期死亡的主要原因之一。

（4）感染：开放性骨折，导致骨外露，尤其是污染较重或伴较严重的软组织损伤者，有感染的风险，严重者可致化脓性骨髓炎。

（5）缺血性骨坏死：骨折端的血液供应被破坏，导致该骨折端缺血坏死。常见的有腕、舟状骨骨折后近侧骨折端缺血性坏死，股骨颈骨折后致股骨头缺血性坏死。

（6）缺血性肌挛缩：是骨折最严重的并发症之一，也是骨筋膜室综合征处理不当导致的严重后果。常见原因是骨折处理不当，特别是外固定过紧，也可由骨折和软组织损伤直接导致。一旦发生则难以治疗，可造成典型的爪形手（图 34-6）。

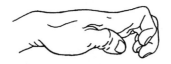

图 34-6　前臂缺血性肌挛缩后的典型畸形——爪形手

（7）急性骨萎缩：也称为反射性交感神经性骨营养不良。多发于手、足骨折后，典型症状是疼痛与血管舒缩紊乱。

（8）关节僵硬：患肢长时间固定致静脉及淋巴回流不畅，关节周围纤维性渗出与纤维蛋白沉积，发生粘连，并伴有关节囊和周围肌肉挛缩，致关节活动障碍。

（9）创伤性关节炎：关节内骨折后关节面遭到破坏，又未能及时、准确复位，骨折愈合后关节面不平整，长期磨损易引起活动时关节疼痛。

（10）损伤性骨化：又称骨化性肌炎。关节扭伤、脱位或关节附近发生骨折时，骨膜剥离形成骨膜下血肿，若血肿较大或处理不当，血肿机化，并在关节附近的软组织内广泛骨化，严重影响关节功能。

【影像学检查】

1. **X 线检查**　疑为骨折者均应常规进行 X 线检查，此检查也有助于了解骨折的类型和移位等，对骨折的治疗具有重要指导意义。

2. **CT 检查和 MRI**　能发现结构复杂的骨折和其他损伤，如椎体骨折、颅骨骨折、关节韧带损伤等。

【治疗原则】

（一）现场急救

现场急救时不仅要处理骨折，更要注意全身情况的处理。骨折急救的目的是用最简单最有效的方法抢救生命，保护患肢、迅速转运，以便尽快得到妥善处理。

（二）临床处理

骨折的治疗原则，是复位、固定和功能锻炼。

1. **复位**　是指将移位的骨折端恢复正常或接近正常的解剖关系，重建骨的支架作用。

（1）复位标准：包括解剖复位和功能复位。前者指经过复位，骨折端恢复了正常的解剖关系。后者指经过复位后骨折端虽未恢复正常的解剖关系，但骨折愈合后对肢体功能无明显影响。

（2）复位方法：包括手法复位和切开复位。手法复位时动作要轻柔，复位时应争取达到解剖复位、一次复位成功。如不易达到功能复位，注意切不可为了追求解剖复位而反复进行多次复位；切开复位适用于手法复位失败或不理想、骨折并发主要血管或神经损伤、多发骨折等情况。

2. 固定　将骨折断端维持在复位后的位置直至骨折愈合，是骨折愈合的关键。分外固定和内固定两类。

（1）外固定：常用的有小夹板、石膏绷带、外展支具，持续牵引及外固定器固定等。

1）小夹板：是利用有一定弹性材料制成的长、宽合适的小夹板，固定骨折部位肢体。①适应证：适用于四肢闭合性、无移位和稳定性骨折；②优点：此法固定范围一般不包括关节，便于及早功能锻炼，防止关节僵硬；③缺点：须掌握正确的原则和方法，绑扎松紧不适、衬垫应用不当等都不利于骨折愈合。

2）石膏绷带及高分子夹板：①优点：可根据肢体形状塑形，固定可靠，维持时间长；②缺点是无弹性，关节无法活动，易引起关节僵硬。

3）外展支具：此种支具可将肩、肘、腕关节固定于功能位或抬高位，有利于消肿、止痛，还可避免因肢体重量的牵拉而导致骨折分离移位。

4）持续牵引：包括皮肤牵引、骨牵引和兜带牵引等。

5）外固定器：外固定器主要用于开放性骨折、闭合性骨折伴有局部软组织损伤或感染灶等情况（图34-7）。

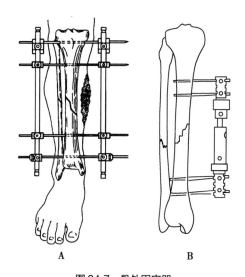

图34-7　骨外固定器
A. 适于治疗开放性骨折，便于处理创口；B. 单边外固定

（2）内固定：在切开复位后，用内固定材料将骨折端固定，成功固定后可早期活动，预防长期卧床引起的并发症。

3. 功能锻炼　是防止并发症发生和及早恢复患肢功能的重要保证。功能锻炼应遵循动静结合、主动与被动运动结合、循序渐进的原则。

（1）初期：骨折1~2周之内，功能锻炼的主要目的是促进血液循环，消除肿胀、防止失用综合征。锻炼应以肌肉等长收缩运动为主，同时加强身体其他部位各关节的主动活动。

（2）中期：骨折2周以后，局部疼痛减轻，骨折部位渐趋稳定，此时应开始骨折上、下关节活动，根据骨折的稳定程度，其活动度和范围应逐渐增加，并在医护人员的协助和指导下进行。

（3）后期：此期骨折已达临床愈合标准，锻炼的目的是增强肌力、克服挛缩与恢复关节活动度，要在抗阻力下的情况下进行活动锻炼，可借助器械练习，也可辅以理疗、针灸等促进恢复。

【护理评估】

（一）术前评估

1. **健康史**　①基本情况：包括病人的年龄、职业特点、运动爱好、日常饮食结构、有无酗酒等；②受伤情况：如病人受伤的原因、部位和时间，受伤时的体位和环境，外力作用的方式、方向和性质，伤后病人功能障碍及伤情发展情况，急救处理经过等；③既往史：了解与骨折愈合有关的因素，如病人有无骨折、骨质疏松、骨肿瘤病史及手术史。

2. **身体状况**

（1）全身情况：评估病人有无发热和威胁生命的严重并发症，观察意识状态和生命体征，有无低血容量性休克的表现。

（2）局部情况：评估病人骨折部位有无肿胀和瘀斑，是否有骨折特有的体征。

（3）辅助检查：评估病人的影像学与实验室检查结果，以帮助判断伤情和预后。

3. **心理 - 社会状况**　多发性损伤病人多需住院及手术等治疗，可影响病人和家属的心理状态。应评估病人和家属的心理状况、家庭经济情况和社会支持系统。

（二）术后评估

1. **固定情况**　评估石膏、小夹板固定或牵引是否处于有效状态。

2. **并发症**　评估术后是否出现骨折并发症。

3. **康复程度**　了解病人是否按康复计划进行功能锻炼及功能恢复情况。

4. **心理状态**　评估病人对疾病的心理接受情况。

【主要护理诊断 / 问题】

1. 疼痛　与骨折部位软组织损伤、神经损伤、肌肉痉挛和水肿有关。

2. 有外周血管和神经功能障碍的危险　与骨和软组织损伤、外固定不当有关。

3. 潜在并发症：休克、脂肪栓塞、骨筋膜室综合征、深静脉血栓、压疮、感染、关节脱位、坠积性肺炎、关节僵硬等。

【护理目标】

1. 病人骨折部位疼痛减轻或消失，感觉较舒适。

2. 病人肢端维持正常组织灌注，皮温和颜色正常，末梢动脉搏动有力。

3. 病人未出现并发症或出现并发症时能及时发现，及时处理。

【护理措施】

（一）现场急救

1. **抢救生命**　骨折病人，特别是严重骨折者，往往合并其他组织和器官的损伤。应检查病人全身情况，首先处理休克、窒息、大出血、昏迷、呼吸困难等可威胁病人生命的紧急情况。

2. **包扎止血**　一般伤口出血用加压包扎止血。大血管出血可用止血带止血，最好使用充气止血带，并记录所用压力和时间。止血带应每 40～60 分钟放松 1 次。若骨折端已有伤口并已污染，但未压迫重要血管或神经，则不应现场复位，避免将污物带到伤口深处。

3. **妥善固定**　凡疑有骨折者均应按骨折处理。对闭合性骨折患肢肿胀严重者，急救时可将患肢衣服剪开。骨折有明显畸形，并有穿破附近软组织或损伤神经、血管的危险时，可牵引患肢，使之变直后再固定。固定物应就地取材，若无任何材料，可将骨折的上肢固定于胸前，骨折的下肢可与对侧健肢捆绑固定。对疑有脊柱骨折者尽量避免移动，可采用 3 人平托法将病人移至硬担架、木板或门板。预防或避免加重脊髓损伤。颈椎损伤者应有专人托扶头部，且沿纵轴向上略牵引，搬运后用沙袋或叠好的衣服放在颈部两侧以固定头颈部。

4. **迅速转运**　病人经初步处理后，应尽快转运到就近的医院进行治疗。

（二）非手术治疗护理／术前护理

1. **心理护理** 向病人及家属解释骨折的愈合是一个渐进的过程，良好地固定能为骨折断端连接提供必要的条件，正确的功能锻炼可以促进断端生长愈合和肢体功能恢复。对骨折后可能遗留残疾的病人，应鼓励其表达自己的想法，安慰病人，减轻其心理负担。

2. **疼痛护理** 创伤、骨折所致疼痛多在整复固定后逐渐减轻。此时可鼓励病人听音乐或看电视等以分散注意力，还可用抬高患肢或局部冷敷的方法减轻水肿，以缓解疼痛，疼痛较剧烈时可遵医嘱给予镇痛药。护理操作尽量轻柔准确，忌粗暴搬动骨折部位。

3. **患肢缺血护理** 骨折部位内出血、包扎过紧、不正确使用止血带或患肢严重肿胀等因素均可导致患肢血循环障碍。应严密观察肢端有无剧痛、麻木、皮温低、皮肤苍白或青紫、脉弱或消失等血液灌注不足表现，一旦出现必须及时处理。若出现骨筋膜室综合征应及时切开减压，严禁局部热敷、按摩、理疗，禁止抬高患肢，以免加重组织缺血和损伤。

4. **并发症的观察和预防** 观察病人意识和生命体征，患肢远端感觉、运动和末梢血液循环等，若发现骨折并发症应及时报告医生，并采取相应处理措施。对长期卧床病人应使用防压疮气垫、定时翻身，鼓励病人深呼吸、有效咳嗽，预防发生压疮和坠积性肺炎等并发症；对开放性骨折病人应尽早清创，有效引流，严格按无菌原则清洁伤口、更换敷料，遵医嘱应用抗生素，以预防伤口感染。骨折后遵医嘱应用抗凝药、多饮水、抬高患肢或采取功能位、保证有效固定、积极进行功能锻炼等，可预防下肢深静脉血栓、急性骨萎缩和关节僵硬等并发症；协助病人翻身及改变体位，移动病人时可采用三人（或多人）搬运法，同时注意保护手术侧髋关节，防止术侧关节脱位。

5. **生活护理** 指导病人在患肢制动期间做一些力所能及的活动，为其提供必要的帮助，如协助病人进食、清洁、翻身和排便等。

6. **加强营养** 指导病人进食高热量、高蛋白、高维生素食物，多饮水。增加晒太阳时间以增加骨中钙和磷的吸收，促进骨折修复。对不能到户外晒太阳的病人要注意维生素 D 及钙剂等。

7. **外固定护理** 对石膏固定或牵引外固定的病人，做好石膏固定或牵引的护理。

（1）石膏固定的护理

1）石膏固定前护理：操作前，应向病人说明上石膏固定过程及可能出现的情况，取得配合。①病人的体位：一般将肢体放在功能位；②皮肤的护理：局部皮肤清洁，但不需剃毛；③骨突部加衬垫：常用棉垫、棉织套等物，保护骨隆突部的软组织。

2）石膏固定后护理：①搬动病人：待石膏干硬后才能搬动病人，同时搬动时只能用手掌托起石膏，防止形成压迫点。石膏完全干固后注意保护以防折断。②抬高患肢：石膏固定后，须将患肢抬高，以利静脉血和淋巴液回流，减轻肿胀。

3）促进石膏干固：石膏干固后就不易折断与变形，应促之快干。

4）患肢的观察：①凡新上石膏病人应进行床头交接班，倾听病人主诉，并观察肢端皮温皮色、是否肿胀、感觉及运动情况；②观察出血与渗出情况；③有无感染征象：如发热、石膏内发出腐臭味、患肢邻近淋巴结压痛等；④预防石膏压迫形成压疮：密切观察石膏固定患肢是否有持续压痛点，警惕石膏压迫引起压疮，必要时做石膏开窗减压；⑤预防石膏压迫而致神经麻痹。

5）压疮的预防：①协助病人定时翻身；②必要时应用防压疮气垫；③床单位保持清洁、平整、干燥、无碎屑。

6）石膏型的保护：①防折断；②保持清洁；③足部石膏病人应加保护后在地上行走，可用步行蹬或木鞋保护。

7）功能锻炼：①石膏固定后，应指导病人进行肌肉等长收缩和其他关节的功能活动；②在病情允许情况下，鼓励病人下床活动，下床活动时，应先扶床站立或沿床边行走，适应后再扶拐行走。

（2）牵引的护理

1）维持有效牵引：①对进行牵引治疗的病人，应进行床头交接，每日检查牵引效果、包扎的松紧度、有无滑脱或松动；②应保持牵引锤悬空、滑车灵活；③嘱病人及家属不要擅自改变体位，也不能随便改变牵引重量；④保持牵引的有效性，牵引绳要与患肢在一条轴线上；⑤骨牵引时注意牵引针孔有无感染，保持针孔处清洁干燥。

2）维持有效血液循环：观察肢体肢端的血液循环，有无肿胀、麻木、皮温低、色泽改变及运动障碍，发现异常及时报告医生给予处理。

3）生活护理：持续牵引的病人，生活不能完全自理，应协助病人满足正常生活所需。

4）并发症的预防：①长期牵引的病人易发生便秘，应给予高纤维素饮食，如芹菜、韭菜等。指导病人每日做腹部按摩及肛提肌收缩锻炼，防止便秘。②鼓励病人利用牵引床上吊环抬起上身，指导病人练习深呼吸、深咳、扩胸等，以改善肺功能，预防坠积性肺炎。③鼓励早期功能锻炼，应用抗凝药，可做足底静脉泵治疗，防止下肢深静脉血栓。④注意预防足下垂，下肢牵引时，应在膝外侧垫棉垫，防止压迫腓总神经。

（三）健康教育

1. **安全指导**　指导病人正确使用步行辅助器或轮椅。指导病人及家属评估家庭环境的安全性，保证病人活动范围无障碍物，行走练习需有人陪伴，以防跌倒。

2. **功能锻炼**　告知病人出院后坚持功能锻炼的意义和方法。指导家属如何协助病人进行功能锻炼。

3. **定期复查**　告知病人遵医嘱定期复查。如有不适，随时就诊。

【护理评价】

通过治疗与护理，病人是否达到：①骨折部位疼痛减轻或消失，感觉舒适；②肢端维持正常的血液循环，皮温和颜色正常，末梢动脉搏动有力；③未出现并发症或虽出现并发症但能及时发现和处理。

第二节　常见四肢骨折病人的护理

案例 34-1

　　李先生，74岁，退休干部，在家中不慎从椅子上跌倒，右侧髋部着地，伤后右髋部疼痛、不能活动，变换体位时疼痛加剧，4小时后来医院就诊，查体：右侧腹股沟处压痛明显，右下肢外旋外展、短缩畸形，右侧垂直叩击痛阳性，测体温36.9℃，呼吸22次/分，脉搏90次/分，血压134/82mmHg。X线摄片显示：右侧股骨颈骨折（头下型），收入院治疗。

　　思考：

　　1. 你认为对该病人最适合哪种治疗方法？为什么？

　　2. 该病人主要的护理诊断/问题有哪些？应采取哪些护理措施？

一、肱骨干骨折

肱骨干骨折（fracture of the shaft of the humerus）是发生在肱骨外科颈下 1～2cm 至肱骨髁上 2cm 段内的骨折。在肱骨干中下 1/3 段后外侧有桡神经沟，此处骨折容易发生桡神经损伤。

【病因】

可由直接暴力或间接暴力引起。直接暴力常因外侧打击肱骨干中部，导致横形或粉碎性骨折。间接暴力常因手部或肘部着地，外力向上传导，加之身体倾倒所产生的剪式应力，多致肱骨干中下 1/3 骨折。有时可因投掷运动或"掰腕"引起，多为斜形或螺旋形骨折。

【临床表现】

1. **症状**　患侧上臂出现疼痛、肿胀、瘀斑，上肢活动障碍。

2. **体征**　患侧上臂可见畸形，反常活动，骨擦音/骨擦感。合并桡神经损伤者，患侧可出现垂腕畸形，各手指掌指关节不能背伸，拇指不能伸直，前臂旋后障碍，手背桡侧皮肤感觉减退或消失。

【辅助检查】

X 线拍片检查可确定骨折类型、移位方向。

【治疗原则】

1. **手法复位外固定**　在止痛、持续牵引并使肌肉放松的情况下复位，复位后选择石膏固定。复位后比较稳定的骨折，用 U 形石膏固定。中、下段长斜形或长螺旋形骨折，因手法复位后不稳定，可采用上肢悬垂石膏固定，宜采用轻质石膏，以免因重量太大导致骨折端分离。选择小夹板固定者可在屈肘 90° 位用三角巾悬吊，成人固定 6~8 周，儿童固定 4~6 周（图 34-8）。

2. **切开复位内固定**　在切开直视下复位后用加压钢板螺钉内固定或用带锁髓内针固定。肱骨干下 1/3 骨折可采用有限接触钢板固定，此法因减少了对血供的影响，从而降低了骨折不愈合的发生率。内固定物可在半年后取出，若无不适也可不取。对于合并桡神经损伤的病人，术中探查神经，若完全断裂，可一期修复。

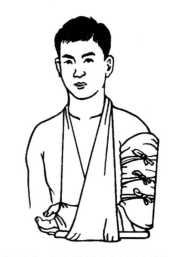

图 34-8　上臂或超肩小夹板固定的外形

【主要护理诊断/问题】

1. 疼痛　与骨折、软组织损伤、肌痉挛和水肿有关。

2. 潜在并发症：肌肉萎缩、关节僵硬。

【护理措施】

1. **减轻疼痛**　及时评估病人疼痛程度，遵医嘱给予止痛药物，可听音乐以分散注意力，缓解疼痛。

2. **抬高患肢**　可用吊带或三角巾将患肢托起，减轻肢体肿胀、疼痛。

3. **指导功能锻炼**　复位固定后，应尽早开始手指和腕关节屈伸活动，同时进行上臂肌肉的主动舒缩运动，忌做上臂旋转运动。2~3 周后，开始练习主动地腕、肘关节的屈伸活动，肩关节的内收、外展活动，并逐渐增加活动量和频率。6~8 周后加大活动量，以防肩关节僵硬或萎缩。

二、肱骨髁上骨折

肱骨髁上骨折（supracondylar fracture of humerus）是指肱骨干与肱骨髁交界处的骨折。常发生于 10 岁以下儿童，占小儿肘部骨折的 30%~40%。在肱骨髁内前方有肱动脉和正中神经，内侧和外侧分别有尺神经和桡神经，骨折断端向前或侧方移位时，可损伤相应的血管和神经。在儿童期，肱骨下端有骨骺，若骨折线穿过骺板，可能会影响骨骺发育，最终导致肘内翻或外翻畸形。

【病因与分类】

肱骨髁上骨折多为间接暴力引起。根据暴力类型和骨折移位方向，可分为屈曲型和伸直型（图 34-9）。

1. **伸直型**　较常见，跌倒时手掌着地，肘关节处于伸直或半屈曲位，暴力经前臂向上传递，身体前倾，由上向下产生剪式应力，造成肱骨干与肱骨髁交界处发生骨折。骨折近端向前下方移位，远端向后上方移位。

2. **屈曲型** 跌倒时肘后方着地,肘关节处于屈曲位,暴力传导致肱骨下端骨折。骨折近端向后下方移位,远端向前上方移位。此型很少合并神经和血管损伤。

【临床表现】

1. **症状** 肘部出现疼痛、肿胀和功能障碍,肘后凸起,患肢处于半屈位,可有皮下瘀斑。

2. **体征** 局部明显压痛和肿胀,有骨摩擦音及异常活动,肘部可触到骨折断端,肘后三角关系正常。若正中神经、尺神经或桡神经损伤,可有手臂感觉和运动功能障碍。若肱动脉挫伤或受压,则因前臂缺血而表现为局部剧痛、肿胀、麻木、皮肤苍白、发凉,桡动脉搏动减弱或消失,伸指疼痛等。由于肘后方软组织较少,屈曲型骨折端可刺破皮肤形成开放骨折。

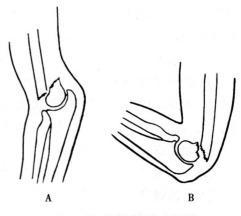

图 34-9 肱骨髁上骨折的典型移位
A. 伸直型;B. 屈曲型

【辅助检查】

肘部正、侧位 X 线拍片检查能够确定骨折的存在并判断骨折移位情况。

【治疗原则】

1. **手法复位外固定** 对受伤时间短、局部肿胀轻,且无血液循环障碍者,可进行手法复位外固定。复位后,用后侧石膏托在屈肘位固定 4~5 周,屈肘角度以能清晰地扪到桡动脉搏动、无感觉运动障碍为宜。受伤时间较长,局部组织损伤较严重,骨折部位出现严重肿胀时,应卧床休息,抬高患肢,或用尺骨鹰嘴悬吊牵引,加强手指活动,待 3~5 日肿胀消退后进行手法复位。

2. **切开复位内固定** 手法复位失败或血管神经损伤者,应切开复位后内固定。

3. **康复治疗** 复位固定后,应严密观察肢体血液循环及手的感觉、运动功能,同时进行康复锻炼。伸直型肱骨髁上骨折,由于近骨折端向前下移位,极易压迫或刺破肱动脉,加之损伤后的组织反应使局部严重肿胀,均会影响远端肢体血液循环,导致前臂骨筋膜室综合征。一旦确定骨筋膜室高压存在,立即紧急手术,充分减压,辅以脱水、扩张血管等治疗,则可预防前臂缺血性肌挛缩的发生。

【主要护理诊断/问题】

1. **有外周血管神经功能障碍的危险** 与骨和软组织损伤、外固定不当有关。

2. **不依从行为** 与患儿年龄小、缺乏对健康的正确认识有关。

【护理措施】

1. **病情观察** 严密观察石膏或小夹板固定情况,及时调整松紧度,避免血管、神经受压影响正常组织灌注。观察前臂肿胀情况及手的感觉运动功能,若出现严重肿胀、手指发凉,手指主动活动障碍、被动伸指剧痛、桡动脉搏动减弱或消失,可确定骨筋膜室高压的存在,应立即通知医生,做好手术准备。

2. **体位** 用吊带或三角巾将患肢托起,以减轻肢体肿胀疼痛。若出现骨筋膜室综合征,将患肢平放,严禁抬高,防止动脉压降低造成肢体血液灌注量减少、组织缺血缺氧加重。患肢严禁按摩、热敷。

3. **指导功能锻炼** 手法复位固定后,尽早开始手指和腕关节的屈伸活动,同时进行上臂肌肉的主动舒缩运动,以减轻水肿。术后 4~6 周解除外固定,开始肘关节的屈伸活动;手术切开复位、内固定牢固者,术后 2 周即可开始肘关节活动。病人为小儿者,应细致做好指导示范,使家属能够协助患儿进行功能锻炼。

三、前臂双骨折

尺桡骨干双骨折(fracture of the ulna and radius)较多见,占各类骨折的 6% 左右,以青少年多见。因骨折后常形成较复杂的移位,导致复位十分困难,易发生骨筋膜室综合征。

【病因与分类】

1. **直接暴力**　多由于重物直接打击、挤压或刀砍伤引起。特点为两骨同一平面的横形或粉碎性骨折,常伴有不同程度的软组织损伤,包括肌肉、肌腱断裂,血管、神经损伤等,整复对位常不稳定。

2. **间接暴力**　跌倒时手掌着地,由于桡骨负重较多,暴力向上传导后,首先使桡骨骨折,继之残余暴力经骨间膜向内下方传导,引起低位尺骨斜形骨折。

3. **扭转暴力**　跌倒时手掌着地,同时前臂发生旋转,导致不同平面的尺桡骨螺旋形骨折或斜形骨折,尺骨的骨折线一般高于桡骨的骨折线。

【临床表现】

1. **症状**　受伤后,患侧前臂出现疼痛、肿胀、畸形及功能障碍。

2. **体征**　骨折部位可出现畸形、反常活动、骨摩擦音/骨擦感。尺骨上 1/3 骨干骨折合并桡骨小头脱位,称为孟氏(Monteggia)骨折。桡骨干下 1/3 骨折合并尺骨小头脱位,称为盖氏(Galeazzi)骨折。

【辅助检查】

X 线拍片检查:包括肘关节或腕关节,可发现骨折部位、类型、移位方向以及是否合并有桡骨小头或尺骨小头脱位。

【治疗原则】

1. **手法复位外固定**　原则是除了要达到良好的对位、对线以外,应特别注意防止畸形和旋转。复位成功后可采用石膏固定,一般 8～12 周可达到骨性愈合。也可采用小夹板固定,将前臂放在防旋板上固定,再用三角巾悬吊患肢(图 34-10)。

2. **切开复位内固定**　在骨折部位选择切口,在直视下准确对位,用加压钢板螺钉固定或髓内钉固定。

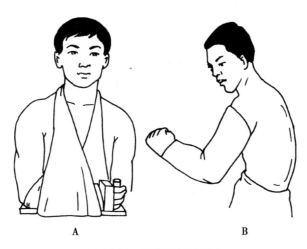

图 34-10　前臂双骨折外固定

A. 前臂防旋小夹板固定;B. 上肢管型石膏固定

【主要护理诊断/问题】

1. 有外周血管、神经功能障碍的危险　与骨和软组织损伤、外固定不当有关。

2. 潜在并发症:肌肉萎缩、关节僵硬。

【护理措施】

1. **病情观察及体位**　参考肱骨髁上骨折。

2. **局部制动**　支持并保护患肢在复位后体位,防止腕关节旋前或旋后。

3. **指导功能锻炼**　复位固定后尽早开始手指屈伸与用力握拳活动,并进行上臂和前臂肌肉的主动舒缩运动。待 2 周后局部肿胀消退,即开始练习腕关节活动。4 周以后开始练习肘关节和肩关节的活动,但禁止做前臂旋转活动。术后 8～10 周,经拍片证实骨折已愈合可进行前臂旋转活动。

四、桡骨远端骨折

桡骨远端骨折（fracture of the distal radius）指距桡骨远端关节面 3cm 以内的骨折，常见于中老年女性。

【病因与分类】

多为间接暴力引起。跌倒时，手部着地，暴力向上传导，发生桡骨远端骨折。根据受伤的机制可发生伸直型骨折和屈曲型骨折。伸直型骨折（Colles 骨折）常因跌倒后手掌着地、腕关节背伸、前臂旋前而受伤。屈曲型骨折（Smith 骨折）正好与伸直型骨折相反，较少见。

【临床表现】

1. **症状**　伤后腕关节局部疼痛和皮下瘀斑、肿胀及功能障碍。

2. **体征**　患侧腕部压痛明显，腕关节活动受限。伸直型骨折由于远折端向背侧移位，从侧面看腕关节呈"银叉"畸形；因其远折端向桡侧移位，从正面看呈"枪刺样"畸形（图 34-11）。屈曲型骨折者受伤后腕部呈下垂畸形。

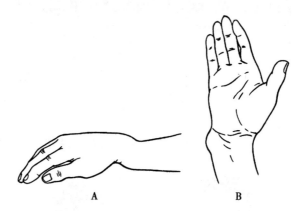

图 34-11　伸直型桡骨下端骨折后典型畸形
A. "银叉"畸形；B. "枪刺样"畸形

【辅助检查】

X 线拍片检查可见典型移位。伸直型骨折可见骨折远端向背侧和桡侧移位；屈曲型骨折可见骨折远端向掌侧和桡侧移位。因屈曲型骨折与伸直型骨折移位方向相反，也称为反 Colles 骨折。骨折还可合并下尺桡关节损伤、尺骨茎突骨折和三角纤维软骨损伤。

【治疗原则】

1. **手法复位外固定**　对伸直型骨折者，手法复位后在旋前、屈腕、尺偏位用超腕关节石膏绷带固定或小夹板固定 2 周。待水肿消退，在腕关节中立位改用前臂管型石膏固定。屈曲型骨折的治疗原则基本相同，只是复位手法相反。

2. **切开复位内固定**　严重粉碎性骨折移位明显、手法复位失败或复位后外固定不能维持复位状态者，可手术切开复位，采用松质骨螺钉、T 形钢板或钢针固定。

【主要护理诊断 / 问题】

有外周血管神经功能障碍的危险：与骨和软组织损伤、外固定不当有关。

【护理措施】

1. **病情观察及体位**　参考肱骨髁上骨折。

2. **局部制动**　参考前臂双骨折。

3. **指导功能锻炼**　复位固定后，尽早进行手指伸屈和用力握拳活动，并进行前臂肌肉舒缩运动。肘部伸、屈，肩部内收、外展及旋转活动，避免发生肩手综合征。4～6 周后可解除外固定，逐渐开始腕关节活动。

五、股骨颈骨折

股骨颈骨折（fracture of the femoral neck）多发生在中老年人，女性多见。常出现骨折不愈合（约15%）和股骨头缺血性坏死（20%～30%）。

【病因与分类】

股骨颈骨折常与骨质疏松有关，有的病人在遭受轻微扭转暴力时即发生骨折。病人多在跌倒、走路时滑倒，间接暴力传导致股骨颈发生骨折。

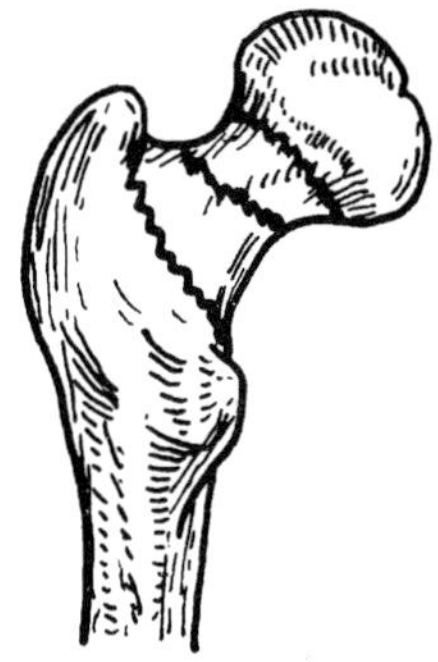

1. 按骨折线部位分类　①股骨头下骨折；②经股骨颈骨折；③股骨颈基底骨折（图34-12）。前两者属于关节囊内骨折，由于股骨头的血供大部分中断，因而骨折不易愈合并易造成股骨头缺血坏死。基底骨折由于两骨折端的血液循环良好，较易愈合。

2. 按X线角度分类

（1）内收骨折：远端骨折线与两侧髂嵴连线的夹角（Pauwels角）大于50°。由于骨折面接触较少，容易再发生移位，故属于不稳定性骨折。

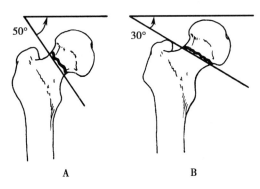

图34-12　股骨颈骨折的分类

（2）外展骨折：远端骨折线与两侧髂嵴连线的夹角小于30°。由于骨折面接触较多，不易再移位，故属于稳定性骨折（图34-13）。

图34-13　股骨颈骨折线与两髂嵴连线所形成的角度，即Pauwels角

A. 内收型；B. 外展型

3. 按移位程度分类　一般采用Garden分型，可分为：①不完全骨折；②完全骨折但不移位；③完全骨折，部分移位，且股骨头与股骨颈尚有接触；④完全移位的骨折。

【临床表现】

1. 症状　中老年人有摔倒受伤史，伤后髋部疼痛，下肢活动受限，不能站立和行走。嵌插骨折病人受伤后仍能行走，数日后髋部疼痛逐渐加重，活动后疼痛加剧，甚至完全不能行走，可能由受伤时的稳定骨折发展为不稳定骨折。

2. 体征　患肢缩短，出现外旋畸形，一般45°～60°（图34-14）。患侧大转子突出，局部压痛和轴向叩击痛。病人较少出现髋部肿胀和瘀斑。

【辅助检查】

X线检查：髋部正侧位片可明确骨折的部位、类型、移位情况，是选择治疗方法的重要依据。

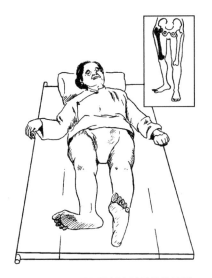

图34-14　股骨颈骨折患肢的外旋畸形

【治疗原则】

1. **非手术治疗** 无明显移位的骨折及稳定性骨折者,高龄、全身情况差或合并有严重心肺、肝、肾等功能障碍者,可选非手术疗法。病人可穿防旋鞋,下肢30°外展中立位皮牵引卧床6~8周。对全身情况很差的高龄病人则应以挽救生命和治疗并发症为主,骨折可不进行特殊治疗。

2. **手术治疗** 对内收型、有移位的骨折,65岁以上的股骨头下型骨折者、青少年、股骨颈陈旧骨折不愈合及影响功能的畸形愈合等,均应选择手术治疗。

(1)闭合复位内固定:闭合复位成功后,在股骨外侧打入多根空心加压螺钉内固定或动力髋钉板固定。

(2)切开复位内固定:闭合复位困难或失败者可行手术切开复位内固定术。

(3)人工关节置换术:对全身情况尚好的高龄病人股骨颈骨折,可选择全髋关节置换术或单纯人工股骨头置换术。

相关链接

3D 打印技术应用于骨科手术

3D打印技术,是以计算机三维设计模型为蓝本,通过软件分层离散与数控成型系统,应用激光束、热熔喷嘴等方式将金属粉末、塑料、陶瓷粉末和细胞组织等材料进行逐层堆积黏结,最终叠加成型,制造出实体产品。医生应用3D打印技术,提前将患者手术所需的骨头数据传入电脑,通过3D打印机打印出一个1:1的真实模型,还可以根据患者骨折的类型及特异性而定制固定钢板,通过这个模型实现模拟手术,术中应该在哪个部位安装钢板,钢板的长度、曲度多少等术中将遇到的问题均可提前进行演练。

【主要护理诊断/问题】

1. 躯体活动障碍 与骨折、牵引或石膏固定有关。

2. 有失用综合征的危险 与骨折、软组织损伤或长期卧床有关。

3. 潜在并发症:下肢深静脉血栓、压疮、肺部感染、股骨头缺血坏死、骨折不愈合、关节脱位、关节感染等。

【护理措施】

（一）护理

1. **搬运和移动** 尽量避免搬运或移动病人。搬运时应将髋关节与患肢整个托起,避免关节脱位或骨折移位造成新的损伤。在病情允许的情况下,指导病人借助吊架和床栏更换体位、坐起、转移到轮椅上以及使用助行器、拐杖行走的方法。

2. **并发症的预防与观察** 参考本章第一节。

（二）健康教育

1. **非手术治疗** 卧床期间应保持患肢外展中立位,即平卧时两腿分开30°,两腿之间放置T形枕头,脚尖向上或穿丁字防旋鞋。防止患肢内收或外旋。指导病人进行患肢股四头肌等长收缩、踝关节和足趾屈伸旋转运动,除睡眠外应每小时练习一次,每次5~20分钟,以预防下肢深静脉血栓、肌肉萎缩和关节僵硬。在锻炼患肢的同时,指导病人进行其余肢体全范围关节活动和功能锻炼。

2. **内固定治疗** 病人卧床期间患肢不可内收,坐起时不能交叉盘腿。若骨折复位良好,术后早期即可扶双拐下床活动,并逐渐增加负重,X线检查证实骨折愈合后可弃拐,逐渐负重行走。

3. **人工关节置换术** 病人卧床期间两腿间垫T形枕头,保持患肢外展中立位,进行患肢股四头肌等长收缩、踝关节和足趾屈伸旋转运动。骨水泥型假体置换者术后第1日,即可遵医嘱进行床旁坐、站及助行器行走练习。生物型假体置换者一般于术后1周开始逐步行走练习。根据病人的具体情况,制订康复计划。

在手术后 3 个月内，关节周围软组织没有完全愈合，为避免关节脱位，注意屈髋要小于 90°、下肢内收不能超过身体中线。因此应避免下蹲、坐矮凳、坐沙发、盘腿、跪姿、过度内收或外旋、交叉腿站立、跷二郎腿或过度弯腰拾物等动作，侧卧时应健侧在下，患侧在上，两腿间夹 T 形枕头。排便时应使用加高的坐便器，可以坐高椅、散步和游泳等，上楼时健肢先上，下楼时患肢先下。另外，嘱病人不做有损人工关节的活动，如爬山、跑步等。忌在负重状态下反复做髋关节伸屈动作、剧烈跳跃和急停急转运动。肥胖病人应控制体重，避免过多负重。

手术后关节持续肿胀疼痛，伤口皮肤发红，有异常液体溢出，局部皮温较高，应警惕是否发生了关节感染。若人工关节置换术多年后关节松动或磨损，可在活动时出现关节疼痛、跛行、髋关节功能减退。病人摔倒或髋关节扭伤后，髋部不能活动并伴有疼痛，双下肢不等长，提示可能出现了关节脱位。告知病人，出现以上情况应尽快到医院就诊。

六、股骨干骨折

股骨干骨折（fracture of the shaft of the femur）指股骨转子以下、股骨髁以上部位的骨折。约占全身各类骨折的 6%，多见于青壮年。股骨干血运丰富，一旦骨折失血量较大。骨折可损伤股部肌肉，致肌肉功能发生障碍，从而导致膝关节屈伸活动受限。

【病因与分类】

股骨是人体最粗、最长、承受应力最大的管状骨，遭受强大暴力时才能发生股骨干骨折，骨折后的愈合与重塑时间延长。直接暴力作用易引起股骨干的横形或粉碎性骨折，造成较严重的软组织损伤；间接暴力常可致股骨干斜形或螺旋形骨折，软组织损伤较轻。

1. **股骨上 1/3 骨折**　由于髂腰肌、臀中肌、臀小肌和外旋肌的牵拉，使骨折近端向前、向外及外旋方向移位；骨折远端则由于内收肌的牵拉而向内、向后方向移位；由于股四头肌、阔筋膜张肌和内收肌的共同作用，而出现缩短畸形。

2. **股骨中 1/3 骨折**　由于内收肌群的牵拉，可使骨折向外成角。

3. **股骨下 1/3 骨折**　骨折远端由于腓肠肌的牵拉以及肢体的重力作用，而向后方移位，压迫或损伤腘动脉、腘静脉、胫神经或腓总神经；又由于股前、外、内的肌肉牵拉的合力，使骨折近端向前上移位，形成短缩畸形。

股骨干骨折移位的方向除受肌肉牵拉影响外，还与暴力作用的方向和大小、肢体位置、急救搬运等多种因素有关。

【临床表现】

1. **症状**　受伤后出现患肢疼痛、肿胀，远端肢体异常扭曲，不能站立和行走。

2. **体征**　患肢明显畸形，可出现反常活动、骨擦音。股骨干骨折因失血量较大，可能出现休克表现；若骨折导致腘动脉、腘静脉、胫神经或腓总神经损伤，则出现远端肢体相应的血液循环、感觉和运动功能障碍。

【辅助检查】

X 线检查：股骨正、侧位拍片，可明确骨折的准确部位、类型和移位情况。

【治疗原则】

1. **非手术治疗**

（1）皮牵引：儿童股骨干骨折多采用手法复位、小夹板固定、皮肤牵引维持的方法治疗。3 岁以下儿童则采用垂直悬吊皮肤牵引（图 34-15），即将双下肢向上悬吊，牵引重量应使臀部离开床面有患儿一拳大小的距离。

（2）骨牵引：成人股骨干骨折闭合复位后，可采用 Braun 架固定持续牵引，或用 Thomas 架平衡持续牵引，一般需持续牵引 8～10 周。近几年也有采用手法复位外固定器固定方法治疗。

2. 手术治疗 保守疗法失败、多处骨折、合并血管神经损伤、老年病人不宜长期卧床者、陈旧骨折不愈合或有功能障碍的畸形愈合等病人，可手术切开复位内固定。较常用的方法是加压钢板螺钉内固定，带锁髓内钉固定是近几年出现的固定新方法。

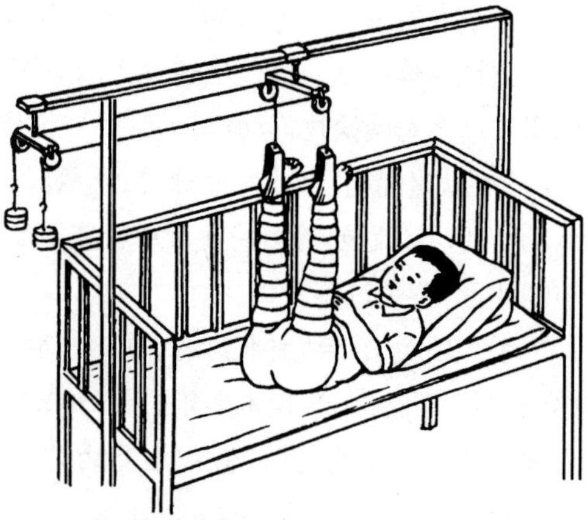

图 34-15 儿童的垂直悬吊皮肤牵引

【主要护理诊断／问题】

1. 潜在并发症：低血容量性休克。

2. 躯体活动障碍 与骨折或牵引有关。

【护理措施】

1. 病情观察 由于股骨干骨折失血量较大，应观察病人有无面色苍白、血压下降、脉搏增快、皮肤湿冷、尿量减少等低血容量性休克表现。因骨折可损伤下肢重要血管或神经，应观察患肢血供情况，如足背动脉搏动和毛细血管充盈情况，并与健侧比较，同时观察患肢是否出现感觉和运动功能障碍等。一旦出现异常，立即报告医生并协助处理。

2. 牵引护理 参照本章第一节。

3. 健康教育

（1）指导功能锻炼：保守治疗的病人，患肢复位固定后，可在维持牵引条件下做股四头肌等长舒缩运动，并活动足、踝关节。在 X 线摄片证实有牢固的骨折愈合后，才能去除牵引，进行较大范围的活动。也可在牵引 8～10 周后，改用外固定器保护，早期不负重，以后逐渐增加。术后病人疼痛减轻后，即开始进行股四头肌等长舒缩、踝及足部其他小关节活动。协助病人拄拐下地时，患肢不负重，并注意保护，以防跌倒。

（2）出院指导：遵医嘱定期复查，如有不适及时就诊。

七、胫腓骨干骨折

胫腓骨干骨折（fracture of the tibia and fibula）指胫骨平台以下至踝以上部分发生的骨折。约占全身各类骨折的 13%～17%，以青壮年和儿童居多。

【病因与分类】

1. 病因

（1）直接暴力：多为重物撞击、车轮辗轧等直接暴力因素，可引起胫腓骨同一平面的横形、短斜形或粉碎性骨折。

（2）间接暴力：多在高处坠落后足着地、身体发生扭转所致。可引起胫骨、腓骨螺旋形或斜形骨折，腓骨的骨折线常高于胫骨骨折线。儿童胫腓骨干骨折常为青枝骨折。

2. 分类 胫腓骨骨干骨折可分为：①胫腓骨干双骨折；②单纯胫骨干骨折；③单纯腓骨骨折。前者最多见，因所受暴力大，骨和软组织损伤重，并发症多。后两者少见，移位少，预后较好。

【临床表现】

1. 症状 患肢局部疼痛、肿胀，不能站立及行走。

2. 体征 骨折处可有反常活动和明显畸形。由于胫腓骨表浅，骨折时常合并软组织损伤，形成开放性骨折,查体可见骨折端外露。胫骨上 1/3 骨折可致胫后动脉损伤,可引起下肢严重缺血甚至坏死。胫骨中 1/3 骨折可引起骨筋膜室压力升高。胫骨下 1/3 段骨折由于血运差,软组织覆盖少,容易发生骨折延迟愈合或不愈合。腓骨颈骨折有移位者可损伤腓总神经,出现相应感觉和运动障碍。

【辅助检查】

X 线检查:应包括膝关节和踝关节,可确定骨折的部位、类型及移位情况。

【治疗原则】

目的是矫正畸形,恢复胫骨上、下关节面的平行关系,恢复肢体长度。

1. 非手术治疗

(1)手法复位外固定:稳定的胫骨干横行骨折或短斜形骨折可在手法复位后用石膏固定,6~8 周可拄拐负重行走。单纯胫骨干骨折因有完整腓骨的支撑,石膏固定 6~8 周后可下地活动。单纯腓骨干骨折,若无胫腓上、下关节分离,可用石膏固定 3~4 周。

(2)牵引复位:不稳定的胫腓骨干双骨折可采用跟骨结节牵引,6 周后去除牵引,改用小腿功能支架固定,或行长腿石膏固定。

2. 手术治疗 手法复位失败、损伤严重或开放性骨折者,应手术切开复位或行闭合复位外固定架固定术。若固定牢固,术后 4~6 周可负重行走。

【主要护理诊断 / 问题】

1. 有外周血管神经功能障碍的危险 与骨和软组织损伤、外固定不当有关。

2. 潜在并发症:肌肉萎缩、关节僵硬。

【护理措施】

1. 病情观察

(1)观察意识和生命体征情况,做好记录,及时、准确执行医嘱,给予补液、补血。必要时记录 24 小时体液出入量;危重病人应尽早送入 ICU 监护。对于意识、呼吸障碍者,必要时施行气管切开,给予吸氧或人工呼吸。伴发休克时,按休克病人护理。

(2)肢体肿胀者,观察足趾末梢血运情况,警惕小腿骨筋膜室综合征的发生。

(3)腓骨颈有移位的病人可引起腓总神经的损伤,观察是否出现足背屈、外翻功能障碍,呈内翻下垂畸形。

2. 指导功能锻炼 复位固定后,尽早进行趾间和足部关节的屈伸活动,做股四头肌等长舒缩运动和髌骨的被动运动。已有外固定者,可进行踝、膝关节活动,忌在膝关节伸直时旋转大腿,以防发生骨不连。去除牵引或外固定后遵医嘱进行踝、膝关节的屈伸练习及髋关节运动,逐渐下地行走。

第三节 脊柱骨折和脊髓损伤病人的护理

案例 34-2

赵女士,72 岁,干部,2 小时前乘公交车时,等待下车过程中因突然刹车而摔倒,当时仰卧位后背摔在台阶棱上,顿感背部剧痛,不敢活动,送到医院就诊。经检查,被诊断为腰 1 椎体单纯压缩性骨折,医生建议行非手术治疗,卧床休息。

思考:

1. 该病人卧床休息过程中应采取哪种体位,应睡哪种床?

2. 你作为责任护士应对该病人采取哪些护理措施?

一、解剖生理概要

每块脊椎骨分为椎体与附件两部分。可以将整个脊柱分成前、中、后3柱(图34-16)。其中,中柱和后柱包裹了脊髓和马尾神经,此处损伤可以累及神经系统,特别是中柱的损伤,碎骨片和髓核组织可以突入椎管的前半部导致脊髓损伤,因此对每个脊柱骨折病人都必须了解有无中柱损伤。脊柱的胸腰段($T_{10} \sim L_2$)处于两个生理弧度的交汇处,是应力集中部位,故该处骨折十分常见。

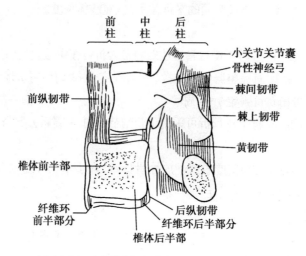

图34-16 胸腰椎的解剖结构,示三个纵轴的稳定性

前柱:椎体的前2/3,纤维环的前半部分和前纵韧带;中柱:椎体的后1/3,纤维环的后半部分和后纵韧带;后柱:后关节囊,黄韧带,骨性神经弓,棘上韧带,棘间韧带和关节突

二、脊柱骨折

脊柱骨折(fracture of the spine)约占全身骨折的5%~6%,其中以胸腰段脊柱骨折最多见。脊柱骨折可以并发脊髓或马尾神经损伤,特别是颈椎骨折-脱位合并有脊髓损伤者,往往能严重致残甚至危及生命。

【病因与分类】

多数脊柱骨折由间接暴力引起,少数为直接暴力所致。间接暴力多见于从高处坠落后头、肩、臀或足部着地,因地面对身体的阻挡,使暴力传导致脊柱骨折。直接暴力所致的脊柱骨折多见于直接撞伤、爆炸伤、战伤等。

1. 胸腰椎骨折的分类 胸腰椎骨折可以有6种类型的损伤(图34-17)。

(1)单纯性楔形压缩性骨折:脊柱前柱损伤。

(2)稳定性爆破型骨折:脊柱前柱和中柱损伤。

(3)不稳定性爆破型骨折:前、中、后3柱同时损伤。

(4)Chance骨折:为椎体水平状撕裂性损伤。较少见。

(5)屈曲-牵拉型损伤:前柱部分因压缩力而损伤,中、后柱则因牵拉的张力而损伤。

(6)脊柱骨折-脱位:又名移动性损伤。一般三个柱均毁于剪力,脱位程度重于骨折。此类损伤极为严重,伴脊髓损伤,预后差。

2. 颈椎骨折的分类

(1)屈曲型损伤:为前柱压缩、后柱牵张损伤的结果。

1)前方半脱位(过屈型扭伤):为脊椎后柱韧带破裂的结果。是一种隐匿性脊椎损伤。

2)双侧脊椎间关节脱位:因过度屈曲后中、后柱韧带断裂,大多有脊髓损伤。

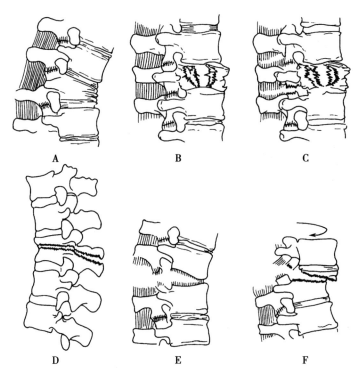

图 34-17　胸腰段脊柱骨折的分类
A. 单纯性楔形压缩性骨折；B. 稳定性爆破型骨折；C. 不稳定性爆破型骨折；
D. Chance 骨折；E. 屈曲 - 牵拉型损伤；F. 骨折 - 脱位

3）单纯性楔形（压缩性）骨折：较常见，尤其多见于骨质疏松者。

（2）垂直压缩损伤：多见于高空坠落或高台跳水者。

1）第 1 颈椎双侧性前、后弓骨折：又名 Jefferson 骨折。

2）爆破型骨折：为下颈椎椎体粉碎性骨折。

（3）过伸损伤

1）过伸性脱位：常发生于急刹车或撞车时，惯性使头部过度仰伸后又过度屈曲，使颈椎发生严重损伤。

2）损伤性枢椎椎弓骨折：以前多见于被缢死者，目前多见于发生在高速公路上的交通事故。

（4）齿状突骨折：受伤机制还不清楚。

【临床表现】

1. 症状

（1）局部疼痛：颈椎骨折病人可有头颈部疼痛，不能活动。压迫脊髓者可出现截瘫、呼吸困难、大小便失禁等，甚至危及生命。胸腰椎损伤后，由于腰背部肌肉痉挛，局部疼痛，腰背活动受限，不能翻身站立。

（2）腹痛、腹胀：腹膜后血肿刺激腹腔神经节，可出现腹痛、腹胀、肠蠕动减慢等。

2. 体征

（1）局部压痛和肿胀：后柱损伤时中线部位有明显压痛、叩击痛，局部肿胀。

（2）活动受限和脊柱畸形：颈、胸、腰段骨折病人常有活动受限，胸腰段脊柱骨折时常可触摸到后凸畸形。严重者常合并脊髓损伤致截瘫。

【辅助检查】

1. X 线检查　是首选，有助于明确骨折的部位、类型和移位情况。

2. CT 检查　凡有中柱损伤或有神经症状者均须作 CT 检查，可以显示出椎体的骨折情况、椎管内有无出血和碎骨片。

3. MRI 检查　便于观察和确定脊髓损伤的程度与范围。

【治疗原则】

1. **急救搬运** 脊柱损伤病人伴有颅脑、胸、腹腔脏器损伤或并发休克时,首先抢救生命,注意保护脊柱。

2. **卧硬板床** 胸腰椎单纯压缩骨折者,若椎体压缩不到 1/5 或病人年老体弱,应仰卧于硬板床上,骨折处垫厚枕,使脊柱处于过伸状态。

3. **复位固定** 对颈椎半脱位者应予以颈托固定 3 个月,防止迟发性并发症。稳定型的颈椎骨折,轻者可采用枕领带卧位牵引复位;明显压缩移位者采用持续颅骨牵引复位,待 X 线片证实已复位,可改用石膏固定约 3 个月,石膏干硬后即可起床活动。对有神经症状、骨折块挤入椎管内以及不稳定性骨折等损伤严重的病人,应手术切开复位内固定。

4. **腰背肌锻炼** 单纯压缩骨折病人卧床 3 日后,可开始腰背部肌肉锻炼,主要使脊柱过伸,借椎体前纵韧带和椎间盘纤维环的张力,使压缩的椎体自行复位。严重的胸腰椎骨折和骨折脱位者,也应进行腰背肌功能锻炼。

【主要护理诊断/问题】

1. 有皮肤完整性受损的危险 与长期卧床、被动体位有关。

2. 潜在并发症:脊髓损伤。

3. 有失用综合征的危险 与脊柱骨折后长期卧床有关。

【护理措施】

1. **预防压疮**

(1)定时翻身:是有效预防压疮的关键,应每 2~3 小时翻身 1 次。对于骨折稳定的病人,可采用轴线翻身法:胸腰段骨折者,两护士分别托挟病人肩背部和腰腿部翻至侧卧位;颈椎骨折病人还需一人托挟头部,使其与肩部同时翻动;侧卧时,保持骨折部位稳定,后背部可垫枕头抵住脊柱,上腿屈髋屈膝而下腿伸直,两腿间垫枕以防髋内收。颈椎骨折病人遵医嘱佩戴颈托,以限制颈部活动,防止再损伤。

(2)合适的床铺:保持床单位清洁、干燥、平整,使病人舒适;根据骨折情况可选择使用气垫床。

(3)增加营养:保证足够的营养摄入,提高抵抗力。

(4)新型敷料应用:对于营养不良、消瘦、老年病人等,骨突处可使用水胶体敷料保护。

2. **脊髓损伤的观察和预防** 观察病人肢体感觉、运动、反射和括约肌功能是否随病情发展而变化,及时发现脊髓损伤征象,及时处理。尽量减少搬动病人,搬运时保持病人的脊柱稳定,以免造成或加重脊髓损伤。

3. **指导功能锻炼** 为预防失用综合征,应根据康复治疗计划,指导病人早期功能锻炼。骨折稳定后,及早开始腰背部肌肉锻炼,开始时臀部左右移动,继之做背伸动作,逐渐增加幅度。2 个月后骨折基本愈合,可佩戴支具下地活动,但仍以卧床为主。3 个月后逐渐增加下地活动时间,并进行全身关节的锻炼。

【护理评价】

通过治疗和护理,病人是否:①皮肤清洁完整,未发生压疮,无感染发生;②未发生脊髓损伤、失用性肌萎缩、关节僵硬等并发症。

三、脊髓损伤

脊髓损伤(spinal cord injury)是脊柱骨折的严重并发症,由于椎体的移位或碎骨片突入椎管内,导致脊髓或马尾神经产生不同程度的损伤,多发生于颈椎下部和胸腰段。

【病理】

1. **脊髓震荡** 是最轻微的脊髓损伤,特点是损伤平面以下感觉、运动、反射及括约肌功能全部丧失。在数分钟或数小时内即可完全恢复。

2. **脊髓挫伤**　为脊髓的实质性破坏,脊髓内部可有出血、水肿、神经细胞破坏和神经传导纤维束的中断。

3. **脊髓断裂**　脊髓的连续性中断。脊髓断裂后恢复无望,预后极差。

4. **脊髓受压**　骨折移位,碎骨片与破碎的椎间盘挤入椎管内可直接压迫脊髓,而皱褶的黄韧带和急速形成的血肿也可以压迫脊髓,随之发生一系列病理变化。

5. **马尾神经损伤**　第2腰椎以下骨折脱位可致马尾神经损伤。

此外,各种较重的脊髓损伤后均可立即发生损伤平面以下弛缓性瘫痪,这是脊髓失去高级中枢控制的一种病理生理现象,称为脊髓休克。2~4周后逐渐转变成痉挛性瘫痪。

【临床表现】

1. **脊髓损伤**　在脊髓休克期间,表现为受伤平面以下弛缓性瘫痪,运动、反射及括约肌功能丧失,有感觉丧失平面及大小便不能控制,2~4周后逐渐转变成痉挛性瘫痪,表现为肌张力增高,腱反射亢进,出现病理性锥体束征。胸腰段脊髓损伤导致下肢的感觉与运动功能产生障碍,称为截瘫。颈段脊髓损伤后,双上肢也有神经功能障碍,为四肢瘫痪。上颈椎损伤时表现为四肢痉挛性瘫痪,下颈椎损伤时表现为弛缓性瘫痪,下肢为痉挛性瘫痪。

2. **脊髓圆锥损伤**　正常人脊髓终止于第1腰椎体下缘,因此第1腰椎骨折可发生脊髓圆锥损伤,表现为会阴部皮肤鞍状感觉缺失,括约肌功能丧失致大小便失禁和性功能障碍,双下肢的感觉和运动仍正常。

3. **马尾神经损伤**　表现为损伤平面以下弛缓性瘫痪,感觉、运动功能障碍及括约肌功能丧失,肌张力降低,腱反射消失。

【辅助检查】

参见脊柱骨折部分相关内容。

【治疗原则】

1. **非手术治疗**

(1)固定和制动:一般先采用枕颌带牵引或持续颅骨牵引,防止因损伤部位移位而产生脊髓再损伤。

(2)减轻脊髓水肿和继发性损害

1)激素治疗:遵医嘱给予地塞米松10~20mg静脉滴注,连续应用5~7日,之后改为口服,每次0.75mg,3次/日,维持2周左右。

2)脱水治疗:遵医嘱予20%甘露醇250ml静滴,2次/日,连续5日左右。

3)甲泼尼龙冲击疗法:适于伤后8小时内使用。按每公斤体重30mg剂量1次给药,于15分钟静脉注射完毕,休息45分钟,在之后23小时内,以5.4mg/(kg·h)剂量持续静脉滴注。

4)高压氧治疗:在伤后4~6小时内应用。

2. **手术治疗**　手术只能解除对脊髓的压迫和恢复脊柱的稳定性。对部分不完全性瘫痪者而言,手术后截瘫指数至少可提高1级,但对完全性瘫痪者作用有限。

手术方式视骨折的类型和压迫的部位而定。手术指征包括:①脊柱骨折-脱位,有关节突交锁者;②脊柱骨折复位不满意,或仍存在脊柱不稳定因素者;③影像学显示有碎骨片凸入椎管内,压迫脊髓者;④截瘫平面不断上升,提示椎管内有活动性出血者。

【护理评估】

(一)**术前评估**

1. **健康史**　评估病人是否有严重外伤史,如重物撞击、高空坠落等;应详细了解病人受伤的时间、部位和原因,受伤时的体位、症状和体征,搬运方式、现场及急诊急救情况,是否有昏迷史及其他部位复合伤等;评估病人既往健康状况,有无脊柱受伤或手术史,近期是否服用激素类药物,以及用量、时间和疗程等。

2. 身体状况

（1）症状：评估病人有无受伤平面以下弛缓性瘫痪，运动、反射及括约肌功能丧失，是否出现大小便失禁等症状。

（2）体征：评估病人有无皮肤破损，肤色和皮温改变，活动性出血及其他复合型损伤的迹象；是否有腹胀和麻痹性肠梗阻征象。

（3）辅助检查：评估影像学检查和实验室检查结果有无异常，以帮助判断病情和预后。

3. 心理-社会状况　评估病人和家属的心理承受能力，对相关康复知识的认知和需求程度。

（二）术后评估

1. 病人躯体感觉、运动及各项生理功能恢复情况。

2. 病人有无呼吸或泌尿系统功能障碍、压疮等并发症发生。

3. 病人是否按计划进行功能锻炼，是否有活动障碍引起的并发症。

【主要护理诊断/问题】

1. 低效性呼吸型态　与脊髓损伤导致的呼吸肌无力、呼吸道分泌物多有关。

2. 有体温失调的危险　与脊髓损伤导致自主神经系统功能紊乱有关。

3. 尿潴留　与脊髓损伤导致逼尿肌无力有关。

4. 便秘　与脊髓神经损伤、饮食和活动受限、液体摄入不足有关。

5. 有皮肤完整性受损的危险　与肢体感觉及运动障碍有关。

【护理目标】

1. 病人呼吸道通畅，能维持正常呼吸功能。

2. 病人体温在正常范围。

3. 病人能有效排尿或建立反射性排尿功能。

4. 病人能有效排便。

5. 病人皮肤清洁、完整、无压疮。

【护理措施】

（一）非手术治疗护理/术前护理

1. 心理护理　帮助病人掌握正确的应对技巧，发挥其最大潜能，提高其自我护理能力。医务人员和家庭成员应认真倾听病人的诉说。可让病人和家属参与制订护理计划，帮助病人建立有效的社会支持系统，包括家庭成员、医务人员、亲属、朋友和同事等。

2. 甲泼尼龙冲击疗法的护理　用甲泼尼龙冲击治疗，应严格执行医嘱，同时必须对病人进行心电监护、使用输液泵输液，严密观察病人的生命体征，观察病人有无消化道出血、心律失常等并发症。

3. 并发症的预防和护理

（1）呼吸衰竭、呼吸道感染：呼吸衰竭和呼吸道感染是颈脊髓损伤的严重并发症。颈脊髓损伤时，因肋间神经支配的肋间肌完全麻痹，胸式呼吸消失，病人能否生存，主要取决于腹式呼吸是否存在。支配膈肌的膈神经由颈髓3～5节段组成，其中颈4节段是主要成分，因此损伤越接近颈4节段，膈神经麻痹引起膈肌运动障碍，导致呼吸衰竭的危险越大。此外，任何阻碍膈肌活动和呼吸道通畅的因素，均可导致呼吸衰竭，如脊髓水肿上升至近颈4节段、痰液阻塞气道、肠胀气和便秘等。

呼吸道感染是晚期死亡常见原因。由于呼吸肌力量不足，或病人因惧怕疼痛不敢深呼吸和咳嗽，使呼吸道的阻力增加，分泌物不易排出，久卧者容易发生坠积性肺炎。一般在1周内就可发生呼吸道感染。病人常因呼吸道感染难以控制或痰液堵塞气管窒息而死亡。

护理中应注意维持有效呼吸，防止呼吸道感染：

1）病情观察：观察病人的呼吸情况，如呼吸频率、节律、深浅度，有无异常呼吸音，有无呼吸困难表现等。若病人呼吸 >22 次 / 分、鼻翼扇动、摇头挣扎、嘴唇发绀等，应遵医嘱立即吸氧，寻找并解除原因，必要时协助医生行气管插管、气管切开及呼吸机辅助呼吸等。

2）吸氧：根据血气分析结果调整吸氧浓度、流量和时间，改善机体的缺氧状态。使用轻棉被，以免影响病人呼吸。

3）减轻脊髓水肿：遵医嘱给予地塞米松、甘露醇、甲泼尼龙等治疗，避免脊髓继续损伤而抑制呼吸功能。

4）保持呼吸道通畅：注意预防因气道分泌物阻塞而发生坠积性肺炎和肺不张。指导病人深呼吸和有效咳嗽，每 2 小时协助翻身叩背 1 次，遵医嘱给予雾化吸入，湿化痰液。经常做深呼吸和上肢外展运动，以促进肺膨胀和有效排痰。对不能自行咳嗽咳痰或有肺不张者，应及时吸痰。对气管插管或气管切开者作好相应护理。

5）控制感染：对已经发生肺部感染者，应遵医嘱应用合适的抗生素，注意保暖。

（2）高热和低温：颈脊髓损伤后，出现自主神经系统功能紊乱，受伤平面以下毛细血管网舒张而无法收缩，皮肤不能出汗，对气温的变化丧失了调节能力。室温 >32℃时，闭汗使病人容易出现高热（>40℃）；若未有效保暖，大量散热可使病人出现低温（<35℃），这些情况都是病情危险的征兆。

病人体温过高时，应以物理降温为主，如冰敷、酒精擦浴、冰盐水灌肠等，必要时给予补液和冬眠药物。夏季将病人安置在阴凉或有空调的房间。对低温病人应以物理复温为主，如使用电热毯、热水袋或电烤架等逐渐复温，注意防止烫伤、保暖。

（3）泌尿系感染和结石：排尿的脊髓反射中枢在 $S_2 \sim S_4$，位于脊髓圆锥内。圆锥以上脊髓损伤者因尿道外括约肌失去高级神经支配，不能自主放松，可出现尿潴留；圆锥损伤者因尿道外括约肌放松，出现尿失禁。由于病人需长期留置尿管，易发生泌尿系感染和结石。

主要护理措施包括：

1）留置导尿及间歇放尿：在脊髓休克期应留置导尿，持续引流尿液并记录尿量，以防膀胱过度膨胀。2～3 周后改为每 4～6 小时开放 1 次尿管，以防膀胱萎缩。

2）排尿训练：根据脊髓损伤部位与程度不同，3 周后，部分病人排尿功能可逐渐恢复，但脊髓完全性损伤者必须进行排尿功能训练。当膀胱胀满时，鼓励病人增加腹压，可由外向内按摩下腹部，待膀胱紧缩成球状，再紧按膀胱底向前下方挤压，将尿液排出，训练自主性膀胱排尿，争取早日拔掉尿管，此法对马尾神经损伤者特别有效。同时，根据病人病情，训练膀胱的反射排尿功能。

3）预防感染：鼓励病人每日饮水量 3000ml 以上，尽量排尽尿液；每日清洁会阴部；按时更换尿袋及导尿管；必要时可做膀胱冲洗；定期检查残余尿、尿常规及中段尿培养，及时发现泌尿系统感染征象。一旦发生感染，及时处理。需长期留置尿管而又无法控制泌尿系统感染者，可做永久性耻骨上膀胱造瘘术。

（4）便秘：脊髓损伤后，使支配胃肠道的神经功能紊乱，导致肠蠕动减慢，加之病人卧床、活动减少、饮水少等原因都可导致便秘。脊髓损伤 72 小时内，病人容易发生麻痹性肠梗阻或腹胀。

嘱病人多食富含膳食纤维的食物、新鲜蔬菜和水果，多饮水。在餐后 30 分钟，沿大肠走行的方向做腹部按摩。对顽固性便秘者，可遵医嘱给予缓泻剂，必要时灌肠。部分病人通过训练，可逐渐建立起反射性排便，方法为用手指按压肛门周围或者扩张肛门，刺激括约肌，反射性地引起肠蠕动。

（5）压疮：参见脊柱骨折病人的护理。

（二）术后护理

1. 体位　保持瘫痪肢体处于关节功能位，防止关节屈曲、过伸或过展。可使用矫正鞋或支足板固定足部，防止足下垂。

2. 观察感觉与运动功能　手术后脊髓易出现水肿，应严密观察躯体及肢体感觉、运动情况，当出现瘫痪平面升高、肢体麻木、肌力减弱或不能活动时，应立即报告医生，及时处理。

3. **引流管护理** 观察引流液的量、颜色与性质,保持引流通畅,预防积血压迫脊髓。

4. **活动** 对于瘫痪肢体,应每日做被动的全范围关节活动和肌肉按摩,以防肌肉萎缩和关节僵硬,减少截瘫后并发症。对于未瘫痪部位,可以通过举哑铃和拉力器等方法增强上肢力量,通过挺胸和俯卧撑等动作增加背部力量,为今后的自理活动做准备,增强病人对生活的信心。

5. **并发症的预防与护理** 参见术前病人的护理。

（三）健康教育

1. **功能锻炼** 指导病人适当功能锻炼,是促进脊髓损伤后肢体功能恢复的有效手段之一。脊髓损伤病人的功能恢复程度、住院时间与康复计划实施密切相关,康复训练越早,所需功能恢复越多,住院时间越短,并发症越少。功能锻炼采取主动锻炼与被动锻炼相结合。

（1）主动锻炼:指导病人进行未瘫痪肌肉的主动锻炼,如利用哑铃或拉簧锻炼上肢力量,在床上练习自己搬动下肢翻身,练习坐起或坐稳;自己练习坐位脱衣裤、袜子和鞋等,双上肢撑起躯干,搬动肢体,下肢穿脱支具;扶床站立、戴支具站立、站稳;从床上到轮椅及从轮椅上床,完成基本生活所需的动作。

（2）被动锻炼:被动锻炼瘫痪肌肉,预防肢体发生挛缩、畸形。为防止截瘫病人发生肌肉萎缩,应被动活动下肢各关节,可进行踝关节背屈、内收、外展,膝关节伸屈活动,髋关节屈伸、内收外展活动。注意保持关节功能位。定期按摩下肢肌肉。

2. **出院指导** 出院后,若出现脊髓损伤症状加重或并发症时,应立即就诊。

【护理评价】

通过治疗与护理,病人是否:①呼吸道通畅,呼吸功能正常;②体温正常;③能有效排尿,或建立膀胱的反射性排尿功能;④能有效排便;⑤皮肤完整、清洁,未发生压疮。

第四节　骨盆骨折病人的护理

在躯干骨损伤中,骨盆骨折的发生率仅次于脊柱损伤,常合并静脉丛和动脉大量出血,以及盆腔内脏器的损伤。

【病因】

骨盆骨折多因直接暴力挤压骨盆所致。主要是由于交通事故和高处坠落引起。

【分类】

1. **按骨折位置与数量分类**

（1）骨盆边缘撕脱性骨折:由于肌肉猛烈收缩而造成骨盆边缘肌肉附着点撕脱性骨折,骨盆环不受影响。

（2）骶尾骨骨折:包括骶骨骨折和尾骨骨折,后者通常于坐地时发生。

（3）骨盆环单处骨折:包括髂骨骨折、闭孔环处骨折、轻度耻骨联合分离。

（4）骨盆环双处骨折伴骨盆变形:包括双侧耻骨上、下支骨折;耻骨上、下支骨折合并耻骨联合分离、合并骶髂关节脱位或髂骨骨折;髂骨骨折合并骶髂关节脱位;耻骨联合分离合并骶髂关节脱位等。

2. **按暴力的方向分类**

（1）暴力来自侧方（LC骨折）:侧方的挤压力量,可以使骨盆的前后部结构和骨盆底部韧带发生一系列损伤。

（2）暴力来自前方（APC骨折）:可分为3类:①APC-Ⅰ型:耻骨联合分离;②APC-Ⅱ型:包括耻骨联合分离,骶结节和骶棘韧带断裂,骶髂关节轻度分离;③APC-Ⅲ型:耻骨联合分离,骶结节及骶棘韧带断裂,骶髂关节前、后方韧带均断裂,骶髂关节分离。

（3）暴力来自垂直方向的剪力（VS骨折）：通常暴力很大的情况下，会发生耻骨联合分离或耻骨支骨折，骶结节和骶棘韧带可发生断裂，骶髂关节完全性脱位，一般还带骶骨或髂骨的骨折块，半个骨盆可向上方或后上方移位。

（4）暴力来自混合方向（CM骨折）：通常是混合性骨折。

上述骨折中以APC-Ⅲ型骨折与VS骨折最为严重，并发症也多，下面的内容主要讲述这两型骨折。

【临床表现】

1. **症状**　病人髋部肿胀、疼痛，不敢坐起或站立。多合并严重的复合伤，休克常见，若为开放性损伤，病情更重，死亡率较高。

2. **体征**

（1）骨盆分离试验与挤压试验阳性：检查者双手交叉撑开两髂嵴，使骨折的骨盆前环产生分离，若出现疼痛即为骨盆分离试验阳性；检查者用双手挤压病人的两侧髂嵴，伤处出现疼痛为骨盆挤压试验阳性。

（2）肢体长度不对称：测胸骨剑突与两髂前上棘之间的距离，因骨折向上移位的一侧长度较短。还可测量脐孔与两侧内踝尖端的距离。

（3）会阴部瘀斑：是耻骨和坐骨骨折特有的体征。

【辅助检查】

X线检查：可显示骨折类型及骨折块移位情况，但骶髂关节情况则以CT检查更为清晰。

【治疗原则】

先处理休克和危及生命的并发症，再处理骨折。

1. **非手术治疗**

（1）卧床休息：骨盆边缘性骨折、骶尾骨骨折和骨盆环单处骨折且无移位，一般可卧床休息3～4周或至症状缓解即可。骨盆环单处骨折者，用多头带作骨盆环形固定，可减轻疼痛。

（2）牵引：单纯性耻骨联合分离较轻者可用骨盆兜带悬吊固定。此法缺点是治疗时间较长，目前大都主张手术治疗。

2. **手术治疗**　对骨盆环双处骨折伴骨盆变形者，多行手术复位及内固定，再加上外固定支架固定。

【主要护理诊断/问题】

1. 外周组织灌注无效　与骨盆损伤、出血有关。

2. 潜在并发症：失血性休克、腹腔内脏损伤、膀胱损伤、尿道损伤、直肠损伤或神经损伤等。

【护理措施】

1. **急救处理**　先抢救生命、处理危及生命的并发症，对休克病人进行抗休克治疗，然后处理骨折。

2. **并发症的观察和护理**　骨盆骨折多伴有严重并发症，如腹膜后血肿、腹腔内脏损伤、膀胱或后尿道损伤、直肠损伤和神经损伤。这些并发症常比骨折本身更为严重，应重点观察和护理。

（1）腹膜后血肿：骨盆各骨主要为松质骨，邻近又有许多动脉和静脉丛，血液循环丰富。骨折后周围血管破裂，巨大血肿可沿腹膜后疏松结缔组织间隙蔓延至肾区或膈下，病人可有腹膜刺激症状。大出血可导致病人失血性休克，甚至迅速死亡。护士应严密观察生命体征和意识情况，立即建立2～3条静脉通路，遵医嘱输血输液，补充血容量。若经抗休克治疗效果不佳，应配合医生作好手术准备。

（2）腹腔内脏损伤：肝、脾、肾等实质脏器损伤，可出现腹痛与失血性休克；胃肠道的空腔脏器损伤破裂，可表现为急性弥漫性腹膜炎。护士应严密观察病人的生命体征和意识情况，观察有无腹痛、腹胀或腹膜刺激征等表现，及时发现，并对症处理。

（3）膀胱或后尿道损伤：尿道的损伤较多见。观察病人有无血尿、无尿或急性腹膜炎等表现，及时发现及时处理。尿道损伤需行修补术，留置导尿管2周。注意保持引流管固定、通畅并记录引流液情况，每日进行会阴护理，防止逆行感染，必要时行膀胱冲洗。

（4）直肠损伤：较少见。发生在腹膜反折以上的直肠破裂可引起弥漫性腹膜炎；在反折以下，可发生直肠周围感染。嘱病人严格禁食，遵医嘱补液及应用抗生素。由于行直肠修补术时需做临时的结肠造瘘口，还应作好造瘘口护理。

（5）神经损伤：主要是腰骶神经丛和坐骨神经损伤。注意观察病人是否有括约肌功能障碍，下肢某些部位感觉减退或消失，肌肉萎缩无力或瘫痪等表现，发现异常及时报告医生。

3. 骨盆兜带悬吊牵引护理　选择宽度适宜的骨盆兜带，悬吊高度以臀部抬离床面 5cm 为宜，不要随意移动，保持兜带平整，排便时尽量避免污染。此法依靠骨盆挤压合拢的力量，使分离的耻骨联合复位。

4. 体位　卧床期间，髂前上、下棘撕脱骨折可取髋、膝屈曲位；坐骨结节撕脱骨折者应取大腿伸直、外旋位。协助病人更换体位，待骨折愈合后才可患侧卧位。

5. 功能锻炼　进行牵引治疗的病人，12 周后可以负重。长期卧床病人，应练习深呼吸和有效咳嗽，进行肢体肌肉等长舒缩活动，可以下床后，使用拐杖或助行器，以减轻骨盆负重。

【护理评价】

通过一系列的治疗和护理，病人是否：①维持正常的组织灌注，末梢动脉搏动有力；②失血性休克、腹腔内脏器损伤、膀胱或尿道损伤、直肠损伤或神经损伤等并发症能得到及时有效处理。

（于亚平）

学习小结

骨折多由创伤引起，本章讲述了骨折概述、四肢骨折、脊柱和骨盆骨折，在骨折病人的护理过程中，应了解病人的生理、心理需求，有针对性地做好围术期护理和术后康复训练。本章重点掌握骨折的特有体征、影响骨折愈合的因素、骨筋膜室综合征的表现；四肢骨折、脊柱骨折、脊髓损伤和骨盆骨折的临床表现和护理措施。熟悉骨折的定义、临床表现、急救方法、治疗原则和护理措施；四肢骨折、脊柱骨折、脊髓损伤和骨盆骨折的治疗原则和护理评估、主要护理诊断／问题。了解骨折的病因、分类、病理生理和辅助检查，四肢骨折、脊柱骨折、脊髓损伤和骨盆骨折的病因、分类、辅助检查。

复习参考题

1. 简述骨筋膜室综合征的表现。
2. 股骨颈骨折病人的护理问题及相关因素有哪些？（至少列出三个）
3. 骨盆骨折病人的护理要点有哪些？

35

35章

学习目标	
掌握	关节脱位病人的护理评估与护理措施；关节脱位的临床表现及治疗原则。
熟悉	关节脱位的概念、分类；常见关节脱位病人的主要护理问题/诊断。
了解	关节脱位的病因及受伤机制。

第一节 概述

关节脱位(dislocation of the joint)是指关节面失去正常的对合关系,俗称脱臼。部分失去正常对合关系称为半脱位(subluxation)。多见于青壮年和儿童,创伤是最常见的原因。

【病因与分类】

1. 按脱位发生的原因分类

(1)创伤性脱位:主要由外来暴力直接或间接作用于正常关节引起的,它是导致关节脱位最常见的原因。

(2)病理性脱位:关节发生病变,骨端遭到破坏,难以维持病变关节的正常对合关系,称为病理性脱位,如关节结核或类风湿关节炎所引起的脱位。

(3)先天性脱位:因胚胎发育异常而导致关节先天性发育不良,出生后即发生脱位,且逐渐加重,如髋臼和股骨头先天发育不良或异常引起的先天性髋关节脱位。

(4)习惯性脱位:创伤性脱位后,由于关节囊及韧带松弛,或在骨附着处被撕脱,使关节结构不稳定,轻微外力即可导致再脱位,多次复发,形成习惯性脱位,如习惯性肩关节脱位。

2. 按脱位发生后的时间分类 分为新鲜性脱位与陈旧性脱位。前者指脱位时间在 3 周以内;后者指脱位时间超过 3 周。

3. 按脱位后关节腔是否与外界相通分类 分为闭合性脱位与开放性脱位。前者指局部软组织完整,关节腔与外界不相通;后者指脱位之关节腔与外界相通。

【临床表现】

1. 症状 疼痛、肿胀、瘀斑、局部压痛及关节功能障碍。

2. 特有体征

(1)畸形:脱位处出现明显的畸形,与健侧不对称,关节的正常骨性标志发生改变。

(2)弹性固定:脱位后由于关节周围肌肉痉挛,关节囊和韧带的牵拉,使患肢固定在异常的位置,被动活动时感到有弹性抵抗力。

(3)关节窝空虚:脱位后可触到空虚的关节窝或突出之关节头。

【辅助检查】

常规 X 线检查,可确定有无脱位、脱位的类型、程度、有无合并骨折等;当怀疑血管损伤时,应尽早行血管造影,防止漏诊和误诊。

【治疗原则】

1. 复位 包括手法复位和切开复位,以手法复位为主。早期复位容易成功,且功能恢复良好。若脱位时间较长,关节周围组织容易粘连,继而空虚的关节腔被纤维组织充填,最终导致手法复位难以成功。对于合并关节内骨折、有软组织嵌入及陈旧性脱位经手法复位失败者应考虑手术切开复位。

2. 固定 复位后用吊带或支具将关节固定于适当位置,使损伤的关节囊、韧带、肌肉等软组织得以修复。固定的时间一般为 2~3 周。

3. 功能锻炼 固定期间经常进行关节周围肌肉和患肢邻近关节的主动活动;解除固定后,逐步扩大患部关节的活动范围,辅以物理治疗等,逐渐恢复关节功能;整个过程切忌粗暴地被动活动,以病人不感到劳累为宜,以免加重损伤。

【护理评估】

1. 健康史 首先了解病人的年龄、受伤经过,既往有无关节和骨端的肿瘤及炎症等病变,有无反复脱位的病史等,明确暴力作用的时间、方式、性质和程度。其次了解病人受伤时的体位和环境,伤后立即发生的功能障碍及其发展情况,急救处理的经过等。

2. 身体状况

（1）症状：评估病人患处是否疼痛及疼痛的程度、性质，有无肿胀及压痛，有无血管、神经受压的表现等。

（2）体征：评估病人是否存在关节畸形、弹性固定、关节盂空虚等。

（3）辅助检查：X 线等检查有无异常，是否伴有骨折。

3. 心理 - 社会状况 病人的心理状态，如对本次治疗有无信心；病人所具有的疾病知识和对治疗、护理的期望。

【主要护理诊断 / 问题】

1. 急性疼痛 与关节脱位引起局部软组织损伤、神经受压有关。

2. 躯体活动障碍 与关节脱位、疼痛、局部制动有关。

3. 有皮肤完整性受损的危险 与外固定压迫、摩擦局部皮肤有关。

4. 潜在并发症：周围血管、神经损伤。

【护理目标】

1. 病人主诉疼痛症状缓解。

2. 病人脱位关节活动能力得到改善。

3. 病人脱位关节周围皮肤完整，未出现压疮。

4. 病人未出现血管及神经损伤，若发生能被及时发现和处理。

【护理措施】

（一）术前准备和非手术病人的护理

1. 缓解疼痛 尽早复位固定能减轻疼痛。早期冷敷，以达到消肿止痛目的，后期予以热敷，以减轻因肌肉痉挛引起的疼痛；进行护理操作或移动病人时，应手掌托住患肢，动作轻柔；运用如心理暗示、转移注意力等非药物镇痛方法缓解疼痛；必要时遵医嘱使用镇痛剂。

2. 病情观察 移位的关节端可压迫相邻的神经和血管，应定时观察患肢远端感觉、运动、皮肤颜色、皮温及动脉搏动情况；注意外固定的松紧度，确保外固定安全可靠。若发现患肢远端感觉麻木、剧烈疼痛、肌肉麻痹、皮肤苍白及动脉搏动减弱或消失，应及时通知医生并配合处理。

3. 保持皮肤的完整性 避免因外固定物或牵引物压迫摩擦而损伤皮肤；对于髋关节脱位的病人因需卧床时间较长，应经常变换体位并保持床单位整洁，预防压疮的产生。对因脱位关节压迫或牵拉神经，导致感觉功能障碍的肢体，要防止冻伤和烫伤。

4. 术前准备 同骨折病人的处理。

（二）术后护理

1. 病情观察 对行手术切开复位的病人，病情观察要点同骨折病人术后。

2. 功能锻炼 与非手术治疗相比，切开复位者应适当延迟功能锻炼的时间。功能锻炼时，以主动锻炼为主，切忌被动强力拉伸关节，以防加重关节损伤。

（三）心理护理

对病人表示理解和同情，及时给予安慰和鼓励，并耐心做好解释工作，以减轻其紧张心理，同时耐心讲解，使病人了解关节脱位的相关知识，增加病人对疾病的认识，以便积极配合治疗。

（四）健康教育

1. 告知病人预防本病最重要的是要加强保护，防止意外创伤。体育锻炼前应进行充分的准备活动，防止损伤；应避免用力牵拉儿童肢体。

2. 告知病人要及时进行复位。向病人及家属讲解关节脱位的相关知识，并使其充分认识患肢固定的目的、意义和固定期间的注意事项。指导并使病人能自觉地按计划进行正确的功能锻炼。

3. 嘱病人患肢固定期间应进行脱位关节周围肌群的等长舒缩活动及邻近关节的主动活动;解除固定后,逐渐加大病变关节的活动范围及力度,恢复该关节的功能,防止关节僵硬和肌肉萎缩。对于习惯性脱位者,强调保持有效固定和严格遵医嘱坚持功能锻炼的重要性,日常生活中避免发生再脱位的各种原因。

【护理评价】

通过治疗与护理,病人是否:①疼痛缓解或得到有效控制;②关节功能恢复,自理能力改善;③皮肤完整,无压疮或感染的发生;④未发生血管、神经损伤,若发生能及时发现和护理。

第二节　常见关节脱位病人的护理

一、肩关节脱位

案例 35-1

　　男,18岁,高中生,打篮球时不慎摔倒,左手着地,致左肩部明显疼痛、肿胀,活动受限1小时前来就诊。查体:生命体征平稳,心肺腹无明显异常体征,左肩部肿胀,呈"方肩"畸形,肩胛盂处空虚,Dugas 征阳性。

　　思考:

　　1. 如何帮助病人减轻疼痛,观察重点有哪些?

　　2. 在医生的正确处理后,护士应如何指导病人进行功能锻炼?

肩关节脱位(dislocation of the shoulder joint)习惯上是指肱盂关节脱位。盂肱关节是全身活动范围最大的关节,由肱骨头和肩胛盂构成。由于肱骨关节头大而圆,肩胛盂小且浅,关节囊和韧带松弛薄弱,这有利于肩关节活动,但也导致关节结构不稳定,因而容易发生脱位。

【发病机制与分类】

创伤是造成肩关节脱位的主要原因,多发生于青壮年,以男性居多。以间接暴力多见。当身体侧位跌倒时,躯干向前外侧倾斜,手掌或肘部撑地,肩关节处于外展、外旋和后伸位,由手掌传导至肱骨头的暴力突破关节囊前壁,滑出肩胛盂而致脱位;若肩关节后方直接撞击在硬物上,直接可使肱骨头向前脱位。

肩关节脱位根据肱骨头脱位方向可分为前脱位、后脱位、下脱位、上脱位等。临床上以前脱位最多见。前脱位又可分为喙突下脱位、锁骨下脱位、盂下脱位,其中以喙突下脱位最多见。

【临床表现】

1. **症状**　患部疼痛、肿胀且活动受限。病人有以健侧手扶持患肢前臂,头偏向患侧的特殊姿势。

2. **体征**　肩关节脱位后,三角肌塌陷,失去正常饱满圆钝的外形,呈"方肩"畸形(图 35-1);关节盂空虚,肩峰突出,可触及脱位的肱骨头;Dugas 征阳性,即患侧肘部贴近胸壁,患侧手掌不能触及对侧肩,反之,患侧手掌搭到对侧肩,患肘则不能贴近胸壁。

【辅助检查】

X 线检查可明确肩关节脱位的类型、移位方向及有无撕脱骨折。视情况行 CT、MRI 检查。

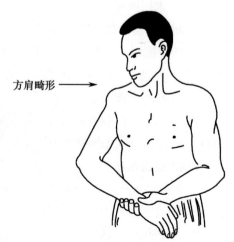

方肩畸形 →

图 35-1　肩关节前脱位典型畸形

【治疗原则】

1. **复位** 对于新鲜肩关节脱位，多采用手法复位。常用手牵足蹬法（Hippocrates 法）（图 35-2）、悬垂法（Stimson 法）及改良靠背椅复位法。

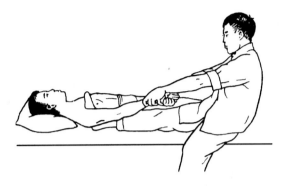

图 35-2 肩关节前脱位 Hippocrates 法复位

相关链接

肩关节脱位改良靠背椅复位法

靠背椅复位法最早记载于唐代《仙授理伤续断秘方》，目前仍有沿用，但其复位操作较粗暴，极易造成医源性损伤。为了克服这一疗法的缺点并提高其疗效，目前临床上在传统靠背椅复位法的基础上普遍运用改良靠背椅复位法。具体如下：取一常用单人木质靠背椅子，椅背高约为 90cm 左右，椅背上放一软垫。伤者取侧坐位，伤侧腋窝跨于椅背上，术者将传统的伸肘位拔伸牵引改为以一手握伤肢腕部，使伤者上臂轻度外展并屈肘 90°，以另一手虎口缓缓用力下压伤者肘窝，同时轻轻左右摇摆前臂，使上臂反复作内外旋动作，在此过程中往往可感到或听到关节弹响，即说明复位成功。

2. **固定** 对于单纯肩关节脱位，复位后腋窝及上臂内侧处垫棉垫，同时肘关节屈曲 90°，用三角巾悬吊上肢 3 周，合并大结节骨折者应延长 1~2 周。对关节囊明显破损或肩胛肌肌力不足者，术后摄片有肩关节半脱位者，应搭肩位胸肱绷带固定（图 35-3）。切忌长期制动以避免造成肩关节活动受限。

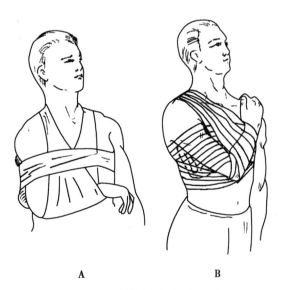

A   **B**

图 35-3 肩关节脱位复位后固定法
A. 三角巾悬吊固定；B. 搭肩位胸肱绷带固定

3. 功能锻炼 固定期间应进行腕关节与手指的活动；局部肿胀缓解后，指导病人用健侧手缓慢将患肢推至外展与内收体位等被动活动练习，以不引起患侧肩部疼痛为度；固定解除后，开始逐渐做肩部摆动和旋转活动等主动活动练习，配合热疗、体疗等，效果更好。

【护理评估】、【主要护理诊断/问题】、【护理目标】、【护理措施】及【护理评价】参见本章第一节。

二、肘关节脱位

案例 35-2

男，21岁，工人，因摔倒致左肘部肿痛，畸形、活动障碍2小时急诊入院。查体：左肘部明显肿胀、后突畸形，前臂半屈曲位，弹性固定，肘后空虚感，局部压痛阳性，左肘关节活动受限，左手各手指感觉、运动尚可，左桡动脉搏动可触及。

思考：

1. 该病人考虑什么损伤，进一步行哪些检查？
2. 目前该病人存在哪些主要护理问题？其主要护理措施是什么？

肘关节脱位（dislocation of the elbow joint）较常见，其发生率仅次于肩关节脱位。常发生于青少年，多为运动损伤或跌落伤。根据脱位后关节远端的位置，可分为后脱位、前脱位、侧方脱位，以后脱位最为常见。

【病因与发病机制】

多由间接暴力所致。跌倒时肘关节处于伸直位，手掌撑地，暴力沿尺、桡骨向近端传导，于尺骨鹰嘴处产生杠杆作用，导致肱骨前下端突破薄弱的关节囊前壁，向前方滑行，而尺、桡骨近端同时向肱骨远端后方脱出，形成肘关节后脱位。当呈屈曲位的肘关节后方受到暴力作用时，可发生肘关节前脱位。肘关节脱位还可合并神经血管损伤、周围骨折等。

【临床表现】

1. 症状 肘部疼痛、肿胀、功能障碍。肘关节处于半伸直位，病人用健手托住患肢前臂。若局部明显肿胀，远端感觉、运动异常，应考虑神经或血管损伤。

2. 体征 肘部后突畸形，前臂处于半屈曲位，并有弹性固定；肘后空虚感，可打到凹陷；肘后三角关系失常。应注意检查手部感觉、运动功能。

【辅助检查】

X线检查可确诊，并明确移位情况及有无合并骨折。

【治疗原则】

1. 复位 多数情况行手法复位。病人取坐位或仰卧位。方法：助手在前臂及上臂做牵引及反牵引，术者从肘后用双手握住肘关节，首先纠正侧方移位，然后双手拇指向前方推压桡骨头或尺骨鹰嘴，在保持牵引的同时逐渐屈肘，大约至60°～70°出现弹跳感则表示复位成功。对于手法复位失败者，应采取手术复位。

2. 固定 复位后，用超肘关节夹板或长臂石膏托将肘关节固定于屈曲90°功能位，并用三角巾悬吊于胸前，3周后去除固定。

3. 功能锻炼 固定期间，鼓励病人早期进行肩、腕及手指关节活动。去除固定后，练习肘部的屈伸及前臂旋转活动训练，辅以理疗、持续被动训练等，以减轻关节疼痛、改善关节功能。

【护理评估】、【主要护理诊断/问题】、【护理目标】、【护理措施】及【护理评价】参见本章第一节。

三、髋关节脱位

案例 35-3

女,45 岁,车祸致右髋部肿痛、畸形,活动受限 1 小时急诊入院。查体:意识清楚,生命体征平稳,右髋部肿胀、疼痛,患肢短缩,右髋关节屈曲、内收、内旋畸形,活动受限,右踝及各足趾感觉、运动正常,右足背动脉搏动有力。X 线检查示:右髋关节后脱位。

思考:

1. 该病人目前主要的护理问题是什么? 主要并发症包括哪些?

2. 全麻下行右髋关节后脱位手法复位后,如何指导病人功能锻炼?

髋关节由股骨头和髋臼组成,是典型的杵臼关节。髋臼为半球形,深而大,容纳大部分股骨头,周围有坚强的韧带与强壮的肌群,因此只有强大暴力才能引起髋关节脱位(dislocation of the hip joint),约 50% 髋关节脱位可合并骨折,常发生于青壮年。

【发病机制与分类】

发生车祸等高速和高能量损伤时,病人常处于坐位,髋及膝关节呈屈曲位,暴力由前向后作用于膝部,股骨头冲破后关节囊向后方脱出;另外,当病人处于下蹲或弯腰姿势,重物砸击骨盆时,当股骨在暴力下外展、外旋时,大转子以髋臼缘上为支点,股骨头向前滑出穿破关节囊,发生髋关节前脱位。

根据脱位后股骨头的位置,可分为前脱位、后脱位和中心脱位(图 35-4)。其中后脱位最常见,占全部髋关节脱位 85% ~ 90%,可造成髋臼骨折或股骨头骨折,也可合并坐骨神经挫伤或牵拉伤。

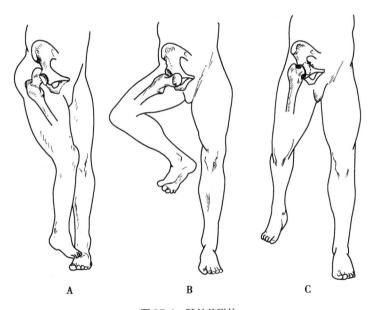

图 35-4 髋关节脱位
A. 后脱位;B. 前脱位;C. 中心脱位

【临床表现】

1. **症状** 患髋剧烈疼痛,主动活动功能丧失,拒绝行被动运动。

2. **体征** 髋关节后脱位时,患肢短缩,髋关节呈屈曲、内收、内旋畸形。大转子上移,臀部可触及股骨头。若合并坐骨神经损伤,则表现为相应支配区域的感觉及运动异常。前脱位时,髋关节呈明显外旋、外展及屈曲畸形,患肢很少短缩,有时甚至较健肢稍长,腹股沟处肿胀,可以摸到股骨头。

【辅助检查】

X线检查可明确诊断,必要时行CT检查了解是否合并髋臼骨折等。

【治疗原则】

1. **复位** 必须在全麻或椎管内麻醉下进行手法复位,力争在24小时内复位成功。手法复位常用Allis法,即提拉法(图35-5)。

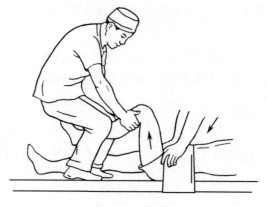

图35-5 Allis法

相关链接

Allis法

Allis法:即提拉法,髋关节后脱位时,病人仰卧于手术床上,全麻妥后,一助手双手按住髂棘以固定骨盆,术者面向病人站立,先使患侧髋关节和膝关节各屈曲90°,然后用双手握住病人的腘窝作持续牵引,或前臂上端套住腘窝作牵引,待肌松弛后,略作外旋,便可以使股骨头还纳至髋臼内。可以感到明显的弹跳与弹响,提示复位成功。本法简便、安全,最为常用。

2. **固定** 复位后持续皮牵引或穿丁字鞋2~3周。后脱位者固定患肢于伸直、外展位;前脱位者固定患肢于伸直、轻度内收、内旋位,以利于关节囊恢复,避免再脱位的发生。

3. **功能锻炼** 需卧床休息4周,期间行股四头肌等长收缩锻炼及踝关节和足趾的主动屈伸活动;2~3周后开始活动髋关节;4周后可持双拐下地活动;3个月后患肢方可完全负重,以免发生股骨头因受压而出现缺血性坏死。

【护理评估】、【主要护理诊断/问题】、【护理目标】、【护理措施】及【护理评价】参见本章第一节。

(张国华)

关节脱位是指关节面失去正常的对合关系。它是常见的一种骨科急症,常由创伤引起。关节脱位通常会造成关节囊、韧带、关节软骨及肌肉等组织损伤,严重者会合并骨折。临床表现包括:关节疼痛,中度到重度肿胀,功能丧失和特有畸形体征、弹性固定、关节盂空虚。若脱位的关节压迫或损伤神经,会造成相应肢体感觉、运动异常;若损伤血管,会导致患肢血运不畅,严重者出现缺血性坏死。通过影像学的检查确诊后,要尽早进行复位并固定。复位分手法复位和切开复位,不同关节脱位有特有的手法复位方法,无法手法复位者行切开复位。作好健康教育,让病人能够认识到早期功能锻炼的重要性和必要性,并能正确指导病人进行功能锻炼,积极预防并发症的发生。

复习参考题

1. 简述关节脱位的治疗原则。

2. 肩关节脱位的临床表现有哪些?

3. 简述髋关节脱位病人复位后如何进行功能锻炼。

第三十六章　颈肩痛与腰腿痛病人的护理

36

学习目标	
掌握	颈椎病、腰椎间盘突出症的临床表现；颈椎病、腰椎间盘突出症病人的术后并发症及护理措施。
熟悉	颈椎病、腰椎间盘突出症的主要护理诊断/问题及治疗要点。
了解	颈椎病、腰椎间盘突出症的病因、诱因、发病机制及辅助检查。

第一节　颈肩痛病人的护理

颈肩痛和腰腿痛多为慢性劳损及无菌性炎症引起,是一组以患病部位疼痛、肿胀甚至功能受限为主的疾病,包括颈椎病、肩周炎、腰椎间盘突出症、腰肌劳损等常见疾病。此类疾病起病隐匿,症状不典型,疼痛时轻时重,甚至可自行缓解,往往不被重视,常错过最佳的治疗时机。颈肩痛主要指颈部及肩关节周围的疼痛,本节着重介绍颈椎病和肩周炎。

一、颈椎病

案例 36-1

王女士,44 岁,因"右上肢麻木 10 余年,加重伴右上肢疼痛 1 年"入院。专科检查:颈椎生理曲度稍变直,颈部活动稍受限,后颈部无压痛叩击痛,双侧 Hoffmann 征(+),双侧肱二头肌反射、双桡骨膜反射存在,双侧肱三头肌反射亢进,双手握力 4 级,右侧握力较左手稍差,双膝双踝反射亢进,双侧直腿抬高实验阴性,双踝阵挛(+),双脚拇指背伸肌肌力尚可,双下肢感觉无明显异常。经影像学检查以"脊髓型颈椎病"收治入院。

思考:

1. 护士在该病人手术前应该进行哪些方面的指导?

2. 术后该如何护理该病人?

颈椎病(cervical spondylosis)指因颈椎间盘退行性病变及继发性椎间关节改变,进而刺激或压迫相邻脊髓、神经、血管等引起的相应症状和(或)体征。颈椎病是中老年人的常见病、高发病,且呈低龄化趋势,以男性居多,好发部位有颈 5~6,颈 6~7。

【病因】

颈椎病的病因尚不完全明了,多数认为是各种因素共同作用的结果。常见因素有:

1. **颈椎间盘退行性变**　是颈椎病发生和发展过程中最基本的原因。随着年龄的增长,椎间盘渐渐发生退行性改变,使椎间隙狭窄,关节囊、韧带松弛,颈椎的生物力学性能被破坏,脊柱活动的稳定性下降,进一步引起椎体、椎间关节及周围韧带等发生变性、增生、钙化,最后导致相邻脊髓、神经、血管受到刺激或压迫而产生症状。

2. **损伤**　包括急性损伤和慢性损伤。急性损伤可使退行性变的颈椎和韧带等损害加重,从而诱发颈椎病;慢性损伤是引起颈椎退变最常见的原因,可加速颈椎退行性变的发展过程,使症状提前发生。

3. **先天性颈椎管狭窄**　颈椎管矢状径的大小与颈椎病的发生发展有密切关系。当先天性颈椎管矢状径小于正常(14~16mm)时,即使颈椎退行性变较轻微,也可出现相应临床症状和体征。

【分类及临床表现】

依据受压部位和颈椎病病人临床表现的不同,可将颈椎病分为五种类型:神经根型、脊髓型、椎动脉型、交感神经型及混合型。

1. **神经根型颈椎病**　最多见,占 50%~60%。主要因椎间盘向后外侧突出,钩椎关节或关节突增生、肥大,刺激或压迫神经根所致。

(1)症状:临床上开始多为颈肩痛及僵硬,短期内可加重并向肩部及上肢放射。用力咳嗽、打喷嚏或颈部活动时,症状加重。可伴有上肢麻木、感觉过敏或减退等改变;受压神经支配区的肌力减退、肌肉萎缩,以大小鱼际肌和骨间肌最明显。

（2）体征:患侧颈部肌肉痉挛,头偏向患侧且肩上耸。颈肩部活动不同程度受限。上肢腱反射减弱或消失,上肢牵拉试验(图36-1)及压头试验呈阳性(图36-2)。

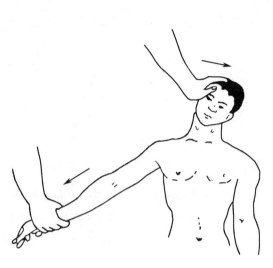

图36-1　上肢牵拉试验

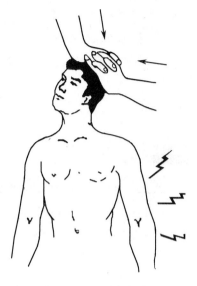

图36-2　压头试验阳性

相关链接

颈椎病的常用体格检查

1. 上肢牵拉试验(Eaton sign)　检查者一手扶患侧颈部、一手握患侧腕部,外展上肢,双手反向牵引,病人出现放射痛与麻木感为阳性,常见于颈椎病。

2. 压头试验(Spurling sign)　病人取坐位,头后仰并偏向患侧,检查者手掌在其头顶加压,出现颈痛并向患侧手臂放射可判定为阳性,常见于神经根型颈椎病。

2. **脊髓型颈椎病**　脊髓型颈椎病比较多见,占10%～20%,发病率仅次于神经根型,主要系后突的髓核、椎体后缘骨赘、增生肥厚的黄韧带及钙化的后纵韧带压迫脊髓引起,是最严重的类型。

（1）症状:临床以侧束、锥体束受损最明显。表现为手动作不灵活,握力减退,持物不稳精细活动失调,手部麻木;下肢无力、步态不稳、有踩棉花样感觉;后期可出现尿频或排尿、排便困难等大小便功能障碍。随病情发展,出现自下而上的上运动神经元性瘫痪。

（2）体征:肌力减退,四肢腱反射活跃或亢进,肌张力增高;腹壁反射、提睾反射及肛门反射等减弱或消失。Hoffmann征阳性、踝及髌阵挛,重症时Babinski征亦可呈阳性。

3. **椎动脉型颈椎病**　由于颈椎退行性变、颈椎稳定性下降;颈椎钩突骨质增生、横突孔增生狭窄;颈交感神经兴奋等刺激或牵拉、压迫椎动脉,使椎动脉痉挛或狭窄,造成椎-基底动脉供血不足所致。

（1）症状

1）眩晕:是本型最常见的症状,头颈部活动或姿势改变可诱发或加重眩晕,多伴有复视、耳鸣、恶心呕吐等。

2）猝倒:是本型特有的症状,系椎动脉受刺激突然痉挛引起。表现为四肢麻木、软弱无力而跌倒,多在头部旋转时发生,倒地站起后可继续进行正常活动。

3）头痛:主要为偏头痛,以枕部、顶部为主,多为发作性胀痛,发作时可有恶心、呕吐、出汗以及血压改变等自主神经功能紊乱的症状,主要是由于椎-基底动脉供血不足导致侧支循环血管代偿性扩张所致。

4)其他:可出现视力减退、复视、短暂失明;耳鸣、听力减退、耳聋;不同程度的运动及感觉障碍等。

（2）体征:颈部压痛,活动受限等。

4. 交感神经型颈椎病 由于颈椎退行性变,刺激交感神经引起交感神经功能紊乱,常见于中老年人。

（1）症状

1)交感神经兴奋症状:偏头痛、头晕、伴恶心、呕吐;眼球胀痛、视物模糊、视力下降,眼后部胀痛;耳鸣、听力下降;出汗异常;心前区疼痛等。

2)交感神经抑制症状:畏光、流泪、头晕、眼花、胃肠道胀气等。

（2）体征:瞳孔扩大或缩小;血压升高或降低;心律不齐、心跳加速或心动过缓等。

5. 混合型颈椎病 是指同时合并两种及以上症状者。此类病人病程相对较长,多见于中老年人。

【辅助检查】

1. 实验室检查 脑脊液动力学试验可显示椎管有梗阻现象,其余基本正常。

2. 影像学检查

（1）颈椎X线片 可示颈椎曲度改变,生理前凸变小、消失甚至反常,椎间隙狭窄,椎体前后缘骨赘形成,椎间孔狭窄,钩椎关节、关节突增生等退行性变（图36-3）。

（2）CT和MRI 可见颈椎间盘突出,颈椎管矢状径变小,脊髓及神经根受压（图36-4）。

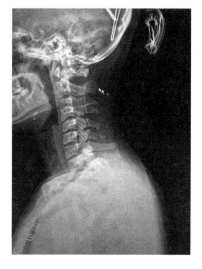

图36-3 颈椎X片

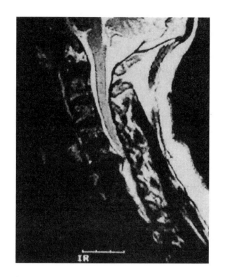

图36-4 颈椎MRI片

【治疗原则】

神经根型、椎动脉型及交感神经型颈椎病采用非手术治疗为主;已确诊且非手术治疗无效,反复发作,症状进行性加重者,应考虑手术治疗;脊髓型颈椎病一经确诊,应及时行手术治疗。

1. 非手术治疗 去除压迫因素,消炎止痛,恢复颈椎的生理曲度。

（1）自我保健疗法:在生活工作中定时改变姿势,纠正不良姿势,做颈部及上肢运动,利于颈、肩肌肉弛张的调节和改善血循环。宜睡平板床,枕头高度适当,避免头部过伸或过屈。

（2）枕颌带牵引:除脊髓型颈椎病外,其余类型均适用。病人取坐位或卧位,头微屈（图36-5）,牵引重量为2～6kg,每次0.5～1小时,每日1～2次。可解除肌肉痉挛,增大颈椎间隙,减少椎间盘的压力,减轻对神经、血管的刺激和压迫。

（3）颈围或颈托:限制颈椎过度活动,但不影响病人日常生活。如充气型颈围（托）除了可固定颈椎,还有一定的牵张作用。

（4）推拿按摩：减轻肌痉挛，改善局部血液循环。应由专业人士操作，手法轻柔，以防造成二次损伤，加重病情。脊髓型颈椎病忌用此法。

（5）理疗：采用热疗、磁疗、超声、红外线疗法等改善颈肩部血液循环，促进炎症吸收、松弛肌肉，减轻疼痛。

（6）药物治疗：目前尚无特效药物。可采用非甾体抗炎药、肌肉松弛剂及镇静剂等对症治疗的药物，但应警惕药物的不良反应，须谨慎用药。

2. 手术治疗　手术方案应根据颈椎病的类型及临床表现等决定，临床常用的手术方式包括颈椎间盘摘除术、前路侧方减压术、椎间植骨融合术、颈椎半椎管切除减压或全椎板切除术、椎管成形术等。主要是切除突出的椎间盘、骨赘、韧带，使脊髓和神经得到充分减压或者是通过植骨及内固定使颈椎融合，增强稳定性。

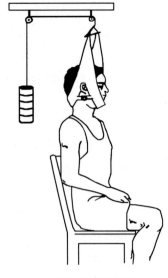

图36-5　颌枕带牵引

【护理评估】

（一）术前评估

1. 健康史　了解病人的年龄、职业特点，在日常生活、工作中是否存在不良习惯和姿势等；评估病人有无颈部急、慢性损伤史或颈部长期固定史，以往的治疗经过和效果；评估病人有无冠心病、糖尿病等慢性疾病史。

2. 身体状况

（1）症状：评估疼痛的部位、性质及范围；诱发及加重疼痛的因素；有无椎动脉和神经受压的伴随症状；有无脊髓损伤症状等。

（2）体征：评估颈部有无肌痉挛及压痛；颈部和肩关节活动是否受限；上肢牵拉试验、压头试验是否呈阳性；有无四肢感觉、运动、肌力、反射异常情况。

（3）辅助检查：主要了解颈椎X线、CT、MRI、脊髓造影、脑脊液动力学测定、椎动脉造影等检查结果，以判断病情、采取相应的治疗和护理措施。

（二）术后评估

1. 术中情况　了解麻醉方式、手术方式、术中情况，引流管的数量及位置。

2. 术后情况　评估病人生命体征，尤其是呼吸；手术切口、引流管情况，如切口有无渗血、引流管是否通畅，引流液的性状及量是否正常等。

3. 康复情况　评估病人颈肩活动及神经功能恢复情况；是否进行功能锻炼；有无并发症发生。

（三）心理 - 社会状况

评估病人及家属对疾病的认识程度；有无焦虑、恐惧等不良情绪；对治疗的期望值；能否配合治疗和护理；社会关系对病人的支持程度。

【主要护理诊断／问题】

1. 慢性疼痛　与血管、神经受压或刺激等有关。

2. 有受伤的危险　与四肢无力、视力模糊及眩晕有关。

3. 躯体活动障碍　与神经受压、颈肩疼痛及活动受限有关。

4. 自理缺陷　与颈肩痛及活动受限、脑供血不足等有关。

5. 知识缺乏：缺乏颈椎病的防治及功能锻炼方法的知识。

6. 潜在并发症：窒息，喉返、喉上神经、脊髓神经损伤等。

【护理目标】

1. 病人疼痛得到减轻或缓解。

2. 病人安全,无意外发生。

3. 病人能遵循健康指导,促进肢体感觉及活动能力的恢复。

4. 病人生活得到最大限度的自理。

5. 病人获得有关颈椎病的预防及功能锻炼的知识。

6. 病人未出现并发症,或出现后及时发现并妥善处理。

【护理措施】

（一）术前准备和非手术病人的护理

1. **生活护理** 去枕平卧硬板床,保持颈椎平直,头部加枕垫使颈部后伸,以增加舒适感;给予营养丰富、易消化、易吸收、纤维素丰富的食物。

2. **安全护理** 协助料理日常生活,防止步态不稳、眩晕、猝倒导致损伤。椎动脉型颈椎病病人应避免头部过快转动或屈曲,以防猝倒。病人存在四肢无力时,嘱病人穿平跟鞋,不要自行倒开水,并保持地面整洁干燥,走廊、浴室、厕所等场所应安装扶手,以预防烫伤和跌倒等不良事件发生。

3. **病情观察及康复指导**

（1）观察病人的颈部、肢体活动情况。

（2）维持安全有效的牵引。

（3）用药的病人,应严格遵医嘱给药,并观察给药效果及不良反应。

（4）纠正日常生活中的不良姿势。

（5）适当运动各关节,维持肢体功能,对有脊髓受压症状的病人,指导其进行拇指对指、握拳、拧毛巾等练习。

4. **术前特殊训练**

（1）呼吸功能训练:颈椎病病人以中老年人居多,由于颈髓受压致呼吸功能降低,且长期吸烟或已患有慢性阻塞性肺病等,常常伴有不同程度的肺功能低下。因此,术前应指导病人进行深呼吸、吹气球等训练,以增加肺部的通气功能;术前 1 周戒烟。

（2）气管、食管推移训练:适用于颈椎前路手术病人。此训练可增强病人颈部组织适应性,以适应术中反复牵拉气管、食管的操作,减少术中出血量,降低手术风险。指导病人用自己的 2～4 指插入手术切口侧的内脏鞘与血管神经鞘间隙处,并持续将气管、食管向非手术侧推移。术前 3～5 日开始,开始训练时,每日 3 次,每次持续 10～20 分钟,每次间隔 2～3 小时;以后逐渐加至每日 4 次,每次 30～60 分钟,使气管推移超过中线。一般训练累计时间达 600 分钟以上即可适应手术。训练中如出现局部疼痛、恶心呕吐、头晕等不适,可休息 10～15 分钟后再继续,直至病人能适应。

（3）卧位训练:适用于颈椎后路、颈椎前外侧路手术病人,以适应术中长时间俯卧位和侧卧位并预防呼吸受阻。开始每次为 30～40 分钟,每日 3～4 次;以后逐渐增至每次 3～4 小时,每日 2～3 次。

（4）大小便适应性训练:让病人在床上训练排大小便,以防术后因需卧床而致尿潴留、便秘。术前当日尽量排空大便,以减轻术后腹胀。

5. **术前常规准备** 遵医嘱完善各项检查。交叉配血、皮肤过敏试验、备皮等。术前禁食 12 小时,禁饮 8 小时,保证术前晚充足的睡眠。床旁备好氧气、吸痰器、心电监护仪、气管插管及气管切开包等。

6. **心理护理** 对非手术病人而言非常重要,向病人解释病情,让其了解颈椎病是一个慢性疾病,其康复治疗周期较长,克服病人的急躁情绪,让病人做好充分的思想准备。向病人介绍治疗方案及手术的必要性及优点,介绍目前的医疗护理技术水平,增强其治疗信心,解除恐惧,保持健康心理。

（二）术后护理

1. **密切观察病情变化**

（1）观察神志、体温、脉搏、呼吸、血压、血氧饱和度和尿量,特别注意呼吸频率、深度的改变,保持呼吸道通畅,给予低流量吸氧。

(2)观察颈部有无肿胀、增粗增大,敷料有无渗血渗液,警惕压迫气管而窒息。

(3)伤口引流管是否妥善固定、引流是否通畅以及引流液的量、颜色和性状等。

(4)观察病人四肢的感觉、运动情况及有无喉上、喉返神经的损伤,术后每小时观察一次,发现异常时,立即报告医生做相应处理。

2. 体位护理 病人应取平卧位,颈部稍前屈,颈部两旁放置沙袋或颈围,以固定头部,佩戴颈围松紧要适宜,过松起不到固定作用,过紧会导致呼吸困难。加强颈部制动,勿使颈部旋转,以防植骨块脱落、移位。搬动或翻身时,保持头、颈和躯干在同一平面上,维持颈部相对稳定,不能扭曲。下床活动时,需佩戴头颈胸外固定支架。咳嗽、打喷嚏时用手轻按手术部位。

3. 加强基础护理

(1)进食高蛋白、高热量、高维生素食物,术后可适当进食冷饮,减轻咽喉部的水肿与充血。

(2)注意压疮的预防,特殊手术术式病人若不允许翻身,应定时用软枕垫高受压部位,并保持床单位整洁、干燥。

(3)鼓励病人有效咳嗽及咳痰,积极协助深吸气,预防肺部感染。

(4)保持大小便通畅,鼓励多饮水,预防泌尿系统感染及便秘。

4. 并发症的观察与护理

(1)窒息:颈部手术需在全麻下进行,手术操作中会牵拉气管、食管。当病人出现声音嘶哑、憋气、呼吸表浅,提示有喉头水肿的可能,此时易并发窒息,需严密观察并妥善处理。颈椎前路术后出现呼吸困难,并伴有颈部增粗者,多由颈部深处血肿压迫气管所致,必要时在床旁剪开缝线,放出积血,解除压迫,改善通气;对不伴有颈部肿胀的呼吸困难,多因喉头水肿所致,应备气管切开包、呼吸气囊、吸引器等抢救设备器材。

(2)喉返、喉上神经损伤:单侧喉返神经损伤表现为声音嘶哑、憋气、伤侧声带运动麻痹,双侧损伤可表现为失声甚至窒息;喉上神经损伤表现为声调降低、误咽或呛咳等。应密切观察病人是否有上述症状,如出现应立即报告医师处理,并告知病人避免大声说话、快速饮水或进食稠厚食物。

(3)脊髓神经损伤:手术创伤或刺激脊髓,可出现血肿压迫或水肿反应以致肢体感觉、运动及括约肌功能障碍。一般来说,术后24小时内为血肿形成期,术后48小时为高峰期,故应密切观察四肢感觉运动及括约肌功能,当出现肢体麻木、肌力减弱时,立即报告医师进行脱水、营养神经等相应处理,必要时行探查及血肿清除术。

5. 功能锻炼 包括呼吸功能、四肢肌力、膀胱功能的训练。指导病人进行适宜的锻炼,循序渐进,促进各种功能的恢复。

(三)健康教育

1. 日常生活指导

(1)改善长期低头工作条件,纠正不良姿势。长期伏案工作者,应定期改变姿势,加强锻炼,以缓解颈部肌肉的疲劳,增强颈部肌肉的力量,保持颈椎的稳定性,并加强颈部保暖。

(2)保持良好睡眠体位,以保持颈、胸、腰椎自然曲度,髋、膝部略屈为佳。枕头的高度以头部压下后与一拳高度相等或略低为宜。

(3)重视颈部外伤的诊断与治疗。

(4)积极预防和治疗咽喉炎、上呼吸道感染等颈椎病的诱因。

2. 配合治疗与护理

(1)该病治疗周期长,应向病人讲解贵在坚持,加强颈椎病健康知识普及,取得配合。

(2)指导能活动的病人做主动运动,以增强肢体肌肉力量;肢体不能活动者,病情许可时,协助并指导其做各关节的被动运动,以防肌肉萎缩和关节僵硬。术后第1日,即可进行各关节的主被动功能锻炼;术后3~5日,待引流管拔除后,可佩戴支架下床活动,进行坐位和站立位平衡训练及日常活动能力的训练。

3. 出院指导

(1)活动时佩戴颈托3个月,全休6个月,勿从事重体力劳动,且限制颈部活动。3个月后拍片复查,确定植骨椎间隙已完全融合后才可以进行颈部活动。

(2)继续服用神经营养药,如甲钴胺;饮食上注意补钙,增加蛋白质摄入。

(3)坚持定期进行四肢功能锻炼,促进肢体感觉和活动能力恢复。

【护理评价】

通过治疗与护理,病人是否:①疼痛得到减轻或缓解;②没有意外伤害发生;③病人能正确遵循健康指导,促进肢体感觉及活动能力的恢复;④生活得到最大限度的自理;⑤获得有关颈椎病的预防锻炼知识;⑥未发生并发症,若发生能得到及时处理。

二、肩关节周围炎

案例 36-2

　　周女士,52岁,无明显诱因发生右肩疼痛并逐渐加重、活动严重受限2个月。右手不能梳头,不能上举、后旋、外展,夜间疼痛已影响睡眠。

　　思考:

　　1. 该病人可考虑的诊断是什么?

　　2. 目前应采取保守治疗还是手术治疗,为什么?

肩关节周围炎(scapulohumeral periarthritis)简称肩周炎,是指因肩关节周围肌肉、肌腱、腱鞘、滑囊和关节囊等软组织损伤、退变而引起的肩关节周围软组织病变的一种慢性无菌性炎症。炎症导致关节内外粘连,故而影响肩关节活动。本病多发于50岁左右的人,且女性多于男性,称"五十肩"。因肩关节功能受限,不能活动,好像被冻结或凝固,故又称"冻结肩""凝肩"。

【病因】

1. 肩关节周围病变

(1)肩关节周围软组织慢性劳损:肩部的慢性炎症和损伤,可波及肩关节囊和周围的软组织,并引起关节囊的慢性炎症和粘连。

(2)肩关节急性创伤:如肩部挫伤、肩关节脱位和肱骨外科颈骨折,局部可出现肌肉痉挛、炎性渗出,导致肩关节囊和周围软组织粘连。

(3)肩部功能活动减少:肩关节外伤或手术后外固定制动等时间过长,或在固定期间缺乏肩关节功能锻炼。

2. 肩外疾病

(1)颈椎源性肩周炎:指由颈椎病引起的肩周炎。其特点为先出现颈椎病的症状和体征,后再发生肩周炎。

(2)心、肺、胆道疾病:此类疾病发作时可有肩部牵涉痛,引起肌肉痉挛、缺血,诱发肩周炎。

【病理生理】

肩关节周围炎早期变化是关节囊纤维化,收缩变小;病变晚期局部血液循环不良,淋巴回流受阻,炎性渗出淤积,除关节囊的严重挛缩外,周围软组织进行性纤维化,失去弹性、短缩与硬化。

【临床表现】

1. **症状**

（1）肩部疼痛：早期呈阵发性疼痛，多数为慢性发作，逐渐加重，昼轻夜重，影响睡眠。

（2）肩关节活动受限：肩关节各方向活动均受限，以外展、上举、内外旋为著。

（3）肩部怕冷：不敢吹风，甚至常年用棉垫包裹肩部。

2. **体征**

（1）压痛：肩关节周围有明显的压痛点，压痛点多在肱二头肌长头腱沟及肩峰下滑囊、喙突、冈上肌附着点等处。

（2）肌肉痉挛与萎缩：早期三角肌、冈上肌等肩周围肌肉可出现痉挛，晚期可发生失用性肌萎缩。

【辅助检查】

肩部 X 线检查示骨质疏松征象；肩关节造影可见关节囊体积明显缩小；实验室检查基本正常。

【治疗原则】

以保守治疗为主，针对病程及其症状的严重程度采取相应的治疗措施。

1. **早期** 解除疼痛、预防关节功能障碍。局部制动、温热敷；口服非甾体类抗炎药、外用止痛药或封闭疗法。进行肩关节被动牵拉训练，保持肩关节活动度。

2. **进展期** 以恢复肩关节运动功能为主。可以用理疗、推拿按摩、医疗体育等多种措施，以解除粘连，促进局部血液循环，扩大肩关节的运动范围，并积极开展主动运动功能训练。

3. **恢复期** 以消除残余症状为主。继续加强功能锻炼，增强肌肉力量，恢复肌肉弹性和收缩功能，达到全面康复及预防复发的目的。

相关链接

肩周炎疗效评定标准

1. **治愈** 肩部疼痛完全消失，肩关节活动范围正常或接近正常（外展≥85°，前屈上举≥170°，屈肘内旋达 T_8 以上）。

2. **显效** 肩部疼痛及压痛基本消失，关节活动功能明显改善（外展≥75°，前屈上举≥150°但＜170°，屈肘内旋达 T_2 以上）。

3. **有效** 疼痛及压痛均减轻，关节活动范围有改善，但尚未达到以上标准。

4. **无效** 肩部疼痛及压痛无明显改善，肩关节活动范围较治疗前无变化。

【护理评估】

1. **健康史** 了解病人的年龄、职业特点、自理能力等；评估病人有无肩部急、慢性损伤史和肩部长期固定史，以往的治疗方法和效果等；评估病人有无其他系统疾病史。

2. **身体状况**

（1）症状：评估肩部疼痛的部位、性质以及肩关节活动受限的范围。

（2）体征：评估有无明显压痛点，肩关节周围肌肉是否萎缩。

（3）辅助检查：肩部 X 线检查是否有骨质疏松征象，肩关节造影是否可见关节囊体积明显缩小。

3. **心理 - 社会支持状况** 评估病人及家属对疾病的认识程度；有无因长期疼痛及肢体功能障碍导致的焦虑等不良情绪；对治疗的期望值；能否配合治疗和护理。

【主要护理诊断／问题】

1. **慢性疼痛** 与炎症、肩关节周围组织粘连有关。

2. 穿着 / 修饰自理缺陷　与肩关节活动受限有关。

3. 知识缺乏：缺乏功能锻炼及疾病预防的有关知识。

【护理目标】

1. 病人疼痛减轻或消除。

2. 病人日常活动能达到最大程度的自理。

3. 病人能复述功能锻炼及疾病预防的知识并掌握其方法。

【护理措施】

1. **疼痛护理**　肩关节及周围组织肌肉疼痛呈持久性，且夜间加重，影响睡眠，是早期的主要症状。可遵医嘱口服消炎镇痛、舒筋活血药物；也可外用止痛喷雾剂；适当热疗、电疗也有一定的止痛作用。

2. **保护肩关节**　避免长时间患侧肩关节负重，如提举重物等；纠正不良姿势，减轻对患肩的挤压；注意患侧肩关节的休息，防止有过多的运动，避免发生疲劳性损伤；注意天气变化，加强肩部保暖。

3. **功能锻炼**　可改善局部血液循环及组织供氧，加快渗出物的吸收，解除粘连，防止肌肉萎缩，减轻疼痛，它不仅是一种辅助治疗手段，而且关系到治疗效果的优劣及疗效维持的时间。应逐渐增大肩关节活动范围，协助并指导病人进行穿衣、梳头、洗脸等日常生活能力训练。

4. **心理护理**　护士运用通俗易懂的语言，将疾病的有关知识和康复治疗措施以及成功治疗的病例讲给病人，使其产生安全感、信任感，树立战胜疾病的信心，取得配合，以达到满意的治疗效果。

相关链接

常用的锻炼方法

（1）甩手：即手臂进行甩动，要求幅度接近或大于180°，每次甩20～50个来回，每天2次。

（2）摇肩：即进行以肩关节为轴心的手臂画圈运动，要求圆圈半径接近或大于1/2臂长。每次做20～50个来回，每天2次。

（3）爬墙：面向墙壁站立，距离约70cm，患侧臂稍屈前举，进行肩关节的前屈锻炼，手指摸墙向上爬行，要求爬行最高点时手臂与墙壁角度接近或小于45°，使肩关节前屈范围达到或接近正常。每次做30个来回，每天2次。

（4）展臂：即进行肩关节外展动作，要求外展角度接近或大于90°，每次20～50个来回，每天2次。

（5）拉伸：利用滑轮和绳索行拉伸锻炼，健肢固定滑轮，患肢拉绳索，要求拉伸最高点患肢上臂与水平线角度接近或大于90°，每次20～50个来回，每天2次。

5. **健康教育**

（1）出院指导：嘱病人坚持锻炼，注意肩部的保暖；注意劳逸结合，避免突然用力，以防肩部发生扭伤；养成良好生活习惯。

（2）日常防治：一旦出现肩关节损伤应及时治疗，以免遗留后遗症。

（3）配合治疗：保持乐观情绪，循序渐进，加强营养，补充钙质及含蛋白质丰富的食物，预防骨质疏松、增加机体的免疫能力。

【护理评价】

通过治疗与护理，病人是否：①疼痛减轻或消除；②生活自理能力能达到最大程度恢复；③掌握疾病预防和康复的有关知识，能进行科学有效的功能锻炼。

第二节　腰腿痛病人的护理

案例36-3

　　黄女士,60岁,自述半月前无明显诱因出现右下肢疼痛麻木同时伴有右侧腰背部、右侧大腿、小腿后外侧疼痛、麻木,行走活动后加重,休息后有所缓解,疼痛麻木与天气、昼夜等无明显关系,右下肢感觉减退。行保守治疗(具体不详)后症状无明显改善,症状持续加重,病人不能持久站立,无法独立步行。专科检查:腰椎生理曲度存在,腰椎活动无明显受限,腰部压、叩痛明显,右侧臀部压、叩痛(+),右侧跟臀试验(+),左侧跟臀试验(-),右侧直腿抬高试验40°(+),左侧直腿抬高试验(-),双膝反射存在,双踝反射存在,右侧脚蹚指背伸肌力减弱。MRI示:腰椎退变,$L_{3/4}$、$L_{4/5}$椎间盘膨出,L_5/S_1椎间盘突出。

　　思考:

　　1. 该病人目前主要存在哪些护理问题?

　　2. 病人手术后,应注意观察哪些并发症的发生? 护士应如何指导病人进行腰背肌的功能锻炼?

　　腰腿痛是临床常见的一组症候群,主要指下腰、腰骶,骶髂,臀部等处的疼痛,可伴有一侧或双侧下肢放射痛和马尾神经症状。25～50岁长期从事体力劳动或久坐人群多发。腰腿痛的病因较复杂,主要包括以下几个方面:

　　1. 腰部本身疾病

　　(1)损伤性:搬抬重物用力不当、运动量过大、腰部手术等,可导致腰部肌肉、筋膜、韧带等损伤。如腰椎滑脱、骨折,腰椎间盘损伤等。

　　(2)退行性:腰部长时间承受过重负荷,导致椎间关节、椎间盘发生退行性改变。如腰椎间盘突出症、腰椎管狭窄症、腰椎骨质疏松症等。

　　(3)先天性畸形:如先天性脊椎裂、脊柱侧凸畸形、腰椎骶化和骶椎腰化等。

　　(4)姿势性:如姿势性脊柱侧凸、驼背等。

　　(5)炎症性:如脊柱结核、化脓性脊柱炎、强直性脊柱炎、类风湿关节炎、神经炎等。

　　(6)肿瘤性:转移癌比例大,如乳腺癌和前列腺癌转移,或原发于脊柱的肿瘤如血管瘤,骨巨细胞瘤和脊索瘤等。

　　2. 内脏疾病

　　(1)泌尿系统疾病:肾盂肾炎、肾周围脓肿等。

　　(2)消化系统疾病:消化性溃疡、胰腺癌、直肠癌等。

　　(3)妇科疾病:子宫体炎、附件炎、子宫脱垂等。

　　3. 其他

　　(1)内分泌失调,如甲状旁腺功能亢进症。

　　(2)代谢性疾病,如软骨病。

　　(3)血管疾病和精神因素等。

　　由于能引起腰腿痛的原因很多,下面以较常见的腰椎间盘突出症为例讲述腰腿痛病人的护理。

　　腰椎间盘突出症(lumbar intervertebral disc herniation)是指由于腰椎间盘变性、纤维环破裂,髓核突出刺激和压迫神经根或马尾神经所引起的一系列症状和体征,是腰腿痛最常见的原因之一,以 $L_{4～5}$ 突出最常见。腰椎间盘突出症好发于 20～50 岁的青壮年,男性多于女性。

【病因】

腰椎间盘突出的发病原因，有内因也有外因，内因主要是腰椎退行性改变；外因则有外伤、劳损、受寒受湿等。

1. 腰椎间盘退行性改变　是本病最基本的病因，人体20岁以后椎间盘即开始逐渐退变，椎间盘缺乏血液供给，修复能力变弱，日常生活中受到各方面的挤压、牵拉和扭转作用，易使腰椎间盘髓核、纤维环及软骨板逐渐老化，导致椎间盘变薄，容易突出。

2. 损伤　由于腰椎前凸，椎间盘前厚后薄的生理结构，导致当腰部损伤，或长期处于坐位及颠簸状态，或经常从事弯腰工作者的腰椎间盘承受的压力过大时，椎间盘髓核向后移动，而致椎间盘向后突出。

3. 妊娠　妊娠期间，体重增长过快，盆腔及下腰部组织充血明显，各组织结构相对松弛，使椎间盘易于膨出。

4. 遗传因素　小于20岁的青少年病人中约32%有阳性家族史。

5. 发育异常　腰椎骶化或骶椎腰化、关节突不对称等腰骶部先天发育异常，均会增加腰间盘的损害。

此外，还有其他一些因素，如年龄、身高、吸烟以及糖尿病等。

【分型】

根据病理变化和CT、MRI所见可划分为四型：膨出型、突出型、脱出型、游离型（图36-6）和Schmorl结节及经骨突出型。

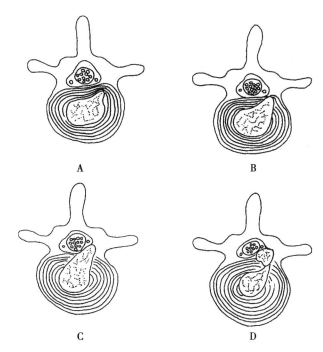

图36-6　腰间盘脱出

A. 膨出（纤维环尚未破裂）；B. 突出（纤维环部分破裂）；C. 脱出（纤维环部分破裂）；
D. 游离型（髓核组织突入椎管与原间盘脱离）

【临床表现】

1. 症状

（1）腰痛：腰痛是大多数本症患者最先出现的症状，发生率约91%。其疼痛范围主要集中在下腰部及腰骶部，以持久性的钝痛最为常见。平卧位时疼痛减轻，站立位及坐位、咳嗽、喷嚏或大便时用力等腹压增加时，疼痛加重。

（2）下肢放射痛：腰椎间盘突出多发生于 $L_{4\sim5}$ 和 $L_5\sim S_1$ 椎间隙，约97%的病人出现坐骨神经痛。疼痛以放射性刺痛为主,由下腰部开始,逐渐放射至臀部、大腿后侧、小腿外侧,有的可发展到足背外侧、足跟或足掌,严重影响站立和行走。约60%患者在喷嚏或咳嗽时由于增加腹压而使疼痛加剧。因腰椎间盘突出多单侧发病,故病人多表现为单侧疼痛。中央型腰椎间盘突出症可出现双侧坐骨神经痛,表现为双侧大腿及小腿后侧疼痛。腿痛重于腰痛是椎间盘突出症的临床特点。

(3)间歇性跛行:行走时随路程增加,而出现单侧或双侧腰酸腿痛,下肢麻木无力,稍许蹲下或坐下休息片刻后,症状可以很快缓解或消失;缓解后继续行走,上述症状重复出现,称为间歇性跛行。

(4)马尾综合征:中央型椎间盘突出者,由于突出的髓核或脱垂的椎间盘组织压迫马尾神经,可出现鞍区感觉迟钝、大小便功能及性功能障碍。发生率约占0.8%~24.4%。

2. 体征

(1)腰椎变形:是腰椎为减轻神经根受压所引起的姿势性代偿畸形,可表现为腰椎前凸变小或消失,甚至出现侧凸或后凸畸形。

(2)腰部活动障碍与腰背肌痉挛:绝大部分病人都有不同程度的腰部活动受限,尤以前屈受限最明显;部分病人腰部骶棘肌痉挛,腰部处于强迫体位。

(3)压痛与放射痛:在病变椎间隙、棘突间隙处有压痛;棘突旁侧1cm处有深压痛,并向下肢放射,引起坐骨神经痛。

(4)直腿抬高试验及加强试验阳性:病人平卧,膝关节伸直,被动直腿抬高下肢,至60°以内即出现放射痛,称为直腿抬高试验阳性。主要系神经根受压或粘连使移动范围减小或消失,坐骨神经受牵拉所致。在直腿抬高试验阳性的基础上,缓慢降低患肢高度,至放射痛消失,再被动背屈踝关节以牵拉坐骨神经,若引起疼痛,则称为加强试验阳性。

(5)神经系统表现:由于神经根受压损害,导致其支配的相应区域的感觉异常、反射异常及运动功能减弱甚至丧失。可表现为皮肤麻木,踝反射或肛门反射减弱或消失,肌肉萎缩、肌力下降甚至肌肉瘫痪。

【辅助检查】

1. 实验室检查

(1)脑脊液检查:椎管完全阻塞者可出现蛋白含量增高、潘氏试验及奎氏试验阳性。

(2)其他:如红细胞沉降率、类风湿因子等化验检查,主要用于与其他疾病的鉴别诊断。

2. 影像学检查 是诊断腰椎间盘突出症的最重要手段。

(1)X线:最常见的检查方法,可显示腰椎有无侧弯、椎间隙有无狭窄。

(2)CT:可显示骨性椎管形态(图36-7),椎间盘有无突出及突出的大小、部位及黄韧带的变化,对本病有较大诊断价值。

(3)MRI:可全面观察腰椎间盘是否病变,也可在矢状面上了解髓核突出的程度和位置(图36-8),鉴别是否存在椎管内其他占位性病变。

3. 电生理检查 如肌电图可明确神经受损的范围及程度。

【治疗原则】

根据临床表现不同,大体可分为非手术治疗和手术治疗。

1. 非手术治疗 是腰椎间盘突出症的基本治疗方法,可缓解或消除对神经根的压迫,减轻症状。如卧床休息、骨盆牵引(图36-9)、物理治疗及药物治疗等,其适应证有:①初次发作,病程短的病人;②病程虽长,但症状和体征较轻的病人;③经影像学检查,椎间盘突出较小者;④由于全身疾病或局部皮肤病,不能手术者。大约80%~90%的病人经非手术治疗,病情可得到缓解或治愈。

2. 手术治疗 腰椎间盘突出症诊断明确,经系统的非手术治疗无缓解,严重影响日常生活者,应行手术治疗。手术治疗以摘除病变椎间盘,解除神经根及马尾神经的压迫为目的。可根据病情需要,选择合适的手术方式。

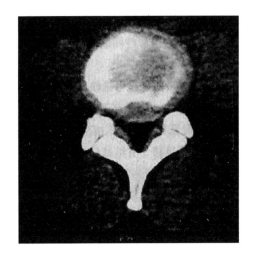

图 36-7　骨性椎管形态图

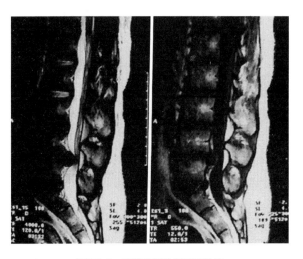

图 36-8　髓核突出的程度和位置

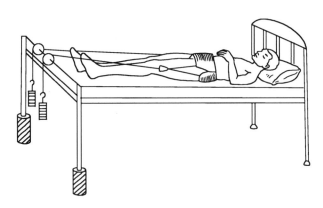

图 36-9　骨盆牵引

（1）传统手术方法：常用经典的传统术式包括后路椎间开窗椎间盘摘除术、半椎板切除椎间盘摘除术、全椎板切除椎间盘摘除术。这类手术的优点是操作方便、术野清楚，可直接摘除椎间盘，神经根充分减压，疗效确切，但创伤较大。

（2）腰椎融合术：其目的是消除椎间盘手术后腰椎三关节复合体即骨、关节突和椎间盘结构受损而失稳的状态，减轻疼痛症状。包括椎弓根钉系统短节段内固定加横突间植骨融合术、经后路腰椎间融合术及经前路腰椎间融合术。

（3）微创治疗术：该手术方式具有创伤小、恢复快、不干扰椎管内结构、不影响脊柱稳定性、并发症少、操作简单等优点，临床已经广泛推广和普及。主要包括显微腰椎间盘切除术、经皮腰椎间盘髓核化学溶解术、经皮激光椎间盘减压术、显微内镜下腰椎间盘摘除术及臭氧髓核消融术等。

（4）人工假体置换术：人工假体具有负重和维持椎间隙高度的作用，对恢复腰椎解剖和功能有一定价值。目前主要包括人工椎间盘置换术和人工髓核置换术。

相关链接

国外开展了哪些先进的治疗研究？

1. 基因治疗　把目的基因转导至靶组织内，获得目的基因表达、合成的 mRNA 和蛋白质，产生的表达产物能抑制病变发生或促进受损组织修复。主要有直接基因疗法和间接基因疗法两种方式。Nishida 等分析了以腺病毒为载体的基因疗法治疗椎间盘退变的可行性。Wehling 等研究了间接基因疗法治疗椎间盘疾病的可行性及其优点。

2. **细胞因子治疗** 由于细胞因子具有促进细胞合成蛋白多糖、抑制细胞凋亡的作用,因此可调节和恢复椎间盘退变中细胞外的基质代谢。生长因子是治疗椎间盘退变潜力最大的一类蛋白质,如 TGF、EGF、FGF、IGF-1、BMP 等。Masuda 等发现 BMP-7 生长因子具有促进椎间盘蛋白多糖合成和延缓椎间盘退变的作用。

3. **组织工程治疗** 组织工程化椎间盘组织的体外构建近年来发展迅速,大致经历了自体或同种异体的椎间盘组织移植、同种异体的单纯椎间盘细胞移植、体外构建的组织工程化椎间盘回植三个阶段。Gruber 等研究将体外培养的自体椎间盘细胞回植技术。Sakai 等首次将 BMSC 作为椎间盘组织工程的种子细胞注射入退变的椎间隙来延缓了退变。Sato 等研究了同种异体纤维环细胞构建的组织工程化髓核组织回植术。

【护理评估】

(一)术前评估

1. **健康史** 了解病人的性别、年龄、职业、营养状况、生活自理能力,作好压疮危险性评分及跌倒/坠床的危险性评分;评估病人是否有先天性的椎间盘疾病;有无腰部外伤、慢性损伤史;有无疼痛及下肢感觉障碍史;是否做过腰部手术,以及治疗经过和效果;评估病人有无急性腰部受伤史或本次发病的诱发因素,询问受伤时病人的体位、外来撞击的着力点,受伤后的临床表现和紧急处理;评估病人有无冠心病、高血压和糖尿病等慢性病史;家族中有无类似病史。

2. **身体状况**

(1)症状:疼痛的部位、性质及范围,是否存在放射痛;诱发及加重的因素;有无马尾神经受压征象等。

(2)体征:下肢的感觉、运动和反射情况,直腿抬高试验及加强试验是否阳性等。评估时应两侧对比进行。

(3)辅助检查:腰椎正、侧位片,CT、MRI 等各项检查结果有无异常情况。

(二)术后评估

1. **术中情况** 了解麻醉方式、手术名称、术中情况、引流管的位置及数量。

2. **术后情况** 动态评估病人的生命体征,伤口情况以及引流液的性状和量;拔出导尿管后病人有无排尿困难、尿潴留情况;神经功能恢复情况;是否能按计划进行功能锻炼;有无并发症发生等。

(三)心理-社会状况

长时间的慢性疼痛给病人带来很多痛苦,严重影响日常生活能力,病人及家属常常存在一系列不良情绪。评估时应了解其对疾病的认知程度及疾病治疗方案及预后的了解程度,有无紧张、恐惧心理;评估病人的社会支持系统对病人的支持帮助能力,以及家庭经济条件能否负担较昂贵的治疗费用等。

【主要护理诊断/问题】

1. 慢性疼痛 与椎间盘突出压迫神经有关。

2. 躯体活动障碍 与疼痛、牵引或手术有关。

3. 知识缺乏:缺乏腰椎间盘突出症的防治及功能锻炼方法的知识。

4. 潜在并发症:神经根粘连、脑脊液漏等。

【护理目标】

1. 病人自述疼痛减轻或消失。

2. 病人能够使用适当的辅助器具增加活动范围,自理能力增强。

3. 病人及其家属获得腰椎间盘突出的防治及功能锻炼知识。

4. 病人未发生并发症,或能及时发现并发症并处理。

【护理措施】

（一）术前准备和非手术病人的护理

1. 减轻疼痛

（1）采取正确卧位：急性期应绝对卧硬板床休息，3～4周后多数可好转。卧床时抬高床头20°，使椎间盘压力降低，减小椎间盘后突的倾向，有利于椎间盘周围静脉回流，消除水肿，加速炎症消退，减轻疼痛，增加舒适。

（2）保持有效牵引：是非手术治疗腰椎间盘突出症的重要方法。多采用骨盆持续牵引，牵引重量一般为7～15kg，共2周，抬高床尾作反牵引；也可采用骨盆间断牵引，每日2次，每次1～2小时，持续3～4周。牵引期间注意保持有效牵引，观察病人的症状是否改善，检查牵引带压迫部位的皮肤有无异常等，并加强基础护理，尽可能满足病人的需要。

（3）物理治疗：物理疗法常作为辅助治疗手段，目前常用的物理疗法有超短波、微波、低频脉冲电疗、中频电疗等。应协助病人取合适体位进行治疗，感觉异常的病人需防烫伤。

（4）药物治疗：腰椎间盘突出症的药物治疗包括中药治疗、西药治疗、局部药物治疗，如硬膜外注射皮质激素法、髓核化学溶解法等。注意观察用药后的效果及不良反应等。

2. 康复指导

（1）起床：因卧床时间久，起床时容易出现体位性低血压及肌无力。应正确指导病人起床，方法是：协助病人戴好腰围，再抬高床头，病人先采取半卧位30秒，然后移坐在床边30秒，无头晕、眼花等不适后，再手扶其他物体由坐位改为站立位。躺下时按相反的顺序进行。

（2）功能锻炼：为预防长期卧床所致的肌肉萎缩、关节僵硬等并发症，宜进行适当的体育锻炼，早期行腰背肌锻炼（具体见后文），并指导病人采取正确的姿势。

3. 术前准备 严格手术区域皮肤准备，常规进行肠道准备，指导病人术前3天开始训练俯卧位，以利手术体位需要，并指导其练习床上排便排尿，避免术后因为不习惯卧床排便排尿而引起便秘和尿潴留。

4. 心理支持 护士应关心、鼓励病人，积极向病人讲解病情，疏导病人情绪，减轻思想负担，并调动社会支持系统，取得配合。

（二）术后护理

1. 观察病情

（1）严密监测：术后常规监测体温、脉搏、呼吸、血压的变化及切口敷料有无渗血、渗液。如有异常，及时报告医生。

（2）观察双下肢感觉、运动及疼痛情况：下肢感觉异常暂不能完全消失，需要3～6个月时间的恢复，极少数病人由于神经根受压时间过长而产生变性，麻木感长时间不会消失，应向病人耐心解释，消除顾虑。若术后疼痛加重，下肢不能活动，应考虑血肿形成，立即报告医生处理。注意与健侧、术前进行比较。

2. 疼痛的护理 术后伤口疼痛严重者可遵医嘱予以镇痛剂，或使用镇痛泵。

3. 加强皮肤护理 每2小时翻身1次，以防压疮，翻身时应保持背部、腰部、臀部呈轴线，避免腰部扭转，加重损伤。

4. 引流管的护理 观察引流管是否通畅、扭曲、受压、脱出，有无血凝块阻塞造成引流不畅，定时观察引流液的颜色、量，若引流液增多，颜色鲜红，应考虑有活动性出血；若引流液呈淡红色，且病人有恶心、呕吐、头痛等症状，应警惕硬脊膜破裂，立即报告医生处理。

5. 功能锻炼 卧床时间过久，容易导致肌肉萎缩、下肢静脉血栓形成、神经根粘连等并发症发生。因此术后功能锻炼相当重要，护士应在不同的阶段，指导病人以适当的方式进行锻炼。整个过程应遵循先慢后快，先小幅度后大幅度，先局部后整体，先轻后重的原则。

（1）早期锻炼（术后1～7天）：术后6小时，即开始股四头肌与腓肠肌收缩与舒张运动，每分钟2次，抬放时间相等,每日 2～4 次,每次 5～10 分钟,同时进行肘关节、膝关节、踝关节的屈伸活动以及扩胸运动等。目的是在有效预防肌肉萎缩的同时,增强机体血液循环、提高机体抵抗力,以促进疾病愈合及预防并发症的发生。术后 24 小时开始进行直腿抬高训练。其锻炼方法为:病人平卧,足尖朝上,绷紧腿部肌肉,缓慢抬高,高度距床面 20cm,或保持悬空 10 秒左右,然后放下,双下肢交替进行,并逐渐增加训练频率和幅度,以预防术后神经根粘连。

（2）中期锻炼（手术 7 天后）:根据手术方式指导病人锻炼腰背肌,包括仰卧法和俯卧法（图 36-10）,以增加腰背肌肌力、增强脊柱稳定性。先由飞燕式锻炼开始,然后改为五点支撑法锻炼,2 周后改为三点支撑法锻炼,每日 3～4 次。若病人行内固定物置入或植骨融合术、锻炼后症状加重者应及时终止锻炼;颈椎有病变者不宜采用此类锻炼方法。

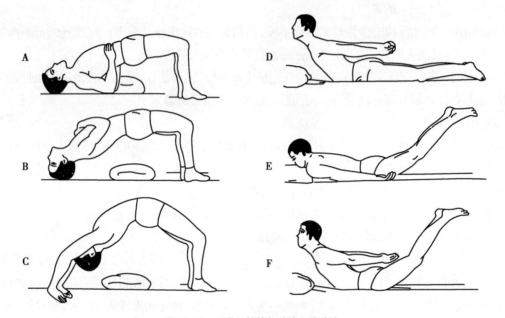

图 36-10　腰背肌锻炼仰卧法和俯卧法
A. 五点支撑法;B. 三点支撑法;C. 四点支撑法;D. 头、上肢及背部后伸;E. 下肢及腰部后伸;F. 整个身体后伸

（3）后期锻炼（手术 30 天后）:在佩戴腰围的情况下练习下床站立行走活动,即站立时双脚分开与肩同宽,双手叉于腰部,挺胸凸腹,使腰背肌收缩。行走时抬头挺胸收腹,坐位时端正,不弯腰。

6. 并发症的预防及护理　常见并发症有神经根粘连和脑脊液漏,需予以积极预防。

（1）神经根粘连:术后早期锻炼是防止神经根粘连的有效措施,术后尽早指导和鼓励病人进行直腿抬高训练,初次由 30° 开始,逐渐抬高幅度,并可在医生的协助下做压膝压髋等被动活动,牵拉神经根,防止粘连。

（2）脑脊液漏:多因术中反复牵拉、误伤或撕裂硬脊膜所致。若引流出淡黄色液体,同时出现头痛、呕吐等症状,应考虑脑脊液漏的可能,须立即报告医生予以处理;同时适当抬高床尾,并探查伤口,行加压包扎或裂口缝合,甚至行硬脊膜修补术,减少脑脊液溢出以免产生低颅压性头痛。脑脊液漏期间,需监测及补充电解质;预防颅内感染发生。

（三）健康教育

1. 日常保健　日常生活中注意:①坐时腰部贴紧椅背,站立时勿弯腰拱背,保持正常腰椎生理性弯曲;②长时间保持单一姿势和体位或长期重复一种单调工作时,要注意定时改变姿势和体位,缓解对腰椎间盘的压力;③避免腰部突然受力,不要搬运重物等。

2. 配合治疗　由于病程漫长、反复,因此需指导病人调整心态,积极配合。非手术病人应坚持进行各种治疗方式;手术病人应作好术前术后训练,提高手术效果,预防并发症发生,促进康复。

3. 出院指导　指导病人采取正确的坐、卧、立、行和劳动姿势（图 36-11），以减少急、慢性损伤发生的机会。嘱病人继续卧硬板床，坚持佩戴腰围 3 个月；1 年内避免腰部负重，避免腰椎受伤；拾物时采取下蹲屈膝姿势，避免弯腰；加强腰背肌的功能锻炼，以增加腰肌的协调性和脊柱关节的灵活性；注意腰部及下肢的保暖、防寒、防潮。

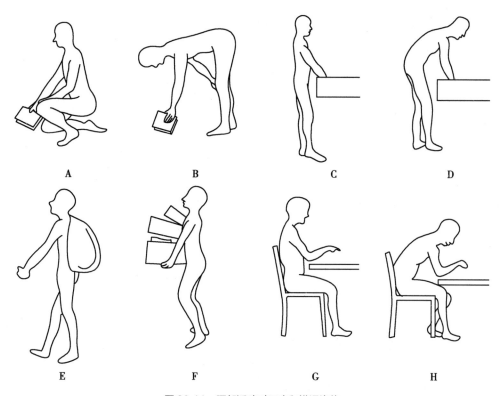

图 36-11　腰部活动时正确和错误姿势
A、C、E、G 为正确取物、搬运、背物和坐位；B、D、F、H 为不正确姿势

【护理评价】

经过治疗与护理，病人是否：①疼痛减轻，舒适感增加；②自理能力恢复，肢体感觉、运动等功能恢复；③获得腰椎间盘突出的防治及功能锻炼知识；④未发生并发症，或并发症被及时发现和处理。

（马冬梅）

颈肩痛和腰腿痛是困扰现代人的常见慢性疾病之一，大多由慢性劳损造成，长期不良的睡眠体位或持久不当的工作姿势等都可导致。随着人们工作和生活方式的改变，发病率逐年升高，并且呈年轻化趋势。此类疾病治疗的成功与否和许多因素密切相关。应通过适当的心理干预、药物治疗以及积极的康复锻炼治疗指导，保守治疗、手术治疗等多种方法联合运用，消除病人紧张、急躁的情绪，增强治疗信心，教会病人自我保健和功能锻炼方法，使其积极主动坚持锻炼，循序渐进，直至功能完全恢复，从而解除肌肉、韧带痉挛，减少对血管、神经、脊髓的压迫，改善血液循环，改善症状，取得满意疗效。

1. 简述颈椎病的分型。

2. 行颈椎手术的病人，术前特殊训练有哪些？

3. 试述行全椎板切除椎间盘摘除术后，如何指导病人行腰背肌锻炼？

第三十七章　骨与关节感染病人的护理

37

第一节 急性血源性化脓性骨髓炎

案例37-1

男，10岁，右膝部红肿、疼痛伴高热3天急诊入院。查体：T 39.5℃，R 27次／分，P 100次／分，BP 106/60mmHg，右膝部红肿，右膝部呈半屈曲状，因疼痛抗拒做主动和被动运动，局部皮温增高、压痛阳性。血常规检查示：WBC $13.5×10^9$/L，中性粒细胞比值90%。X线检查未见明显异常。

思考：

1. 该患儿目前考虑什么疾病？其诊断依据是什么？

2. 假如你是责任护士，应如何配合医生进行处理？

3. 对该患儿应采取哪些护理措施？

化脓性骨髓炎（pyogenic osteomyelitis）是由化脓性细菌感染引起的骨膜、骨密质、骨松质和骨髓组织的炎症。急性血源性化脓性骨髓炎（acute hematogenous osteomyelitis）是身体其他部位的化脓性病灶中的细菌经血流播散至骨骼的急性化脓性炎症。多发生于儿童长骨的干骺端，以胫骨近端、股骨远端为好发部位。

相关链接

化脓性骨髓炎的感染途径

本病的感染途径有：①血源性骨髓炎：致病菌由身体其他部位的感染性病灶，如疖、痈、扁桃体炎和中耳炎等，经血液循环播散至骨骼；②创伤后骨髓炎：开放性骨折或骨折手术后出现了感染；③外来性骨髓炎：邻近软组织感染直接蔓延至骨骼，如脓性指头炎引起指骨骨髓炎，慢性小腿溃疡引起胫骨骨髓炎，糖尿病引起的足部骨髓炎等。

【病因】

最常见的致病菌是溶血性金黄色葡萄球菌，其次为乙型溶血性链球菌，其他还有流感嗜血杆菌、大肠埃希菌、产气荚膜杆菌，亦可是肺炎链球菌和白色葡萄球菌。

本病的致病菌系经过血源性播散，先有身体其他感染病灶，如疖、痈、扁桃体炎、中耳炎等。原发感染病灶处理不当或身体抵抗力下降，化脓性致病菌侵入血循环发生菌血症或脓毒症，菌栓进入骨营养动脉后往往受阻于长骨干骺端的毛细血管内，因该处血流缓慢，容易使细菌停滞，从而引发本病。

【病理】

本病病理变化是骨质破坏与死骨形成，早期以骨质破坏为主，后期有新生骨，成为骨性包壳。

大量的菌栓在长骨的干骺端的停留繁殖，引起一系列炎症反应，如充血、渗出和白细胞浸润等，阻塞小血管并迅速导致骨坏死，渗出物与骨碎屑形成小脓肿并逐渐增大，使骨腔内压力增加，压迫其他血管，造成广泛的骨坏死和更大的脓肿。扩大的脓肿依局部阻力大小而向不同方向蔓延（图37-1）。脓肿向骨干髓腔蔓延；脓液可沿哈佛管蔓延至骨膜下间隙，将骨膜掀起成为骨膜

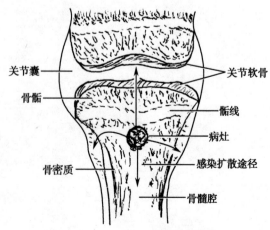

图37-1 急性血源性骨髓炎的扩散途径

下脓肿,从而使外层骨密质的血供受阻而使之成为死骨。脓液也可穿破骨膜沿筋膜间隙流注而成为深部脓肿;或穿破皮肤,排出体外,形成窦道;或穿破干骺端的骨密质,再经骨小管进入骨髓腔并随之蔓延,破坏骨髓组织、松质骨和内层密质骨的血液供应,造成大片骨坏死。在坏死骨的周围可形成炎性肉芽组织,病灶周围的骨膜因炎症和脓液的刺激而生成新骨,包在骨干外层,形成骨性包壳。因骨骺板具有屏障作用,脓肿进入邻近关节的可能性较少。

【临床表现】

1. 症状

(1)全身症状:起病急,体温常在39℃以上,伴寒战。小儿可出现烦躁不安、呕吐与惊厥。重者有昏迷或感染性休克。

(2)局部症状:早期局部剧痛,患肢呈半屈曲状态,因疼痛而拒绝主动或被动活动。局部皮温升高,有局限性压痛,肿胀不明显。数天后局部出现肿胀,压痛更明显,说明该处已形成骨膜下脓肿。脓肿穿破后形成软组织深部脓肿,疼痛也随之减轻,但局部红、肿、热和压痛更明显。附近关节可有反应性积液,若脓液扩散至骨髓腔,则疼痛和肿胀范围更大。

2. 体征 早期压痛不明显,形成骨膜下脓肿时,局部明显局限性深压痛,被动活动肢体时疼痛加剧,常引起患儿啼哭。若整个骨干均受破坏,则易继发病理性骨折。

【辅助检查】

1. 实验室检查 白细胞计数一般在 $10 \times 10^9/L$ 以上,中性粒细胞比值增大,占90%以上。红细胞沉降率加快,血中C反应蛋白水平升高在骨髓炎的诊断中比红细胞沉降率更有价值、更敏感。在病人高热或应用抗生素之前,可行血培养检查,如果为阳性,则有助于诊断及指导抗生素的合理选择。

2. 影像学检查

(1)X线检查:发病2周内X线检查往往无异常表现。早期的X线表现为层状骨膜反应与干骺端骨质疏松。当微小的骨脓肿合并成较大脓肿时可见干骺端散在虫蛀样骨破坏,并向髓腔扩散,骨密质变薄,并依次出现内层和外层的不规则,可见死骨形成。

(2)CT检查:有助于评价骨膜下脓肿、软组织脓肿以及骨破坏的定位。

(3)核素骨显像:用 ^{99m}Tc,一般于病后48小时即可有阳性结果,能显示出病变的部位,但不能作出定性诊断。

(4)MRI检查:可以早期发现局限于骨内的炎性病灶。

3. 局部脓肿分层穿刺 对早期诊断有重要价值。选有内芯的穿刺针,在干骺端压痛最明显处刺入,边穿刺边抽吸,不可一次穿入骨内,以免将单纯软组织脓肿的细菌带入骨内。作涂片检查、细菌培养及药物敏感试验有助明确诊断和选择用药。

【治疗原则】

关键是早期诊断与正确治疗。如早期得不到正确诊断与治疗,往往演变为慢性骨髓炎。

1. 非手术治疗

(1)支持疗法:高热期间予以降温、补液,维持水、电解质平衡,纠正酸中毒;给予高蛋白、高维生素饮食,经口摄入不足时,可经静脉补充营养;为提高机体免疫力,必要时可多次少量输新鲜血。

(2)抗感染治疗:根据细菌培养和药物敏感试验结果,选择敏感的抗生素。由于致病菌大都是溶血性金黄色葡萄球菌,故要早期、联合、足量应用抗生素,选用的抗生素一种针对革兰阳性球菌,另一种为广谱抗生素。

(3)局部制动:患肢用皮肤牵引或石膏托固定于功能位,可减轻疼痛,防止关节畸形和病理性骨折。

2. 手术治疗 目的在于引流脓液、减轻脓毒症症状,阻止急性骨髓炎转变为慢性骨髓炎。若经非手术治疗48~72小时仍不能控制炎症,应尽早手术治疗。手术分为钻孔引流或开窗减压。在骨腔内留置2根硅胶引流管作连续冲洗与引流(图37-2)。

【护理评估】

（一）术前评估

1. 健康史 评估病人发病前有无其他部位的化脓性感染病灶和外伤史。了解病程长短、有无反复,治疗经过及效果,有无药物过敏史和手术史等。

2. 身体状况

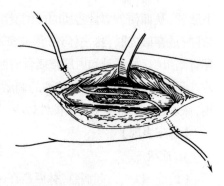

图37-2　骨腔内闭合冲洗引流的放置

（1）症状:评估病人有无高热、寒战、烦躁不安、呕吐、意识障碍或惊厥等全身中毒或休克症状。评估疼痛部位、性质、持续时间、诱发和缓解的因素。

（2）体征:评估患肢有无红、肿、热、痛及其范围,创面有无恶臭、分泌物或窦道。了解患肢局部活动情况,关节是否处于减轻疼痛的非功能位,有无关节强直。评估有无病理性骨折。

（3）辅助检查:评估各项检验结果,特别是白细胞计数、分类和红细胞沉降率、C反应蛋白及血培养结果。分层穿刺或关节穿刺抽出液体的量和性质;涂片是否发现脓细胞。X线检查有无异常发现。

3. 心理 - 社会状况 评估病人和家属对疾病的过程、治疗和护理的了解和期望程度。病人和家属对此病预后的心理承受能力。

（二）术后评估

1. 术中情况 了解病人采取的麻醉、手术方式及术中输血、输液情况。

2. 术后情况 评估病人的神志、生命体征及创面情况。评估引流液的颜色、性状和量。评估局部制动及固定效果,病人疼痛是否缓解,有无肢体感觉和运动功能的改变等。

【主要护理诊断／问题】

1. 体温过高 与急性化脓性感染有关。

2. 急性疼痛 与局部炎症和手术有关。

3. 营养失调: 低于机体需要量 与感染中毒、体温过高、消耗有关。

4. 组织完整性受损 与化脓性感染和骨质破坏有关。

【护理目标】

1. 病人体温维持在正常范围。

2. 病人疼痛减轻或消失。

3. 病人营养状态逐渐得到改善。

4. 病人感染得到控制,创面得到有效护理,逐渐愈合。

【护理措施】

（一）非手术治疗病人和术前病人的护理

1. 病情观察 加强对出现昏迷、惊厥等中枢神经系统功能紊乱症状病人的观察,详细记录病情变化,应用床档、约束带等保护措施,必要时根据医嘱给予镇静药物。

2. 维持正常体温

（1）休息:病人高热期间,嘱其卧床休息,以保护患肢和减少机体消耗。

（2）降温:可用冰枕、酒精擦浴、冷水灌肠等物理降温措施。根据医嘱应用抗生素和退热药物,观察和记录用药后的体温变化。

3. 控制感染 配合医生及时行局部脓肿分层穿刺,及时送检血培养和脓液培养标本,根据培养结果选用抗生素,以控制感染。用药期间应警惕双重感染的发生,如伪膜性肠炎和真菌感染引起的腹泻。

4. 疼痛护理 抬高患肢以促进静脉回流;限制患肢活动,用皮肤牵引或石膏托维持肢体于功能位以减轻疼痛；必须移动患肢时，应做好支撑与支托，尽量减少刺激，避免患处产生应力。通过听音乐、交谈等方式转移病人的注意力。遵医嘱正确给予镇痛药物。

5. 饮食护理 保证能量和蛋白质的摄入量，提供易消化、富含维生素的食物，高热期经口摄入不足时，可经静脉补充能量。

6. 术前护理 清除皮肤污垢，备皮时避免损伤皮肤；完善术前常规检查；常规禁饮食。

（二）术后病人的护理

1. 体位护理 小儿手术时多采取全麻，未清醒时采取去枕平卧位，头偏向一侧，以防误吸。术后因行连续冲洗与吸引，需卧床休息，注意保持床单位清洁干燥，定时协助病人翻身，防止压疮的发生。

2. 病情观察 密切观察病人意识状态、生命体征、患肢皮肤黏膜温度和色泽变化。准确记录 24 小时出入量和水、电解质失衡状况。

3. 引流管护理

（1）妥善固定引流装置，避免折叠、扭曲、受压和脱落。躁动病人适当约束四肢，以防自行拔出引流管。

（2）保持引流通畅，防止引流液逆流；保持引流管与一次性负压引流袋或负压引流瓶紧密相连，并处于负压状态；冲洗管的输液瓶高于伤口 60～70cm，引流袋或负压引流瓶应低于患肢 50cm，每日连续滴入含抗生素的生理盐水 1500～2000ml。

（3）观察记录引流液的颜色、量、性状等，根据冲洗后引流液的颜色和清亮程度调节灌注速度。详细记录冲洗量和引流量，若出入太大，及时判断排查原因，如有无管腔堵塞等情况，并及时处理。

（4）拔管指征：引流管一般留置 3 周，或体温下降、引流液经连续 3 次细菌培养均为阴性后即可拔除。拔除时先将冲洗管拔除，3 日后再考虑拔出引流管。

4. 患肢护理 患肢予石膏托固定，有利于减轻疼痛，防止骨折；若骨突部位疼痛明显，表面有石膏压迫现象，需及时处理；注意观察患肢疼痛和肿胀情况、患肢远端血液循环，注意观察皮肤色泽、温度。

5. 饮食护理 麻醉清醒后，给予易消化、高营养食物。因术后卧床制动活动少，应多给予粗纤维食物，多饮水，多吃蔬菜水果防止便秘。

6. 功能锻炼 早期进行患肢肌肉舒缩运动，防止肌肉萎缩和关节粘连；晚期运动可扩展到以各大关节为主的功能锻炼。

（三）心理护理

与病人建立融洽友好的关系使其积极配合治疗；多与患儿家长交谈，让家长了解疾病相关知识和护理方法，减轻其心理压力，配合和支持治疗。

（四）健康教育

1. 用药指导 坚持使用抗生素直至体温正常后 3 周左右，以巩固疗效，防止转为慢性血源性骨髓炎。注意观察药物副作用和毒性反应，一旦出现，应立即停药并到医院就诊。

2. 饮食指导 加强营养支持，增强机体抵抗力，防止疾病反复。

3. 安全指导 防止患肢过早负重，使用辅助器材如拐杖、助行器等，待 X 线检查证实病变已恢复正常时才能开始负重，以免发生病理性骨折。

4. 定期复诊 指导病人及家属学会自我观察，若伤口愈合后又出现红、肿、化脓等现象，提示转为慢性血源性骨髓炎，需及时就诊。

【护理评价】

通过治疗与护理，病人是否：①体温维持在正常范围；②疼痛减轻或消失；③营养状态逐渐得到改善；④感染得到控制，创面得到有效护理，逐渐愈合。

第二节 慢性血源性化脓性骨髓炎

急性血源性化脓性骨髓炎在急性感染期未能彻底控制或反复发作，往往演变为慢性血源性化脓性骨髓炎（chronic hematogenous osteomyelitis）。

【病因】

大多数继发于急性血源性化脓性骨髓炎，少数系低毒性细菌感染，在发病时即表现为慢性血源性化脓性骨髓炎。慢性血源性骨髓炎持续不愈的原因主要有异物存留、死骨形成、骨内空腔形成及瘢痕组织使局部血供减少妨碍愈合。

【病理生理】

基本病理变化是病灶区域内有死骨、无效腔和经久不愈的窦道。因骨质感染、破坏和吸收，局部形成无效腔，内有死骨、坏死组织、炎性肉芽组织和脓液积聚，外有骨性包壳，使感染呈慢性过程。小的死骨经窦道排出后，窦道可暂时闭合，但由于无效腔的存在，死骨吸收缓慢，炎症不能被彻底控制。当病人抵抗力降低时，残留在无效腔内的致病菌重新活动，急性炎症再发。由于炎症反复发作和分泌物的刺激，窦道周围软组织毁损严重并形成大量瘢痕，皮肤色素沉着；经久不愈的窦道周围皮肤可恶变为鳞状上皮癌。

【临床表现】

1. **症状** 在病变静止阶段可无症状，急性发作时有发热、局部红、肿、热及压痛。

2. **体征**

（1）急性发作时，患肢局部皮肤红、肿、热及压痛。

（2）畸形：患肢增粗变形，邻近关节畸形。幼年发病者，肢体可有短缩或内、外翻畸形。

（3）瘢痕和窦道：常有多处瘢痕和窦道经久不愈。窦道的肉芽组织突出，排出大量臭味脓液，有时可排出小的死骨片。在死骨排出后窦道再封闭，炎症逐渐消退。周围皮肤有色素沉着或湿疹样皮炎。

【辅助检查】

X 线检查示骨干失去原有外形，骨膜掀起并有新生骨形成，骨质硬化，轮廓不规则，髓腔变窄甚至消失，死骨边缘不整齐，周围有空隙。

【治疗原则】

手术治疗为主，原则是清除死骨、炎性肉芽组织和消灭无效腔。但急性发作期和大块死骨形成而包壳尚未完全形成时，禁忌行病灶清除手术。

1. **清除病灶** 在骨壳上开洞进入病灶，吸出脓液，清除死骨及炎性肉芽组织。病灶清除是否彻底是决定术后窦道能否闭合的关键。不重要部位的慢性骨髓炎，如肋骨、腓骨、髂骨翼等处的病灶可将病骨整段切除，一期缝合伤口。部分病例病程久，已有窦道口皮肤癌变或局部广泛骨髓炎骨质损毁严重不可能彻底清除病灶者，可行截肢手术。

2. **消灭无效腔**

（1）蝶形手术：在清除病灶后，再用骨刀将骨腔边缘削去一部分，使成为平坦的蝶状，用凡士林纱布填平创口，外用管形石膏，每 4~6 周更换 1 次，待肉芽组织逐渐填平创口而消灭无效腔。此法只用于无效腔不大，削去骨量不多的病人。

（2）带蒂肌瓣填塞：将骨腔边缘略作修整后，用附近肌作带蒂肌瓣填塞，以消灭无效腔。如用腓肠肌内、外侧头肌瓣，填塞胫骨中、上段无效腔。

（3）闭式灌洗：在清除病灶后，伤口内留置灌洗管和吸引管各 1 根，术后经灌洗管滴入抗生素，持续2~4 周待吸引液转为清晰时即可停止灌洗并拔管。此法适合于小儿。

（4）抗生素 - 骨水泥珠链填塞和二期植骨：将敏感抗生素粉剂放入骨水泥（即聚甲基丙烯酸甲酯）中，

制成直径 7mm 左右的小球,用不锈钢丝穿成珠链,填塞入骨腔,留 1 粒小珠露于皮肤外。珠链在体内会缓慢释放有效浓度的抗生素约 2 周。在 2 周内,珠链的缝隙内会有肉芽组织生长。2 周后即可拔出珠链。大型的骨腔可在拔除珠链后再次手术植骨。

3. 伤口的闭合 伤口应该一期缝合,并留置负压吸引管。

【护理评估】

参见本章第一节"急性血源性化脓性骨髓炎"病人的护理。

【主要护理诊断/问题】

1. 焦虑 与炎症反复发作迁延不愈有关。

2. 急性疼痛 与化脓性感染和手术有关。

3. 组织完整性受损 与化脓性感染和骨质破坏有关。

4. 躯体移动障碍 与患肢疼痛及制动有关。

5. 潜在并发症:病理性骨折。

【护理目标】

1. 病人焦虑情绪得到缓解或消除。

2. 病人疼痛减轻或消失。

3. 病人感染得到控制,创面得到有效护理,逐渐愈合。

4. 病人病变部位功能逐渐恢复。

5. 病人未出现病理性骨折,如发生能被及时发现和处理。

【护理措施】

参见本章第一节"急性血源性化脓性骨髓炎"病人的护理。

【护理评价】

通过治疗与护理,病人是否:①焦虑情绪得到缓解或消除;②疼痛减轻或消失;③感染得到控制,创面得到有效护理,逐渐愈合;④病变部位功能逐渐恢复;⑤潜在并发症得到有效预防。

第三节 化脓性关节炎

案例 37-2

男,12 岁,右膝关节红肿、疼痛伴发热 2 天急诊入院。查体:体温 39℃,右膝关节肿胀,局部皮肤发红,有压痛,屈伸活动时疼痛加重,不能站立行走,浮髌试验阳性。血常规检查:白细胞 16×10^9/L,中性粒细胞比值 90%。X 线片检查示:关节周围软组织肿胀,关节间隙增宽。

思考:

1. 该患儿目前可能的诊断? 其诊断依据是什么?

2. 主要的护理诊断/问题有哪些?

3. 对该患儿应采取哪些护理措施?

化脓性关节炎(suppurative arthritis)指发生在关节内的化脓性感染。好发于髋关节和膝关节,其次为肘、肩及踝关节,其他关节少见,多为单发。多见于儿童,尤以营养不良的小儿居多。

【病因】

金黄色葡萄球菌是最常见的致病菌,约占 85%,其次为白色葡萄球菌、淋病奈瑟菌、肺炎链球菌和大肠埃希菌。

感染多由身体其他部位化脓性病灶内细菌通过血液循环传播至关节,引起的急性血源性感染。邻近关节附近的化脓性病灶也可直接蔓延至关节。开放性关节损伤后继发感染。关节内注射药物或关节手术后感染。本节只叙述血源性化脓性关节炎。

【病理】

根据病变的发展过程,可分为三个阶段,可因细菌毒力、机体抵抗力及治疗情况而病程演变难以区分。

1. 浆液性渗出期 细菌入侵关节腔后滑膜炎性充血、水肿,有白细胞浸润及浆液性渗出,渗出物内含大量白细胞。此期关节软骨尚未被破坏,若能及时、正确治疗,关节功能可完全恢复。

2. 浆液纤维素性渗出期 随着滑膜炎症逐渐加重,渗出增多、浑浊,内含白细胞及纤维蛋白,白细胞释放的大量溶酶体类物质破坏软骨基质。纤维蛋白的沉积影响软骨代谢并造成关节粘连。此期部分病理变化成为不可逆性,可遗留不同程度的关节功能障碍。

3. 脓性渗出期 关节腔内的渗出液转为浓稠的黄色脓性渗出液,内含大量的脓细胞和絮状物,炎症侵及软骨下骨质,滑膜和关节软骨被破坏;关节周围发生蜂窝织炎。关节脓肿破溃可形成窦道。后期可发生病理性关节脱位、关节纤维性强直或骨性强直。病变为不可逆性,后遗有重度关节功能障碍。

【临床表现】

1. 症状 起病急骤,寒战高热等症状,体温可达 39℃ 以上,可出现谵妄与昏迷,小儿可见惊厥。全身中毒症状严重。病变关节处疼痛剧烈。

2. 体征 病变关节功能障碍

(1)浅表关节病变者:可见关节红、肿、热,局部压痛明显;发生于膝关节可见髌上囊隆起,浮髌试验可为阳性。关节多处于半屈曲位以减少疼痛。

(2)深部关节病变者:如髋关节,因有皮下组织和周围肌覆盖,局部红、肿、热不明显。关节常处于屈曲、外展、外旋位,以增大关节腔容量,减轻疼痛。病人因疼痛往往拒绝作任何检查。髋关节的位置较深,因而局部肿胀、压痛多不明显,但有活动受限,特别是内旋受限,遇到不能解释的膝疼痛时,应警惕疼痛可能来自髋关节。

【辅助检查】

1. 实验室检查 白细胞计数增高至 $10 \times 10^9/L$ 以上,中性粒细胞占 90% 以上,常有核左移或中毒颗粒。红细胞沉降率、C反应蛋白升高。寒战期抽血培养可检出致病菌。

2. X线检查 早期显示关节周围软组织肿胀,关节囊阴影增大,关节间隙增宽。后期 X 线片显示关节间隙变窄或消失,关节面毛糙,甚至发生骨质破坏或增生。

3. 关节穿刺检查 抽出浆液性或脓性关节液;镜检可见大量脓细胞,作涂片可见成堆阳性细菌,血培养可检出致病菌。

【治疗原则】

全身支持疗法、应用抗菌药物,消除局部感染病灶。

1. 抗菌药物 早期、足量、全身性使用广谱抗菌药物治疗。获得细菌培养及药物敏感试验结果后,再选择和调整抗菌药物种类。

2. 全身和局部辅助治疗 加强全身支持治疗,高热应予降温,注意维持水、电解质的平衡,纠正酸中毒。患肢制动,用皮牵引或石膏固定关节于功能位,以减轻疼痛,控制感染扩散,预防畸形。

3. 局部治疗 按照病理的不同阶段,应采取相应的处理。

(1)关节腔穿刺减压术:适用于浆液性渗出期。关节穿刺、抽净积液后可注入抗菌药物。每日1次,直到关节液清亮,体温和实验室检查正常。

(2)关节腔灌洗:适用于表浅大关节,如膝关节感染者,在膝关节两侧穿刺,插入两根硅胶管,留置在关节腔内,一根为灌注管连接冲洗用的输液瓶,一根为引流管。每日用含抗菌药物的溶液 2000～3000ml 关节腔内持续点滴和负压引流治疗,直至引流液清澈、细菌培养阴性后停止灌洗。再引流数日至无引流液吸出、局部症状和体征消退,即可拔管。

（3）关节镜下手术:适用于浆液纤维性渗出期,在关节镜下清除脓苔,彻底冲洗关节腔,并配合灌洗引流处理。

（4）关节切开引流:适用于浆液纤维性渗出期或脓性渗出期,手术彻底清除病灶,并用生理盐水冲洗后,安置灌洗引流装置。

（5）后期若关节于非功能位强直或有陈旧性病理性脱位可行矫形手术(如关节融合术或截骨术)来改善功能。

相关链接

关节镜技术

属于内镜诊疗技术,是微创骨科的重要组成部分。它是通过关节镜器械和成像系统把关节内图像传送到电视监视屏幕上,在电视监视下进行诊断和治疗。关节镜检查主要目的是:①协助诊断:用于非感染性关节炎的鉴别;了解膝关节内半月板、韧带损伤情况;了解关节内软骨损害情况,有无关节内游离体等;②观察关节内病变的变化:通过关节镜检查了解关节疾病发展过程,为诊断、治疗和预后判断提供依据;③治疗关节疾病:在镜视下用特殊器械进行手术,如关节灌洗清创术、膝关节撕裂半月板切除术、半月板边缘撕裂缝合术、前交叉韧带修复术及关节内游离体摘除术等。但关节僵直、伴有凝血功能障碍性疾病和不能耐受常规手术者禁忌做关节镜检查。

【护理评估】

（一）术前评估

1. **健康史** 评估病人发病前有无身体其他部位的化脓性感染病灶,有无开放性关节损伤等。了解病程长短、治疗经过及效果、有无药物过敏史和手术史等。

2. **身体状况**

（1）症状:评估病人的意识、生命体征、营养状况等;有无病变关节处疼痛和全身中毒症状。

（2）体征:评估病变关节有无红、肿、热、痛及其范围;疼痛的部位、性质和持续时间;局部活动情况,关节是否处于减轻疼痛的非功能位,有无关节强直。

（3）辅助检查:评估白细胞计数、分类和红细胞沉降率、C 反应蛋白及血培养结果;关节穿刺抽出液体的量和性质;涂片是否发现脓细胞;X 线检查有无异常发现。

3. **心理 - 社会状况** 评估病人和家属对疾病的过程、治疗和护理的了解和期望程度;病人和家属对此病预后的心理承受能力。

（二）术后评估

1. **术中情况** 了解病人采取的麻醉、手术方式及术中输血、输液情况。

2. **术后情况** 评估病人术后的神志、生命体征情况;评估局部伤口及引流情况,引流液的颜色、性状和量;评估局部制动及固定效果,病人疼痛是否缓解,有无肢体感觉和运动功能的改变等。

【主要护理诊断/问题】

1. **体温过高** 与关节的化脓性感染有关。

2. **急性疼痛** 与关节感染有关。

3. **有失用综合征的危险** 与活动受限有关。

【护理目标】

1. 病人体温维持在正常范围。

2. 病人疼痛减轻或消失。

3. 病人未发生肌萎缩,关节粘连减轻。

【护理措施】

参见本章第一节"急性血源性化脓性骨髓炎"病人的护理相关内容。

【护理评价】

通过治疗与护理,病人是否:①体温维持在正常范围;②疼痛减轻或消失;③未发生肌萎缩,关节粘连减轻。

第四节 骨与关节结核

案例 37-3

男,12 岁,右髋关节疼痛一年,近 1 月疼痛加重伴跛行。查体:T 37.5℃,消瘦,轻度贫血貌,心肺腹无明显异常,右髋关节呈屈曲内收内旋畸形,右髋关节"4"字试验阳性,右髋关节活动受限。实验室检查:白细胞 10×10^9/L,血沉 60mm/h,结核菌素试验强阳性。X 线检查示:右髋关节囊肿胀,关节间隙变窄。

思考:

1. 该病人目前可能的诊断?

2. 主要的护理诊断/问题有哪些?

3. 入院后术前主要护理措施有哪些?

4. 如何对该病人进行健康指导?

骨与关节结核(tuberculosis of bone and joint)是由结核分枝杆菌侵入骨与关节而引起的一种继发性感染性疾病。曾经是一种常见的感染性疾病,与生活贫困有着直接的关系。随着生活水平的提高以及抗结核药物的出现,骨与关节结核的发病率明显下降。但随着人口的快速增长、流动人口的大量增加以及耐药菌的出现,骨与关节结核的发病率有回升的趋势,应引起重视。

骨与关节结核好发于负重大、活动多、易发生创伤的部位,好发部位是脊柱,约占 50%,其次为膝关节、髋关节和肘关节。好发于儿童与青少年,30 岁以下病人约占 80%。发病的高危人群包括:曾感染结核者或从高发区来的移民、糖尿病或慢性肾衰竭者、营养不良者、嗜酒和使用免疫抑制剂者。另外,AIDS 病人同时感染骨关节结核者也相当多见。

【病因】

病原菌主要是人型结核分枝杆菌。骨与关节结核是一种继发性病变,约 90% 继发于肺结核,少数继发于消化道结核。骨关节结核可以出现在原发性结核的活动期,但多数在原发病灶已经静止,甚至痊愈多年以后。在原发病灶活动期,结核分枝杆菌经血液循环到达骨与关节部位,不一定立即发病,可在骨关节内潜伏多年,在机体抵抗力下降,如外伤、营养不良、过度劳累时被诱发。如果机体的抵抗力加强,潜伏的结核杆菌可被抑制甚至被消灭。

【病理】

骨关节结核的最初病理变化是单纯性滑膜结核或单纯性骨结核,以后者多见。在发病初期,病灶局限于长骨干骺端，关节软骨面完好。此时如果治疗及时得当，结核将被很好地控制，关节功能可不受影响。如果病变进一步发展，结核病灶便会波及关节腔，使关节软骨面受到不同程度损害，称为全关节结核。早期的单纯性滑膜结核可只表现为关节腔积液。随着病变的发展，滑膜呈乳头样增生并侵犯骨与关节软骨，造成全关节结核。全关节结核若不能控制，可发生继发感染，甚至破溃形成瘘管或窦道，关节完全毁损，将导致各种关节功能障碍。

【临床表现】

1. 症状

（1）全身症状：起病多较缓慢，症状隐匿，可无明显全身症状或只有轻微结核中毒症状，病人可有低热、疲乏、盗汗，典型病例还可有食欲缺乏、消瘦、贫血等慢性中毒症状。少数起病急骤、伴有高热及毒血症状，多见于儿童。

（2）局部症状：病变部位隐痛，初起不甚严重，活动后加剧。儿童常有"夜啼"。部分病人因病灶脓液破入关节腔而产生急性症状，此时疼痛剧烈。由于髋关节与膝关节神经支配有重叠现象，所以髋关节结核病人也可诉膝关节疼痛。单纯骨结核者因髓腔内压力高、脓液积聚多而疼痛剧烈。

相关链接

你知道吗？

夜啼是指小儿白天能安静入睡，入夜则啼哭不安，时哭时止，或每夜定时啼哭，甚则通宵达旦，以新生儿及婴幼儿多见。主要原因可分为生理性和病理性两大类。生理性夜啼的特点是哭声响亮，哭闹间隙时精神状态和面色均正常、食欲良好、吸吮有力、发育正常、无发热等。一旦满足了其需求或解除不良刺激后哭闹即止，小儿安然入睡。病理性夜啼多是由于患有某些疾病引起小儿不舒适或痛苦所造成，其哭闹特点为突然啼哭，哭声剧烈、尖锐或嘶哑，呈惊恐状，四肢屈曲、两手握拳、哭闹不休。有的伴有精神萎靡、烦躁不安、面色苍白、吸吮无力或不吃奶。

2. 体征

（1）关节积液与畸形：浅表关节病变可见关节局部肿胀或关节积液，并有压痛。关节常处于半屈曲状态，以缓解疼痛。后期病人可见肌肉萎缩，关节呈梭形肿胀。

（2）寒性脓肿：全关节结核在病灶部位常积聚大量脓液、结核性肉芽组织、死骨和干酪样坏死物质，易形成脓肿；由于无红、热等急性炎症反应，故称之为"冷脓肿"或"寒性脓肿"。寒性脓肿破溃后出现混合性感染，局部炎症反应加重。

（3）窦道与瘘管：脓肿可经组织间隙流动，也可向体表溃破形成窦道。窦道经久不愈，可流出米汤样脓液，有时有死骨及干酪样物质排出。脓肿也可以与空腔内脏器官相通成为内瘘，脓腔与食管、肺、肠管或膀胱相通，病人可咳出、大便排出或尿出脓液。脓肿经皮肤穿出体外则形成外瘘。

（4）常见骨与关节结核

1）脊柱结核：脊柱生理弯曲改变，以胸段后突畸形明显。由于干酪样物质、死骨和坏死的骨块可压迫脊髓，出现肢体感觉、运动和括约肌功能障碍，甚至完全性截瘫。局部有压痛和叩击痛。

2）髋关节结核：早期髋关节前侧有压痛，肿胀不明显，继而股四头肌和臀肌显著萎缩。早期髋关节呈屈曲、外展、外旋畸形；随病情发展髋关节即表现为屈曲、内收、内旋畸形，髋关节强直与双下肢不等长常见。

3）膝关节结核：局部疼痛、肿胀，浮髌试验阳性。由于膝关节持续积液和失用性肌萎缩，膝部可呈梭形肿胀。晚期全关节结核时，膝关节屈曲挛缩。当交叉韧带破坏时，发生病理性膝关节脱位，小腿向后方移位，并膝外翻畸形。

（5）病理性脱位或病理性骨折：晚期常因骨质破坏，或骨骺生长影响而形成。

3. 后遗症 病变静止后可出现各种后遗症，常见的有：关节腔的纤维性粘连、强直而产生不同程度的关节功能障碍；关节挛缩于非功能位，如关节屈曲挛缩畸形、椎体破坏形成脊柱后凸畸形（驼背）；儿童骨骼破坏后发生肢体长度不等。

【辅助检查】

1. 实验室检查

（1）红细胞沉降率（血沉）：结核活动期明显增快，静止期一般正常，故红细胞沉降率可用来监测病变是否静止和有无复发。

（2）血常规检查：轻度贫血，白细胞计数一般正常，有混合感染时增高。

（3）组织学检查：脓肿穿刺或病变部位的组织学检查是结核感染确诊的重要途径。通过培养或组织学检查，约70%~90%的病例可以确诊，但混合性感染时结核分枝杆菌培养阳性率极低。

2. 影像学检查

（1）X线摄片：有助于诊断骨与关节结核，但不能作出早期诊断。一般在起病6~8周后方可出现区域性骨质疏松和周围存在少量钙化的破坏性病灶；病灶周围有软组织肿胀影。随着病变发展，可出现边界清楚的囊性变并伴有明显硬化反应和骨膜炎，可出现死骨和病理性骨折。

（2）CT检查：可以发现X线片不能发现的病灶，能进一步确定病灶的准确位置，显示病灶周围的寒性脓肿、死骨和病骨。

（3）MRI检查：可以在炎性浸润阶段显示出异常信号，具有早期诊断的价值。脊柱结核的MRI还可以观察脊髓有无受压与变性。

（4）核素骨扫描：可以早期显示病灶，但不能作定性诊断。

（5）超声波检查：可探查深部寒性脓肿的位置和大小。

3. 关节镜检查及滑膜活检 对诊断滑膜结核有价值。

【治疗原则】

骨与关节结核的治疗应采用综合的治疗方法，包括休息、营养、标准化疗药物和病灶清除治疗。

（一）非手术治疗

1. 全身治疗

（1）支持疗法：注意充分休息、合理补充营养等，以增强机体抵抗力。贫血严重者，可给予少量多次输血。混合感染者可给予抗生素治疗。

（2）抗结核药物疗法：抗结核的药物治疗应遵循早期、联合、适量、规律和全程用药的原则。第一线抗结核药物包括异烟肼、利福平和乙胺丁醇，以异烟肼与利福平为首选药物。同时应联合用药以提高疗效和防止长期单一用药所产生的耐药性。

相关链接

抗结核药物治疗

抗结核药物治疗后，全身症状与局部症状都会逐渐减轻，用药满2年后能否撤药？其治愈标准为：①全身情况良好，体温正常，食欲良好；②局部症状消失，无疼痛，窦道闭合；③X线示脓肿缩小乃至消失，或已经钙化；无死骨，病灶边缘轮廓清晰；④3次血沉都正常；⑤起床活动已1年，仍能保持上述4项指标者。符合标准的可以停止抗结核药物治疗，但仍需定期复查。

2. **局部治疗**

（1）局部制动：有石膏固定和牵引两种，目的是保证病变部位的休息，解除肌痉挛，减轻疼痛，防止病理性骨折和脱位，并可纠正轻度关节畸形。固定时间一般为 1～3 个月。实践证明，全身药物治疗联合局部制动，疗效更好。

（2）局部注射：抗结核药物的局部注射主要用于早期单纯性滑膜结核。特点是用药量小，局部药物浓度高，全身不良反应轻。常用药物为链霉素或异烟肼，或两者合用。穿刺液减少、转清，则表明治疗有效；若未见好转，应选择其他治疗方法。对冷脓肿不主张穿刺抽脓及脓腔注射，原因是可能诱发混合感染和产生窦道。

（二）手术治疗

1. **脓肿切开引流** 冷脓肿有混合感染、体温高、中毒症状重，且全身情况差，不能耐受病灶清除术时，可先行脓肿切开引流术，待全身情况改善后，再行病灶清除术。

2. **病灶清除术** 一般要将骨关节结核病灶内的脓液、死骨、结核性肉芽组织和干酪样坏死物质彻底清除。由于手术可能造成结核分枝杆菌的血源性播散，因此从手术的安全性考虑，术前要进行 4～6 周（至少 2 周）的全身抗结核药物治疗。术后要继续完成全疗程规范化疗。

3. **其他手术** 如关节融合术、关节成型术、截骨术、脊柱融合固定术等。

【护理评估】

（一）术前评估

1. **健康史** 了解病人的年龄、饮食、活动和居住环境；发病有无诱因，有无结核病史或与结核病人密切接触史。评估疼痛的部位、性质、持续时间、有无放射性疼痛。治疗经过及效果等。

2. **身体状况**

（1）症状：病人的生命体征、营养状况、饮食情况等；站立或行走时有无异常姿态；评估肢体的感觉、运动及功能有无改变，是否合并截瘫。

（2）体征：评估有无压痛、肿胀；脊柱和关节有无畸形；是否出现寒性脓肿及出现部位；是否形成窦道及出现部位；有无分泌物及分泌物的性状、颜色、气味和量。

（3）辅助检查：评估各项检查结果，如 X 线检查有无异常发现、红细胞沉降率是否升高等。

3. **心理 - 社会状况** 评估病人和家属对疾病的过程、治疗和护理的了解和期望程度。病人和家属对此病长期治疗的心理承受能力。

（二）术后评估

1. **术中情况** 了解病人采取的麻醉、手术方式及术中输血、输液情况。

2. **术后情况** 评估病人的神志、生命体征及引流情况；评估局部制动及固定效果，病人疼痛是否缓解，有无肢体感觉和运动功能的改变及括约肌功能；抗结核治疗后的反应等。

【主要护理诊断／问题】

1. 急性疼痛 与骨与关节结核及手术有关。

2. 营养失调：低于机体需要量 与食欲缺乏和结核长期消耗有关。

3. 低效性呼吸型态 与颈椎结核及咽后壁寒性脓肿有关。

4. 躯体活动障碍 与疼痛、石膏固定、手术或截瘫有关。

5. 潜在并发症：抗结核药物毒性反应、休克、窒息、瘫痪、病理性骨折或脱位。

【护理目标】

1. 病人疼痛减轻或消失。

2. 病人营养状况改善，维持体重在正常范围。

3. 病人呼吸功能正常。

4. 病人病变部位功能逐渐恢复。

5. 病人未发生抗结核药物中毒的症状、不良反应及并发症，或发生时能得到及时发现和处理。

【护理措施】

（一）非手术治疗病人的护理

1. **饮食护理** 充足的营养是促进结核病治愈的重要措施之一。鼓励病人进食高蛋白、高热量、高维生素饮食，同时注意饮食的多样化。对肝功能和消化功能差的病人，给予低脂、优质蛋白、清淡的饮食，以减轻胃肠及肝脏的负担。若经口摄入不能满足机体需要时，可根据医嘱给予肠内外营养支持。对有严重贫血或低蛋白血症的病人，根据医嘱予以输血或白蛋白。

2. **体位** 保证充足的休息，以减少机体的消耗。脊柱结核病人需卧硬板床休息，可预防瘫痪或防止瘫痪加重，降低机体代谢、减少消耗。对脊柱、膝关节、髋关节等部位不稳定的病人，可用石膏、皮肤牵引等局部制动，以防病理性骨折、关节畸形和瘫痪的发生。

3. **皮肤护理** 对行石膏固定和皮肤牵引的病人以及需卧床休息的病人，需注意局部皮肤的护理，协助其翻身、充分活动肢体。当寒性脓肿向体外穿破形成窦道时，应及时更换敷料，防止脓液侵蚀局部皮肤引起溃烂。

4. **用药护理**

（1）大多数抗结核药物对肝脏有一定的毒性作用，应定时进行肝功能监测；严密观察病人用药后是否体温下降、食欲增进、体重增加、局部疼痛减轻、红细胞沉降率正常或接近正常。

（2）若病人出现指（趾）末端疼痛、麻木等症状，是异烟肼引起的周围神经炎，可予以维生素 B_6 加以防治。

（3）若病人出现耳鸣、耳聋、眩晕症状，是链霉素对听神经的损害，应及时停药。

（4）若病人视力有改变，是乙胺丁醇对视神经的损害，应及时停药。

5. **疼痛护理** 轻度疼痛者，指导其采取合适的体位，减少局部压迫和刺激以缓解疼痛；给予石膏固定或牵引等局部制动，并根据医嘱使用止痛药物和抗结核治疗，以控制病变发展，减轻疼痛。

（二）手术治疗病人的护理

1. **术前护理** 清除皮肤污垢，备皮时避免损伤皮肤；完善术前实验室检查和影像学检查。

2. **术后护理**

（1）体位护理：根据麻醉方式选择体位。颈椎结核术后用颈托或沙袋固定颈部，以防颈部扭曲引起植骨块松动、内置物断裂。腰椎结核前路术后需用沙袋压迫伤口，以防病灶处渗血及无效腔形成。膝关节手术后应抬高患肢，密切观察患肢末梢血运情况，重点注意有无腓总神经麻痹表现。根据手术部位与方式决定卧床时间，一般为 3~6 个月。

（2）并发症的观察与护理

1）休克：由于脊柱结核病人病程长、手术创面大，术后可能出现低血容量性休克。术后应每小时监测生命体征，同时注意观察肢端温度、皮肤弹性和色泽、毛细血管回流反应、尿量等，防止低血容量性休克发生。

2）窒息：颈椎结核并有咽后壁脓肿时可出现窒息。应向病人及家属说明咽后壁脓肿时可导致吞咽困难，应选择易消化的食物，进食速度缓慢均匀，防止食物呛入气管而窒息。胸椎结核病人在病灶清除后出现呼吸困难或发绀，应及时吸氧，并立即报告医生配合处理。

3）瘫痪：当体位不当致脊髓受压或手术后脊髓水肿等均有可能引起瘫痪或加重原有瘫痪。应观察病人的双下肢运动、感觉、大小便等情况。若功能变差，则可能为脊髓水肿等，应立即报告医生做相应处理。

4）气胸：由于胸椎结核病灶清除术过程中易致胸膜破裂而出现呼吸困难等，若病人出现呼吸音减弱、呼吸急促、胸闷等缺氧症状，应及时报告医师做相应处理；合并有血气胸时，应做胸腔闭式引流并给予高流量吸氧。

（3）功能锻炼：术后长期卧床者，应主动活动非制动部位。合并截瘫或脊柱不稳者，作抬头、扩胸、深呼吸、咳嗽和上肢运动，同时进行被动活动并按摩下肢各关节，以防止关节粘连、强直。进行功能锻炼时应根据病人能力情况，循序渐进，持之以恒。

（三）心理护理

骨与关节结核系慢性病，病程长，加上病人在发病前生活多处于贫困状态，长期的营养不良和体质虚弱，往往容易产生悲观厌世情绪。医护人员应耐心向病人及家属解释病情及预后，解除顾虑，取得其支持配合，增强对治疗疾病的信心。

（四）健康教育

1. 适当休息，保证营养供给。

2. 遵医嘱连续服用抗结核药物 2 年左右，不可擅自停药，并注意观察药物的毒副作用，每月检查血常规、红细胞沉降率、肝功能和听力等情况。

3. 椎体手术者，术后继续卧硬板床休息 3 个月，3 个月后可在床上活动，半年后方可离床活动，应注意防止胸腹部屈曲，以免植入骨块脱落或移动。

【护理评价】

通过治疗与护理，病人是否：①疼痛减轻或消失；②营养状况恢复正常，并维持体重在正常范围；③维持正常呼吸；④病变部位功能逐渐恢复；⑤无抗结核药物中毒的症状，无并发症的发生，即使发生也能得到及时的处理。

（张国华）

学习小结

本章主要介绍化脓性骨髓炎、化脓性关节炎、骨与关节结核病人的护理。化脓性骨髓炎按感染途径可分为血源性骨髓炎、创伤后骨髓炎和外来性骨髓炎。血源性骨髓炎按病程可分为急性血源性骨髓炎和慢性血源性骨髓炎，这也是本章学习的重点，尤其是闭式灌洗引流的方法和护理。化脓性关节炎是指关节内化脓性感染，要重点掌握其临床表现及护理措施。骨与关节结核是一种特异性感染，要重点掌握其临床表现、处理原则及护理要点，如骨与关节结核病人抗结核药物的用药护理、术后并发症的观察护理和出院后的健康指导。

复习参考题

1. 简述急性血源性化脓性骨髓炎闭式灌洗引流的护理。

2. 简述化脓性关节炎病理过程及特点。

3. 简述骨与关节结核病人抗结核药物的用药护理。

第三十八章　骨肿瘤病人的护理

38

第一节 概述

凡发生在骨内或起源于各种骨组织成分的肿瘤,不论是原发性、继发性还是转移性肿瘤统称为骨肿瘤(bone tumors)。骨肿瘤可发生于骨组织和骨附属组织,前者包括骨膜、骨和软骨,后者包括骨的血管、神经、脂肪、纤维组织等。原发性骨肿瘤发病率约为全身肿瘤的 2%～3%,以良性肿瘤多见。继发性骨肿瘤是指身体其他部位的肿瘤通过血液或淋巴液转移到骨组织,属于恶性肿瘤。病因尚不完全明确,男性发病率稍高于女性。骨肿瘤的发病具有年龄特点,如骨肉瘤多见于青少年和儿童,骨巨细胞瘤多见于成人,骨髓瘤多见于老年人。

【外科分期】

骨肿瘤的外科分期方法多种,1980 年 Enneking 根据骨和软组织间叶性肿瘤生物学行为提出的 G-T-M 外科分期系统是目前最常用的。此方法反映了肿瘤的生物学行为及侵袭程度,有利于判断预后,合理选择手术方案,指导骨肿瘤的治疗。

G(grade)表示病理分级,共分 3 级;G_0 为良性,G_1 为低度恶性,G_2 为高度恶性。

T(tumor)表示肿瘤与解剖学间室的关系。T_0 囊内,T_1 囊外、间室内,T_2 间室外。

M(metastasis)表示远处转移。分为:M_0 无远处转移,M_1 有远处转移。

1. 良性肿瘤分期　用阿拉伯数字 1、2、3 表示。

1(G_0,T_0,M_0)静止性肿瘤,有完整的包囊;

2(G_0,T_1,M_0)生长活跃,仍位于囊内或为自然屏障所阻挡;

3(G_0,T_2,M_0)具有侵袭性。

2. 恶性肿瘤分期　用罗马数字 Ⅰ、Ⅱ、Ⅲ 表示。每期又分为 A(间室内)和 B(间室外)两组。

$Ⅰ_A$(G_1,T_1,M_0)低度恶性,间室内病变;

$Ⅰ_B$(G_1,T_2,M_0)低度恶性,间室外病变;

$Ⅱ_A$(G_2,T_1,M_0)高度恶性,间室内病变;

$Ⅱ_B$(G_2,T_2,M_0)高度恶性,间室外病变;

$Ⅲ_A$($G_{1～2}$,T_1,M_1)间室内病变,有转移;

$Ⅲ_B$($G_{1～2}$,T_2,M_1)间室外病变,有转移。

【临床表现】

1. **疼痛**　疼痛多由开始时轻度、间歇性逐渐发展为持续性疼痛,并有局部压痛,夜间明显,是恶性肿瘤的重要症状。良性肿瘤生长缓慢,多无疼痛或仅有轻度疼痛。

2. **肿块与肿胀**　良性骨肿瘤通常在偶然情况下被发现,质硬而无压痛,生长缓慢,病程较长。恶性骨肿瘤局部肿胀和肿块常发展迅速,表面可有浅静脉怒张和皮温增高。

3. **功能障碍和压迫症状**　肿瘤的位置和大小不同,可产生不同的神经、血管、肌肉压迫症状。位于长骨干骺端的骨肿瘤多邻近关节,由于疼痛、肿胀和畸形,可使关节活动受限。肿块巨大时,可因压迫周围组织引起相应症状,如位于脊柱的肿瘤可压迫脊髓,出现截瘫;位于盆腔的肿瘤可引起机械性梗阻,出现排尿困难与便秘。

4. **病理性骨折**　肿瘤生长可破坏骨质,骨质破坏过多,轻微外力可引起病理性骨折,是某些骨肿瘤的首发症状,也是恶性骨肿瘤和骨转移瘤的常见并发症。

5. **其他**　恶性骨肿瘤可经血流和淋巴向远处转移,如肺转移。晚期恶性肿瘤可出现体重下降、乏力、贫血、消瘦、食欲不振、低热等全身症状。

【辅助检查】

1. **实验室检查** 骨肿瘤病人有广泛溶骨性病变时,可出现血钙升高;血清碱性磷酸酶升高有助于诊断骨肉瘤;男性酸性磷酸酶升高提示前列腺癌骨转移;血、尿中 Bence-Jones 蛋白阳性对浆细胞骨髓瘤有意义。

2. **影像学检查**

(1) X 线检查:X 线检查能显示骨与软组织的基本病变,能判断肿瘤的良、恶性,对诊断有重要价值。良性肿瘤呈膨胀性骨病损,密度均匀,边界清楚。恶性肿瘤 X 线征象表现为病灶不规则,密度不均,边界不清,骨质破坏呈筛孔样或虫蚀样。

(2) CT、MRI 检查:能为骨肿瘤的存在及确定骨肿瘤的性质提供依据,也可更清晰地显示肿瘤的范围、识别肿瘤的侵袭程度、与邻近组织的关系,有助于确定手术方案和评估治疗效果。

(3) DSA 检查:能清晰显示肿瘤的血供情况,包括肿瘤的主干血管、新生的肿瘤性血管等。它有利于进行选择性血管栓塞以及注入化疗药物,同时能监测化疗效果。

3. **病理学检查** 病理组织学检查是骨肿瘤确诊的唯一可靠检查。包括大体病理、免疫组织化学、HE 染色检查、电子显微镜检查等。

【治疗原则】

骨肿瘤的治疗应以外科分期为指导,选择合适的治疗方案,尽量达到既可切除肿瘤,又可保全肢体的目的。

（一）良性肿瘤

通常以手术切除为主,手术方式分为刮除植骨术和外生性骨肿瘤切除术。

1. **刮除植骨术** 术中彻底刮除病灶至正常骨组织,使用药物或者烧灼方法杀灭残存瘤细胞,并在空腔内置入填充材料。适用于良性骨肿瘤及瘤样病变。填充材料中以自体骨移植较好,但来源少、疗程长、完全愈合缓慢,临床常用同种异体骨或人工骨填充,也可使用骨水泥等其他生物活性骨修复材料。

2. **外生性骨肿瘤切除术** 将肿瘤自基底部正常骨质处切除,手术的关键是完整切除肿瘤骨质、软骨帽及软骨外膜,防止复发,如骨软骨瘤切除术。

（二）恶性肿瘤

通常采取以手术治疗为主,化学治疗、放射治疗和生物治疗为辅的综合治疗。

1. **手术治疗**

(1) 保肢治疗:20 世纪 80 年代以来,不断成熟的联合化疗技术促进了保肢治疗的发展。采用合理的治疗方案完整切除肿瘤是手术的关键,切除范围包括肿瘤实体、包膜、反应区以及周围部分正常组织。

(2) 截肢术:截肢术仍是重要治疗手段,对于晚期高度恶性骨肿瘤,其他辅助治疗无效及病变广泛时,为解除病人痛苦,在严格掌握手术适应证,选择安全截肢平面后,可采取截肢术,同时考虑安装假肢。

2. **化学治疗** 化学药物治疗,特别是新辅助化疗的应用极大提高了恶性骨肿瘤的保肢率和生存率。目前多先采用术前化学治疗,术后再根据细胞的反应交替应用不同化疗方案。

3. **放射治疗** 放疗可强有力地抑制恶性骨肿瘤细胞的繁殖能力。部分骨肿瘤采用术前、术中、术后联合放疗可控制病变和缓解疼痛,降低局部复发率。

相关链接

恶性骨肿瘤保肢手术的适应证与禁忌证

适应证:①肢体发育成熟;②Ⅱ$_A$ 期或化疗敏感的 Ⅱ$_B$ 期肿瘤;③血管神经束未受累,肿瘤能够完整切除;④术后局部复发率和转移率不高于截肢;术后肢体功能优于义肢;⑤病人要求保肢。

禁忌证:①肿瘤周围主要神经、血管受侵犯;②在根治术前或术前化疗期间发生病理性骨折,瘤组织和细胞突破间室屏障,随血肿广泛污染邻近正常组织;③肿瘤周围软组织条件不好,如主要动力肌群被切除,或因放疗、反复手术而瘢痕化,或皮肤软组织有感染者;④不正确的切开活检,污染周围正常组织或使切口周围皮肤瘢痕化,弹性差,血运不好。

第二节　常见骨肿瘤

一、骨软骨瘤

案例38-1

　　王先生,35岁,因发现右小腿肿块8年入院。否认外伤史、家族性遗传病史等。查体:右小腿上端后内侧可触及5.0cm×2.0cm×1.5cm大小包块,质硬,边界清楚,表面欠光滑,无压痛,活动性欠佳,与周围组织有粘连,右膝关节活动受限。X线显示局部皮肤下组织有一高密度肿块影,呈不规则影,边界清楚,肿块内可见软骨透亮区、环状钙化及紊乱的骨小梁,与邻近骨骼无连接。

　　思考:

　　1. 评估病人时需要注意哪些问题?

　　2. 该病人是否需要手术?如需要,术后的护理要点是什么?

　　骨软骨瘤(osteochondroma)又称外生骨疣,是位于骨表面的骨性突起物,顶面有软骨帽,中间有髓腔,是一种常见的、软骨源性的良性肿瘤。多见于10~20岁青少年,男性多于女性。好发于长骨的干骺端,当骨骺线闭合后,骨软骨瘤的生长也停止。骨软骨瘤可分为单发性与多发性两种,单发性病人占绝大多数,多发性病人常有家族史,为常染色体显性遗传,故遗传性多发性骨软骨瘤又称为家族性骨软骨瘤综合征。

【临床表现】

　　通常无自觉症状,常因偶然发现骨性肿块而就诊,肿块常见于股骨远端、胫骨近端或肱骨近端,骨性包块生长缓慢,增大到一定程度时,可压迫周围组织,如血管、神经、肌腱等,并出现相应压迫症状,或表现为病理性骨折和继发性滑囊炎等。多发性骨软骨瘤的病人因正常骨的生长发育受影响,患肢有弯曲畸形、短缩。若无外伤的局部肿块突然增大,疼痛加重,应考虑恶变的可能。

【辅助检查】

　　X线检查表现为干骺端有骨性突起,其皮质和骨松质与正常骨相连,彼此骨髓腔相通。滑囊和软骨帽一般不显影或呈不规则钙化影。骨软骨瘤发生恶性变时,X线平片可见呈现不规则钙化影及云雾状改变等表现(图38-1)。

【治疗原则】

　　如无症状,一般无需处理,密切随访观察即可。若肿瘤生长较快、过大、疼痛、影响关节功能活动,有压迫症状或可疑恶变者,应行切除术。切除范围从肿瘤基底四周正常骨组织开始,包括纤维膜或滑囊、软骨帽等,以防复发。

【常见护理诊断/问题】

1. 焦虑/恐惧　与肢体功能障碍和担心疾病预后有关。

2. 躯体活动障碍　与肢体功能受损和疼痛有关。

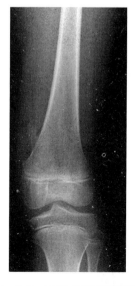

图38-1　女性,11岁,左股骨下端骨软骨瘤

3. 潜在并发症：恶变、病理性骨折。

【护理目标】

1. 病人焦虑减轻或消除。

2. 病人关节活动恢复或重建。

3. 病人未出现并发症，如出现及时发现并处理。

【护理措施】

（一）术前准备和非手术病人的护理

1. **心理护理**　主动与病人沟通交流，了解其产生焦虑、恐惧的具体原因。向病人讲解疾病相关知识，告知病人骨软骨瘤属良性骨肿瘤并解释治疗方法和预后。

2. 避免患肢负重，指导病人必要时使用拐杖、轮椅等助行器，预防病理性骨折。

3. **术前准备**　同骨折病人术前准备。

（二）术后护理

1. **常规护理**　术后抬高患肢，消除肿胀，观察伤口敷料有无渗血渗液、肢体远端有无感觉和运动异常，如有异常，及时配合医师处理。

2. **缓解疼痛**　明确疼痛的原因，制定缓解疼痛的方法。指导病人用非药物的方法缓解疼痛，如暗示、放松训练、转移注意力等。若疼痛不能忍受，可遵医嘱使用镇痛药物，观察记录镇痛药物的疗效和副作用。

（三）健康教育

宣讲术后康复的相关知识，骨软骨瘤为最常见的骨原发性良性肿瘤，极少恶变。骨软骨瘤手术对关节功能影响一般较小，伤口愈合后，应尽早功能锻炼，以尽快恢复关节功能。

【护理评价】

通过治疗与护理，病人是否：①焦虑减轻或消除；②关节功能达到最大程度恢复；③未发生并发症，若发生能得到及时处理。

二、骨巨细胞瘤

案例 38-2

　　孟先生，49岁，因右桡骨远端刮除植骨术后15年复发，局部疼痛4年就诊。四肢关节外形正常，右前臂背侧桡侧可见手术瘢痕，局部已经愈合。局部轻度压痛，关节活动功能正常，远端指端血运、感觉、活动正常，四肢肌张力、肌力正常。发病以来，病人进食、精神、睡眠及大小便均正常，体重无明显减轻。

　　思考：

　　1. 如需确诊，还需要哪些检查？

　　2. 病人行右桡骨远端瘤段切除术＋异体桡骨移植＋钢板内固定术后，应如何指导他进行功能锻炼？

骨巨细胞瘤（giant cell tumor of bone）为交界性或生物学行为不确定的肿瘤。可分为巨细胞瘤和恶性巨细胞瘤。是常见的原发性骨肿瘤，复发率较高、转移率低，现也有观点认为骨巨细胞瘤属于潜在恶性或低度恶性肿瘤。好发年龄为20～40岁，女性多于男性，好发部位为胫骨近端和股骨远端。

【临床表现】

主要表现为疼痛和肿胀，与病情发展有关。病变局部可有组织肿胀、皮温增高。侵蚀性强的骨巨细胞瘤可破坏骨皮质引起病理性骨折。触及局部肿物时,有轻压痛和乒乓球样感觉,病变处关节活动受限。病理性骨折或瘤内出血时,疼痛加重。

【辅助检查】

1. **X线检查** 表现为长骨骨骺处呈偏心性、囊性、溶骨性破坏,骨皮质膨胀、变薄,与周围界限较清晰,无骨膜反应,呈"肥皂泡"样改变(图38-2)。病变常累及干骺端,甚至侵犯邻近关节。发生病理性骨折时,可见骨折影像。

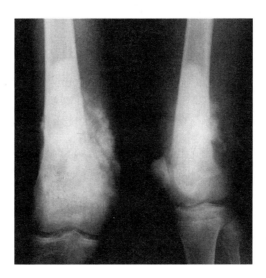

图 38-2 骨巨细胞瘤

2. **CT、MRI检查** 可显示病变与重要血管和神经的关系,确定肿瘤的骨内、骨外、关节内、椎管内和周围软组织的侵犯情况,有助于肿瘤的分期,对四肢骨巨细胞瘤手术切除方案的确定和实施有重要意义。

相关链接

Campanacci 分级系统

Campanacci 等以骨巨细胞瘤(giant cell tumors, GCT)的 X 线片上所表现的溶骨以及向外侵蚀的程度,分为三度,作为判断其良恶性的依据。Ⅰ度:肿瘤境界清楚,边缘有时见薄的硬化边,病灶内见清晰的皂泡样征或如囊状,无软组织肿块与骨膜反应,此类占 10%~15%。Ⅱ度:肿瘤境界部分清晰,部分模糊,有向外侵蚀的表现,病灶内皂泡样间隔部分模糊,出现溶解、断裂等现象,有时可出现软组织肿块影,但境界清晰可辨,此类占 70%~80%。Ⅲ度:肿瘤境界模糊,尚能分辨残存的骨壳,病变呈明显向外侵蚀表现。病灶内大片溶骨性破坏,有时残留皂泡样间隔,常见破壳征及边缘模糊的软组织肿块,多有病理骨折,数量占20% 左右。Campanacci 认为后一种形式的 GCT 有恶性倾向,但其组织学表现是良性,故用"侵蚀性"更合理。文献报道 GCT 复发与放射影像学 Campanacci 分级明显相关,放射影像学分级越高,局部组织结构破坏越重,复发率越高。因此,应当从 CCT 的生物学行为上全方位评估,包括生长情况、肿瘤范围、临床过程、病理学所见、影像学所见(如肿瘤大小、皮质骨完整与否、软组织侵犯等)、有无复发与转移等,如此方能作出较为符合临床实际的判断。

【治疗原则】

由于本病的生物学行为特殊,对放化疗不敏感,治疗原则以手术治疗为主,达到清除肿瘤、减少复发、最大限度保留肢体功能的目的。常用手术方式有:

1. 刮除植骨术　肿瘤较小者,采用切除术加灭活处理,再植入骨水泥或自体骨或异体骨,但易复发。

2. 瘤段切除术　对于肿瘤较大、术后复发或伴病理性骨折者,行肿瘤节段截除、假体植入。

3. 截肢术　对于恶性肿瘤无转移者,可行广泛、根治性切除或截肢术。对手术清除肿瘤困难者,可放疗,但会增加肉瘤发生的概率,应慎用。

【护理评估】

（一）术前评估

1. 健康史　了解病人的一般情况,如性别、年龄、职业、生活环境和习惯,有无外伤和骨折史,有无肿瘤病史及家族史。

2. 身体状况

（1）症状:评估疼痛的部位、性质;是否伴有肢体肿胀、局部压痛及皮温升高;有无病理性骨折等。

（2）体征:评估关节的活动情况,有无因肿块压迫引起的相应体征。

（3）辅助检查:影像学检查有无显示溶骨性病灶、骨膨胀、皮质变薄、肥皂泡样外观等,病理学检查有无异常。

3. 心理 - 社会状况　骨巨细胞瘤具有潜在侵袭性,对病人的身心健康影响较大,需了解病人的心理问题所在,以及社会支持系统情况。

（二）术后情况

1. 术中情况　了解病人采取的手术和麻醉方式以及术中输液、输血情况。

2. 术后评估　评估病人的生命体征;伤口敷料情况;患肢远端的感觉、血运、活动情况;各引流管道是否固定良好、通畅,引流液是否正常等。

【主要护理诊断/问题】

1. 焦虑/恐惧　与肢体功能障碍和担心疾病预后有关。

2. 疼痛　与肿瘤压迫周围组织、神经有关。

3. 躯体活动障碍　与肢体功能受损和疼痛有关。

4. 潜在并发症:病理性骨折、恶变。

【护理目标】

1. 病人焦虑减轻或消除。

2. 病人疼痛症状减轻或消失。

3. 病人关节活动恢复或重建。

4. 病人未出现并发症,若出现能及时发现并处理。

【护理措施】

（一）术前准备

1. 心理护理　主动与病人沟通交流,了解其产生恐惧焦虑的具体原因,骨巨细胞瘤是潜在恶性肿瘤,有针对性地予以指导,向病人讲解疾病相关知识,同时,应指导病人保持情绪稳定,主动配合治疗和护理工作。

2. 缓解疼痛　找出病人疼痛的原因和缓解疼痛的方法。轻度疼痛,指导病人用非药物的方法缓解疼痛,如冥想、想象、缓解压力、分散注意力等。疼痛不能忍受时,应遵医嘱使用芬太尼、曲马多、哌替啶等镇痛药物,注意观察记录用药后疗效和副作用。

3. 预防病理性骨折　护理操作时,动作要轻柔。一旦发生骨折,立即按骨折病人进行护理。指导病人正确使用轮椅、拐杖等助行器,避免患肢负重,对病情严重、骨质破坏较重者,可使用石膏托或小夹板固定患肢。如有股骨近端骨质破坏严重者,在固定的同时,应及时牵引,以免发生关节畸形。

4. 常规禁食、禁水,手术区域备皮、备血等。

（二）术后护理

1. 常规护理

（1）病情观察：监测生命体征，观察伤口敷料有无出血，患肢末梢皮肤颜色、温度、感觉及运动情况。保持引流管通畅有效，记录引流液性状、颜色和引流量。

（2）疼痛护理：创造舒适的休养环境，用聊天、听音乐等方法转移注意力，术后常规使用镇痛泵止痛。有效镇痛能保证足够的休息和睡眠，有利于术后恢复。

2. 体位护理 根据手术性质、部位决定术后体位。病灶刮除术后常规抬高患肢；人工髋关节置换术后应保持患肢外展中立位，予丁字鞋固定；人工膝关节置换术后膝关节屈曲10°，两侧放置沙袋以保持中立位，亦予丁字鞋固定。

3. 功能锻炼 术后病情平稳后，应鼓励病人早期进行功能锻炼，预防关节僵硬和肌萎缩。早期可进行患肢末端关节活动和肌肉等长收缩，病情平稳后，逐渐开始关节活动、扶拐下地和负重练习。应根据病人愈合程度，逐渐增加活动量，以防发生骨折。

4. 其他 若行放疗方案，应预防放疗可能出现的不良反应，向病人及家属解释放疗的并发症。教会病人放疗期间避免照射部位皮肤受到物理、化学因素的刺激，避免日光直射，注意保护放射部位皮肤，预防放射性皮炎。同时，应每周检查白细胞和血小板，防止骨髓抑制。指导病人注意预防感染。

【护理评价】

通过治疗与护理，病人是否：①焦虑、抑郁症状减轻或消除；②疼痛症状减轻或消除；③关节功能达到最大程度恢复；④未发生并发症，若发生能得到及时处理。

三、骨肉瘤

问题与思考

骨肉瘤是最常见的原发性恶性骨肿瘤，其组织学特点是瘤细胞直接形成骨样组织或未成熟骨。骨肉瘤好发于10~20岁青少年，恶性程度高，预后差。近年来，由于早期诊断和新辅助化疗的发展，使骨肉瘤5年存活率大大提高。

思考： 骨肉瘤恶性程度较高，如何对其进行治疗及护理？

> **案例38-3**
>
> 王先生，男性，19岁，因左膝关节疼痛五月余，疼痛加重七天，夜间尤重，疼痛难以入睡收入骨科。查体：右膝部弥漫性包块，边界不清，局部皮温高，压痛明显。X线检查：右胫骨上端骨质呈浸润性破坏，有溶骨现象，可见明显的"日光照射"形态和Codman三角。
>
> **思考：**
>
> 1. 目前病人最主要的护理诊断/问题是什么？
>
> 2. 如何对该病人进行术后护理？

骨肉瘤（osteosarcoma）好发于10~20岁青少年，发病率男性高于女性，是最常见的原发性恶性骨肿瘤，其恶性程度高，预后差。瘤体常为梭形，可累及骨膜、骨皮质和髓腔，病灶切面呈鱼肉状，棕红或灰白色。好发部位为股骨远端、胫骨近端、肱骨近端的干骺端。

【临床表现】

主要表现为局部持续性疼痛,逐渐加重,夜间尤重。可伴有局部肿块,附近关节活动受限。局部皮温升高、静脉怒张。可伴有全身恶病质表现。溶骨性的骨肉瘤因侵蚀皮质骨而导致病理性骨折。

【辅助检查】

1. **影像学检查** X线检查可表现为不同形态,密质骨和髓腔有成骨性、溶骨性和混合性骨质破坏,多起于长骨干骺端。肿瘤生长,骨膜下生成新骨,顶起骨外膜,同时血管随之长入,肿瘤骨与反应骨沿放射状血管方向沉积,出现 Codman 三角和"日光射线"形态(图38-3)。MRI 可明确肿瘤的边界和侵袭范围。

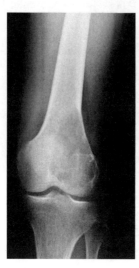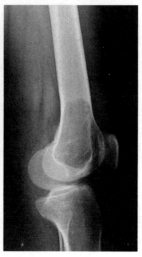

图38-3 股骨远端骨肉瘤

2. **实验室检查** 碱性磷酸酶主要由成骨细胞产生,故碱性磷酸酶的测定对骨肉瘤的诊断和预后估计有重要价值。

【治疗原则】

目前,采取以手术治疗为主,辅助治疗相结合的综合性治疗。骨肉瘤极易发生肺转移,在明确诊断后,应及时进行术前大剂量化疗,消灭微小转移灶。有保肢条件者,采用根治性瘤段切除、灭活再植或置入假体的保肢手术,无保肢条件者,应及时行截肢术,截肢平面宜超过患骨近侧关节。术后应继续大剂量化疗。

【护理评估】

(一)术前评估

1. **健康史** 了解病人的年龄、性别、生活环境和日常习惯等,特别注意有无肿瘤的诱发因素,如长期接触化学致癌物质、放射线等,有无外伤等。

2. **身体状况**

(1)症状:评估疼痛的部位、性质、加重或缓解的因素;局部有无肿胀、肿块、压痛、表面静脉怒张和皮温升高等;肢体有无畸形,关节活动是否受限,有无病理性骨折发生等。

(2)体征:有无因肿块压迫和转移引起的局部体征;有无消瘦、低热、贫血等晚期恶性肿瘤表现。

(3)辅助检查:影像学检查有无骨质破坏、骨膜反应和软组织影;有无肺转移;碱性磷酸酶、乳酸脱氢酶是否升高;病理学活体组织检查有无异常;各重要脏器功能是否正常,能否耐受化疗和手术。

3. **心理 - 社会状况** 骨肉瘤是恶性程度较高的肿瘤,预后差,病人多为青少年,确诊前,大多紧张焦虑,一旦确诊,又因惧怕截肢和死亡而感到恐惧,甚至会产生轻生的念头;治疗时间持续长、费用高、较多病人不能坚持完成。因此,需进行全面评估,了解病人及家属心理、经济承受能力及所需照顾。

（二）术后评估

1. **术中情况**　了解病人采取的手术和麻醉方式以及术中输液、输血情况。

2. **术后情况**　评估病人的生命体征；伤口敷料情况；患肢远端的感觉、血运、活动情况；截肢病人残端情况；各引流管道是否固定良好、通畅，引流液是否正常等。

【主要护理诊断/问题】

1. **恐惧**　与担心肢体功能丧失和预后不良有关。

2. **疼痛**　与肿瘤浸润压迫周围组织、病理性骨折、手术创伤、术后幻肢痛有关。

3. **躯体活动障碍**　与肢体功能受损、疼痛和制动有关。

4. **自我形象紊乱**　与手术截肢和化疗引起的副作用有关。

5. 潜在并发症：病理性骨折、肺转移癌。

【护理目标】

1. 病人恐惧减轻或消除。

2. 病人疼痛缓解或消失。

3. 病人体力得到恢复。

4. 病人能接受自我形象的改变。

5. 病人无并发症发生，或发生后能及时发现和处理。

【护理措施】

（一）术前护理

1. **心理护理**　骨肉瘤是恶性肿瘤，病人易恐惧，担心手术和预后。主动与病人沟通交流，向病人讲解疾病相关知识，强调手术治疗和化疗的重要性，介绍目前骨肉瘤的治疗方法和进展，让病人保持情绪稳定，主动配合治疗和护理工作，帮助病人树立战胜疾病的信心。

2. **缓解疼痛**　轻度疼痛时，指导病人用非药物的方法缓解疼痛，如参加社团活动、听音乐、分散注意力等。中度疼痛和重度疼痛时，应遵医嘱使用芬太尼、曲马多、哌替啶等镇痛药物，注意观察记录用药后疗效和副作用。

（二）术后护理

1. **病情观察**　密切观察病人生命体征，术后伤口情况，有无出血、水肿、皮肤坏死、感染等。严密观察肢端血运情况。

2. **功能锻炼**　术后抬高患肢，保持肢体功能位，预防肿胀和关节畸形。髋部手术，髋关节外展中立或内旋，防止发生内收、外旋脱位；膝部手术后，膝关节屈曲15°。教会病人使用拐杖、轮椅等代步工具，为安装假肢做准备。指导病人术后早期卧床休息，避免过度活动。

3. **预防病理性骨折**　下肢肿瘤病人易发生病理性骨折，避免使用暴力搬运病人，应动作轻柔。指导患者注意保护患肢，功能锻炼循序渐进，设置无障碍环境，防止跌倒。

4. **预防感染**　遵医嘱及时使用抗生素，预防感染，并观察药物疗效和副作用。

（三）化疗病人的护理

在短期内联合应用大剂量如多柔比星、甲氨蝶呤、顺铂等毒副作用较强的化疗药物，可出现黏膜损害、肝肾功能损害、消化道反应、骨髓抑制、心脏毒性、泌尿系统损害等多种不良反应，有时被迫中止化疗，甚至导致死亡，注意观察记录化疗病人用药后疗效和副作用。

（四）健康教育

指导病人保持平稳的心态，帮助病人树立战胜疾病的信心。对于截肢者，介绍类似经历的病人现身说法，消除病人顾虑。帮助病人制定个体化康复锻炼计划，教会病人使用轮椅、拐杖等各种助行器，尽可能恢复病人生活自理能力，提高病人生活质量。同时，教会病人家中自我检查和检测病情，定期复查和随访,发现肢体疼痛、肿胀等异常情况及时就医。

【护理评价】

通过治疗与护理,病人是否:①病人恐惧减轻或消除;②病人疼痛缓解或消失;③病人体力得到恢复;④病人能接受自我形象的改变;⑤未发生并发症,若发生能得到及时处理。

(崔丽君)

学习小结

骨肿瘤是发生在骨骼系统的肿瘤,分为原发性和继发性两种。原发性肿瘤又分为良性和恶性。常见的症状及体征是病变部位肿胀,触之有肿块、疼痛及压痛、功能障碍等,以及由瘤体本身导致的神经压迫与梗阻症状,恶性肿瘤还常常伴随全身症状,如发热、消瘦等。影像学检查在该病的诊断中必不可少,可提供肿瘤的特点,并显示肿瘤对周围组织的侵犯等。良性肿瘤主要以手术局部切除为主;而恶性肿瘤病人务必重视其心理护理,同时应予手术、辅助化疗、放疗、免疫等综合手段治疗。

复习参考题

1. 骨肉瘤病人的常见护理诊断/问题及相关因素有哪些?

2. 骨肿瘤病人的临床表现有哪些?

3. 骨肉瘤病人的护理措施有哪些?

第三十九章　皮肤病病人的护理

39

第一节 解剖生理概要

皮肤（skin）覆盖于机体最表面，是人体最大的器官，总重量约占个体体重的16%，正常成人皮肤表面积为1.5～2m²，新生儿约为0.21m²，厚度为0.5～4mm，在口、鼻、尿道口、阴道口、肛门等处与体内各种管腔表面的黏膜互相移行，对人体内环境稳定起到极其重要的作用。

【解剖概要】

皮肤由表皮（epidermis）、真皮（dermis）和皮下组织（subcutaneous tissue）构成，表皮与真皮之间由基底膜带相连接并借助皮下组织与深层组织相连。皮肤中除各种皮肤附属器如指（趾）甲、汗腺、皮脂腺、毛发和毛囊外，还含有丰富的血管、淋巴管、神经、肌肉。皮肤的颜色因种族、年龄、性别、营养状况及部位的不同而有所差异（图39-1）。

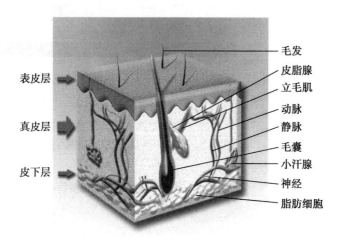

图39-1 皮肤解剖结构示意图

1. 表皮 位于皮肤的最外层，为角化的复层鳞状上皮组织，表皮没有血管，但是有很多神经末梢，能感知外界刺激，能产生触觉、痛觉、压力、冷热等。表皮主要由角质形成细胞、黑素细胞和朗格汉斯细胞构成，此外，还有未定类细胞及麦克尔细胞。

（1）角质形成细胞：由外胚层分化而来，是构成表皮的主要细胞，数量占表皮细胞的80%以上，具有形成角质的能力，可产生角蛋白，同时又是一种免疫活性细胞，可产生多种细胞因子。根据分化阶段和特点将其分为以下五层：

1）基底层：又称生发层，位于表皮最底层，由基底细胞和黑色素构成。正常的表皮能维持其增生和抑制的比例，使新生的细胞与脱落的角质层细胞保持平衡，同时具有分裂繁殖、修复破损的作用。

2）棘细胞层：位于基底层上方，由4～8层多角形细胞构成，相邻细胞间形成桥粒。浅层的棘细胞在皮肤的屏障功能中起着防止水分丢失的作用。棘层中有许多感觉神经末梢，可以感受外界的各种刺激。

3）颗粒层：位于棘层上方，由2～4层梭形细胞或扁平细胞组成。该层特征为胞质中有不规则的透明角质颗粒，有折射作用，可以减少紫外线射入体内。

4）透明层：位于颗粒层与角质层之间，仅见于掌跖表皮，由2～3层扁平无核细胞构成。此层对水的渗透起到生理屏障的作用。

5）角质层：位于表皮最外层，由5～20层扁平的角化细胞组成，是已完全死亡的细胞。此层主要起到机体的防护性作用。

（2）黑素细胞：起源于外胚层的神经嵴，其主要通过合成和分泌黑素，遮挡和反射紫外线，借以保护真皮及深部组织。

（3）朗格汉斯细胞：由胚胎期骨髓产生，后迁移至皮肤，散布于棘细胞层。是皮肤免疫功能的重要细胞，参与病毒抗原和肿瘤抗原的免疫监视。

2. 真皮 位于表皮和皮下组织之间，由中胚层分化而来，由浅至深可分为乳头层和网状层，但两层之间并无明确界限。乳头层紧邻表皮的薄层结缔组织，纤维细密，细胞较多，毛细血管丰富，还有许多游离神经末梢，在触觉灵敏部位可见触觉小体；网状层较厚，位于乳头层下方，有较大的血管、淋巴管和神经穿行，主要由胶原纤维和弹力纤维构成。

3. 皮下组织 又称皮下脂肪层，位于真皮层下方，由疏松的结缔组织和脂肪小叶构成，下方与肌膜相连，含有丰富的血管、淋巴管、神经、汗腺和深部毛囊等。皮下组织与真皮之间没有明确的界限，两者彼此延伸，并与深部筋膜、腱膜或骨膜相连续。

4. 皮肤附属器 由表皮衍生而来，包括毛发、皮脂腺、汗腺和指（趾）甲等构成。

（1）毛发：根据皮肤是否有毛发附着分为有毛皮肤与无毛皮肤；根据毛发的长短和粗细分为长毛（头发、腋毛、胡须、阴毛）、短毛（眉毛、睫毛、鼻毛、外耳道毛）、毫毛（面部、颈部、躯干、四肢的毛发）、毳毛（胎儿体表毛发）等。毛发的生命周期分为生长期、退行期、休止期。正常人每日可脱落70～100根头发，同时也有等量的头发再生。毛发性状与遗传、性别、年龄、健康状况、激素水平、药物和气候等因素有关。

（2）皮脂腺：开口于毛囊上部，分泌脂质润泽毛发和皮肤。属于泡状腺体，主要受雄激素水平控制，青春期皮脂腺明显增大。

（3）汗腺：分为小汗腺和大汗腺（又称作顶泌汗腺）。前者除唇缘、鼓膜、甲床、乳头、包皮内侧、龟头等处外，遍布全身，主要功能是分泌汗液；后者主要分布在腋窝、乳晕、脐周、肛周等处。

（4）指（趾）甲：是覆盖在指（趾）末端伸面的坚硬角质，由多层紧密的角化细胞构成。疾病、营养状况、环境和生活习惯的改变可影响甲的性状和生长速度，使甲凹陷不平。

5. 皮肤的其他结构 包括神经、血管、淋巴管及肌肉。神经传导可使机体感知冷、热觉，痛觉及压力觉；血管的主要功能为营养皮肤和调节体温；淋巴管与血管相伴行，汇入淋巴结构成淋巴系统，滤过淋巴液参与免疫；面部的肌肉可以控制表情。

【生理功能】

1. 保护功能 皮肤内大量的胶原纤维和弹力纤维使皮肤受外力摩擦或牵拉后仍能保持完整，并在外力去除后恢复原状。皮肤表面的皮脂膜呈弱酸性，能阻止细菌和真菌的入侵，并有抑菌、杀菌的作用，同时防止体内水分、电解质及营养物质的丢失。

2. 吸收功能 包括三种吸收途径：①角质层，为主要途径；②毛囊、皮脂腺；③汗管，皮肤角质层薄、局部损伤及潮湿的部位吸收能力强，脂溶性物质或环境温度增高时吸收性强。

3. 感觉功能 分为三类：①单一感觉，皮肤中感觉神经末梢和特殊感受器感受体内外的单一性刺激，如触觉、痛觉、压力觉、冷觉和温觉；②复合感觉，皮肤感觉神经末梢感受的刺激传入大脑中枢，经综合分析形成的感觉，如湿、糙、硬、软、光滑等；③形体觉、定位觉、两点辨别觉、痒觉。

4. 分泌和排泄功能 主要通过皮脂腺和汗腺完成。皮脂腺可分泌皮脂，皮脂在皮肤表面与汗液混合，形成乳化皮脂膜，滋润保护皮肤及毛发；皮肤通过汗液排泄体内代谢废物。

5. 体温调节功能 体温调节作用，可以通过外周温度感受器感受外界温度变化，传输给下丘脑，也可以接受中枢神经系统信息，通过出汗、寒战等反应调节体温。体表散热主要通过辐射、对流、传导和蒸发实现，其中汗液蒸发是环境温度过高时主要的散热方式。

6. 代谢功能 具有其特殊性，可进行糖、蛋白质、脂类、水和电解质等代谢。

7. 免疫功能 其主要作用是识别新的皮肤抗原并做出反应，同时对原来已接触的抗原做出反应并加以排除。皮肤是免疫反应的效应器官。

第二节 接触性皮炎病人的护理

案例 39-1

> 王女士,38 岁,鞋厂工人,因双手皮肤瘙痒、灼痛、红肿 3 日,来院诊治。查体:一般状态较好,体温 36.9℃,脉搏 82 次 / 分,呼吸 22 次 / 分,血压 125/75mmHg。双手出现界限清楚的红斑,其中散在小型水疱。
>
> **思考:**
> 1. 接触性皮炎的临床表现有哪些?
> 2. 针对王女士病情,应如何进行健康宣教?

接触性皮炎(contact dermatitis)又称为环境与职业性皮肤病,是一种较为常见的变态反应性皮肤病,由于皮肤或黏膜接触刺激物或致敏物后,在接触部位发生急性或慢性炎症性反应。

【病因与发病机制】

1. 原发性刺激反应　具有强烈刺激性或毒性物质接触人体的皮肤与黏膜导致发病。某些低浓度物质(如肥皂、去污剂)虽然刺激小,但长期接触也会导致皮炎发生。

2. 接触性致敏反应　通常为低分子的化学物质,少数过敏体质人群接触该物质,经过一段时间,致敏物由半抗原变为全抗原时导致机体致敏。此时若再次接触同一种致敏物,接触部位经过 12～48 小时即发生变态反应性皮炎。

引起接触性皮炎的主要刺激物及致敏物:动物源性如皮毛、羽毛等;植物源性如花粉等;化学源性如塑料、染料、橡胶等;金属及其制品如铬酸盐、镍酸盐等;外用药物如抗生素软膏、磺胺类药物等。常见接触性致敏物及其可能来源见表 39-1。

表 39-1　常见接触性致敏物及其可能来源

超敏反应性接触	可能来源
重铬酸盐、硫酸镍	皮革制品、服装珠宝、水泥
二氧化汞	工业污染物质、杀菌剂
巯基苯丙噻唑、二甲胍等	橡胶制品
对苯二胺	染发剂、皮毛和皮革制品、颜料
松脂精	颜料稀释剂、溶剂
甲酯	擦面纸
俾斯麦棕	纺织品、皮革制品、颜料
秘鲁香脂	化妆品、洗发水
环树脂	工业、指甲油
碱性菊棕	皮革制品、颜料
丙烯单体	义齿、合成树脂
六氯酚	肥皂、去垢剂
除虫菊酯	杀虫剂

【临床表现】

1. 急性期　起病较急,有明确的刺激性或毒性物质接触史,皮损多局限于接触部位,损伤程度与刺激物的浓度、性质及与皮肤黏膜接触的部位有关。损伤轻者常表现为境界清晰的淡红色或鲜红色红斑,有密集型针尖状丘疹；严重损伤部位可出现红肿、水疱和大疱，破溃后呈糜烂面，偶可发生组织坏死或伴有全身症状（图 39-2）。去除接触物后积极处理，一般 1～2 周可痊愈。如果疾病反复发作、迁延不愈将进一步转化为亚急性期和慢性期。

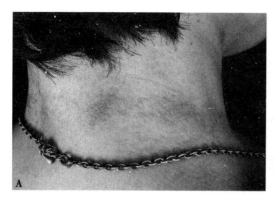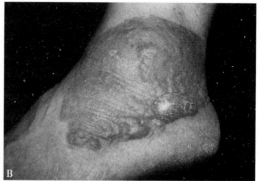

图 39-2　接触性皮炎
A. 项链引起；B. 橡皮膏引起

2. **亚急性期和慢性期**　亚急性期病人损伤处红肿减轻，有轻度脱屑、糜烂、结痂；长期反复接触可导致皮损慢性化，表现为皮损轻度增生及苔藓化肥厚样变性。

3. **特殊性接触性皮炎**　如尿布皮炎、漆性皮炎、化妆品皮炎、空气源性接触性皮炎。

【辅助检查】

斑贴试验是诊断接触性皮炎可靠而简单的方法；也可以根据接触史和典型临床表现诊断；激发试验一般用于化妆品或职业性接触所致的湿疹样皮炎；血液过敏原检查可以寻找致敏原。

【治疗原则】

治疗原则是寻找病因，及时脱离过敏原与毒物，积极对症处理。

1. **内服药物治疗**　视病情轻重可内服抗组胺药物或糖皮质激素。治疗重度、泛发型接触性皮炎可使用泼尼松 20mg，每日两次，短疗程治疗。

2. **外用药物治疗**　急性期有红肿无渗出者可用炉甘石洗剂，有渗出者可用 3% 硼酸溶液冷湿敷；亚急性期无渗液时可用糖皮质激素霜剂，有少量渗液时可外用糖皮质激素糊剂或氧化锌油剂；有感染时应外用抗生素；慢性期一般选用具有抗炎作用的软膏。尿布皮炎要保持臀部皮肤清洁、干燥，及时更换尿布，外用氧化锌软膏等。

【护理评估】

（一）健康史

了解病人的年龄、性别、职业、个人嗜好；评估病人有无接触明确或可疑的刺激物或过敏物史；发病以来是否就诊过，用过何种药物或做过何种处理，效果如何；既往有无过敏史和类似发作史；家族中有无类似疾病史。

（二）身体状况

1. **症状**　皮损部位有无瘙痒或烧灼感；有无发热、畏寒、恶心及呕吐等全身症状。

2. **体征**　接触部位的皮肤有无红斑、丘疹、水疱、坏死或溃疡，皮损范围大小与接触物的关系。

3. **辅助检查**　斑贴试验与激发试验是否找到接触性致敏物质；血液中是否找到致敏原。

（三）心理 - 社会状况

本病发病较急，严重者常出现局部糜烂及坏死，有反复发作、迁延不愈等特点，特别是皮损位于局部，暴露的皮肤更容易使病人及家属产生焦虑、失眠等不良情绪。应评估病人对疾病相关知识的了解程度，对治疗与护理的配合程度;评估家属对疾病治疗及预后的了解程度,是否能为病人提供相应的精神和物质支持。

【主要护理诊断/问题】

1. 体像紊乱　与皮损暴露位置引起病人担忧有关。

2. 睡眠型态紊乱　与皮肤瘙痒、损伤引起疼痛有关。

3. 有感染的危险　与皮肤黏膜损伤有关。

4. 知识缺乏:缺乏本病相关防治知识。

【护理目标】

1. 病人情绪平稳,能积极配合治疗,适当遮挡损伤部位。

2. 病人瘙痒、疼痛减轻,睡眠质量提高。

3. 病人皮肤、黏膜愈合,治疗期间未发生继发感染。

4. 病人了解接触致敏物及对本病预防、治疗、护理、预后知识。

【护理措施】

1. **一般护理**　①向病人介绍疾病的病因和危害,协助病人适当遮挡暴露部位,减轻焦虑心理,心态稳定,积极配合治疗;②将已经明确的致敏物质在病历上做好标记并告知病人,防止其再次接触相同物质。

2. **皮损部位护理**　①保持皮肤清洁、干燥,内衣裤及床上用品应选择棉质、柔软材料,剪短指甲,严禁对皮损处过度搔抓及摩擦。②立即去除致敏物质,流动清水冲洗患处 10～20 分钟以上。③急性期,皮肤瘙痒时可局部用 3% 硼酸或生理盐水冷敷,减轻瘙痒和疼痛;有水疱时用无菌注射器抽吸,注意无菌操作,定期换药,防止感染。④亚急性期皮损部位干燥结痂,可以外擦皮质类固醇霜剂,但勿过度涂抹。⑤慢性期增加外用药涂抹次数,充分按揉,促进吸收。⑥必要时应用止痛、镇静药物。⑦安排一些分散病人对瘙痒的注意力的活动,防止皮损进一步扩大及发生继发性感染,提高其睡眠质量。

3. **饮食护理**　饮食宜清淡多样化,禁忌辛辣、油腻、海鲜等刺激物,多饮水促进代谢,适当摄入蛋白质、富含维生素 B、C 族的新鲜蔬菜、水果,促进皮肤新陈代谢,避免挑食、偏食。

4. **健康教育**　①疾病知识指导,向病人及家属介绍接触性皮炎的易患因素及危害,保持皮肤的清洁,选择棉质、柔软衣服,使用新款化妆品前先应进行皮肤测试。②避免诱因,积极寻找致病因素,避免接触已知的致病因素。③预防复发,疾病治愈后,应告知病人与家属避免再次接触致敏原,以免复发;加强个人防护,如戴手套、口罩等。

【护理评价】

通过治疗与护理,病人是否:①情绪平稳,积极配合治疗;②瘙痒、疼痛减轻,睡眠质量提高;③皮肤、黏膜愈合,未发生继发感染。

第三节　湿疹病人的护理

案例 39-2

　　王女士,27 岁,公司职员,周身皮肤红疹、瘙痒 1 天。现病史:病人 1 天前吃完海鲜后面部、前臂、小腿皮肤红赤,出现针尖样片状丘疹,瘙痒难耐,来院治疗。查体:一般状态尚好,体温 37.7℃、脉搏 92 次/分、呼吸 24 次/分、血压 125/70mmHg;面部、前臂、小腿皮肤不规则皮疹,多处抓痕,表面有渗出。

思考：

1. 湿疹的临床表现有哪些？

2. 该病人的护理诊断／问题是什么？

【临床表现】

1. **急性湿疹** 病人发病较急，常见于四肢屈侧、头面部、手足、会阴部、肛门等处，严重者可弥漫全身。皮损特点：常对称分布，呈多形性，损害初期为红斑，很快在红斑基础上出现密集的粟粒大小丘疹、丘疱疹或小水疱，常融合成片，境界不清楚。病人反复搔抓后形成糜烂、渗出和结痂，并逐渐向周围蔓延。如继发感染可形成脓疱、脓痂、淋巴结肿大，甚至全身发热等症状。瘙痒剧烈，可阵发性加重，尤以夜间为甚。

2. **亚急性湿疹** 因急性湿疹炎症迁延而来。表现为红肿及渗出减轻，但仍可有丘疹及少量丘疱疹，皮损呈暗红色，可有少许鳞屑及轻度浸润，病人自觉瘙痒显著。病程一般 3～6 个月，若未痊愈则发展为慢性湿疹。

3. **慢性湿疹** 由急性、亚急性湿疹转变而成，也可因轻微刺激反复搔抓，病情迁延而来。好发于乳房、肘窝、手、外阴、肛门、股部、小腿、足等处，皮损表面粗糙呈苔藓样变，多为对称分布，境界清楚，颜色暗红。皮肤表面可有抓痕、血痂、色素沉着，自觉瘙痒更为剧烈。病程缓慢，可迁延数月或数年。

4. **特殊类型的湿疹** 自身敏感性湿疹、传染性湿疹样皮炎、裂隙性湿疹，及发生在特殊部位如头皮、颜面、手部、乳房、外阴和肛门等部位的湿疹。

【辅助检查】

通过斑贴、划痕试验，组织病理学检查及真菌检查排除接触性皮炎或对真菌感染进行诊断。

【治疗原则】

查找原因，去除致敏因素，内外兼顾，防止复发。

1. **局部治疗** 急性期轻度皮损无渗出或极少渗出时，可选用炉甘石洗剂或氧化锌油剂，渗出多者可用 3% 硼酸溶液冷湿敷；亚急性期可选用皮脂类固醇乳剂、糊剂，及使用抗生素类预防及控制继发感染；慢性期可用软膏、硬膏、涂膜剂。顽固性、局限性皮损可用糖皮质激素做皮损内注射，苔藓化皮损可选用 0.05%～0.1% 维 A 酸软膏。

2. **全身治疗** 可选用抗组胺及镇静安定药物；湿疹合并感染应给予抗生素治疗；维生素 C 和 10% 葡萄糖酸钙可用于非特异性脱敏治疗。不宜使用激素治疗。

【护理评估】

（一）健康史

了解病人的年龄、性别、职业、婚姻、个人嗜好；评估病人有无接触明确或可疑的刺激物或过敏物史，有无与遗传相关的过敏体质；有无精神、神经影响因素；有无慢性感染病灶、内分泌、血液循环障碍等；评估病人发病以来诊治情况，既往有无过敏史和类似发作史，家族中有无类似疾病史。

（二）身体状况

1. **症状与体征** ①皮损的性状及部位，有无红斑、丘疹、水疱、坏死及溃疡，是否出现脓液、脓痂及淋巴结肿大，皮肤表面是否粗糙、肥厚、苔藓样变及色素沉着；②有无发热、畏寒、神经紧张及疲惫等全身症状；有无局部感染征象，有无红肿热痛、脓液形成；③是否伴有疼痛及疼痛的部位、程度、时间等；④皮疹分型评估是原发皮疹或继发皮疹；⑤是否伴有水肿、渗出，评估量、性质、部位等。

2. **辅助检查** ①皮肤检查：皮肤受损的部位、外观、面积、时间等；②实验室检查：白细胞及嗜酸性粒细胞增高等；③组织病理：表皮细胞间及细胞内水肿，棘层及角质层下水疱。

（三）心理-社会状况

本病皮肤损伤呈多形性，严重时皮炎可弥漫全身，形成脓疱、渗液、淋巴结肿大及全身发热、瘙痒难耐等症状,易反复发作。特别是皮损位于局部,暴露的皮肤更容易使病人产生焦虑、舒适度下降等不良感受。应评估病人对疾病相关知识了解程度,对治疗与护理的配合程度;评估家属对疾病治疗及预后的了解程度,是否能为病人提供相应的精神和物质支持。

【常见护理诊断/问题】

1. **有感染的危险** 与皮肤局部破损引起病情加重有关。

2. **焦虑** 与皮疹反复发作迁延不愈及缺少相关防护知识有关。

3. **舒适度减弱** 与湿疹瘙痒、局部疼痛有关。

【护理目标】

1. 病人皮肤愈合,无感染发生。

2. 病人能复述疾病防治知识,心态平稳,积极配合治疗。

3. 病人瘙痒与疼痛减轻,舒适程度提高。

【护理措施】

1. 向病人及其家属解释湿疹发生的原因及影响因素,消除病人不良情绪,积极配合治疗。

2. 消除刺激因素,嘱咐病人勤剪指甲,避免过度搔抓皮肤,必要时可戴手套;调节室内温度及湿度,空调使用时间不宜过长;避免使用碱性肥皂及热敷;必要时使用止痒及皮肤保护药物,防止感染。

3. 协助病人保持皮肤清洁、干燥,被褥整洁、无皱褶,避免动物制品、化纤制品直接与病人皮肤接触,提高睡眠质量、劳逸结合、增加舒适度;合理膳食,避免刺激性和易致敏性食物的摄入,多食新鲜蔬菜、水果。

4. **心理护理** 讲解湿疹防治知识,解除思想顾虑,鼓励病人,增强战胜疾病的信心,使其以良好的心态配合治疗。

5. **药物治疗护理** ①涂擦类固醇软膏时适量即可,如过多会导致皮肤变薄、出现皱褶、表皮血管扩张等副作用;②皮肤皱褶、面部、外生殖器只能涂擦低效类固醇药膏;③口服类固醇治疗时不可突然停药,要遵医嘱逐渐减量。

6. **饮食护理** ①三高(高热量、高蛋白、高维生素)易消化饮食;②禁忌食用辛辣、腥、腻、酒、鱼虾等易致敏物质。

7. **健康教育** ①向病人及家属介绍湿疹的相关知识,避免诱发因素。②产生湿疹时,不宜过度搔抓损伤部位,必要时可进行冷敷或局部使用药物,瘙痒难忍时可进行局部的拍打或按压;保持良好的情绪,增进舒适,提高睡眠质量;饮食以清淡易消化为主,少食或不食刺激性食物及海鲜。③湿疹治愈后,应注意避免刺激物质的接触;生活有规律,注意锻炼身体,培养良好的生活习惯;保持平和的心态,避免诱发或加重病情。

【护理评价】

通过治疗与护理,病人是否:①皮肤、黏膜完整,无感染;②能否复述疾病防治知识,心态平和;③瘙痒与疼痛减轻,舒适程度提高。

第四节 药疹病人的护理

案例 39-3

王先生,39 岁,教师,因急性肾小球肾炎住院治疗。静脉注射头孢克肟 6 天后全身出现皮疹、瘙痒。查体:全身皮肤红赤,出现广泛大小不等的类麻疹样红色斑疹。

思考:

1. 静脉注射头孢克肟后出现全身皮疹首先考虑的诊断是什么?
2. 针对该病人病情,应如何护理?

药疹(drug eruption)亦称药物性皮炎,是药物通过不同途径进入人体后引起的皮肤、黏膜炎症性反应。轻者仅表现为皮肤的局部症状,重者可累及全身各个系统,是药物非治疗作用的一种表现。

【病因及发病机制】

药物通过各种途径进人体内引起个体药物敏感性反应。不同个体对药物的敏感性反应不同,同一个体不同时期对药物敏感性反应也不同。临床常见的致敏药物有抗生素类、解热镇痛类、镇静催眠类、抗癫痫药物类、异种血清制剂、疫苗类及中药类。其作用机制可分为:

1. **变态反应** 多数药疹属于此类反应。某些大分子药物如血清、疫苗及其他生物制品等,其本身即可作为完全抗原,而多数小分子药物属半抗原,其需要在体内与大分子物质如蛋白等以共价键结合为完全抗原后,才能激发机体免疫从而引起变态反应。

2. **非变态反应** 此类药疹相对少见,某些药物本身固有的药理学作用、毒性作用、生态失衡及酶系统的干扰等。

【临床表现】

1. **固定型药疹** 常由磺胺类、解热镇痛类或巴比妥类药物等引起。好发于口唇、阴茎包皮和肛门皮肤-黏膜交界处,严重者亦可累及躯干和四肢。此型皮损为圆形或椭圆形境界清楚的水肿性红色斑疹,常单发,亦可见数个,分布不对称。严重者红斑上可出现水疱,黏膜皱褶处易糜烂渗出。自觉轻度瘙痒,病人一般无全身症状,停药1~2周后病损痊愈,遗留持久的深褐色色素沉着。

2. **荨麻疹型药疹** 常由青霉素、阿司匹林、血清制品等引起。皮疹表现类似急性荨麻疹,但潮红更为明显,持续时间较长,部分病人同时伴有血清样症状;停药1周至数周上述症状可消失,若致敏药物排泄缓慢或因不断接触微量致敏原,则可表现为慢性荨麻疹。

3. **麻疹型或猩红热型药疹** 常由青霉素、磺胺类、巴比妥类等引起。皮损多在首次用药时突然发病,遍及全身,常有畏寒、发热等症状,其形态与猩红热、麻疹相似,但较麻疹及猩红热轻微。其颜色鲜红,以躯干为多,对称分布,一般不累及内脏。病程为1~2周,皮损消退后可伴糠状脱屑。若不及时治疗,部分病人则可向重型药疹发展。

4. **湿疹型药疹** 病人接触外用药如青霉素、链霉素、磺胺等药物后使局部皮肤致敏并引起接触性皮炎,再次使用相同或结构类似的药物时,在原皮疹部位发生湿疹样皮疹,并可泛发全身,继发糜烂、渗出、脱屑等。病程相对较长,常在1个月以上。

5. **紫癜型药疹** 常由抗生素、奎宁、巴比妥类、利尿剂等引起。一类是血小板减少性紫癜,特点为不隆起于皮肤表面,好发于小腿,两侧对称,严重者可累及四肢;另一类是血管炎引起的紫癜,稍隆起,好发于关节周围,常伴发风团或红斑,中心可有水疱或血疱。病情严重者可有关节肿痛、腹痛、血尿、便血等表现。

6. **多形红斑型药疹** 多由磺胺类、解热镇痛类及巴比妥类等引起。根据病情分为轻型和重型,前者多对称分布,好发于四肢伸侧、躯干,伴有瘙痒及发热等症状。典型表现为黄豆至蚕豆大小的靶样红斑,境界清楚,边缘色淡,中心色深或有水疱,自觉瘙痒,累及口腔及外生殖器黏膜时可引起疼痛;后者皮损泛发,全身出现大疱、糜烂及渗出,出现剧烈疼痛,可伴有高热、外周血白细胞可升高、甚至累及肝、肾功能及继发感染等,病情凶险,可导致病人死亡。

7. **大疱性表皮松解型药疹** 重型药疹之一,常由磺胺类、解热镇痛类、抗生素、巴比妥类等引起。病情起病急骤,皮损起初可表现为麻疹样、猩红热样或多形性红斑样,但迅速发展为弥漫性、松弛性水疱,出现糜烂、渗液。表皮出现松解坏死,剥脱面似Ⅱ度烧伤,尼氏征阳性,触痛明显。口腔颊部黏膜、眼结膜、呼吸道黏膜或胃肠道黏膜亦可糜烂、溃疡。全身中毒症状重,病情严重者可导致脏器衰竭死亡。

8. 剥脱性皮炎型药疹 重症型药疹之一,多为长期用药后发生。常由磺胺类、巴比妥类、抗癫痫药、解热镇痛类及抗生素等引起,首次用药其潜伏期约 20 天。发病前先有全身不适、发热等前驱症状,全身皮损呈弥漫性潮红、肿胀、尤以面部及手足为重,可伴水疱、糜烂和渗出,约 2~3 周后皮肤红肿渐消退。全身出现大片皮肤脱屑,掌跖部呈手套或袜套状剥脱,头发、指(趾)甲亦可脱落,但病愈后可再生。口腔黏膜、眼结膜受累时出现进食障碍、眼结膜充血和畏光等,严重者伴全身衰竭或继发感染导致死亡。

相关链接

药物激发试验

药物激发试验是指药疹消退一段时间以后,内服试验剂量(一般为治疗量的 1/8~1/4 或更小量),以探查可疑致敏药物。此试验有一定危险性,仅适用于口服药物所致的较轻型药疹,同时疾病本身又要求必须使用该药物治疗时(如抗结核药物、抗癫痫药物等),禁止应用于速发型超敏反应性药疹和重型药疹患者。

【辅助检查】

1. 体内试验 ①皮肤试验以皮内试验较常用,适用于预测皮肤速发型超敏反应。固定性药疹和湿疹型药疹,斑贴试验较有意义;②药物激发试验适用于口服药物所致的轻型药疹,在皮损消退半个月后才可进行。

2. 体外试验 安全性高,但试验效果不稳定。包括嗜碱性粒细胞脱颗粒试验、放射变应原吸附试验、淋巴细胞转化试验和琼脂弥散试验。

【治疗原则】

预防为先,尽早消除药物反应,防止和及时治疗并发症。

1. 轻型药疹 多为自限性,停药后很快消退。一般给予抗组胺剂、维生素 C 及钙剂等,必要时给予中等剂量泼尼松。皮疹消退、体温正常后逐渐减量直至停药。局部皮疹部位可给予炉甘石洗剂、糖皮质激素霜剂,面积广泛无糜烂的药疹,可用大量的单纯扑粉或 5% 硼酸消毒扑粉于皮损与床单上。糜烂有渗出者用 3% 硼酸溶液或 0.1% 依沙吖啶湿敷。

2. 重型药疹 常合并高热及肝肾等多脏器损害,死亡率高,应及时抢救、降低死亡率。

(1)激素治疗:及早足量使用皮质类固醇激素,最好维持 24 小时,病情应在 3~5 天内控制,体温下降、皮损颜色变浅、无新发皮损,然后逐渐减量。病情严重病人,可加大剂量,必要时采用冲击疗法。

(2)防止继发感染:消毒房间及床单等物品以预防感染,强调消毒隔离,医护人员在治疗和护理过程中要做到无菌操作。选用与致敏药物结构不同的抗生素或较少发生过敏的抗生素。

(3)加强支持疗法:补充热量,维持水电解质平衡,纠正低蛋白血症,维持血容量,注重脏器功能的监测,预防并发症的产生。

(4)外用药物治疗:皮损面积较大,广泛糜烂渗出者,使用生理盐水或硼酸溶液湿敷,受累的黏膜定期冲洗,防止粘连。

【护理评估】

(一)健康史

了解病人的年龄、性别、职业及婚姻;评估病人有无明确或可疑的药物接触史或过敏史,是否为过敏性体质；有无未遵照医嘱服药或长期、过量服用药物史；发病以来诊治情况，既往有无过敏史和类似发作史，有无肝肾功能不全，家族中有无类似疾病史。

（二）身体状况

1. **症状** 皮损的部位，皮疹的数量、颜色；皮肤脱屑程度，是否出现片状脱皮；皮肤瘙痒程度；有无呼吸困难、发热、恶心呕吐、腹泻、血尿、关节疼痛等全身中毒症状。

2. **体征** 皮损处糜烂、剥脱的程度，是否出现渗液；口腔黏膜、眼结膜损伤程度，是否出现肝肾衰竭等。

3. **心理 - 社会状况** 本病皮肤损伤呈多形性，严重时可累及人体各个系统，甚至危及生命。重度药疹局部皮肤损伤严重，病人疼痛难忍及其伴随的全身症状使病人产生焦虑、恐惧等不良感受。应评估病人对疾病相关知识的了解程度，心理承受力及对治疗与护理的配合程度；评估家属对病人提供相应的精神和物质支持程度。

【主要护理诊断 / 问题】

1. 焦虑 / 恐惧 与发病急骤、病情严重、担心预后有关。

2. 营养失调：低于机体需要量 与摄入不足、代谢增加有关。

3. 有感染的危险 与皮肤黏膜产生大面积糜烂，机体抵抗力下降有关。

4. 知识缺乏：缺乏相关防治知识。

【护理目标】

1. 病人情绪平稳，能表达其生理、心理舒适程度增加，积极配合治疗。

2. 病人营养、体液均衡，体重在标准范围内。

3. 病人皮肤及黏膜修复，无感染并发。

4. 病人了解相关知识，并能学以致用。

【护理措施】

1. **心理护理** 提供相关疾病的防治知识，告知本次产生药疹的原因，消除病人思想顾虑，及时解决病人生理及心理上的不适，减轻对疾病的焦虑与恐惧，积极配合治疗。

2. **一般护理** 协助病人保持皮肤清洁、干燥，被褥整洁，定时开窗通风，定时室内紫外线消毒，减少探视，避免交叉感染。注意休息，必要时卧床，防止发生压疮，全身中毒症状的病人必要时给予保护性约束。

3. **皮肤护理** 皮肤保持清洁干燥，及时更换被汗液浸湿的衣服、床单、被褥；勤剪指甲，避免过度搔抓皮肤；加强病人眼角膜、口腔黏膜及外阴黏膜的观察和护理，防止压疮产生。

4. **饮食护理** 指导病人多饮水及保持足够的输液量以促进药物排泄，饮食宜选择高热量、高蛋白、富含维生素、易消化的食物，提高机体抵抗力；异种蛋白过敏者应禁食鱼、虾等海产品及辛辣刺激性食物。

5. **用药护理** 用药前详细询问患者药物过敏史，用药期间密切观察有无药疹的早期症状，如果出现立即停药，妥善处理。合理应用药物，过敏体质患者用药前仔细阅读说明书，观察是否含有过敏药物，加强用药后的观察，避免药物交叉过敏。

6. **健康教育**

（1）用药指导：向病人介绍疾病的诱因及危害，药物使用时应严格遵照医嘱，药物的品种、剂量、使用频率不宜随意调整。

（2）皮疹瘙痒时可口服或外用止痒药物，避免剧烈搔抓、热敷及碱性肥皂刺激，防止继发感染。

（3）知识指导：讲解本病的防治知识，将病人致敏性药物记录在病人的病历首页及门诊记录中，叮嘱病人及家属牢记，在每次就诊时告知医生。

【护理评价】

通过治疗与护理，病人是否：①情绪平稳，舒适程度提高，且能积极配合治疗；②营养、体液均衡，体重在标准范围内；③皮肤及黏膜愈合，无感染并发；④病人了解相关知识，并能学以致用。

第五节　荨麻疹病人的护理

　　王女士,43 岁,教师,5 小时前服用松花粉之后出现周身皮疹,瘙痒,伴腹痛,呕吐、呼吸困难,来院就医。查体:体温 38.5℃,脉搏 108 次/分,呼吸 26 次/分,血压 115/75mmHg。患者意识清,一般情况尚可,全身多处大小不等、形态各异红色风团,腹部平软,无压痛、反跳痛,无肠鸣音亢进。

　　思考:

　　1. 王女士此刻是否有危险,为什么?

　　2. 假如你是该病人的责任护士,应如何配合医生进行抢救?

　　3. 该病人健康教育的要点有哪些?

　　荨麻疹(urticaria)俗称"风团""风疹块""风疙瘩",是一种常见的皮肤病。是由各种因素导致皮肤、黏膜及小血管反应性扩张及渗透性增加而产生的一种局限性水肿反应。

【病因】

　　多数病人不能找到确切原因,尤其是慢性荨麻疹。常见诱因如下:

　　1. **食物**　动物以鱼、虾、蟹、牛奶和蛋类等最为常见;植物如草类、草莓、可可、番茄和葱等;其他见于某些香料及调味品。它们有的刺激肥大细胞释放组胺,有的引起机体变态反应。

　　2. **药物**　常见的如青霉素、磺胺类、血清制剂及各种疫苗等通过免疫机制引发荨麻疹;另外,一些药物可直接使肥大细胞释放组胺引起荨麻疹,如阿司匹林、吗啡、阿托品、可待因等。

　　3. **感染**　包括各种病毒、细菌、真菌和寄生虫感染引起。

　　4. **动植物因素**　如昆虫叮咬,花粉、羽毛、皮屑吸入引起。

　　5. **物理因素**　如冷热、日光、摩擦及压力等。

　　6. **其他**　如精神因素、疾病因素、植入物因素、妊娠及遗传因素等。

【发病机制】

　　1. **变态反应**　多数为 I 型变态反应,少数为 II 型或 III 型。I 型免疫反应机制为抗原与 IgE 抗体作用于肥大细胞和嗜碱性粒细胞,使它们的颗粒脱落而产生一系列的化学介质的释放。II 型变态反应多见于输血反应。III 型变态反应多见于血清病。

　　2. **非变态反应**　由某些生物、化学及物理因素直接作用于肥大细胞释放组胺,使毛细血管扩张性与通透性增强而引起。

【临床表现】

　　1. **急性荨麻疹**　起病常较急,荨麻疹出现前病人常自觉皮肤瘙痒或有刺麻感,很快于瘙痒部位出现大小不等的红色或苍白色风团,可孤立分布或扩大融合成片,皮肤表面凹凸不平。皮损持续时间一般不超过 24 小时,但新皮损可此起彼伏,不断发生。病情严重者可伴有心慌、烦躁甚至血压降低等过敏性休克样症状;胃肠道黏膜受累时可出现恶心、呕吐、腹痛和腹泻等;累及喉头、支气管时,出现喉头水肿、胸闷、呼吸困难甚至窒息;并发感染者可出现寒战、高热、脉速等全身中毒症状。多数急性荨麻疹在 2～3 周内消退不再复发。

　　2. **慢性荨麻疹**　皮损反复发作 6 周以上者称为慢性荨麻疹。病人全身症状一般较轻,风团时多时少,反复发生,常达数月或数年之久,偶可急性发作。

3. 其他类型荨麻疹

（1）人工荨麻疹：亦称皮肤划痕症。其典型的三联征表现为用手指甲或钝器划其皮肤后，沿划痕出现显著的红色条状隆起，伴瘙痒，不久后可自行消退。有些人工荨麻疹病人与病毒感染、抗生素应用有关，停药一段时间即可痊愈。

（2）寒冷性荨麻疹：可分为家族性和获得性。前者临床少见，为常染色体显性遗传，从婴儿期开始，持续终生。遇冷 1～4 小时后出现迟发性的风团，冰块试验阴性；后者又有原发性和继发性的区别，原发性常在局部遇冷部位诱发风团，继发性如冷球蛋白血症、阵发性冷性血红蛋白尿症等。

（3）胆碱能荨麻疹：多见于青年女性。主要由于机体受热、情绪紧张、运动、进食热饮或乙醇饮料等后，乙酰胆碱作用于肥大细胞导致组胺释放。皮疹常散发于躯干上部和上肢，奇痒无比。于 0.5～1 小时消退，做皮试或划痕试验时，在注射处出现风团，偶伴发流涎、头痛、头晕、出汗等全身症状。

（4）其他：少部分病人见于光线性荨麻疹、压迫性荨麻疹、蛋白胨性荨麻疹等。

【辅助检查】

皮肤划痕试验；血常规检查嗜酸性粒细胞数目；冰块、运动、阳光、热水试验和皮肤变应原检测。

【治疗原则】

治疗原则为抗过敏，降低血管通透性，对症处理，力求去除病因。

1. 局部治疗　使用止痒、消炎的药物，夏季可选用如炉甘石洗剂、锌氧洗剂等；冬季可用止痒的乳剂（苯海拉明霜）或无极膏等。

2. 全身治疗

（1）急性荨麻疹：首选没有镇静作用的第二代 H_1 受体拮抗剂，严重者可用第一代 H_1 受体拮抗剂；维生素 C 及钙剂可降低血管通透性；伴腹痛者可给予解痉药物；引起脓毒症者应立即使用抗生素控制感染。针对病情严重，伴有休克、喉头水肿及呼吸困难者，应立即抢救。

（2）慢性荨麻疹：积极寻找病因，以抗组胺药为主，不宜用糖皮质激素。单一用药无效时，可 2～3 种药物联用或交替使用，控制后渐减或停用。顽固性荨麻疹可单用、联合或交替使用 H_1、H_2 受体拮抗剂，还可斟酌选用利血平、氨茶碱、氯喹、雷公藤等口服。

（3）特殊类型荨麻疹：在服用抗组胺药物的基础上，根据不同类型荨麻疹可联合使用对应的药物。酮替芬可用于皮肤划痕症；酮替芬、赛庚啶可用于寒冷性荨麻疹；西替利嗪、酮替芬、阿托品可用于胆碱能性荨麻疹；氯喹可用于日光性荨麻疹；压力性荨麻疹可用羟嗪。

【护理评估】

（一）健康史

了解病人的年龄、性别、职业、婚姻及个人嗜好；评估病人是否进食过鱼、虾、蟹和蛋等易致敏的食物；是否吸入过花粉、动物皮毛、灰尘等致敏物质；是否被昆虫叮咬过；是否发生细菌、病毒感染；局部皮肤是否接触过冷、热、日光等物理刺激因素；有无精神紧张、情绪波动等；有无使用青霉素、血清制剂等致敏性药物；是否有红斑狼疮、恶性肿瘤等全身性疾病；评估病人发病以来诊治情况；既往有无过敏史和类似发作史，发病前有无呼吸道、消化道感染及内分泌疾病；家族中有无类似疾病史。

（二）身体状况

1. 症状　病人皮肤表面风团的部位、数量及颜色；皮损持续的时间，局部是否出现瘙痒；是否出现发热、恶心、呕吐、呼吸困难等全身症状。

2. 体征　病人是否出现喉头水肿、扁桃体肿大；病人是否出现气喘、发绀、心率加快及血压下降等；皮肤划痕后，划痕部位是否隆起且伴有剧烈瘙痒。

3. 辅助检查　皮肤划痕试验是否阳性；血常规检查嗜酸性粒细胞数目是否增多；冰块、运动、阳光、热水试验和皮肤变应原检测结果。

（三）心理-社会状况

本病发病较急,其局限或泛发的皮损及瘙痒使病人舒适程度下降。疾病严重时可导致病人休克、呼吸困难,甚至危及生命。病人及家属产生焦虑、恐惧等不良感受。应评估病人对疾病病因、危害的了解程度,心理承受力及对治疗与护理的配合程度;评估家属对病人提供相应的精神和物质支持程度。

【主要护理诊断/问题】

1. 气体交换障碍　与喉头水肿及呼吸道感染有关。

2. 舒适度减弱　与疾病引起瘙痒及体位不适有关。

3. 焦虑/恐惧　与疾病发生急骤,病情严重有关。

4. 知识缺乏:缺乏疾病相关防治知识。

【护理目标】

1. 病人呼吸平稳,血氧饱和度正常。

2. 病人皮肤、黏膜完整,瘙痒减弱,主诉生理、心理舒适度提高。

3. 病人能主诉疾病的病因及防治措施,心理压力减轻,积极配合治疗。

4. 病人熟悉、掌握相关疾病防治知识,并且能够学以致用。

【护理措施】

1. **心理护理**　协助病人查找疾病原因,避免病人的再次接触;鼓励病人说出内心体验,减轻心理压力,积极配合治疗与护理,避免情绪激动及剧烈运动等。

2. **加强皮肤护理**　避免用力搔抓,防止感染,保持皮肤的完整、清洁、干燥,必要时使用手套或约束带以保护皮肤;病人的内衣裤及床上用品应选用柔软棉质材料,减少局部摩擦;局部瘙痒严重时,可使用止痒药物或分散其注意力;避免碱性肥皂及湿热对皮肤的刺激。保持病室温湿度适宜,定期开窗通风,避免皮肤暴晒在烈日下。

3. **密切观察病情**　注意观察患者的呼吸情况,注意血氧饱和度的监测,协助病人进行有效的咳嗽、咳痰训练,定时进行翻身、叩背,痰液黏稠时可进行雾化吸入。如咽部异物感、憋气、呼吸困难,提示喉头水肿,应及时通知医师,给予低流量吸氧,准备气管切开,预防过敏性休克。

4. **用药护理**　密切观察用药后的疗效及副作用,使用糖皮质激素冲击疗法时,注意滴速,防止过快诱发头昏、心慌等症状。钙剂静脉注射时应缓慢,避免外渗,如有渗出及时、妥当处理,防止发生坏死。使用抗组胺药物后避免高空工作及驾车。

5. **健康教育**

（1）避免诱因:对花粉、尘螨过敏者,应保持室内空气的清新,禁止摆放新鲜花草;避免接触动植物过敏原;消除蚊虫、虱蚤等;避免引起局部皮肤瘙痒的不良行为。向病人介绍导致荨麻疹的病因,协助病人积极查找致病因素,避免再次接触;告知病人情绪平稳,积极配合治疗的重要性。

（2）饮食指导:病人的饮食应以清淡、易消化食物为主,忌鱼、虾及辛辣等刺激性食物,忌暴饮暴食和饮酒。

（3）用药指导:注意药物的疗效与副作用,严格遵循医嘱,不能随意增减药量或停用药物。

【护理评价】

通过治疗与护理,病人是否:①呼吸平稳,血氧饱和度正常;②皮肤、黏膜完整,舒适度提高;③能复述疾病的相关知识,心理压力减轻,积极配合治疗。

第六节　脓疱疮病人的护理

案例 39-5

　　患儿,女,3岁,1日前面部及周身多处出现红色小丘疹、脓疱,幼儿园许多儿童也出现相似疱疹,故来院就医。查体:体温38.2℃,脉搏124次/分,呼吸32次/分,血压100/75mmHg,面部及周身有红色小丘疹及脓性疱疹,疱疹壁薄,有少许黄稠脓液。

　　思考:

　　1. 该病的传播途径和典型临床表现是什么?

　　2. 针对发病特点如何进行健康宣教?

　　脓疱疮(impetigo)俗称"黄水疮",是由金黄色葡萄球菌和(或)乙型溶血性链球菌引起的一种皮肤急性化脓性炎症,该病流行于夏、秋季节,多见于儿童。

【病因及发病机制】

　　该病由金黄色葡萄球菌或溶血性链球菌引起或两者混合感染,疾病通过直接或间接接触的方式传播。细菌侵犯表皮造成化脓性炎症。瘙痒性皮肤病搔抓后皮肤屏障功能被破坏、长期应用皮质类固醇激素、免疫功能缺陷及儿童皮肤发育不健全等均可使皮肤细菌入侵而引起本病。

【临床表现】

　　1. 接触传染性脓疱疮　又称寻常型疱疮,由链球菌和(或)葡萄球菌混合感染所致,传染性强,皮损好发于皮肤暴露部位,在托儿所及幼儿园中流行。病人自觉皮肤瘙痒,初为红色斑点或小丘疹,迅速转变成脓疱,周围有明显的红晕,疱壁薄而松弛,易破溃、糜烂,脓液干燥后形成蜜黄色厚痂,常因搔抓使相邻脓疱向周围扩散或融合。单个脓疱一般于6~10日脱落,不留疤痕,如不及时治疗可迁延数日。病情严重者可伴发热、淋巴结炎,甚至引起败血症或急性肾小球肾炎。

　　2. 大疱性脓疱疮　主要由金黄色葡萄球菌所致,多见于儿童或老人,成人也可发生。皮损好发于臀部及小腿,起初为米粒大小水疱或脓疱,迅速变为大疱,疱壁薄,呈上清下浊的半月状,破溃后形成糜烂结痂,壳脱落后留有暂时性色素沉着。

　　3. 深部脓疱疮　又称臁疮,主要由乙型溶血性链球菌所致,有时与金葡菌混合感染,多见于营养不良的儿童或老人,好发于小腿或臀部。皮损初期为炎性粟粒大小水疱或脓疱,炎症逐渐向深部发展,溃疡边缘陡峭,表面有中心坏死,表面形成黑色蛎壳状痂,愈合后形成疤痕,自觉疼痛明显,常伴随周围淋巴结肿大,病程为2~4周或更长。严重者可并发脓毒血症或急性肾小球肾炎。

　　4. 新生儿脓疱疮　起病较急,传染性强。是新生儿大疱性脓疱疮,破损为广泛分布的多发性大脓疱,脓疱进展迅速,尼氏征阳性,疱周围红晕明显,破溃后形成糜烂面。很快累及全身,可伴高热等全身中毒症状,患儿精神萎靡、呕吐、腹泻,病情恶化可导致败血症或脓毒血症、脑膜炎、肺炎而危及生命。

　　5. 葡萄球菌性烫伤样皮肤综合征　多见于出生后5岁以下的婴儿及少数免疫力低下的成人。起病较急,常伴随呼吸道感染或咽部、鼻、耳等处化脓性感染等症状。在大面积红斑基础上发生松弛性水疱,皮损处有明显触痛、疼痛、尼氏征阳性。皮肤大面积剥脱后留有潮红的糜烂面,似烫伤样外观。口周伴有放射性皲裂(图39-3)。轻症1~2周后康复,重症并发肺炎、败血症而危及生命。

【辅助检查】

　　血常规检查显示白细胞计数及中性粒细胞比例增高。脓液中可分离培养出金黄色葡萄球菌或链球菌,必要时可作菌型鉴定和药敏试验。

【治疗原则】

1. 局部治疗　以杀菌、消炎、干燥、收敛、预防扩散为原则。脓疱疮未破者可外用 10% 硫黄炉甘石洗剂；脓疱破溃者可用 1∶5000 高锰酸钾溶液清洗湿敷，再外用抗生素软膏。脓疱较大时应先抽取疱液，脓痂较厚时可外涂 1% 新霉素软膏软化痂皮，使其脱落。

2. 全身治疗　根据病人病情选用抗生素，通常选用金黄色葡萄球菌敏感的头孢类抗生素，必要时根据药敏试验选择药物。同时注意营养及支持治疗，维持水电解质平衡，必要时可输注血浆或丙种球蛋白。

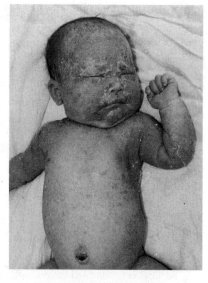

图 39-3　葡萄球菌性烫伤样皮肤综合征

【护理评估】

（一）健康史

了解病人的年龄、性别、职业、婚姻情况，病人生活的环境是否潮湿、高温；评估病人皮肤是否多汗及卫生情况欠佳；病人周围是否有患有类似疾病的人群；近期是否有导致机体抵抗力低下的因素；有无因搔抓或外伤而导致皮肤破损；评估发病以来诊治情况；既往有无过敏史和类似发作史，发病前有无上呼吸道感染和葡萄球菌、链球菌皮肤感染史；家族中有无类似疾病史。

（二）身体状况

1. 症状　病人皮肤表面皮损的部位及范围；局部是否出现瘙痒；是否出现发热、厌食、呕吐及腹泻等全身症状。

2. 体征　丘疹、水疱的大小，是否破溃、渗液，引起组织损伤的程度；淋巴结是否肿大，尼氏征是否阳性；手足、口周损伤情况。

3. 辅助检查　血常规检查白细胞计数及中性粒细胞比例是否增高。脓液中是否分离培养出金黄色葡萄球菌或链球菌，菌型鉴定和药敏试验结果。

（三）心理 - 社会状况

本病好发于儿童及老年人，其抵抗力低且配合治疗与护理的能力差。重症病人出现恶心、呕吐、腹泻甚至继发败血症、肺炎而危及生命，常使病人及家属出现焦虑、恐惧等不良心理体验。应评估病人对疾病病因及危害的了解程度，心理承受力及对治疗与护理的配合程度；评估家属对病人提供相应的精神和物质支持程度。

【主要护理诊断 / 问题】

1. 体像紊乱　与脓疱疮常出现在暴露部位引起焦虑有关。

2. 舒适度减弱　与皮肤损伤引起的疼痛及瘙痒有关。

3. 潜在并发症：感染、脓毒症、肾衰竭。

4. 有传染的危险　与疾病的传染性有关。

【护理目标】

1. 病人情绪稳定，能够接受皮肤损伤的现实，积极配合治疗。

2. 病人疼痛及瘙痒程度减轻，病人主诉舒适程度提高。

3. 病人治疗期间无并发症产生，或发生并发症时能及时采取措施。

4. 未发生传染给他人的现象。

【护理措施】

1. 心理护理　注重病人及家属的心理护理，介绍疾病的相关知识，鼓励病人说出内心体验，及时协助解决各种疑难问题。

2. **皮肤护理** 嘱病人注意个人卫生,床单位整洁、干燥;勤剪指甲,保护皮肤,避免摩擦和过度搔抓,瘙痒剧烈者可局部使用止痒剂;注意口腔及眼部清洁,病室定期通风,注意保暖;注意无菌操作,皮肤大脓疱未破时,用注射器抽出渗出液后干燥处理;遇到厚痂时先用灭菌植物油浸软后除净。超短波、氦氖激光及红外线照射可促进溃疡愈合。葡萄球菌性烫伤样皮肤综合征治疗应加强眼部、口腔、外阴护理,创面保持干燥。

3. **作好消毒隔离** 切断接触传播的途径,作好严格消毒隔离。医护人员进行诊治、护理时应穿隔离衣,戴手套,处理完毕后应及时更换;污染敷料进行统一回收,焚烧处理;被褥、衣服及玩具等作好相应的消毒及清洗;换药器械消毒剂浸泡消毒;空气进行紫外线消毒。

4. **病情观察** 密切观察病情变化,监测生命体征,积极配合医生救助病人。

5. **健康宣教**

(1)预防交叉感染:患病期间,病人应注意皮肤保护,防止过度搔抓,减少刺激因素;调节室内温度、湿度,保持床单位整洁,增强病人舒适程度;接触过病人脓液的用物或污染的敷料应作好相应的处理,执行严格的消毒隔离制度。向病人介绍疾病的相关知识,注意个人卫生,勤洗手、洗澡和更换衣服;托儿所、幼儿园如果发现类似疾病的患儿应及时隔离,防止交叉感染。

(2)严密观察:密切观察病情,注意有无体温过高或过低,有无败血症征象;观察病人有无咳嗽、咳痰情况,监测尿常规变化及病人有无水肿发生。

(3)出院指导:病人出院后,叮嘱其适当进行体育锻炼增强体质,营养均衡,提高机体抵抗力;周围有类似疾病病人时应作好隔离措施;日常作好个人卫生清洁工作,勤换洗衣服、勤洗手。

【护理评价】

通过治疗与护理,病人是否:①情绪稳定,积极配合治疗;②疼痛及瘙痒程度减轻,舒适程度提高;③治疗期间未发生并发症,或发生并发症时及时采取措施;④未发生传染给他人的现象。

第七节 银屑病病人的护理

案例39-6

　　王先生,41岁,干部,一个月前上呼吸道感染后出现四肢对称性红色丘疹,逐渐扩展成为红色斑块,表面覆盖银白色鳞屑,去除鳞屑可见点状出血点,反复发作,久治不愈,伴瘙痒,来院就诊。查体:全身多处红色斑丘疹,边缘隆起,表面有鳞屑,周边红晕。

　　思考:

　　1. 该病病因及临床表现是什么?

　　2. 针对王先生的病情,如何进行健康宣教?

银屑病(psoriasis)又名牛皮癣,是免疫介导的多基因遗传性皮肤病,多种因素都可以诱发易感患者发病。

【病因及发病机制】

银屑病迄今为止病因不明,遗传、环境及免疫因素都是其影响因素。20%左右的银屑病病人有家族史;环境因素见于感染、精神紧张、应激事件、外伤、手术、妊娠、吸烟、饮食及某些药物作用等;细胞免疫功能低下,尤其是 T 淋巴细胞真皮浸润为银屑病的重要病理特征。

【临床表现】

1. **寻常型银屑病** 占 99% 以上,好发于四肢伸侧、头部、肘部、膝部、骶尾部。起初皮损为红色丘疹或者斑丘疹，逐渐成为境界清楚的红色斑块，上面覆盖银白色鳞屑。颊黏膜损害为灰白色环状斑块，龟头为暗红色斑块。指甲呈顶针甲，头发呈束状发、银屑冠。病人出现不同程度的瘙痒，病程缓慢，易反复发作，冬重夏轻。皮疹特点为银白色鳞屑的炎性丘疹或斑丘疹，病损有蜡滴现象、薄膜现象及点状出血现象。一般分为三个时期：①进行期：皮疹不断增多、增大，皮损部位炎症浸润，常有同形现象或 Kobner 现象；②稳定期：皮疹保持相对稳定，无新疹出现，旧疹继续扩大；鳞屑较多，炎症较轻；③消退期，皮疹逐渐消退，颜色变淡，遗留色素沉着斑，数目减少。

2. 脓疱型银屑病 其特点为发病急骤，全身症状重。分为泛发性和局限性两种类型。泛发性表现为皮损为红斑基础上，密集无菌性小脓疱形成的脓湖，周期性发作，并进行性加剧，常自觉瘙痒或疼痛，常伴有全身症状，寒战、高热，病人预后差。局限型银屑病，又分为掌跖脓疱病和连续性肢端皮炎，掌跖脓疱病表现为皮损成批发生，在红斑基础上的小脓疱，皮疹限于掌、足跖部，类似泛发型，指（趾）甲常被累及呈混浊、肥厚，有嵴状隆起。连续性肢端皮炎临床表现为皮损部位在指端或脚趾，脓疱消退后鳞屑和痂出现，甲床脓疱，甲板脱落。

3. 关节病型银屑病 在寻常型基础上发生大关节、小关节炎、脊椎及骶髂关节受累，关节常肿胀和疼痛，活动受限，甚至畸形。病人常伴有发热及贫血症状，类风湿因子试验阴性。

4. 红皮病型银屑病 全身皮肤呈弥漫性、潮红性浸润，局部肿胀，可有片状正常皮肤形成的"皮岛"，病损处反复出现大量糠状鳞屑，指（趾）甲混浊、增厚、变形，伴随畏寒、发热、关节痛、头痛等全身不适症状，病程可迁延数年。

【辅助检查】

X 线检查骨质、关节及软组织情况；血常规检查；类风湿因子检查；细菌培养检查及组织病理学检查。

【治疗原则】

局限性损害以外用药物治疗为主，皮损广泛严重时给予全身治疗。

1. 局部治疗 角质促成剂或剥脱剂、皮质类固醇激素霜剂、维生素 D_3 衍生物、维 A 酸类软膏。

2. 全身治疗 免疫抑制剂，如甲氨蝶呤适用于红皮病型、脓疱型、关节病型银屑病其他治疗效果不佳时使用；抗生素，常见青霉素类适用于脓疱型银屑病合并链球菌感染；皮质类固醇激素，用于红皮病型、关节病型及泛发型、脓疱型；维 A 酸类软膏适用于脓疱型、红皮病型等严重类型银屑病；维生素制剂作为辅助治疗，维生素 A、维生素 B_{12} 用于儿童银屑病；物理疗法如紫外线、光化学疗法及浴疗等。中医辨证给予清热凉血、活血化瘀等中药治疗。

相关链接

Auspitz 征

寻常型银屑病的临床表现的一种，红色斑、丘疹基础上覆盖一层银白色鳞屑，如果刮掉最上层的鳞屑，就像刮蜡滴一样，刮去银白色鳞屑可见淡红色发光半透明薄膜，剥去薄膜可见点状出血，即为 Auspitz 征。

【护理评估】

（一）健康史

了解病人的年龄、性别、职业、婚姻、生育状况及个人嗜好；评估病人有无银屑病的家族史；有无感染、精神紧张和其他应激事件发生；发病前有无创伤、手术、分娩、哺乳、用药等诱发因素评估发病以来诊治情况；既往有无过敏史和类似发作史；女性月经、妊娠和生育史；家族中有无类似疾病史。

（二）身体状况

1. 症状 病人皮肤表面红斑的部位、范围及颜色；是否出现局部瘙痒；是否出现发热、寒战等全身症状。

2. 体征　病人皮肤斑丘疹分布的位置及皮肤损伤程度；关节累及的部位和肿胀程度；指(趾)甲、舌的状况；淋巴结是否肿大等。

3. 辅助检查　X 线检查结果，是否出现软骨消失、骨质疏松、关节腔狭窄、关节侵蚀和软组织肿胀；血常规检查结果是否出现中性粒细胞及白细胞计数增多，血沉加快；类风湿因子检查是否阳性；细菌培养检查是否阳性及是否有银屑病特征性的组织病理学改变。

（三）心理 - 社会状况

本病具有遗传性特征且容易反复发作，其局限或泛发的皮损及瘙痒使病人舒适度下降。疾病严重时可导致活动受限，感染可导致全身脏器衰竭，病人及家属产生焦虑、恐惧等不良感受。应评估病人对疾病病因及其危害的了解程度，心理承受力及对治疗与护理的配合程度；评估家属对病人提供相应的精神和物质支持程度。

【主要护理诊断 / 问题】

1. 体像紊乱　与疾病反复发作经久不愈，病人外表形象改变有关。

2. 皮肤完整性受损　与银屑病引起皮肤损伤，局部瘙痒搔抓有关。

3. 潜在并发症：关节畸形、骨质疏松。

【护理目标】

1. 病人心态平稳，能接受皮损导致的外表改变，积极配合治疗与护理。

2. 病人的皮损处得以修复，皮肤瘙痒症状减轻。

3. 病人无并发症产生，或并发症发生时能积极采取措施。

【护理措施】

1. 心理护理　向病人介绍疾病的相关知识，加强与病人的沟通，尊重病人，保护病人的隐私，减轻病人心理压力，病人能接受皮肤损伤引起的外表改变，积极配合治疗。

2. 皮肤护理　保持病人皮肤清洁，衣裤及床上用品整洁、干燥，剪短指甲，防止过度搔抓皮肤。皮肤过度瘙痒者遵医嘱给予镇静或抗组胺药物，使用外用药物时，应先去除鳞屑以增加药效，避免刺激性药物的使用，首次用药应从低浓度小范围开始。皮损范围较大时，可分批分区用药，防止药物吸收过多而中毒。

3. 饮食护理　饮食应以清淡为主，避免饮酒，禁浓茶、咖啡及辛辣刺激性食物，少食高脂肪、高胆固醇食物，注重优质蛋白的补充。

4. 指导病人患侧肢体功能锻炼，逐渐增加关节活动范围，达到生活逐渐自理，防止并发症的产生。

5. 健康教育

（1）知识指导：让病人了解疾病的基本知识，减少其心理压力，保持情绪稳定。指导病人规律生活，劳逸结合。向病人解释戒烟的重要性。

（2）加强皮损处护理：防止过度搔抓及热敷、碱性肥皂的刺激；使用药物时注意其局部不良反应，尽量使用刺激性小的药物；给予低脂、高热量、高蛋白、高维生素饮食，忌食海鲜、辛辣刺激性食物及酒；出现咽喉疼痛及其他感染时应及时治疗。

（3）用药指导：叮嘱病人切不可盲目追求彻底治疗而采用可导致严重不良反应的药物，以免加重病情或向其他类型转化。

（4）康复训练：制订相应训练计划，加强患侧肢体运动，增进关节活动度，使其逐渐生活自理。

【护理评价】

通过治疗与护理，病人是否：①心态平稳，积极配合治疗与护理；②皮肤完整，瘙痒症状减轻；③无并发症发生，或并发症发生时能积极应对。

第八节 神经性皮炎病人的护理

案例39-7

刘先生,42岁,公司职员,一年前无明显诱因右足背部出现丘疹伴瘙痒。搔抓后丘疹融合成片,皮沟加深,自行外用止痒剂后病情减轻。近一周来到外地旅游,环境潮湿、原有皮损处范围增大,瘙痒加重来院就诊,查体:一般情况好,右足背部苔藓样变,呈淡红褐色,表面有少量鳞屑,边缘清楚。医生诊断为"神经性皮炎"。

思考:

1. 引起神经性皮炎的因素有哪些?

2. 神经性皮炎的护理要点是什么?

神经性皮炎(neurodermatitis)又称慢性单纯性苔藓病,是一种皮肤功能障碍性疾病,以阵发性剧烈瘙痒和皮肤苔藓样变为特征的皮肤病。

【病因及发病机制】

尚不完全明确,与个人体质、神经紧张、自主神经功能紊乱有关。当病人出现内分泌紊乱、胃肠功能障碍、日晒、出汗、衣领摩擦、饮酒及进食辛辣等刺激性食物时,可诱发本病或使病情加重。

【临床表现】

1. **局限性神经性皮炎** 多见于中青年,好发于摩擦部位。初发时,局部皮肤阵发性剧痒,搔抓或摩擦等机械性刺激后出现丘疹,逐渐融合成片,皮沟加深,皮嵴隆起呈苔藓样变。呈正常肤色或淡红褐色,表面光滑或有少量鳞屑,边缘清楚。病程缓慢,时轻时重,愈后易复发。大多数皮损冬轻夏重,皮损局限于一处或几处。

2. **播散性神经性皮炎** 多见于中老年人,与局限性神经性皮炎相似,但皮损分布广泛,皮肤肥厚粗糙,呈苔藓样变色及色素沉着。皮损常因剧痒搔抓或机械性刺激而出现抓痕及血痂,致苔藓化或继发感染等。病程可持续数年,奇痒难忍,严重影响睡眠和工作。

【治疗原则】

避免诱发因素,药物结合物理疗法治疗。

1. **局部治疗** 局部瘙痒者可用糖皮质激素类软膏;皮损肥厚者可用2%苯甲醇溶液皮损内注射;其他可用焦油类制剂与糖皮质激素、二碘羟基喹啉联合应用。

2. **全身治疗** 瘙痒剧烈者可用抗组胺药物;精神紧张、睡眠障碍者可选用镇静安神药物;泛发型神经性皮炎者可局部封闭减轻瘙痒。

【护理评估】

(一)健康史

了解病人的年龄、性别、职业、婚姻情况;评估病人是否出现内分泌紊乱、胃肠功能障碍等状况;发病前是否有日晒、出汗、衣领摩擦、饮酒及进食辛辣等刺激性食物等诱因;评估病人发病以来诊治情况;既往有无过敏史和类似发作史;家族中有无类似疾病史。

(二)身体状况

1. **症状** 病人皮肤皮损的部位、范围及颜色;局部瘙痒程度;是否出现烦躁、失眠等全身状况。

2. **体征** 丘疹的范围、形态,皮纹深度及苔藓样变程度;皮损部位颜色、色素沉着范围。

(三)心理-社会状况

本病瘙痒剧烈且容易反复,病人常因瘙痒难耐产生烦躁、失眠等不良状态。应评估病人对疾病病因及其危害的了解程度,心理承受力及对治疗与护理的配合程度;评估家属对病人提供相应的精神和物质支持程度。

【主要护理诊断/问题】

1. **失眠** 与皮损引起剧烈瘙痒及担心病情加重有关。

2. **有感染的危险** 与机械刺激及搔抓引起皮肤损伤范围扩大有关。

【护理目标】

1. 病人瘙痒程度减轻,心态平稳,积极配合治疗。

2. 病人皮肤、黏膜愈合,无感染发生。

【护理措施】

1. 向病人及家属讲解疾病相关知识,消除病人焦虑心理,积极配合治疗。

2. 保持皮肤清洁、干燥,勤换洗内衣裤,选择宽松、柔软的棉质衣服及床上用品减少局部摩擦。剪短指甲,避免过度搔抓皮肤。忌用热水及肥皂洗擦皮损处,如瘙痒难忍,可局部冷湿敷或使用止痒剂,介绍药物使用的注意事项。

3. 饮食应清淡,忌食刺激性食物,避免饮酒和浓茶,有胃肠功能不良的病人注意饮食及药物调理,避免诱发疾病。

4. 健康教育

(1)避免复发:向病人介绍疾病的诱发因素,注意皮肤的保护,避免机械性刺激及搔抓皮肤诱发疾病,保持良好的卫生习惯,良好的生活规律。

(2)用药指导:发病期间,瘙痒剧烈时可使用皮质类固醇激素及抗组胺类药物,但应严格遵照医嘱,不能随意改变剂量或临时停用药物。

(3)适当运动:病情好转后,应注意保持良好的心态,适当进行体育锻炼,提高机体抵抗能力。

【护理评价】

通过治疗与护理,病人是否:①瘙痒程度减轻,心态平稳,积极配合治疗;②皮肤、黏膜愈合,无感染发生。

第九节 病毒性皮肤病病人的护理

案例 39-8

王女士,70岁,4天前上呼吸道感染后出现右侧胸部皮肤烧灼样疼痛,伴皮疹,来院就诊。查体:一般状态尚可,体温38.2℃,呼吸24次/分,脉搏88次/分,血压160/96mmHg。右侧胸部皮肤沿肋间隙走向有小丘疹伴水疱,疱壁紧张发亮,外周略有红晕,水疱间皮肤正常。诊断:①带状疱疹;②高血压。

思考:

1. 带状疱疹是一种病毒性皮肤病,试分析病毒性皮肤病的护理要点。

2. 针对该病人病情如何进行健康宣教?

病毒性皮肤病是指由病毒感染引起的以皮肤黏膜病变为主的一类疾病,根据临床特点,病毒性皮肤病可分为三大类:新生物型(如各种疣)、疱疹型(如单纯疱疹)和红斑发疹型(如麻疹)。

一、疣

疣（verruca，wart）是由人类乳头瘤病毒（human papilloma virus，HPV）感染皮肤或黏膜所引起的表皮良性赘生物，临床上分为四型，即寻常疣、扁平疣、跖疣和尖锐湿疣等，疣状表皮发育不良也被认为与HPV感染密切相关。

【病因及发病机制】

疾病的致病病原体是HPV，HPV有100余种，其中近80种与人类疾病相关。主要经直接、间接接触或自身接种的方式传播。当人体免疫功能低下时，HPV通过皮肤黏膜微小破损进入细胞内并进行复制、增殖，导致上皮细胞异常分化和增生。

【临床表现】

1. **寻常疣**　俗称刺瘊或千日疮，好发于手背、手指、足缘，亦可发生在其他身体部位。皮损边界清楚、表面粗糙、坚硬呈乳头状，呈黄豆大小或更大的灰褐色、棕色或皮色丘疹。其特殊类型有：甲周疣、甲下疣、丝状疣、指状疣等。

2. **跖疣**　发生于在足底的寻常疣，外伤、摩擦、足部多汗等均可促进其发生。

3. **扁平疣**　又称为青年扁平疣。多见于面部、手背、颈部。皮损特点为米粒至黄豆大小的扁平光滑丘疹，呈圆形或椭圆形，质硬，呈正常肤色或淡褐色。播抓后皮损可呈串珠状排列。病程慢性，多可自行消退。

4. **生殖器疣**　又称尖锐湿疣，详见本书尖锐湿疣章节。

【辅助检查】

组织病理学检查：棘层上部细胞空泡化、颗粒层电镜下核内病毒颗粒等现象。

【治疗原则】

本病采用消除皮损，内外兼顾的方法。

1. **局部治疗**　疣数量少者可用电灼、冷冻、激光、刮除、手术或腐蚀方法，数量多者可用酚丁安霜或氟尿嘧啶软膏。

2. **全身治疗**　免疫调节剂如干扰素、左旋咪唑等；中药以清热解毒、散风平肝为原则。

【护理评估】

（一）健康史

了解病人的年龄、性别、职业、婚姻情况；评估病人是否有HPV直接或间接接触史，有无自身接种现象；评估病人发病以来诊治情况及目前病人的抵抗力情况；既往有无过敏史和类似发作史；家族中有无类似疾病史。

（二）身体状况

1. **症状**　病人皮肤皮损的部位及大小，局部瘙痒程度。

2. **体征**　疣的范围、形态、颜色，是否出现角化、压痛等。

（三）心理 - 社会状况

评估病人对疾病病因及防护知识的了解程度及治疗与护理的配合程度；评估家属对病人提供相应的精神和物质支持程度。

【主要护理诊断 / 问题】

1. 皮肤完整性受损　与病毒引起局部皮肤损伤有关。

2. 知识缺乏：缺乏疾病传播途径及防治相关知识。

【护理目标】

1. 病人皮肤黏膜愈合，无感染发生。

2. 病人及家属能复述疾病的传播途径及防治措施。

【护理措施】

1. 局部皮肤护理　保持皮肤的清洁、干燥,床单位整洁、无皱褶;剪短指甲,不过度搔抓皮肤,防止继发感染。病人更换的衣服及可能被病毒污染的物品应消毒清洁后再使用。局部瘙痒显著者遵医嘱外涂止痒剂。由于氟尿嘧啶软膏有色素沉积的作用,病人面部慎用。

2. 减轻病人心理负担,向病人及家属讲解疾病相关知识及正确使用药物的方法。

3. 健康教育　向病人及家属介绍疾病的传播途径,嘱其保持皮肤的清洁卫生、防止过度搔抓以免引起自我接种,药物使用时应注意其副作用。告知病人皮肤表面的损伤只是暂时的,消除病人的焦虑情绪,积极配合治疗及护理。疼痛明显的跖疣,可指导病人使用较厚并柔软的鞋垫,增强病人的舒适感觉。指导病人饮食保持清淡,避免继发感染。

【护理评价】

通过治疗与护理,病人是否:①皮肤完全愈合,有无感染发生;②能复述疾病的传播途径及防止措施。

二、单纯疱疹

由单纯疱疹病毒(herpes simplex virus, HSV)引起的病毒性传播疾病,传染性极强。本病具有自限性,但有复发倾向。90% 为隐性感染或亚临床感染。

【病因及发病机制】

HSV 为双链 DNA 病毒,呈球形,分为 HSV-1 型和 HSV-2 型。HSV-1 型属于生殖器以外的皮肤黏膜和脑部的感染,一般通过皮肤黏膜直接接触传播或空气飞沫传播;HSV-2 型为属于生殖器部位的皮肤黏膜和新生儿的感染,通过性接触及新生儿围生期在宫内或产道感染。

【临床表现】

1. 初发型

(1)疱疹性龈口炎:多见于 1～5 岁儿童。多由 HSV-1 引起,皮损表现为群集性小水疱很快破溃形成浅表溃疡,可伴有发热、咽痛及局部淋巴结肿痛,自然病程 1～2 周。

(2)新生儿单纯疱疹:多由 HSV-2 引起,经过产道感染,表现为皮肤、口腔黏膜、眼结膜出现水疱、糜烂,严重者可伴有发热、意识障碍等,预后极差。

(3)疱疹性湿疹:又称 Kaposi 水痘样疹,多发生于患湿疹或特应性皮炎的婴幼儿。表现为原皮损处出现散在密集水疱或脓疱,可在 1 周内泛发全身,并伴发热等全身症状。

(4)疱疹性角膜结膜炎:角膜可形成溃疡,严重者可发生角膜穿孔导致失明,可伴有结膜充血和水肿。

(5)接种性疱疹:皮损限于接触部位,出现群集性水疱。

2. 复发型　常于同一部位反复发作,多见于成年人。发作初期局部常自觉灼热,随后出现红斑、簇集状小丘疹和水疱,可相互融合,数天后水疱破溃形成糜烂面、结痂,继而愈合,病程 1～2 周。

【辅助检查】

病毒培养是诊断 HSV 感染的金标准,此外,还可以通过电镜检查病毒颗粒、疱底刮取涂片做细胞学检查、免疫荧光法及血清抗体测定。

【治疗原则】

以缩短病程、防止继发感染、减少复发和传播机会为原则。

1. 全身治疗　核苷类药物最有效,选用阿昔洛韦、吗啉胍、板蓝根等抗病毒药物,重症病人可同时选用丙种球蛋白或干扰素等,以提高疗效。

2. 局部治疗　局部干燥、收敛,防止继发感染,可选用阿昔洛韦或硫黄炉甘石洗剂;继发感染时可用新霉素、莫匹罗星软膏;对疱疹性龈口炎应保持口腔清洁,并用 1∶1000 苯扎溴铵溶液含漱。

【护理评估】

（一）健康史

了解病人的年龄、性别、职业、婚姻；评估病人有无 HSV 直接或间接接触史；病人是否有呼吸道、消化道或皮肤黏膜传染病史；病人近期是否出现发热、过度劳累、情绪或环境改变等诱因；病人是否与 HSV 感染者有性接触；病人出生时，其母亲是否感染 HSV；评估病人发病以来诊治情况及目前病人的抵抗力情况；既往有无过敏史和类似发作史；家族中有无类似疾病史。

（二）身体状况

1. **症状**　病人皮肤皮损的分布及破溃范围，局部瘙痒程度；是否伴有发热、疲劳等症状。

2. **体征**　疱疹的范围、形态，是否出现溃疡及溃疡的程度，是否伴淋巴结肿大。

3. **辅助检查**　病毒培养结果，电镜是否检查出病毒颗粒；疱底刮取物涂片是否见到多核巨细胞和核内嗜酸性包涵体、免疫荧光法及免疫学诊断结果。

（三）心理 - 社会状况

本病原发性感染多见于婴幼儿，一旦感染则终身携带病毒，而女性生殖器疱疹常无自觉症状，但容易引起早产、死胎并可诱发宫颈癌，因此病人及家属常产生焦虑等不良心理状态。因此应评估病人对疾病病因及危害的了解程度，治疗与护理的配合程度；评估家属对病人提供相应的精神和物质支持程度。

【主要护理诊断 / 问题】

1. **体像紊乱**　与暴露部位皮肤损害有关。

2. **焦虑**　与疾病反复发作及相关知识缺乏有关。

【护理目标】

1. 病人皮肤损伤愈合，无感染发生。

2. 病人心态平稳，能复述疾病的相关防治知识，积极配合治疗。

【护理措施】

1. 保持皮肤的清洁、干燥，垫褥平整，防止摩擦。勤剪指甲，以免抓破疱疹引起细菌感染。病人取健侧卧位，避免对损伤皮肤的压迫。切断病毒传播途径，作好呼吸道、消化道及皮肤黏膜的防护，避免直接接触病人疱疹脓液。加强口腔护理及眼部护理，减轻疼痛。注意休息，避免劳累；合理饮食，避免辛辣刺激性食物。

2. 向病人及家属介绍疾病相关知识，减轻病人压力，积极配合治疗。一旦出现继发感染，配合医生积极处理。注重生命体征及精神状态的观察，指导病人正确的用药方式。

3. 健康宣教

（1）知识指导：向病人及其家属介绍单纯疱疹的防护知识，进行体育锻炼，提高机体抵抗力。

（2）皮肤护理：发病期间加强局部皮肤护理，注意皮肤的清洁、干燥。不要自行处理局部结痂的部位，应让其自行脱落。注意口腔及眼部的护理，协助病人进食流质饮食，以减轻疼痛。

（3）心理护理：解释疾病复发的原因，让病人了解减少复发的方法，减轻心理压力。合理安排膳食，劳逸结合，保持平稳的情绪，维持良好的健康状态。

【护理评价】

经过治疗与护理，病人是否：①皮肤损伤愈合，无感染发生；②心态平稳，能复述疾病的相关防治知识，积极配合治疗。

三、带状疱疹

是由水痘 - 带状疱疹病毒（varicella-zoster virus，VZV）引起的病毒性皮肤病。发病率随年龄增大而呈显著上升趋势,春、秋季节多见。

【病因及发病机制】

VZV 病毒现已命名为人疱疹病毒 3 型,即 HHV-3。无免疫力或低免疫力的人群感染该病毒后,经呼吸道黏膜侵入体内,通过血清传播,发生水痘或阴性感染。本病愈合后获得较持久的免疫,一般不会再发生。

【临床表现】

1. **发疹前表现** 发疹前可有轻度乏力、发热、食欲缺乏、全身不适等症状。神经痛为本病特征之一。好发部位为肋间神经、颅神经、腰骶神经支配区。患处皮肤出现刺痛、灼痛及瘙痒感,持续 1～5 天,亦可无前驱症状即发疹。

2. **发疹时表现** 皮肤出现潮红斑,很快出现粟粒至黄豆大小丘疹,形成簇状水疱,疱液澄清,疱壁紧张发亮,外周红晕,水疱间皮肤正常;皮损多发生在身体的一侧,一般不超过正中线,神经痛为本病特征之一,发疹前、发疹时、皮损愈后均伴有神经痛。病程一般在 2～3 周。约 30%～50% 的中老年病人遗留顽固性神经痛,个别侵及眶上神经支,导致失明。如果累及膝状神经节,影响运动及感觉神经纤维,可引起面瘫、耳痛及外耳道疱疹三联征,称为 Ramsey-Hunt 综合征。

3. **特殊表现** 耳带状疱疹、眼带状疱疹、带状疱疹后遗神经痛;其他可表现为顿挫型、不全型或泛发型,常伴高热、肺炎、脑炎等。

【辅助检查】

参见单纯疱疹部分。

【治疗原则】

本病具有自限性,治疗原则为对症治疗,预防并发症。

1. **局部治疗** 可选用炉甘石洗剂或阿昔洛韦软膏等,疱疹破溃后可酌情使用 0.5% 新霉素液湿敷,眼部不适时,可外用阿昔洛韦眼膏、碘苷(疱疹净)滴眼液。

2. **全身治疗** 可以选用阿昔洛韦或泛昔洛韦等抗病毒药物;布洛芬、卡马西平等止痛药物;维生素 B、维生素 C、维生素 E 等神经营养性药物;转移因子等支持性治疗。也可以选择红外线、紫外线、频谱治疗仪等物理治疗。

【护理评估】

(一)**健康史**

了解病人的年龄、性别、职业、婚姻;评估病人有无 VZV 直接或间接接触史;病人是否有呼吸道感染病史;病人近期是否出现疲劳、使用免疫抑制剂、放射治疗、外伤及感染等诱因;评估病人发病以来诊治情况及目前病人的抵抗力情况;既往有无过敏史和类似发作史;家族中有无类似疾病史。

(二)**身体状况**

1. **症状** 病人皮肤皮损的分布及破溃范围,局部瘙痒程度;是否伴有发热、疲劳、食欲缺乏及全身不适等症状。

2. **体征** 疱疹的范围、形态,是否出现溃疡及溃疡的程度,是否伴淋巴结肿大;肋间神经、三叉神经功能检查、眼部及耳部检查。

3. **辅助检查** 病毒培养结果,电镜是否检查出病毒颗粒;疱底刮取物涂片是否见到多核巨细胞和核内嗜酸性包涵体、免疫荧光法及免疫学诊断结果。

(三)**心理-社会状况**

本病由于 VZV 经呼吸道进入人体内引起一系列机体功能障碍,病情急骤、演变多样,常伴随全身症状,病人及家属常产生焦虑、紧张等不良心理状态。因此应评估病人对疾病病因及危害的了解程度,治疗与护理的配合程度;评估家属对病人提供相应的精神和物质支持程度。

【主要护理诊断/问题】

1. **皮肤完整性受损**　与带状疱疹引起的皮肤损伤有关。

2. **舒适度减弱**　与瘙痒、疼痛或病人的被迫体位有关。

【护理目标】

1. 病人的皮肤损伤愈合,无感染发生。

2. 病人卧位舒适,疼痛及瘙痒减轻或消失。

【护理措施】

1. 皮损护理　保持皮肤清洁、干燥,垫褥平整,防止皮疹受到摩擦。勤剪指甲,以免抓破皮疹引起细菌感染。病人取健侧卧位,避免对损伤皮肤的压迫。给予相应的药物,减轻病人皮肤的瘙痒和疼痛。加强皮肤观察,一旦发现继发感染,配合医生进行积极的处理。

2. 病室内定时通风换气或用紫外线消毒空气,呼吸道分泌物及其污染物均应消毒后及时处理。避免直接接触病人疱疹脓液。保持眼部的清洁卫生,每日用生理盐水洗眼 1~2 次,按时滴眼药水以免引起并发症。注重生命体征、病人食欲状况及精神状态的观察,高热病人进行物理降温并遵医嘱给药。

3. 健康教育

(1)知识指导:向病人及其家属介绍相关带状疱疹的防护知识,治疗期间应注意皮肤、眼睛、口腔的护理;告知病人及家属带状疱疹愈后常有终身免疫,减轻病人心理压力,进行体育锻炼,提高机体抵抗力。

(2)用药指导:遵医嘱给药,并且密切观察疗效,嘱病人不能随意停药或更改药物剂量,疗效欠佳时随时通知医生调整治疗药物。

(3)适当锻炼:病愈后应加强身体锻炼,调整饮食,保持心情舒畅,提高机体抵抗能力。

【护理评价】

经过治疗及护理,病人是否:①皮肤损伤愈合,无感染发生;②卧位舒适,疼痛及瘙痒减轻或消失。

(岳　波)

学习小结

本章主要介绍了皮肤的解剖结构、生理功能及各种皮肤性疾病的病因、临床表现及护理措施。皮肤是人体最大的器官,由于本身解剖结构的特殊性,具有保护、感官、排泄、吸收、体温调节、代谢及免疫等重要功能。引起皮肤性疾病的原因很多,主要见于病毒性、细菌性、真菌性、变态反应性及动物源性等。本章分别介绍了接触性皮炎、湿疹、荨麻疹、脓疱疮、银屑病、神经性皮炎、疣、单纯疱疹及带状疱疹等疾病,在学习的过程中应注意各种皮肤性疾病的原因、发病机制及临床表现。各种疾病中有类似临床表现的应注意疾病的诊断与鉴别诊断,皮肤性疾病的护理应注重心理护理、皮肤护理及对症护理等措施。

复习参考题

1. 简述皮肤的解剖结构及生理功能。

2. 简述接触性皮炎的临床特征。

3. 简述带状疱疹的健康教育内容。

第四十章　性传播疾病病人的护理

40

学习目标

掌握　梅毒、淋病、非淋菌性尿道炎及尖锐湿疣的概念；梅毒与尖锐湿疣的临床表现及护理措施；淋病与非淋菌性尿道炎病人的护理要点。

熟悉　淋病与非淋菌性尿道炎在泌尿系统的临床表现。

了解　性传播疾病的发病机制。

第一节 梅毒病人的护理

案例 40-1

患者,44 岁,一日前发现包皮及冠状沟小红斑,伴无痛性丘疹,未明确诊断来院就诊。查体:包皮及冠状沟处可见一椭圆形溃疡,边界清楚,周边水肿并隆起,直径约 0.7cm,呈硬结状。实验室检查:梅毒抗体阳性。

思考:

1. 梅毒的传播途径有哪些?

2. 试分析梅毒病人的护理要点?

梅毒(syphilis)是由梅毒螺旋体(treponema pallidum,TP)感染引起的一种慢性传染性疾病,主要是通过性接触和血液传播,具有传染性强,病程长、病情隐匿、多器官受累、临床表现多样性等特点。

【病因及发病机制】

梅毒的病因尚未完全明确,TP 表面的黏多糖酶可能与其致病性有关。TP 易吸附于皮肤、主动脉、眼周、胎盘、脐带等富含黏多糖的组织,破坏其结构。此外,梅毒发病还与 T 细胞介导的免疫反应及其强侵袭力有关。

【传播途径】

梅毒患者是唯一的传染源,常见的传播途径有以下几种情况:

1. **性接触传染** 约 95% 以上病人通过性接触由皮肤黏膜传染,早期感染梅毒未经治疗的病人在 1～2 年内具有强传染性;随着病程延长,传染性逐渐降低,4 年以上的患者基本不传染。

2. **垂直传播** 绝大多数胎传梅毒源于宫内感染,妊娠 4 个月后 TP 可以通过胎盘及脐静脉由母体传染给胎儿;可以引起流产、死产、早产或胎传梅毒,分娩过程中新生儿通过产道也可以发生接触性感染。

3. **其他途径** 通过血液制品传播,少数病人可以通过医源性途径、口腔、哺乳、握手或接触污染衣物、用品而感染。

【临床表现】

根据传播途径的不同可以分为获得性(后天)梅毒和胎传性(先天)梅毒;根据病程的不同又可分为早期梅毒(分为一期、二期梅毒,期限小于 2 年)和晚期梅毒(三期梅毒,期限大于 2 年)。

（一）获得性梅毒

1. **一期梅毒** 潜伏期为 2～4 周,一般无全身症状,侵袭部位是皮肤和黏膜,主要表现为硬下疳及硬化性淋巴结炎。

（1）硬下疳:一般好发于外生殖器,典型的硬下疳起初为小红斑,小片暗红色丘疹,迅速发展成为无痛性炎性丘疹。数天后丘疹扩大形成硬结,表面坏死形成直径为 1～2cm 的圆形或椭圆形无痛性溃疡,境界清楚,周边水肿并隆起,基底呈肉红色,表面可见浆液性分泌物(图 40-1),传染性极强。

（2）硬化性淋巴结炎:硬化性淋巴结炎发生于硬下疳出现 1～2 周后,可累及单侧腹股沟或附近淋巴结。特点为无疼痛、相互孤立且不粘连,呈质地较硬的隆起,无化脓破溃,表面皮肤无红肿破损,常需要数月消退。淋巴结穿刺检查可见大量的 TP。

2. **二期梅毒** 由于一期梅毒未经治疗或治疗不彻底引起,出现在感染后 9～12 周,TP 由淋巴系统入血,形成菌血症,播散全身引起全身淋巴结肿大和广泛性皮肤黏膜损害。特点为出现梅毒疹、扁平湿疣、梅毒性秃发和黏膜损害;此外,TP 可引起骨关节损害、眼损害、神经损害、多发性硬化性淋巴结炎及内脏梅毒等,所有的梅毒实验室诊断均为阳性。

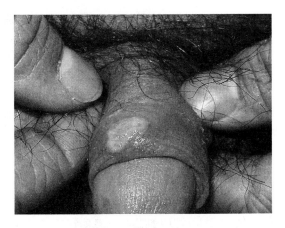

图 40-1　一期梅毒（示硬下疳）

3. 三期梅毒　梅毒早期未经正规治疗或治疗不彻底，经过 3～4 年，40% 患者发生三期梅毒，①皮肤黏膜损害：主要是结节性梅毒疹、梅毒性树胶肿；②骨梅毒：发生率位居第二；③眼梅毒：表现与二期眼梅毒相似；④心血管梅毒：潜伏期为 10～20 年；⑤神经梅毒：发病率在 10%，潜伏期为 3～20 年。

（二）先天性梅毒

分为早期先天性梅毒（2 岁以内发病）、晚期先天性梅毒（2 岁以后发病）和先天性潜伏梅毒。不发生硬下疳，早期病变较后天性梅毒重，骨骼及感觉器官受累多而心血管受累少。

1. 早期先天性梅毒　常见于早产儿。患儿发育迟滞、营养差、消瘦、脱水、皮肤松弛、貌似老人，哺乳困难，哭声低弱嘶哑、躁动不安。常出现皮肤黏膜损害、梅毒性鼻炎、骨梅毒等，口周及肛周常形成皲裂，愈后遗留放射状瘢痕，具有特征性。此外，常伴随全身淋巴结肿大、肝脾大、肾病综合征、脑膜炎、黄疸、血液系统损害等表现。

2. 晚期先天性梅毒　一般 5～8 岁发病，13～14 岁相继出现多种临床表现，以角膜炎、骨损伤和神经系统损害常见，心血管梅毒罕见。

（三）潜伏梅毒

有梅毒感染史，无任何阳性体征，脑脊液检查正常，仅梅毒血清学阳性。

【辅助检查】

分为 TP 直接检查、梅毒血清学试验、脑脊液检查。TP 检查适用于硬下疳或扁平湿疣者；梅毒血清学试验是确诊的主要依据；脑脊液检查主要用于神经梅毒的诊断。

【治疗原则】

早期发现，及时治疗，药物足量，规则全程。

青霉素为首选的驱梅药，常见的有苄星青霉素 G、普鲁卡因青霉素 G 或水剂青霉素 G。青霉素过敏者可优先选用头孢曲松钠；四环素类或红霉素类药物亦可作为替代性药物，但肝、肾功能不全者禁用。

相关链接

WHO 梅毒诊疗指南

据世界卫生组织（WHO）2016 年发布梅毒诊疗指南：治疗方面，强烈推荐使用苄星青霉素，认为其比口服抗菌药物更加有效，价格更加便宜，是治疗梅毒最为有效的药物。过去，多项研究表明阿奇霉素的单剂口服疗效良好，认为阿奇霉素与苄星青霉素在治疗早期梅毒方面有同等效价，被评估为有可能作为对青霉素过敏的梅毒孕妇的替代用药，有取代红霉素，甚至多西环素的可能。然而，针对近年来多例梅毒螺旋体对阿奇霉素抵抗的报告，指南认为需要重新评估、衡量阿奇霉素抵抗作用及其疗效，深入探讨青霉素过敏梅毒患者的治疗方案，如脱敏疗法或每天注射头孢曲松。

【护理评估】

1. **健康史**　梅毒性接触传染约占 95%，妊娠 4 个月以后 TP 可通过胎盘屏障传染给胎儿。医源性途径如输血或接触污染的器具等也可以感染致病。

2. **身体状况**　观察病情，判断梅毒类型及阶段，有无并发症发生。

3. **心理 - 社会状况**　评估病人是否存在羞耻、焦虑、恐惧等负面情绪。

【主要护理诊断 / 问题】

1. 组织完整性受损　与梅毒螺旋体引起皮肤、黏膜损伤及器官衰竭有关。

2. 焦虑　与病程长及社会歧视或担心传染给他人有关。

3. 知识缺乏：缺乏梅毒传播途径及防护知识。

【护理目标】

1. 病人皮肤损伤逐渐愈合，病情稳定，未并发其他感染。

2. 病人心态平和，焦虑减轻或消除。

3. 病人能复述疾病的传播途径和危害，并列举出相应的护理措施。

【护理措施】

1. **一般护理**　①心理护理：与病人有效沟通，使其了解病情发展及转归，配合治疗，减轻不良情绪。②预防传播：早期传染性强，隔离治疗；加强医护人员自我防护，防止皮肤黏膜损伤感染。严格无菌操作，避免医源性感染发生。③坚持规律治疗与随访。④治疗期间禁止性生活，伴侣同时接受治疗。

2. **药物护理**　遵医嘱用药，观察药物疗效。为防止或减轻吉 - 海反应，可在治疗前服用小量泼尼松，并准备好抗过敏药物。一旦病人发生过敏性休克应立即停药，积极施救，及时通知医生。

3. **健康教育**　①预防并发症：强调及早、足量、规则治疗为原则，尽量避免严重并发症的发生。②定期复查与随访以判断疗效。常规治疗后随访 2～3 年。③严格进行孕产前检查：消除先天梅毒儿、减少胎儿死亡率。④加强疾病宣教，避免不洁性行为，性伴侣及时检查，防止感染及再传播；严禁吸毒，告知病人吸毒的危害，严禁使用不洁血制品及生物制品，避免一次性耗材重复使用，严格无菌技术操作，避免医源性感染。

【护理评价】

通过治疗与护理，病人是否：①皮肤愈合，有效预防并发症的发生；②积极配合治疗，不良情绪减轻或消除；③能复述疾病的传播途径及危害，阐述相应的护理措施。

相关链接

梅毒流行病学特征

20 世纪 80 年代，梅毒在我国重新出现，90 年代末以来，全国梅毒报告病例数明显增加，流行病学呈现快速上升趋势。1999 年报告病例 80 406 例，年发病率为 6.50/10 万，2009 年报告病例 327 433 例，年发病率为 24.66/10 万，发病率年均增长 14.3%。2016 年国家统计年鉴报告病例 438 199 例，年发病率为 31.97/10 万。1997 年先天梅毒报告病例数为 109 例，报告发病率为 0.53/10 万活产数，2009 年报告病例数为 10 757 例，报告发病率为 64.41/10 万活产数，发病率年均增长 49.2%。2009 年，梅毒报告病例数在我国甲乙类传染病报告中居第 3 位。高危人群梅毒感染率高，2009 年艾滋病监测结果表明，暗娟人群梅毒抗体阳性率最高达 30.6%，平均为 2.4%；男性性行为人群最高达 31.2%，平均为 9.1%；吸毒人群最高达 27.9%，平均为 3.4%；孕产妇人群梅毒抗体阳性率最高达 11.3%，平均为 0.5%。

第二节 淋病病人的护理

案例 40-2

　　患者，女，30岁，二周前有不洁性生活经历，昨日出现发热、寒战及全身不适，阴道分泌物增多，尿痛，非经期经血过多，查体可见宫颈口红肿、触痛、脓性分泌物增多。分泌物涂片检查到淋球菌。

　　思考：

　　1. 淋病的传播途径有哪些？

　　2. 根据患者的发病特点，如何进行护理？

　　淋病（gonorrhea）是由淋病奈瑟菌（简称淋球菌）感染引起的化脓性感染，泌尿生殖系统感染最常见，此外还包括眼部、咽喉、直肠、盆腔感染和播散性淋球菌感染。淋病潜伏期短，传染性强，可导致多种并发症和后遗症。

【病因及发病机制】

　　淋病主要通过性接触直接传播，偶有间接接触传播，新生儿淋病主要通过淋病产妇产道传播。淋球菌对生殖道单层柱状上皮和移行上皮细胞的黏膜有特殊的亲和力，其内毒素及外膜脂多糖与补体结合后产生化学毒素，并能诱导中性粒细胞聚集和吞噬，引起局部急性炎症，出现充血、水肿、化脓和疼痛。如果治疗不及时，淋球菌可以进入尿道腺体和隐窝，成为慢性病灶。

【临床表现】

　　淋病多发于性活跃的中、青年，潜伏期一般为2~10天，平均3~5天，潜伏期病人具有传染性。

1. 无并发症淋病

　　（1）男性急性淋病：初期症状表现为尿道刺激症状，尿频、尿急、尿痛，尿道口红肿，稀薄黏液流出，24小时后尿道黏液脓性分泌物增多（图40-2）。伴有腹股沟淋巴结炎。包皮过长者可引起包皮炎、龟头炎，严重者伴嵌顿性包茎；侵及后尿道时可出现终末血尿，会阴部轻度坠胀等，夜间常有阴茎痛性勃起。一般全身症状不显著。

　　（2）女性急性淋病：临床症状轻微，好发于宫颈、尿道，容易漏诊。宫颈口红肿、触痛、分泌物增多呈脓性。①淋菌性尿道炎、尿道旁腺炎：尿道刺激症状，尿道口脓性分泌物。②淋菌性前庭大腺炎：单侧前庭大腺急性炎症，可伴有全身症状。

　　（3）淋菌性肛门直肠炎：多见于男性同性恋者，女性由淋菌性宫颈炎感染直接蔓延至肛门直肠有关，伴有肛周瘙痒、排脓和血性分泌物。

　　（4）淋菌性咽炎：多见于口交者，病人咽部红肿、咽干、咽痛、吞咽困难，偶伴发热和颈部淋巴结肿大等表现，咽后壁可有黏液样或脓性分泌物。

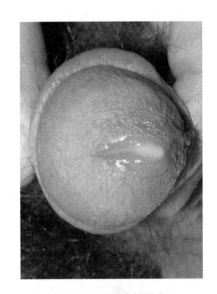

图40-2　男性急性淋病

　　（5）淋菌性结膜炎：多见于新生儿，由母亲产道传染引起多为双侧；成人多因自我接种或接触被分泌物污染的物品所感染，单侧多见。表现为眼结膜充血水肿，脓性分泌物较多，体检可见角膜呈云雾状，严重时角膜发生溃疡，引起穿孔，甚至失明。

2. 淋病并发症 男性病人未经规范治疗,导致感染蔓延至后尿道,引发前列腺炎、精囊炎、附睾炎等。女性合并淋菌性盆腔炎引起宫外孕、不孕不育、慢性下腹痛等。

3. 播散性淋球菌感染 较为少见,一般见于月经期或妊娠期妇女,潜伏期 7～30 天。临床表现有发热、寒战、食欲缺乏及全身不适,可发生关节炎、腱鞘炎、心内膜炎、心包炎、胸膜炎、肝炎及肺炎等。

【治疗原则】

及时、足量、规律、全程,首选头孢曲松钠、大观霉素。病情轻者可选择大剂量单次给药方案,确保有足够的血药浓度以杀死淋球菌;病情重者应采用连续每日给药方案,保证足够的治疗时间,配偶及性伴侣应同时检查、治疗。

【护理评估】

（一）健康史

了解病人的一般情况,性别、年龄、婚姻和职业;评估病人的性生活与性伴侣情况,有无不洁性交、口交史;评估病人是否自然分娩出生,母亲分娩时是否患有淋病;病人有无接触淋球菌污染的衣物、用具及其他医源性途径传播的可能;既往有无类似发作,有无尿路感染病史,女性有无盆腔及附件感染史;评估女性病人的月经、妊娠和生育史;家族中有无患有性病的病人。

（二）身体状况

1. 症状 病人有无尿道刺激征、分泌物及其他生殖道表现;是否出现肛门瘙痒、咽痛、眼部不适等症状;病人是否出现食欲缺乏、腹痛、发热及全身不适等。

2. 体征 病人尿道口是否出现红肿及黏膜水肿;是否出现局部压痛及脓性分泌物;腹股沟淋巴结是否肿大;是否出现扁桃体肿大及眼结膜充血水肿;视力是否正常。

3. 辅助检查 淋球菌培养是否为阳性;分泌物涂片检查是否发现革兰阴性双球菌。

（三）心理 - 社会状况

本病主要通过性接触传播,病变好发于泌尿、外生殖器部位。疾病初期尿道刺激征及生殖道症状显著,病人表现出明显的不适,常使病人和家属产生羞耻、焦虑等不良情绪。应进行病人的社会地位、工作职务、经济状况评估,同时评定病人对疾病危害及治疗方案的配合程度;评估家属对病人的理解程度及能否为病人提供精神和物质上的支持;社会支持系统对病人的援助情况。

【主要护理诊断 / 问题】

1. 排尿障碍 与淋球菌侵犯尿道有关。

2. 焦虑 与缺乏疾病相关信息、社会歧视及担心传染给他人有关。

3. 急性疼痛 与淋球菌入侵组织器官引发炎症有关。

【护理目标】

1. 病人尿道刺激征消失,排尿舒适程度提高。

2. 病人能复述淋病传播途径及危害,积极配合治疗,心态平稳。

3. 病人并发症得到有效预防或出现并发症时能及时进行处理。

【护理措施】

1. 一般护理 注重个人卫生,个人更换下的内衣裤、洗浴用品及床上用品应作好严格的消毒及清洗。用苯扎溴铵或碘伏溶液消毒会阴和尿道口,防止尿道感染影响排尿。有并发症者应卧床休息,播散性淋病者应绝对卧床休息。

2. 用药护理 遵照医嘱给药,指导病人早期、规律、彻底治疗,病人性伴侣应及时检查并治疗。切忌擅自改变药物的剂量和疗程,以免延误治疗时机。

3. 心理护理 尊重病人人格,保护病人及家属隐私,向病人介绍疾病的相关知识,消除病人顾虑,提高治疗信心。

4. 健康教育 讲解疾病相关知识,避免不洁性行为。性伴侣同时接受检查、治疗。

【护理评价】

经过治疗与护理,病人是否:①尿道刺激征消失,排尿正常;②能复述疾病相关知识,心态平稳;③未发生并发症或并发症得到积极的处理。

第三节　非淋菌性尿道炎病人的护理

案例 40-3

患者,24 岁,男性,自觉尿道口刺痒伴有尿频、尿痛 2 日来院就诊。自诉 2 周前不洁性行为后出现尿痛、尿道流脓,自行服药未见缓解,查体见尿道口红肿,伴有蛋清样液体分泌,分泌物衣原体培养阳性。

思考:

1. 非淋菌性尿道炎病人的临床表现有哪些?

2. 护士应如何进行护理?

非淋菌性尿道炎(non-gonococcal urethritis,NGU)是一种以衣原体和支原体为主要致病微生物导致的泌尿、生殖道系统感染。主要传播途径为性接触传播。

【病因与发病机制】

主要病原体是沙眼衣原体,其次是生殖支原体和解脲支原体,此外,阴道毛滴虫、单纯疱疹病毒、人类乳头瘤病毒和白色念珠菌等亦可引起。病原体通过直接或间接接触侵入病人泌尿生殖系统引起一系列临床表现。

【临床表现】

1. 男性非淋病性尿道炎　症状与淋病相似,但病情程度较轻。有尿道刺痒、疼痛或烧灼感,少数有尿道刺激征。尿道口可见轻度红肿,有少量浆液性分泌物,病人晨起时尿道口有少量分泌物形成的脓膜封住尿道口,或内裤上有污秽分泌物(图 40-3)。部分病人可无明显症状,容易被忽略。少数病人可同时合并淋球菌感染。

2. 女性非淋病性尿道炎　宫颈受累,水肿、糜烂。尿道炎表现为尿道口充血、尿频甚至排尿困难等泌尿系症状,可并发输卵管炎、子宫内膜炎等导致不育或宫外孕。

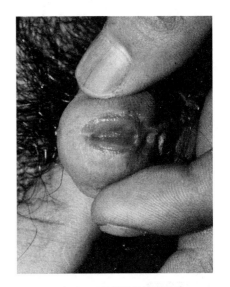

图 40-3　男性非淋菌性尿道炎

3. 新生儿结膜炎、肺炎　经产道感染沙眼衣原体或解脲支原体。

【辅助检查】

尿道或宫颈分泌物涂片和培养检查;衣原体聚合酶链式反应;支原体培养。

【治疗原则】

早期诊断,早期治疗,规律全程用药。初发 NGU 病例可选多西环素或阿奇霉素;复发性或持续性NGU 可选用甲硝唑单次使用加红霉素。孕妇 NGU 病例禁用多西环素,可选用红霉素或阿奇霉素。新生儿眼结膜炎可选红霉素。

【护理评估】

（一）健康史

了解一般情况，病人的性别、年龄、婚姻及职业；评估病人是否有不洁性生活史；是否接触过衣原体或支原体污染的衣物、用具及其他医源性途径；是否是自然分娩出生，母亲分娩时是否有支原体、衣原体感染；既往有无类似发作史，有无尿路感染病史，女性有无盆腔及附件感染史，是否出现结膜炎或肺炎；评估女性病人的月经、妊娠和生育史；家族中有无性病病人。

（二）身体状况

1. **症状**　病人是否有尿频、尿急、尿痛及尿道口是否有分泌物；是否出现会阴、阴茎疼痛。

2. **体征**　女性宫颈是否出现水肿或糜烂；尿道口挤压后是否有分泌物溢出；是否发生关节炎、结膜炎或肺炎。

3. **辅助检查**　尿道或宫颈分泌物涂片和培养结果；衣原体聚合酶链式反应是否检测出衣原体；支原体培养是否检测出支原体。

（三）心理 - 社会状况

本病主要通过性接触传播，其尿道、生殖道炎症性反应使病人产生疼痛、焦虑及羞愧的心理。应进行病人的社会地位、工作职务、经济状况评定及病人对疾病认识程度及治疗方案配合情况的评估；评估家属对病人的理解程度及能否为病人提供精神和物质上的支持；社会支持系统对病人的援助情况。

【主要护理诊断 / 问题】

排尿障碍：与支原体、衣原体侵犯尿道有关。

【护理目标】

1. 病人排尿时无尿路刺激症状，无尿路感染发生。

2. 病人疼痛减轻或消失，舒适度提高。

【护理措施】

1. 指导病人注意个人卫生　治疗期间，应停止性行为，性伴侣或配偶应同时接受检查与治疗；作好外阴清洁，用 0.1% 苯扎溴铵溶液清洁会阴和尿道口。

2. 注意休息，饮食忌酒、浓茶及辛辣刺激性食物，鼓励患者多饮水。

3. 新生儿分娩后立即用 1% 硝酸银溶液滴眼预防新生儿眼炎；患病的家长应和孩子分床就寝。

【护理评价】

经过治疗与护理，病人是否：①排尿正常，无尿路感染发生；②疼痛减轻或消失，舒适度提高。

第四节　尖锐湿疣病人的护理

案例 40-4

患者，男性，27 岁，发现尿道口多个淡红色小丘疹 3 个月余。无痛、无痒，未在意。近日丘疹逐渐增大呈乳头状并有增多，故来院就诊。查体：一般状态尚可，尿道口处有多个黄豆大小粉红色赘生物，表面粗糙呈乳头状，醋酸白试验阳性，赘生物切除病理检查诊断为：尖锐湿疣。

思考：

1. 尖锐湿疣的临床表现诊断依据是什么？

2. 针对该病人发病特点，如何进行宣教？

尖锐湿疣(condyloma acuminatum, CA)又称性病疣或生殖器疣。是由人类乳头瘤病毒(HPV)引起的性传播疾病,常发生在肛门及外生殖器等部位。

【病因与发病机制】

通过直接性接触传播或间接污染物接触传播等方式致病。HPV 侵入机体后,主要黏附于皮肤和黏膜上皮细胞,在细胞因子的作用下,进入角质形成细胞内进行增殖,使表皮细胞不能及时成熟角化脱落,而导致细胞堆积呈现增生样改变。HPV-16、HPV-18、HPV-45、HPV-56 型为最常见的致宫颈癌高危型。

【临床表现】

本病易感人群为中、青年。潜伏期一般为 1~8 个月,平均为 3 个月。外生殖器及肛门周围皮肤黏膜湿润区为好发部位,男性多见于龟头、冠状沟(图 40-4A)、尿道口、阴茎部,女性多见于大、小阴唇、阴道口(图 40-4B),少数病人见于肛门生殖器以外部位,如口腔、腋窝、乳房、趾间等。皮肤损伤初期为单个或多个散在的淡红色小丘疹,质地柔软,顶端尖锐,后期逐渐增多增大,表面易发生糜烂、渗液,可合并出血及感染。多数病人无明显自觉症状,少数可以有异物感、灼痛、刺痒或性交不适,灼痛伴恶臭。部分病人疣体过度增生,因免疫功能低下或妊娠而发生大体积疣,可累及整个外阴、肛周以及臀沟,称为巨大尖锐湿疣。

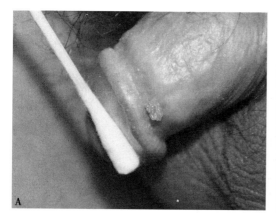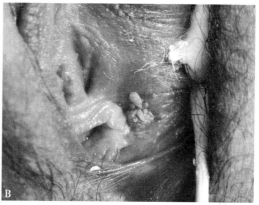

图 40-4 尖锐湿疣
A. 男性;B. 女性

亚临床感染病人表现为肉眼不能辨认的皮肤损伤,醋酸白试验阳性或具有典型组织病理学表现;潜伏感染病人局部皮肤黏膜外观正常且醋酸白试验阴性,但通过分子生物学方法可检测到 HPV 的存在。

【辅助检查】

醋酸白试验;人类乳头瘤病毒抗原检测;组织病理学检查。

相关链接

醋酸白现象

5% 醋酸试验阳性即可检出尖锐湿疣,称为醋酸白现象。其原理为蛋白质凝固的结果,HPV 感染的细胞产生的角蛋白与正常上皮细胞产生的不同,只有 HPV 感染细胞才能产生此反应。

【治疗原则】

1. **外用药物治疗** 0.5% 足叶草毒酊治愈率较高,但有一定致畸作用,孕妇禁用;10%~25% 足叶草毒酊或 30%~50% 三氯醋酸溶液,注意保护损害周围的正常皮肤黏膜,用药 6 次未愈则应改用其他疗法。其他方法治愈后可局部应用氟尿嘧啶霜防止复发。

2. 物理治疗 可采用激光、冷冻、电灼等,巨大疣体可手术切除。

3. 内服药物治疗 对于顽固性、复发性尖锐湿疣,可联合免疫调节剂。

【护理评估】

(一)健康史

了解一般情况,病人的性别、年龄、婚姻及职业;评估病人是否有不洁性生活史;病人是否接触过 HPV 污染的衣物、用具及其他医源性途径;既往有无类似发作,有无外生殖器及肛周感染史,评估女性病人有无盆腔及附件感染史;女性病人的月经、妊娠和生育史;家族中有无患有性病的病人。

(二)身体状况

1. 症状 病人外生殖器及肛周皮肤是否出现淡粉色红斑,逐渐增殖并伴有瘙痒、灼痛或性交不适,气味恶臭。

2. 体征 病人外生殖器是否出现糜烂、渗液及破溃;是否出现乳头或菜花状赘生物。

3. 辅助检查 醋酸白试验是否为阳性;人类乳头瘤病毒抗原检测结果;组织病理学检查结果。

(三)心理-社会状况

本病主要通过性接触传播,其生殖道、肛周产生的糜烂、破溃甚至巨大的疣状赘生物,使病人产生疼痛、焦虑及羞愧的心理。应进行病人的社会地位、工作职务、经济状况评估,并评定病人对疾病认识及治疗方案的配合程度;评估家属对病人的理解程度及能否为病人提供精神和物质上的支持;社会支持系统对该病人的援助情况。

【主要护理诊断/问题】

1. 有感染的危险 与疾病损伤破坏皮肤及黏膜有关。

2. 舒适度减弱 与增生的赘生物压迫局部组织有关。

3. 知识缺乏:缺乏疾病相关防治知识。

4. 焦虑 与担心复发或传染给他人有关。

【护理目标】

1. 病人能复述疾病的防护措施,无感染等并发症产生。

2. 病人压力缓解,舒适度提高。

【护理措施】

1. 注重个人卫生 更换下的衣物、洗浴用品及床上用品作好严格的消毒及清洗;严格执行消毒隔离制度,一次性注射器、臀垫、窥阴器,病人用的敷料等予以销毁。治疗室定期紫外线消毒,及时观察局部皮肤损伤用药后的治疗效果。

2. 增强病人身心舒适 尊重病人人格,保护病人及家属隐私,鼓励病人说出内心感受,缓解病人的压力。注意休息,避免过度疲劳。减少摩擦,少活动,提高病人舒适程度。

3. 健康宣教

(1)加强宣教:避免婚外不洁性行为;严格执行无菌操作,避免医源性感染;注意个人卫生,向病人讲解使用安全套可以降低性病传播概率。

(2)早期诊断、早期治疗:女性进行妇科宫颈涂片检查,男性进行尿道口、肛周检查,一经发现及早治疗。治疗期间,应停止性行为,性伴侣或配偶应同时接受检查治疗。注意多休息,减少局部摩擦,保持皮肤干燥。

(3)定期随访:作好药物使用的院外指导。病人出现生殖道或肛周不适时应立即就医,杜绝非正规医疗卫生机构就诊。

【护理评价】

经过治疗与护理,病人是否:①皮肤、黏膜完整,无感染发生;②心态稳定,舒适度增高。

（岳　波）

复习参考题

1. 试分析梅毒病因及传播途径?

2. 简述梅毒的护理措施?

3. 试分析尖锐湿疣的传播途径及病因有哪些?

参考文献

<<<<<< 1　李乐之,路潜. 外科护理学. 第5版. 北京:人民卫生出版社,2012

<<<<<< 2　王兴华,袁爱华. 外科护理学. 第2版. 北京:人民卫生出版社,2015

<<<<<< 3　陈孝平,汪建平. 外科学. 第8版. 北京:人民卫生出版社,2013

<<<<<< 4　赵玉沛,陈孝平. 外科学. 第3版. 北京:人民卫生出版社,2015

<<<<<< 5　曹伟新,李乐之. 外科护理学. 第4版. 北京:人民卫生出版社,2006

<<<<<< 6　尤黎明,吴英. 内科护理学. 第5版. 北京:人民卫生出版社,2012

<<<<<< 7　王小荣,赵自刚,牛春雨. 重症休克后心功能障碍的发生机制. 中国老年学杂志,2017,4(37):1799-1802

<<<<<< 8　许虹. 急救护理学. 北京:人民卫生出版社,2014

<<<<<< 9　郭曲练,姚尚龙. 临床麻醉学. 第4版. 北京:人民卫生出版社,2016

<<<<<< 10　姚尚龙,王国林. 麻醉学. 北京:人民卫生出版社,2012

<<<<<< 11　中国加速康复外科专家组. 中国加速康复外科围手术期管理专家共识(2016). 中华外科杂志,2016,54(6):413-416

<<<<<< 12　中华人民共和国卫生部.《外科手术部位感染预防与控制技术指南(试行)》(卫办医政发[2010]187号),2010-11-29

<<<<<< 13　宁桂军,吴丹,李军宏,等. 全球2010~2014年白喉、破伤风和百日咳免疫预防和发病水平现况分析. 中国疫苗和免疫,2016,22(02):159-164

<<<<<< 14　梁祁,戴启刚,顾晟年,等. 国产吸附破伤风疫苗用于成人加强免疫的安全性及免疫原性观察. 南京医科大学学报(自然科学版),2015,35(1):51-57

<<<<<< 15　蔡东联. 实用营养学. 第2版. 北京:人民卫生出版社,2012

<<<<<< 16　潘凯,杨雪霏.腹腔镜胃肠外科手术学.第2版.北京:人民卫生出版社,2016

<<<<<< 17　刘纯燕.器官移植护理学.北京:人民卫生出版社,2008

<<<<<< 18　何晓顺,成守珍,朱晓峰.器官移植临床护理学.广州:广东科技出版社,2012

<<<<<< 19　万学红,卢雪峰.诊断学.第8版.北京:人民卫生出版社,2013

<<<<<< 20　魏于全,赫捷.肿瘤学.第8版.北京:人民卫生出版社,2015

<<<<<< 21　石远凯,孙燕.临床肿瘤内科手册.第6版.北京:人民卫生出版社,2015

<<<<<< 22　张延龄,吴肇汉.实用外科学.第3版.北京:人民卫生出版社,2012

<<<<<< 23　张建宁.神经外科重症监护.北京:人民卫生出版社,2013

<<<<<< 24　中华医学会神经外科学分会.神经外科重症管理专家共识(2013版).中华医学杂志,2013,93(23):1765-1779

<<<<<< 25　王忠诚,只达石,张玉琪,江基尧.中国颅脑损伤病人脑保护药物治疗指南.中国医师协会神经外科医师分会—第四届全国代表大会论文汇编;2009

<<<<<< 26　中国神经外科医师协会神经创伤专家委员会,中华医学会创伤学分会神经创伤专业学组.神经外科危重昏迷患者肠内营养专家共识.中华创伤杂志,2010,26(12):1057-1059

<<<<<< 27　陈文彬,潘祥林.诊断学.第7版.北京:人民卫生出版社,2012

<<<<<< 28　葛均波,徐永健.内科学.第8版.北京:人民卫生出版社,2013

<<<<<< 29　中华医学会核医学分会.^{131}I治疗格雷夫斯甲亢指南(2013版).中华核医学与分子影像杂志,2013,33(2):83-94

<<<<<< 30　中华医学会核医学分会.^{131}I治疗分化型甲状腺癌指南(2014版).中华核医学与分子影像杂志,2014,34(4):264-278

<<<<<< 31　中国抗癌协会乳腺癌专业委员会.中国抗癌协会乳腺癌诊治指南与规范(2015版).中国癌症杂志,2015,25(9):692-754

<<<<<< 32　中华预防医学会妇女保健分会乳腺学组.中国乳腺癌病人生活方式指南.中华外科杂志,2017,55(2):81-88

<<<<<< 33　芦桂芝.外科护理学.第3版.北京:人民卫生出版社,2013

<<<<<< 34　张振香,蔡小红. 成人护理学. 第 2 版. 北京: 人民卫生出版社, 2014

<<<<<< 35　郭爱敏,周兰姝. 成人护理学. 第 2 版. 北京: 人民卫生出版社, 2012

<<<<<< 36　宁宁,朱红. 外科护理新进展. 北京: 人民卫生出版社, 2010

<<<<<< 37　郭加强,吴清玉. 心脏外科护理学. 北京: 人民卫生出版社, 2003

<<<<<< 38　李少波. 实用心脏病并发症学. 北京: 中国医药科技出版社, 2006

<<<<<< 39　黄志强. 实用临床普通外科学. 北京: 科学技术文献出版社, 2009

<<<<<< 40　郭书芹,王叙德. 外科护理. 北京: 人民卫生出版社, 2016

<<<<<< 41　熊云新,叶国英. 外科护理学. 第 3 版. 北京: 人民卫生出版社, 2015

<<<<<< 42　吴在德,吴肇汉. 外科学. 第 7 版. 北京: 人民卫生出版社, 2008

<<<<<< 43　中华医学会消化内镜学分会. 中国早期结直肠癌筛查及内镜诊治指南(2014 年, 北京). 中华消化内镜杂志, 2015, 32(6): 341-360

<<<<<< 44　中华医学会肠外肠内营养学分会加速康复外科协作组. 结直肠手术应用加速康复外科中国专家共识(2015 版). 中华消化外科杂志, 2015, 14(8): 606-608

<<<<<< 45　陈月琴,高国丽. 外科护理学. 第 2 版. 北京: 人民卫生出版社, 2011

<<<<<< 46　王兴华. 外科护理学. 北京: 人民卫生出版社, 2010

<<<<<< 47　胡友明,张娟安,刘军,陈汉东. AFP、AFU、GPC3 及 GP73 联合检测对原发性肝癌的诊断意义. 实用癌症杂志, 2017, 32(03): 375-377

<<<<<< 48　中华医学会放射肿瘤学分会, 中国生物医学工程学会精确放疗分会肝癌学组与消化系统肿瘤专家委员会, 中国研究型医院学会放射肿瘤学分会肝癌学组等. 2016 年原发性肝癌放疗共识. 中华放射肿瘤学杂志, 2016, 25(11): 1141-1150

<<<<<< 49　李勇,张德. 外科护理. 北京: 人民卫生出版社, 2015

<<<<<< 50　中华医学会数字医学分会, 中国研究型医院学会数字医学临床外科专业委员会. 肝胆管结石三维可视化精准诊治专家共识. 中国实用外科杂志, 2017, 37(1): 60-66

<<<<<< 51　江利冰,张茂,马岳峰. 腹腔高压和腹腔间隔室综合征诊疗指南(2013 版). 中华急诊医学杂志, 2013, 22(8), 839-841

<<<<<< 52　王兴鹏, 李兆申, 袁耀宗, 等. 中国急性胰腺炎诊治指南（2013 版）. 中国实用内科杂志, 2013, 13（7）: 73-78

<<<<<< 53　袁耀宗, 何相宜. 胰腺疾病百年回顾. 中华消化杂志, 2015, 35（1）, 12-14

<<<<<< 54　白雪莉, 沈艺南, 马涛, 等. 有关国际胰腺外科研究组术后胰瘘定义与分级系统（2016 版）更新解读与探讨. 中国实用外科杂志, 2017, 37（3）: 259-261

<<<<<< 55　叶章群, 周利群. 外科学. 泌尿外科分册. 北京: 人民卫生出版社, 2016

<<<<<< 56　杨勇, 李虹. 泌尿外科学. 第 2 版. 北京: 人民卫生出版社, 2015

<<<<<< 57　吴孟超, 吴在德. 黄家驷外科学. 第 7 版. 北京: 人民卫生出版社, 2008

<<<<<< 58　叶章群. 泌尿系结石. 北京: 人民卫生出版社, 2005

<<<<<< 59　吴阶平. 吴阶平泌尿外科学. 济南: 山东科学技术出版社, 2004

<<<<<< 60　刘琨, 赵汝岗, 张强. 3D 打印技术在骨科的应用研究进展. 中华创伤骨科杂志, 2015, 17（1）: 63-66

<<<<<< 61　鲍立杰, 张志平, 吴培斌. 3D 打印技术在骨科的研究及应用进展. 中国矫形外科杂志, 2015, 23（4）: 325-327

<<<<<< 62　胥少汀, 葛宝丰, 徐印坎. 实用骨科学. 第 4 版. 北京: 人民军医出版社, 2014

<<<<<< 63　陈文龙, 王尧才, 郭振平, 等. 改良靠背椅复位法治疗肩关节脱位临床观察. 中国中医急症, 2010, 19（2）: 239-240

<<<<<< 64　孙树椿、孙之镐. 临床骨伤科学. 第 2 版. 北京: 人民卫生出版社, 2014

<<<<<< 65　赵爱泉. 肩周炎治疗研究进展. 江西中医药, 2006, 37（10）: 286

<<<<<< 66　周金良, 毛晓明. 肩周炎治疗方法研究进展. 生物技术世界, 2015（8）: 64

<<<<<< 67　郑思琳, 李勇. 外科护理. 北京: 人民卫生出版社, 2016

<<<<<< 68　范玲. 儿童护理学. 第 2 版. 北京: 人民卫生出版社, 2012

索 引